Akupunktur
in der Behandlung von Kindern

Julian Scott und Teresa Barlow

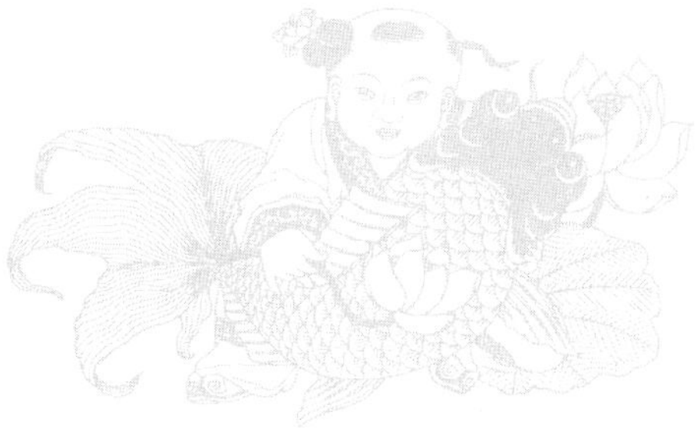

Akupunktur in der Behandlung von Kindern

Deutsche Übersetzung von
Markus Goeke und Ingrid Hendry

Verlag für Ganzheitliche Medizin Dr. Erich Wühr GmbH
Kötzting/Bayer. Wald

Bibliografische Information Der Deutschen Bibliothek

Die Deutsche Bibliothek verzeichnet diese Publikation in der Deutschen Nationalbibliografie; detaillierte bibliografische Daten sind im Internet über <http://dnb.ddb.de> abrufbar.

ISBN 3-927344-23-0

Die dritte Auflage der englischen Ausgabe ist eine Co-Produktion von Eastland Press Incorporated., Seattle, USA und Journal of Chinese Medicine Publications, Hove, England

Übersetzung: Markus Goeke, Ingrid Hendry
Lektorat: Markus Goeke, Claudia Skopalik

Produktion: Satz & Grafik Ritter, Frühlingstraße 25, D-92711 Parkstein

❖ Inhaltsverzeichnis

Störungen der Atemwege

Infektionserkrankungen

Vermischte Störungen

DRITTER TEIL: FALLGESCHICHTEN

❖ Vorwort

Die Pädiatrie hat sich seit der Song-Dynastie (960-1279) zu einem Spezialgebiet innerhalb der Chinesischen Medizin entwickelt. Chinesische Ärzte erkannten in Diagnose und Behandlung die Unterschiede zwischen Kindern und Erwachsenen und passten sachkundig ihre Methoden der Behandlung von Kindern an und ihre klinischen Erfahrungen sind in zahlreichen Lehrbüchern festgehalten.

Nach 1949 war der Zustand der Volksgesundheit in China entsetzlich und die neue Regierung Chinas hatte mit großen sozialen und ökonomischen Problemen zu kämpfen. Insbesondere hatte, wie immer in Krisenzeiten, die Gesundheit der Kinder darunter zu leiden. Die perinatale Sterblichkeitsrate lag bei unglaublichen 200-300 pro Tausend, Kindestötung und der Verkauf von Kindern waren weit verbreitet und es gab ein riesiges Erbe an Infektionen und parasitären Erkrankungen (Pocken, Masern, Diphtherie, Scharlach, Cholera, Bilharziose etc.).

Chinas neue Regierung ging entschlossen gegen diese Probleme vor und ihre Leistungen auf dem Gebiet der öffentlichen Gesundheit und der Kinderwohlfahrt sind allzu bekannt, als dass man sie hier wiederholen müsste. Die Chinesische Medizin spielte eine wichtige Rolle bei der Behandlung und Prävention von Kinderkrankheiten und viele Lehrbücher zur Pädiatrie wurden nach 1949 veröffentlicht, gestützt auf die Erfahrung der älteren Ärzte und angepasst an die gegenwärtigen Verhältnisse.

Keiner dieser Texte zur Pädiatrie wurde jemals ins Englische übersetzt. Mehr noch, einige der westlichen Schulen der Akupunktur gingen sogar so weit zu behaupten, dass Kinder unter sieben Jahren nicht mit Akupunktur behandelt werden sollten. Dies ist eine große Verschwendung dieser Ressourcen, denn die Akupunktur ist bei vielen Kinderkrankheiten eine sichere und wirksame Behandlungsmethode.

Julian Scott hat allen von uns, die wir Akupunktur im Westen praktizieren, einen ungeheuer wertvollen Dienst erwiesen. Gestützt auf eine Vielzahl alter und moderner Lehrbücher zur Pädiatrie – von der Ming-Dynastie bis zum heutigen Tag – hat er ein ungemein klares und nützliches Buch zur Diagnose und Behandlung von Kindern mit Akupunktur geschrieben. Sachkundig ist hier die Erfahrung der chinesischen Ärzte an die gegenwärtigen Bedingungen im Westen und an die Bedürfnisse westlicher Kinder angepasst worden. Darüberhinaus bereichern Julian Scotts eigene klinische Erfahrungen dieses traditionelle Wissen.

Dieses Buch ist ein wertvoller Beitrag zur Verbreitung der Traditionellen Chinesischen Medizin im Westen und ein bedeutender Schritt im Prozess der Anpassung der Chinesischen Medizin an westliche Bedingungen; ein Schritt, der letztendlich die entscheidende Voraussetzung für ihr Überleben und ihr beständiges Wachstum darstellt.

Giovanni Maciocia

Anmerkung zur deutschen Ausgabe

Für die deutsche Ausgabe haben die Autoren den Kapiteln 10, 27 und 31 zahlreiche neue Muster und klinische Erscheinungsbilder hinzugefügt, sodass sich die deutsche Ausgabe in diesem Bereich vom englischen Original unterscheidet und wertvolles, neues Material enthält. Der Übersetzer möchte an dieser Stelle den Autoren für die wundervolle Zusammenarbeit danken und wünscht diesem großartigen Werk viele interessierte und engagierte Leser.

Markus Goeke, Kötzting im August 2003

❖ Einleitung

Einleitung zur ersten Ausgabe

Dieses Buch richtet sich an diejenigen Leser, die bereits Akupunktur praktizieren und ein wenig mit der Theorie und Praxis der Chinesischen Medizin vertraut sind. Viele Therapeuten im Westen raten von der Behandlung von Kindern ab, aber meiner Erfahrung nach ist Akupunktur im Vergleich zu den meisten anderen verfügbaren Therapien sicher, wirksam und sanft.

Ich verwendete Akupunktur das erste Mal bei Kindern, als meine eigenen ihre Kinderkrankheiten bekamen und habe seitdem ein besonderes Interesse für dieses Gebiet. Dieses Interesse führte 1984 zur Gründung einer Kinderpraxis in Brighton. Während ich dies schreibe, ist die Praxis nur an einem Tag in der Woche geöffnet und die meisten meiner Patienten kommen mit chronischen Erkrankungen. Entsprechend ist meine Erfahrung in der Behandlung vieler akuter Störungen begrenzt. Wo mir eigene praktische Erfahrungen fehlten, habe ich versucht, chinesische Ärzte und chinesische Texte zu Wort kommen zu lassen. Mithin hat dieses Buch ein bisschen was von einem Pasticcio. Unter anderen Umständen hätte ich mit dem Verfassen eines Buches gewartet, um zunächst selbst genügend Erfahrungen zu sammeln, jedoch ist das gegenwärtige Wissen im Westen um die Behandlung von Kindern mit Akupunktur sehr dürftig, und viele Kinder bleiben unbehandelt oder werden unnötig invasiven Behandlungen unterzogen. Es ist meine Hoffnung, dass dieses Buch andere ermutigt, Kinder zu behandeln, um dieses nutzlose Leiden zu lindern.

Viele Menschen haben mir geholfen besser zu verstehen, wie Kinder zu behandeln sind. Ich möchte besonders Dr. Zhang Caiyun danken, der in Nanjing mein Lehrer war; Kate Diamantopolou für ihre Unterstützung in der Kinderklinik; Paul Rausenberger, der den Anstoß zu vielen Übersetzungen gab und Peter Deadman, der mir in allen Stadien der Produktion behilflich war.

Einleitung zur zweiten Auflage

Einige Jahre mehr Praxis und ein wenig mehr Erfahrung gaben mir die Möglichkeit, bestimmte Abschnitte der ersten Auflage zu ergänzen. Ich habe versucht, die Unterschiede in der Behandlung von Kindern und

Erwachsenen eingehender zu erläutern. Des Weiteren fand ich heraus, dass einige der beschriebenen Erkrankungen, bzw. die in den chinesischen Texten gegebenen Muster für diese Erkrankungen, nicht auf westliche Kinder zutreffen, die einer anderen Kinderstube entstammen. Diese Kapitel habe ich überarbeitet, um sie unseren Anforderungen gemäß zu gestalten. Ich habe bedauerlicherweise immer noch recht wenig Erfahrung in Bezug auf akute fieberhafte Erkrankungen und diese Abschnitte bleiben daher mehr oder weniger unverändert.

Zur stilistischen Konvention sei gesagt, dass bei den Extrapunkten – außerhalb der Leitbahnen gelegen – zunächst die *Pinyin*-Umschrift gegeben wird, gefolgt von der weit verbreiteten alphanumerischen Bezeichnung nach *Acupuncture: A Comprehensive Text (Bensky, O'Connor).*

Am Ende des Buches habe ich einige Fallbeispiele aus meiner Praxis gemeinsam mit kurzen Erläuterungen eingefügt. Sie bilden nicht eine Sammlung meiner besten Fälle, sondern wurden ausgewählt, um darzulegen, was voraussichtlich passiert, wenn die Akupunktur anspricht und was geschieht, wenn dies nicht der Fall ist.

Einleitung zur dritten Auflage

In dieser dritten Auflage untersuchen wir eine Anzahl neuer Themen und überprüfen viele der alten Darstellungen aus einer neuen Perspektive.

Wir haben versucht, das Buch lesbarer zu machen, indem wir, so gut wir konnten, die geschraubte Ausdrucksweise vermieden haben, die scheinbar naturgemäß in den Übersetzungen medizinischer Texte Chinas auftaucht. An ihre Stelle haben wir ein ungekünsteltes Englisch gesetzt – jene Art von Begrifflichkeit, die ein Patient verstehen kann! Sodann haben wir dargestellt, was tatsächlich in einer westlichen Praxis geschieht: Wie viele Behandlungen sind notwenig, bevor man Resultate erwarten kann? Was sollte man sagen, wenn sich der Patient beklagt? Wann muss man auf der Verwendung von Nadeln bestehen und wann ist Moxa oder Massage ausreichend?

Zudem haben wir auch jene Krankheitsmuster aufgenommen, die wir zwar in der Praxis antreffen, die aber nicht in chinesischen Texten beschrieben werden. Eines dieser Muster, das wir Milz-*Qi*-Mangel mit starker Unruhe nennen, entsteht durch die Kombination von Nahrung mit geringem Nährwert (junk food), durch Computerspiele und einem Mangel an Disziplin – eine Kombination, die in China noch nicht sehr häufig ist. Wann immer wir Erfahrungen mit dieser Art von neuen Mustern sammeln konnten, haben wir sie in diesem Buch vorgestellt. Wir haben unser Bestes getan, deutlich zu machen, welche Informationen aus China selbst stammen und welche unseren schöpferischen Vorstellungen entspringen.

Abschließend möchten wir sagen, dass sich diese dritte Ausgabe mehr auf unsere eigenen Erfahrungen in unseren Praxen in England und den USA stützt. Dies ist vermutlich mehr als alles andere der Grund dafür, dass wir das Gefühl haben, dass dieses Buch für alle Therapeuten von

Nutzen sein kann: es basiert auf der alltäglichen Realität einer westlichen Praxis. Wenn wir sagen, dass etwas funktioniert, dann deshalb, weil wir tatsächlich feststellen konnten, dass es funktioniert. Dies ist eine Erfahrung, die wir mit anderen teilen möchten, so dass auch Sie Ihren Teil dazu beitragen können, die zahllosen Kinder zu behandeln, die Hilfe benötigen.

Erster Teil

❖ Grundlagen

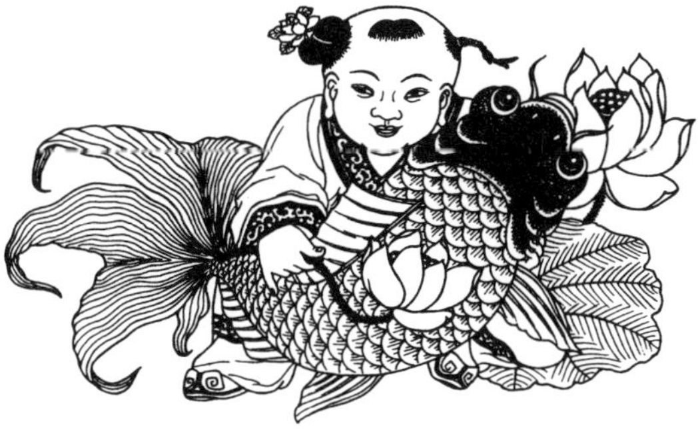

1 ❖ Unterschiede zwischen Kindern und Erwachsenen

EINLEITUNG

In der Chinesischen Medizin wimmelt es von Redensarten und Sprichwörtern, die wichtige Gegenstände kurz und prägnant zusammenfassen. In der englischen Sprache haben wir einiges vom Reichtum dieser Ausdrucksweise verloren, obgleich es für jedermann etwas ganz Alltägliches ist Redensarten zu verwenden wie: „Ein Apfel alle 24 Stund', hält fern den Arzt und macht gesund" oder „Gleich getan heißt viel gespart." Die Chinesische Medizin jedoch kennt für nahezu jede Situation eine Redensart oder ein Zitat. In diesem Abschnitt werden wir die medizinischen Unterschiede zwischen Kindern und Erwachsenen anhand dieser bewährten Redensarten zusammenfassen und uns dann mit ihrer Bedeutung für die klinische Praxis beschäftigen. Die meisten dieser Redensarten haben im Chinesischen eine Länge von vier oder fünf Schriftzeichen – ein Charakteristikum der in der Traditionellen Chinesischen Medizin verwendeten klassischen Sprache. Wir haben versucht, diese Charakteristik in der Übersetzung zu bewahren.

小儿脾不足
xǐao ér pí bù zú

„Die Kindermilz ist häufig schwach."

Die Milz regelt den gesamten Prozess der Verdauung, der Aufnahme der Nährstoffe und der ‚postnatalen Energie' – ein Begriff, der manchmal mit ‚erworbener Energie' übersetzt wird. Vor der Geburt müssen Kinder keine Nahrung verdauen, da sie all das, was sie brauchen, von der Mutter nehmen können. Nach der Geburt jedoch ist die zum Wachstum notwendige Nahrungsaufnahme und Nahrungsverwertung ihr Hauptproblem. Das Ergebnis ist, dass mit der Milz in Zusammenhang stehende Störungen extrem häufig sind, so häufig, dass ein chinesischer Arzt einmal sagte: „Die Behandlung von Kindern ist einfach. Sie leiden alle an Verdauungsstörungen.“ In ähnlicher Weise bemerkte Dr. J. F. Shen einmal, dass „Kinder sich entweder erkälten, oder eine schlechte Verdauung haben.“

Wenn wir einigen Problemen, die in späteren Kapiteln ausführlich behandelt werden, vorgreifen, lässt sich sagen, dass eine der häufigsten Verdauungsstörungen bei Säuglingen und Kleinkindern die Nahrungsakkumulation *(Ji)* ist, die der Nahrungsretention bei Erwachsenen ähnelt. Ein weiteres, sehr häufiges Muster, ist der Milz-*Qi*-Mangel. Der Grund hierfür ist, dass das Verdauungssystem von Säuglingen immer eng an der Grenze seines Leistungsvermögens arbeitet und es nur wenig zusätzlichen Stress braucht, um überfordert zu sein.

小儿阴不足
xiao ér yīn bù zú

„Bei Kindern ist Yin oft schwach.“

Kinder sind im Vergleich zu Erwachsenen äußerst *Yang*. Sie sind aktiv, lebhaft, immer in Bewegung und fordern beständig Aufmerksamkeit. Da ihr *Yin* häufig unzureichend ist, erkranken sie leicht an Krämpfen und Hitzeerkrankungen wie Fieber. Folglich treffen wir in China und anderen Entwicklungsländern bei Säuglingen und Kindern häufig auf *Yin*-Mangel, während wir ihm im Westen in dieser Altersgruppe kaum begegnen, da Fiebererkrankungen hier gewöhnlich sofort mit Antibiotika behandelt werden. Es ist zwar richtig, dass diese Behandlungsform zu anderen Problemen führen kann, jedoch hat sie den großen Vorteil, dass sich der ernsthafte Zustand eines *Yin*-Mangels vermeiden lässt. Dieser ist schwer zu behandeln, besonders mit Akupunktur. Man sollte für westliche Kinder wohl eine weitere Redewendung hinzufügen: *„Bei Kindern ist Yang oft schwach.“* Wir haben den Eindruck, dass Hitzemuster, die vor 50 Jahren im Westen noch sehr häufig waren, jetzt durch Kältemuster abgelöst worden sind. Selbst Erkrankungen wie die Otitis media sind heute ihrem Ursprung nach oft auf Kälte zurückzuführen.

脏腑娇弱
气易出道
zàng fǔ jiao rùo,
qì yì chū dào

„Sind Organe empfindlich und zart, verlässt Qi leicht seinen Pfad.“

Diese Redensart bringt die Tatsache zum Ausdruck, dass, weil Kinder empfindlich und zart sind, es für äußere Faktoren leicht ist, ihr *Qi* zu beeinträchtigen. Bei heißem Wetter können sie sich schnell überhitzen und sich bei kaltem Wetter schnell erkälten. Sie sind Viruserkrankungen gegenüber anfälliger als Erwachsene und werden leicht durch Ernährungsumstellungen beeinträchtigt.

An Säuglingen können wir während einer Erkrankung, also wenn das *Qi* seinen Pfad verlässt, ein weiteres Phänomen beobachten: einen vollständigen Zusammenbruch der *Qi*-Produktion. Im Chinesischen wird dies als Versagen des *Qi*-Mechanismus (*Qi Ji*) beschrieben. Man findet dies besonders bei Verdauungsstörungen, die zu einem drastischen Rückgang der Energie des Säuglings und zu einer Vielzahl von *Qi*-Mangel-Erkrankungen führen können.

发病容易
传变迅速
fā bìng róng yì, chúan bìan xùn sù

„Kinder erkranken leicht und ihre Erkrankungen verschlimmern sich schnell.“

Diese Redewendung folgt der vorangegangenen und bringt zum Ausdruck, dass eine Krankheit bei Kindern mit alarmierender Geschwindigkeit voranschreiten kann. Bei Fiebererkrankungen kann die Temperatur sehr schnell in die Höhe schießen; Brustbeschwerden können sich unversehens zu einer Pneumonie entwickeln und das Leben des Kindes gefährden und eine Diarrhö kann rasch sehr ernst und lebensbedrohlich werden.

脏腑清灵
易趋康复
zàng fǔ qīng líng, yì qū kāng fú

„Die Yin- und Yang-Organe sind rein und von Geist erfüllt. Sie gewinnen leicht und schnell ihre Gesundheit zurück.“

Obgleich Kinderkrankheiten sehr schnell gefährlich werden können, können sie ebenso rasch auf jegliche Form von Behandlung ansprechen. Selbst wenn eine Erkrankung hoffnungslos erscheint, können sich Kinder leicht und rasch erholen.

Bisher haben wir uns in den Begrifflichkeiten physischer Erkrankungen bewegt, aber diese Redewendung betont die enge Verbindung zwischen Gesundheit und Geist. Kinder werden sehr leicht von den Sieben Emotionen bewegt. So können sie zum Beispiel ganz unvermittelt in Wut geraten und sich dadurch selbst krank machen oder ebenso plötzlich von Kummer überwältigt werden. Überdies werden sie stark von den Emotionen der Personen um sie herum beeinflusst, besonders von denen ihrer Eltern. Jede Angst, Sorge oder Irritation der Eltern spiegelt sich umgehend in ihren Kindern wider.

Wie wir im Abschnitt über die Entwicklungsphasen sehen werden, haben Kinder unter sieben Jahren noch kaum eine Wahrnehmung ihrer Emotionen und noch weniger Kontrolle über sie. Dies ist der Grund, dass Kinder dermaßen anfällig dafür sind, die Emotionen ihnen nahe stehender Personen aufzunehmen. Viele Mütter kennen das Phänomen, dass ihr Baby ihren eigenen emotionalen Zustand spiegelt. Es ist glücklich, wenn sie glücklich sind und unruhig, wenn sie selbst unruhig sind.

肝常有余
gān cháng yǒu yú

„Die Leber ist häufig krank.“

Diese Redewendung wird gewöhnlich in dem Sinn verstanden, dass Kinder leicht zu Krämpfen neigen. Der Begriff *Yu*, den wir hier mit krank oder Krankheit übersetzen, bedeutet Überschuss oder Fülle und bezieht sich auf den Wind, da die Leber dasjenige Organ ist, das mit diesem pathogenen Einfluss verknüpft ist. Selbst in Großbritannien leiden trotz des frühzeitigen Einsatzes fiebersenkender Medikamente bis zu 5% aller Kinder zu irgendeinem Zeitpunkt an Fieberkrämpfen. Die Chinesische Medizin betrachtet Krämpfe als Manifestation eines erregten Leber-Windes. Tatsächlich lässt sich sagen, dass die anderen Leber-Muster, die sich bei

Erwachsenen häufig zeigen – z. B. Leber-*Qi*-Stagnation oder die Leber greift Milz und Magen an –, bei Kindern kaum zu finden sind. Bei der Lektüre chinesischer Bücher bekommt man den Eindruck, dass das einzige Leber-Muster, das Kinder aufweisen, der Leber-Wind ist und sie niemals an einer Stagnation des Leber-*Qi* aufgrund emotionalen Druckes leiden. Dies trifft allerdings für den Westen, wo die Kinder anders aufwachsen, nur bedingt zu. Jedoch ist es generell richtig, dass Kinder ihre Emotionen nicht annähernd so stark unterdrücken wie Erwachsene.

Im Vergleich dazu kommt es bei Kindern leicht zu einer Nahrungsstagnation, was zu Nahrungsakkumulation und sogar zu Mangelernährung führen kann. Diese Störungen weisen viele der Symptome auf, die einer Stagnation des Leber-*Qi* ähnlich sind, jedoch einer völlig anderen Ursache zugeordnet werden müssen, nämlich der Schwierigkeit Nahrung zu verdauen.

Es kann nicht stark genug betont werden, dass Probleme, die nach Leber-*Yang* aussehen – unter anderen Symptomen finden sich etwa ein rotes Gesicht und Wutanfälle – nur selten mit einem Leber-Muster verknüpft sind, sondern gewöhnlich mit einer Nahrungsakkumulation in Verbindung stehen, will heißen, mit einer Verdauungsstörung. Während beim Erwachsenen Stress und unterdrückte Emotionen zu Wut und Verdauungsstörungen führen, ist es beim Kind die Verdauungsstörung, die zu Wut und unkontrollierten emotionalen Ausbrüchen führt. Dies hat weitreichende Konsequenzen für die Behandlung, da die Nahrungsakkumulation die Grundlage für eine Vielzahl von Erkrankungen bildet – von der Verdauungsstörung, über Asthma, bis hin zu Ekzemen, um nur einige wenige zu nennen.

治母以治子
zhì mǔ yǐ zhì zǐ

„Behandle die Mutter, um das Kind zu behandeln."

Während der ersten Lebensjahre erhält ein Kind Energie von seinen Eltern – meist von der Mutter –, um im Krankheitsfall jegliche Art von Mangel ausgleichen zu können. Es ist daher für eine Mutter ganz normal, sich krank und erschöpft zu fühlen, wenn ihr Kind krank ist. Dies zeigt sich sehr deutlich in der klinischen Praxis, wo es nicht unüblich ist, dass die Mutter noch vor ihrem Kind den Erfolg der Behandlung spürt.

Ebenso spiegelt die Energie, die eine Mutter ihrem Kind zur Verfügung stellt, ihr eigenes Ungleichgewicht wider: Ist die Mutter krank, so wird auch ihr Baby leichter erkranken. Wir sollten daher bei der Behandlung von Kleinkindern Mutter und Kind als voneinander abhängige Einheit betrachten.

Fallstudie

Ein vierjähriger Junge mit Asthma kam stets in Begleitung seines Vaters in die Praxis. Ich stellte die Prognose, dass etwa 10 Behandlungen nötig sein werden, um ihn zu heilen. Bis etwa zur siebten Visite verlief die Behandlung gut, begann jedoch dann zu stagnieren und es wurden keine weiteren Fortschritte erzielt. Sein Zustand war zwar wesentlich besser als zu Beginn der Behandlung, aber sein katarralischer Husten blieb bestehen. Dieser Zustand blieb während der nächsten 10 Behandlungen unverändert, bis der Junge einmal zufällig von seiner Mutter zur Behandlung begleitet wurde, die offensichtlich ein ernsthaftes Lungenproblem hatte – Bronchiektasie nach westlicher Diagnostik, ‚die Leber greift die Lunge an' nach der Chinesischen Medizin. Sie stimmte einer Behandlung zu und mit der Verbesserung ihrer eigenen Gesundheit verbesserte sich auch der Zustand ihres Sohnes (siehe Fall 7, Kapitel 47).

Kindheitsentwicklung: Altersstufenspezifische Erkrankungen

Es gibt bestimmte altersstufenspezifische Erkrankungen, die in Beziehung zum jeweiligen Grad der Entwicklung des Kindes und zu den speziellen Problemen, denen es ausgesetzt ist, stehen.

Sechs Monate

Den Hintergrund vieler Probleme in diesem Alter bildet die Nahrungsakkumulation, da das Verdauungssystem um den sechsten Monat herum dem größten Stress ausgesetzt ist. Das Kind wächst nach wie vor sehr schnell, muss aber zusätzlichen Anforderungen an seine Energie gerecht werden. Es ist länger wach, bewegt sich mehr, kann sich selbst aufsetzen. Mit dem Beginn des Abstillens muss sich das Verdauungssystem an neue Nahrung anpassen und das Kind bekommt gewöhnlich zu dieser Zeit die ersten Infektionskrankheiten und Impfungen.

All diese Stressfaktoren können das Verdauungssystem schnell überbeanspruchen und zu Nahrungsakkumulation oder Milz-*Qi*-Mangel führen. Dies wiederum führt häufig zu anderen Erkrankungen, z. B. zu Asthma, Ekzemen, Diarrhö oder Erbrechen und der Therapeut wird feststellen, dass diese Krankheiten erst dann auf eine Behandlung ansprechen, wenn die Verdauung in Ordnung gebracht ist.

Zwei Jahre

Mit etwa zwei Jahren beginnen Kinder zu sprechen und werden sich ihrer Individualität als eigenständiges Wesen bewusst. Sie beginnen, jenseits von Nahrungsaufnahme und Schlaf, eigene Wünsche zu entwickeln und ihren eigenen Willen an den Personen um sie herum auszuprobieren.

Die Erkrankungen, die diese Übergangszeit begleiten, gehören zum febrilen Typus, was Ausdruck der Beziehung zwischen Willenskraft und Nieren-*Yang* ist. Je eigenwilliger und entschiedener ein Kind ist, desto mehr Hitze entwickelt sich und entsprechend anfälliger ist dieses Kind gegenüber

Hitzeerkrankungen. Es ist nicht ungewöhnlich für diese Altersstufe, dass die Kinder übers Jahr immer wieder für ein bis zwei Tage Fieber bekommen. Jedoch sollte man diese Fieberzustände nicht allzu ernst nehmen. Für gewöhnlich lassen sich diese Zustände von rezidivierendem Fieber, das mit einem pathogenen Restfaktor in Zusammenhang steht, durch den extrovertierten Charakter des Kindes und das Fehlen geschwollener Lymphdrüsen in Hals- und Nackenbereich gut unterscheiden.

Sieben Jahre Mit etwa sieben Jahren beginnen Kinder sich ihrer Emotionen als etwas von ihrem Selbst Getrenntes bewusst zu werden und sie versuchen diese Emotionen zu kontrollieren. Tatsächlich kann man sagen, dass es in der Zeit bis zum 12. Lebensjahr um die Entwicklung einer konstruktiven Kontrolle über die Gefühle geht. Diese Jahre sind häufig die gesündesten im Leben eines Kindes, da es die Kinderkrankheiten hinter sich hat und mit den Krankheiten des Erwachsenenalters noch nicht konfrontiert wurde. Die Hauptprobleme während dieses Zeitabschnittes – etwa Ängste oder Überforderung in Bezug auf die Schule – entsprechen ihrer Charakteristik nach schon eher denen von Erwachsenen.

Pubertät Der Übergang vom Kindes- zum Erwachsenenalter ist in westlichen Gesellschaften ein schwieriger Weg. Jetzt ist die beste Zeit, um mit der Loslösung von den Eltern zu beginnen, was sich jedoch in der modernen Gesellschaft häufig als sehr schwierig erweist. Die Erkrankungen, die während dieser Zeit auftreten, sind gewöhnlich die Folge schulischer Überlastung oder emotionaler Probleme innerhalb oder außerhalb der Familie. Um den Kindern durch diese Übergangsphase zu helfen, könnte eine monatliche Behandlung über den Zeitraum von etwa einem Jahr sehr förderlich sein. In Kapitel 43 wird dies ausführlich erörtert.

Unterschiede zwischen Kindern der westlichen und der orientalischen Welt

Einer meiner Lehrer sagte einmal: „Euren Kindern wird keine Ausdauer gelehrt." Tatsächlich sind die Kinder auf der ganzen Welt gleich, aber sie werden in den verschiedenen Ländern unterschiedlich erzogen. Im Westen geschieht sehr wenig in Bezug auf Disziplin und dem Setzen von Grenzen. Kindern wird weder beigebracht Schmerzen zu erdulden, noch still zu sitzen und ruhig zu sein. Dies erschwert die Arbeit des Therapeuten, sei er Akupunkteur oder Kräuterspezialist, ganz erheblich. Denn nicht nur die Kinder haben nicht gelernt den winzigen Schmerz einer Akupunkturnadel zu ertragen, mit den Eltern verhält es sich ebenso. Dies bedeutet, dass sehr viel Zeit darauf verwendet werden muss, die Eltern zu überzeugen und zu überreden, ihre Kinder behandeln zu lassen. Für viele Eltern ist es äußerst schwierig einzusehen, dass dieser geringfügige Schmerz während weniger Behandlungen unbedeutend ist, im Vergleich zu lebenslanger Krankheit.

Dies ist nur eines der Beispiele für die zahlreichen Unterschiede zwischen dem Leben der Kinder in West und Ost. Andere Unterschiede betreffen die vollkommen andere Ernährung, weniger Fernsehen, weniger körperliche Betätigung und ein gänzlich anderes Gesundheitssystem. Dies erklärt, warum man viele Krankheitsmuster, die man in China findet, im Westen nicht sieht und umgekehrt. In diesem Buch haben wir versucht, diese unterschiedlichen Muster und ihre Behandlung zu beschreiben.

2 ❖ Krankheitsursachen bei Kindern

EINLEITUNG

Auf die Frage „Was ist die Ursache von Krankheit?“, gibt es viele Antworten; jede von ihnen korrekt und häufig die anderen ergänzend. Ein in westlicher Medizin ausgebildeter Arzt wird möglicherweise nach einer äußeren Ursache, etwa einem Virus suchen, während ein Homöopath sein Augenmerk auf einen ererbten Miasmus lenkt und ein Buddhist eine noch nicht gelernte Lektion zugrunde legt. Ein chinesischer Mediziner würde all dies als mögliche Ursache in Erwägung ziehen und seine Aufgabe darin sehen, herauszuarbeiten, welche dieser Ursachen in diesem speziellen Fall die wichtigste ist.

In diesem Abschnitt werden wir einige der in unserer Kinderklink am häufigsten auftretenden Krankheitsursachen erörtern. Diese Darstellung beruht folglich primär auf unserer Erfahrung und nicht auf chinesischen Lehrbüchern. Bei der Behandlung von Erwachsenen wie auch von Kindern habe ich die Erfahrung gemacht, dass, wenn die Ursache einer speziellen Erkrankung erkannt wird, auch die entsprechende Behandlung gefunden werden kann und gleichermaßen eine Prognosestellung zuverlässiger wird.

Die Behandlung von Asthma soll hier als Beispiel dienen. Eine der häufigsten Ursachen von Asthma ist die kumulative Wirkung rezidivierender Lungeninfekte, während eine andere Ursache das vom Kind gespiegelte angespannte Verhältnis zwischen den Eltern ist. Behandlung, Prognose und Ratschläge an die Eltern wären in beiden Fällen völlig unterschiedlich. In der Chinesischen Medizin gibt es eine entsprechende Redewendung: „Behandle Erkrankungen des Herzens mit Herzmedizin.“ ‚Erkrankungen des Herzens‘ bezieht sich üblicherweise auf jene Krankheiten, die mit Gefühlen wie Unglück assoziiert werden und ‚Herzmedizin‘ meint Wärme und Liebe.

Äußere pathogene Faktoren

Zu den Erkrankungen, die mit den sechs äußeren pathogenen Faktoren in Verbindung gebracht werden, gehören viele der Krankheiten, die als infektiös eingestuft werden und die bis zum Anfang dieses Jahrhunderts die Hauptursache für Erkrankung und Tod, sowohl bei Kindern, wie auch bei Erwachsenen waren. Diese Situation hat sich in der entwickelten Welt durch den höheren Lebensstandard, verbesserte Hygiene und die Entwicklung von Antibiotika völlig verändert. Dennoch sind die äußeren pathogenen Faktoren als Krankheitsursache weiterhin sehr verbreitet, gleichwohl nicht mehr in gleichem Maße gefürchtet. Wir werden sie hier nur kurz diskutieren, da sie sich bei Kindern und Erwachsenen gleich auswirken. Der Hauptunterschied zwischen Kindern und Erwachsenen ist die größere Anfälligkeit von Kindern. Zudem besteht durch Kindergarten und Spielgruppen ein vermehrter Kontakt mit Infektionskrankheiten.

Wind Wind ist durch plötzlichen Beginn und rapides Fortschreiten der Symptome charakterisiert und bildet häufig die primäre Krankheitsursache. Als erstes greift er den oberen und äußeren Teil des Körpers an, kann dann jedoch schnell zum Inneren durchdringen. Bei seinem Angriff auf die äußere Körperebene trifft er auf das Abwehr-*Qi*, was zu Symptomen führt, die eine Störung in der Zirkulation eben dieses Abwehr-*Qi* widerspiegeln; etwa Schüttelfrost und Fieber. Wind-Erkrankungen, die in den äußeren oder oberflächlichen Bereichen des Körpers bleiben, werden nach der Methode des Befreiens und Entlastens der Oberfläche behandelt, was üblicherweise bedeutet, dass man den Patienten zum Schwitzen bringt. Zu beachten ist jedoch, dass Wind sich sehr schnell und leicht mit anderen pathogenen Faktoren wie Kälte, Nässe und Hitze verbindet.

Kälte Kälte gehört zu den pathogenen Faktoren mit *Yin*-Charakter und ist von kontrahierender Natur. Diese Kontraktion verursacht häufig starke, ziehende Schmerzen. So kommt es z. B. bei einer Grippe vom Kältetypus häufig zu ziehenden Schmerzen im Kopfbereich und bei Diarrhö aufgrund von Kälte zu Kontraktionsschmerz im Abdominalbereich. Kalte Witterung allein ist heute eine recht seltene Krankheitsursache bei Kindern, aber sollte sie die Ursache sein, so kann sie durch das Prinzip des Vertreibens der Kälte behandelt werden. Pflaumenblütenhämmerchen, Moxibustion oder Schröpfen können in diesen Fällen eingesetzt werden. Kälte attackiert den Körper in der Regel in Verbindung mit Wind, der sie in den Körper hinein treibt. Diese Form von Wind-Kälte-Erkrankungen werden durch Vertreiben des Windes und Wärmen der Kälte behandelt. Bei Kindern ist eine der häufigsten Ursachen für Kälte der Genuss von eiskalten Nahrungsmitteln und Getränken und von energetisch kalter Nahrung und energetisch kalten Arzneien.

Trockenheit Trockenheit ist ein pathogener Faktor vom *Yang*-Typ, der *Yin* verbraucht. Er beeinträchtigt am häufigsten die Lunge und ist durch trockene Haut gekennzeichnet, speziell um den Mund herum, sowie durch harten, trockenen Husten. Sie tritt häufig während heißen, trockenen Sommern oder kalten, trockenen Wintern auf und wird durch Befeuchten der Lunge behandelt.

Hitze Hitze gehört zum Typus der pathogenen *Yang*-Faktoren, ist durch Fieber und Röte gekennzeichnet und wirkt sich bei Kindern schwerwiegender aus als Kälte. Jeder äußere pathogene Faktor kann sich bei Kindern leicht in Hitze verwandeln und da ihr *Yin* noch schwach ist, können Hitzeerkrankungen einen sehr progressiven Verlauf nehmen. Unter anderem entsteht Hitze (ohne Wind) durch heißes Klima, zu langen, ungeschützten Aufenthalt in der Sonne, Nahrungsakkumulation und zu scharfe Nahrungsmittel (siehe Anhang 2). In Verbindung mit Wind kann es zu einem äußerst schnellen Verlauf kommen, der einer sofortigen Behandlung bedarf. Hitzeerkrankungen werden normalerweise über das Beseitigen der Hitze behandelt, wozu sich die Akupunktur vorzüglich eignet.

Sommerhitze Sommerhitze gehört zum *Yang*-Typus, gekennzeichnet durch plötzliches, extrem hohes Fieber, begleitet von Kopfschmerz und starker Diarrhö. Im gemäßigten Klima Mitteleuropas ist dieses Muster zwar äußerst selten, kann aber paradoxer Weise auftreten, wenn Kinder im Winter in überheizte Räume kommen. Die häufigste Manifestation dieses Krankheitsmusters ist der Sonnenstich, der sich zwar selten bis zum Stadium der Diarrhö entwickelt, aber umso gefährlicher ist, wenn es dazu kommt.

Feuchtigkeit Feuchtigkeit ist ein pathogener *Yin*-Faktor, charakterisiert durch Schweregefühl und wässrigen oder klebrigen Ausfluss. Kinder, die in Meeresnähe oder feuchten Häusern leben, sind besonders anfällig. Nässe behandelt man üblicherweise nach dem Prinzip: Nässe ausleiten und die Milz tonisieren.

Pathogener Restfaktor Bleibt eine Erkrankung unbehandelt, wird unangemessen behandelt und ihr natürlicher Verlauf verhindert oder wird sie nur zum Teil behandelt, so kann dies zum Verbleiben pathogener Reste der Ursprungserkrankung führen. So kann etwa eine unbehandelte Tonsillitis oder eine Behandlung mit Antibiotika zu einer chronischen Tonsillitis mit ständig geschwollenen Tonsillen führen. Innerhalb der Chinesischen Medizin wird dieser Zustand so beschrieben, dass der pathogene Faktor noch im Körper ‚verweilt' (*Yu*) und nicht vollkommen beseitigt wurde. Ich kann guten Gewissens behaupten, dass in jeder Klinik, in der ich bis jetzt gearbeitet habe, dies die häufigste Einzelursache für chronische Erkrankungen darstellte.

Für in westlicher Medizin Ausgebildete mag dieses Konzept schwierig zu verstehen sein. Die ursprüngliche Erkrankung ist geheilt und hinterlässt dennoch ein Ungleichgewicht, gleich einem Rest, einem Echo der Ausgangserkrankung. Gleichwohl kann auch dieser Stolperstein beseitigt werden, wenn man die Idee eines Keims oder eines Erregers hinter sich lässt und stattdessen einen pathogenen Faktor zugrunde legt. Mit dieser

Idee ist es möglich, sich eine abgeschwächte Form des pathogenen Faktors vorzustellen, der nach wie vor im Körper verweilt und sich zu verbergen sucht.

Auch bei Erwachsenen findet sich dieses Phänomen, verbirgt sich aber häufig hinter Zuständen, die als ‚postvirales Syndrom' diagnostiziert werden. Wenn Erwachsene ihre Befindlichkeit beschreiben, heißt es oft: „Ich fühle mich noch nicht völlig gesund, irgendwas bin ich noch nicht los geworden, irgendwas von der Krankheit ist zurückgeblieben, ich scheine irgendwas verschleppt zu haben."

Dennoch ist es für Erwachsene leichter, den pathogenen Faktor völlig abzustoßen, da es in ihnen eine Erinnerung an das Gefühl von Gesundheit gibt, sowie das Wissen um die Maßnahmen, die es zu ergreifen gilt. Säuglinge und Kleinkinder haben ihrer Lebenszeit entsprechend ein kurzes Gedächtnis und können sich mithin nicht erinnern, was es heißt, gesund zu sein, noch kennen sie die Mittel, um dieses Ziel zu erreichen.

Mittlerweile ist dieses Muster so weit verbreitet, dass wir ihm ein eigenes Kapitel gewidmet haben, um die angesprochenen Probleme im Detail zu erörtern (siehe Kapitel 3).

Impfungen

Den pathogenen Restfaktoren vergleichbar, machen Impfungen einen bedeutenden Verursachungsfaktor bei Kinderkrankheiten aus. Wir haben daher diesem Thema das gesamte Kapitel 19 gewidmet. Es bildet einen Schlüssel zum Verständnis ihrer Langzeitwirkung innerhalb der Muster der verbliebenen pathogenen Restfaktoren.

Emotionale Faktoren

Wie im vorangegangenen Kapitel bereits erwähnt, findet sich in chinesischen Lehrbüchern zur TCM wenig zu den Emotionen von Kindern. Der Grund dafür ist nicht der, dass sie keine Emotionen haben, sondern dass sie für gewöhnlich ihre Emotionen nicht unterdrücken. Das bedeutet, dass wir bei Kindern ein Muster wie unterdrücktes Leber-*Qi* sehr selten zu Gesicht bekommen. Tatsächlich ist es so, dass, wenn ein Kind unter sieben Jahren seine Emotionen unterdrückt, dies meist nicht ein Problem des Kindes ist, sondern ein Problem der Eltern, die den Bedürfnissen des Kindes zu wenig Beachtung schenken. Dennoch ist es so, dass, wenn ein Kind in einer stark emotionsgeladenen Umgebung lebt, etwa wenn die Ehe der Eltern zu zerbrechen droht, sich diese heftigen Gefühle innerhalb des Kindes widerspiegeln. Eine Tatsache, der wir bei Kindern mit Asthma oder Tonsillitis häufig begegnen. Eifersucht einem Geschwisterteil gegenüber stellt gleichermaßen ein sehr häufiges Problem dar (siehe Fall 17, Kapitel 47). Ein weiterer Faktor, über den jedoch kaum gesprochen wird und der sich sehr schwer nachweisen lässt, sind sexuelle Beziehungen zwischen einem Elternteil und dem Kind. Einer kürzlich in Großbritannien gemachten Studie zufolge wird jedes fünfte Kind inzestuös missbraucht. Dies kann auf mentaler Ebene zu schweren emotionalen Störungen führen und sich körperlich in Schlaflosigkeit und Erkrankungen des Urogenitaltraktes äußern.

Ernährung

Das Hauptproblem, dem Neugeborene gegenüberstehen, ist die Aufnahme und die Verdauung von genügend Nahrung, um wachsen und gedeihen zu können. Die primäre Art und Weise wie Nahrung Krankheiten verursachen kann, wird im Folgenden aufgelistet. In nahezu allen Fällen führen die beschriebenen Formen zu einer Nahrungsakkumulation oder zu Milz-*Qi*-Mangel, denn es bedarf nur einer geringfügigen Störung, um das äußerst empfindliche, beständig an seiner Belastungsgrenze arbeitende Verdauungssystem eines Kindes zu überfrachten.

Zu wenig Nahrung In der entwickelten westlichen Welt ist es eher ungewöhnlich, dass Kinder nicht genügend Nahrung bekommen. Dennoch kann dies zur Krankheitsursache werden, wenn die stillende Mutter nicht ausreichend Milch produziert oder wenn das Kind nur wenig Interesse am Essen zeigt. Auch zu schnelles Wachstum bei älteren Kindern kann hier zum Problem werden.

Zu viel Nahrung Eine der häufigsten Ursachen für Diarrhö und Verdauungsstörungen ist die Überfütterung. Es entspricht dem natürlichen Instinkt der Mutter, ihrem Kind soviel Nahrung zu geben wie es wünscht, dennoch sollte dieser Instinkt bisweilen gezügelt werden.

Unregelmäßige Ernährung In der Chinesischen Medizin gibt es die Redewendung: „Unregelmäßige Ernährung schädigt die Milz." Manche Säuglinge und Kinder werden auf ihr eigenes Verlangen hin gefüttert, häufig ohne Pausen zwischen den Mahlzeiten. Wann immer das Kind auch nur die leiseste Regung oder Unzufriedenheit zeigt, wird ihm die Brust angeboten. Viele Mütter in der westlichen Welt finden es schwierig ‚Nein' zu ihren Kindern zu sagen, selbst wenn das bedeutet, dass sie deren Gesundheit schädigen. Als allgemeine Regel kann gelten, dass mindestens eine Pause von zwei Stunden zwischen den einzelnen Mahlzeiten liegen sollte. Wenn ein Kind unentwegt isst – gleichgültig ob feste Nahrung oder Muttermilch –, wird dies mit großer Sicherheit nicht nur das Magen-*Qi*, sondern auch das Milz-*Qi* schwächen.

Ungeeignete Milch Mit ungeeigneter Milch ist Milch gemeint, die für das Kind schwer verdaulich ist. Hierzu gehören Kuhmilch, präparierte Trockenmilch und selbst die Milch der Mutter. Muttermilch kann dann Bauchschmerzen verursachen, wenn die Mutter ihr Kind stillt, während sie emotional angespannt und/oder unglücklich ist. Diese Emotionen können dazu führen, dass die Milch sehr säurehaltig oder bitter wird. Ähnlich verhält es sich, wenn bei der Mutter Gallenblasenprobleme vorliegen. Ihre Milch kann dann unverdaulich und bitter sein. Kuhmilch und präparierte Trockenmilch können für Neugeborene zu reichhaltig sein und zu Koliken und übermäßigem Schleim führen. Eine Alternative sind dann Ziegen- oder Sojamilch.

Frühes Abstillen

Das Alter, in dem feste Nahrung eingeführt werden sollte, variiert beträchtlich. Bei einem schnell wachsenden Kind kann dies schon mit zwei Monaten geschehen, bei einem Kind mit schwacher Verdauung möglicherweise erst im sechsten Monat. Unglücklicherweise gibt es von Seiten der Säuglingsnahrungshersteller den kommerziellen Druck schon im Alter von zwei Wochen zuzufüttern. Ein Kind mit kräftiger Verdauung mag damit umgehen können, ein schwächeres Kind wird jedoch Schwierigkeiten bekommen.

Abstillen mit ungeeigneten Nahrungsmitteln

Fälschlicherweise nehmen viele Mütter an, dass Nahrungsmittel, die für sie selbst gut sind auch gut für ihr Baby sind. Dies ist nicht immer der Fall. Häufige Fehleinschätzungen betreffen:

Vollwertkost – Die Verdauung von Säuglingen ist sehr empfindlich und es fällt ihnen meist schwer, Vollwertkost wie braunen Reis oder Vollkornbrot zu verdauen. Häufig führt diese Ernährung zum Muster der Nahrungsakkumulation. Wenn möglich, sollten Säuglinge zunächst an leicht verdauliche Kost gewöhnt werden und erst später Vollwertkost erhalten. Für Eltern, die auf Vollwertkost bestehen, ist Hirse das beste Getreide, mit dem sie beginnen können.

Energetisch heiße oder kalte Nahrungsmittel – Einigen Nahrungsmitteln wie Bananen oder Yoghurt sagt man energetisch kalte Eigenschaften nach, während etwa rotes Fleisch und Gewürze als heiß gelten (siehe Appendix 2). Hat das Kind von Natur aus eher eine Disposition gegenüber Kälte, so können kalte Nahrungsmittel zu Verdauungsstörungen führen. Bei einer naturbedingten Anfälligkeit gegenüber Hitze kann es zu vermehrter Hitzeansammlung kommen.

Physisch kalte Nahrungsmittel – Viele Eltern machen sich nicht klar, wie schädlich es ist, wenn man Nahrung direkt aus dem Kühlschrank genießt oder beständig eiskaltes Wasser trinkt. Ein Ergebnis dieses Verhaltens ist, dass viele Kinder schon in jungen Jahren eine kalte und schwache Milz entwickeln.

Fruchtsäfte – Es gibt eine zunehmende Tendenz, Kindern eher Fruchtsäfte als Wasser zu geben, wenn sie durstig sind. Zweifellos lieben Kinder das und man kann sie damit zur Ruhe bringen, allerdings kann dies zu Symptomen wie Mundentzündungen, schwacher Verdauung, Appetitmangel, Diarrhö und Schlaflosigkeit führen.

Nahrungsmittelallergien

Wenn ein Kind allergisch auf ein Nahrungsmittel reagiert, kann auch eine kleine Menge schon zu Problemen führen. Folgende Symptome können allgemein bei Nahrungsmittelallergien auftreten:

- Kuhmilch: Katarr, Bauchschmerzen, Schlaflosigkeit, Ekzeme, aggressives Verhalten
- Bananen: Katarr, Bauchschmerzen

- Gluten: In leichten Fällen Katarr, Reizbarkeit, Depression; in schweren Fällen Diarrhö, Unterernährung
- Nahrungsmittelzusätze: Hyperaktivität, Reizbarkeit, nervöse Unruhe
- Zitronensäure: Hyperaktivität
- Raffinierter Zucker: Katarr, Antriebslosigkeit, Apathie
- Erdnüsse und Erdnussbutter: Hautausschlag, plötzliches Anschwellen der Zunge, anaphylaktischer Schock
- Tomaten: Asthma
- Schalentiere (Krabben, Muscheln, usw.): Reizbarkeit, Schlaflosigkeit, Hyperaktivität, Erbrechen, Hautausschlag[1]

Nahrungsmittelallergien sind häufig schwer nachzuweisen. Unter den eher selteneren Allergien konnten wir folgende beobachten:

- Huhn: Ekzeme
- Honig: Asthma, Diarrhö

Allergien scheinen zuzunehmen und es gibt eine Vielzahl möglicher Gründe dafür. Einer davon ist die allgemeine Verschlechterung der Nahrungsqualität durch völlig neuartige, aufgrund des höheren Ernteertrages genetisch veränderter Arten, bei denen ihrer Verträglichkeit wenig Beachtung geschenkt wird. Ein anderer Grund ist die zunehmende Schwächung des Verdauungssystems durch unregelmäßige Ernährung und falsche Nahrungsmittel wie in der obigen Liste aufgeführt, sowie der übermäßige Einsatz von Antibiotika.

Andere Faktoren

Überbeanspruchung

Es ist nicht leicht, Überbeanspruchung als Krankheitsursache auszumachen, da sie in der Regel auf die hohen Erwartungen der Eltern zurückzuführen ist. Situationen, in denen dies gewöhnlich geschieht, sind:

- Kinder wollen die Klassenbesten sein. Dies ist bei Mädchen häufiger als bei Jungen, die üblicherweise auf dem Spielplatz die Anführer sein wollen. Eine Situation, die im Alter von etwa sieben Jahren auftritt.
- Erfolgreiche Eltern, die ihren Kindern alle Möglichkeiten eröffnen wollen und sie in ihrer knapp bemessenen Zeit von einer Aktivität zur anderen schleppen.
- Zu spätes zu Bett gehen in Verbindung mit langem Lesen.
- Zu viel Fernsehen führt zu psychisch-mentaler Überstimulation und zu verminderter körperlicher Bewegung.
- Das älteste Kind einer großen Familie, das zuviel Hausarbeiten verrichten muss.

---

1 Es heißt, dass Schalentiere Gifte enthalten, die das Nervensystem angreifen können und daher von Kindern und stillenden Müttern gemieden werden sollten.

Erziehungsfehler Die Aufgabe der Eltern ist kompliziert, heute mehr als in früheren Zeiten. Familien leben oft weit voneinander entfernt und haben Schwierigkeiten dem traditionellen Weg der Erziehung zu folgen. Zudem geben Pädagogen oft widersprüchliche Ratschläge. Häufige Erziehungsfehler, die zu Krankheit führen können sind:

- Nicht genügend frische Luft und körperliche Betätigung führen zu Müdigkeit und fehlender Widerstandskraft. Da die städtische Umgebung immer gefährlicher wird, lassen Eltern ihre Kinder häufig ungern zu Fuß zur Schule gehen oder draußen spielen. Dies hat zur Konsequenz, dass ihre Körper und Muskeln schwach und schlaff werden.
- Nicht genügend Schlaf führt zu Unruhe und *Yin*-Mangel-Problemen.
- Überstimulation – besonders Fernsehen – führt zu *Yin*-Mangel-Problemen. Fernsehen ist besonders schädlich, da die Stimulation durch die Programme selbst und auch durch den elektromagnetischen Stress noch verstärkt wird, der durch das elektrische Starkstromfeld entsteht.
- Ungenügende Disziplin führt zu Unsicherheit und zu einer Stagnation des Leber-*Qi*. Vor dem siebten Lebensjahr fühlen sich die meisten Kinder in einer Umgebung am wohlsten, in der Grenzen und Regeln klar definiert sind. Ein Arzt erklärte mir einmal, das wenn ein Kind zu stark eingeschränkt oder diszipliniert wird, es sehr schnell an aufsteigendem Leber-*Qi* oder sogar aufsteigendem Leber-*Yang* leidet. Setzt man andererseits dem Kind keine klaren Grenzen, wie dies im Westen häufig der Fall ist, muss das Kind in frühem Alter seine eigenen Grenzen errichten und dies kann zur Stagnation des Leber-*Qi* führen.
- Übertriebene Fürsorge führt zu Asthma und *Yang*-Mangel-Problemen.

Giftstoffe Die chinesische Medizin vereinigt unter dem Begriff ‚Giftstoffe' *(Du)* zwei Krankheitsursachen, die wir eher getrennt betrachten möchten. Zum einen sind es Toxine giftiger Pflanzen und Metalle, zum anderen Krankheiten wie Masern, Hepatitis und Enzephalitis. Einige Giftstoffe wie Blei und Pestizide hätten eigentlich niemals in den Körper eindringen sollen und verursachen unvermeidlich schwere Schäden. Es gibt jedoch eine andere Klasse von Giftstoffen, die sich während der Schwangerschaft auf natürliche Weise im Körper ansammeln. Diese Giftstoffe, die sicherlich schädlich für das Kind sind, können während der Kindheit durch Hautausschläge wie Masern oder Windpocken ausgeschieden werden.

Obwohl diese Erkrankungen potenziell gefährlich sind, sind sie für die meisten Kinder von großem Nutzen. Es ist zwar richtig, dass die Chinesische Medizin während der letzten Jahre die äußere Natur der infektiösen Kinderkrankheiten erkannt hat und dass Rezepturen meist Kräuter enthalten, die ‚äußeren pathogenen Wind' vertreiben, jedoch sind die wichtigsten Bestandteile dieser Arzneien immer diejenigen gewesen, die Giftstoffe vertreiben oder ausleiten. Wir kehren zu diesem Thema in einem späteren Kapitel zurück. Andere häufige Giftstoffe und deren Wirkungen sind:

- Kontaminierte Nahrungsmittel: Lebensmittelvergiftung
- Nahrungsmittelzusätze: Hyperaktivität, Lethargie
- Tabakrauch: Tonsillitis
- Isolationsmaterial in Wänden: Asthma, Katarr, Tonsillitis
- Farb- und Benzindämpfe: Kopfschmerzen, wunder Hals

Vererbung und Geburt

Viele Erkrankungen vererben sich innerhalb der Familie von Generation zu Generation. Diejenigen, die wir am häufigsten gesehen haben, sind Asthma und Ekzeme. Während diese Erkrankungen leicht zu erkennen sind, gibt es andere, weniger akute und weniger leicht erkennbare. So zeigen z. B. viele Kinder Symptome chronisch feuchter Hitze, mit intermittierendem grünem Ausfluss, für die es keine offensichtliche Ursache in ihrem Leben gibt. Häufig kann dies auf ein ähnliches Problem bei einem Elternteil zurückgeführt werden. Ebenso findet sich bei Kindern häufig eine ererbte Disposition zur Lungentuberkulose, mit dem charakteristischen weißen Gesicht, roten Lippen und einer Neigung zu Wutanfällen. Wenn ein Problem auf eine ererbte Disposition oder auf eine Erkrankung während der Schwangerschaft zurückgeht, so kann es zwar mit Akupunktur behandelt werden, aber die Behandlung wird schwieriger und langwieriger sein.

Im Folgenden werden Probleme, die mit Schwangerschaft und Geburt in Zusammenhang stehen aufgelistet:

Erkrankungen der Gebärmutter – Wenn sich die Mutter während oder kurz vor der Schwangerschaft eine Erkrankung zuzieht, so kann ein Teil dieser Erkrankung in Form eines pathogenen Restfaktors auf das Kind übertragen werden.

Hitze in der Gebärmutter – Wenn die Mutter zu viele heiße oder scharfe Nahrungsmittel zu sich nimmt, wenn das Wetter unangenehm heiß ist oder die Mutter selbst zu Hitze neigt, kann dies in Form von Gebärmutterhitze auf das Kind übertragen werden. Übliche Symptome sind dann Wutanfälle, Schlaflosigkeit und Erbrechen (Hitzetypus).

Gifte in der Gebärmutter – Wenn die Mutter ungeeignete Nahrungsmittel oder Genussmittel zu sich nimmt, kann dies ebenfalls das Kind beeinflussen. So kann etwa der übermäßige Genuss von Orangen oder Schalentieren zu Hyperaktivität führen (siehe Kapitel 31).

Uterusschock – Erlebt die Mutter während der Schwangerschaft einen Schock – körperlich oder emotional –, besonders während der letzten Monate, so kann dieser sich auf das Kind übertragen (für typische Zeichen und Symptome siehe Kapitel 4 und 27).

Frühgeburt – Weder Lungen noch Verdauungstrakt sind bei einem frühgeborenen Kind völlig entwickelt. Dies führt dazu, dass diese Kinder sehr häufig an *Qi*-Mangel leiden.

Geburtstrauma – Besonders schwere oder schwierige Geburten können zu einem Schock führen, wenngleich dies nicht immer der Fall ist. Das häufigste Ergebnis einer schwierigen Geburt ist ein *Qi*-Mangel des Kindes, der scheinbar verstärkt wird, wenn die Mutter Analgetika verwendet, was dann *Qi*-Mangel und innere Kälte verursacht. Viele Fälle von Schlaflosigkeit aufgrund von *Qi*-Mangel oder Kälte können auf die Verwendung von Analgetika zurückgeführt werden. In sehr schweren Fällen kann es sogar zu Hirnschäden und Epilepsie kommen.

Es gibt auch Probleme, die in Zusammenhang mit der Zeit kurz nach der Geburt stehen.

Überängstlichkeit – Ist die Mutter überängstlich oder stark angespannt, so kann sich dies ebenfalls auf das Kind übertragen. Erleidet die Mutter z. B. während oder kurz nach der Geburt einen Schock, so kann das Kind ebenfalls Schocksymptome aufweisen. In diesem Fall ist es die Mutter, die behandelt werden muss.

Fehlen elterlicher Liebe – Einige Kinder sind unerwünscht und ihre Eltern sind nicht in der Lage, ihnen irgendeine Form von Liebe zu zeigen. Abgesehen von Verhaltensstörungen kann sich dies in *Qi*-Mangel und Wachstumsstörungen manifestieren.

Geplante Kinder – Durch die Praxis der Empfängnisverhütung ist es möglich geworden, eine Familie zu planen. Einige Eltern nutzen dies in einem Maße, dass sie selbst den Monat planen, in dem das Kind zur Welt kommen soll. Auf diese Weise empfangene Kinder zeigen manchmal eine schwache Konstitution. Es scheint, als wären diese Kinder noch nicht wirklich bereit dazu, geboren zu werden, sondern vorzeitig durch Willen und Macht der Eltern auf die Welt gezerrt worden.

Zusätzlich zu diesen funktionalen Erkrankungen gibt es eine Vielzahl an erblichen Abnormalitäten. In der Vergangenheit haben solche Kinder meist nicht überlebt, dank verbesserter Geburtshilfe und pränataler Vorsorge jedoch überleben heute viele von ihnen. In der chinesischen Literatur findet man relativ wenig über solche Kinder, aber sehr häufig kann das, was wie eine ‚Wunderheilung' erscheint, mit Akupunktur erreicht werden. So kann etwa ein Loch im Herzen geschlossen, eine Pankreasschwäche geheilt und selbst Kinder mit Wasserkopf können normal werden. Dies alles mit den Mitteln der Akupunktur. Auch wenn es zu früh ist, eine Prognose für die Vielzahl erblicher Abnormalitäten zu stellen, so ist die Akupunktur immer einen Versuch wert, bevor invasivere Therapien eingesetzt werden.

3 ❖ Fülle und Mangel

ZWEI GRUNDTYPEN VON KINDERN

In diesem Kapitel werden wir uns einem fundamentalen Konzept zuwenden: Kinder können von Natur aus als grundlegend kräftig oder als eher empfindlich und schwach beschrieben werden. Innerhalb der Chinesischen Medizin wird dieses Konzept durch die Verwendung der Begriffe Fülle (*Shi*) und Mangel (*Xu*) ausgedrückt. Wir sind daran gewöhnt, diese Begriffe in Verbindung mit pathologischen Zuständen zu verwenden, etwa bei Fülle- oder Mangelerkrankungen. Sie können jedoch ebenfalls dazu dienen, den Gesamtzustand einer Person zu beschreiben. Man könnte sagen, dass sie bis zu einem gewissen Grad die Persönlichkeit beschreiben. Kinder und Erwachsene vom Fülletypus tendieren dazu, kräftig, voller Leben und Energie zu sein, während schwache Kinder und Erwachsene eher fragil und ruhig sind. Gleichwohl können beide Grundtypen durchs Leben gehen, ohne jemals krank zu werden und beide können ein hohes Alter erreichen. Der Fülletypus wird bis an sein Lebensende schreien und der eher schwache Typus wird in aller Ruhe ein Buch lesen, bis er hundert ist.

Dies ist eine simple Idee, so simpel, dass sie oft übersehen wird. Dennoch werden wir uns hier die Zeit nehmen, sie zu besprechen, denn wenn ein Kind erkrankt, so basiert die Art seiner Erkrankung häufig auf seinem Grundtypus und dieser verweist, was für uns das Wichtigste ist, auf die Form der Behandlung, die dieses spezielle Kind benötigt, also ob zerstreut oder tonisiert werden muss. Ein Kind, das seiner Natur nach kräftig oder *Shi* ist – voller Leben, Energie und Aktivität – wird im Krankheitsfall dazu neigen, Füllemuster zu entwickeln, etwa Wind-Hitze mit hohem Fieber. Hier muss man zerstreuend resp. verteilend behandeln, um das Kind zu kurieren. Andererseits wird das zierliche, schwache *Xu* Kind eher zu Mangelmustern wie chronischer Diarrhö tendieren, bei der die Behandlung eine Tonisierung erfordert.

Natürlich differenzieren wir auch in der Behandlung von Erwachsenen zwischen Fülle und Mangel, aber bei Kindern ist diese Unterscheidung weitaus wichtiger, denn manchmal ist diese Differenzierung die einzige, die man bei erkrankten Kindern treffen kann. Es ist daher von immenser Bedeutung, dass Sie in der Lage sind, zu erkennen, welchen Typus von Kind Sie behandeln. Handelt es sich um ein kräftiges, meistens energiegeladenes Kind oder gehört es eher zum zierlichen und empfindlichen Typus. Selbstredend wird natürlich die Erkrankung gleichfalls Ihre Behandlung beeinflussen, jedoch sollten Sie sich, wenn Sie einen Fall betrachten, immer auch ein Bild davon machen, ob es sich um ein kräftiges oder ein schwächliches Kind handelt. Dies ist von unschätzbarem Wert bei der Diagnoseerstellung.

Lassen Sie uns jetzt den Blick darauf richten, wie diese beiden Typen zu erkennen sind. Wir möchten noch einmal betonen, dass es sich nicht um Beschreibungen von kranken Kindern handelt; diese Darstellung beschreibt schlicht die Personalität oder den Typus des Kindes, so wie es auf die Welt gekommen ist.

Beschreibung der beiden Typen

Die folgenden Beschreibungen repräsentieren, könnte man sagen, das „Ideal". Es versteht sich von selbst, dass nicht alle Kinder des Fülletypus so aussehen, wie sie hier beschrieben werden; manche sind ihrer Natur entsprechend nur leicht in Fülle. Nämliches gilt für Kinder vom Mangeltypus: nicht alle sind in dem Maße schwach, wie es das Profil angibt, sondern auch hier gibt es äußerst leichte Formen.

Profil des Fülletypus

- kräftig, robust
- aufgeweckt, rege
- offene, wissbegierige Augen
- guter Appetit, isst alles
- voller Energie
- hat häufig rote Wangen
- kann anderen auf die Nerven gehen
- schwer zu ignorieren
- reagiert stark auf Schmerz
- wenn das Kind erkrankt, ist die Erkrankung meist schwer

Der Fülletypus ist grundsätzlich ein kräftiges Kind, mit einer guten Konstitution. Entsprechend machen diese Kinder einen kräftigen und stabilen Eindruck. Ihre Knochenstruktur ist gut und sie fühlen sich fest und kräftig an. Sie haben ein gesundes Interesse am Leben, sind grundlegend froh darüber, geboren worden zu sein und wollen alles mitbekommen, was passiert. Sie erscheinen wach und wissbegierig, ihre Augen sind offen, bereit alles aufzunehmen, was um sie herum vorgeht. Wenn man ihnen in die Augen blickt, hat man das Gefühl, als halte sich dort jemand auf – eine geistige Kraft, mit der man sich messen muss. Ihr Appetit ist gut und sie haben Freude am Essen.

Diese Kinder haben häufig rote Wangen, was traditionell als Zeichen einer guten Gesundheit gilt. Wir werden jedoch in einem späteren Kapitel sehen, dass zu rote Wangen ein Zeichen von Unausgewogenheit sind. Sie können anderen auf die Nerven fallen und sind schwer zu ignorieren. Die Reaktionen, die sie in anderen hervorrufen, tendieren ebenfalls dazu, sehr heftig zu sein. Wenn ein Säugling vom Fülletypus Sie anlächelt, scheint es, als ginge die Sonne auf: man fühlt sich so, als könne man im Frohsinn des Kindes baden. Entsprechend verhält es sich, wenn das Kind schreit. Der Schmerz scheint ohne Umschweife Ihr Herz zu treffen. Sie werden das Geschrei nicht einfach ignorieren können, sondern müssen etwas tun, um ihm zu helfen.

Schmerzen tendieren bei diesen Kindern dazu, sehr stark zu sein. Überhaupt reagieren sie auf alles sehr heftig. Bekommen sie zum Beispiel Fieber, so ist dies meist sehr hoch.

Ältere Kinder dieses Typus sind übermütig und naseweis und haben immer Dummheiten im Kopf.

Profil des Mangeltypus

- ruhig, sogar schlaff, zart
- teilnahmslose Augen
- blass
- hat ein hohes Schlafbedürfnis
- die körperliche Energie ist schwach; zieht es oft vor zu lesen oder fernzusehen
- neigt zu künstlerischer Betätigung
- angenehm im Umgang
- zeigt wenig Appetit, ist wählerisch beim Essen
- sehr schreckhaft
- sensibel
- beginnt schnell zu weinen
- erkrankt leicht, da das *Qi* schwach ist
- neigt bei Erkrankungen eher zu Mangelerkrankungen

Das Schlüsselmerkmal dieses Typus ist, dass weder seine Energie besonders hoch, noch seine Konstitution sehr kräftig ist. Zudem scheint es so, dass diese Kinder sich in der materiellen Welt nicht wirklich wohl fühlen und daher ihre Zeit häufig in einer Phantasiewelt verbringen oder in Büchern versinken. Sie ziehen es vor, mit sich allein zu sein und treten wenig mit Anderen in Kontakt. Diese Manifestationen variieren von Kind zu Kind. Es mag sein, dass Ihnen gar nichts Ungewöhnliches an diesen Kindern auffällt, außer, dass sie nicht eben gerade viel Energie ausstrahlen. Dies wird besonders deutlich, wenn man ihnen in die Augen blickt, wo man häufig einen Ausdruck von Teilnahmslosigkeit bemerkt oder zumindest einen Mangel an Vitalität. In extremen Fällen mag sogar ein

Hauch von Unglück um sie herum sein – dies ist kein gutes Zeichen, denn Kinder sollten nicht unglücklich sein.

Auf körperlicher Ebene können diese Kinder sehr ‚schlaff' und ‚schlapp' sein. Bei Säuglingen bedeutet dies tatsächlich einfach nur Schlappheit, während es bei älteren Kindern meint, dass sie einfach nicht aufrecht sitzen können oder wollen. Sie neigen dazu, viel zu schlafen, teils, weil ihre Energie nicht so stark ist, teils ist dies eine andere Form, sich zu entziehen. Ihre mangelnde Freude betrifft ebenfalls das Essen und sie zeigen mithin eher geringen Appetit – bei älteren Kindern dieses Typus mag der Appetit zwar größer sein, dennoch beschränkt sich ihr Interesse eher auf einfache Nahrungsmittel oder sie haben ein starkes Verlangen nach Junkfood. Tatsächlich handelt es sich dabei um ein sehr wichtiges Symptom.

Schmerzen tendieren bei diesen Kindern eher dazu, dumpf und schwach zu sein, da sie nicht genügend Energie haben, um starke Empfindungen zu verspüren.

Im Unterschied zum Kind des Fülletypus ist das Schreien dieser Kinder sehr schwach und lässt sich leichter ignorieren. Schwaches Schreien meint nicht nur leise, sondern auch schwach an emotionalem Gehalt. Ihr Geschrei wird eher ein wenig müde klingen und es ist unwahrscheinlich, dass es mitten in Ihr Herz dringt.

Fülle- und Mangeltypus bei Krankheit

Aus den vorangegangenen Beschreibungen wird klar ersichtlich, dass kräftige Fülletypus-Kinder mehr *Qi* besitzen, um gegen Erkrankungen ankämpfen zu können. Folglich neigen sie auch weniger häufig dazu, zu erkranken als die zierlichen, energieschwachen Kinder. Kinder vom Mangeltypus besitzen weniger Ressourcen, um Krankheiten abzuwehren und werden dementsprechend häufiger krank. Dies wird besonders durch Erfahrungen in westlichen Kinderpraxen belegt, wo die meisten unserer Patienten dem Mangeltypus angehören.

Ebenso variiert die Art der Erkrankung von Typus zu Typus. Zierliche und schwache Kinder entwickeln eher Erkrankungen vom Mangeltypus – chronisch lockere Stühle (Diarrhö), schwächlich klingenden Husten. Während der robustere Typus zu kräftigeren Krankheitszeichen, wie hohem Fieber, lautem, starkem Husten und heftigen Schmerzen neigt.

Warum ist diese grundsätzliche Differenzierung so wichtig?

Wir meinen, dass es mit dieser Differenzierung einfacher ist, im Krankheitsfall zu einer klaren Diagnose zu kommen und, was noch wichtiger ist, zu einer klaren Entscheidung über die zu verwendende Nadeltechnik. Es liegt in der Natur des kindlichen Heilungsprozesses, dass ein Kind einfach genügend Energie haben muss, damit Heilung und Gesundung einsetzen können. Erkrankt ein Kind vom Mangeltypus, müssen wir zunächst tonisieren, neigt das Kind aber eher zu Fülle, erscheint zunächst ein Zerstreuen der Pathogene und Bewegen der Energie das Mittel der Wahl. Es handelt sich hier um eine dermaßen fundamentale Unterscheidung und ist bei Kindern eine so wichtige Behandlungsstrategie, dass man sich wieder und wieder bei der Frage findet: „Ist dieses Kind grundsätzlich in Fülle oder ist es grundlegend schwach?"

Dies ist gleichermaßen in jenen sehr komplexen Situationen von Bedeutung, in denen Sie mit einem schwierigen Fall oder mit einem schwierigen Problem konfrontiert sind, das sich nicht in Lehrbüchern findet. Durch diese einfache Unterscheidung verschaffen Sie sich eine Position, von der aus Sie Ihre Behandlung beginnen und lenken können. Im Fall von Mangel das *Qi* tonisieren und im Fall von Fülle das *Qi* verteilen und bewegen. Sehr einfach, aber sehr wirkungsvoll.

Jederzeit Umdenken und Neubewerten

Wir haben in diesem Kapitel dargestellt, in welcher Form sich die Grundenergie darauf auswirken kann, auf welche Weise ein Kind erkrankt. Ebenso wichtig ist es jedoch zu verstehen, dass ein Kind anders auf Erkrankung reagiert als ein Erwachsener. Kinder sind im Allgemeinen viel dynamischer und energetischer als Erwachsene, aber auch wesentlich empfindlicher. Um vier Uhr nachmittags kann es ihnen noch gut gehen und um sechs Uhr abends sind sie schwer krank und haben hohes Fieber. Sie reagieren äußerst schnell auf jede Form von Krankheit und werden sehr schnell krank. Häufig ist es nur eine Frage von Stunden, dass die Erkrankung eines Säuglings sehr ernst, sogar lebensbedrohlich wird, wenn er nicht gleich richtig behandelt wird. Auch kann ein Kind, dass Sie dem kräftigen Typus zugeordnet haben, nach einer schweren Masernerkrankung oder einem heftigen Asthmaanfall plötzlich viel schwächer sein. Bei Erwachsenen geht dieser Wechsel von Fülle zu Mangel gewöhnlich schrittweise vor sich und benötigt relativ viel Zeit, während dies bei Kindern innerhalb des kurzen Zeitraums von Wochen oder sogar Tagen geschehen kann.

Die Reaktion des Kindes auf eine Behandlung kann gleichermaßen rapide sein und sich während Ihrer Behandlung von Tag zu Tag verändern. Durch nur eine Behandlung kann aus einem schwachen Kind ein Kind mit reichlich Energie werden.

Daher ist es wichtig, dass Sie jedesmal, wenn ein Kind in Ihre Praxis kommt, diese Unterscheidung von neuem vornehmen, auch wenn Sie dieses Kind schon sehr häufig gesehen haben: Ist dieses Kind grundsätzlich kräftig, mit einem Übermaß an Energie oder ist es eher schwach und weist einen Energiemangel auf? Diese Unterscheidung ist in Bezug auf die Nadeltechnik gleichermaßen fundamental. Hat ein Kind viel Energie, so können Sie das *Qi* verteilen, indem Sie eine sedierende Technik verwenden, weist das Kind jedoch einen Mangel an *Qi* auf, so müssen Sie das *Qi* tonisieren. In einem solchen Fall mit verteilender Methode zu arbeiten, könnte ein schwerer Fehler sein.

Unsicherheit bei der Diagnose

Meist ist es im Praxisalltag ganz offensichtlich, ob ein Kind schwach oder kräftig ist – bei Betrachtung der Fallgeschichte passen die Symptome zum Erscheinungsbild. Es gibt jedoch Zeiten, in denen man sich nicht ganz so sicher ist. Es kann vorkommen, dass ein Kind sowohl einige Füllezeichen, als auch einige Mangelzeichen aufweist und bei der Behandlung ist man sich dann nicht klar darüber, ob man zerstreuen oder tonisieren sollte. In den chinesischen Fachbüchern findet sich wenig, was über „halb zerstreuen, halb tonisieren" oder ähnliche Ratschläge hinausgeht und diese beziehen sich auf Erwachsene. Bei der Behandlung von Kindern gibt es einen anderen Weg, sich diesem Problem zu nähern und der heißt, dass man sich immer völlig bewusst darüber sein sollte, was man zu tun versucht.

Dies ist gemeint, wenn in chinesischen Lehrbüchern vom „Behandlungsprinzip" die Rede ist. Sehr häufig erscheint dieses Behandlungsprinzip nur ein Gemeinplatz zu sein. So kann z. B., nachdem man festgestellt hat, dass es sich um ein Muster aufgrund eines äußeren pathogenen Faktors handelt, das Behandlungsprinzip lauten „den pathogenen Faktor vertreiben." Dies klingt so offensichtlich, dass es kaum der Rede wert zu sein scheint.

Bei der Behandlung von Kindern hat dieser Schritt jedoch häufig eine wirklich nützliche Funktion. Wir werden z. B. im nächsten Abschnitt ein Muster besprechen, das Nahrungsakkumulation genannt wird, bei der sich beim Kind sehr viel nur teilweise verdaute Nahrung angesammelt hat. Bei der Behandlung eines solchen Kindes ist es das Behandlungsprinzip, diese Nahrungsakkumulation aufzulösen. Haben Sie ein Kind vor sich, das teilweise Fülle und teilweise Mangel aufweist, so können Sie sich die Frage stellen: „Hat das Kind genug Energie, um diese unvollständig verdaute Nahrung ausscheiden zu können oder muss ich die Energie des Kindes zunächst aufbauen, damit es diese Akkumulation los werden kann?" Mit anderen Worten: „Soll ich zerstreuen oder tonisieren?" Wie wird sich das Kind fühlen, nachdem all diese angesammelte Nahrung beseitigt ist? Wird es sich erleichtert oder erschöpft fühlen? Indem Sie sich diese Fragen stellen, wird es Ihnen möglich sein, zu einer angemessenen Behandlung zu kommen.

HÄUFIGE KRANKHEITSMUSTER

Bevor wir uns spezifischen Kinderkrankheiten zuwenden, müssen wir zunächst einen Blick auf die fünf häufigsten Krankheitsmuster bei Kindern werfen. Diese Muster haben ein völlig anderes Erscheinungsbild als die entsprechenden Muster bei Erwachsenen und kommen im Praxisalltag sehr häufig vor.

Zuvor haben wir uns mit den beiden nicht erkrankten Grundtypen von Kindern beschäftigt: dem kräftigen Fülletypus und dem schwachen Mangeltypus. Die kräftigen Kinder wachsen sehr wahrscheinlich zu kräftigen Erwachsenen heran, während die schwachen Kinder in ihrem späteren Leben eher mehr auf ihre Gesundheit achten müssen. Dennoch gibt es keinen triftigen Grund, warum nicht auch sie, ebenso wie die von Natur aus kräftigeren Kinder, ein langes, erfülltes und produktives Leben führen sollten. Gleichwohl haben wir in unserer klinischen Praxis festgestellt, dass, wenn diese beiden Grundtypen von Kindern erkranken, sie Krankheit auf spezifische, ihrem Typus entsprechende Weise manifestieren.

Die fünf häufigsten Krankheitsmuster bei Kindern sind:

- Nahrungsakkumulation: ein Füllezustand, der gewöhnlich beim Kind vom Fülletypus auftritt.
- Milz-*Qi*-Mangel: ein Mangelzustand, der gewöhnlich beim Kind vom Mangeltypus zu finden ist.
- Milz-*Qi*-Mangel mit starker Unruhe: ein Mangelzustand, der jedoch als Fülle erscheint.
- Nieren-*Qi*-Mangel mit starker Unruhe: ein Mangelzustand, der jedoch als Fülle erscheint.
- Pathogener Restfaktor: ein echtes Mischmuster aus Fülle und Mangel.

Das letzte Muster, der pathogene Restfaktor, unterscheidet sich dabei von den anderen. Es handelt sich hierbei um die Nachwirkungen von Infektionskrankheiten, die sich bei Kindern wesentlich verheerender auswirken können als bei Erwachsenen. Aufgrund dieses Unterschiedes wird dieses Muster am Ende dieses Kapitels separat besprochen.

Ätiologie und Pathogenese der Grundmuster

Eine der Grundvoraussetzungen der Chinesischen Medizin ist es, dass alle Erkrankungen eine Ursache haben, und dass diese Ursache nahezu immer in der Lebensweise des Patienten gefunden werden kann. So ist z. B. eine Leber-*Qi*-Stagnation bei Erwachsenen gewöhnlich das Ergebnis unterdrückter Emotionen, während ein Nieren-*Yang*-Mangel mit Überarbeitung, übermäßiger Sexualität oder schlechter Ernährung assoziiert wird.

Um die Ursachen für Probleme im Leben von Kindern erkennen zu können, muss man sich ihre Lebensumstände, die sich stark von denen der Erwachsenen unterscheiden, ansehen. Kinder müssen sich keine Geldsorgen machen, keine Hypotheken zahlen oder ihre Emotionen unterdrücken und nur selten leiden sie an Überarbeitung. Gleichwohl gibt es zwei riesige Probleme, denen sie gegenüberstehen, besonders Kinder unterhalb von drei Jahren: sich selbst vor pathogenen Faktoren zu schützen und ausreichend Nahrung zu erhalten. Das erste Problem wird ausführlich im Kapitel über Atemwegserkrankungen diskutiert; mit dem zweiten Problem, d. h. wie sich die angesprochenen Unterschiede im Verdauungssystem manifestieren, beschäftigen wir uns hier.

Um das Ausmaß des Problems einschätzen zu können, mit dem das Verdauungssystem eines Neugeborenen konfrontiert wird, muss man sich nur die enorme Gewichtszunahme innerhalb der ersten sechs Monate vergegenwärtigen. In Großbritannien gibt es eine Faustregel, die besagt, dass Säuglinge während der ersten sechs Monate ihr Gewicht verdoppeln und bis zum Ende des ersten Lebensjahres ihr Geburtsgewicht verdreifachen sollten. Es bedarf keiner großen Vorstellungskraft, um sich die Menge an Nahrung vor Augen zu führen, die ein Säugling aufnehmen muss, sowie die sich daraus ergebenden Belastungen für das Verdauungssystem, das auf Hochtouren läuft, um all diese Nahrung aufnehmen und verarbeiten zu können. Dies erklärt, warum Kleinkinder häufig wie Miniaturen von Sumoringern aussehen.

Das Verdauungssystem ist offensichtlich sehr wichtig für den Säugling, denn er muss Unmengen von Nahrung zu sich nehmen, um zu überleben und eben weil der Verdauungstrakt so schwer arbeitet, kann er leicht aus der Balance gebracht werden. Mit zunehmendem Wachstum des Kindes wird auch sein Verdauungssystem kräftiger, aber eben nur langsam.

Der Grund, warum dieses Problem für Säuglinge und Kleinkinder so schwer wiegend ist, ist die Art und Weise, in der sie auf Störungen reagieren. Innerhalb der Chinesischen Medizin heißt es, dass bei Kindern „die Organe empfindlich und zart sind und das *Qi* leicht seinen Pfad verlässt". Sodann heißt es, dass „Kinder leicht erkranken und ihre Krankheiten sich schnell verschlimmern."

Ist also die Verdauung in Unordnung, was bei kleinen Kindern sehr leicht geschieht, können alle möglichen Probleme auftreten. Mit anderen Worten, wenn eine Sache schief läuft, dann läuft alles schief. Die Organe der Allerjüngsten ähneln sehr fein gestimmten Instrumenten, die durch die geringste Störung in Disharmonie versetzt werden können. Wird aber der *Qi*-produzierende Mechanismus bei Säuglingen oder Kleinkindern gestört und die *Qi*-Produktion nahezu eingestellt, kann dies verheerende Folgen haben.

***Das Verdauungssystem des Säuglings ist empfindlich,
muss aber dennoch auf Hochtouren arbeiten,
um genügend Nahrung umzusetzen.
Folglich wird es leicht überbeansprucht und gerät
aus dem Gleichgewicht.***

Entwickelt ein Säugling oder ein Kleinkind eine Verdauungsstörung, so wird sich diese als eines der zwei Grundmuster manifestieren, abhängig vom Typus des Kindes. Da das Verdauungssystem von grundlegender Bedeutung für die Gesundheit eines Säuglings oder Kleinkindes ist, können diese Muster sehr viele Symptome verursachen. Diese Muster sind in der Praxis sehr häufig zu sehen und resultieren in so unterschiedlichen Krankheiten wie Asthma, Ekzeme, Erbrechen, Diarrhö, Grippe und Keuchhusten. Lassen Sie uns nun diese Muster im Detail betrachten.

NAHRUNGSAKKUMULATION

Einleitung

Es existieren zwei offenkundige Funktionsstörungen des Verdauungstraktes: entweder bewegt sich die Nahrung zu schnell und verursacht Diarrhö oder aber sie bewegt sich zu langsam und verursacht eine Blockade. Eine intestinale Blockade durch Akkumulation ist bei Säuglingen und Kleinkinder sehr häufig. Sie entspricht grob der Nahrungsretention (*Shi Zhi*), die wir bei Erwachsenen antreffen. Sie findet sich besonders häufig bei Kindern der westlichen Welt und wird als Hauptfaktor für eine Vielzahl von Störungen betrachtet, zu denen Obstipation, Bauchschmerz, Darmparasiten, Erbrechen, Diarrhö, Husten und Asthma gehören. Tatsächlich ist diese Störung bei der Behandlung von Kinder so häufig, dass man routinemäßig überprüfen sollte, ob sie vorliegt.

Wie schon erwähnt, tritt die Nahrungsakkumulation deshalb mit solcher Häufigkeit auf, weil die Verdauung von Säuglingen immer an der Grenze ihrer Leistungsfähigkeit arbeitet. Ein gesundes Baby sollte in der Lage sein, soviel Nahrung aufzunehmen, dass es sein Gewicht während der ersten sechs Monate verdoppeln kann. Es bedarf nur einer geringfügigen Reduktion an *Qi*, um den *Qi*-Mechanismus zu stören. Dieser Zusatzstress kann viele Ursachen haben, emotionale Anspannung der Eltern, Infektionen, Impfungen und Zahnen eingeschlossen.

Die Nahrungsakkumulation ist ein Füllezustand und findet sich für gewöhnlich beim Kind des Fülletypus. Die Bedeutung dieser Tatsache kann nicht oft genug betont werden, da es eine verteilende oder zerstreuende Nadeltechnik erfordert, um diese Störung zu behandeln. Wenn Sie versuchen, ein *Mangel*-Kind so zu behandeln, als litte es an einer Nahrungsakkumulation (s. Milz-*Qi*-Mangel weiter unten), dann wird auch Ihre beste Behandlung nicht greifen. Wahrscheinlicher ist es, dass Sie den Zustand des Kindes verschlechtern. Die diagnostische Schlüsselfrage bei dieser Störung ist, ob das Kind genügend *Qi* besitzt, um die angestaute Nahrung ausstoßen zu können. Besitzt es genügend Energie, dann behandeln Sie diese Störung als Fülle, falls nicht, behandeln Sie sie als Mangel.

Dieses Muster kann sehr plötzlich einsetzen, begleitet von großem Unwohlsein. Oft wird es durch Überessen oder äußeren Stress ausgelöst, kann jedoch auch einen pathogenen Restfaktor zur Grundlage haben, der mehr oder weniger virulent wird, entsprechend der fluktuierenden Energie des Kindes. Oft haben Kinder, die für dieses Muster anfällig sind sehr rote Wangen. In England werden diese sehr roten Wangen auch „gesunde Farbe" genannt und als Zeichen guter Gesundheit betrachtet, weshalb man diese Kinder häufig nicht für krank hält.

Ätiologie und Pathogenese

Ätiologie

Die Nahrungsakkumulation wird durch die Verdauung blockierende Nahrungsmittel und Milch verursacht, die dann ihrerseits die Funktion von Milz und Magen stören. Dies kann das Ergebnis von unregelmäßiger Ernährung oder Überfüttern sein, von Füttern auf Verlangen, von unreifer, roher oder ungenügend gekochter Nahrung, von zu reichhaltiger, zu süßer oder schwer verdaulicher Nahrung wie Vollkornbrot oder Vollkornreis, von ungeeigneter Nahrung beim Umstellen vom Stillen auf feste Nahrung oder durch Nahrungsaufnahme in übererregtem Zustand.

Sowohl die Art der Nahrung, wie die Regelmäßigkeit der Mahlzeiten, sind für den Säugling und das Kleinkind immens wichtig.

Überfüttern – Dies ist die häufigste Ursache dieser Störung. Eltern möchten, dass ihre Kinder ordentlich essen und es gibt die weit verbreitete Meinung, dass ein Kind, das viel isst, ein gesundes Kind sein muss. Zudem stellen viele Eltern unterbewusst einen Bezug zwischen Liebe und Nahrung her: „Ich gebe meinem Kind viel zu essen und folglich gebe ich ihm viel Liebe."

Regelmäßigkeit der Mahlzeiten – Ein Säugling oder Kleinkind braucht Zeit zwischen den Mahlzeiten, um die Nahrung umsetzen zu können. In unserem Praxisalltag hat sich gezeigt, dass Säuglinge, die auf Verlangen hin gestillt werden und Kleinkinder, die unentwegt naschen, vermehrt unter Verdauungsstörungen leiden. Es gibt die Redewendung in der Traditionellen Chinesischen Medizin, dass „die Milz die Regelmäßigkeit liebt." Der Magen muss, um es anders auszudrücken, erst völlig geleert sein, bevor er wieder gefüllt wird und dazu benötigt er Zeit.

Art der Nahrungsmittel – Es mag schwer vorstellbar sein, aber wir sind der Meinung, dass Vollwertkost für viele Kinder bis zu einem Alter von vier Jahren ungeeignet ist. Wir konnten feststellen, dass Kinder mit der Verdauung von braunem Reis, Vollkornbrot, Obst und Salaten Schwierigkeiten haben, viele können auch Weizenbrot nicht vertragen. Diese Nahrungsmittel sind für Kinder ungeeignet, weil sie ganz einfach zu schwer verdaulich sind und so das ohnehin zarte Verdauungssystem zusätzlich belasten.

Wir denken, dass es den Kindern mit einfachen, leicht verdaulichen Nahrungsmitteln am besten geht. Gefallen an reichhaltigem oder exotischem Essen kann sich noch später im Leben entwickeln, wenn die Energie der Milz nicht mehr so knapp bemessen ist.

Zu frühes Abstillen – Wenn Kinder viel Freude und Interesse an abwechslungsreicher Nahrung zeigen, werden sie häufig zu früh auf feste Kost umgestellt, und zwar bevor ihr Verdauungssystem mit dieser Nahrung fertig werden kann. Dies kann eine Nahrungsakkumulation verursachen. Es mag sein, dass die Kinder diese Nahrung dennoch weiterhin gern essen, obwohl sie nicht richtig verdaut wird.

Stress – Bestimmte Ereignisse können dem Kind zeitweilig Stress verursachen, auf körperlicher Ebene kann dies ein Umzug in ein anderes Haus oder eine Impfung sein und emotional vielleicht ein schrecklicher Unfall oder der Tod einer nahe stehenden Person. Dieser Stress belastet das *Qi* zusätzlich und wenn das Kind weiterhin große Mengen an Nahrung zu sich nimmt, kann dies in kürzester Zeit zu einer Nahrungsakkumulation führen.

Wenn ein Kind unter Stress leidet, sollte es weniger essen, um das Verdauungssystem nicht zu überlasten.

Impfungen – Dieses Thema wird eingehend in Kapitel 19 behandelt, aber hier soll schon einmal darauf hingewiesen werden, dass Impfungen eine Nahrungsakkumulation verursachen können. Der Grund dafür ist einfach der, dass das *Qi* des Kindes während der Zeit, in der es mit der Bewältigung des Impfstoffes beschäftigt ist, geschwächt ist. Wenn das Kind nun weiterhin soviel isst wie vorher, wird es mit all der Nahrung jedoch nicht mehr fertig, diese sammelt sich daraufhin im Magen an und wird nicht richtig verdaut.

Pathogenese

All diesen Ursachen ist gemeinsam, dass sie das *Qi* mit zusätzlichem Stress belasten, besonders das *Qi* der Milz. Das Verdauungssystem eines Kleinkindes arbeitet dicht an seiner maximalen Leistungsgrenze und es bedarf nur ein wenig zusätzlichen Stresses, um ein Problem zu verursachen. Es ist wie bei einem Fließband in einer Fabrik: kommt es auch nur zu einem kleinen „Verstolpern" in der Produktion, dann türmt sich bald alles Material in einem riesigen Durcheinander auf und das Fließband ist nicht mehr in der Lage, den Überschuss weiter zu transportieren. Die unverdaute Nahrung zersetzt sich und verwandelt sich in Hitze, sammelt sich im Darm an und greift dann auf Milz und Magen über. Die Transport- und Transformationsfunktionen werden behindert, die Verdauung gerät in Unordnung und es kommt zu einer Blockade. Die Nahrung wird dann entweder nicht ausgeschieden – Obstipation – oder tritt als grüner, stinkender Stuhl aus. Der Stuhlgang kann unregelmäßig werden und Diarrhö sich mit Obstipation abwechseln.

Möglicherweise verursacht die stagnierende Nahrung Hitze im Verdauungssystem, die sich dann im Körper ausbreitet und zu folgenden Symptomen führen kann:

- rote Wangen (ausgelöst durch die Hitze, die durch Magen-, Dickdarm- und Dünndarmleitbahn aufsteigt)
- Reizbarkeit
- Schlaflosigkeit

Die Flüssigkeiten können auch stagnieren und vertrocknen, was zu Schleim mit folgenden Symptomen führt:

- grüner nasaler Ausfluss
- weitere Zeichen von Schleim, schlüpfriger Puls
- möglicherweise Husten

Bleibt diese Stagnation über einen längeren Zeitraum bestehen, beeinträchtigt dies die Funktion der Leber, den freien Fluss des *Qi* zu gewährleisten und das Kind wird sehr reizbar. Es lässt sich auch eine grünliche Färbung um den Mund herum beobachten, da ein Zweig der Leberleitbahn den Mund umkreist.

Zeichen und Symptome

Säugling

- erbricht geronnene Milch
- milchiges Aussehen des Mundinneren
- aufgetriebener Bauch, der sich wie eine Trommel anfühlt
- kein Appetit
- Stühle riechen sauer oder nach Äpfeln
- Stühle wechseln oft zwischen Obstipation und Diarrhö
- der Säugling riecht nach Äpfeln
- unruhig und gereizt
- intermittierende Bauchschmerzen und Weinen
- beide Wangen sind hellrot
- häufig eine blasse, gelblich-grüne Färbung um den Mund herum
- hat häufig nasalen Ausfluss

Zungenkörper: dünn, rot
Zungenbelag: dick, weiß
Fingervene: violett, breit (siehe Kapitel 4)

Behandlungsprinzip: Verminderung der durch Milch verursachten Ansammlung und Beseitigung der Obstruktion

Kleinkind (unter vier Jahren)

- in leichten Fällen sind die Stühle grün und riechen sauer; in schweren Fällen faulig und widerlich stinkend
- die Gesichtsfarbe ist grünlich-gelb, vielleicht mit roten Wangen
- fühlt sich innerlich verstopft
- hat häufig grünes Nasensekret
- unruhig, weint laut los, gereizt
- erbricht saure und faulige Nahrung
- Bauchschmerzen, die sich durch Druck verschlimmern, beim Essen auftreten und durch Stuhlgang besser werden
- in schweren Fällen tritt niedriges Fieber und Brennen in den Handflächen auf
- mögliches Schwitzen am Abend und in der Nacht

Zungenbelag: dick, fettig
Puls: drahtig, schlüpfrig
Fingervene: mattviolett

Kommentare zu den Symptomen

- Wie schon erwähnt, werden rote Wangen traditionell als Zeichen eines gesunden Kindes angesehen. Unserer Erfahrung nach ist eine insgesamt rosa Gesichtsfarbe gesund, aber wenn die Wangen viel röter werden als der Rest des Gesichts, ist es Zeichen von Nahrungsakkumulation und damit eines Ungleichgewichtes. (Dies ist ein großer Unterschied zum Erwachsenen, bei dem rote Wangen meist ein Zeichen von *Yin*-Mangel sind.)
- Das Abdomen ist aufgrund der angesammelten Nahrung und deren Gärung, die zur Bildung von Blähungen führt, übermäßig groß und gebläht.
- Die Stühle riechen faulig, weil die Nahrung nicht richtig verdaut wurde und sich im Körperinneren zersetzt. In milden Fällen riechen die Stühle – und sogar das ganze Baby – nach Äpfeln oder Apfelwein, da die Nahrung nur wenig gärt. In schweren Fällen riechen die Stühle absolut widerwärtig und sauer.
- ‚Unruhig und gereizt' ist ein Begriffspaar, das in der Literatur so häufig auftaucht, dass man bisweilen vergisst sich vor Augen zu führen, was damit gemeint ist. Bei einem Kind bedeutet es absolut schlechte Laune. Es ist unmöglich mit ihm zusammen zu sein, es ist aufsässig und weigert sich grundsätzlich das zu tun, was man ihm sagt.

Priorität der Symptome

Bei der Diagnose der Nahrungsakkumulation sind einige Symptome signifikanter als andere. So kann etwa die Aufsässigkeit und schlechte Laune des Kindes eine Vielzahl von Ursachen haben: einen starken Willen, Spannungen innerhalb der Familie oder Übermüdung.

Schlechte Laune und die grünliche Färbung um den Mund herum sind Lebersymptome und in der Tat kann uns das Verhalten eines Kindes mit diesem Muster an ein Erwachsenen-Muster erinnern – die Leber-*Qi*-Stagnation. Es besteht jedoch ein sehr großer Unterschied zwischen ihnen. Bei Erwachsenen ist es das *Zurückhalten* von Ärger, Zorn und Wut, das zur Stagnation des Leber-*Qi* führt, mit einer Nahrungsakkumulation als möglicher Konsequenz. Bei Kindern jedoch ist es die Nahrungsakkumulation, die zur Leber-*Qi*-Stagnation führt, die ihrerseits Wut und Zorn auslöst. Bei Erwachsenen reicht es aus, die Leber zu regulieren, aber bei Kindern funktioniert das schlicht nicht – die stagnierende Nahrung muss beseitigt werden. Folglich mag ein Punkt wie Le 3 (*Taichong*) in der Behandlung einer Leber-*Qi*-Stagnation bei Erwachsenen hilfreich sein, nützt aber in der Behandlung der Nahrungsakkumulation bei Kindern gar nichts.

Behandlung

Behandlungsprinzip: Verminderung der Nahrungsstagnation und Beseitigung der Obstruktion

Hauptpunkt: Sifeng (M-UE 9)

Methode: In allen Lehrbüchern heißt es, dass dieser Punkt mit einer Dreikantnadel behandelt werden sollte, um ein paar Tropfen gelber Flüssigkeit austreten zu lassen. In der Praxis ist es ausreichend, an diesem Punkt eine stärkere Nadel (28 oder 30 Gauge) zu verwenden. Darüberhinaus ist es unnötig, Flüssigkeit austreten zu lassen. Die Behandlung kann zwar jeden zweiten Tag an jeweils nur einer Hand erfolgen, aber praktisch ist es eher selten, diesen Punkt häufiger als zweimal wöchentlich zu nadeln. Er sollte jedoch aufgrund seiner Wirkdauer auch nicht öfter als einmal täglich über einen Zeitraum von vier Tagen verwendet werden, wobei jeweils zwischen rechter und linker Hand abgewechselt werden sollte. Die Nadelung dieses Punktes hat eine zerstreuende Wirkung und ist besonders zur Behandlung von Fülle-Mustern angezeigt.

Andere Punkte

Ma 36 (*Zusanli*) Ma 25 (*Tianshu*) Ren 6 (*Qihai*)	}	Lösen von Blockaden durch Förderung der *Qi*-Bewegung
Ren 12 (*Zhongwan*) Bl 25 (*Dachangshu*) SJ 6 (*Zhigou*)	}	Lösen von Blockaden durch Förderung der *Qi*-Bewegung

Methode: Alle mit verteilender und bewegender Technik

Entsprechend der Symptome

Pe 6 (*Neiguan*)	gegen Erbrechen
Ma 44 (*Neiting*)	gegen starke Hitze

Nach jeder Behandlung kann es sein, dass der Patient für 24 Stunden sehr nervös und gereizt ist und es kann zu faulig riechenden Stühlen kommen. Es ist wichtig, die Eltern über diesen Sachverhalt aufzuklären.

Gewöhnlich reicht die Nadelung von *Sifeng* (M-UE 9) aus. Ist der Patient jedoch sehr unbändig, sollte man *Xingjian* (Le 2) hinzufügen. Zur Unterstützung der Behandlung kann man ein leichtes Abführmittel geben, was aber selten notwendig ist.

Prognose

Bei akuten Fällen sollten ein bis drei Behandlungen ausreichen, um die Hauptsymptome zu beseitigen. Insgesamt ist eine Behandlungsdauer von sechs Sitzungen üblich. Um Rückfälle zu verhindern, ist es wesentlich, die Ernährung umzustellen: weniger Nahrung, dem Kind entsprechende Nahrungsmittel und regelmäßige Mahlzeiten. Bei einigen Kindern ist eine regelmäßige Behandlung einmal monatlich über einen Zeitraum von bis zu einem Jahr notwendig.

Anmerkung

Die Nahrungsakkumulation umfasst ein Erscheinungsbild, das wir als Obstipation bezeichnen würden, ist aber üblicherweise häufiger durch Unregelmäßigkeit gekennzeichnet – Tage ohne Stuhlgang, gefolgt von Tagen mit Diarrhö.

MILZ-*QI*-MANGEL

Einleitung

Dies ist vermutlich die häufigste chronische Störung bei Kindern der Industrieländer. Sie haben nicht genügend *Qi*, damit ihr Verdauungssystem richtig funktionieren kann und leiden unter Appetitmangel, lockerem Stuhlgang oder Obstipation. Daraus folgt, dass sie wenig Energie besitzen und häufig schlapp und blass sind.

Ähnlich wie die Nahrungsakkumulation kann dieser Zustand sich klinisch in den unterschiedlichsten Erscheinungsbildern äußern und die Grundlage vieler Erkrankungen sein. Die Ursachen dieses Musters sind vielfältig und reichen von Vererbung, wiederholter Nahrungsakkumulation bis zu anderen Störungen, die sich zu diesem Muster verwandelt haben. Weitere, im Westen auftretende Ursachen sind Anästhetika, die während der Geburt verabreicht werden, Impfungen, die beim Kind keine fieberhafte Reaktion ausgelöst haben und die Folgen, ein ungewolltes Kind zu sein. Diese Art von Problemen bleiben meist fortwährend bestehen und das Kind bleibt für lange Zeit energielos. In der Praxis können sich diese Probleme als Grundlage ernster Erkrankungen wie Asthma darstellen, jedoch ist es manchmal auch möglich, auf sie aufmerksam zu werden, bevor sie sich zu einer schweren Erkrankung entwickeln und sollten dann nichtsdestotrotz behandelt werden, da sie leicht zu anderen Problemen führen können.

Ätiologie und Pathogenese

Dieser Zustand wird durch jeden Faktor ausgelöst, der das *Qi* des Kindes schädigt.

Schwache Konstitution und Erschöpfung: Einige Kinder sind schlichtweg mit einer schwachen Konstitution geboren und werden daher leicht müde.

Nahrungsakkumulation: Eine lang anhaltende Nahrungsakkumulation kann das Verdauungssystem verletzen und das *Qi* erschöpfen.

Krankheit: Rezidivierende Infektionen, wiederholte Erkrankung oder ein starker Angriff eines äußeren Pathogens kann das *Qi* eines Säuglings oder Kindes erschöpfen und zu Milz-*Qi*-Mangel führen. Dies geschieht vor allem dann, wenn das Kind mit Antibiotika behandelt wird.

Impfungen: Die Wirkung von Impfungen ähnelt dem heftigen Angriff eines äußeren Pathogens und kann das *Qi*-System schwächen.

Anästhetika: Anästhetika, die während der Geburt gegeben werden, erschöpfen das *Qi* des Säuglings. Sie dämpfen das Empfindungsvermögen der Mutter und haben eine zerstreuende Wirkung auf das *Qi* des Babys. Ähnlich kann eine lange und erschöpfende Geburt das *Qi* des Kindes schwächen.

Ungeeignete oder unregelmäßige Nahrung: In China ist zu wenig Nahrung die Ursache für Milz-*Qi*-Mangel. Im Westen ist es Nahrung mit geringem Nährwert. Auch unentwegtes Essen, z.B. Stillen auf Verlangen, häufige Zwischenmahlzeiten oder ständiges Knabbern können das Magen-*Qi* schwächen.

Schwaches Qi der Mutter: Ein schwaches *Qi* der Mutter, gepaart mit Anämie, wird immer häufiger, da mehr und mehr Mütter während der Schwangerschaft arbeiten und oft sehr schweren, anstrengenden Tätigkeiten nachgehen. Nur wenige Mütter sind sich heute der Notwendigkeit einer Pause während der Schwangerschaft bewusst.

Ungenügende Qi-Entwicklung bei älteren Kindern: Kinder verbringen immer weniger Zeit damit, nach der Schule zu spielen und immer mehr Zeit mit Fernsehen und Computerspielen. Dies hat zur Folge, dass sie in jungen Jahren ihre mentalen Fähigkeiten auf Kosten der *Qi*- Entwicklung ausbilden.

Wenn das *Qi* des Kindes gestört oder geschwächt ist, kann die Milz nicht richtig funktionieren, was zu unregelmäßigen oder lockeren Stühlen oder Obstipation führen kann. Die Milz und der Darm haben einfach nicht ausreichend Kraft, um Nahrung richtig zu transportieren und zu verdauen. Zusätzlich zur gestörten Verdauung ist der Appetit sehr schwach. Darüberhinaus reicht das *Qi* nicht aus, um äußere pathogene Faktoren zu bekämpfen. Das Kind bekommt dann alle möglichen rezidivierenden Krankheiten, die das *Qi* weiter schwächen werden. Eine lang anhaltende Schwäche der Milz wird zu Schleim und Feuchtigkeit führen, die ihrerseits anderen Erkrankungen Tür und Tor öffnen.

Zeichen und Symptome

- blasses oder blass gelbliches Gesicht
- schwacher Tonus der Haut und der Gliedmaßen, dem Körper fehlt es an Stärke
- teilnahmslose Augen
- blasse Lippen, manchmal vorstehende Unterlippe
- unregelmäßige Stühle, manchmal mehrere Tage Verstopfung oder häufig lockere Stühle
- Stühle riechen normalerweise nicht schlecht, sind aber schlüpfrig und ölig oder enthalten Reste unverdauter Milch
- schläft gern tagsüber und bleibt nachts wach, wacht oft alle zwei Stunden auf
- häufig viel Schleim oder Feuchtigkeit
- anfällig für Husten, Erkältungen oder andere Krankheiten
- Appetitmangel oder wählerisch beim Essen
- schwaches Weinen, das lästig ist oder aber leicht ignoriert werden kann
- möglicherweise Erbrechen

Zungenkörper: blass
Zungenbelag: weiß, dick, fettig
Puls: dünn und schwach oder dünn und schlüpfrig
Fingervene: dünn, blau oder nicht zu sehen

Kommentar zu den Symptomen

- Viele der oben aufgelisteten Symptome sind dem Mangeltypus zuzuordnen. Die anderen beziehen sich auf die Verdauung.
- Die Stühle haben meist keinen unangenehmen Geruch, da keinerlei Hitze vorhanden ist. Es ist wie mit Nahrungsmitteln im Kühlschrank – sie werden nicht schlecht und faulen nicht.
- Die vorstehende Unterlippe ist eigentlich ein Symptom von Unterernährung (*Gan*), tritt aber manchmal auch bei Milz-*Qi*-Mangel auf.
- Ein großes Schlafbedürfnis ist charakteristisch für den Mangeltypus. Wie wir in einem späteren Kapitel sehen werden, wacht ein Kind mit *Qi*- und Blut-Schwäche mehrmals in der Nacht auf.
- Anfälligkeit für Husten und Erkältungen sind tatsächlich eher ein Zeichnen eines schwachen Abwehr-*Qi* und folglich eines schwachen Lungen-*Qi*. Es lässt sich jedoch beobachten, dass bei einem schwachen Milz-*Qi* das gesamte *Qi*, und damit auch das Lungen-*Qi*, geschwächt ist.

Behandlung

Behandlungsprinzip: Die Milz stärken, das *Qi* vermehren und die Ausscheidung der Schlackenstoffe unterstützen

Punkte Das Wichtigste ist hier, das Milz-*Qi* mit folgenden Punkten zu tonisieren:

Ma 36 (*Zusanli*)	Tonisiert das *Qi*
Ren 12 (*Zhongwan*)	Stärkt die Milz

Methode: Die Nadeltechnik ist von großer Wichtigkeit. Man sollte darauf achten, tatsächlich zu tonisieren, wenn es sich um einen Mangelzustand handelt. An Ren 12 (Zhongwan) kann auch indirekte Moxibustion angewendet werden.

Resultate der Behandlung und Prognose

Die Resultate der Behandlung eines Milz-*Qi*-Mangels sind weit weniger deutlich als die der Behandlung einer Nahrungsakkumulation. Gewöhnlich stellen sich die Ergebnisse mit einem langsam stärker werdenden *Qi* schrittweise ein. Weist das Kind nur einen leichten Energiemangel auf, können drei bis fünf Behandlungen ausreichen, möglicherweise sogar weniger, wenn es sich um ein sehr junges Baby handelt. Aber sehr häufig ist der Milz-*Qi*-Mangel ziemlich schwer und schon Monate oder sogar Jahre vorhanden. In diesen Fällen können 10, 20, 30 und mehr Behandlungen notwendig sein, abhängig von der Stärke des Kindes. Sie müssen das Kind dazu anhalten, sich auszuruhen und beständige Anregung zu meiden, etwa zu viel Fernsehen (was das *Qi* erschöpft), spätes Schlafengehen und Partys. Wenn das Kind dieses Verhalten nicht einschränkt, wird Ihre Behandlung im besten Fall sehr viel langsamer anschlagen und schlimmstenfalls völlig unwirksam sein und das Kind wird weiterhin krank bleiben.

Es ist wichtig, sich über die Ursache der Milz-Schwäche im Klaren zu sein, da diese beseitigt werden muss. Häufig ist das ziemlich schwierig. Handelt es sich z. B. um ein Schulkind, das von ehrgeizigen Eltern zu sehr unter Druck gesetzt wird, kann es schwer sein, sie davon zu überzeugen, dass dies nicht gut ist. Bei Ablenkungen wie Computerspielen und Fernsehen ist es nicht leicht, einem Kind zu erklären, warum es weniger spielen oder weniger fernsehen sollte. Ein Kind von diesen Dingen abzuhalten und mit den daraus resultierenden Wutanfällen fertig zu werden, kann einige Eltern einfach überfordern.

DAS ENERGETISCHE BINDEGLIED ZWISCHEN ELTERN UND KIND

Wie schon im Vorangegangenen erwähnt, muss man sich erst die Beziehung zwischen Eltern und Kind ansehen, wenn man die häufigen Muster von Milz-*Qi*-Mangel mit starker Unruhe und Nieren-*Qi*-Mangel erklären möchte.[1]

Während der ersten beiden Lebensjahre ist die Beziehung zwischen Mutter und Kind sehr stark. In diesen prägenden Jahren kann man das Kind nicht als autonom betrachten, sondern immer als Teil des Mutter-Kind-Paares. Wenn das Kind ein Problem hat, ist die Mutter eng mit diesem Problem verbunden. Während dieser Zeit teilen Mutter und Kind ihre Energie als wären sie immer noch durch eine unsichtbare Nabelschnur miteinander verbunden. Es ist dieser Energiefluss, der es dem Kind ermöglicht zu gedeihen.

Diesen Fluss zu verstehen, ist der Schlüssel zum Verständnis einiger Krankheiten und zu einigen ungewöhnlichen Mustern im Verhalten des Kindes.

Ebenso, wie diese energetische Verbindung dem Kind die Möglichkeit gibt, sich normal zu entwickeln, so bildet sie eine zusätzliche Unterstützung, wenn das Kind erkrankt. Wenn das Kind z. B. mit den Masern zu kämpfen hat oder die schwierige Phase des Zahnens durchläuft, benötigt es mehr Energie. Es kann diese Energie nicht selbst erzeugen und hat, weil es noch so klein ist, keine Reserven. Folglich fordert es diese Extraenergie von seinen Eltern. Durch zärtliche Fürsorge und Pflege der Eltern wird diese Energie uneingeschränkt gegeben und dies ermöglicht es dem Kind, seine Krankheit schnell zu überwinden.

Was Mütter und Väter zu tun scheinen, ist, dass sie etwas vom Leiden ihrer Kinder auf sich nehmen. Eltern spüren augenblicklich den Schmerz und das Leid ihrer Kinder und geben im selben Moment heilende Energie an ihre Kinder ab. Sie geben, ohne irgendetwas zurückzuhalten, soviel Energie ab, wie das Kind benötigt, um die Krankheit zu überwinden. Folglich wird der in der Beziehung wichtigere Elternteil während der Krankheit des Kindes diese Erkrankung wahrscheinlich selbst spüren und sich natürlicherweise ebenfalls erschöpft fühlen, da er seine eigene Energie dem Kind gibt, um ihm bei der Überwindung der Krankheit zu helfen.

1 Wir beziehen uns in dem gesamten Abschnitt auf die Mutter. Dies heißt jedoch nicht, dass der Vater unwichtig ist, da er in gleichem Maße energetisch mit dem Kind verbunden ist. Dennoch scheint die Mutter eine besondere Verbindung zu besitzen. Trotzdem stellen wir gelegentlich fest, dass es nicht die Mutter ist, die die entscheidende Rolle in der Entwicklung eines Musters spielt; vielmehr ist es derjenige Elternteil, der während des ersten Lebensjahres des Kindes die stärkste Verbindung hat und dies kann auch der Vater sein.

Diese allgemein übliche Verbindung zwischen Eltern und ihren Kindern führt zu der in der Praxis häufig zu beobachtenden Situation, in der das Kind krank und schwach ist und der wichtigere Elternteil sich müde und erschöpft fühlt. Aber wir treffen auch auf eine andere Situation, die entsteht, wenn das Kind keine angemessene Pflege und Unterstützung von den Eltern erfährt. Vielleicht wird es zu früh wieder zur Schule geschickt oder die Eltern sind zu beschäftigt, um viel von ihrer Energie abzugeben, sodass das Kind seine Krankheit allein bekämpfen muss. In solch einem Fall sehen wir dann ein krankes, schwaches Kind, während sich der wichtigere Elternteil guter und sogar blendender Gesundheit erfreut.

Fallstudie

Als Beispiel für das enge Band zwischen Mutter und Kind kann der Milchfluss betrachtet werden. Eine der Mütter, die in unsere Praxis kamen, war sehr materialistisch eingestellt und glaubte nicht an psychische Energien oder an irgendetwas, das nicht gemessen werden könnte. Eines Abends ließ sie ihr zwei Monate altes Baby, ihr erstes Kind, mit einem Babysitter zu Hause, um das erste Mal seit der Geburt auszugehen. Sie hatte ihr Getränk noch nicht halb geleert, als ihre Milch zu fließen begann und sie ein starkes Bedürfnis verspürte, zu ihrem Kind zurückzukehren. Als sie einige Minuten später zu Hause eintraf, konnte sie kaum fassen, dass ihr Kind fünf Minuten zuvor hungrig aufgewacht war, genau zu dem Zeitpunkt, als ihre Milch zu fließen begonnen hatte.

Es ist hilfreich, zwischen diesen beiden Situationen zu unterscheiden, um zu erkennen, wie in der jeweiligen Situation am besten mit Akupunktur geholfen werden kann und die Muster wirklich zu verstehen.

Die beiden Situationen sind noch einmal:

- Das Kind ist krank und schwach, der (wichtigere) Elternteil ist erschöpft
- Das Kind ist krank und schwach, der (wichtigere) Elternteil erfreut sich blendender Gesundheit

Das Kind ist krank und schwach, der (wichtigere) Elternteil ist erschöpft

Es handelt sich hierbei um ein sehr häufiges Muster, das dann auftritt, wenn das Kind aus irgendeinem Grund erkrankt und die Mutter die ihr zur Verfügung stehende Energie in das Kind strömen lässt. Sie werden feststellen können, dass die Mutter große Angst um ihr Kind hat.

Alternativ kann es zu diesem Erschöpfungszustand der Mutter auch deshalb kommen, weil sie selbst erschöpft ist, vielleicht anämisch. Ist es bereits ihr zweites oder drittes Kind, ist es sehr gut möglich, dass sie nach der letzten Geburt nicht genug Zeit hatte, ihre Energie zu regenerieren. Handelte es sich um eine schwere Geburt und das Kind wurde folglich mit einem *Qi*-Mangel geboren, beginnen sowohl Mutter als auch Kind gemeinsam mit einem Mangelzustand. Schläft das Kind nicht gut, dann kommt auch die Mutter nicht zur Ruhe, muss sich aber tagsüber um die anderen Kinder kümmern. Sie hat also folglich gar keine Chance, sich zu erholen. Der Säugling wiederum hat, da die Mutter selbst müde ist, niemanden, der sein fehlendes *Qi* auffüllt, und kann sich so niemals von seinem schwierigen Start ins Leben erholen.

Im Folgenden geben wir ein typisches Symptombild:

Kind

- blasses Gesicht
- schwacher Appetit oder wählerisch beim Essen
- möglicherweise lockere Stühle
- teilnahmslos
- ermüdet leicht
- schläft viel während des Tages
- der Nachtschlaf ist gestört

Mutter

- müde
- graues Gesicht
- niedergeschlagen und sehr besorgt
- glanzloses Haar

Behandlung

Behandlungsprinzip: Das *Qi* des Kindes tonisieren

Punkte

Ma 36 *(Zusanli)*	Tonisiert das *Qi*
Ren 12 (*Zhongwan*)	Stärkt die Milz

Methode: Diese Punkte werden mit tonisierender Methode behandelt.

Zusätzlich kann an Ren 12 (*Zhongwan*) indirekte Moxibustion angewendet werden.

Handelt es sich um einen schweren Milz-*Qi*-Mangel mit einem erschöpften, niedergeschlagenen Kind, dem Speichel aus dem Mund läuft, wobei der Mund die meiste Zeit offen steht, sollten Sie folgenden Punkt hinzufügen:

Bl 20 (*Pishu*)

Methode: Wenden Sie nach Möglichkeit die tonisierende Methode an. Diese Kinder mögen es nicht, am Rücken genadelt zu werden und wehren und winden sich eher. Unter diesen Umständen ist es sehr schwierig sicher zu sein, dass man wirklich tonisiert. Wie dem auch sei, selbst wenn die Behandlung in dieser Weise abläuft, scheint sie wirkungsvoll zu sein.

Ergebnisse der Behandlung

Gewöhnlich gibt es eine stetig fortschreitende Verbesserung. War die Mutter bei der ersten Visite erschöpft, werden Sie bemerken, dass sie jetzt eine Verbesserung spürt. Sie kann sich besser fühlen, bevor es dem Kind besser geht und bevor es irgendeine Veränderung der Symptome gibt. Den umgekehrten Verlauf werden Sie feststellen können, wenn die Mutter bei blendender Gesundheit ist, wie wir im Folgenden darstellen werden.

Das Kind ist krank und schwach, der Elternteil erfreut sich blendender Gesundheit

Dies ist eine eher unnatürliche Sachlage. Ist ein Kind schwach, so wird es normalerweise Energie von der Mutter fordern und die Mutter wird beginnen, sich müde zu fühlen. In diesem Fall jedoch hält die Mutter aus bestimmten Gründen die Energie zurück – vielleicht ist es ein ungewolltes Kind, vielleicht hat es das „falsche" Geschlecht oder stört die berufliche Karriere der Mutter. In solch einer Situation lehnt sich ein Kind normalerweise auf und beginnt von der Mutter Energie einzufordern. Ist das Kind aber erschöpft oder hält die Situation schon lange Zeit an, verliert es an Elan und kann folglich keinen ausreichenden Kontakt mehr mit der Mutter herstellen, um *Qi* zu fordern.

Das Behandlungsprinzip entspricht dem obigen, aber die Wirkungen sind bei dieser Situation wirklich überraschend. Nur durch die schlichte Tonisierung des *Qi* des Kindes kann man enorme Veränderungen innerhalb der Familiendynamik bewirken. Ist die Behandlung erfolgreich, so wird als erstes der Kontakt zwischen Mutter und Kind wieder hergestellt und das Kind damit in die Lage versetzt, sich die Energiequellen der Mutter zu erschließen. Dem Kind wird es sehr rasch besser gehen und entsprechend wird die Mutter erschöpfter, da sie dem Kind die Energie zukommen lässt, die es braucht. Dies hört sich zwar ein wenig unfair der Mutter gegenüber an, aber seien Sie versichert, dieser Zustand ist zeitlich begrenzt. In dem Maß, in dem das Kind gesundet, nimmt sein Bedarf an Energie der Mutter ab und die Energie der Mutter kehrt zurück.

Es existiert jedoch noch eine andere Möglichkeit, nämlich, dass das Kind tatsächlich mehr Energie von der Mutter benötigt, als sie unter den gegebenen Umständen geben kann. So mag eine Mutter z. B. ihre gesamte Energie in eine äußerst beanspruchende Karriere oder eine große Familie stecken und hat schlicht keine Sekunde Zeit für das Kind. Was dann normalerweise geschieht, ist, dass sie ihre Lebenssituation neu bewertet und ihre Verausgabung in anderen Bereichen reduziert, um ihr Kind versorgen zu können. Einfach ausgedrückt: die Mutter erkennt, dass sie ihr Kind mehr liebt, als sie dachte und ist bereit, um dieser Liebe willen Veränderungen herbeizuführen.

Nach diesem kleinen Exkurs wenden wir uns nun der Diskussion der beiden nächsten, sehr häufigen Muster zu.

MILZ-*QI*-MANGEL MIT STARKER UNRUHE

Das dritte Grundmuster von Krankheit bei Kindern ist das des Milz-*Qi*-Mangels mit starker Unruhe. Es handelt sich dabei faktisch um eine Erweiterung des Milz-*Qi*-Mangels, jedoch mit einigen signifikanten Unterschieden. Ein weiteres damit verknüpftes Muster – Nieren-Schwäche mit starker Unruhe – werden wir später besprechen, da es das vierte Grundmuster bildet und eine Weiterentwicklung des Milz-*Qi*-Mangels mit starker Unruhe darstellt. Sie werden keines dieser Muster in chinesischen Lehrbüchern erwähnt finden, und zwar möglicherweise deshalb, weil dieser Typus von Kindern in China nicht existiert. Dies sollte Ihnen schon eine Vorstellung davon vermitteln, wie diese Muster entstehen: sie sind das Ergebnis westlicher Erziehung.

Das Paradoxe dieses Musters ist, dass das Kind symptombezogen vollkommen schwach erscheint. Es hat einen schwachen Appetit, dünne Arme und Beine und ist häufig krank. Seinem Verhalten nach jedoch scheint es, als ob das Kind einen Überfluss an Energie hätte. Was tatsächlich geschieht, ist, dass das Kind gelernt hat, die Energie seiner Eltern und die anderer Erwachsener in seinem Umfeld anzuzapfen. Das Kind generiert nicht seine eigene Energie. Mit solch einem schwachen Milz-*Qi* wäre es gar nicht in der Lage, viel Energie zu erzeugen. Sondern es gelingt ihm, vom Überschuss der Erwachsenen um sich herum zu leben.

Zeichen und Symptome

- blasses Gesicht
- möglicherweise nasaler Ausfluss
- oft klein für sein Alter
- dünne Arme und Beine
- schwacher Appetit oder wählerisch mit dem Essen
- ist häufig entweder verstopft oder hat lockere, wässrige Stühle

Verhalten

- abwechselnd mutig oder schüchtern
- sträubt sich ins Bett zu gehen und ist möglicherweise nicht vor 22 bis 23 Uhr müde
- steht gerne im Mittelpunkt
- manipulativ – ist in der Lage, den schwächsten Punkt eines Erwachsenen zu finden!

Wie man sehen kann, sind die Symptome deutlich dem Milz-*Qi*-Mangel zuzuordnen, während es das Verhalten nicht ist. Das Verhalten ist ein wenig manipulativ und zielt darauf ab (wenn auch unbewusst) die Erwachsenen zu veranlassen, etwas von ihrer Energie abzugeben.

Dieses Muster wird immer häufiger und seine Entstehung hat viele Gründe. Einer davon ist, dass heutige Eltern Schwierigkeiten damit haben, klare Grenzen zu setzen. Ein „Ja“ ist ein „Ja“, aber ein „Nein“ ist ein „Vielleicht.“ Das Kind erkennt dies instinktiv und nutzt das gnadenlos aus, um sich Energie zu verschaffen.

Ein anderer Grund ist die Überstimulation durch alle möglichen Arten äußerer Ursachen – Nahrung, Fernsehen, Schule und außerschulische Aktivitäten. Manchmal entsteht diese Stimulation durch die Einahme von Medikamenten wie Ventolin.

Obgleich diese Kinder häufig lachen oder kichern, scheint es uns, als wären sie nicht wirklich glücklich, sondern wären glücklicher, wenn sie klare Grenzen hätten. Wenn Eltern in der Lage sind, klare Abläufe und Grenzen für ihre Kinder zu schaffen, zeigt sich häufig, dass deren Gesundheit sich immens verbessert.

Behandlung

Behandlungsprinzip: Die Milz tonisieren

Punkte

Ma 36 (*Zusanli*)	Tonisiert das *Qi*
Ren 12 (*Zhongwan*)	Stärkt die Milz

Methode: Diese Punkte werden mit tonisierender Methode behandelt.

Zusätzlich kann an Ren 12 (*Zhongwan*) indirekte Moxibustion angewendet werden.

Obgleich es sich um ein sehr unruhiges Verhalten handelt, dient das Tonisieren dazu, das Kind zu beruhigen. Hinzu kommt, dass die Eltern beginnen, sich besser zu fühlen, indem das Kind ihre Energie weniger beansprucht. Gleichwohl kann diese Behandlung Probleme mit sich bringen.

- Es kann schwierig sein, diese Kinder überhaupt zu behandeln. Die Eltern sind häufig etwas zögerlich, entweder von Natur aus oder weil sie durch ihr Kind völlig erschöpft sind. Ist der Zeitpunkt der Behandlung gekommen, beginnt das Kind sich schlecht zu benehmen. Gleichwohl es keine Angst vor der Behandlung hat, betrachtet es diese als Gelegenheit, mehr Energie an sich zu reißen. Es beginnt sich zu beklagen und vorzutäuschen, dass es Angst vor Nadeln habe. Das bringt die Eltern dann in ein Dilemma: Sollen sie ihr Kind nun behandeln lassen oder nicht? Sie werden möglicherweise sogar das Kind fragen, ob es eine Akupunkturbehandlung möchte und das Kind antwortet mit einer wunderbaren Vorstellung – mit einer Flut von Krokodilstränen. Diese Vorstellung kann die Behandlung solcher Kinder äußerst schwierig machen. Dies trifft nicht nur auf die gegenwärtige Behandlung zu, sondern manchmal manipulieren die Kinder sich so, dass keine weiteren Behandlungen möglich sind.

- Die Ergebnisse der Behandlung sind nicht voraussagbar. Da eine entsprechende Genesung von der Schaffung klarer Grenzen für das Kind abhängig ist, ist es bis zu einem gewissen Grad notwendig, dass die Eltern von der neuen Situation lernen. Normalerweise ist ihnen das möglich und es ist einzig ihre Erschöpfung, die sie davon abgehalten hat, entschlossen zu handeln. Manchmal jedoch ist Disziplin so weit von ihren eigenen Erziehungsvorstellungen entfernt, dass es ihnen unmöglich erscheint, sie durchzusetzen.

Probleme, denen Eltern gegenüberstehen

Die Entwicklung routinemäßiger Abläufe (eines geregelten Tagesablaufes) für das Kind, die Errichtung klarer Grenzen und die Schaffung von Disziplin sind heutzutage insgesamt sehr schwierig geworden. Ratschläge und die überkommenen Verhaltensregeln, an die die Großeltern gewöhnt sind, scheinen nicht mehr angemessen zu sein. Simple Regeln und strenge Disziplin waren in Zeiten angezeigt, in denen das Leben einfacher und härter war, als es heute ist. Bei kaltem Wetter war es notwendig, sich entsprechend warm einzupacken, denn wenn einem kalt wurde, war es nahezu unmöglich sich aufzuwärmen. Heutzutage ist es kein Problem, sich warm zu halten und so haben einige Eltern zum anderen Extrem gewechselt und erlauben ihren Kindern im Winter schwimmen zu gehen, selbst wenn sie eine Atemwegsinfektion haben.

Desgleichen konnte ein Kind in früheren Zeiten durch Übermüdung leicht schwer krank werden und so stellten die Eltern sicher, dass ihre Kinder rechtzeitig ins Bett kamen. Heute besteht ein ähnliches Risiko, wenn Kinder übermüdet sind, dennoch gibt es nicht das gleiche Bedürfnis, sie ins Bett zu bringen. Kann ein Kind nicht einschlafen, so bekommt es natürlich Zuneigung, aber es wird nicht mit Nachdruck wieder ins Bett geschickt. Ein Kind spürt dies instinktiv und spielt verrückt, um an jene Energie zu gelangen, die mit der Zuneigung einhergeht. Wenn die Eltern dies zu häufig zulassen, wird es bald zu einer Gewohnheit, die schwer zu durchbrechen ist.

Dieses kleine Beispiel von Schlafmustern wiederholt sich auf anderen Gebieten des Lebens. Das Kind zieht mehr und mehr Energie von den Eltern ab und das Muster des Milz-*Qi*-Mangels mit starker Unruhe ist geboren.

NIEREN-QI-MANGEL MIT STARKER UNRUHE

Dieses Muster ist dem zuvor dargestellten Muster sehr ähnlich, Ursachen und Energiefluss sind gleich. Der Unterschied ist, dass der Mangel etwas in die Tiefe gegangen und das Kind noch erschöpfter ist. Es handelt sich um ein sehr häufiges Muster.

Zeichen und Symptome

Zu den typischen Symptomen gehören jene, die durch Milz-*Qi*-Mangel mit starker Unruhe aufgelistet sind. Dazu kommen:

- ein strahlend weißes Gesicht
- dunkle Ringe um die Augen
- das Kind ist dünn
- nervös, weinerlich
- hypersensibel
- Einschlafstörungen: es braucht eine Stunde oder mehr um einzuschlafen, selbst wenn es müde ist
- Angst vor Nadeln und sogar vor der Moxibustion!

Behandlung

Der Praktiker steht hier größeren Problemen gegenüber als beim vorangegangenen Muster, da das Kind, wie häufig bei einer Nierenschwäche, tatsächlich Angst vor den Nadeln hat. Diese Angst, in Kombination mit der Fähigkeit, die Eltern zu manipulieren, bedeutet, dass Nadeln nur selten verwendet werden können. Die einzige Option ist Moxibustion oder eine Massage der Punkte.

Punkte Ren 12 (*Zhongwan*)
Bl 23 (*Shenshu*)

Gelegentlich, wenn das Kind nicht zu nervös ist, kann Ren 8 (*Shenque*) mit einer Salzunterlage gemoxt werden.

Prognose

Erstaunlicherweise machen diese Kinder mit der Behandlung Fortschritte. Es besteht natürlich das gleiche Problem in Bezug auf die Errichtung von Grenzen, aber unserer Erfahrung nach verbessert sich der Zustand der meisten Kinder.

Andere Ursachen für starke Unruhe

Es erscheint uns wichtig, auch andere Faktoren zu erwähnen, die starke Unruhe verstärken können und daher vermieden werden sollten:

- Zucker in der Nahrung
- künstliche Farb- und Geschmacksstoffe
- Überstimulation
- Fernsehen

Gewöhnlich ist sich die Mutter dieser Faktoren bewusst, jedoch häufig so zermürbt durch die beständige Beanspruchung durch ihre Kinder, dass sie einfach nicht die Kraft und Entschlossenheit aufbringen kann, sie von den Dingen fernzuhalten, von denen sie weiß, dass sie schlecht sind.

Anmerkung

Der hier erörterte Typus von starker Unruhe ist nur eines von vielen Mustern. Wir werden auf dieses Thema ausführlicher in Kapitel 31 eingehen.

PATHOGENE RESTFAKTOREN

Einleitung

In diesem Abschnitt werden wir uns mit den Auswirkungen von Infektionskrankheiten, oder, wie es in chinesischen Begriffen heißt, mit dem Eindringen pathogener Faktoren befassen. Wir werden feststellen, dass Kinder in ähnlicher Weise wie Erwachsene betroffen sind, jedoch häufig wesentlich stärker: Eine Infektion, die einen Erwachsenen für einige Tage mit Fieber ans Bett fesseln mag, kann bei einem Kind dauerhafte Schäden verursachen. Tatsächlich geschieht es sehr häufig, dass Kinder auf Dauer ihre Balance verlieren.

Wir werden hier zunächst den normalen Vorgang des Eindringens eines pathogenen Faktors betrachten und dann das Konzept des pathogenen Restfaktors einführen, eines pathogenen Faktors, der nicht vollständig vertrieben wurde und der Ähnlichkeiten mit der biomedizinischen Vorstellung des postviralen Syndroms hat. Wir werden feststellen, dass nach einer Erkrankung drei mögliche Muster zurückbleiben können:

1. Milz-*Qi*-Mangel
2. Ansammlung von Schleim
3. Ansammlung von sehr dickem Schleim[2]

Pathogenese des Eindringens

Während des Eindringens

Um die Folgewirkungen einer Infektionskrankheit zu verstehen, ist es hilfreich, sich den normalen Prozess vor Augen zu halten, der während des Eindringens eines pathogenen Faktors abläuft. Man nimmt an, dass ein pathogener Faktor durch die Haut, die Oberflächenschicht, eindringt.

2 Wir verwenden diesen Begriff synonym mit ‚pathogener Restfaktor'.

Dort trifft er auf das Abwehr-*Qi*, das in dieser Schicht angesiedelt ist, und dringt zunächst nicht tiefer ein. Die Auswirkung dieses Eindringens ist eine Blockierung des normalen *Qi*-Flusses innerhalb der Haut, die zu zwei weiteren Symptomen führt: Frösteln (mit Abneigung gegen Zugluft und Kälte) und Schleim.

- Das Frösteln und die Abneigung gegen Kälte rühren daher, dass die Haut nicht ordnungsgemäß arbeitet. Das Abwehr-*Qi* ist zeitweilig von seinem Platz in der Haut verschwunden und daher nicht mehr in der Lage, gegen Zugluft und Wind zu schützen.
- Schleim entsteht, da der pathogene Faktor sich in der Haut und den oberflächlichen Körperschichten aufhält und eine Stagnation der Flüssigkeiten verursacht. Diese stagnierenden Flüssigkeiten verwandeln sich schnell zu Schleim. Eine alternative Erklärung ist, dass der pathogene Faktor in die Lungen-Leitbahn eindringt und eine Funktionsstörung verursacht. Die Lunge wird in ihrer Funktion, die Flüssigkeiten abzusenken und im Körper zu verteilen, beeinträchtigt.
- Das nächste Stadium der Krankheit, das bei einem gesunden Kind spontan einsetzt, bei einem schwachen Kind jedoch die Hilfe von Medikamenten oder eine Behandlung nötig machen kann ist, dass das Abwehr-*Qi* sich zur Wehr setzt und den pathogenen Faktor vertreibt. Die mit diesem Stadium assoziierten Symptome sind Fieber und Schwitzen. Das Fieber entsteht durch die Hitze, die bei der Auseinandersetzung zwischen Abwehr-*Qi* und pathogenem Faktor entsteht und das Schwitzen ist ein Zeichen dafür, dass der pathogene Faktor vertrieben wurde.

Diese Abläufe und Symptome – Frösteln, Schleim, Fieber und Schwitzen – sind charakteristisch für nahezu alle pathogenen Faktoren.

Direkt nach dem Eindringen

Der soeben beschriebene Prozess erklärt auch das charakteristische Muster, das sich nach solch einem Eindringen zeigt: eine *Kombination* aus *Qi*-Mangel und Schleim. Beim *Qi*-Mangel-Muster ist Schwäche das vorherrschende Symptom. Obwohl es sehr viel Schleim geben mag, ist das Kind einfach zu schwach, diesen Schleim abzuhusten. Der *Qi*-Mangel entsteht dadurch, dass sehr viel *Qi* gebraucht wird, um den pathogenen Faktor zu vertreiben. In einer chinesischen Redewendung heißt es: „Jede lang anhaltende Erkrankung verletzt das *Qi*."

Beim Schleim-Muster kann es zwar zu Müdigkeit kommen, das vorherrschende Symptom jedoch ist die enorme Menge an Schleim. Offensichtlich hat das Kind noch etwas *Qi* und versucht den Schleim abzuhusten, jedoch ist er in einer solchen Menge vorhanden, dass das Kind keine Chance hat, ihn vollständig loszuwerden. In dieser Schleimansammlung, die im Kind zurückgeblieben ist, findet sich manchmal etwas Hitze und in sehr seltenen Fällen auch *Yin*-Mangel.

Zusammenfassung der Stadien

Erstes Stadium
- Frösteln
- Schleim

Zweites Stadium
- Fieber
- Schwitzen

Rekonvaleszenz
- *Qi*-Mangel
- Schleim
- möglicherweise Hitze
- möglicherweise *Yin*-Mangel

Zeichen und Symptome

Lungen- und Milz-Qi-Mangel
- Müdigkeit
- Lethargie
- kein Interesse am Leben
- kein Interesse am Essen
- laufende Nase
- Husten (schwach)
- das Kind ist schüchtern
- möglicherweise lockere Stühle

Puls
- schwach

Schleimretention
- stark verstopfte Nase
- Husten mit starkem Gurgelgeräusch
- Mundatmung
- hat Wünsche, ist aber unzufrieden
- möchte Essen, ist aber wählerisch
- die Stühle können aufgrund des Schleims glänzend erscheinen
- geschwollene Lymphknoten

Puls
- voll, schlüpfrig

Anmerkung Bei Erwachsenen zeigen sich diese Muster nach einer Erkrankung gewöhnlich nur für wenige Wochen, während sie bei Kindern über Monate oder Jahre bestehen bleiben können, wenn es zu keiner Behandlung kommt.

Dicker Schleim (pathogener Restfaktor) Bei gesunden Kindern bringen sich die oben erwähnten Zustände von selbst ins Gleichgewicht: das *Qi* erholt sich nach und nach, der Schleim löst sich langsam auf und nach einer gewissen Zeit wird das Kind wieder vollständig gesund sein. Bei einigen Kindern geschieht dies jedoch nicht. Wird das Kind etwa dadurch geschwächt, dass es zu früh wieder zur Schule geschickt wird oder wurde die Erkrankung mit Antibiotika behandelt, so erholt sich das Kind niemals vollständig, das heißt, es wird den pathogenen Faktor niemals los. Viele Monate, sogar Jahre später ist das durch die ursprüngliche Erkrankung verursachte Ungleichgewicht immer noch vorhanden.

Was in diesem Fall zurückgeblieben ist, ist dicker Schleim. Um dieses Phänomen zu erklären, haben die Chinesen das Konzept des pathogenen Restfaktors geschaffen. Die Vorstellung dabei ist, dass der ursprüngliche pathogene Faktor zwar überwunden, aber nicht vollständig vertrieben wurde. Verborgen lauert er immer noch in sehr geschwächter oder latenter Form im Körper. Er ist bis zu dem Grad geschwächt, dass er kaum spezifische Probleme verursacht, ausgenommen, dass er eine starke Wirkung auf die Blockierung des *Qi*-Flusses und auf die Flüssigkeiten ausübt und den Charakter des Kindes verändern kann.

Zu den Symptomen dieses Musters gehören:

- unvollständige Erholung von einer Krankheit
- das *Qi* ist etwas geschwächt, aber nicht erschöpft
- etwas Schleim, aber nicht in großen Mengen
- milde Symptome wie Halsschmerzen, leichter, kitzelnder Husten oder Ohrenschmerzen, die sich verschlimmern, wenn das Kind müde ist. Diese Symptome sind häufig ein *Echo* der ursprünglichen Krankheit.
- geschwollene Lymphknoten
- der Charakter des Kindes ist auf subtile Art verändert
- plötzlicher Energieeinbruch ohne erkennbaren Grund, der einige Stunden anhält
- intermittierende Bauchschmerzen

Das Qi ist ein wenig geschwächt: Dies rührt daher, dass das *Qi* nach der Erkrankung nicht völlig genesen ist. Darüberhinaus hält sich der pathogene Faktor in den Leitbahnen auf und stört die *Qi*-Produktion.

Etwas Schleim, aber nicht in großen Mengen: Der Schleim, der nach der Erkrankung vorhanden war, ist weitgehend, aber nicht vollständig aus dem Körper verschwunden. Was zurückgeblieben ist, ist meist sehr dickflüssiger Schleim, der besonders schwierig zu beseitigen ist.

Milde Symptome, die sich bei Müdigkeit verschlimmern: Der ursprüngliche pathogene Faktor wurde nicht vollständig beseitigt. Zusätzlich ist der Ort, an dem der pathogene Faktor sich aufhält, durch das Eindringen geschwächt. So bleiben etwa nach einer Tonsillitis die Tonsillen geschwollen, weil der pathogene Faktor immer noch vorhanden ist, zudem ist das *Qi* in den Tonsillen geschwächt, da der pathogene Faktor den Fluss des *Qi* behindert.

Ein pathogener Restfaktor kann ein ganzes Leben lang fortbestehen und kommt es zu einem Ungleichgewicht, so kann er sich festsetzen. Es gibt jedoch Gelegenheiten, ihn zu beseitigen, besonders während der Übergangsphasen im 7ten und 14ten Lebensjahr. Sehr häufig aber bleibt das

Ungleichgewicht Jahr für Jahr bestehen, da es zu keiner Behandlung kommt. Für eine entsprechende Behandlung während der Übergangsphasen im 7ten und 14ten Lebensjahr siehe Kapitel 43. Es ist auch möglich, dass die Symptome sich abschwächen oder verschwinden, wenn das Kind zum Erwachsenen heranwächst, da die allgemeine Stärke des Kindes zunimmt. Man könnte dann sagen, dass die Symptome untergetaucht sind.

Es geschieht jedoch häufig, dass die Symptome im späteren Leben wieder auftauchen, etwa wenn das *Qi* geschwächt ist, z. B. bei großer Beanspruchung und Erschöpfung oder im Alter. Der pathogene Restfaktor kann mit Felsen auf dem Meeresgrund verglichen werden. Wenn der Fluss an Energie abebbt, wie dies im Alter der Fall ist, kommen diese Felsen zum Vorschein, nimmt die Energie zu, so werden die Felsen von der Flut überspült und tauchen unter.

Einer meiner Lehrer, Dr. J. F. Shen, verwendet das Bild eines Einbrechers. Er vergleicht das Eindringen eines pathogenen Faktors mit dem Eindringen eines Diebes in ein Haus. Die richtige Art und Weise einen solchen Eindringling zu vertreiben sei es, Türen und Fenster zu öffnen und ihn hinaus zu jagen. Die medizinische Analogie wäre die Vertreibung des pathogenen Faktors durch Schwitzen oder Diaphorese. Scheitert diese Vertreibung jedoch, so bleibt der Einbrecher, anstatt vertrieben worden zu sein, betäubt zurück. Eine zeitlang wird er keine Schwierigkeiten verursachen, aber kann jeden Moment erwachen und erneut beginnen, sein Unwesen zu treiben.

Fallgeschichte

Ich wurde gebeten, ein Mädchen mit Asthma und Ekzem zu behandeln. Beide Zustände waren äußerst wechselhaft, mal schlimmer, mal besser. Das Mädchen war 10 Jahre alt und eine so gute Schwimmerin, dass sie ein intensives Training erhielt. Sie schwamm schon für das Team der Grafschaft und hoffte, in die Nationalmannschaft aufzusteigen. Dies hatte innerhalb weniger Jahre zu geschehen, da das beste Alter für Schwimmerinnen in den Jahren zwischen 12 und 14 liegt.

Es gab natürlich viele Faktoren, die zum Asthma und dem Ekzem beitrugen, sie reagierte z. B. auf das Chlor im Wasser der Schwimmbäder. Am auffälligsten jedoch war, dass all ihre Symptome sich verschlimmerten, wenn sie müde wurde. Es machte keinen Unterschied, wodurch diese Müdigkeit ausgelöst wurde, sei es, dass sie zu viel schwamm, Streit mit ihren Eltern hatte oder am Abend zu lange aufblieb. Gleichgültig, aus welchem Grund die Müdigkeit auftauchte, sie führte immer dazu, dass sich ihr Asthma und ihr Ekzem verschlimmerten. Mit anderen Worten, *wenn die Flut ihrer Energie abebbte, tauchten die Felsen ihrer Erkankung auf.*

Fallgeschichte

Ganz zu Beginn meiner Praxiserfahrungen mit Kindern wurde mir ein 12 Monate altes Mädchen mit Ekzem zur Behandlung gebracht. Sie war ein sehr hübsches Kind, mit großen, braunen Augen, das lächelte und gluckste und sich nie beschwerte. Das einzige Problem war ein ziemlich unschönes Ekzem an Armen und Beinen, das sie nachts aufwachen und sich kratzen ließ.

Ich weiß nicht mehr genau, welche Behandlung ich ihr gegeben habe, aber ich erinnere mich noch sehr gut an die Reaktion. Sie war zwar nicht weiter dramatisch, aber nach einigen Behandlungen, als sich das Ekzem schon sehr gebessert hatte, kam die Mutter zu mir und sagte: „Was haben Sie nur aus meinem lieben, netten Kind gemacht? Als ich sie zu Ihnen brachte, hatte sie ein wunderbares Naturell, war immer freundlich und glücklich. Nun, haben Sie ein Monster aus ihr gemacht. Sie ist extrem anstrengend geworden und ich habe keinen Augenblick Ruhe mehr!" Sie meinte es glücklicherweise nur halb so ernst, aber ich war zu dem Zeitpunkt etwas genervt.

Rückblickend kann ich sehen, dass eine wirklich wichtige Veränderung stattgefunden hatte. Wenn dieses Kind nicht behandelt worden wäre, dann hätte es die Gewohnheit zu allen Leuten „nett" zu sein, immer weiter entwickelt und ihre wahren Gefühle verborgen. Dies hätte sich ihr gesamtes Leben lang fortsetzen können.

Geschwollene Lymphknoten: Diese entstehen, da der pathogene Faktor sich ebenfalls in den Leitbahnen verbirgt, wo er die Zirkulation der Flüssigkeiten behindert und damit zur Bildung von Schleim führt. Der Schleim, der sich auf diese Weise ansammelt, ist in der Regel sehr dick, klebrig und zäh. Das Maß dieser Zähigkeit lässt sich sehr gut durch Betasten der Lymphknoten beurteilen. Wenn sie weich und schwammig sind, dann ist auch der Schleim relativ dünnflüssig, sind sie jedoch hart und schlüpfrig wie Perlen oder wie die öligen Kugeln eines Kugellagers, dann ist der Schleim im System sehr zäh und dickflüssig.

Anmerkung: die Lymphknoten schwellen natürlich auch im aktiven Stadium des Eindringens eines pathogenen Faktors an.

Subtile Charakterveränderung: Dies ist vielleicht die am schleichendsten vor sich gehende Veränderung. Sie gründet auf der Tatsache, dass die gesamte Energiebalance zwischen den Organen und den Leitbahnen verändert ist. Dies verursacht dann eine Reaktion innerhalb des emotionalen Musters des Kindes. Selbst wenn die Energie des Kindes ausgeglichen ist, erscheint sie immer noch „gefärbt". Es ist, als betrachte man das innere Licht des Kindes, anstatt durch ein reines, durch ein gefärbtes Glas hindurch. Wenn diese subtile Charakterveränderung über die Übergangsphase des 14ten Lebensjahres hinaus anhält, kann sie das Verhalten einer Person anderen Menschen und der Welt gegenüber vollständig färben. Teil der Ursache für viele gescheiterte Ehen und stürmische, unausgeglichene Beziehungen ist ein pathogener Restfaktor.

Plötzlicher Energieeinbruch: Hierzu kommt es, da die Energie des Körpers sich von Zeit zu Zeit darauf richtet, gegen den pathogener Restfaktor anzugehen.

Intermittierende Bauchschmerzen: Diese treten auf, weil die Drüsen oder Leitbahnen im Bauchraum durch Schleim verlegt sind, was wiederum die Zirkulation des *Qi* in diesem Bereich behindert.

Andere, mit dickem Schleim verbundene Symptome

Das Muster von dickem, zähem Schleim kann durch Hitze oder Kältesymptome überlagert werden. Pathogene Faktoren haben sehr häufig einen Hitze- oder Kälteaspekt und folglich dringt entweder Wind-Hitze oder Wind-Kälte in den Körper ein. Bei Säuglingen und Kindern kann solch ein Eindringen zu einer lang anhaltenden Veränderung im Hitze- und Kältegleichgewicht des Körpers führen. Nach dem Eindringen von Wind-Hitze bleiben oft Hitzesymptome zurück, während es bei Wind-Kälte häufig die Kältesymptome sind, die bestehen bleiben. Dies trifft besonders dann zu, wenn zur Behandlung der Krankheit Antibiotika verwendet werden. Zusätzlich sind Hitzesymptome dann besonders markant, wenn der pathogene Faktor tiefer vordringt und sich zu Schleim-Hitze verwandelt, die in die Lungen (Bronchitis) oder in das Herz (Meningitis) eindringt.

Hitze

- Reizbarkeit, ist launisch
- Unsicherheit, klammert sich an die Mutter
- Rastlosigkeit bis hin zur Hyperaktivität
- Schlaflosigkeit (Hitzetypus): Einschlafschwierigkeiten, leichter Schlaf
- rotes Gesicht; wenn die Hitze die Lungen angreift, dann ist das Gesicht weiß mit roten Lippen
- Konzentrationsschwierigkeiten
- Schielen

Kälte

- missmutig, weinerlich
- kolikartige Schmerzen
- wacht nachts schwitzend auf durch Bauchschmerzen
- blasses Gesicht
- nasaler Ausfluss
- schwacher Appetit
- lockere, ungeformte Stühle
- abwesender Blick

Ein Symptom, auf das man sehr häufig trifft, ist ein abwesender Ausdruck in den Augen des Kindes, der auf ein Fehlen von Lebensgeist und Elan verweist. Das Kind scheint nicht ganz „bei sich“ zu sein. Wann immer Sie dieses Zeichen beobachten, sollten Sie an einen pathogenen Restfaktor denken.

Beispiele für pathogene Restfaktoren

Typischerweise treten diese Erkrankungen in regelmäßigen Intervallen wieder und wieder auf, manchmal sogar monatlich.

Beispiele sind:

- chronische Tonsillitis
- chronische Otitis media
- chronischer ‚kitzelnder' Husten, der sich bei Müdigkeit verschlimmert
- chronische Zystitis

Warum hält sich ein pathogener Restfaktor?

Die Grundursache ist eindeutig das Eindringen eines pathogenen Faktors und die Schwierigkeit, ihn zu vertreiben. Dennoch können wir fragen, warum Kinder häufiger betroffen sind als Erwachsene. Tatsächlich sind hierfür zwei Hauptkomponenten verantwortlich: innere Faktoren und äußere Faktoren.

Innere Faktoren

Es ist für ein Kind deshalb schwieriger, vollständig zu genesen, da die Zeit einem Kind wesentlich länger erscheint. Ein Fieber mag bei einem Erwachsenen und bei einem Kind gleich lange anhalten - z.B. ein paar Tage. Dem Kind werden diese wenigen Tage jedoch ungleich länger vorkommen. Entsprechend seines Alters sind Tage für ein Kind zehn- bis zwanzigmal länger! Aus diesem Grund kann es für Kinder schwierig sein, sich an die Zeit zurückzuerinnen, in der noch alles in Ordnung war. Für sie besteht die Krankheit schon so lange, dass das Gefühl, richtig glücklich und gesund zu sein und im Einklang mit der Welt zu stehen, aus ihrer Erinnerung gelöscht ist.

Äußere Faktoren

Diese Faktoren sind wesentlich offensichtlicher. Das Kind kann aus vielerlei Gründen Schwierigkeiten haben, sein *Qi* wieder aufzubauen:

- das Kind kann eine schwache Konstitution haben
- die Mutter und andere Erwachsene im Umfeld des Kindes können erschöpft sein und nicht genug *Qi* für das Kind übrig haben
- die Erwachsenen, die sich um das Kind kümmern, können durch ihr geschäftiges Leben einfach nicht genügend Zeit haben, um während der Rekonvaleszenz voll für das Kind zu sorgen
- das Kind wurde zu früh wieder in die Schule geschickt

Ebenso gibt es unterschiedliche Gründe dafür, warum ein Kind chronischen Schleim entwickelt:

- die Ernährung des Kindes enthält eine Vielzahl schleimproduzierender Nahrungsmittel. Z. B. Kuhmilch, Käse und Bananen,
- das Kind lebt an einem sehr feuchten Ort
- die Eltern und die Erwachsenen im Umfeld des Kindes sind sehr schwermütig und niedergeschlagen.

Wiederholte Angriffe

Eine weitere Auswirkung eines pathogenen Restfaktors ist die *lokale* Schwächung des *Qi*. So kann sich z. B. nach einer Tonsillitis der pathogene Faktor in den Tonsillen festsetzen und zu einer lokalen Schwäche des *Qi* führen. Dies bedeutet, dass, wenn ein anderer pathogener Faktor die Atemwege angreifen sollte, er einen geschwächten Hals und geschwächte Tonsillen vorfinden wird und sich genau dort niederlässt. Die Ankunft dieses neuen äußeren pathogenen Faktors weckt den schlafenden pathogenen Faktor und die ursprüngliche Tonsillitis flammt erneut auf. Desgleichen können Kinder mit einem pathogenen Restfaktor in den Lungen nach einer Atemwegsinfektion ein Lungenproblem nach dem anderen entwickeln.

Dieses Problem wiederholter Angriffe pathogener Faktoren zeigt sich besonders häufig bei Kindern, die mit Antibiotika behandelt wurden. Die Antibiotika mögen den pathogenen Faktor zwar überwältigen, aber ihn nicht vollständig beseitigen. Das soll nicht heißen, dass Antibiotika niemals verwendet werden sollten, sondern dass ihre Wirkung begrenzt ist. Sie sind sehr hilfreich bei der Beseitigung von Hitze, aber nutzlos bei der Beseitigung von Schleim oder der Wiederherstellung eines Gleichgewichtes. Entsprechend führt die Behandlung einer Erkrankung mit Antibiotika häufig zur Bildung eines pathogenen Restfaktors.

Zusammenfassung

Die nach dem Eindringen eines pathogenen Faktors zu beobachtenden Hauptmuster sind *Qi*-Mangel oder Schleim. Bei gesunden Kindern verschwinden diese Muster häufig von selbst. Bei einigen Kindern bleibt jedoch ein Muster von so genanntem dickem Schleim zurück, das wir als pathogenen Restfaktor bezeichnen. Zusätzlich kann der pathogene Faktor Aspekte von Hitze oder Kälte zurücklassen.

Behandlung

Die hier aufgelisteten Behandlungen sollen nur als Leitlinien dienen und beziehen sich hauptsächlich auf pathogene Restfaktoren, die die Lunge betreffen. Wie wir jedoch schon gezeigt haben, kann ein pathogener Restfaktor jeden Teil des Körpers beeinträchtigen – Tonsillen, Ohren, Lungen und sogar den Darm und die Blase. Im Fall von Blase und Darm wäre eine Behandlung sehr von der hier dargestellten Behandlungsform verschieden.

LUNGEN- UND MILZ-QI-MANGEL

Behandlungsprinzip: Die Lunge und die Milz tonisieren

Hauptpunkte	Lu 9 (*Taiyuan*)	Erdpunkt der Lungen-Leitbahn; tonisiert das Lungen-*Qi*
	Ma 36 (*Zusanli*)	Tonisiert das *Qi* von Milz und Magen

Methode: Hier findet die tonisierende und stärkende Methode Anwendung. Die Behandlung sollte ein- bis zweimal wöchentlich erfolgen.

Sekundärpunkte	Lu 5 (*Chize*)	Wasserpunkt der Lungen-Leitbahn Kann zur Tonisierung der Lunge eingesetzt werden
	Bl 13 (*Feishu*)	Entfernt Schleim

Behandlungsprinzip: Den Schleim beseitigen

Punkte

Lu 7 (*Lieque*)
Ma 36 (*Zusanli*)

Methode: Hier wird die neutrale oder verteilende Methode verwendet. Die Behandlung erfolgt ein- bis zweimal pro Woche.

Dicker, zäher Schleim

Hier ist der Schleim so dick und zäh, dass er häufig nicht sichtbar ist.

Punkte

Es werden Punkte verwendet, die den Schleim weich machen;
drei von ihnen werden häufig gemeinsam verwendet.

Bailao (M-HN-30)
Bl 18 (*Ganshu*)
Bl 20 (*Pishu*)

Bailao (M-HN-30) ist ein im Nacken lokalisierter Extra- oder Mischpunkt – ein *Cun* lateral der Mittellinie und 2 *Cun* oberhalb von Du 14 (*Dazhui*). Er wird verwendet, um geschwollene Lymphknoten zu behandeln und hat eine markante Wirkung auf das Bewegen und Aufweichen des Schleims, der sich zu Verhärtungen innerhalb der Lymphknoten verdichtet hat. Nach Verwendung dieser Punkte werden Sie häufig beobachten können, dass eine große Menge an Schleim abgehustet werden kann.

Die Rücken-*Shu*-Punkte von Leber, Bl 18 (*Ganshu*) und Milz, Bl 20 (*Pishu*), dienen generell der Tonisierung der ihnen zugeordneten Organe. Werden sie jedoch mit neutraler oder bewegender Technik genadelt, haben sie die Wirkung, dicken, zähen Schleim aufzuweichen.

Behandlungsprioritäten

Behandeln Sie zunächst den *Qi*-Mangel oder den Schleim und erst in der Folge den dicken, zähen Schleim, der sozusagen den pathogenen Restfaktor darstellt. Es ist aussichtslos, den pathogenen Restfaktor zu behandeln, solange das Kind schwach ist. Es hat schlicht nicht die Kraft, den pathogenen Restfaktor auszustoßen. Ebenso aussichtslos ist es, den pathogenen Restfaktor zu behandeln, wenn viel Schleim vorhanden ist. Eine solche Behandlung würde nur zur Zunahme der Schleimmenge führen.

Wirkungen der Behandlung

Lungen- und Milz-Qi-Mangel

Die Behandlung wird eine allmähliche, schrittweise Wirkung haben. Langsam, über einen Zeitraum von 10 bis 15 Behandlungen, wird es dem Kind besser gehen. Häufig verändern sich die Muster von Mangel zu Schleim und manchmal zu dickem Schleim.

Schleim

Die erste Wirkung der Behandlung ist, dass etwas von dem Schleim beseitigt wird. Gewöhnlich hustet das Kind viel. Manchmal kommt es zu lockeren und glänzenden, nahezu diarrhöartigen Stühlen, da der Schleim gemeinsam mit dem Stuhl ausgeschieden wird.

Wie beim Mangelmuster, können 10 bis 15 Behandlungen erforderlich sein. Liegt der Zustand seinem Ursprung nach jedoch zeitlich noch nicht weit zurück, können wesentlich weniger Behandlungen notwendig sein. Dieses Muster kann sich leicht zum Muster des dicken, zähen Schleims entwickeln.

Dicker, zäher Schleim (pathogener Restfaktor)

Das Hauptziel der Behandlung ist es, den Schleim aufzuweichen. Dies bedeutet, dass sich bei erfolgreicher Behandlung der verhärtete, zähflüssige Schleim, der nicht abgehustet werden kann, aufweicht und es zu vermehrten Schleimzeichen kommt. In einigen Fällen wird soviel Schleim freigesetzt, dass das Resultat ein sehr heftiger, aber produktiver Husten ist. Wenn dies geschieht, muss die Behandlung umgestellt werden, da das Muster zum normalem Schleim-Muster zurückkehrt. Das Muster des dicken Schleims bedarf in der Regel länger, um auszuheilen. Soll heißen, dass etwa 20 bis 30 Behandlungen notwendig sind.

Sie werden während des Behandlungsverlaufes feststellen, dass es üblich ist, dass ein Kind von Behandlung zu Behandlung unterschiedliche Muster zeigt. Es ist wichtig darauf zu achten, was tatsächlich vorgeht und ihre Behandlung, wenn notwendig, jederzeit entsprechend umzustellen.

Verhaltensänderungen

Eine weitere häufige Auswirkung, die sich bei der Behandlung des pathogenen Restfaktors beobachten lässt, ist schlechtes Benehmen und emotionale Störungen. Während des Behandlungsverlaufs, häufig nach etwa vier bis fünf Behandlungen, wird das Kind übellaunig, zeigt sich stur und gereizt. Dies kann auf die Eltern verstörend wirken, da sie das Gefühl bekommen, Sie hätten den Zustand ihres Kindes verschlechtert.

Tatsächlich ist dieses Verhalten ein Zeichen dafür, dass die Behandlung zu wirken beginnt. Was geschieht, ist, dass das Kind anfängt, in Kontakt zu seinen Emotionen zu treten. Es hat vielleicht seit vielen Jahren das erste Mal genug Energie, etwas mit ihnen zu tun, sie auszudrücken, zu sagen, was es fühlt und Handlungen zu setzen, die seinen Platz innerhalb der Familie verändern.

Zunächst wird das Kind dazu neigen, überzureagieren. Es ist sturer als wirklich nötig oder setzt wesentlich heftigere Mittel ein als erforderlich. Sie können den Eltern jedoch versichern, dass sich dieses Verhalten möglicherweise schon innerhalb weniger Monate wieder beruhigen wird.

Fallgeschichte

Ein Kind mit einem pathogenen Restfaktor zu heilen, ist manchmal sehr einfach und manchmal äußerst schwierig. Einfach ist es, wenn das Kind ein unkompliziertes Muster aufweist, offen und freimütig ist und in einer glücklichen Familienatmosphäre lebt. Die Patienten, denen wir in unserer Londoner Praxis begegneten, gehörten jedoch nicht immer zu dieser Kategorie. Die meisten Kinder wurden unangemessen ernährt – aufgrund der schlechten Qualität der nicht biologisch angebauten Nahrungsmittel. Sie litten an den Auswirkungen der Luftverschmutzung und lebten in Familien, deren Mitglieder allesamt stressgeplagt waren. Dies machte eine Heilung wesentlich schwieriger. Ein gutes Beispiel dafür ist ein Junge, den ich wegen einer chronischen Tonsillitis behandelt habe.

Das Kind litt an wiederholten Attacken akuter Tonsillitis. Es kam zu leichtem Fieber, starken Halsschmerzen und enorm geschwollenen Tonsillen mit Eiterbläschen. Diese Attacken wiederholten sich einmal alle 4 bis 8 Wochen und wurden jedesmal mit Antibiotika behandelt. Als er in meine Behandlung kam, war er 11 Jahre alt und hatte mittlerweile zahllose Antibiotikabehandlungen hinter sich.

In Hinblick auf die chronische Natur des Problems sagte ich eine Behandlungszeit von sechs oder mehr Monaten voraus, um ihn zu heilen. Wie sehr sollte ich mich irren! Es dauerte sehr viel länger als nur sechs Monate. Wie sich herausstellte, gab es Umstände in seinem Leben, die seine Erkrankung verschlimmerten: er befand sich in einem Zustand nahezu beständiger Wut.

Es war klar ersichtlich, dass er tief in seinem Inneren von Zorn und Bitterkeit erfüllt war. Von der ersten Behandlung an pflegte er, furchtbare Methoden zu beschreiben, auf die er die verschiedenen Mitglieder seiner Schulklasse umbringen würde. So beschrieb er etwa bis ins kleinste Detail den Spaß, den es ihm bereiten würde zu beobachten, wie sich der Arm einer Person in Säure auflöste!

Zuerst dachte ich, dass dies auf den offensichtlich stressgeplagten Zustand der Eltern zurückzuführen sei. Doch mit der Zeit wurde klar, dass es eine andere, ebenso wichtige Ursache gab: er war einer von nur sechs Jungen in einer Klasse mit über 70 Mädchen. Aus irgendeinem Grund hatten sich die Mädchen gegen die Jungen (als Gruppe) gewendet und großen

Spaß daran, sie zu verspotten. Es war eine Neuinszenierung von Thurbers *Krieg der Geschlechter*! Zusätzlich hatte er einen Schulweg von anderthalb Stunden zu Beginn und am Ende jeden Tages zurückzulegen.

So kochte seine Wut folglich in der Schule hoch, konnte sich aber nicht ausdrücken und blieb ihm sozusagen im Halse stecken. Zu Hause waren seine Eltern dermaßen angespannt, dass sie diejenigen waren, die seine Unterstützung nötig hatten. Kein Wunder also, dass Hitze und Schleim sich im Hals sammelten und zu einer Tonsillitis führten.

Die Eltern waren mit der Behandlung sehr zufrieden. Zwar schwollen die Tonsillen zunächst nicht ab, aber seit der ersten Behandlung hatte er keine einzige neue Attacke akuter Tonsillitis mehr.

Seine Behandlung erstreckte sich über mehr als zwei Jahre, mit einer Sitzung etwa alle zwei bis drei Wochen. Während dieser Zeit legte sich seine Wut ein wenig, schwelte aber immer noch unter der Oberfläche und flammte bei unangenehmen Vorfällen in der Schule oder nach gewalttätigen Filmen im Fernsehen immer wieder auf. Schließlich wechselte er auf eine andere Schule, wo er wesentlich glücklicher war. Die Behandlung dauerte noch einige Sitzungen an, während derer die Tonsillen abzuschwellen begannen. Heute ist er glücklich und die Tonsillen haben eine normale Größe.

Kommentar zur Behandlung: Obwohl die Behandlung sich nicht auf das Symptom seiner geschwollenen, aber nicht entzündeten Tonsillen auswirkte, hatte sie nichtsdestotrotz eine unterstützende Rolle während dieser Zeit. Sie versetzte ihn in die Lage, sich wieder zu fangen, sobald der äußere Stress vorüber war. Ohne diese kontinuierliche Behandlung ist es sehr wahrscheinlich, dass die Attacken der akuten Tonsillitis zurückgekehrt wären, sodass sich seine Gesundheit in der äußerst wichtigen Übergangsphase der Pubertät eher zum Schlechteren, denn zum Besseren gewendet hätte.

Ratschläge

Es gibt zwei Bereiche, wo ein Ratschlag bei der Beseitigung eines pathogenen Restfaktors hilfreich sein kann und diese Bereiche beziehen sich auf die Hauptkomponenten Schleim und *Qi*-Mangel.

Überwindung des Schleims

Der Hauptratschlag ist, schleimproduzierende Nahrungsmittel zu vermeiden, insbesondere:

- Kuhmilch
- Käse aus Kuhmilch
- Zucker (auch in Keksen und Kuchen)
- Bananen
- mehr als eine Orange pro Woche
- Erdnüsse und Erdnussbutter

Eltern widersetzen sich manchmal diesem Ratschlag, indem sie sagen, dass sie dies schon versucht hätten, es aber keinerlei Unterschied gemacht hätte. Selbst wenn dies der Fall sein mag, macht es wirklich Sinn es während des Behandlungsverlaufes nochmals zu versuchen. Sie werden feststellen, dass das bloße Weglassen dieser Nahrungsmittel kaum ausreicht einen Fall von dickem Schleim oder *Qi*-Mangel zu heilen, aber es wird sicherlich den Heilungsprozess während der Behandlung unterstützen.

Überwindung des Qi-Mangels

Der wichtigste Rat ist, darauf zu achten, dass das Kind sich nicht zu sehr verausgabt. Dies kann bedeuten, das Kind aus der Schule zu nehmen, den schulischen Druck oder seine außerschulischen Aktivitäten solange einzuschränken, bis der Zustand behoben ist. Bei sehr kleinen Kindern kann dies heißen, dass man mehr Zeit mit dem Kind verbringen muss. Aber Vorsicht, dieser Ratschlag mag nicht willkommen sein, wenn beide Eltern arbeiten.

Wirkungen von Antibiotika

In einer idealen Welt würden Infektionskrankheiten bei Kindern – das Eindringen pathogener Faktoren – mit Naturmedizin behandelt werden. In der Praxis werden sie jedoch gewöhnlich mit Antibiotika, einer eher unvollkommenen Medizin, behandelt. Zugegeben, in einigen Situationen sind Antibiotika wahre Wundermittel und es besteht kein Zweifel, dass Millionen von Menschen durch die rechtzeitige Einnahe von Antibiotika vor einem frühen Tod bewahrt worden sind. Dennoch sollten uns diese wunderbaren Resultate nicht blind für deren Unzulänglichkeiten machen. Alle Antibiotika haben natürlich gut dokumentierte Nebenwirkungen, wie etwa Leberschädigungen oder das Auslösen von allergischen Reaktionen. Gleichermaßen gibt es Langzeitwirkungen wie Diabetes, die mit der Verwendung von Antibiotika in Zusammenhang zu stehen scheinen.

Es gibt aber einige Wirkungen, die derart gewöhnlich sind, dass sie scheinbar unerwähnt bleiben. In Begriffen der Chinesischen Medizin ausgedrückt sind dies die Schwächung des *Qi* und die Zunahme von Feuchtigkeit. Die wundervolle Seite der Antibiotika ist die, wiederum in Begriffen der Chinesischen Medizin, dass sie pathogene Hitze zerstreuen. Indem sie dies jedoch tun, schwächen sie unvermeidlich das *Qi* des Körpers. Dies kann sich äußerst unterschiedlich auswirken: einige Personen reagieren äußerst heftig und fühlen sich sehr müde und niedergeschlagen, wenn sie Antibiotika nehmen, während andere kaum betroffen sind.

Eine weitere Nebenwirkung von Antibiotika ist es, Feuchtigkeit hervorzurufen. Viele Antibiotika entstammen ja ursprünglich Pilz- und Schimmelpilzkulturen, die ein sehr feuchtes Wachstumsmilieu benötigen. Klinisch manifestiert sich die Ansammlung von Feuchtigkeit als Diarrhö.

Symptome

Zu den Symptomen einer Verletzung des *Qi* gehören:

- Müdigkeit
- Lethargie
- Niedergeschlagenheit

- Missmut
- wählerisch beim Essen
- blasses oder grau-grünes Gesicht
- häufiger Katarr

Zu den Symptomen der Feuchtigkeitsansammlung gehören:

- schwacher Appetit
- lockere Stühle oder Diarrhö
- rinnende Nase

Reaktionssymptome

Wenn ein Kind anfällig gegenüber Kälte ist, oder durch eine andere Erkrankung etwas Kälte zurückgeblieben ist, kann die kühlende und zerstreuende Wirkung der Antibiotika die jeweiligen Symptome verstärken. Insbesondere beobachtet man dies bei:

- Bauchschmerz
- Schlaflosigkeit vom Kältetypus

APPENDIX

Nahrungsakkumulation (Fülletypus)

Der Vollständigkeit halber möchten wir hier ein Muster erwähnen, das manchmal durch das Eindringen eines pathogenen Faktors ausgelöst wird: die Nahrungsakkumulation. Wie schon erklärt, müssen Säuglinge und Kleinkinder eine große Menge Nahrung zu sich nehmen und es kann leicht zu einer Nahrungsakkumulation kommen. Gewöhnlich sind rohe oder ungeeignete Nahrungsmittel sowie unregelmäßige Mahlzeiten die Ursache. Die Nahrungsakkumulation tritt immer dann auf, wenn die Menge der aufgenommenen Nahrung das Vermögen der Milz übersteigt, diese zu transformieren. Einfach ausgedrückt heißt das, wann immer Sie zu viel essen, bekommen auch Sie Probleme mit dem ‚Bauch'!

Was manchmal während einer Infektionskrankheit geschieht, besonders wenn diese relativ leicht ausfällt, ist, dass das Kind fortfährt, so viel zu essen wie vorher. Während der Erkrankung wird jedoch viel vom *Qi* des Kindes dazu verwendet, das Abwehr-*Qi* in seinem Kampf gegen den pathogenen Faktor zu stärken. Konsequenterweise steht damit weniger *Qi* für die Verdauung zur Verfügung. Fährt das Kind nun fort, so viel zu essen wie zuvor, führt dies unweigerlich zu einer Nahrungsakkumulation.

Rat an die Eltern

Reduzieren Sie die Nahrungsmenge während einer Infektionskrankheit, um eine Nahrungsakkumulation zu vermeiden.

4 ❖ Diagnose

Frau: „Können Sie diese Erkrankung heilen?"

Arzt: „Was sollte mir unmöglich sein? Sie haben ein Herzleiden und ich habe die Arzneimittel des Herzens. Wenden Sie Ihr Gesicht zum Licht und lassen Sie es mich einmal gut ansehen."

Als sie ihr Gesicht dem Arzt zuwandte, sah er es nur flüchtig an, da er ein hoher Beamter und sie nicht mit ihm verwandt war, sodass es gegen die Regeln des Anstandes gewesen wäre, wenn er ihr erlaubt hätte, ihm zu nahe zu kommen.

– Dee Goong An
Ein chinesischer Detektivroman des 18. Jahrhunderts

EINLEITUNG

Die Diagnose von Kindern folgt den gleichen Mustern wie die Diagnose von Erwachsenen: sehen, hören, fragen und fühlen. Von diesen diagnostischen Methoden sind die Betrachtung des Gesichtes und die Befragung der Eltern die Wichtigsten. Hören ist im Verhältnis dazu weniger wichtig, da die Sprachmuster eines Kindes sich häufig ändern, wenn sie sich in der ihnen unvertrauten Umgebung einer Praxis befinden. Auch das Fühlen ist, aufgrund der Schwierigkeiten, den Puls zu tasten, weniger bedeutsam.

Der folgende Abschnitt über die diagnostischen Besonderheiten basiert auf dem Buch *Pädiatrie in der Traditionellen Chinesischen Medizin* (*Zhong Yi Er Ke Xue*) des Shanghai College of Traditional Chinese Medicine, ergänzt durch unsere eigenen Erfahrungen in der Behandlung westlicher Kinder. Bei der Akupunkturbehandlung von Kindern ist es wichtig, mit den Grundlagen der westlichen, biomedizinischen Diagnostik vertraut zu sein. Dieses Thema ist zwar nicht Gegenstand dieses Buches, aber ich rate dem Leser dringend, sich eine Weile mit den Grundlagentexten zur Pädiatrie innerhalb der westlichen Medizin zu befassen.

Die Diagnose von Kindern ist zugleich schwieriger und einfacher als die Diagnose von Erwachsenen. Sie ist schwieriger, da weniger Zeichen und Symptome vorhanden sind und weil Kinder häufig Probleme haben, ihre Symptome genau zu beschreiben. Zum Beispiel fragte ich einmal ein Kind, ob es oft Bauchweh habe. „Ja," antwortete es, „ziemlich oft!" Ein wenig später fragte ich, wo es dieses Bauchweh denn spüre. „Oh, meist in meinen Füßen!" Erschwerend kommt hinzu, dass die Mutter meist ängstlich darum besorgt ist, ihr Kind so schnell wie möglich gesund zu sehen. Auf der anderen Seite ist die Diagnose von Kindern einfacher, da ihre Erkrankungen für gewöhnlich unkompliziert sind.

SEHEN

In der Behandlung von Kindern ist die diagnostische Phase des Sehens aus zwei Gründen die Wichtigste der vier Diagnoseformen. Wie im Abschnitt über die Behandlung deutlich wurde, ist der wichtigste diagnostische Einzelfaktor die Bestimmung, ob der Säugling oder das Kind stark oder schwach ist, das heißt, unter Fülle oder Mangel leidet. Dies ist bei Kindern wichtiger als bei Erwachsenen, wo der wichtigste Faktor häufig das betroffene Organ ist und nicht der Allgemeinzustand des *Qi*. Um diagnostisch präzise zu ermitteln, was nicht in Ordnung ist, kann man meist die Mutter befragen, aber der Zustand des *Qi* lässt sich am Besten durch Betrachtung beurteilen. Dies kann häufig innerhalb weniger Sekunden geschehen, doch sind dies die wichtigsten Sekunden der Diagnose.

Der zweite Grund für eine sorgfältige Betrachtung des Kindes ist die Beurteilung des Behandlungserfolges oder Misserfolges. Nach den ersten Behandlungen mögen die Eltern zwar zunächst keine Veränderungen an ihrem Kind feststellen. Doch haben die Behandlungen schon eine Wirkung gezeigt, so werden sie dies leicht durch Betrachtung feststellen können, da das Kind gesünder aussieht, seine Energie besser ist, seine Augen strahlender sind und die Farben auf seinem Gesicht weniger stark hervortreten.

Praktische Aspekte

Es gibt eine Kunst des diagnostischen Sehens, die in dem Augenblick beginnt, in dem Sie ihre Augen auf Eltern und Kind richten. Zu diesem Zeitpunkt sollten Sie sehr freundlich und liebenswürdig sein, hauptsächlich die Eltern beobachten und das Kind nur aus dem Augenwinkel heraus oder flüchtig betrachten. Kinder reagieren sehr sensibel darauf angeschaut zu werden und wenn Sie einen langen prüfenden Blick auf sie richten, werden sie schüchtern und brechen möglicherweise sogar in Tränen aus. Das wäre ein schlechter Beginn!

Wenn Sie Eltern und Kind ansehen, sollten Sie zwei Dinge tun. Als Erstes sollten Sie das allgemeine Gefühl in sich aufnehmen. Seien Sie einfach anwesend mit Eltern und Kind und versuchen Sie eine Vorstellung davon zu gewinnen, was es bedeutet, die Eltern und was es bedeutet, das Kind zu sein. Wird das Kind von seinen Eltern geliebt? Ist das Kind einsam, ängstlich, zornig usw.? Bringen Sie einfach Ihre Intuition mit ins Spiel.

Gleichzeitig sollten Sie Ihr logisches Denkvermögen einbringen – zu allererst im Bereich der Grundfrage von Mangel versus Fülle. Verfeinern Sie dann, wenn Sie mit der Antwort zufrieden sind, diese Frage und versuchen Sie annähernd zu entscheiden, welches Krankheitsbild das Kind aufweist. Einer der Schlüssel zur richtigen Diagnose ist, zu wissen, wonach Sie suchen. In Appendix 1 haben wir eine Liste der häufigsten Muster bei Kindern zusammengestellt. Mit der Zeit und dem Wachsen Ihrer Erfahrung im Umgang mit und der Behandlung von Kindern, können Sie das Grundmuster häufig schon erkennen, noch bevor Eltern und Kind Platz genommen haben.

Um diese Fertigkeit zu erreichen, hier ein kleiner Ratschlag: *Glauben Sie, was Sie sehen.* Bei der Behandlung von Erwachsenen kann es schwierig sein, herauszufinden, um welches Muster es sich handelt. Einzig durch das Zusammenführen aller vier diagnostischen Methoden können Sie hier mit einem gewissen Grad an Sicherheit eine Entscheidung treffen. Bei Kindern verhält es sich anders. Da sie noch so jung sind, hatten sie keine Zeit, Berge von Problemen anzuhäufen. Es ist daher häufig so, dass das Erscheinungsbild eines Kindes das getreue Abbild dessen ist, was wirklich vor sich geht.

Wie die nachfolgenden Tabellen zeigen, kann die Interpretation der durch die Betrachtung eines Kindes gewonnenen Informationen von der bei Erwachsenen leicht abweichen, was aufgrund ihrer unterschiedlichen Physiologie auch zu erwarten ist. Hautausschläge werden jedoch in exakt gleicher Weise interpretiert.

Gesicht und Geist (Shen)

Das Betrachten des Gesichtes ist der unzweifelhaft wichtigste Teil der Diagnose. Diese Betrachtung sollte mit einem allgemeinen Blick auf das gesamte Gesicht beginnen, um die Gesamtverfassung des Kindes zu erfassen, wobei Sie besonders auf die Augen achten sollten, die den Geist des Kindes widerspiegeln und damit seinen Willen, gesund zu werden. Allgemein ausgedrückt sieht man entweder:

- ein aktives Kind mit einem starken Geist, strahlenden Augen und einer raschen Reaktion; solch ein Kind hat meist nur leichte Erkrankungen
- ein müdes und schläfriges Kind mit abgestumpftem Geist, ausdruckslosen Augen und mit wenig bis gar keinen Reaktionen auf Menschen oder Stimuli; dies verweist auf eine ernsthafte Erkrankung
- eine charakteristisch glasige Qualität der Augen, die auf die Gegenwart eines pathogenen Restfaktors hindeutet; diese Qualität wird mit zunehmender Gesundung des Kindes schrittweise abnehmen.

Gesichtsfärbung: Bei Kindern kann sich dieses Merkmal sehr schnell verändern und gehört zu den Zeichen, die am deutlichsten die Gesundheit widerspiegeln; besser noch als die Zunge, die sich häufig nicht sehr verändert und manchmal nur schwierig betrachtet werden kann; und gleichfalls besser als der Puls, dessen Qualität schwer zu bestimmen ist und der sich leicht mit den Gedanken und Gefühlen des Kindes verändern kann. Einige Aspekte der Gesichtsfärbung sind rassenabhängig.

Psychomotorik

Unter diesem Punkt fasst man üblicherweise Wachstum und Entwicklung, Bewegung, Körperhaltung und Aktivität zusammen. In der Tabelle wurden die Wachstums- und Entwicklungsmuster, wie sie die Westliche Medizin darstellt, weggelassen, da diese Informationen in vielen anderen Büchern zu finden sind. Zudem gibt es viele andere Aspekte von Bewegung, Haltung und Aktivität, die rasch zu einer Diagnose führen können, die aber nur sehr schwer zu beschreiben sind.

Körperöffnungen

Die Inspektion der Körperöffnungen ist ein sehr wesentlicher Teil der Untersuchung. Hierzu gehört nicht nur die Zunge, sondern auch die Mundhöhle, die Ohren, Nase, Augen und die beiden „*Yin*-Öffnungen" (die Bereiche um Urethra und Anus).

Fingervene oder Kapillargefäß

Bei dieser diagnostischen Methode gibt es einen großen Unterschied zwischen Erwachsenen und Kindern. Sie bezieht sich auf das Kapillargefäß auf der dorsalen Oberfläche der Hand, in der Region zwischen Di 4 (*Hegu*) und Di 3 (*Sanjian*). Bei Erwachsenen und gesunden Kindern existiert dieses Kapillargefäß nicht, bei einigen Kindern jedoch ist es sichtbar und hat das Aussehen einer Vene. Am Ende der Ming-Dynastie wurde dieser Diagnoseform große Bedeutung beigemessen und in dem Werk *Großes Kompendium der Akupunktur und Moxibustion* (*Zhen Jiu Da Cheng*) sind allein diesem Thema etwa zehn Seiten gewidmet. Gegenwärtig hält man diese Form der Diagnose für unzuverlässig, mit Ausnahme folgender Feststellungen:

Drei Regionen oder ‚Tore'. Wenn sich die oben beschriebene Vene über das ‚Windtor' hinaus erstreckt, ist die Erkrankung leicht. Erstreckt sie sich über das ‚*Qi*-Tor' hinaus, dann ist die Erkrankung schwer. Und wenn sie sich über das ‚Lebenstor' hinaus erstreckt, dann ist die Erkrankung lebensbedrohlich (s. Abb. 4.1).

Meiner Erfahrung nach ist die Anwesenheit dieser Vene ein Hinweis auf einen pathogenen Faktor – stark ausgeprägt bei einer akuten Erkrankung, weniger deutlich bei einem pathogenen Restfaktor. Allerdings befindet sich die Vene nicht immer dort, wo sie sein sollte und wenn sie nicht vorhanden ist, bedeutet das nicht, dass kein pathogener Faktor vorliegt.

WIE MAN SIE FINDET

Wenn Sie das erste Mal nach diesem Kapillargefäß suchen, kann es sein, dass es gar nicht oder nur schwach zu sehen ist. Es lässt sich sichtbarer machen, indem man sanft die Dickdarm-Leitbahn aufwärts in Richtung Brust streicht, also in Flussrichtung der Leitbahn.

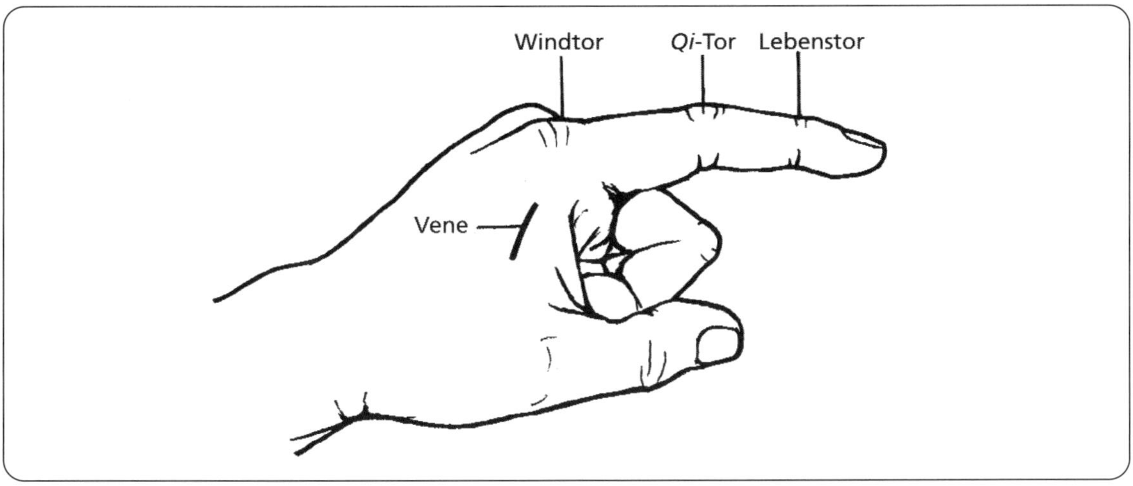

Abb. 4.1 Die drei Regionen oder ‚Tore' der Fingervene

WANN IST SIE SICHTBAR?

Bis zum Alter von drei Jahren ist die Vene häufig sichtbar. Danach findet man sie eher selten. Wenn sie bei älteren Kindern auftaucht, sagen wir bei Sieben- oder Achtjährigen, hat dies eine relativ größere Bedeutung.

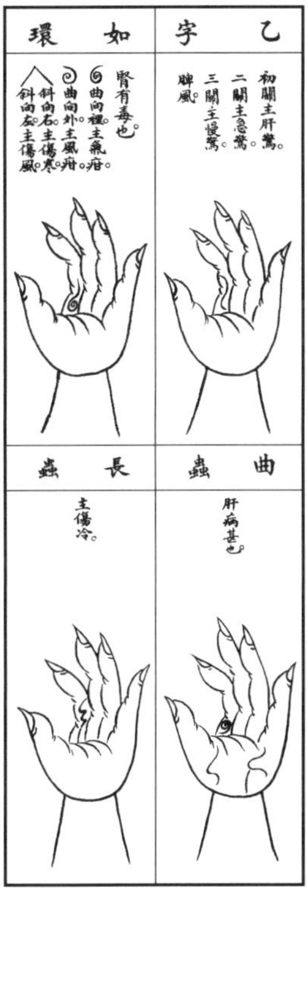

UNTERSCHIEDLICHE FORMEN

Länge: Je länger sie ist, desto aktiver ist der pathogene Faktor. Wenn sie über den Mittelhandknochen hinausreicht, ist der Zustand ernst. Zieht sie bis in den Finger, verweist dies auf einen sehr ernsten bis lebensbedrohlichen Zustand.

Breite: Je breiter sie ist, desto stärker ist der pathogene Faktor.

Farbe: Je schwärzer sie ist, desto heißer oder stagnierender ist der pathogene Faktor. Je röter die Vene ist, desto kälter ist der pathogene Faktor – dies ist das Gegenteil von dem, was man erwarten würde. Und abschließend lässt sich sagen, je weniger deutlich sichtbar sie ist, desto schwächer ist der pathogene Faktor.

Ausscheidungen Obwohl wir diesen Punkt schon bei der Diagnostik des Sehens erwähnt haben, erhält man Informationen darüber gewöhnlich eher durch Fragen. Auch wenn es einigen Patienten etwas peinlich ist, sollten Sie diese Frage nicht auslassen, denn wie wir später sehen werden, ist diese Information manchmal von großer Bedeutung.

In den folgenden Tabellen werden die diagnostischen Merkmale aufgeführt, wie sie in *Pädiatrie in der Traditionellen Chinesischen Medizin* des Shanghai College of Traditional Chinese Medicine beschrieben werden. Jene Merkmale, in denen sich Kinder von Erwachsenen unterscheiden oder die bei ihnen besonders signifikant sind, wurden mit einem Häkchen (√)versehen.

Tabelle 4.1

GESICHTSFARBE

Rotes Gesicht

Rosarot und strahlend mit glänzender Haut	Ein gesundes Kind
Dunkelrot	Hitze. Dies ist in der Praxis nicht sehr häufig und bezieht sich auf Fülle-Hitze bei Fiebererkrankungen.
√ Dunkelrot mit weißer Stirn	Innere Hitze mit Schwäche der Lunge
√ Dunkelrot mit grüner oder gelber Färbung um den Mund	Meist eine Nahrungsakkumulation, kann aber auch aufsteigendes Leber-*Yang* sein
√ Die meiste Zeit über rote Wangen	Nahrungsakkumulation. Beim Erwachsenen sind rote Wangen ein Zeichen von *Yin*-Mangel. Bei westlichen Kindern ist dies jedoch selten der Fall, sondern ein Zeichen für eine Nahrungsakkumulation, wobei sich die unverdaute Nahrung in Hitze wandelt.
Rote Wangen nur am Nachmittag	Feuchte Hitze oder innere Hitze durch *Yin*-Leere.
Beide Wangen sind hellrot, der Rest des Gesichts leuchtend weiß, kalte, steife Extremitäten und kalter Schweiß	Leeres *Yang* steigt auf. Tritt bei schweren Lungenkrankheiten wie Pneumonie und Tuberkulose auf. In der Praxis sieht man eine weniger akute Form dieses Musters mit meist nur leichten, rezidivierenden Symptomen. Kommt häufig gleichzeitig mit einer Familiengeschichte von Lungentuberkulose vor, sowie bei Kindern, die gegen Tuberkulose geimpft wurden. In der Traditionellen Chinesischen Medizin wird dieses Muster dem Lungen-*Yin*-Mangel zugeordnet und ist häufig von Symptomen wie chronischen Halsschmerzen, Tonsillitis und Enuresis begleitet.
√ Eine rote Wange	Zahnen

Blasses Gesicht

Blass	Meistens Kälte oder Mangel
Weiß und aufgedunsen	*Yang*-Mangel, Feuchtigkeit (außerordentlich häufig)
Weißes Gesicht und kalte Extremitäten	*Yang*-Kollaps

Gelbes Gesicht

Dunkelgelb	In den meisten Fällen Feuchtigkeit
Hellgelb	Innere feuchte Hitze steigt auf. *Yang*-Feuchtigkeit (Gelbsucht)
Stumpfes Gelb	Feuchte Kälte. *Yin*-Feuchtigkeit (Gelbsucht)
Stumpfes Gelb-Grau	Langanhaltende Schwäche der Milz
√ *Stumpfes Gelb mit weißen puderartigen Flecken auf den Wangen, direkt neben dem Mund*	Darmparasiten oder dicker Schleim

Qing

Im Chinesischen wird der Begriff *Qing* meist mit grün oder blaugrün übersetzt. Die Farbskala erstreckt sich von der grünlichen Farbe einer Person, der es übel ist, bis zu der bläulichen Farbe, die man auf den Wangen mancher Männer findet, die sich sehr häufig rasieren müssen. Diese Farbe ist immer stumpf. Im Folgenden habe ich versucht, die Schattierungen von *Qing* in Übereinstimmung mit der westlichen Farbklassifikation zu differenzieren.

Qing-bläulich	Kälte
Qing-grau	Schmerzen. Diese Farbschattierung zeigt sich gelegentlich bei Kindern, die einen sehr schweren Schock erlitten haben. Wenn das Blaugrau nur oberhalb der Lippen zu sehen ist, verweist dies auf Schmerzen durch Verdauungsstörungen.
Qing-zyanotisch	Blutstase
Qing-klar-blau (etwas bläulicher als eine Vene)	Schock

Qing-stumpf-violett, Zittern, Apathie	Krämpfe
√ *Qing-blaugrau, mit weißen Bereichen im Gesicht, gerunzelten Augenbrauen, Schreien*	Innere Kälte, Bauchschmerzen
Qing-zyanotisch mit blauen Lippen, Keuchen, Kurzatmigkeit	*Qi*-Stagnation und Blutstase mit Blockade des Lungen-*Qi* (Pneumonie)

Tabelle 4.2

	PSYCHOMOTORIK/ERSCHEINUNGSBILD
Großer Kopf, dünner Hals, großer Bauch, schmale Brust und dünne Extremitäten	Fehlernährung
Trockene, dünne Haare, die leicht ausfallen	Blut-Mangel
√ *Übermäßiges Schlafbedürfnis, bewegungs- und ausdrucksarm*	Langanhaltende Erkrankung, die zu Schwäche geführt hat. Lässt sich manchmal beobachten, wenn die Mutter während der Geburt zu viel Anästhetika bekommen hat.
Nackensteife, zitternde Extremitäten, überstreckter Nacken und Rücken	Krämpfe
Rastlos, hält sich den Bauch, schreit	Akute Bauchschmerzen (kann ein Notfall sein)
√ *Klammert sich an die Mutter*	Für sich genommen bedeutet es Furcht oder Angst, obwohl es häufig entsteht, wenn Hitze im Körper das Herz attackiert. Kann auch durch Schock oder Unsicherheit aufgrund anderer Faktoren, z.B. Unstimmigkeiten zwischen den Eltern entstehen.

√ *Ungezügeltes Verhalten*	Innere Fülle-Hitze (häufig bei Jungen). Hiermit ist sowohl das hyperaktive Kind als auch die physiologische Trotzphase gemeint.
Schön oder gut aussehend, ruhig während der Konsultation, aber panische Angst vor der Nadelbehandlung, ungezügeltes Temperament	Wasser kontrolliert Feuer nicht (häufig ein ererbter Tuberkulosefaktor)
Wachstumsschwäche	Ererbte Schwäche, ungewolltes Kind. Wenn ein Kind von seinen Eltern nicht gewollt ist, was manchmal bei Kindern beruflich erfolgreicher Eltern vorkommt und sie dem Kind die für seine Entwicklung notwendige Energie entziehen, kann es zu einem Wachstumsstopp kommen. Kann auch durch einen von Impfungen verursachten pathogenen Restfaktor entstehen (siehe Kapitel 19).

***Tabelle** 4.3*

DIE KÖRPERÖFFNUNGEN

Mund

Entzündung	Hitze in Herz und Milz; intermittierende Hitze durch Mangel
Flecken	Mundulkus oder Koplik-Flecken, ein Zeichen von Masern
Tonsillen	Auf Tonsillitis und Diphtherie untersuchen
Hals	Rötung kann auf Wind-Hitze oder *Yin*-Mangel hinweisen.
√ *Sabbern*	Feuchtigkeit. Wenn das Sabbern extrem ist, hat sich die Feuchtigkeit mit einer ausgeprägten Milz-Schwäche verbunden. Bl 20 *(Pishu)* wird häufig genadelt.
√ *Offenstehender Mund*	Ausgeprägter *Qi*-Mangel, häufig mit mentalen Störungen verknüpft.
√ *Dunkelrote Lippen, weißes Gesicht*	Innere Hitze. Weist meist auf einen pathogenen Restfaktor hin.
Blasse Lippen	Kälte aufgrund von Schwäche.
√ *Vorstehende Unterlippe*	Obstipation, Fehlernährung, fortgeschrittenes Stadium der Nahrungsakkumulation.

Rote, geschwollene Gaumen Magen-Hitze

Mundatmung Nasenhöhlen sind durch dicken Schleim blockiert

Zunge

Traditionell lassen sich die normalen Regeln der Zungendiagnose bei Kindern anwenden.

Zungenkörper Der Zungenkörper bei westlichen Kindern ist klinisch gesehen um einige Schattierungen geröteter als bei Erwachsenen mit gleichem Zustand. Daher ist eine rote Zunge normal. Was beim Erwachsenen eine normale Farbe wäre, zeigt bei einem Kind Kälte an. Eine Hitzeerkrankung bei einem Kind wird durch eine rote Farbe ausgewiesen, die man bei Erwachsenen nur selten sieht. Das zuverlässigste Zeichen ist eine rote Zungenspitze, die immer einen mentalen Erregungszustand oder Wind-Hitze bedeutet.

Zungenbelag Der Zungenbelag ist bei Kindern ein unzuverlässiger Indikator. Selbst wenn ein Kind unter Schleim, Feuchtigkeit oder Nahrungsretention leidet, ist der Zungenbelag häufig noch normal dünn und weiß. Im Gegensatz dazu können manche Säuglinge oft einen schmierigen Zungenbelag haben, auch wenn sie gesund sind.

√ Besondere Merkmale und Risse auf der Zunge Wenn sich irgendein Merkmal, etwa ein Riss, auf der Zunge zeigt, ist dies meist von Bedeutung. Selbst der feinste Riss auf der Zungenspitze kann z. B. Herz-Schwäche anzeigen.

Ohren

√ Eitriger und fauliger Ausfluss Feuchte Hitze entweder in den Leber- und Gallenblasen-Leitbahnen oder ein pathogener Restfaktor.

Dunkelbrauner Ausfluss Fehlernährung der Leber oder eine Nahrungsakkumulation mit Schleim, der in die Leber- und Gallenblasen-Leitbahnen eindringt.

√ Ein niedrig angesetztes oder kleines Ohr Schwache Konstitution

√ Ohrenapex unterhalb der Augenhöhe Sehr schwache Konstitution. Früher sagte man, dass dies bedeutet, dass das Kind wahrscheinlich vor seinem ersten Geburtstag sterben würde. Mit besseren Lebensstandards und Hygiene wird dieses Kind heute normalerweise überleben. Es wird allerdings schwach sein, und wenn es sich eine Krankheit zuzieht, bedeutet dies einen langen und schwierigen Genesungsprozess. Das Ohr verschiebt sich manchmal nach oben, wenn das Kind kräftiger wird.

Nase

Wässriger Ausfluss	Wind-Kälte, Feuchtigkeit
√ Dicker, weißer Ausfluss	Schleim
√ Dicker, gelber Ausfluss	Wind-Hitze, Hitze im Darm
√ Dicker, grüner Ausfluss	Beeinträchtigung der Leber durch Schleim mit Stagnation
√ Dicker, grün-blauer Ausfluss	Fehlernährung der Lunge, d. h. ausgeprägte Nahrungsakkumulation mit Lungen-Schwäche
Nasenflügel-flattern	Lungen-Hitze
Trockene, gereizte Nase	Lungen-Hitze, Wind-Hitze
Krusten unter der Nase	Chronischer Katarr
Chronisches Furunkel auf der Wange	Ein Zeichen von Tuberkulose in der Familiengeschichte (der Tuberkulose-miasmus in der Homöopathie). Häufig begleitet von Lungen-Schwäche oder ein Hinweis auf Leber-*Qi*-Stagnation.

Augen

Entzündung	Innere Hitze, Wind-Hitze
√ Blaue Sklera	Leber-Hitze
Gelbe Sklera	Feuchtigkeit
√ Schwarze Flecken auf der Sklera	Darmparasiten
√ Das weiße der Augen zeigt sich im Schlaf	Milz-*Yang*-Mangel
√ Rote, trockene Haut zwischen den Augenbrauen	Lokalisierte innere Hitze, die zu Krämpfen führen kann
Geschwollene Unterlider	Nieren- und Milz-Schwäche, angesammelte Feuchtigkeit; meist angeboren (z.B. durch Frühgeburt) oder Nephritis

√ *Tiefliegende Augen*	Die Körperflüssigkeiten sind erschöpft und ausgetrocknet; bei chronischer Krankheit und ausgeprägter Nieren-Schwäche
Dunkle (schwarze) Ringe um die Augen	Nieren-Schwäche: mit roten Wangen *Yin*-Mangel, mit weißen Wangen *Yang*-Mangel
Braun um die Augen herum	Meist Vergiftung durch Steroide
√ *Bläuliche Verfärbung unterhalb der Augen*	Schock (unterscheiden Sie genau zwischen der bläulichen Verfärbung des Schocks und der Schwärze der Erschöpfung)
√ *Bläuliche Verfärbung zwischen den Augen*	Schock, unter Umständen vorgeburtlich
√ *Grün zwischen den Augen*	Feuchtigkeit (häufig schwierig von bläulicher Verfärbung zu unterscheiden, daher sollten Sie auch andere Symptome beachten)
Wässrige Augen	Innere Ansammlung von Feuchtigkeit oder Angriff äußerer Wind-Feuchtigkeit, d. h. eine Erkältung, die den Kopf betrifft
Klebriger Ausfluss aus den Augen	Innerer Schleim, der bis zu den Augen aufsteigt oder äußerer Angriff von feuchter Hitze
Photophobie mit wässrigen Augen	Masern, Hitze im Uterus
Trockene Augen	Leber-*Yin*-Mangel, Fehlernährung der Leber
Blasse Bindehaut	Blut-Mangel

Zwei *Yin*-Öffnungen (Anus und Urethra)

Gelbe Haut im Genitalbereich	Feuchtigkeit oder feuchte Hitze
√ *Rezidivierender Windelausschlag trotz guter Hygiene*	Feuchte Hitze in der Leber-Leitbahn, häufig aufgrund von Nahrungsakkumulation
Wunder, gereizter Anus	Hitze im Darm
√ *Analer Juckreiz, Verschlimmerung während der Nacht*	Enterobiasis

Tabelle 4.4

FINGERVENE

Oberflächlich	Äußere Erkrankung
Tief	Innere Erkrankung
Dunkelrot oder violett	Hitze
Schwarz	Hitzeansammlung, Nahrungsakkumulation
Blassrot	Kälte
Breit	Fülle
Schmal	Mangel

Tabelle 4.5

AUSSCHEIDUNGEN

Stuhl

Gelb und weich, nicht trocken oder ölig	Bei Säuglingen normal
√ *Grün*	Wind-Kälte oder Verletzung der Milz durch Überfüttern und Nahrungsakkumulation
√ *Dünn, wässrig mit weißen Flecken*	Fortgeschrittene Schwächung der Milz durch Überfüttern
√ *Weiße Klumpen im Stuhl*	Stagnation im Magen
Wässrig und gelb mit üblem Geruch	Obstruktion durch feuchte Hitze
√ *Die Stühle bei Säuglingen wie Sojasoße; gelegentliches Weinen*	Darmprolaps

√ *Unregelmäßige Stühle, manchmal ein Tag ohne Stuhlgang, dann locker und übelriechend*	Nahrungsakkumulation
Trockene, bröckchenartige Stühle	Hitze durch Fülle oder *Yin*-Mangel
Juckender Anus	Darmparasiten, meist Fadenwürmer (Enterobiasis)
Unverdaute Nahrung im Stuhl	Milz-*Qi*-Mangel. Milz-*Yang* ist zu schwach, um die Nahrung zu verdauen. In leichten Fällen gehen nur Rosinen und rohe Karotten unverdaut durch, in schwereren Fällen auch andere Nahrungsmittel. Dieses Symptom tritt auch auf, wenn die Ernährung völlig unangemessen ist.
Glänzende Stühle	Schleim im Verdauungssystem

Urin

Dunkel oder gelb, schmerzhaft	Feuchte Hitze
Trüb, milchig	Milz-*Yang*-Mangel, unregelmäßige Ernährung
Rot	Möglicherweise Blut im Urin
Dunkelgelb	Feuchte Hitze fließt nach unten (Gelbsucht)

Tabelle 4.6

HAUTAUSSCHLAG

Rot	Hitze
Erhaben	Feuchtigkeit
Absonderung wässriger Flüssigkeit	Feuchtigkeit
Juckend	Wind, Stagnation von Blut und *Qi*
Violett	Hitze im Blut oder die Milz kontrolliert das Blut nicht

Anmerkung: Hautausschläge mit klar definierten Rändern sind schwieriger zu heilen als solche ohne klar umrissenen Rand.

Tabelle 4.7

HÖREN UND RIECHEN

Stimme

Kräftige Stimme	Fülle
Schwache Stimme	Leere
Schreien	Schmerz
√ Zu tiefe Stimme im Schulalter	Nieren-Schwäche (das Lungen-*Qi* kontrolliert die Stärke der Stimme und die Nieren-Essenz kontrolliert die Klangfarbe)
Heisere Stimme	Wind-Hitze (kann auch tief klingen)
Gurgelnde Geräusche	Schleim
Stimmverlust	Halsschmerzen durch äußere Faktoren oder *Yin*-Mangel

Sprache

Unaufhörliches, aber verständliches Reden	Hitze greift das Herz an
Zusammenhangloses Babbeln (Delirium)	Pathogene Hitze im *Yang Ming*-Organstadium oder auf der Nähr-*Qi*-Ebene
√ Schlechte Grammatik, vergisst Worte, späte Entwicklung	Möglicher Hirnschaden. Sofern andere Zeichen und Symptome erscheinen, zeigt dies Schleim an, der das Herz benebelt und wäre in diesem Fall heilbar.

Atmung

Gurgelnd	Schleim in den Bronchien
√ Schniefend, schnarchend	Schleim in der Nase
√ Mundatmung	Nasenhöhlen durch Schleim blockiert, geschwollene Rachenmandeln aufgrund eines pathogenen Restfaktors

Geruch

√ Nach faulen Eiern riechender Atem	Magen-Hitze
√ Aufstoßen, das sauer ist oder nach faulen Eiern riecht	Zu reichhaltige Nahrung, Funktionsstörung durch Nahrung, Nahrungsakkumulation
√ Geruch nach verdorbenen Äpfeln (sauer)	Zu reichhaltige Nahrung, Funktionsstörung durch Nahrung, Nahrungsakkumulation
√ Stühle haben faulen Geruch	Hitze aufgrund von Nahrungsakkumulation oder feuchter Hitze
Urin riecht faulig	Feuchte Hitze fließt abwärts
Reichlich geruchloser Urin	Milz und Nieren-Kälte durch Schwäche

Tabelle 4.8

BEFRAGEN

Die Diagnose durch Befragen ist bei Kindern ähnlich wie bei Erwachsenen, nur dass die Informationen meist von den Eltern kommen. Zur Erinnerung daran, was gefragt werden sollte, habe ich im Folgenden eine allgemeine Liste der Hauptfragen aufgestellt.

1. Heiß oder Kalt

2. Schwitzen

3. Kopfbereich

Schwitzen im Kopfbereich nur nach dem Essen	Magen-Hitze oder Herz-*Qi*-Mangel
Nachtschweiß am Kopf	Muss nicht pathologisch sein

Schmerzen, Schwindel, Bewusstseins-klarheit, Lernfähigkeit	Wenn ein Kind schnell wächst, kann seine Lernfähigkeit zeitweise zurückbleiben, wächst es langsam, kann seine Lernfähigkeit entwickelter sein. Diese Defizite werden meist später aufgeholt.

4. Essen und Trinken

√ *Appetitmangel*	Milz-*Qi*-Mangel
√ *Wählerisch mit Essen*	Milz-*Qi*-Mangel
√ *Unregelmäßiger Appetit*	Schleim, pathogener Restfaktor, Drüsenschwellung
Blähbauch nach den Mahlzeiten	Milz-*Qi*-Mangel, Nahrungsakkumulation
Guter Appetit, aber unregel-mäßige Stühle	Starker Magen, schwache Milz
Ein wenig Erbrechen nach dem Füttern	Wasser im Magen, Magen-*Yang*-Mangel oder zu wässrige Muttermilch
√ *Erbricht viel, nur teilweise verdaute Nahrung*	Nahrungsakkumulation, Milz-Kälte durch Schwäche
√ *Erbricht Wasser*	Schleimansammlung
Erbrochenes riecht faul	Hitzeansammlung in Milz und Magen
Brechreiz	*Yin*-Mangel mit Erschöpfung der Flüssigkeiten

5. Brust und Abdomen

Beengendes Gefühl in der Brust, Schmerzen, Blähbauch

6. Hören

Hörschwäche weist häufig auf Schleim hin

7. Familienanamnese

8. Schlaf

Nicht genügend Schlaf	Führt zuerst zu *Qi*-Mangel, dann zu Nieren-Schwäche
Zu viel Schlaf	Milz-*Yang*-Mangel, Feuchtigkeit
Zähneknirschen im Schlaf	Stagnation im Darm, Wurmbefall des Darms
Schlaflosigkeit	Siehe Kapitel 27
Träume, in denen gekämpft wird	Nahrungsakkumulation, Milz-Kälte durch Leere oder eine Reaktion auf ein gewalttätiges Fernsehprogramm oder einen gewalttätigen Film
Intensive Träume	Herz-Hitze, *Yin*-Mangel.

9. Schwangerschaft, Geburt und postnatale Phase

Pränatal	Gesundheit der Mutter, Schock, Hautausschläge, Infektionskrankheiten, Anämie
Geburt	Ungewöhnliche Ereignisse, Trauma, Anästhetika, Kaiserschnitt, lang anhaltende Wehen
Postnatal	Gelbsucht, Appetit, Stillen, Atmung, Impfungen, Kinderkrankheiten

10. Familienverhältnisse

Lebensbedingungen, Geschwister, familiäre Belastung, familiäre Umstände (z. B. allein erziehend).

Tabelle 4.9

FÜHLEN (PALPATION)

Bei Erwachsenen bedeutet dies in erster Linie das Tasten des Pulses. Bei Kindern ist dies allerdings vor einem Alter von etwa drei Jahren nicht möglich und selbst dann ist es wahrscheinlich, dass der Finger des Therapeuten alle drei Positionen gleichzeitig bedeckt. Zudem haben sehr kleine Kinder eine dicke Schicht subkutanes Fett, was das Pulsen zusätzlich erschwert. Ab drei Jahren ist es allerdings sinnvoll, den Puls zu tasten. Man kann die Geschwindigkeit feststellen, ob er oberflächlich oder tief, stark oder schwach ist und manchmal auch ob er schlüpfrig ist oder nicht. Alle diese Befunde haben die gleiche Bedeutung wie bei Erwachsenen, außer dass die normale Pulsrate eines Dreijährigen 100 bis 120 beträgt, die eines Fünfjährigen 80 bis 90. Selbst bis zur Pubertät ist ein etwas schnellerer Puls normal. Ungefähr ab dem 5. Lebensjahr ist eine normale Pulsdiagnose möglich, sofern das Kind stillhalten kann. Die Positionen und Qualitäten haben die gleiche Bedeutung wie bei Erwachsenen.

Bei Kindern ist es wichtiger, die Lymphknoten, das Abdomen und die Extremitäten zu palpieren.

Untersuchung der Lymphknoten

Wie Sie im nächsten Abschnitt sehen werden, sind geschwollene Lymphknoten Zeichen eines pathogenen Faktors – entweder eines aktiven pathogenen Faktors wie Wind-Hitze oder eines passiven pathogenen Restfaktors. Die Untersuchung der Lymphknoten des Halses sollten auf alle Fälle Teil der Routineuntersuchung bei Kindern sein. Sie sollte unbedingt schon bei der ersten Konsultation durchgeführt und in periodischen Abständen im Verlauf der Behandlung wiederholt werden, um zu sehen, ob es zu Veränderungen kommt.

Hier werden wir darstellen, wie man die Lymphknoten untersucht. Es gibt drei Gruppen von Lymphknoten des Halses, die wir gewöhnlich untersuchen:

1. submaxillar, in der Mitte zwischen dem Winkel und der Spitze der Mandibula
2. zervikal
3. tonsillar, im Winkel der Mandibula.

Wie man Lymphknoten palpiert (Abb. 4.2)

Benutzen Sie Ihre Fingerballen. Bewegen Sie die Haut über dem Gewebe des entsprechenden Areals und nicht die Finger über die Haut. Das Kind sollte entspannt sein und den Nacken etwas nach vorne gebeugt haben, falls nötig, auch zur Seite. Meistens können Sie beide Seiten gleichzeitig untersuchen.

Palpation von Bauch und Abdomen

Wenn die Kinder alt genug sind, sollen sie sich seitlich vor uns stellen. Legen Sie eine Hand auf die Brust und eine gegenüberliegend auf den Rücken. Lassen Sie die Hände schnell den gesamten Oberkörper hinuntergleiten und achten Sie auf Form und Energie von Bauch und Rücken, besonders im unteren Rückenbereich. Achten Sie besonders auf die Stärke der Muskulatur und die Rückgratkrümmung.

Palpation der Extremitäten

Sanft Arme und Beine palpieren und dabei auf Muskeltonus und Knochengröße achten. Dies gibt Ihnen unter anderem eine Menge Hinweise auf den Zustand des *Qi* und die Ansammlung von Feuchtigkeit.

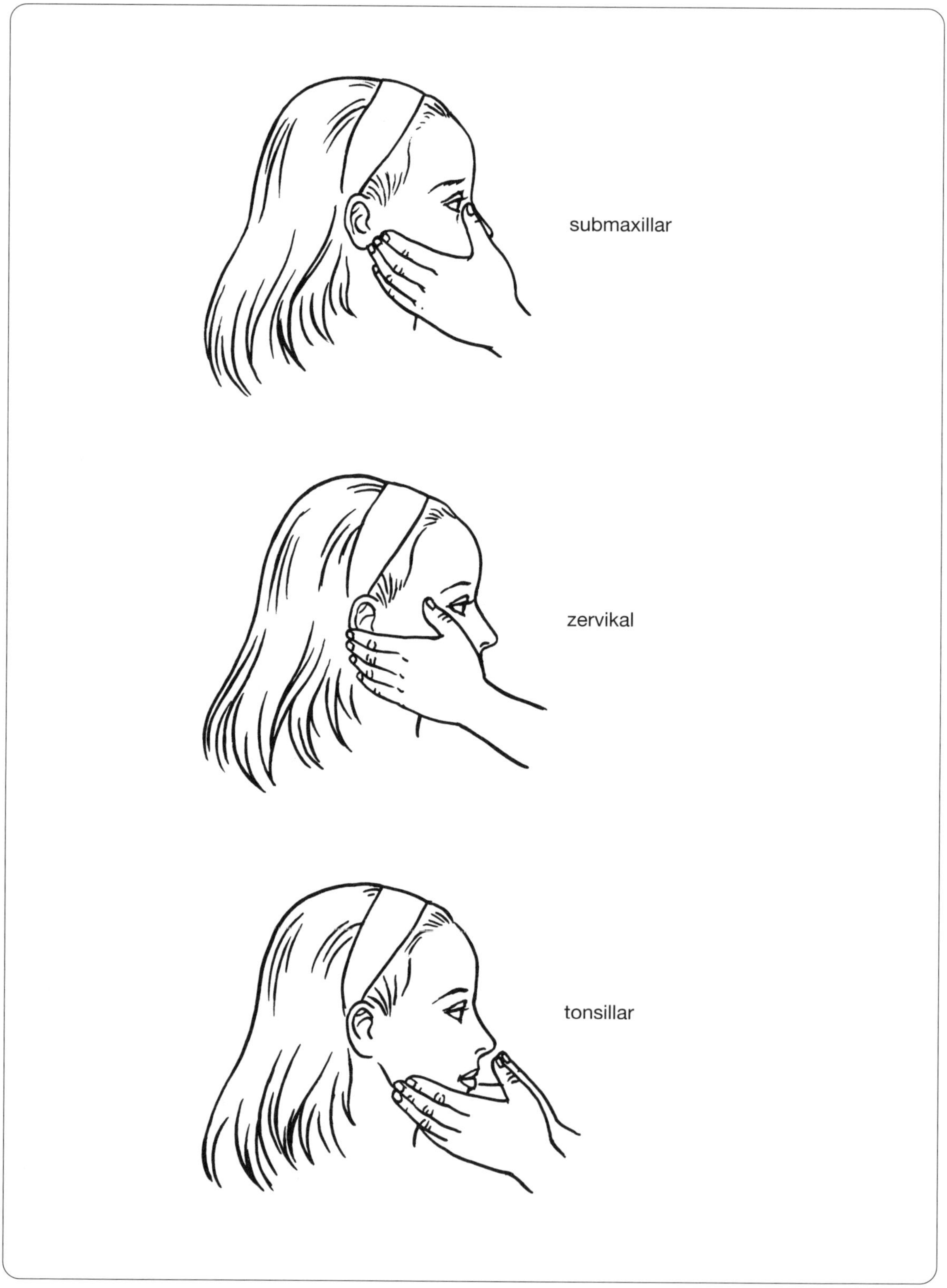

Abb. 4.2: Palpation der Lymphknoten

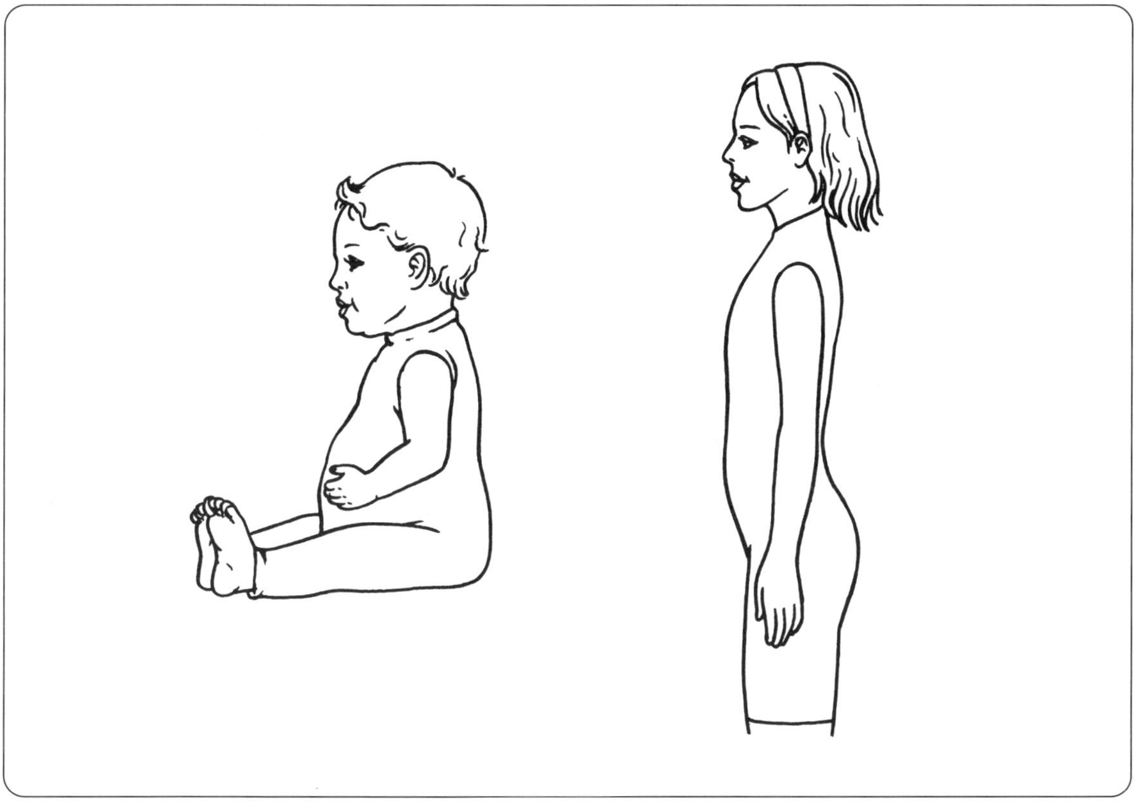

Abb. 4.3 Palpation des Rückens

Lymphknoten

Untersuchen Sie besonders Hals und Leiste. Dies sollte bei allen Säuglingen und Kindern routinemäßig geschehen.

Während eines Fiebers geschwollen Externer pathogener Faktor

Geschwollen, aber nicht schmerzend Drüsenschwellung, pathogener Restfaktor

Geschwollen und schmerzend Toxischer Schleim

Unter dem Kiefer geschwollen und schmerzend Parotitis

Haut

Kälte mit Schwitzen *Yang-Qi*-Mangel

Heiß ohne Schwitzen Fieber bei oberflächlichen Fülle-Mustern

Heiße Handflächen und Fußsohlen *Yin*-Leere, Hitze durch Fülle im *Yang Ming*-Stadium

Dellenbildung auf Druck Ödem

Kopfbereich

Palpieren Sie den Kopf vorsichtig, um zu sehen, ob die Fontanelle geschlossen ist. Im Alter von 18 Monaten bis zu zwei Jahren sollte sie sich völlig geschlossen haben.

Brust und Abdomen

Konkave Brust Rachitis. Der Bauch sollte bei der Palpation weich und geschmeidig sein und nicht schmerzen.

Bauchschmerzen durch Palpation gelindert Schwäche oder Kälte

Bauchschmerzen durch Palpation verschlimmert Fülle, Würmer

Rücken

Kalte oder empfindliche Bereiche Äußere Erkrankungen (Schröpfen ist hilfreich)

Unterer Rücken ist hohl mit angespannter, aber schwacher Muskulatur Nieren-Schwäche

Unterbauch ist gespannt, aber nicht gebläht Dies ist ein Schlüsselmerkmal von Nieren- und Blasenschwäche, das man häufig bei Kindern mit Enuresis sieht. Wenn das Kind kräftiger wird, wird diese Verspannung durch größere Flexibilität ersetzt.

Gekrümmter Rücken Ein Kind sollte ohne Anstrengung in der Lage sein, gerade zu stehen. Ist der Rücken gekrümmt, bedeutet das zumindest, dass das *Qi* des Kindes schwach ist. Meist findet sich die Krümmung in der Lumbalregion, was auf einen Nieren-*Qi*-Mangel hinweist.

Arme und Beine

Untersuchen Sie Arme und Beine auf Funktion, Reflexe und geschwollene Gelenke. Der Muskeltonus gibt Ihnen einen Hinweis auf den allgemeinen Zustand des *Qi*. Ein breiiges Gefühl ist mit Feuchtigkeit verbunden und ein „totes" Gefühl in den Extremitäten ist charakteristisch für Hirn- oder Nervenschäden.

Tabelle 4.10

DIE FÜNF FORMEN DER KINDLICHEN FEHL- UND UNTERERNÄHRUNG

Die nächste Tabelle listet die am häufigsten beobachteten Formen der Fehlernährung *(Gan)* bei Kindern auf, die die fünf *Yin*-Organe betreffen. Diese Liste wurde über Jahrhunderte entwickelt und wird hier mehr oder weniger so wiedergegeben, wie sie im *Großes Kompendium der Akupunktur und Moxibustion (Zhen Jiu Da Cheng)* erscheint. In modernen Fachbüchern über Kinderkrankheiten findet sich die gleiche Liste, häufig mit der Anmerkung versehen, dass es hilfreich ist, diese Muster unterscheiden zu können, wenn die Erstellung einer klaren Diagnose sich als schwierig erweist.

Leber

Hauptererkrankung	Wind
Gesichtsfarbe	*Qing*
Puls und Stühle	Drahtig; grün
Allgemeine Symptome	Blaugrüne Fingernägel Kranke und wässrige Augen Schüttelt den Kopf und reibt sich die Augen Dicke, dunkle Flüssigkeit fließt aus den Ohren Große, blaue Venen auf dem Bauch
Andere Symptome	*Fülle:* Augenerkrankungen mit Schmerzen, schreit, hat akute Attacken von Nacken- und Rückensteife und starke Zuckungen. *Leere:* Zähneknirschen, häufiges Seufzen. *Hitze:* Blaue Sklera, Luftschnappen, fauliger Mundgeruch

Herz

Haupterkrankung	Krämpfe, Hitze
Gesichtsfarbe	Rot
Puls und Stühle	Schnell; trocken
Allgemeine Symptome	Fieber und Reizbarkeit Zähneklappern und starke Zungenbewegung Schwitzen, Durst Geschwüre im Mund, fauliger Mundgeruch Dünn
Andere Symptome	*Fülle:* Fieber, Durst, Weinen, mag mit dem Gesicht nach oben gerichtet liegen, Krämpfe. *Leere:* Legt sich hin, Palpitationen. *Hitze:* Hohes Fieber, Herz- und Brustbereich fühlen sich heiß an, Durst mit Vorliebe für kalte Getränke, Augenlidzucken, rote Augen, schließt die Augen und schläft, delirant.

Milz

Haupterkrankung	Müdigkeit
Gesichtsfarbe	Gelb
Puls und Stühle	Langsam; faulige, klebrige Diarrhö
Allgemeine Symptome	Abgemagert, Muskelschwund Magen und Bauch sind hart und gebläht Der Kopf erscheint im Verhältnis zum dünnen Hals zu groß
Andere Symptome	*Fülle:* müde, kann nicht denken, heißer Körper, Durst mit Verlangen nach Getränken, dicke, gelbliche Diarrhö. *Leere:* Erbrechen, weißliche Diarrhö, im Schlaf kann man die Augen sehen. *Hitze:* gelbe Sklera, roter Urin

Lunge

Haupterkrankung	Asthma
Gesichtsfarbe	Weiß
Puls	Oberflächlich

Allgemeine Symptome
Husten
Fischig riechender Atem
Trockene, weiße Haare
Blaugrüner nasaler Ausfluss
Wunde Nasenlöcher
Erbrechen

Andere Symptome
Fülle: gurgelnde Atemgeräusche und Atemschwierigkeiten, Husten, Völle und Druckgefühl in der Brust, Durst ohne Bedürfnis zu trinken, reichlich nasaler Ausfluss.

Leere: Erstickungsanfälle, Schwierigkeiten einzuatmen, mit Leichtigkeit auszuatmen, Asthma mit oberflächlicher Atmung, Haut und Haare trocken und glanzlos

Niere

Haupterkrankung Kälte durch Leere

Gesichtsfarbe Schwarz (aschgrau)

Puls und Stühle Tief; Diarrhö

Allgemeine Symptome
Kalte, weiße Füße
Unvollständige Schließung der Fontanelle

Andere Symptome
Hitze: akutes Asthma, unruhige Atmung, trockene Nase oder Epistaxis, reibt mit den Händen die Augenbrauen, Nase und Gesicht.

Leere: klarer Urin.

5 ❖ Die Verwendung der Akupunktur in der Behandlung von Kindern

EINLEITUNG

Aus einer Vielzahl von meist fragwürdigen Gründen wird Akupunktur in der westlichen Welt nicht sehr häufig zur Behandlung von Kindern eingesetzt. Es gibt die Vorstellung, dass sie einen zu starken Eingriff in den Körper des Kindes darstelle oder zu schmerzhaft und traumatisch sei. Tatsächlich jedoch ist die Akupunktur eine sanfte Methode, um Säuglinge und Kinder zu behandeln und kann vom Moment ihrer Geburt an verwendet werden. Sie ist vermutlich nicht so sanft wie die Homöopathie; aber verglichen mit der Westlichen Medizin, die sich noch vor der eigentlichen Behandlung großer, dicker Nadeln zur Blutentnahme bedient, ist die nahezu schmerzlose Verwendung der sehr dünnen Nadeln in der Akupunktur eine wirklich sanfte Technik.

Selbst in China wird die Akupunktur nur selten bei Kindern eingesetzt. Dafür gibt es zwei Gründe: erstens hat man die Wahl, sich für chinesische Kräuter zu entscheiden, an deren Einnahme die geduldigen Kinder dort schon von klein an gewöhnt sind. Zweitens sind die in China erhältlichen Nadeln sehr viel gröber als die ultradünnen japanischen Nadeln, die man im Westen bekommen kann. Mit dicken Nadeln löst man leicht Schmerzen aus und es ist schwierig, mit ihnen zu tonisieren, während mit dünnen Nadeln eine Tonisierung wesentlich leichter ist und es zudem möglich ist, schmerzfrei zu nadeln.

Es ist richtig, dass Akupunktur bei Säuglingen und Kindern mit Vorsicht angewendet werden muss, da die Nadeln bei ihnen eine verhältnismäßig stärkere Wirkung zeigen als bei Erwachsenen. Dennoch weiß jeder, der Akupunktur in der Praxis erlebt hat, dass die Angst, die bei einigen wenigen Kindern auftritt, durch die Schnelligkeit des Heilprozesses kompensiert wird.

Ebenso wichtig ist es, zu bedenken, dass, obwohl Kinder weinen, wenn sie Schmerzen haben, sie nicht solche Ängste entwickeln wie viele Erwachsene. Das Leben eines Kindes ist voller Schmerz, da in ihren allerfrühsten Jahren jede unangenehme Empfindung als Schmerz erfahren wird – sei es Hunger, nasse Windeln, Verdauungsstörungen, Hinfallen oder Einsamkeit. Obgleich also kleine Kinder Akupunktur vielleicht nicht mögen, ist für viele das Trauma nicht größer, als wenn ihnen das Gesicht etwas grob gewaschen würde.

Akupunktur kann in jedem Alter bei einer Vielzahl von Erkrankungen eingesetzt werden – so war etwa der jüngste Patient, den wir in unserer Praxis in Brighton hatten, noch nicht einmal eine Woche alt. Die in diesem Buch dargestellten Erkrankungen bilden nur eine Art Einführung in die häufigsten pädiatrischen Krankheiten und nur, weil ein Problem hier nicht erwähnt wird, bedeutet dies nicht, dass Akupunktur in diesem Fall nicht wirksam wäre. Wir haben zum Beispiel eine Reihe seltener angeborener Krankheiten behandelt, einige von ihnen mit großem Erfolg. Eine kurze Übersicht der Krankheiten, die mit Akupunktur behandelt werden können, findet sich in Kapitel 6.

Die Grundlage dieses Buches ist die Traditionelle Chinesische Medizin, so wie sie sich über Jahrhunderte hin entwickelt hat. Die Chinesische Medizin entstammt nicht dem Verstand einer einzelnen Person, noch kam sie als voll ausformuliertes System in diese Welt. Sie hat sich über Tausende von Jahren entwickelt, in denen beständig neue Ideen entstanden und klinisch ausprobiert wurden. Ideen, die man für wertlos hielt, wurden verworfen, diejenigen, die nützlich waren, wurden integriert. Folglich vereinigt der Korpus der Chinesischen Medizin viele unterschiedliche Ideen, von denen einige sich gegenseitig auszuschließen scheinen. Obwohl dies ein Stolperstein für den westlich ausgebildeten Verstand ist, kann er umgangen werden, wenn man sich vor Augen hält, dass jede dieser Ideen einzig eine Faustregel darstellt, die in einer spezifischen Situation dienlich sein kann.

Eines der konstanten Merkmale der Chinesischen Medizin ist die unmittelbare Wechselbeziehung zwischen Diagnose und Behandlung. Tatsächlich wird die chinesische Phrase, die ungenau mit ‚Diagnose' übersetzt wird, präziser als ‚Differenzierung der Muster und Festlegung der Behandlung' wiedergegeben, weil es sich bei diesen beiden Methoden um ein und denselben Akt handelt. Der Schluss, der sich daraus ziehen lässt, ist offensichtlich: benutzen Sie immer die traditionelle Form der Diagnose, wenn Sie Akupunktur oder eine andere Methode der Chinesischen Medizin verwenden. Für diejenigen, die in Westlicher Medizin ausgebildet sind, liegt die Versuchung nahe, westliche Diagnostik als Basis für die Verordnung einer Akupunkturbehandlung heranzuziehen. Dies wird jedoch nicht zu guten oder zuverlässigen Ergebnissen führen. Dies soll nicht heißen, dass westliche Diagnosetechniken für einen Akupunkteur nutzlos sind – ganz im Gegenteil. Diese Untersuchungen dienen dazu, das Verständnis für die Chinesische Medizin zu bereichern, dürfen aber in der Praxis der Akupunktur niemals die Musterdifferenzierung ersetzen.

Behandlungsvorbereitung

Wenn man Kinder behandelt, sollte man sich etwas mehr Zeit zur Vorbereitung nehmen als bei Erwachsenen. Behandelt man Kinder und Erwachsene am gleichen Tag, so ist es sinnvoll, vor der Behandlung eines Kindes einige Minuten Pause zu machen. Die Vorbereitung sollte aus Übungen bestehen, die schlechte Gedanken und Emotionen auflösen und ein Gefühl von Ruhe herstellen – z. B. Qi Gong, Meditation, eine Tasse Tee und Ähnliches. Wenn Sie dies tun, werden Sie feststellen, dass die Kinder weit weniger schreien und weinen und es leichter ist, sie zu behandeln. Säuglinge und Kinder sind sehr sensibel emotionalen Zuständen gegenüber. Ist der Therapeut ängstlich oder steht unter Zeitdruck, so werden auch sie unruhig und unsicher.

Für diejenigen von Ihnen, die Kinder behandeln wollen, aber keine eigenen Kinder haben, werden einige spezielle Vorbereitungen von großem Nutzen sein. Es ist wichtig zu lernen, wie man sich Kindern gegenüber zu verhalten hat, zu lernen, wie sie denken und die Welt wahrnehmen. Aus diesem Grund ist es hilfreich, sie im Kindergarten oder in Spielgruppen einige Zeit zu beobachten und mit ihnen zu spielen.

Praktische Überlegungen

Es kann eine große Freude sein, Kinder zu behandeln, da sie so spontan und voll leidenschaftlicher Begeisterung für das Leben sind. Unserer Erfahrung nach ist es sinnvoll, Kinder und Erwachsene zu unterschiedlichen Zeiten zu behandeln. Dies hilft sowohl dem Therapeuten, der Kindern in leichterer und spontanerer Weise begegnen muss als Erwachsenen, als auch den alten und gebrechlichen Patienten, von denen hyperaktive Kinder ferngehalten werden sollten.

Technische Überlegungen

Akupunktur kann nahezu schmerzlos sein, aber um dies sicherzustellen, ist es wesentlich, eine gute Nadeltechnik zu entwickeln. Mein (JPS) Lehrer in China, *Dr. Zhang Caiyun*, pflegte zu sagen, dass viele Menschen die Akupunktur fürchten, da sie Schmerzen verursache, aber dies wäre eine grundlose Angst.

Nun, wie dem auch sei, es ist wichtig, das Einstechen der Nadeln zu üben, um die Schmerzen zu vermindern und wir möchten jeden Praktiker dazu ermuntern, sich selbst regelmäßig zu nadeln, um zu verstehen, wie viel Schmerz er seinen Patienten jeweils zufügt.

Wie man Schmerz vermeidet

Es ist ein Grundsatz der Chinesischen Medizin, dass Schmerz durch eine Blockierung des *Qi* verursacht wird. Der Schlüssel zu Verminderung von Schmerz ist, sicherzustellen, dass Ihr eigenes *Qi* gut fließt, besonders in Ihren Armen und Fingern. Die folgenden Abbildungen zeigen Hände, in denen das *Qi* angemessen fließt. Sie können sehen, dass die Finger sehr geschmeidig sind und dass die Fingergelenke und das Handgelenk niemals durchgedrückt oder nach hinten gebogen werden. Sie sind immer leicht gebogen, in gleicher Weise wie die Gelenke bei der Praxis des *Tai Qi*. Dieser Punkt kann gar nicht genug betont werden: wenn die Finger durchgedrückt werden, bedeutet dies entweder einen Mangel oder ein Fehlen von *Qi*. In beiden Fällen wird das Kind wesentlich mehr Schmerzen verspüren.

Schnelles Einstechen

Die Haut ist voller Nervenendungen, die Schmerzen verursachen können. Ein langsames Einstechen durch die Hautoberfläche ist wesentlich schmerzhafter als eine schnelle Einstichtechnik.

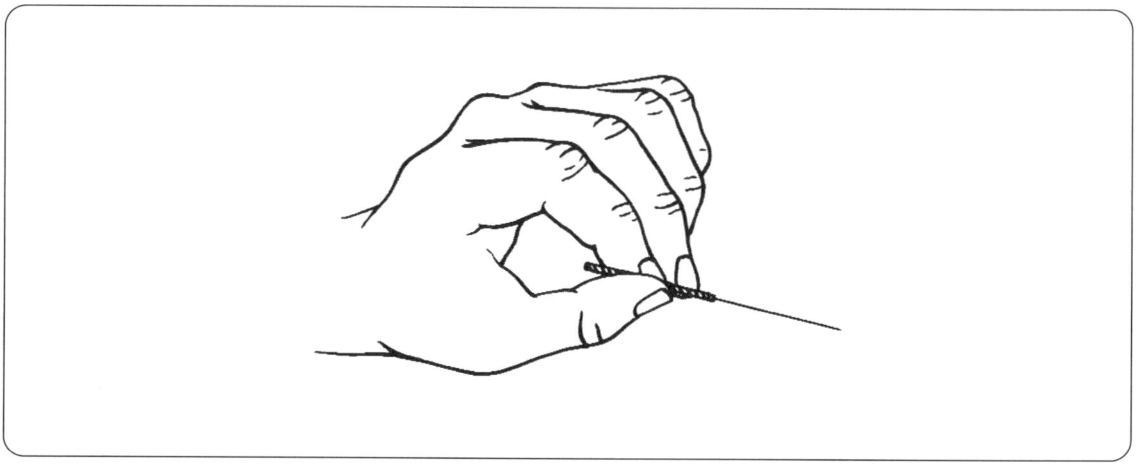

Abb. 5.1 Alle Gelenke sind leicht gebeugt und geschmeidig

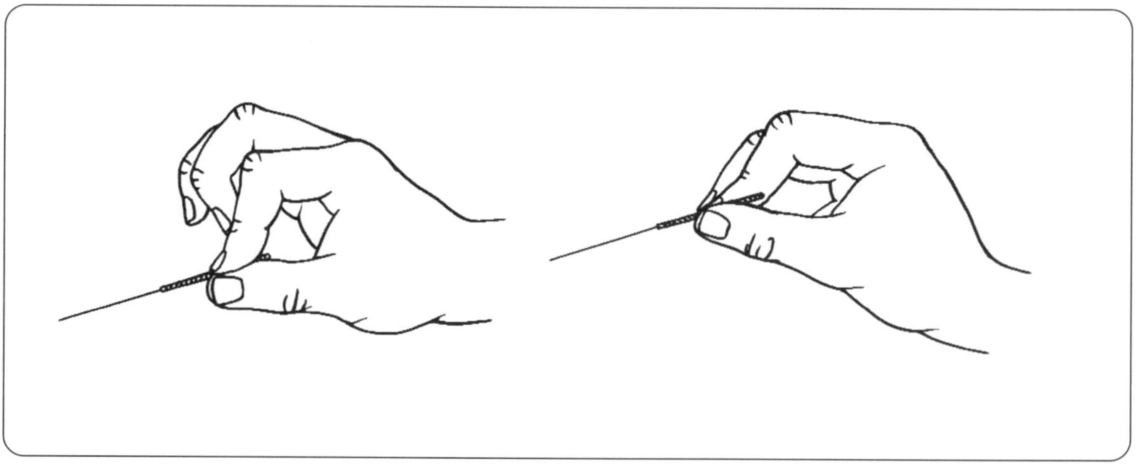

Abb. 5.2 Wie man die Nadel nicht halten sollte: das Zeigefingergelenk ist durchgedrückt, da das Qi stagniert. Dies verursacht unnötige Schmerzen

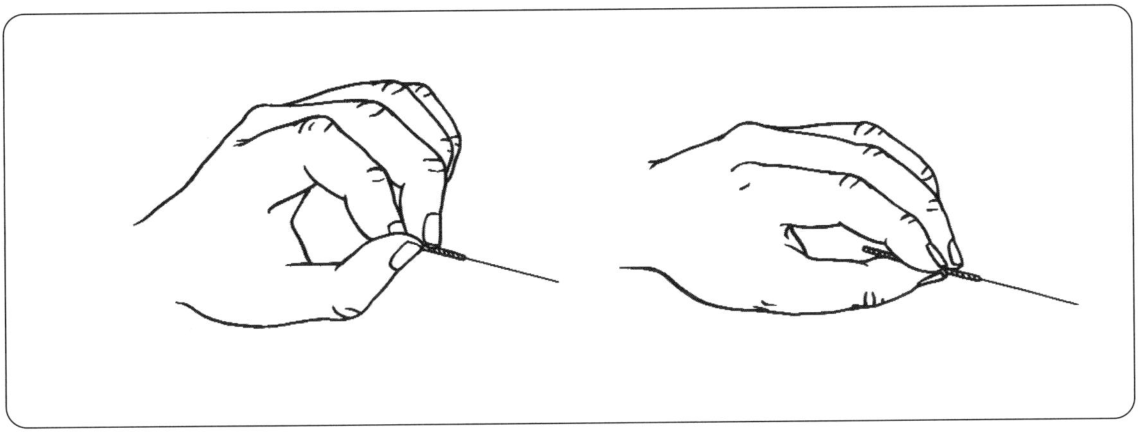

Abb. 5.3 ***Die Finger werden während des Einstechens gestreckt, sollten aber immer anmutig gebeugt bleiben***

Die folgenden Abbildungen zeigen die Nadelung von Ma 40 (*Fenglong*). Nach dem Einstechen lässt der Therapeut die Nadel für einige Sekunden los, da das Kind dann häufig herumzappelt. Nachdem sich das Kind beruhigt hat, kann er die Nadel wieder fassen und die entsprechende *Qi*-Manipulation durchführen.

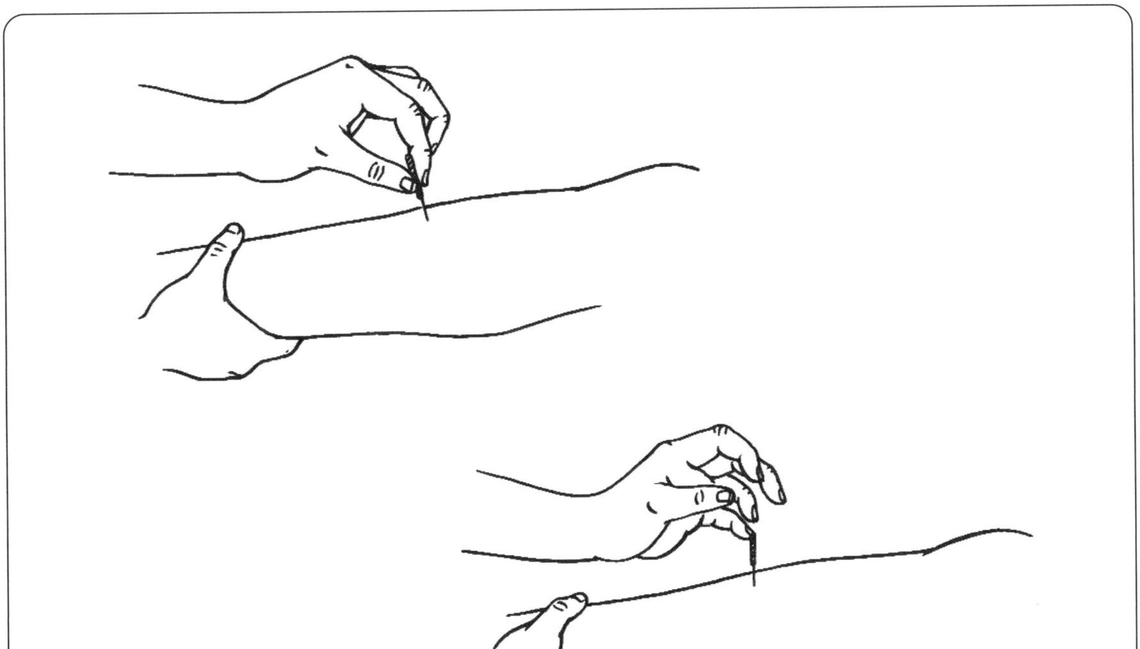

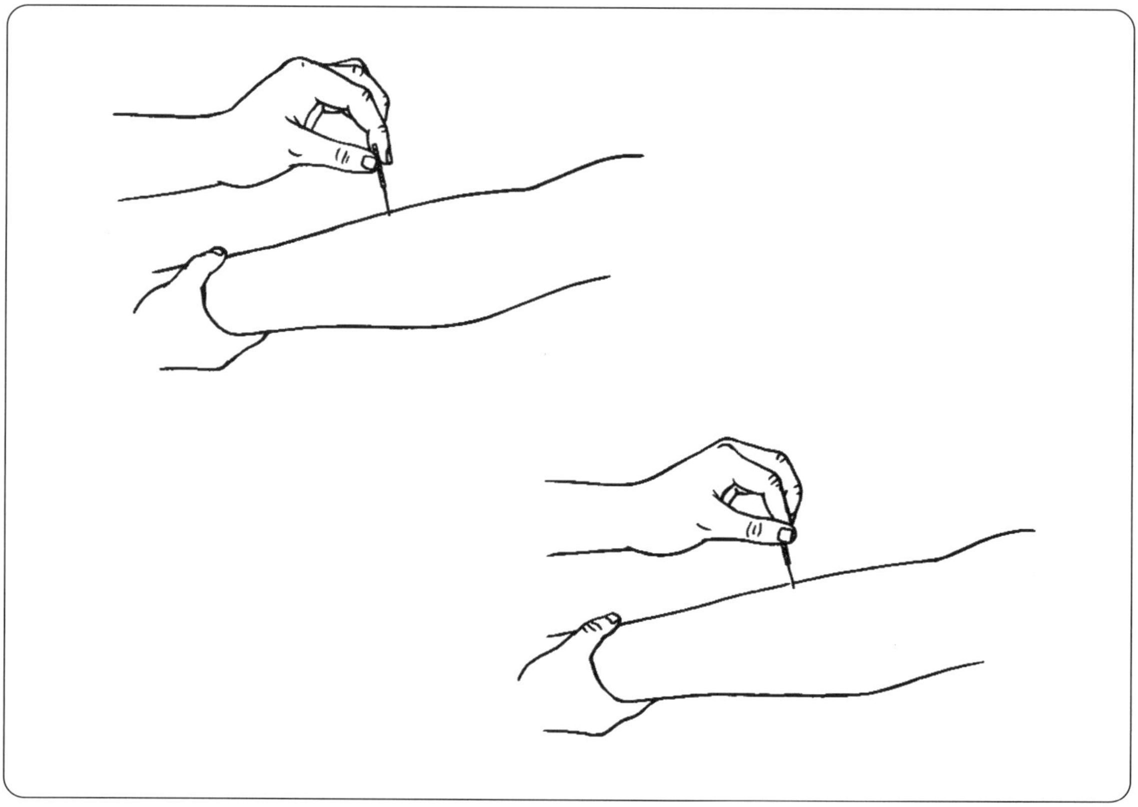

Abb. 5.4 – 5.7 Nadelung von Ma 40 (Fenglong)

Wahl der Nadeln

Von der Geburt bis zum Alter von etwa fünf Jahren sollten Sie 0,5 – 1 Zoll (1,27 – 2,54 cm) lange und 32 Gauge (0,25 mm Durchmesser) starke Chinesische Nadeln mit einem sehr kurzen Griff verwenden. Wenn japanische Nadeln mit einer feineren Spitze erhältlich sind, kann die Stärke auch 34 Gauge (0,22 mm Durchmesser) betragen. Der kurze Griff ist bei Säuglingen vorzuziehen, obwohl es schwieriger ist, das *Qi* zu manipulieren und zu lenken, da das Risiko, dass sich die Nadel in der Kleidung verfängt, geringer ist (siehe unten).

Bei Kindern im Alter von 5 bis 12 Jahren sollten Sie 1 Zoll (2,54 cm) lange Nadeln ebenfalls mit einer Stärke von 32 Gauge verwenden. Der Nadeldurchmesser erscheint zwar ziemlich groß, aber die Haut eines Säuglings ist häufig ziemlich fest und es bedarf einiger Kraft, um die äußere Schicht schnell zu durchstechen. Dünnere Nadeln können sich leicht verbiegen und verursachen dann mehr Schmerzen.

Einstechen

Das Einstechen sollte schnell und kräftig geschehen. Dies ist der schwierigste Teil, denn die Nadel sollte sehr schnell in eine Tiefe von 0,5 – 1,0 mm gesetzt werden. Wenn die Nadel die nervenreiche Schicht zu langsam durchdringt oder zu schnell zu tief gesetzt wird, verursacht das dem Patienten viel Schmerzen.

Die Haut von Säuglingen weist eine andere Textur als die Haut Erwachsener auf. Sie ist feinkörniger und besitzt eine dickere, aber weniger feste subkutane Fettschicht. Dies kann das Einstechen der Nadel sehr schwierig machen, da die feine Körnung dem Durchstechen Widerstand leistet und die subkutane Schicht wenig Halt bietet. Es ist hilfreich, die Haut so zu halten, dass sie sich beim Einstich nicht bewegt, zudem sollten gut geformte Nadeln mit sehr feiner Spitze verwendet werden.

Bei der Behandlung von Erwachsenen gehen die verschiedenen Phasen der Nadelung in eine fließende Bewegung über. Bei der Behandlung von Säuglingen sollten die einzelnen Phasen mehr voneinander getrennt werden. Häufig hilft es, wenn man zwischen den Phasen kurze Pausen macht. Zum Beispiel sollte der Therapeut bei Säuglingen, besonders wenn er Punkte am Bein behandelt, die Nadel sofort nach dem Einstechen loslassen. Dies erlaubt es dem Säugling, eine kurze Weile mit den Beinen zu strampeln und zu treten und erleichtert so das unbehagliche Gefühl des Einstichs. Dies ist eine Situation, wo eine Nadel mit kurzem Griff äußerst wichtig ist. Säuglinge und Kinder weinen oft während dieser Phase der Behandlung, aber dieses Weinen wird weit häufiger durch Ärger ausgelöst als durch Schmerz.

Weiteres Eindringen

Nachdem die Haut durchstochen ist, sollte die Nadel auf die gewünschte Tiefe gesetzt werden. Diese Tiefe entspricht proportional der bei Erwachsenen.

Die Nadelsensation erreichen (De Qi)

Wenn die Nadel die gewünschte Tiefe erreicht hat, soll das *Qi* auf gewohnte Weise herbeigerufen werden. Es kann schwierig sein festzustellen, ob das *Qi* angekommen ist. Mit einiger Erfahrung lässt es sich als Schweregefühl in der Hand wahrnehmen, die die Nadel manipuliert und als ein kribbelndes Gefühl in der Hand, die das Bein des Säuglings hält. Es lässt sich auch am Weinen des Säuglings feststellen, dessen Ton sich ändert, wenn das *Qi* ankommt. Der Mutter sollte man erklären, dass dieses Weinen nicht durch Schmerzen ausgelöst wurde, sondern durch die Überraschung über das ungewohnte Gefühl.

Tonisieren und Zerstreuen

Die wichtigste Unterscheidung, die man treffen muss, wenn man Kinder behandelt, ist die zwischen Mangel und Fülle. Die Behandlungsprinzipien sind einfach: Tonisieren in Fällen von Mangel und Zerstreuen in Fällen von Fülle. Man kann sagen, dass bei der Behandlung von Kindern die Wahl der Punkte weniger wichtig ist als die Entscheidung darüber, ob tonisiert oder zerstreut werden muss. In der klinischen Praxis ist es manchmal schwierig, die nötige Objektivität zu wahren, um diese grundlegende Unterscheidung zu formulieren, besonders nachdem man von den Beschwerden der Mutter und des Kindes gehört hat. Ein Weg dies zu bewältigen ist, das Kind gut anzusehen und sich selbst zu fragen, ob genügend *Qi* für die Behandlung vorhanden ist, die Sie zu geben vorhaben. Folglich werden Sie sich im Falle einer Nahrungsakkumulation fragen, ob es genug Kraft gibt, um die angesammelte Nahrung auszuscheiden; oder im Fall von Asthma, ob es genug Kraft gibt, den angesammelten Schleim zu lösen und zu zerstreuen. Wenn die Antwort ‚Ja' lautet, dann zerstreuen Sie, lautet sie ‚Nein', dann müssen Sie tonisieren.

Verweildauer der Nadeln

Nach der Nadelmanipulation (wenn es denn eine gab) wird die Nadel sofort entfernt. Im Allgemeinen werden die Nadeln nicht liegen gelassen. Bei älteren Kindern kann man bei Mangelzuständen eine kurze Verweildauer in Erwägung ziehen, jedoch ist dies bei Kindern unter zehn Jahren gewöhnlich unnötig.

Punkteauswahl

Einige Akupunkteure sind der Meinung, dass die Leitbahnen bei Kindern noch nicht vollständig ausgebildet sind. Dies ist in gewissem Maße richtig, ebenso wie es richtig ist, dass die Unterschiede in den Funktionen der Punkte sich noch nicht entwickelt haben. Dies bedeutet für den Praktiker, dass die Punktauswahl nicht so entscheidend ist.

Punkteanzahl

Große Vorsicht sollte man bei der Anzahl der ausgewählten Punkte walten lassen. Bei kleinen Säuglingen sind zwei Punkte bilateral, also vier Einstiche, gewöhnlich genug. Selbst bei älteren Kindern gibt es meist keinen Grund für mehr als sechs Nadeln pro Behandlung. Die Ausnahme von dieser Regel ist die Behandlung von Lähmungen infolge von Polio oder Hemiplegie.

Behandlungsfrequenz

In China behandelt man täglich oder jeden zweiten Tag und es besteht kein Zweifel, dass dies die schnellsten Ergebnisse zeitigt. Bei westlichen Patienten ist das jedoch nicht immer durchführbar. Viele der in diesem Buch beschriebenen Behandlungen führen bei chronischen Erkrankungen zu durchaus befriedigenden Resultaten, wenn die Behandlung einmal wöchentlich erfolgt – obwohl der Heilungsprozess sicherlich etwas länger dauert. Bei akuten Störungen muss die Behandlung sehr häufig erfolgen, etwa alle zwei Stunden bei Problemen wie akuten Krämpfen und Fiebererkrankungen.

Moxibustion

Direkte Moxibustion kann bei Kindern dann angewendet werden, wenn sie alt genug sind, um mitzuteilen, dass sie ein brennendes Gefühl verspüren und stillhalten können – gewöhnlich im Alter von etwa sieben Jahren. Unterhalb dieses Alters sollte indirekte Moxibustion angewendet werden, wobei die rechte Hand die Moxastange hält und die Finger der Linken V-förmig um den Punkt gelegt werden, um den Grad der Hitze zu ermitteln (Abb. 5.8). Moxa auf Ingwer- oder Knoblauchscheiben kann bei Säuglingen ebenfalls angewendet werden, da die Gefahr von Hautverbrennungen eher gering ist.

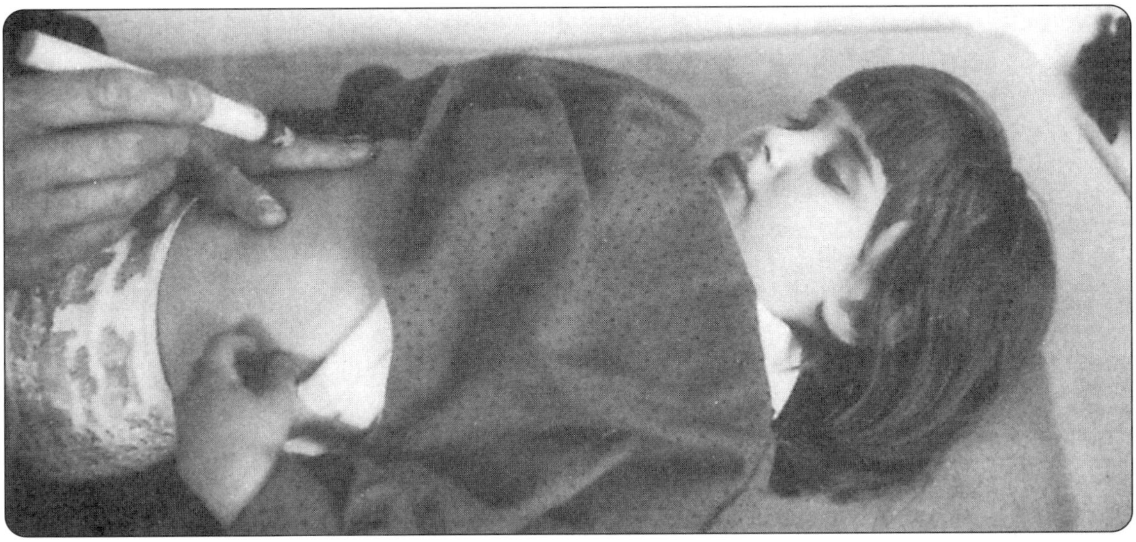

Abb. 5.8 Die Finger des Therapeuten überprüfen den Grad der Hitze während der Moxibustion

Moxibustion ‚ohne Hitze'

Diese Technik ist eine Erweiterung der Akupunktur, die besser Punktreiztherapie genannt werden sollte. Das Prinzip besteht darin, während der Behandlung ein Arzneikraut, das die Haut leicht reizt, auf den entsprechenden Punkt zu legen. Diese Methode ist nicht weit verbreitet, aber bei der Behandlung von Säuglingen und Kindern dann geeignet, wenn Akupunktur nicht angebracht erscheint. Zum Beispiel kann diese Technik bei Tonsillitis angewendet werden, wobei eine Paste aus zerdrücktem Knoblauch auf Di 4 (*Hegu*) aufgetragen und für ein bis zwei Stunden belassen wird. Sie kann gleichfalls sehr wirksam bei Problemen mit dem Zahnen eingesetzt werden. Dabei wird ein Pulver aus Fructus Evodiae Rutaecarpae (*Wu Zhu Yu*) mit Essig befeuchtet ebenfalls auf Di 4 aufgetragen und über Nacht belassen. Diese Kräuterpasten sollten mit einem wasserdichten Pflaster bedeckt werden.

Punktmassage

Es wird häufig gefragt, ob man die Punkte anstelle von Akupunktur auch massieren kann und die Antwort ist auf jeden Fall ‚Ja'. Bei leichten Fällen ist die Punktmassage äußerst wirksam. Für die meisten der in diesem Buch beschriebenen Zustände ist Massage jedoch schmerzhafter als Akupunktur. Sehr häufig werden Punkte spontan empfindlich und damit die Massage wirksam werden kann, muss ein Punkt zumindest für zwei Minuten behandelt werden. Dies bedeutet eine Gesamtbehandlungsdauer von 10 bis 15 Minuten. So lange still zu halten, ist für westliche Kinder eine größere Strafe als die Akupunktur.

Ein wichtiger Extrapunkt für Kinder

Die gleichen Extrapunkte, jene Punkte außerhalb der Leitbahnen, die bei Erwachsenen Verwendung finden, können auch in der Behandlung von Kindern eingesetzt werden. Es gibt jedoch einige wenige Extrapunkte, die speziell für Kinder angezeigt sind. Die Lokalisation und Verwendung dieser Punkte wird im jeweiligen Kapitel beschrieben. Eine Ausnahme bildet *Sifeng* (M-UE 9), der so häufig verwendet wird, dass wir ihn an dieser Stelle besprechen.

Sifeng (M-UE 9)

Lokalisation: Auf der palmaren Oberfläche, in den transversalen Falten der proximalen Interphalangealgelenke des Zeige-, Mittel-, Ring- und kleinen Fingers (Abb. 5.9).

Indikation: Fehlernährung, Nahrungsakkumulation, Pertussis, Nahrungsmittelallergien. Dieser Punkt hat eine stark zerstreuende Wirkung und sollte nicht verwendet werden, wenn das Kind extrem schwach ist.

Methode: Die chinesischen Lehrbücher empfehlen das Stechen mit einer Dreikantnadel und das Entnehmen einiger Tropfen klarer, gelber Flüssigkeit. In der Praxis ist die Nadelung mit einer Nadel von 32 – 30 Gauge zur Behandlung dieses Punktes durchaus ausreichend und die entweichende Flüssigkeit ist eigentlich rot! Zur Methode der Handhaltung siehe Abb. 5.10.

Anmerkung: die Nadelung aller vier Finger einer Hand bildet eine Behandlung.

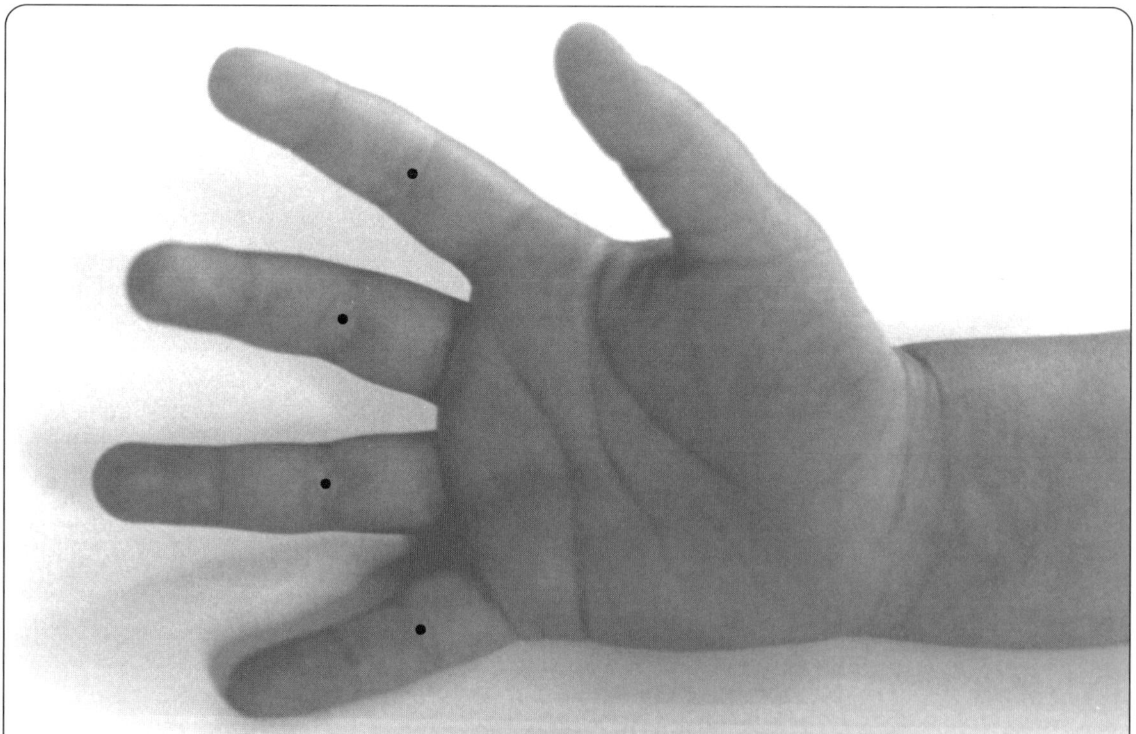

Abb. 5.9 Lokalisation des Punktes Sifeng (M-UE 9)

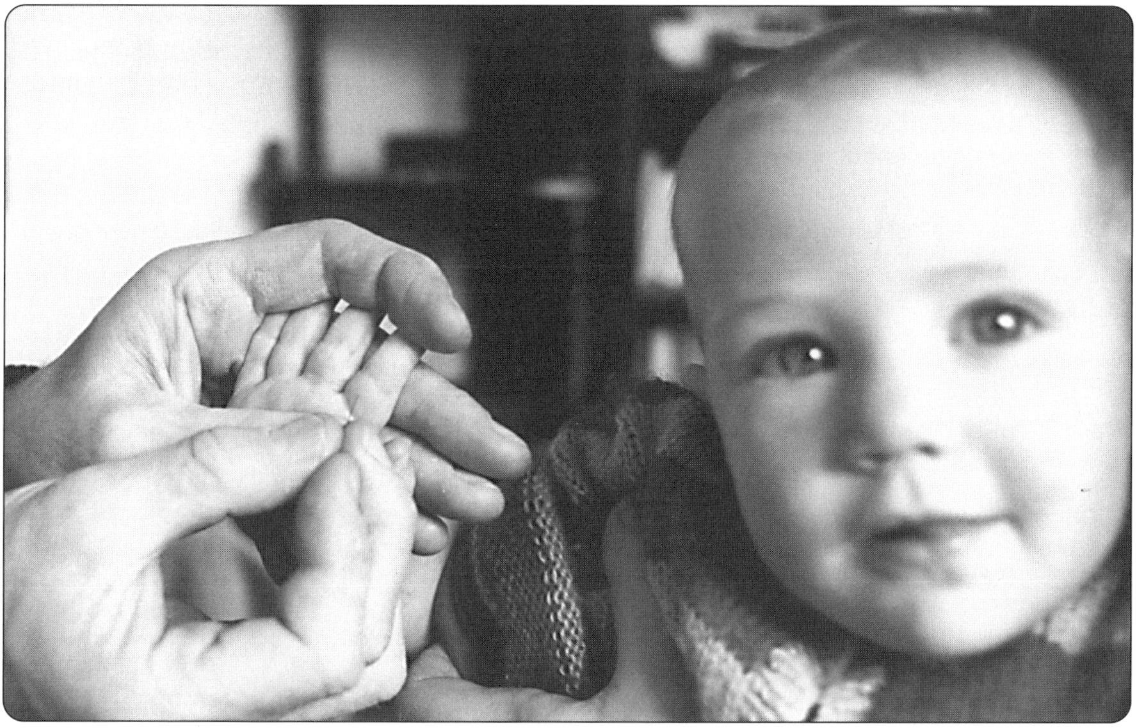

Abb. 5.10 ***Methode der Handhaltung bei der Nadelung von Sifeng (M-UE 9)***

Behandlungsfrequenz: Diese Punkte haben eine starke Wirkung, die vier bis sechs Tage anhält. Bei akuten oder schweren Erkrankungen jedoch kann die Behandlung auch jeden Tag erfolgen.

Probleme bei der Behandlung von Kindern

Die Eltern Obwohl die meisten Kinder nicht gerade begeistert von Akupunktur sind, fürchten sie sie aber auch nicht, da sie keine Angst vor Schmerzen haben. Stattdessen sind es gewöhnlich die Eltern, die sehr nervös und ängstlich besorgt um ihre Kinder sind. Wie wir schon erwähnt haben, ist es für den Therapeuten wichtig, sich selbst zu nadeln, um das Ausmaß an Schmerz zu kennen, das er dem Patienten zumutet. Aus dem gleichen Grund kann es in manchen Fällen hilfreich sein, ein Elternteil zu nadeln.

Das Kind Einige wenige Kinder haben große Angst vor Nadeln. Bei diesen Kindern muss der Therapeut entscheiden, ob die Behandlung schlimmer als die Erkrankung oder eine alternative Therapie, etwa eine Operation ist. Als allgemeine Regel kann gelten, dass zumindest eine Nadel gesetzt werden sollte, um eine Entscheidung fällen zu können. Häufig stellen die Kinder nach dieser einen Behandlung fest, dass die Nadeln gar nicht so schrecklich sind, wie erwartet.

Der zappelnde Säugling

Einige Säuglinge, besonders Jungen, sind nicht gewillt sich halten oder in irgendeiner Weise nötigen zu lassen. Für diese Kinder ist das Stillhalten beim Einstechen der Nadel weitaus schlimmer als die Nadelung selbst. Diese Säuglinge reagieren besonders gut auf die Akupunktur, aber man braucht einiges Geschick, um die Nadeln zu setzen.

Bitten Sie ein Elternteil den Arm des Kindes zu halten, so dass es Ihre Hand nicht weg schieben oder die gesetzte Nadel herausziehen kann. Lokalisieren Sie schnell den Punkt und behalten Sie ihn im Auge, bis das Kind für den Bruchteil einer Sekunde still hält; setzen Sie jetzt schnell die Nadel und lassen Sie sie los. Das Kind wird weiterhin zappeln und strampeln und Sie sollten warten, bis es sich etwas beruhigt, bevor Sie das *Qi* manipulieren – gewöhnlich wird dies bei einem Kind, das genug Energie hat, derart herumzuzappeln, mit zerstreuender Technik geschehen.

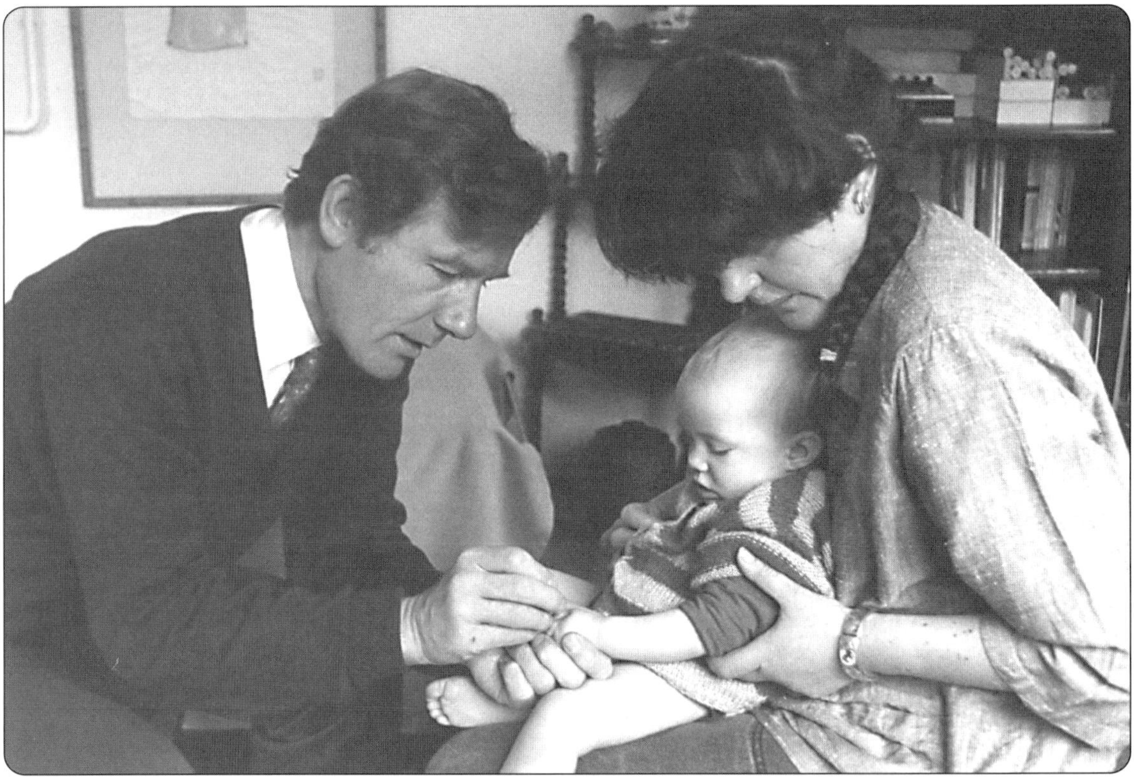

Abb. 5.11 ***Der Säugling wird während der Behandlung auf dem Schoß der Mutter festgehalten***

Zweiter Teil

❖ Behandlung

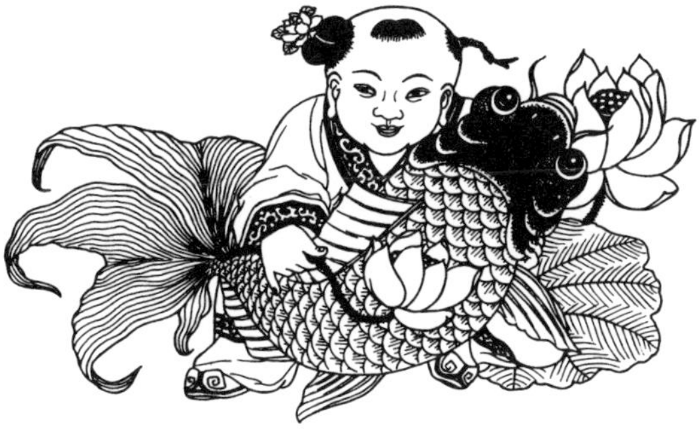

6 ❖ Übersicht der häufigsten Muster bei Kindern

	Muster	Unterscheidungssymptome
	Verdauungssystem	
Obstipation	Fülle	aktiv, starke Schmerzen
	Kälte	blasses Gesicht, nicht sehr schwach
	Leere	schwach, schüchtern
Diarrhö (akut)	äußerer pathogener Faktor	plötzlicher Beginn, häufig infektiös
	Milz- und Magen-*Qi*-Mangel	möglicherweise pathogener Faktor, häufiger Stuhlgang, übler Geruch
	Milz- und Nieren-*Yang*-Mangel	sehr schwach, sieht erschöpft aus, schwere Krankheit
Diarrhö (chronisch)	Funktionsstörung durch Nahrung	möglicherweise chronische, grüne Stühle
	Milz- und Magen-*Qi*-Mangel	intermittierend, chronisch, unverdaute Nahrung im Stuhl
Bauchschmerzen	Kälteangriff	plötzlich, häufig infektiös, Nahrungsmittelunverträglichkeit
	Blockierung	grüne Stühle oder Obstipation
	Organschwäche	sieht schwach aus
	Würmer	Flecken auf der Wange, manchmal Husten
	Blutstau	nach Verletzung oder Operationen
	pathogener Restfaktor	rezidivierende, dumpfe Schmerzen, häufig für ein oder zwei Stunden erschöpft

	Muster	Unterscheidungssymptome
Erbrechen	Nahrungsstau	häufig rezidivierend
	Kälte durch Fülle oder Mangel	mit Bauchschmerzen; kann epidemisch sein
	Magenwasser	erbricht ein wenig nach jeder Mahlzeit
	Magen-Schleim	Zeichen von Schleim
	Hitze	rotes Gesicht
	Yin-Mangel	meistens erschöpft, glänzende Augen
	Nervosität	wenn aufgeregt
	Atemsystem	
Grippe	Wind-Kälte	Kälte-Zeichen
	Wind-Hitze	Hitze-Zeichen
	• mit Schleim	• Husten, nasaler Ausfluss
	• mit Ansammlung	• Verdauung gestört
	• mit Angst	• Klammern
Husten (akut)	Wind-Kälte	Kitzeln im Hals
	Wind-Hitze	schmerzender, wunder Hals
	Wind-Feuchtigkeit	reichlicher nasaler Ausfluss
	Schleim-Hitze	akute Bronchitis mit schmerzender Brust
Husten (chronisch)	Schleim-Feuchtigkeit	verschleimt klingender Husten
	pathogener Restfaktor	harter Husten
	Lungen- und Milz-*Qi*-Mangel	schwacher, wässriger Husten
Asthma (akut)	Spasmus	eindeutiger Anfall, die ganze Brust verkrampft sich, die Muskulatur ist verkrampft
	Schleim	viel Schleim mit gurgelnden Geräuschen
	Heiß	rotes Gesicht, fiebrig

	Muster	Unterscheidungssymptome
Asthma (chronisch vor dem 3. Lebensjahr)	Schleim	viel Schleim zeigt sich
	• nur in der Lunge	• Stuhl und Verdauung normal
	• Nahrungsakkumulation	• unregelmäßige Stühle
	Lungen- und Milz-*Qi*-Mangel	
	• einfach	• Appetitmangel und Lethargie
	• mit starker Unruhe	• Appetitmangel mit starker Unruhe
	pathogener Restfaktor	geschwollene Lymphknoten ohne sichtbaren Schleim
	• kalt	• Kälte-Zeichen
	• heiß	• Hitze-Zeichen
Asthma (chronisch nach dem 5. Lebensjahr)	Lungen-*Qi*-Mangel	weißes Gesicht, häufig infektiös
	Milz-*Qi*-Mangel	Appetitmangel
	pathogener Restfaktor	verhärtete Lymphknoten, keine anderen Hauptsymptome
	Nieren-*Yang*-Mangel	hochgezogene Schultern
	Leber-*Qi*-Stagnation	Verschlimmerung bei Erregung
Tonsillitis (akut)	Wind-Hitze	leichtes Fieber
	Lungen- und Magen-Hitze	*Yang Ming*-Fieber
Tonsillitis (chronisch)	pathogener Restfaktor	geschwollene Lymphknoten, rezidivierende Infekte
	Milz-*Qi*-Mangel	Erschöpfung, rezidivierende Infekte
	Yin-Mangel	Erschöpft, übererregt
Konjunktivitis	Wind-Hitze	Kopfschmerzen, Fieber
	Leber- und Gallenblasen-Feuer	rotes Gesicht, drahtiger Puls
Otitis media (akut)	externer pathogener Faktor	plötzlicher Beginn, oberflächlicher Puls
	Leber- und Gallenblasen-Hitze	plötzlicher Beginn, drahtiger Puls
Otitis media (chronisch)	pathogener Restfaktor (Fülle)	rezidivierend, geschwollene Lymphknoten
	Milz-*Qi*-Mangel	lethargisch, phlegmatisch
	Leber- und Nieren-*Yin*-Mangel	nervös, hyperaktiv

	Muster	Unterscheidungssymptome
Heufieber	aufsteigendes Leber-*Yang*	häufige Wutausbrüche
	pathogener Restfaktor	geschwollene Lymphknoten, graues Gesicht
	Lungen- und Milz-*Qi*-Mangel	schlapp, hat wahrscheinlich Appetitmangel

Verschiedene Störungen

Schlafstörungen	Kälte	Verdauungsstörungen, wacht auf und schreit
	Hitze	Rastlosigkeit, Angst vor Dunkelheit
	Angst	Albträume, bläuliche Verfärbung zwischen den Augen
	Schwäche	wacht alle zwei Stunden auf
Ekzem	Schleim-Feuchtigkeit	nässender Ausschlag, Zeichen von Schleim
	Hitze	rotes Gesicht, Hitzezeichen, hellroter Ausschlag
	Qi- und Blut-Mangel	blasses, schwaches Kind, Ausschlag ist weniger rot
	pathogener Restfaktor	geschwollene Lymphknoten, trockene, pulverige Haut
	Nahrungsakkumulation	Verdauung gestört
	Ansammlung mit Magen-Hitze	großer Appetit, gierig
Entwicklungsstörung	Milz-*Qi*-Mangel	Appetitmangel
	pathogener Restfaktor	geschwollene Lymphknoten
	ungewolltes Kind	scheint sich verloren zu fühlen
Lernschwierigkeiten	Milz- und Nieren-Mangel	zu niedrig angesetzte Ohren, schwache Knochenstruktur
	Qi- und Blut-Mangel	schwach, erschöpft, Appetitmangel
	Schleim-Nässe	Zeichen von Schleim, schlüpfriger Puls
	Hitze attackiert das Herz	rastlos, kann nicht still sitzen
Hyperaktivität	Hitze	kräftig, aber keine Anzeichen von Schleim
	Manie	obszönes Verhalten
	Überstimulation	schwach, dünn
	Hitze im Darm	ständiges Trinken

	Muster	Unterscheidungssymptome
Schielen	Angeboren	
	pathogener Restfaktor	geschwollene Lymphknoten nach einer Fiebererkrankung
	Übererregung	sprunghaft, nervös
	Lähmung	schielt nur in eine Richtung
Krämpfe (akut)	Wind	mit Fieber
	Schleim-Hitze	Zeichen von Blockierung und Schleim
	Nässe-Hitze	akute Diarrhö
	Angst	blaugrüne Färbung irgendwo im Gesicht
Krämpfe (chronisch und petit mal)	Milz-*Yang*-Mangel	blasses Gesicht, sabbern
	Milz- und Nieren-*Yang*-Mangel	blasses Gesicht, Kälte, schlapp, schwache Konstitution
	Leber- und Nieren-*Yin*-Mangel	Hitze-Zeichen
Epilepsie	Angst	blaugrüne Färbung (irgendwo)
	Schleim	viel Schleim
	Blutstase	Hirnschaden
	Milz- und Nieren-*Yang*-Mangel	blasses Gesicht, kalt, schlapp, schwache Konstitution
	Leber- und Nieren-*Yin*-Mangel	Hitze-Zeichen
Enuresis	Kälte im Unteren Tor durch Leere	verträumt, nicht bei der Sache
	Milz- und Lungen-*Qi*-Mangel	leicht verärgert, offensichtlich krank
	Feuchte Hitze	rotes Gesicht, Schmerzen im Harntrakt
	Pathogener Restfaktor	geschwollene Lymphknoten
	Emotional	Unstimmigkeiten in der Familie, Besserung, wenn es von zu Hause weg ist

	Muster	*Unterscheidungssymptome*
Akute Harnwegsinfektion	feuchte Hitze in der Blase	akute Zystitis
	feuchte Hitze in der Leber-Leitbahn	nervös, reizbar, wund
	feuchte Hitze in Magen und Darm	nervös, wund, Fieber
Chronische Harnwegsinfektion	Milz- und Nieren-Mangel	schlaffes Kind, blasses Gesicht, Appetitmangel, lethargisch (oder gelegentlich hyperaktiv)
	Nieren-*Yin*-Mangel	dünnes Kind, reizbar, rote Zunge, rastlos
Störung der Drüsenfunktion	pathogener Restfaktor	Vorgeschichte von Infektionen (Kind)
	Leber-*Qi*-Stagnation	Vorgeschichte von Frustration (Teenager)
	Yin-Mangel	Vorgeschichte von Frustration und Überbeanspruchung (Erwachsener)

7 ❖ Obstipation

Viele Säuglinge und Kinder leiden unter Verstopfung und folglich findet man sie in der klinischen Praxis sehr häufig, entweder als Hauptbeschwerde oder als zusätzliches Symptom einer anderen Erkrankung. Oft genügt es schon, das Verdauungssystem zu regulieren und den Darm zu veranlassen, sich regelmäßig zu öffnen, um die Obstipation bei Erkrankungen wie Bauchschmerz, Schlaflosigkeit, Ekzem, Asthma und vielen anderen zu beseitigen. Die Obstipation ist leicht zu diagnostizieren (s. Appendix 1).

WAS IST OBSTIPATION?

Unter den Therapeuten herrscht keine vollständige Übereinstimmung darüber, was Obstipation ist. Säuglinge sollten zwei- oder sogar dreimal am Tag Stuhlgang haben und lässt ein Säugling einmal einen Tag aus, so nehmen wir an, dass er unter Verstopfung leidet. Zwar mag das gelegentliche Auslassen eines Tages noch keine Behandlung erfordern, jedoch stufen wir diesen Zustand dennoch als Obstipation ein. Dies gilt bis zum Alter von etwa sieben Jahren, danach hat ein Tag ohne Stuhlgang keine Bedeutung.

Einer der Gründe für die Häufigkeit der Obstipation ist, dass sie eine der Manifestationen der Nahrungsakkumulation oder des Milz-*Qi*-Mangels ist, abhängig davon, ob das Kind unter Fülle oder unter Mangel leidet. Ein drittes Muster, das zur Obstipation führen kann, ist Kälte des Darms aufgrund von Schwäche.

FÜLLE-MUSTER

Ätiologie und Pathogenese

Es gibt viele Ursachen für die Obstipation des Fülletypus:

- Überfüttern
- Füttern auf Verlangen
- unregelmäßiges Füttern
- ungeeignete Nahrung während des Abstillens
- zu frühes Abstillen
- temporäre Belastungen für das Kind
- Impfungen
- ungenügende Flüssigkeitsaufnahme

Diese ätiologischen Faktoren sind mit denen der Nahrungsakkumulation identisch, ausgenommen die ungenügende Flüssigkeitsaufnahme. Manche Kinder bemerken gar nicht, dass sie durstig sind und können bei heißem Wetter leicht das Trinken vergessen. Das Ergebnis ist, dass sich die Körperflüssigkeiten ein wenig erschöpfen und der Stuhl hart wird. Es gibt eine sehr schöne Redewendung in der Chinesischen Medizin: „Ein Boot kann ohne Wasser nicht schwimmen.“ Da dieser Zustand mit der Nahrungsakkumulation identisch ist, entspricht auch seine Pathogenese der in Kapitel 3 beschriebenen.

Symptome

- Der Stuhl kann hart sein oder die Obstipation kann sich, was weitaus häufiger auftritt, mit Diarrhö abwechseln: an einem Tag gibt es keinen Stuhlgang und am nächsten Tag ist der Stuhlgang flüssig und übel riechend
- rote Wangen
- kräftiges Kind
- grüner nasaler Ausfluss
- gereizt
- aufgeblähter Bauch
- kann sich heiß anfühlen

Puls: Wenn Sie ihn tasten können, so fühlt sich der Puls manchmal an beiden mittleren Positionen voll an und verweist damit auf eine Stagnation im Mittleren Erwärmer.

Behandlung

Verwenden Sie bei Kindern unter drei Jahren:

Sifeng (M-UE 9)

Bei älteren Kindern sollten Sie Punkte der folgenden Liste verwenden:

Ma 25 (*Tianshu*)	Alarmpunkt (*Mu*-Punkt) des Dickdarms
SJ 6 (*Zhigou*)	Bewegt das *Qi* im Darm
Ren 12 (*Zhongwan*)	Bewegt das *Qi* im Darm
Gb 34 (*Yanglingquan*)	Bewegt das *Qi* im Mittleren und Unteren Erwärmer
Di 4 (*Hegu*)	Bewegt das *Qi* im Darm
Bl 57 (*Chengshan*)	Bewegt das *Qi* im Anus

Methode: An allen Punkten wird eine bewegende Technik verwendet. Von schweren Fällen abgesehen, sind drei Punkte gewöhnlich völlig ausreichend. Eine Kombination, die wir sehr häufig verwenden ist: SJ 6 (*Zhigou*), Gb 34 (*Yanglingquan*) und Ma 25 (*Tianshu*).

Prognose: Die Reaktion auf die Behandlung kann bei Kindern unter drei Jahren sehr heftig ausfallen. Findet die Behandlung am Morgen statt, so ist es üblich, dass das Kind während des Tages drei- bis viermal sehr übel riechenden Stuhlgang hat. Wird am Nachmittag behandelt, so kann es zu Stuhlgang während der Nacht und zu gestörtem Schlaf kommen. Häufig ist das Kind für ein bis zwei Tage sehr gereizt und nervös. Sie sollten die Eltern vor diesen Reaktionen warnen, da sie sich sonst unnötigerweise Sorgen machen. Bei älteren Kindern fallen die Reaktionen für gewöhnlich nicht so heftig aus.

Obstipation

Überessen
Unregelmäßiges Essen
Füttern auf Verlangen
Rohe/schwer verdauliche Nahrung
— Nahrung häuft sich auf — Nahrungsakkumulation

Schwäche
Schlechte Ernährung
Anhaltende Nahrungsakkumulation
Rezidivierende Erkrankungen
Schwierige Geburt
— Schwäche von Magen und Milz — Milz-*Qi*-Schwäche

MANGEL-MUSTER

Ätiologie und Pathogenese

- lang anhaltende Nahrungsakkumulation
- rezidivierende Erkrankungen
- Impfungen
- Anästhetika während der Geburt oder später schwächen das *Qi*

- schwache Konstitution
- schwaches *Qi* der Mutter (Überarbeitung während der Schwangerschaft)
- lange Geburt
- Anämie der Mutter

Wir haben gerade gesehen, dass die Obstipation des Fülletypus die gleiche Ätiologie und Pathogenese hat wie die Nahrungsakkumulation. In ähnlicher Weise verhält es sich mit der Obstipation des Mangeltypus und dem Milz-*Qi*-Mangel (s. Kapitel 3), auch hier sind Ätiologie und Pathogenese gleich. Das *Qi* des Kindes wurde geschwächt, so dass einfach nicht genügend *Qi* vorhanden ist, um die Nahrung durch den Darm zu bewegen. Dies führt zu Obstipation. Mit anderen Worten, die Transportfunktion der Milz ist einfach zu schwach. Eine schwache Milz führt darüber hinaus zu Appetitmangel und zur Bildung von Feuchtigkeit und Schleim im Körper. Gepaart mit der Tatsache, dass nicht genügend *Qi* vorhanden ist, um äußere pathogene Faktoren zu bekämpfen, führt dies zu rezidivierenden Erkrankungen wie Husten und Erkältungen, die ihrerseits das *Qi* noch weiter schwächen.

Symptome

- kann für mehrere Tage hintereinander verstopft sein
- Schwierigkeiten bei der Defäkation
- der Stuhlgang kann locker oder hart sein, riecht aber in der Regel nicht übel
- lethargisch
- schlaff
- blass
- anfällig für Husten und Erkältungen

Puls: schwach
Zunge: blass

ANMERKUNG

Im Allgemeinen haben Kinder, die an einer Obstipation vom Mangeltypus leiden, wesentlich länger keinen Stuhlgang als Kinder mit einer Obstipation vom Fülletypus. Fünf bis sieben Tage ohne Stuhlgang sind keine Seltenheit. Wir haben einmal einen Säugling behandelt, der nur alle zwei Wochen Stuhlgang hatte.

Behandlung

Behandlungsprinzip: Das Verdauungssystem und die Milz tonisieren

Typische Punkte sind:

Ma 36 (*Zusanli*) Ren 12 (*Zhongwan*) Mi 6 (*Sanyinjiao*)	Tonisieren das Milz-*Qi*
Bl 20 (*Pishu*)	Rücken-*Shu*-Punkt der Milz

Methode: Alle Punkte können genadelt werden, es ist jedoch üblich, an Ren 12 (*Zhongwan*) indirekte Moxibustion zu verwenden. Vermeiden Sie während der ersten Behandlungen die Nadelung von Bl 20 (*Pishu*) und verwenden Sie ihn nur, wenn das Kind sehr erschöpft ist, da Kinder die Punkte am Rücken hassen.

Prognose: ganz allmählich wird das *Qi* des Kindes zunehmen und Verdauung und Stuhlgang werden regelmäßiger werden. In der Regel sind etwa zehn Behandlungen erforderlich, besonders dann, wenn das Kind Westliche Medikamente nimmt – z. B. Antibiotika, die das Milz-*Qi* zusätzlich erschöpfen. Diese Medikamente arbeiten gegen Sie. Es ist eher selten, dass die Behandlung eine heftige Reaktion auslöst.

ANMERKUNG

Verwenden Sie zur Behandlung der Obstipation vom Mangeltypus nicht *Sifeng* (M-UE 9), da dieser Punkt das *Qi* verteilt. Nadeln Sie *Sifeng* (M-UE 9) beim Mangeltypus trotzdem, wird die Obstipation häufig noch verstärkt und es kann passieren, dass das Kind für mehr als eine Woche keinen Stuhlgang hat.

KÄLTE DES DARMS DURCH MANGEL-MUSTER

Ätiologie und Pathogenese

- Verzehr eiskalter Nahrungsmittel
- Trinken eiskalter Getränke

Es mag zwar noch andere Faktoren geben, die zur Ätiologie dieses Zustandes beitragen, aber die Ernährung ist hier die augenfälligste Ursache. Verstärkend wirken kann zudem der Verzehr von Nahrungsmitteln von allgemein schlechter Qualität, die viel kalte Energie enthalten.

Das *Qi* des Magens wird sowohl durch den Verzehr energetisch kalter Nahrungsmittel als auch durch kalt serviertes Essen geschwächt. Zusätzlich zum Mangel an *Qi*, das nicht ausreicht, um den Stuhl durch den Darm zu bewegen, sammelt sich Kälte im Darm an, die ihrerseits die Darmbewegung einschränkt.

Dieses Muster unterscheidet sich vom Milz-*Qi*-Mangel dadurch, dass das Gesamt-*Qi* des Kindes stark ist. Kinder mit einer Kälte des Darms durch Mangel können sogar einen sehr guten Appetit und viel Energie besitzen. Das Problem ist auf den Darm beschränkt.

Symptome

- blasses Gesicht
- gute Energie
- der Appetit kann schwach oder akzeptabel sein
- gewöhnlich ein hoher Anteil von kalten und minderwertigen Nahrungsmitteln in der Ernährung
- Stuhlgang meist jeden zweiten Tag; es kann aber auch tagelang zu Obstipation kommen
- der Stuhl kann trocken und die Defäkation schwierig sein
- Bauchschmerzen sind möglich

Puls: schwach oder gespannt. Manchmal voll und schlüpfrig an beiden mittleren Positionen.

Zunge: häufig blass

Behandlung

Behandlungsprinzip: Den Darm tonisieren, selbst wenn das Gesamt-*Qi* des Kindes gut ist. In die Punktauswahl sollten eingeschlossen sein:

Ma 36 (*Zusanli*)
Ren 12 (*Zhongwan*)

Methode: Verwenden Sie eine tonisierende Technik an diesen Punkten sowie Moxibustion am Punkt Ren 12 (*Zhongwan*). Zusätzlich müssen Ernährungsempfehlungen erteilt werden: regelmäßige Mahlzeiten, keine kalten oder minderwertigen Nahrungsmittel sind notwendige Maßnahmen für einen Heilerfolg.

Prognose: Drei bis fünf Behandlungen reichen gewöhnlich aus, um die Darmfunktion zu regulieren. Es ist allerdings möglich, dass der Zustand sich zu einer Nahrungsakkumulation wandelt, wenn das Kind in anderer Beziehung dem Fülletypus zuzurechnen ist. Wenn dies geschieht, müssen Sie diese Störung entsprechend behandeln.

RATSCHLÄGE FÜR FÜLLE- UND MANGEL-MUSTER

Bei der Behandlung der Obstipation ist es wichtig, die Eltern zu beraten, besonders in Fragen der Ernährung. Bei Fülle-Mustern genügt meist eine einfache Umstellung der Ernährung, damit das Problem nicht wieder auftaucht. Zum Beispiel die Vermeidung von Vollwertnahrung und Rohkost. Bei Mangel-Mustern ist es wichtig, die Eltern anzuweisen, leicht verdauliche Nahrungsmittel zu verwenden und Nahrungsmittel zu vermeiden, die die Milz überbeanspruchen, etwa Bananen, Kuhmilch und Erdnüsse. Für beide Muster ist es wichtig, dass das Kind regelmäßig und nicht zu viel isst. Zusätzlich muss dafür gesorgt werden, dass das Kind genügend Flüssigkeit zu sich nimmt, besonders bei heißem Wetter. Wir fassen hier die Hauptpunkte noch einmal zusammen:

- regelmäßiges Füttern (keine kleinen Zwischenmahlzeiten)
- Überfüttern vermeiden
- auf leicht verdauliche Nahrungsmittel achten

Im Zweifelsfalle sollten Sie die Einführung neuer Nahrungsmittel verschieben, bei Krankheit die Nahrungsmenge reduzieren und zu früheren Ernährungsmustern zurückkehren.

Obstipation ist häufig ein Problem, das während des Abstillens auftritt. Einige Säuglinge haben wirklich Schwierigkeiten bei der Ernährungsumstellung und es mag notwendig sein, der Ernährung etwas Stuhlgangförderndes hinzuzufügen. Wir empfehlen z. B. Pflaumensaft oder den etwas stärker wirkenden Feigensirup. Wenn es zu einer Obstipation gekommen ist, ziehen wir einfache diätetische Mittel den medizinischen Kräutern vor, deren Einsatz wir uns für hartnäckige Fälle vorbehalten.

ANMERKUNG

- Für eine Fallstudie zur Obstipation, siehe Fall 10 in Kapitel 47.

8 ❖ Diarrhö

EINLEITUNG

Die Diarrhö ist bei Säuglingen eine potenziell sehr gefährliche Erkrankung. In schweren Fällen kann sie sich zu chronischen Krämpfen entwickeln (siehe Kapitel 39) und sogar zum Tod führen. In Entwicklungsländern ist die Diarrhö (gewöhnlich in Form der Dysenterie) die Hauptursache der Kindersterblichkeit. Diesem düsteren Bild stehen die positiven Wirkungen der Akupunktur bei der Heilung aller Formen der Diarrhö gegenüber. Der Einsatz der Akupunktur bei der Behandlung der bakteriellen Dysenterie war einer der Wendepunkte in der Akzeptanz der Akupunktur, sowohl innerhalb Chinas während des Bürgerkrieges, als auch außerhalb Chinas durch die Weltgesundheitsorganisation. Viele Studien haben gezeigt, dass die Akupunktur bei der Behandlung dieser Erkrankung zumindest genauso wirksam ist wie die Westliche Medizin oder chinesische Kräuter.

Wir weichen hier von der traditionellen Form der Darstellung der Diarrhö insofern ab, als wir bei diesem Thema eine akute und eine chronische Variante unterscheiden. Bei der akuten Form bekommt ein Kind, das normalerweise nicht unter Diarrhö leidet, plötzlich heftigen Durchfall. Der Stuhlgang ist im Allgemeinen wässrig und häufig, möglicherweise vielmals am Tag. Die akute Diarrhö wird in drei Stadien unterteilt, von denen das dritte Stadium das schwerste ist. In ihrer chronischen Ausformung besteht das Problem schon seit mehreren Wochen oder Monaten, jedoch ist mit diesem Typ der Diarrhö nicht das Gefühl eines Notfalles verbunden und die Symptome können kommen und gehen.

AKUTE DIARRHÖ

Die akute Diarrhö tritt plötzlich auf. Sie ist häufig die Folge einer Epidemie, also eines grassierenden ‚Bazillus' oder einer schweren Erkrankung wie Typhus oder Dysenterie. Sie kann von starken Schmerzen und Fieber begleitet werden. Die akute Diarrhö vermittelt den Eindruck eines echten Notfalls. Sie spüren, dass etwas ganz und gar in Unordnung geraten ist und korrigiert werden muss oder es wird zu ernsthaften Konsequenzen kommen. Dieses Gefühl ist vollkommen richtig, denn unbehandelt kann ein Kind an einem schweren Anfall sterben.

Es gibt drei ihrem Schweregrad nach progrediente Formen der akuten Diarrhö, die im Folgenden besprochen werden.

Stadium eins Eindringen von Feuchtigkeit. Dies wird durch das Eindringen eines äußeren pathogenen Faktors verursacht und schließt nach Westlicher Medizin die Kategorie der Infektion, sowie den Verzehr von kontaminierten Nahrungsmitteln ein oder bezieht sich auf Nahrungsmittel, die dem Kind einfach nicht zuträglich sind, z. B. Curry oder Melonen. In diesem Stadium lassen sich zwei Submuster unterscheiden, eines ist Kälte und das andere Hitze.

Beide Submuster weisen ein Feuchtigkeitselement auf und es gibt zwei Redewendungen in der Chinesischen Medizin, die auf diese Muster zutreffen: „Ohne Feuchtigkeit gibt es keine Diarrhö" und „Ein Übermaß an Feuchtigkeit führt zu den fünf Formen der Diarrhö." Da der Milz Trockenheit zuträglicher ist und sie Schwierigkeiten mit Feuchtigkeit hat, kann die pathogene Feuchtigkeit sehr leicht das *Yang* der Milz behindern. Wenn dies geschieht, wird die Fähigkeit der Milz, die Flüssigkeiten umzuwandeln, beeinträchtigt und Wasser und Feuchtigkeit akkumulieren und fließen als Durchfall abwärts.

Das Muster der feuchten Kälte ist die Manifestation einer Nahrungsmittelvergiftung, einer Enteritis, des Verzehrs von zu viel energetisch kalter Nahrung oder einfach das Ergebnis einer Unterkühlung. Das Hitze-Muster verweist auf eine Dysenterie, auf sommerliche Überhitzung, z. B. auf einen Sonnenstich oder, wie es auf chinesisch heißt, auf ‚Sommerhitze' oder auf scharfe Nahrungsmittel wie Curry. Dies sind jedoch keine strengen Unterscheidungsmerkmale und man muss die jeweilige Manifestation genauestens erfassen.

Stadium zwei Der Milz-*Qi*-Mangel wird als zweites Stadium einer akuten Diarrhö betrachtet. In den chinesischen Texten und all den traditionellen Chinesischen Büchern zur Medizin, die wir durchgesehen haben, wird aber keine Unterscheidung getroffen zwischen dem Milz-*Qi*-Mangel während eines akuten Diarrhöanfalles und dem, eines chronischen Zustandes. Wir haben jedoch das Gefühl, dass es sinnvoll ist, sie voneinander zu trennen, denn obwohl die Behandlung grundsätzlich die gleiche ist, so sind doch die Situationen sehr unterschiedlich. Vor allem liegen bei dem akuten Anfall immer ein pathogener Faktor und gleichzeitig ein Milz-*Qi*-Mangel vor. Aus diesem Grund können, wie wir noch sehen werden, bei einem Milz-*Qi*-Mangel übel riechende Stühle auftreten.

Während des Angriffs eines äußeren pathogenen Faktors wird das Kind durch den kontinuierlichen Verlust an Stuhl und Körperflüssigkeiten sehr schnell geschwächt und dieser Zustand schreitet innerhalb von Tagen oder, wenn das Kind prinzipiell schwach ist, innerhalb von Stunden zum Milz-*Qi*-Mangel fort. Es handelt sich bei diesem Zustand um ein Mischmuster aus Fülle und Mangel, bei dem der Mangel dominiert. Der Mangelzustand resultiert aus der Erschöpfung des Kindes und die Fülle ist Folge der Anwesenheit des pathogenen Faktors. Als Konsequenz behalten die Symptome die charakteristischen Merkmale des ursprünglichen pathogenen Faktors bei. Handelte es sich also bei dem ursprünglichen pathogenen Faktor um feuchte Hitze mit heißen, übel riechenden Stühlen, werden die Stühle aufgrund des weiterhin bestehenden pathogenen Faktors heiß und übel riechend bleiben, obwohl wir es jetzt mit einem Milz-*Qi*-Mangel zu tun haben. Es ist wichtig, in diesen Fällen den Milz-*Qi*-Mangel zu behandeln, da ein Zerstreuen der Hitze das Kind weiter schwächen könnte.

Stadium drei Der Nieren- und Milz-*Yang*-Mangel ist das dritte und schwerste Stadium dieser Erkrankung. Das Kind hat durch die Diarrhö so viel an Flüssigkeit verloren, dass das *Yang* in Mitleidenschaft gezogen wurde. Unbehandelt führt dieses Stadium zum Tode.

Ätiologie und Pathogenese

Stadium eins Feuchtigkeit kann viele Entstehungsursachen haben, wobei die häufigsten feuchtes Wetter und Feuchtigkeit bildende Nahrungsmittel sind, z. B. Milchprodukte oder eine äußere pathogene Ursache wie verunreinigtes Wasser. Feuchtigkeit behindert sehr schnell das *Yang* der Milz und beeinträchtigt ihre Funktion, die Flüssigkeiten zu transformieren. Wasser und Feuchtigkeit sammeln sich an, sinken nach unten und verursachen Durchfall.

Feuchtigkeit kann sich mit Hitze oder Kälte verbinden und so zu feuchter Hitze oder feuchter Kälte führen. Verbindet sich Feuchtigkeit mit Kälte, finden sich die typischen Kältezeichen: ein weißes Gesicht, Frösteln und krampfartige Schmerzen. In Kombination mit Hitze kommt es häufig zu Fieber und der Stuhl hat einen fauligen Geruch und brennt.

FEUCHTE KÄLTE

Es gibt drei Hauptursachen für die mit feuchter Kälte assoziierte Diarrhö:

1. Kalter Wind greift den unbedeckten Bauch an. Kleine Kinder scheinen kaum zu bemerken, wie kalt ihnen werden kann. Glücklich springen sie auch an einem kühlen Abend herum, blau und mit Gänsehaut,

ohne dass ihnen bewusst wäre, dass sie frieren. Häufig tragen Kinder schlecht sitzende Kleidung oder ziehen sich bei unpassenden Temperaturen aus, sodass die unbedeckten Körperbereiche auskühlen. Folglich kann Wind-Kälte in den Körper eindringen und Magen und Darm befallen. Dadurch wird das *Yang Qi* geschwächt und die Regulation des gesamten *Qi* gestört. Dies beeinträchtigt dann die Verdauung und führt zu Durchfall.

2. Verdorbene Nahrungsmittel sind ihrer Natur nach häufig kalt und führen zu Diarrhö aufgrund von feuchter Kälte. Es handelt sich sozusagen um eine Nahrungsmittelvergiftung. Eine Salmonellenvergiftung und auch die Cholera führen z. B. zu diesem Muster.
3. Kalte Nahrungsmittel oder Nahrungsmittel mit energetisch kaltem Charakter (siehe Appendix 2), die in großen Mengen konsumiert werden, können zu diesem Muster führen – z. B. ein riesiger Becher Eis oder eine große Menge an Pflaumen. Kälte dringt in Magen und Darm ein und blockiert den Fluss des *Qi*. Die Funktion der Milz wird beeinträchtigt und der gesamte *Qi*-Mechanismus gerät durcheinander, was zu einer Diarrhö führt.

FEUCHTE HITZE

Auch für die Diarrhö aufgrund von feuchter Hitze gibt es drei Hauptursachen:

1. Sommerhitze entsteht, wenn sich das Kind sehr stark überhitzt, was häufig im Sommer geschieht, nachdem sich das Kind einen Sonnenbrand oder Sonnenstich zugezogen hat. Theoretisch kann dies jedoch jederzeit passieren, wenn sich das Kind aus irgendeinem Grund überhitzt. In China sind sowohl das Sommer- als auch das Herbstwetter heiß. Die starke Hitze kann sehr heftiges Schwitzen verursachen, das die Körperflüssigkeiten verbraucht und das Ersetzen dieser Flüssigkeiten beansprucht die Milz so sehr, dass die Wasserbalance aus dem Gleichgewicht gerät, was wiederum zu einer starken Diarrhö führt.
2. Der Verzehr von viel scharfen Nahrungsmitteln kann ebenfalls zu diesem Typ der Diarrhö führen.
3. Ebenso können sich auch hier kontaminierte Nahrungsmittel, kontaminiertes Wasser, Typhus und Dysenterie als Diarrhö vom Typus der feuchten Hitze manifestieren.

Feuchtigkeit und Hitze, die eine Vielzahl von Ursachen haben können, sammeln sich im Körper an und die Funktionen von Magen und Milz – das Verrotten und Reifen der Nahrung – werden gestört und die Nahrung beginnt sehr schnell zu faulen. Die Konsequenz sind nicht nur lockere, sondern auch faulig riechende Stühle. Schließlich führt Hitze zu brennenden Schmerzen und Fieber.

Stadium zwei Nach dem Angriff durch einen äußeren pathogenen Faktor kann das Kind sehr schnell erschöpft und die Verdauung gestört werden, da die Milz geschwächt und ihre Funktion daher beeinträchtigt ist. Häufig wird dies durch die Einnahme von Antibiotika noch verstärkt, die wegen ihrer kalten und feuchten Natur den Zustand verschlimmern und die Milz noch weiter schwächen.

All dies kann innerhalb einer sehr kurzen Zeit geschehen, in Abhängigkeit von:

- der Schwere des Angriffs. Je stärker der pathogene Faktor ist, desto schneller der Übergang zu Stadium zwei.
- der Stärke des Kindes oder Säuglings. War das Kind schon vor dem Angriff schwach, so wird es sich rasch zu Stadium zwei und sogar zu Stadium drei hin entwickeln, wenn es nicht entsprechend behandelt wird.

Der äußere Angriff durch feuchte Hitze oder feuchte Kälte schädigt die Milz, die dadurch in ein Energiedefizit gerät. Ist ihre Funktion des Transportierens und Transformierens der Flüssigkeiten einmal gestört, beginnen Wasser und Feuchtigkeit zu akkumulieren und verursachen eine Diarrhö. Da der pathogene Faktor immer noch vorhanden ist, weisen die Symptome dieses Stadiums gleichfalls weiterhin die typischen Merkmale des ursprünglichen pathogenen Faktors auf, also entweder Merkmale von feuchter Hitze oder von feuchter Kälte.

Stadium drei Dieses Stadium folgt dem Zweiten, nachdem das *Qi* der Milz in einen Mangelzustand geraten ist. Das dritte Stadium ist sehr gefährlich und führt zum Tod, wenn es nicht unverzüglich behandelt wird. In der Praxis wird man ihm kaum begegnen, da diese Kinder für gewöhnlich als Notfall zur Rehydration in ein Krankenhaus eingeliefert werden.

Die Diarrhö hat sich fortgesetzt und das *Yang* von Nieren und Milz geschwächt. Dieses Muster kann sich bei einem kleinen Säugling innerhalb weniger Tage entwickeln. Dies kann geschehen, wenn die ursprüngliche Diarrhö sehr stark war oder wenn das Kind vor deren Auftreten entweder konstitutionell, oder durch eine lange Krankheit geschwächt war. Als Folge erschöpft sich das Feuer des Tores der Lebenskraft (*Mingmen*) und versagt darin, die Milz zu wärmen. Die unverdaute Nahrung wandelt sich in Feuchtigkeit um und es kommt zu einem allgemeinen Kältegefühl sowie zu Diarrhö. Die Diarrhö verschlimmert sich, wenn das Kind müde ist.

Symptome

Stadium eins Zu den allgemeinen Zeichen gehören:

- plötzlicher Beginn
- üblicherweise eine Epidemie an der Schule
- kann feuchtem Wetter ausgesetzt gewesen sein (vom Regen überrascht)

FEUCHTE KÄLTE

- die Stühle riechen kaum
- die Stühle sind wässrig, reichlich und von heller, blasser oder grüner Farbe
- krampfartige Schmerzen im Abdomen (Borborygmus)
- weißes Gesicht
- fühlt sich kalt, fröstelt
- isst möglicherweise häufig energetisch kalte Nahrungsmittel (Bananen, Gurken)
- möglicherweise liegt niedriges Fieber vor
- möglicherweise weißer, wässriger nasaler Ausfluss und leichter Husten
- kein Durst

Zungenbelag: weiß, feucht
Puls: oberflächlich
Fingervene: breit, rot

FEUCHTE HITZE

- Stühle riechen faulig
- schmerzhafte Defäkation, möglicherweise weint das Kind dabei
- Stühle sind wässrig und kaum geformt mit Resten unverdauter Nahrung oder Flüssigkeitseinschlüssen
- kann bis zu zehn Tage anhalten, während derer der Anus rot, entzündet und wund wird
- möglicherweise tritt Fieber auf
- der Urin kann spärlich und gelb sein

Zungenkörper: rot
Zungenbelag: gelb, fettig
Puls: oberflächlich, schnell
Fingervene: dick, violett

Stadium zwei

- Lethargie
- blasses Gesicht
- kein Appetit
- das Kind wirkt erschöpft, schläft gern während des Tages
- tief liegende Augen
- dehydriert
- schlaffe Arm- und Beinmuskulatur
- in schweren Fällen taucht die Diarrhö bei jeder Nahrungsaufnahme auf
- während des Schlafens ist das Weiße der Augen sichtbar
- die Stühle sind wässrig und enthalten entweder unverdaute Nahrung und Flüssigkeitseinschlüsse, weiße Klumpen in der Windel oder Nahrungspartikel und halb Verdautes.

Zungenkörper: blass
Zungenbelag: dünn, weiß
Puls: tief, kraftlos

Wie schon erwähnt, kann sich das Muster des Milz-*Qi*-Mangels mit unterschiedlichen Symptomen darstellen, abhängig davon, ob das erste Stadium durch feuchte Hitze oder feuchte Kälte ausgelöst wurde. Bei einem Angriff durch feuchte Kälte finden sich:

- Stühle, die kaum riechen, sind reichlich und wässrig
- krampfartige Magenschmerzen
- dem Kind ist kalt und es hat ein weißes Gesicht

Bei einem Angriff von feuchter Hitze:

- die Stühle riechen faulig und die Defäkation ist schwierig
- es gibt Hitzezeichen wie ein rotes Gesicht und möglicherweise Fieber

Stadium drei

- anhaltende chronische Diarrhö, häufig begleitet von einem Prolaps des Anus
- sofort nach der Nahrungsaufnahme setzt die Diarrhö ein, im Stuhl findet sich unverdaute Nahrung
- Gesicht und Gliedmaßen sind kalt; es besteht eine Abneigung gegen Kälte
- Gemütszustand und Elan des Kindes sind gedrückt und schwach
- ‚Drei weiße Augen' – das Weiße der Augen zeigt sich links, rechts und unterhalb der Iris und ist auch während des Schlafes sichtbar. Dies ist ein Zeichen der Nieren-Schwäche, in der Makrobiotik als Sanpaku bekannt.

Zungenkörper: blass
Zungenbelag: dünn, weiß
Puls: verschwindend, dünn

In extremen Fällen können entweder das *Yin* oder das *Yang* oder beide geschädigt sein. Zu den charakteristischen Symptomen eines geschädigten *Yin* gehören:

- tief liegende Augen
- trockene und heiße Haut
- sehr gedrückter, matter oder erregter Gemütszustand
- spärlicher Urin
- Durst
- die Diarrhö hat eine gelbe Farbe
- rote Lippen

Zungenkörper: dünn, trocken
Puls: verschwindend, schnell

Zu den charakteristischen Symptomen eines geschädigten *Yang* (*Yang*-Kollaps) gehören:

- wässrige Stühle
- farbloses Gesicht
- extrem kalte Gliedmaßen
- spontan auftretender kalter Schweiß

Zungenkörper: blass, farblos
Puls: tief, dünn

Zu den charakteristischen Symptomen eines geschädigten *Yin* und *Yang* gehören:

- aschfahles Gesicht
- extrem kalte Gliedmaßen
- das Erbrechen nimmt zu und die Diarrhö nimmt ab
- Tendenz, mehr und mehr zu schlafen, zunehmende Somnolenz
- Muskelzucken und Krämpfe
- tränenloses Weinen

Zungenkörper: hellrot
Puls: tief, dünn

Behandlung

Stadium eins

HAUPTPUNKTE

Die Hauptpunkte zur Behandlung aller Formen der Diarrhö sind:

Ma 25 (*Tianshu*)	Alarmpunkt (*Mu*-Punkt) des Dickdarms
Ma 36 (*Zusanli*)	Harmonisiert den Darm und tonisiert die Milz

Zu anderen häufig verwendeten Punkten gehören:

Ren 12 (*Zhongwan*)	Fördert die Milz und beendet die Diarrhö
Di 11 (*Quchi*)	Reguliert den Darm
Bl 20 (*Pishu*)	Beide Punkte stärken die Milz und
Bl 21 (*Weishu*)	lösen Feuchtigkeit auf
Bl 25 (*Dachangshu*)	Rücken-*Shu*-Punkt des Dickdarms
Du 1 (*Changqiang*)	Sendet das *Qi* aufwärts und beendet die Diarrhö

Methode: Verwenden Sie bei Stadium eins der Diarrhö die neutrale und bei Stadium zwei die tonisierende Technik.

FEUCHTE KÄLTE

Behandlungsprinzip: Die Kälte zerstreuen, die Feuchtigkeit umwandeln und den pathogenen Faktor vertreiben

Dieses Muster löst sich üblicherweise von selbst auf, es sei denn, es ist ungewöhnlich stark. In diesem Fall muss sehr schnell behandelt werden. Verwenden Sie die Hauptpunkte der obigen Liste und:

Ren 6 (*Qihai*)

Methode: Sie können die Punkte sowohl nadeln als auch moxen.

Eine Kombination von Ren 6 (*Qihai*) und Ma 25 (*Tianshu*) mit Moxa und Nadelung ist in diesem Fall sehr wirksam. Häufig ist es hilfreich, sowohl Punkte des Abdomens, als auch Fernpunkte einzusetzen, ebenfalls in einer Kombination von Moxibustion und Nadelung. Sie können zum Beispiel Ma 36 (*Zusanli*) verwenden und zusätzlich Ma 25 (*Tianshu*) und Ren 12 (*Zhongwan*) für drei Minuten indirekt moxen. Die Nadelung erfolgt üblicherweise mit neutraler Technik, es sei denn, der Schmerz ist sehr stark.

Prognose: Dieser Zustand geht häufig auch ohne Behandlung vorüber. Ist er jedoch ungewöhnlich heftig, muss rasch behandelt werden. Bei einem einigermaßen gesunden Kind sollte sich eine Verbesserung des Zustandes innerhalb von drei Behandlungen zeigen.

FEUCHTE HITZE

Behandlungsprinzip: Die Hitze beseitigen und die Feuchtigkeit umwandeln. Verwenden Sie zusätzlich zu den schon genannten Punkten:

Ma 44 (*Neiting*)	Fördert die Milz, löst Feuchtigkeit auf und beseitigt Hitze
Mi 9 (*Yinlingquan*)	Beseitigt feuchte Hitze
Du 1 (*Changqiang*)	Stoppt die Diarrhö und den Schmerz im Anus
Du 10 (*Lingtai*)	

Verwenden Sie bei hohem Fieber:

Du 14 (*Dazhui*)
Di 11 (*Quchi*)

Methode: Alle Punkte werden zerstreuend genadelt, um die Hitze zu beseitigen. Moxibustion wird nicht eingesetzt. Die Behandlung sollte täglich, in schweren Fällen auch zweimal täglich erfolgen. Eine mögliche Kombination könnte die Punkte Ma 25 (*Tianshu*) und Ma 44 (*Neiting*) einschließen. Führen Sie bei sehr hohem Fieber einmal täglich das Blutenlassen an den Brunnenpunkten (*Jing*) durch.

Prognose: Die Entwicklung der Diarrhö hängt sehr stark von ihrer Ursache ab. Ist die Ursache eine epidemische Infektion, dann gibt es keine allgemeine Regel für die Anzahl der benötigten Behandlungen, da einige Epidemien eher mild, andere sehr heftig verlaufen. Im Fall von Dysenterie und Typhus sollten die Symptome innerhalb von drei Tagen unter Kontrolle gebracht sein, die Behandlung jedoch für 10 Tage fortgesetzt werden.

DER PRAXISALLTAG

Im Praxisalltag ist es jedoch leider so, dass die Kinder denen man hier begegnet, nicht immer ein so klares Bild zeigen, wie die Muster des ersten Stadiums es erwarten lassen würden. Sehr häufig zeigt das Kind weder ausgeprägte Hitze- noch starke Kältezeichen, sondern liegt irgendwo dazwischen. Behandeln Sie in diesen Fällen gezielt die Diarrhö, indem Sie Punkte wie Ma 25 (*Tianshu*) und Ma 36 (*Zusanli*) verwenden. An den Punkten des Abdomens sollten Sie Moxa einsetzen. In der Regel reicht dies aus, um den Anfall zu beenden. Wenn das Kind in der Folge Hitze- oder Kältemuster entwickelt, behandeln Sie entsprechend dieser Entwicklung.

Stadium zwei

Behandlungsprinzip: Nähren Sie bei allen Mustern die Milz und beenden Sie die Diarrhö. Bei feuchter Kälte sollten Sie zusätzlich die Milz tonisieren, die Kälte zerstreuen und die Diarrhö beenden. Bei feuchter Hitze sollten Sie ebenfalls die Milz tonisieren, die Diarrhö beenden und den pathogenen Hitzefaktor beseitigen.

Es handelt sich hierbei um eine schwere Erkrankung, die dringender Behandlung bedarf. Ist das Kind dehydriert, dann setzen Sie zur Rehydrierung eine in der Apotheke erhältliche Kochsalzlösung ein.

Sie können an den genannten Hauptpunkten Akupunktur verwenden, um die Milz zu tonisieren, aber achten Sie sorgfältig auf Ihre Nadeltechnik. Sie müssen eine tonisierende Technik verwenden, denn wenn Sie das *Qi* verteilen, kann dies sehr gefährlich sein.

Tasten Sie den Magen ab. Fühlt er sich kalt an, kann Moxibustion eingesetzt werden, entweder allein oder unter Verwendung von Ingwer. Fühlt sich der Magen heiß an, dann verwenden Sie Akupunktur ohne Moxibustion. Eine Musterkombination wäre Ma 36 (*Zusanli*), Ma 25 (*Tianshu*) und Ren 12 (*Zhongwan*). Letzterer sollte gemoxt werden, besonders wenn sich der Magen kalt anfühlt.

Prognose: Ist der Körper des Kindes sehr stark erschöpft, kann es 10 – 20 Behandlungen erfordern, um ihm seine Kraft zurückzugeben.

Stadium drei

Behandlungsprinzip: Ungeachtet des Musters müssen Sie immer die Milz tonisieren und die Nieren wärmen. Ist das *Yang* geschädigt, so sollten Sie zusätzlich das *Yang* wärmen und tonisieren. Bei einem geschädigten *Yin* müssen Sie die Hitze beseitigen und das *Yin* stärken. Sind sowohl *Yin* als auch *Yang* geschädigt, vermehren Sie das *Qi* und fangen Sie den Kollaps ab, zerstreuen Sie die Kälte und stellen Sie das *Yang* wieder her. Alternativ können Sie auch Milz und Nieren wärmen und stärken.

Die akute Diarrhö schädigt in der Regel das *Yin*, da die Flüssigkeiten sich sehr schnell erschöpfen, sie kann aber auch das Nieren-*Yang* verletzen. Da die akute Diarrhö so rapide und mit solcher Heftigkeit einsetzen kann, führt sie schnell zu einem Mangel an *Yin* und an *Yang*. Dies ist ein sehr schwerer Zustand, besonders bei jungen Säuglingen und muss unbedingt sofort behandelt werden.

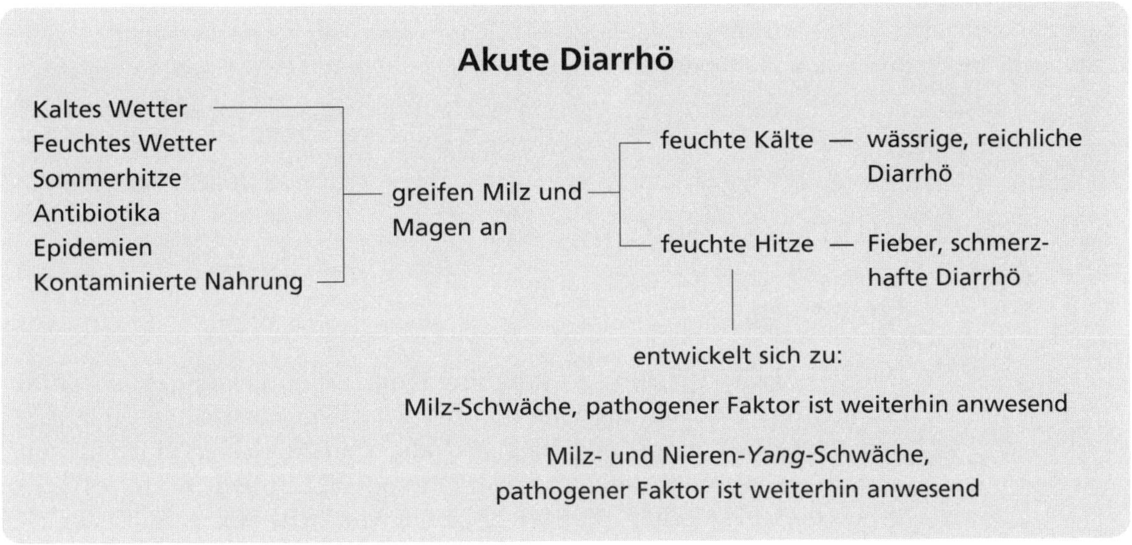

Bei diesem Zustand ist die Akupunktur nicht das Mittel der Wahl. Bei jedem dieser Muster ist es wichtig zu rehydrieren und den Elektrolythaushalt des Körpers wieder ins Gleichgewicht zu bringen, da dieser Zustand lebensbedrohlich wird, wenn die Flüssigkeiten nicht ersetzt werden. Der einfachste Weg ist, Wasser mit einer Mischung aus Salz und Zucker zuzuführen. Ist das Kind zu schwach, um zu trinken, ist die Behandlung nach Westlicher Medizin mit einer intravenösen Infusion angezeigt. Sie können an den oben genannten Punkten des Abdomens Moxibustion einsetzen. Im Fall eines gleichzeitigen *Yin*- und *Yang*-Mangels kann die Akupunktur unterstützend zur Wiedererlangung des Bewusstseins eingesetzt werden. Geeignete Punkte sind: Du 26 (*Renzhong*), Ren 1 (*Huiyin*), Pe 6 (*Neiguan*) und Ma 36 (*Zusanli*).

Chronische Diarrhö

Überessen Unregelmäßiges Essen Kalte Nahrungsmittel	Nahrung sammelt sich an und schädigt Milz und Magen	chronische Diarrhö mit stark übel riechenden Stühlen
Schwache Konstitution Lange Erkrankung Pathogene Restkälte	Schwäche von Milz und Magen	Chronische, kaum geformte Stühle

CHRONISCHE DIARRHÖ

Einleitung

Die chronische Diarrhö ist durch ihre lange Dauer gekennzeichnet und hat mehrere Erscheinungsbilder. Entweder ist sie wechselhaft – manchmal schwächer, manchmal stärker – oder sie hält sich in einer milden Form über Wochen ohne große Veränderungen. Außerdem gibt es zwei Typen der chronischen Diarrhö, abhängig von dem Muster, auf dem sie basiert. Das erste ist das Fülle-Muster, bei dem das Kind kräftig und voller Energie ist. In diesem Fall haben die Stühle einen sehr üblen Geruch und sind wässrig. Beim zweiten Muster handelt es sich um das Mangel-Muster, bei dem das Kind ein Energiedefizit aufweist. Hier sind die Stühle locker und riechen kaum.

Wegen der chronischen Natur der Erkrankung wird das Kind durch die Anfälle zwar geschwächt, doch entsteht hier nicht der gleiche Eindruck von Dringlichkeit wie bei der akuten Diarrhö. Beide Typen der chronischen Diarrhö können sehr wirksam mit Akupunktur und diätetischen Maßnahmen behandelt werden.

Fülle-Muster

SCHÄDIGUNG DURCH LEBENSMITTEL

Dies ist die häufigste Ursache der chronischen Diarrhö. Sie findet sich bei kräftigen Kindern mit gutem Appetit, roten Wangen und dergleichen. Tatsächlich handelt es sich um eine Form der Nahrungsakkumulation geringeren Ausmaßes und ist daher zu den Fülle-Mustern zu zählen.

Wir haben diesem Muster den Namen ‚Schädigung durch Lebensmittel' und nicht ‚Nahrungsakkumulation' gegeben, da das Hauptsymptom Diarrhö und nicht Obstipation ist. Folglich sammelt sich die Nahrung nicht in gleicher Weise an und es gibt leicht unterschiedliche Zeichen und Symptome. Bei Säuglingen wird dieses Muster häufig durch das Zahnen verstärkt.

MILZ- UND MAGEN-*QI*-MANGEL

Mangel-Muster

Es handelt sich hier um ein Mangel-Muster, bei dem das Kind nicht genügend Energie besitzt, um die Nahrung richtig zu verdauen. Konsequenterweise wird diese Nahrung als Diarrhö ausgeschieden. Dieser Mangel kann seine Ursache in allem haben, was Milz und Magen schwächt, etwa in der Einahme von Antibiotika zur Behandlung der akuten Diarrhö, in einer schwachen Konstitution oder in wiederkehrenden Erkrankungen.

MILZ-*QI*-MANGEL MIT STARKER UNRUHE

Mangel-Muster

Dies ist eine Variation des obigen Musters der Milz- und Magen-Schwäche. Der Unterschied besteht darin, dass das Kind viel Energie zu besitzen scheint. Ätiologie und Pathogenese entsprechen dem vorangegangenen Muster. Hinzu kommt, dass dieses Kind Möglichkeiten gefunden hat, Energie von den Personen abzuziehen, die es umgeben (siehe Kapitel 3).

Ätiologie und Pathogenese

Schädigung durch Lebensmittel

Dieses Muster ist praktisch mit dem der Nahrungsakkumulation identisch, mit einigen wenigen Unterschieden. Die häufigsten Ursachen dieses Musters sind:

- unregelmäßiges Füttern
- zu viel Nahrung
- ungeeignete Nahrungsmittel, energetisch kalte und feuchte Nahrungsmittel wie Früchte, Fruchtsäfte und Vollwertkost eingeschlossen

Alle Mütter sehen es gern, wenn ihre Kinder gut essen und es kommt sehr häufig vor, dass sie ihre Kinder überfüttern oder ihnen Dinge zu essen geben, von denen sie glauben, dass sie gut für das Kind wären, die aber tatsächlich völlig ungeeignet sind. Andere Gründe sind:

- die Mutter ernährt sich während des Stillens falsch
- Überfüttern bei Flaschenkindern
- zu reichhaltige Ernährung der Flaschenkinder

Die Hauptursache dieses Musters kann mit folgendem Satz zusammengefasst werden: „Übermäßiges Essen und Trinken greifen Magen und Darm an“ *(Grundlegende Fragen*, Kapitel 43). Gibt man einem Kind zu viel zu essen, überlastet man das Verdauungssystem. Milz und Magen werden überbeansprucht und ihre Energien erschöpfen sich. Daraus folgt, dass sie die Nahrung weder ‚verrotten und reifen‘, noch umwandeln oder transportieren. Die Nahrung wird nicht richtig verdaut, gelangt in dieser Form in den Dickdarm und wird als Durchfall ausgeschieden.

In ähnlicher Weise kann die Milz geschädigt und ihre Funktion beeinträchtigt werden, wenn ungeeignete Nahrungsmittel gegeben werden, entweder direkt oder über den Weg der Muttermilch. Auch hier wird die Nahrung nicht richtig verdaut und es kommt zu Durchfall.

Milz- und Magen-Qi-Mangel

Für dieses Muster gibt es verschiedene Ursachen:

- es kann sich aus einer vorangegangen Diarrhö entwickeln, die das Kind erschöpft und die Verdauung gestört hat
- jede schwere oder lange Erkrankung, z. B. wiederholtes Fieber oder Asthma
- Impfungen können das *Qi* erschöpfen
- eine sehr häufige Ursache ist die unangemessene Verabreichung von Antibiotika, da sie ihrer Natur nach kalt und feucht sind, sowie der Einsatz von Anästhetika während der Geburt
- eine andere häufige Ursache ist der übermäßige Genuss von Fruchtsäften
- es taucht auch als Ergebnis von Wachstumsschüben bei sehr schnell wachsenden Kindern auf oder bei Kindern, die häufig spät ins Bett gehen. All diese Faktoren erschöpfen das *Qi*, möglicherweise nur zeitweilig, jedoch genug, um die Funktion von Milz und Magen zu beeinträchtigen und eine Diarrhö zu verursachen.
- bei älteren Kindern kann dieses Muster dadurch entstehen, dass sie zu viel Zeit mit Schularbeiten verbringen. Dies lenkt die Energie von der Milz zum Kopf und erschöpft damit die Energie der Milz
- es findet sich häufig bei Kindern, die von Geburt oder früher Kindheit an schwach waren

Jeder der obigen Faktoren kann das Milz-*Qi* erschöpfen und sich störend auf den Transport und die Transformation von Nahrung und Flüssigkeiten auswirken. Die Folge ist die Bildung und Ansammlung von Feuchtigkeit. Zusätzlich wird die Magenfunktion des Verrottens und Reifens der Nahrung beeinträchtigt, sodass die Nahrung unverdaut bleibt. Die Ansammlung von Feuchtigkeit und unverdauter Nahrung führt dann zu Diarrhö.

Milz-Qi-Mangel mit starker Unruhe

Die Ätiologie dieses Musters wurde bereits in Kapitel 3 beschrieben. Sie entspricht dem des Milz-*Qi*-Mangels. Hinzu kommt, dass das Kind keine Grenzen kennt und so die Energie der Menschen, die um es herum sind, anzapfen kann. Die Pathogenese spiegelt in gleicher Weise den Milz-*Qi*-Mangel wieder.

Symptome

Schädigung durch Lebensmittel

- die Stühle riechen faulig und sind häufig grün; in leichten Fällen riechen sie möglicherweise nur sauer
- der Bauch kann gebläht sein und es können Schmerzen und Völlegefühl auftreten
- vor der Defäkation kann das Kind Schmerzen haben und weinen
- der Atem riecht faulig
- Tage mit Diarrhö können sich mit Tagen von Obstipation abwechseln

- das Kind ist typischerweise kräftig, hat rote Wangen und eine grünliche Färbung um den Mund, wenn es bis zu zweimal täglich zu Stuhlgang kommt; ist der Stuhlgang häufiger, dann ist die grüne Färbung um den Mund stärker und die Wangen sind nicht rot
- häufiger nasaler Ausfluss
- Erbrechen ist möglich

Zungenbelag: dick und schmierig oder dünn, gelb oder normal
Puls: schlüpfrig

Die hier aufgelisteten Symptome entsprechen weit gehend denen der Nahrungsakkumulation. Es gibt jedoch einige Unterschiede, die von der Häufigkeit des Stuhlgangs abhängig sind. Wenn das Kind an einigen Tagen nur einmal oder gar keinen Stuhlgang hat, sammelt sich Nahrung an und es wird zu Fülle-Zeichen kommen mit einem trommelartig geblähten Bauch und roten Wangen. Kommt es andererseits zu zwei- oder dreimaligem Stuhlgang täglich, dann ist dieser Zustand nicht völlig von Fülle geprägt. Der Bauch ist nicht gebläht, weil die übermäßige Nahrung als Stuhl ausgeschieden wurde. Auch sind die Wangen nicht rot, da die angesammelte Nahrung sich noch nicht in Hitze umwandeln konnte.

Milz- und Magen-Qi-Mangel

- lockere, geruchlose Stühle. Sie können wässrig sein oder unverdaute Nahrung und Wasser enthalten. Es können sich auch weiße Klumpen geronnener Milch in der Windel finden oder die Stühle bestehen aus Nahrungspartikeln und Halbverdautem.
- in schweren Fällen tritt die Diarrhö jedes Mal dann auf, wenn das Kind Nahrung oder Milch zu sich nimmt
- die Gesichtsfarbe ist blass
- das Kind schläft tagsüber, wacht aber in der Nacht häufig auf
- kein Appetit
- dem Kind fehlt es an (geistigen) Elan und es wirkt erschöpft
- wenig Durst und wenn, dann Verlangen nach warmen Getränken
- der Zustand kann von leicht bis zu sehr schwer reichen: Das Kind kann mehrmals am Tag heftige Anfälle von Diarrhö haben oder es handelt sich um ein Kind, das keine Diarrhö im eigentlichen Sinn hat, aber andererseits auch niemals geformte Stühle.

Zunge: blass
Zungenbelag: dünn, weiß
Puls: tief, kraftlos
Fingervene: schwach oder nicht vorhanden

Milz-Qi-Mangel mit starker Unruhe

Bei diesem Muster scheint das Kind ein Übermaß an Energie zu besitzen, obwohl es viele Zeichen eines Milz-*Qi*-Mangels aufweist. Die Symptome umfassen:

- lockere, geruchlose Stühle
- eine blasse Gesichtsfarbe
- schwachen Appetit, wählerisch beim Essen
- das Kind scheint sehr viel Energie zu besitzen, läuft viel herum, klagt nicht über Kälte und scheint nicht so viel Schlaf zu brauchen
- häufig sind die Eltern erschöpft
- trinkt sehr viel Fruchtsäfte
- kann sehr manipulativ sein

Behandlung

Schädigung durch Lebensmittel

Behandlungsprinzip: Die Nahrungsstagnation vermindern, die Blockade lösen, den Mittleren Erwärmer harmonisieren und die Diarrhö beenden. Die Hauptpunkte sind die gleichen wie bei der akuten Diarrhö.

Fügen Sie bei Kindern unter drei Jahren folgende Punkte hinzu:

Mi 4 (*Gongsun*)	Reguliert die Milz
Sifeng (M-UE 9)	Beseitigt die Nahrungsakkumulation

Methode: Wenn die gesamte Nahrung mit der Diarrhö den Darm verlassen hat, ist es wahrscheinlich das Beste, nur Mi 4 (*Gongsun*) mit neutraler Technik zu verwenden. Haben Sie aber das Gefühl, dass noch Nahrung zurückgeblieben ist, dann ist zusätzlich *Sifeng* (M-UE 9) angemessen.

Fügen Sie bei älteren Kindern folgende Punkte hinzu:

Ma 25 (*Tianshu*)	Alarmpunkt (*Mu*-Punkt) des Dickdarms
Ren 12 (*Zhongwan*)	Tonisiert das Milz-*Qi*
Mi 4 (*Gongsun*)	Reguliert die Milz

Methode: neutrale Technik (das *Qi* soll erreicht werden)

Prognose: Wenn sofort behandelt wird, sind drei bis fünf Behandlungen ausreichend. Besteht die Diarrhö schon seit Monaten oder länger, kann die Behandlung geraume Zeit in Anspruch nehmen. Meist sind dann 10 und mehr Sitzungen erforderlich.

ANMERKUNG

Um einen Heilerfolg zu erzielen, ist es bei den entsprechenden Fällen wesentlich, die Ernährungsweise umzustellen oder die Nahrungsmenge zu reduzieren. Wird das Kind noch gestillt, sollten Sie mit der Mutter sorgfältig über ihre Ernährungsweise sprechen.

Milz-Qi-Mangel

Behandlungsprinzip: Die Milz nähren und die Diarrhö beenden. Die Hauptpunkte sind:

Ma 25 (*Tianshu*) Alarmpunkt (*Mu*-Punkt) des Dickdarms
Ma 36 (*Zusanli*) Tonisiert die Milz

Methode: Beide Punkte sollten tonisiert werden.

Auch andere Punkte, die die Milz tonisieren, können verwendet werden:

Mi 6 (*Sanyinjiao*)
Ren 12 (*Zhongwan*)
Bl 20 (*Pishu*)

Methode: Moxibustion oder Moxibustion mit Ingwer

Prognose: gewöhnlich bedarf es 10 bis 20 Behandlungen, ist das Kind jedoch sehr erschöpft, können auch mehr Behandlungen erforderlich sein. Bei Mangelfällen wie diesem braucht es Zeit, um das *Qi* wieder aufzufüllen und es wird ein längerer Behandlungszeitraum notwendig sein.

Das Kind muss dazu angehalten werden, sich auszuruhen und wärmende und nährende Nahrungsmittel zu essen. Alle energetischen oder vom Temperaturverhalten her kalten Nahrungsmittel, sowie schwer verdauliche Nahrung sollten vermieden werden.

Milz-Qi-Mangel mit starker Unruhe

Vom Standpunkt der Akupunktur aus entspricht die Behandlung dieses Musters der des Milz-*Qi*-Mangels. Die Empfehlungen, die Sie den Eltern geben sollten, sind jedoch unterschiedlich. Raten Sie den Eltern, dem Kind klare Grenzen zu setzen und dabei zu bleiben, also es z. B. beizeiten ins Bett zu schicken.

Die Prognose ist ebenfalls unterschiedlich. Diese Kinder sind sehr schwer zu behandeln, denn sie finden großen Gefallen daran, nicht ihr eigenes *Qi* aufbauen zu müssen. Wenn Sie versuchen, diese Situation zu ändern, beginnen sie sich zu wehren – mit Jammern, Heulen und vielen Tränen. Da die Eltern häufig sehr erschöpft sind, sind sie möglicherweise damit überfordert, bei jeder Behandlung mit ihrem Kind zu kämpfen und geben auf.

ANMERKUNGEN

- Die Haupttodesursache bei Dysenterie ist die Erschöpfung der Körperflüssigkeiten. Die Mortalitätsrate bei Kindern kann durch das Zuführen von Flüssigkeit und die Regulation des Elektrolythaushaltes drastisch gesenkt werden. Viele Apotheken führen entsprechende Produkte. Sollten diese nicht erhältlich sein, so stellen Sie eine Lösung aus 200 ml Wasser, einem gehäuften Teelöffel Zucker, einer guten Prise Meersalz und zwei Prisen Bikarbonat her.
- Es ist nicht ungewöhnlich, bei westlichen Kinder auf ein kombiniertes Muster von Magen-Hitze und Milz-*Qi*-Mangel zu treffen. Die Magen-

Hitze führt dazu, dass sich das Kind überisst, was dann zur Diarrhö führt. Beseitigen Sie bei der Behandlung solcher Kinder zunächst die Magen-Hitze mit Punkten wie Ma 44 (*Neiting*) und Di 4 (*Hegu*).

- Es kann nicht deutlich genug gesagt werden, dass bei Säuglingen eine Diarrhö von zwei oder drei Tagen schon als ‚lang anhaltend' bezeichnet werden muss, da ein heftiger Diarrhöanfall sie sehr schnell erschöpfen kann.
- Für Fallbeschreibungen zur Diarrhö siehe Fall 15 und Fall 16 in Kapitel 47.

9 ❖ Zahnen

EINLEITUNG

Das Zahnen ist ein bedeutendes Ereignis für einen Säugling. Ganz plötzlich und aus heiterem Himmel kann sich ein sanftes und glückliches Kind in ein zorniges und unglückliches Kind verwandeln, das alle Personen seiner Umgebung nachts wachhält. Für die Eltern ist dies ebenfalls eine schwere Zeit, haben sie doch das Gefühl, ihrem Kind in seinen Schmerzen und Qualen nicht helfen zu können. Neben schmerzendem Zahnfleisch gibt es eine Vielzahl anderer möglicher Symptome – Diarrhö, Husten, Schlaflosigkeit und viele andere. Tatsächlich ist die Liste der Symptome so lang, dass nahezu jedes Problem, das den Säugling betrifft, dem Zahnen zugeschrieben werden kann!

Obwohl sich einige Eltern angesichts ihres weinenden Kindes hilflos fühlen, gibt es viele Hausmittel, die bekannt dafür sind, dass sie dem Kind durch diese Zeit helfen können. Wir empfehlen viele dieser Mittel immer noch, da sie von den Eltern, wenn nötig sogar stündlich, verabreicht werden können. Auch die Akupunktur ist während dieser Zeit sehr hilfreich, da sie sehr gut die Hitze aus dem Zahnfleisch vertreibt.

Wie dem auch sei, in erster Linie ist es gewiss besser, dem Entstehen dieser Probleme vorzubeugen.

Zahnen ist in der Traditionellen Chinesischen Medizin kein anerkanntes Muster, da die im Westen mit dem Zahnen assoziierten Strapazen und Widrigkeiten in China kaum anzutreffen sind. Der Grund dafür ist, dass Zahnen ein Verdauungsproblem darstellt, d. h. ein Problem der Nahrungsakkumulation ist. Gleichwohl man auch in China auf dieses Problem trifft, ist es im Allgemeinen jedoch nicht so schwerwiegend, da die Chinesen dazu neigen, ihre Kinder vernünftiger zu ernähren.

DER STANDPUNKT DER TCM

Normalerweise werden die Zähne mit den Nieren assoziiert und es ist sicherlich richtig, dass spätes Zahnen oder schlecht geformte Zähne ein Hinweis auf eine Nierenschwäche sind. Ebenso ist es richtig, dass die aufsteigende Energie, die nötig ist, um die Zähne nach außen zu drücken, von den Nieren stammt. Dennoch stehen die ernsten Symptome, die mit dem Stoßen der Zähne durch das Zahnfleisch verbunden sind, in Beziehung zu Magen und Darm. Dies hat seinen Grund in den Leitbahnen, die durch das Zahnfleisch verlaufen. Was zu geschehen scheint, ist, dass die Zähne beim Durchbruch den *Qi*-Fluss in Magen- und Darmleitbahnen beeinflussen und eine Irritation und Stagnation dieses *Qi* verursachen. Dies wiederum führt dazu, dass sich in diesen Organen der *Qi*-Fluss verlangsamt und leicht stagniert.

Zahnen verursacht nur dann Probleme, wenn eine Nahrungsakkumulation vorliegt.

Bei vielen Kindern spielt diese Stagnation keine große Rolle, wenn die Verdauung normal funktioniert, denn eine leichte Stagnation wird auch leicht überwunden. In ähnlicher Weise verlangsamt sich bei schwachen Kindern der *Qi*-Fluss ein wenig mehr und wird etwas schwächer, ohne dass es jedoch zu sonderlichen Auffälligkeiten kommt. Es sind die kräftigen Kinder, bei denen Probleme auftauchen, denn sie sind anfällig für eine Nahrungsakkumulation. Wenn ein kleiner Säugling eine Nahrungsakkumulation entwickelt bevor es zum Zahnen kommt, dann wird es, solange diese Störung besteht, mit Sicherheit zu sehr großen Problemen kommen, wenn das Zahnen dann einsetzt. Interessanterweise wollen viele Säuglinge kurz bevor und während ein Zahn durchbricht nicht mehr essen – eine natürliche Reaktion, um die Verdauung in Ordnung zu bringen.

Unglücklicherweise kann jedoch selbst für ein kräftiges Kind, das keine Nahrungsakkumulation aufweist, das Zahnen ein großes Problem sein, denn sehr häufig befinden sich diese Kinder die ganze Zeit im Anfangsstadium einer Nahrungsakkumulation, obwohl sie einigermaßen gesund sind, Lebensfreude zeigen und einen guten Appetit haben. Sie neigen zu leicht geröteten Wangen, essen etwas zu viel und haben bisweilen eine Diarrhö. Nichts, worüber man sich im Normalfall Sorgen machen müsste, das aber zum Problem wird, wenn sie zu zahnen beginnen. Die Hitze, die mit dem Durchbruch der Zähne verbunden ist, veranlasst das *Qi* im Magen zu stagnieren und selbst wenn diese Stagnation äußerst gering ist, kann sie dazu führen, dass eine nur im Ansatz vorhandene Nahrungsakkumulation sich voll entwickelt. Diese durch die stagnierende Nahrung zusätzlich erzeugte Hitze verstärkt die Hitze im Zahnfleisch und führt zu eben jenen Qualen beim Prozess des Zahnens.

Das Zahnen verschlimmert die Nahrungsakkumulation.
Die Nahrungsakkumulation verschlimmert das Zahnen.

Komplikationen beim Zahnen

In den meisten Fällen verursacht das Zahnen dem Säugling nur ein leichtes Unbehagen und führt zu einigen Unannehmlichkeiten im Familienalltag – ein paar schlaflose Nächte und unbequeme Tage. Es ist ungewöhnlich, dass sich etwas wirklich Schwerwiegendes ereignet. In einer Minderheit der Fälle ist die durch die Nahrungsakkumulation erzeugte Hitze jedoch so groß, dass das Kind hohes Fieber entwickelt und es zu Fieberkrämpfen kommt. Aus diesem Grund müssen stark ausgeprägte Symptome beim Zahnen sehr ernst genommen werden. (Für eine Behandlung von Krämpfen aufgrund des Zahnens, siehe Kapitel 38)

Die während des Zahnens erzeugte Hitze
kann so groß werden, dass sie Krämpfe verursacht!

Übliche Symptome während des Zahnens

Die meisten dieser Symptome sind mit denen der Nahrungsakkumulation identisch:

- eine Wange ist gerötet
- wundes Zahnfleisch, Sabbern
- das Kind ist reizbar und unruhig
- das Zahnfleisch schmerzt
- Schlaflosigkeit
- Diarrhö mit faulig riechenden Stühlen
- geblähtes Abdomen
- nasaler Ausfluss, oft gelb oder grün
- möglicherweise Abhusten von Schleim
- manchmal schwacher Appetit vor und während des Zahnens

Behandlung

Trotz der einfachen Diagnose sind Probleme des Zahnens nicht immer einfach zu behandeln. Das Kunststück ist es, die Hitze zu senken und die Nahrungsakkumulation zu beseitigen, die diese Hitze erzeugt, ohne dabei weitere Komplikationen zu verursachen.

Der Akupunkturpunkt, der uns natürlich sofort einfällt, wenn wir eine Nahrungsakkumulation behandeln wollen, ist *Sifeng* (M-UE 9). Die Verwendung dieses Punktes kann jedoch eine Menge von Hitze und Schleim ins System entlassen und damit kurzfristig die bereits durchs Zahnen vorhandene Hitze steigern. Diese zusätzliche Hitze kann zu Fieber führen, das zu schnell zu hoch steigt und damit die Gefahr von Krämpfen in sich birgt.

Sifeng (M-UE 9) kann die Hitze im Körper erhöhen, besonders während des Zahnens. Wenn Sie diesen Punkt verwenden, besteht die Gefahr, dass es zu Krämpfen kommt.

In einigen Fällen ist es dennoch möglich, *Sifeng* (M-UE 9) zu verwenden. Hierbei handelt es sich gewöhnlich um leichte Fälle, in denen noch keine ernsthafte Nahrungsakkumulation vorliegt oder sie sich gerade erst entwickelt. Das Wichtigste ist, darauf zu achten, dass das Kind *keine starken Hitzezeichen* aufweist!

Um Komplikationen durch die Verwendung von *Sifeng* (M-UE 9) zu vermeiden, kann stattdessen folgende Punktkombination eingesetzt werden:

Di 4 (*Hegu*)
Ma 44 (*Neiting*)

Diese Kombination ist in allen Fällen von Zahnen sehr wirkungsvoll. Sie nimmt die Hitze aus Zahnfleisch, Magen und Darm, ohne dabei zu viel Bewegung zu verursachen.

Eine andere hilfreiche Behandlungsform ist ‚hitzelose' Moxibustion oder die Punktstimulationstherapie. Pulverisierte *Evodiae rutaecarpae* (*Wu Zhu Yu*) wird mit Essig zu einer Paste verarbeitet, auf Di 4 (*Hegu*) appliziert, mit einem wasserdichten Pflaster bedeckt und für sechs bis zwölf Stunden oder über Nacht belassen. Dann wird das Pflaster entfernt und der Prozess wiederholt. Stimulieren Sie den Punkt während der gesamten Zeit des Zahnens. Eine ähnliche Paste lässt sich aus gemahlenen Nelken herstellen. Dies ist eine sanfte, aber sehr wirkungsvolle Methode, um Fieber und Erregungszustände einzudämmen, ohne eine weitere Verschlechterung des Zustandes zu verursachen.

Was von der Behandlung erwartet werden kann

Die Akupunktur ist sehr wirkungsvoll bei der Verminderung von Hitze und Entzündungen des Gaumens und meist reichen, die schweren Fälle ausgenommen, ein bis zwei Behandlungen aus, um den Großteil der Beschwerden zu lindern. Bei Kindern mit einer schweren Nahrungsakkumulation oder stark geschwollenen und entzündeten Gaumen wird die Akupunktur jedoch nicht unbedingt sofort greifen, denn wenn der Gaumen einmal entzündet ist, braucht es Zeit, um die Schmerzen zu beseitigen. Dies liegt daran, dass der Gaumen durch die neu durchbrechenden Zähne ständig belastet ist. Dennoch mildert die Akupunktur die Beschwerden, indem sie die Hitze aus dem Gaumen beseitigt und es kann nicht stark genug betont werden, dass jede Erleichterung, die man geben kann, willkommen ist und angeboten werden sollte. In Folgebehandlungen können Sie sich dann der Beseitigung der Nahrungsakkumulation widmen.

Vorsorge

„Vorsorge ist besser als Heilung." Dies mag ein Klischee sein, ist jedoch bei Problemen mit dem Zahnen vollkommen wahr. Geben Sie folgende Ernährungsratschläge, um dem Wiederauftreten einer Nahrungsakkumulation vorzubeugen:

- regelmäßige Mahlzeiten
- ein Abstand von mindestens zwei Stunden zwischen den Mahlzeiten
- leicht verdauliche Nahrungsmittel und Speisen

Allgemeine Ratschläge an die Eltern beim Durchbrechen neuer Zähne:

- geben Sie leichtere Kost; wenn das Kind Milch bekommt, geben sie zusätzlich mehr Wasser.
- wird das Kind gerade abgestillt und beginnt wegen des Zahnens unruhig zu werden, greifen sie auf einfache Nahrungsmittel wie Reisflocken oder sogar Milch zurück, bis die Probleme vorüber sind.
- vermeiden Sie besonders Fleisch und stark proteinhaltige Nahrungsmittel.

Gelegentlich müssen Sie auch nach überstandenen Problemen einer Zahnungsphase und trotz der Ratschläge zur richtigen Ernährung Ihre Akupunkturbehandlung fortsetzen, da einige Kinder ein wenig mehr benötigen als nur eine Umstellung der Ernährung, um die Nahrungsakkumulation loszuwerden. In dieser Phase ist die Verwendung von *Sifeng* (M-UE 9) durchaus sicher. Ist das Kind zudem sehr gierig, sollten Sie Ma 44 (*Neiting*) einsetzen, um die Magenhitze zu vermindern.

Behandlungshäufigkeit

In leichten Fällen sollte eine Behandlung ausreichen, um dem Kind über die Phase des Zahnens hinwegzuhelfen. Geben Sie zusätzlich die entsprechenden Ernährungsratschläge, um eine Nahrungsakkumulation zu verhindern oder zu beseitigen. In schweren Fällen kann es sein, dass Sie täglich behandeln müssen. Wenn das Kind starke Hitzezeichen aufweist, besteht das Risiko zu Krämpfen. In diesem Fall sollten Sie zweimal täglich behandeln.

Hausmittel

Es gibt zuverlässige „Hausmittel", die jede Mutter kennen sollte, um den mit dem Zahnen ihres Kindes verbundenen Strapazen begegnen zu können:

- homöopathisch zubereitete Chamomilla als Globuli hilft, das Fieber zu senken und die Beschwerden zu erleichtern.
- Schüsslersalze können ebenfalls beim Zahnen verwendet werden.

Diese beiden Mittel sind leicht erhältlich und können alle zwei Stunden gegeben werden. Zu anderen Hausmitteln gehören:

- Bonjela, ein in Großbritannien erhältliches Mittel, hilft, den Gaumen zu kühlen
- Kamillentee, schlückchenweise verabreicht
- Nelkenöl kühlt und lindert Schmerzen
- ätherisches Öl der Kamille: geben Sie 1 – 2 Tropfen in eiskaltes Wasser, verrühren Sie es und reiben Sie damit den entzündeten Gaumen ein
- Gin oder Brandy auf den Gaumen gerieben kann die Schmerzen lindern

Kommentar

Das Zahnen ist tatsächlich eine der ‚Pforten' des Lebens (siehe Kapitel 4), ein Übergangsstadium, in dem sich die Gesundheit zum Besseren oder zum Schlechteren wenden kann. Heutzutage ist es selten, dass die Gesundheit während dieser Zeit beeinträchtigt wird, aber es kann passieren, dass mit der aufsteigenden Nierenenergie, die notwendig ist, um das Zahnen zu ermöglichen, seit der Geburt im Inneren des Körpers vorhandene Kälte und Feuchtigkeit mit nach außen gebracht werden.

10 ❖ Bauchschmerzen

EINLEITUNG

Bauchschmerzen in der einen oder anderen Form sind bei Kindern so häufig, dass ein chinesischer Arzt einmal zu mir sagte: „Das Einzige, was Kinder haben, sind Verdauungsprobleme." Wir werden im Folgenden einen Überblick über zehn mögliche Ursachen von Bauschschmerzen geben, wobei die letzten drei weniger häufig sind und in diesem Kapitel nicht vertieft erörtert werden.

Äußere Kälte (äußere Fülle-Kälte): Die häufigste Ursache dieses Musters ist der Verzehr energetisch kalter Nahrungsmittel. Dazu kommen zwei zusätzliche Ursachen: die Erkältung und die Nahrungsmittelvergiftung oder Enteritis. Die klinischen Manifestationen und Prognosen dieser drei Störungen unterscheiden sich zwar leicht voneinander, das Gesamtbild ist jedoch das Gleiche, ebenso wie die Behandlung, sei es mit Akupunktur oder Kräutern.

Milch oder feste Nahrung verursachen eine Nahrungsakkumulation (innere Fülle mit oder ohne Hitze): Dies ist das übliche Muster der Nahrungsakkumulation. Magen und Darm werden durch Nahrung blockiert und dies verursacht Schmerzen. Diese Blockierung mag zwar als Kälte-Muster beginnen, jedoch kann sich die aufgestaute Nahrung in der Folge zu Hitze umwandeln.

Kälte der Organe durch Schwäche (innere Kälte durch Mangel): Dieses Muster entwickelt sich gewöhnlich über einen längeren Zeitraum, häufig nach einer langen oder schweren Krankheit, die das *Qi* des Kindes geschwächt hat. Im Praxisalltag ist es allerdings eher selten, dass man während der ersten Konsultation auf ein reines Fülle- oder Mangel-Muster trifft. Sie werden daher auf dieses Mangel-Muster meist im Verlauf der Behandlung einer anderen Erkrankung stoßen, nachdem der Fülle-Aspekt beseitigt ist.

Behinderung des Qi und Blutstase (innere Fülle): Auf dieses Muster trifft man häufiger in Krankenhäusern als in der ambulanten Praxis.

Spulwürmer (innere Fülle): Spulwürmer sind sehr häufig, entwickeln sich im Westen jedoch selten bis zu einem Stadium, in dem sie Bauschschmerzen verursachen könnten.

Schock und Angst: Wenn ein Säugling oder ein Kind einem plötzlichen Schock ausgesetzt ist, sei dies vor oder nach der Geburt, oder mehr oder weniger unter beständiger Angst leidet, wie dies in Kriegsgebieten der Fall ist, wird der normale Rhythmus des Körpers unterbrochen; die Leberfunktion des freien Fließens wird geschädigt und es kommt zu Bauchschmerzen.

Behinderung des Qi durch eine schwierige Geburt: Ist die Geburt schwierig oder lang, oder bleibt das Kind im Geburtskanal stecken, kann dies den kraniosakralen Rhythmus stören. Dies wiederum kann sich auf die rhythmische Bewegung des Abdomens auswirken und zu Bauchschmerzen führen.

Retention von Schleim (innere Kälte durch Fülle): Wenn die Verdauung schon über einen längeren Zeitraum geschwächt ist (s. Drittes Muster) und das Kind viele Schleim produzierende Nahrungsmittel zu sich nimmt oder häufig mit Antibiotika behandelt wird, kann sich Schleim-Feuchtigkeit im Mittleren Erwärmer ansammeln. Dies kann zu leichten Bauchschmerzen führen. Eine nähere Erläuterung dieses Musters findet sich im Kapitel über Erbrechen, das gewöhnlich als Symptom ausgeprägter ist als die Bauchschmerzen.

Pathogener Restfaktor (innere Fülle): Ein pathogener Restfaktor kann eine Schwellung der Folliculi lyphatici aggregati (Peyer-Plaques) hervorrufen, was zu Schmerzen führt. Der Schmerz ist dumpf ohne bestimmtes Muster.

Darmprolaps: Dies geschieht meist im Zusammenhang mit einer anderen Erkrankung, besonders bei Diarrhö. Ein tatsächlicher Darmprolaps (im Unterschied zum Prolaps des Anus) ist eine akute Erkrankung, die einen chirurgischen Eingriff erfordern kann.

Die ersten fünf der beschriebenen Muster decken die meisten Situationen ab, in denen Bauchschmerzen das Hauptsymptom darstellen. Sie beinhalten die folgenden biomedizinischen Erkrankungen, die alle wirksam mit Akupunktur behandelt werden können.

- Appendizitis (gewöhnlich mit dem ersten oder zweiten Muster assoziiert)
- Koliken (gewöhnlich mit dem ersten oder zweiten Muster assoziiert)
- Dysenterie, Diarrhö, Enteritis
- Kolitis

Es ist unsere Überzeugung, dass Fälle einer unkomplizierten akuten Appendizitis zunächst, wenn dies möglich ist, mit Akupunktur behandelt werden sollten. Hilft die Akupunktur solchen Patienten nicht, ist ein sofortiger operativer Eingriff erforderlich.

ÄTIOLOGIE UND PATHOGENESE

Angriff äußerer Kälte

Ätiologie

- die Periumbilikalregion wurde Wind-Kälte ausgesetzt oder war bei kaltem Wetter unbedeckt
- der pathogene Faktor wird über kontaminierte Nahrungsmittel oder Getränke aufgenommen
- übermäßiger Verzehr von Früchten oder kalten Nahrungsmitteln und Getränken. (Dies bezieht sich auf temperaturmäßig kalte, wie auch auf von Natur aus kalte Nahrungsmittel, z. B. Bananen). Schwer verdauliche Nahrungsmittel, Nahrungsmittel, gegen die das Kind allergisch ist (s. Anmerkung weiter unten) und kalte Arzneien wie Antibiotika.
- bei Säuglingen kann die Kälte von Anästhetika stammen, die die Mutter während der Geburt genommen hat.

In unserer Praxis konnten wir feststellen, dass dieses Muster häufig durch eine *Kombination* von schwacher Verdauung und dem Verzehr schwer verdaulicher Nahrungsmittel herrührt, z. B. rohen Karotten oder Vollwertkost. Diese Nahrungsmittel sind zwar von Natur aus nicht kalt, sondern es ist die Kombination dieser Nahrungsmittel mit einer schwachen Verdauung, die zur Kälte führt.

Pathogenese Kälte dringt in den Darm ein und verursacht aufgrund ihrer zusammenziehenden Natur Krämpfe, die ihrerseits zu einer Obstruktion führen. Es kommt zu einer Stagnation des *Qi* und dadurch zu starken und heftigen Schmerzen.

Milch und feste Nahrung verursachen Nahrungsakkumulation

Ätiologie Unregelmäßiges Füttern, Füttern auf Verlangen, Überfüttern oder zu viel Flüssigkeit schädigen Milz und Magen. Auch schwer verdauliche Nahrungsmittel, das Fehlen des ‚Bäuerchens' nach den Mahlzeiten oder sofortiges Einschlafen nach dem Füttern können zu Stagnation führen.

Pathogenese Zu viel Nahrung blockiert den Mittleren Erwärmer. Dies behindert den natürlichen Fluss des *Qi* und verursacht Schmerzen.

Kälte der Organe durch Schwäche

Ätiologie Aufgrund eines allgemeinen *Yang*-Mangels oder einer langen Erkrankung werden Milz und Magen schwach und kalt. Bei Neugeborenen kann der Grund eine schwere Geburt oder die Einnahme von Anästhetika während der Geburt sein.

Pathogenese Das *Yang* des Mittleren Erwärmers ist unzureichend und in seiner Transport- und Transformationsfunktion behindert. Die Milz ist nicht in der Lage, Nahrung und Flüssigkeiten zu verdauen, was zu einer Ansammlung von innerer Kälte und Feuchtigkeit führt. Ebenso kommt es zu einem Zusammenbruch der Funktionsweise des *Qi*-Mechanismus und dadurch zu dumpfen und tief sitzenden Bauchschmerzen.

Behinderung des *Qi* und Blutstase

Ätiologie Dieses Muster entsteht durch Traumata oder chirurgische Eingriffe.

Pathogenese Der Fluss des *Qi* wird durch Trauma, Verletzungen oder chirurgische Eingriffe beeinträchtigt. Dies verursacht Schmerzen.

Spulwürmer

Ätiologie Dieses Muster steht mit kontaminierter oder ungewaschener Nahrung oder mit nicht ordentlich gewaschenen Händen in Zusammenhang.

Pathogenese Die Larven verlassen im Dünndarm die Eihüllen, durchbohren die Darmwand und wandern auf dem Blutweg durch die Leber in die Lunge, kehren nach Eindringen in das Alveolarlumen über Trachea und Pharynx in den Dünndarm zurück und reifen im Jejunum. In schweren Fällen gibt es eine Vielzahl von Würmern mit einer Länge von 25-35 cm, die den Darm blockieren.

Die Hauptursache für eine Spulwurminfektion ist die Aufnahme der Eier über den Mund; sie werden sich jedoch bei einer gut funktionierenden Verdauung nicht im Körper einnisten und entwickeln. Wenn ein Kind Spulwürmer hat, ist dies ein Zeichen für eine zugrunde liegende Nahrungsakkumulation. Entsprechend dieses Musters sollte behandelt und zusätzlich ein Wurmmittel gegeben werden.

Schock und Angst

Ätiologie Dieses Muster wird durch ein plötzliches traumatisches Ereignis verursacht, entweder vor oder nach der Geburt oder durch eine anhaltend beängstigende Situation.

Pathogenese Im traditionellen chinesischen Sprachgebrauch heißt es, dass ein plötzliches beängstigendes Ereignis, etwa die Verwicklung in einen Unfall, die fünf *Shen* dazu veranlassen kann, den Körper zu verlassen. Im Englischen findet sich eine ähnliche Ausdrucksweise: ‚I jumped out of my skin' (Ich war zutiefst erschrocken). Wenn der unmittelbare Schock vorüber ist, kehren die *Shen* zwar mehr oder weniger normal zurück, aber häufig bleibt der Fluss des *Qi* gestört. Ähnliche Auswirkungen lassen sich beobachten, wenn das Kind in einem Zustand permanenter Angst lebt.

Behinderung des *Qi* durch eine schwierige Geburt

Ätiologie Der Schädel des Kindes wird während der Geburt für längere Zeit stark gegen den Geburtskanal gepresst oder er ist dem abnormalen Druck einer Saugglocke oder Geburtszange ausgesetzt.

Pathogenese Der anhaltende Druck auf den Schädel stört den kraniosakralen Rhythmus. Bei vielen Kindern wird dieser Rhythmus kurz nach der Geburt durch kräftiges Schreien wieder hergestellt, wobei das Schreien die Wirkung hat, den Schädel mit Luft zu füllen. Bei anderen Kindern bleibt das *Qi* jedoch blockiert. Wenn diese Blockade sich hauptsächlich im Kopfbereich äußert, führt sie zu Schlaflosigkeit. Ist in der Hauptsache das Abdomen betroffen, kommt es zu Bauchschmerzen.

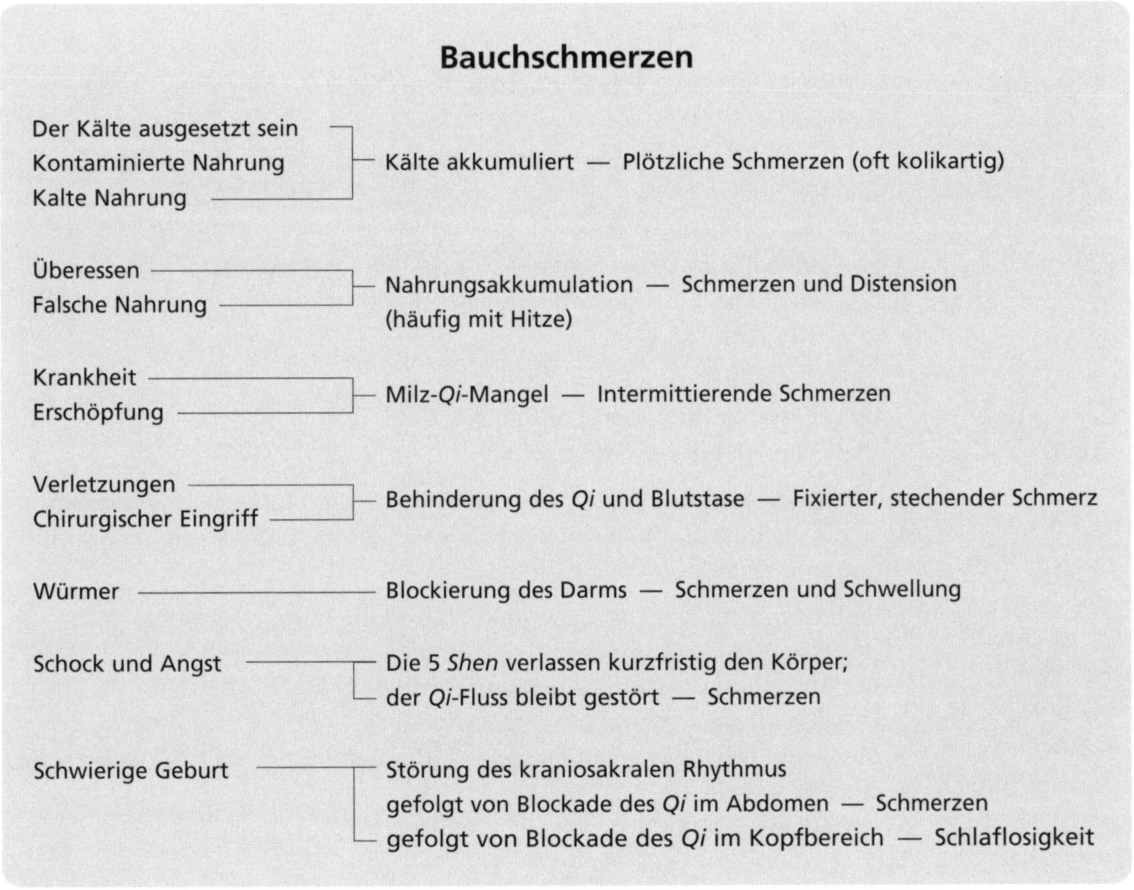

MUSTER UND SYMPTOME

Angriff äußerer Kälte

- die Bauchschmerzen beginnen plötzlich und bewegen sich heftig auf und ab; der Schmerz ist oft kolikartig, als würde im Inneren eine Schlacht toben
- der Patient krümmt sich zusammen und schreit
- das Gesicht ist leuchtend weiß mit einer blaugrauen Färbung zwischen Lippen und Nase
- aufgrund der Schmerzen häufige Schweißausbrüche im oberen Körperbereich
- der Schmerz wird durch Wärme gelindert und durch Kälte verstärkt
- kalte Hände und Füße
- zyanotische Lippen
- der Bereich des Abdomens ist sehr druckschmerzhaft
- Borborygmus

Zusätzlich zu diesen Zeichen und Symptomen kommt es möglicherweise zu:

- gelegentlichem Erbrechen und Diarrhö mit wässrigen und ungeformten Stühlen
- klarem, reichlichem Urin
- ist kalte Nahrung die Ursache, so sind die Symptome bis zu zwei Stunden nach dem Füttern stärker ausgeprägt und können in der Nacht wieder auftauchen

Zungenbelag: dick, weiß
Puls: tief und kräftig oder drahtig
Fingervene: rot oder nicht zu sehen

Anmerkung: Dieses Muster lässt sich durch die starke Schmerzreaktion und die weiße Gesichtsfarbe des Kindes leicht von der Nahrungsakkumulation unterscheiden.

Behandlungsprinzip: Das *Qi* regulieren und die Kälte zerstreuen

Milch und feste Nahrung verursachen eine Nahrungsakkumulation

- das Abdomen ist gebläht, voll und schmerzt; der Schmerz nimmt durch Druck stark zu
- die Gesichtsfarbe ist grün, besonders um den Mund herum. Die Wangen sind häufig rot
- der Atem riecht faulig
- kein Appetit und kein Durst
- Aufstoßen mit Nahrungsresten und fauligem Geruch
- Flatulenz mit fauligem Geruch
- der Stuhlgang ist oft unregelmäßig mit sehr fauligem Geruch oder Nahrungsresten
- möglicherweise Bauchschmerzen vor der Diarrhö, die sich mit der Darmentleerung bessern

- möglicherweise Schmerzen vor dem Erbrechen, die sich mit dem Erbrechen abschwächen
- während der Nacht ist das Kind unruhig und weint häufig

Zungenbelag: schmierig, fettig
Puls: drahtig, schlüpfrig
Fingervene: violett, voll

Behandlungsprinzip: Die Nahrungsstagnation vermindern, die Obstruktion beseitigen, das *Qi* bewegen und den Mittleren Erwärmer harmonisieren

Kälte der Organe durch Schwäche

- intermittierende Bauchschmerzen, die durch Wärme gemildert werden; bei den Schmerzen stöhnt und ächzt das Kind
- das Kind ist wählerisch beim Essen und bekommt nach den Mahlzeiten häufig dumpfe Schmerzen
- die Gesichtsfarbe ist oft von stumpfem Weiß
- der Körper ist kraftlos und müde
- die Gemütsverfassung ist gedrückt
- die Gliedmaßen sind kalt
- der Appetit ist schwach
- die Verdauung ist schwach
- die Stühle sind wässrig

Zungenbelag: dünn, weiß
Puls: dünn, weich
Fingervene: dünn oder nicht sichtbar

Behandlungsprinzip: Den Mittleren Erwärmer wärmen, den Mangelzustand tonisieren, die Milz nähren und die Schmerzen beenden

Behinderung des Qi und Blutstase

- der Schmerz ist fixiert, anhaltend und messerartig stechend
- nicht verschiebliche Knoten
- jede Art von Druck verursacht eine extreme Verstärkung der Schmerzen
- der Schmerz ist während der Nacht stärker
- die Lippen haben eine stumpfe Färbung
- es gibt traumatische Verletzungen in der Vorgeschichte

Zungenkörper: violette Punkte
Puls: dünn und unregelmäßig oder drahtig und schlüpfrig

Behandlungsprinzip: Das Blut bewegen, die Knoten auflösen, das *Qi* bewegen und die Schmerzen vermindern

Spulwürmer

- abdominales Unbehagen und Schwellung, leichte Schmerzen
- schwacher Appetit, krankhaftes Verlangen, Schmutz, Wachs oder Kohle zu essen
- gestörter Schlaf – träumt von Kämpfen, knirscht mit den Zähnen und wacht schreiend auf
- sehr schreckhaft, klammert sich an die Mutter

- Husten aufgrund der in die Lunge gewanderten Larven
- schwarze Punkte auf der Sklera
- weiße, unpigmentierte Flecken auf den Wangen

Anmerkung: Dieses Muster ist häufig schwer von dem der Milch- und Nahrungsblockade zu unterscheiden.

In schweren Fällen:
- Übelkeit, Erbrechen (möglicherweise von Spulwürmern)
- Darmblockade, Diarrhö
- starker Husten, sogar Pneumonie; mit Blut durchsetzter Schleim
- Urtikaria
- heftige Schmerzen der Gallenblase oder der Bauchspeicheldrüse
- die Muskeln sind schwach und kraftlos

Schock und Angst

- Der Schmerz kommt in Wellen
- Nahrungsaufnahme verstärkt den Schmerz
- Das Kind hat einen ängstlichen, ruhelosen Blick
- Der Schlaf ist durch Albträume gestört
- Der Nasenrücken oder der Bereich um die Augen ist blau (im Fall von Schock) oder schwarz (im Fall anhaltender Angst)

Behandlungsprinzip: Den Schock beseitigen und die Angst vermindern. Bei anhaltender Angst zusätzlich die Nieren tonisieren

Behinderung des Qi durch eine schwierige Geburt

Bei diesem Muster gibt es keine ständig vorhandenen Zeichen. Die folgenden Zeichen zeigen sich nur manchmal:
- blaue Venen am Kopf
- missgestalteter Kopf
- zeitweiliges Schielen
- blaue Venen auf dem Abdomen

BEHANDLUNG

Hauptpunkte	Ren 12 (*Zhongwan*)	Alarmpunkt (*Mu*-Punkt) des Magens
	Ma 25 (*Tianshu*)	Alarmpunkt (*Mu*-Punkt) des Dickdarms
	Ma 36 (*Zusanli*)	Tonisiert Milz und Magen, beseitigt Fülle
	Mi 4 (*Gongsun*)	Schlüsselpunkt des *Chong Mai* Beseitigt Fülle, reguliert den Mittleren Erwärmer
Zusätzliche Punkte, die häufig verwendet werden	Di 4 (*Hegu*)	Obwohl häufiger bei Fülle-Muster verwendet, kann dieser Punkt mit entsprechender Nadeltechnik auch tonisieren
	Mi 6 (*Sanyinjiao*)	Kreuzungspunkt der drei *Yin*-Leitbahnen des Beins. Reguliert das Gebiet des Abdomens, besonders bei Bauchschmerz
	Bl 20 (*Pishu*)	Tonisiert und reguliert die Milz

Entsprechend der Symptome

Pe 6 (*Neiguan*)	Erbrechen
Le 3 (*Taichong*)	Starke Schmerzen

Entsprechend der Muster

Angriff äußerer Kälte

Die oben aufgelisteten Hauptpunkte sind ausreichend und werden mit zerstreuender Technik genadelt. An den Punkten des Abdomens kann Moxibustion eingesetzt werden.

PROGNOSE

Erkältung: Eine bis drei Behandlungen.

Nahrungsmittelvergiftung: In leichten Fällen eine Behandlung. In schweren Fällen sollte die Behandlung alle zwei Stunden erfolgen, bis es dem Patienten besser geht.

Enteritis: Eine bis drei Behandlungen.

Kalte Nahrungsmittel: Diese Erkrankung bestand in der Regel schon lange bevor der Patient zur Behandlung kam und hat sich daher zu einem Fülle-Muster entwickelt, das durch Schwäche und Mangel verkompliziert wird. Zur Beseitigung der Fülle sind in der Regel drei Behandlungen notwendig, die Behandlung der Schwäche wird jedoch weitere Sitzungen erfordern.

Anästhetika während der Geburt: Möglicherweise fünf bis zehn Behandlungen.

Milch und feste Nahrung verursachen eine Nahrungsakkumulation

Bei Kindern unter vier Jahren sollte *Sifeng* (M-UE 9) der Hauptpunkt sein, da er Blockaden auflöst. Ein Zusatzpunkt wäre:

Di 4 (*Hegu*)	Löst Blockaden in Magen und Darm

Andere Quellen verwenden:

Ma 43 (*Xiangu*)	Löst Blockaden im Bereich des Magens (der Name des Punktes kann mit „absteigende Nahrung" übersetzt werden.

Methode: Alle Punkte werden mit zerstreuender Technik behandelt.

Prognose: In Fällen echter Fülle reicht eine Behandlung für gewöhnlich aus. Bei Fülle-Mustern, die durch Mangel-Muster verkompliziert werden, sollten Sie zuerst die Fülle behandeln und erst wenn diese beseitigt ist, zur Behandlung des Mangels übergehen. Es können drei bis sechs Behandlungen nötig sein, um eine ausreichende Tonisierung zu erreichen. Im Verlauf der Behandlung kann das Kind für ein bis zwei Nächte reizbar sein und faulig riechenden Stuhlgang haben.

Kälte der Organe durch Schwäche

Ma 36 (*Zusanli*) Ren 12 (*Zhongwan*) Ren 8 (*Shenque*)	Tonisieren Milz und Magen

Methode: Bei Patienten, die immer noch einigermaßen kräftig sind, kann sowohl Akupunktur (tonisierende Methode) als auch Moxibustion eingesetzt werden. Bei sehr schwachen Kindern sollten Sie nur indirekte Moxibustion oder Moxa auf Ingwer verwenden. Achten Sie auf die Nadeltechnik: Ein unbeabsichtigtes Verteilen kann das *Qi* weiter schwächen und Durchfall zur Folge haben.

Prognose: Fünf bis zehn Behandlungen sind die Regel. Selbst wenn die Behandlung täglich erfolgt, kann es in Fällen von starken Mangel-Mustern zwei bis drei Wochen dauern, bis ein Heilerfolg einsetzt. Bei Kindern, bei denen der Zustand schon lange andauert, kann es sechs bis zwölf Monate dauern, bis das Kind wirklich gesund ist.

Anmerkung: Es ist sehr wichtig, auf die Ernährung zu achten. Stellen Sie sicher, dass das Kind nicht unter Übermüdung leidet und genug Schlaf bekommt.

Behinderung des Qi und Blutstase

Hier werden die oben aufgelisteten Hauptpunkte nicht verwendet. Setzen Sie stattdessen die *Ashi*-Punkte, Punkte auf Leitbahnen, die das Schmerzgebiet durchziehen, sowie folgende Punkte ein:

Le 2 (*Xingjian*) Le 3 (*Taichong*) Bl 17 (*Geshu*)	Transformieren die Blutstase

Methode: Alle Punkte werden mit zerstreuender Technik behandelt.

Prognose: Eine bis drei Behandlungen, um die Fülle zu beseitigen; in sehr schweren Fällen sollten Sie alle zwei Stunden behandeln.

Spulwürmer

Spulwürmer werden wirksamer mit Kräutern oder Kräuterderivaten als mit Akupunktur behandelt. Sind Kräuter nicht erhältlich oder kann das Kind sie aus anderen Gründen nicht nehmen, kann Akupunktur stellvertretend eingesetzt werden. Die folgende Behandlung wird in Collection of Clinical Experiences with Acupuncture (Zhen Jiu Lin Zheng Ji Yan) beschrieben, ich persönlich habe jedoch keine Erfahrung in ihrer Anwendung. Behalten Sie im Gedächtnis, dass das Cun-Maß relativ zur Körpergröße des Patienten zu sehen ist. Bei der Behandlung von Würmern sollte die tiefe Nadelung mit großer Vorsicht durchgeführt werden.

Mi 15 (*Daheng*)	Nach dem Einstich wird die Nadel 2 bis 2,5 *Cun* in Richtung Nabel vorgeschoben. Manipulieren Sie stark durch hebende und stoßende Technik
Ren 12 (*Zhongwan*)	Nadeln Sie auf eine Tiefe von 1,5 bis 2,5 *Cun*; hebende und stoßende Technik

Ren 6 (*Qihai*)	Nadeln Sie auf eine Tiefe von 1 bis 1,5 *Cun*
Ashi-Punkte	
Mi 4 (*Gongsun*)	

Setzen Sie das Heben und Stoßen der Nadeln an den oben genannten Punkten fort, bis die Bauchschmerzen zurückgehen. Behandeln Sie anschließend folgende Punkte mit zerstreuender Methode:

Ma 36 (*Zusanli*)	1-2 *Cun* tief
Di 4 (*Hegu*)	0,5-1 *Cun* tief

Prognose: Behandeln Sie einmal täglich. Die Spulwürmer sollten innerhalb von drei bis fünf Tagen verschwunden sein.

Bei Spulwürmern im Gallengang verwenden Sie folgende Punkte:

Gb 34 (*Yanglingquan*)
Ren 15 (*Jiuwei*)
Ashi-Punkte

Schock und Angst

Liegt dem Problem hauptsächlich ein Schock zugrunde, sind die folgenden Punkte hilfreich:

He 7 (*Shenmen*)	Beruhigt die *Shen*
Pe 6 (*Neiguan*)	Beruhigt die *Shen* und bewegt das *Qi* im Abdomen
Ma 40 (*Fenglong*)	Beruhigt die *Shen* und bewegt das *Qi* im Abdomen
Mi 4 (*Gongsun*)	Beruhigt die *Shen* und bewegt das *Qi* im Abdomen

Methode: Es wird die neutrale Nadeltechnik verwendet.

Prognose: Es ist üblich, dass es, ähnlich wie nach der Behandlung der Nahrungsakkumulation, zu einer starken Stuhlentleerung kommt. Dies kann zu einem sehr wunden Anus führen. Bei anderen Kindern wird die Verminderung der Angst durch wiederkehrende Fieberschübe begleitet.

Ist die Ursache des Problems ein anhaltender Angstzustand, verwenden Sie die angegebenen Punkte und fügen Sie folgende Punkte hinzu:

Bl 23 (*Shenshu*)	Tonisiert die Nieren und besänftigt die Angst
Ni 3 (*Taixi*)	Tonisiert die Nieren und besänftigt die Angst

Methode: Es wird tonisierend genadelt. Bl 23 (*Shenshu*) kann auch ausschließlich gemoxt werden. Wenn das Kind sehr furchtsam ist, ist es besser, nur indirekte Moxibustion einzusetzen. Dies wird die Punktwahl beeinflussen – Bl 15 (*Xinshu*) wird dann z. B. anstelle von He 7 (*Shenmen*) verwendet.

Prognose: Wenn das Kind weiterhin beängstigenden Ereignissen ausgesetzt ist, wird die Behandlung kaum zu positiven Resultaten führen. Ändern sich jedoch die Lebensumstände des Kindes, wird man eine schrittweise Verminderung der Angst und damit eine Linderung der

Bauchschmerzen feststellen können. Die Behandlung kann sich über mehr als ein Jahr erstrecken, währenddessen das Kind an Stärke gewinnt und sein Vertrauen Schritt für Schritt zurückkehrt.

Behinderung des Qi durch eine schwierige Geburt

Bei diesem Muster hatten wir wenig Erfolg mit einer Akupunkturbehandlung. Die Behandlung der Wahl ist die kraniosakrale Osteopathie.

ANMERKUNGEN

- Achten Sie auf die Ernährung. Sorgen Sie dafür, dass bei Wärme-Erkrankungen kühlende und bei Kälte-Erkrankungen wärmende Nahrungsmittel gegeben werden. Die Chinesische Medizin lehrt, dass die Temperatur der Nahrung sich auf den Magen auswirkt, während ihre energetische Natur die Milz beeinflusst. Achten Sie auch auf schwer verdauliche Nahrungsmittel bei Mutter und Kind. In diese Kategorie gehören: Zwiebeln, Rüben, Kohl, Lauch, Rosenkohl, grüner Pfeffer sowie alle Nahrungsmittel mit viel Ballaststoffen wie Vollkornreis, Vollkornbrot und rohes Gemüse. Gleichfalls wichtig sind regelmäßige Mahlzeiten. Zu vieles und zu häufiges Essen ist eine häufige Ursache für die Nahrungsakkumulation und Bauchschmerzen bei kleinen Kindern.
- Vorsicht bei Nahrungsmittelallergien. Die häufigsten Missetäter sind: Bananen (sehr kalt), Kuhmilch (produziert zudem Schleim), Erdnüsse (gehören auch zu den Schleimproduzenten), Tomaten und Gluten. Allerdings kann nahezu jedes Nahrungsmittel eine allergische Reaktion bei Kindern auslösen. So hatten wir einmal einen Patienten, der allergisch auf Honig und einen anderen, der allergisch auf Huhn reagierte.
- Achten Sie auf das korrekte Abstillen. Es sollte sanft geschehen, mit Nahrungsmitteln, die leicht verdaulich sind. Grobe Kost wie Vollkornbrot und Vollkornreis sollte zu Anfang vermieden werden.
- Berücksichtigen Sie den Zustand der Mutter. Wenn sie ängstlich oder zornig ist oder Gallensteine hat, kann ihre Milch sehr bitter schmecken und Bauchschmerzen verursachen.
- Für eine Fallgeschichte zu Bauchschmerzen siehe Fall 11 in Kapitel 47.

11 ❖ Erbrechen

EINLEITUNG

Erbrechen ist bei Säuglingen und Kindern sehr häufig, da ihr Verdauungssystem schwach ist und mit zunehmendem Alter nur nach und nach kräftiger wird. In Shakespeares sieben Lebensalter des Menschen heißt es über das Säuglingsalter: „Zuerst der Säugling, quäkend und kotzend in seiner Amme Arm."[1] Es ist die normale Funktion des Magens, die Nahrung nach unten zum Dünndarm zu führen und zu Erbrechen kommt es, wenn diese Funktion aus irgendeinem Grund gestört ist.[2] Bei Kindern kann dies eine deutlich substanzielle Blockade wie die Nahrungsakkumulation sein oder ein weniger substanzieller Faktor wie akkumulierte Hitze. (Dies steht im Gegensatz zu Erkrankungen bei Erwachsenen, bei denen das den Magen angreifende Leber-*Qi* eines der häufigsten Muster bei Erbrechen bildet.)

Im Folgenden werden vier Muster von Erbrechen beschrieben, von denen das zweite Muster in drei Teile unterteilt wird. Diese Unterteilung wird in chinesischen Lehrbüchern in der Regel nicht getroffen, wurde aber von uns an dieser Stelle vorgenommen, da wir denken, dass sie sehr hilfreich ist, besonders für Gebiete mit feuchtem Klima und Gegenden, in denen viel Kuhmilch getrunken wird.

1. Retention von Nahrung und Milch (innere Fülle). Dieses Muster taucht bei kräftigen, gesunden Kindern auf. Es ist meist ein vorübergehendes

---

1 Anmerkung d. Übers.: W. Shakespeare, Wie es euch gefällt. 2. Akt, 7. Szene.

2 Die regelgerechte Richtung des Magen-*Qi* ist die nach unten, d. h., es sollte absteigen. Wenn das *Qi* sich in die falsche Richtung bewegt, heißt es, dass es rebelliert. In solchen Fällen kommt es zu Symptomen wie Erbrechen, Aufstoßen und Brechreiz. Dieser Zustand wird in der Traditionellen Chinesischen Medizin durch das Wort *Ni* ausgedrückt, das gewöhnlich mit ‚rebellisch' übersetzt wird. Es kann jedoch auch einfach ‚aufsteigend' oder ‚sich erhebend' bedeuten. Wir verwenden die Begriffe ‚rebellisch' oder ‚sich erhebend' abwechselnd, entsprechend der jeweiligen Situation.

Phänomen, ausgelöst durch Überessen oder das Ergebnis von Übererregung. Wenn es sich häufiger wiederholt, sollte man an eine Nahrungsakkumulation denken.

2. Schwäche von Milz und Magen. Dieses Muster kann in drei weitere, sich gegenseitig überschneidende Muster unterteilt werden. Bei allen drei Mustern sind Milz und Magen schwach und kalt. Es handelt sich daher um einen Mangelzustand. Allerdings muss bei Erbrechen ein Fülle-Faktor dazukommen. In diesem Fall ist es die Kälte. Es kann sich dabei um innere Kälte oder um einen äußeren pathogenen Faktor handeln.

Bei diesen drei Mustern reicht dabei der Grad der Schwäche von einem Zustand, der hauptsächlich durch Schwäche gekennzeichnet ist und bei dem die schwache Verdauung im Vordergrund steht, bis zu einem stärker durch Fülle markierten Zustand, bei dem die Betonung auf Kälte und Schleim liegt. Bei allen drei Mustern kann das Erbrochene unverdaute Nahrung enthalten, da der Magen kalt ist und die Nahrung nicht richtig verdauen kann.

Beim ersten Muster, *Kälte der Milz,* ist das Kind überwiegend schwach, mit einer schwachen Milz und etwas Kälte durch Fülle im Magen. Die Ursache dafür findet sich häufig in der Ernährung.

Beim zweiten Muster, *Magenwasser,* kann das Kind in jeder anderen Hinsicht erstaunlich gesund wirken, da die Kälte ausschließlich in Magen und Milz lokalisiert ist. Das *Qi* des Kindes kann daher insgesamt recht gut sein, einzig Milz und Magen sind kalt.

Beim dritten Muster, *Schleimobstruktion,* ist das Kind voller Schleim. Es ist eine Weiterentwicklung eines der beiden vorangegangenen Muster. Es entsteht entweder, weil die Milz schwach ist und einer Schleimbildung nicht entgegenwirken kann (eine Weiterentwicklung der Magenkälte), oder, weil das Kind viel kalte und Schleim bildende Nahrungsmittel isst (eine Weiterentwicklung des Magenwassers) oder das Kind in der Vergangenheit viele Antibiotika hat einnehmen müssen.

3. Akkumulierte Hitze in Milz und Magen (innere Hitze durch Fülle). Dies ist ein Füllezustand, bei dem die durch diese Fülle entstandene Hitze sich im Magen ansammelt. Diese Kinder fühlen sich gewöhnlich heiß an und haben ein rotes Gesicht. Zusätzlich kann die Hitze sie gereizt und nervös machen. Dieser Zustand kommt dem Muster, der den Magen angreifenden Leber bei Erwachsenen am nächsten, hat aber bei Kindern keine emotionalen Ursachen. In der Regel steht dieses Muster mit Überessen in Zusammenhang, besonders mit dem Verzehr von scharfer, stark gewürzter Kost oder mit einem pathogenen Restfaktor, der nach einer Impfung zurückgeblieben ist.

In einigen Fällen lässt sich die Ursache auf eine ‚Gebärmutterhitze' zurückführen. Ein kurzer Blick auf die Mutter genügt meist, um festzustellen, ob dies der Fall ist, da sie ein rotes Gesicht haben wird. Dieses Muster schließt das Symptom des schwallartigen Erbrechens ein.

4. Unzureichendes Magen-Yin (innere Hitze durch Schwäche). Dieses Muster kommt im Westen nicht sehr häufig vor, da Fiebererkrankungen in der Regel sofort mit Antibiotika behandelt werden.

Ein anderes, in diesem Kapitel nicht erörtertes Muster, das Erbrechen verursachen kann, ist die pathogene Wind-Hitze. Da Hitze ihrer Natur nach zerstreuend ist, verursacht sie gewöhnlich sowohl Diarrhö als auch Erbrechen. Das Erbrechen ist jedoch meist von so kurzer Dauer, dass es keiner Behandlung bedarf.

Erbrechen und Diarrhö sind alltägliche Probleme, wenn Säuglinge abgestillt und auf normale Nahrung umgestellt werden. Dies ist ein sehr wichtiger Zeitabschnitt in der Entwicklung eines Kindes und Probleme, die hier beginnen, können ein Leben lang andauern. Während des Abstillens sollten neue Nahrungsmittel nur schrittweise eingeführt werden, um dem Magen Zeit zur Anpassung zu geben. Insbesondere sollte derbe, ballaststoffreiche Kost wie Kleie, Vollkornreis, Vollkornbrot und rohes Gemüse vermieden werden, wenn es Zeichen einer Nahrungsakkumulation gibt.

ÄTIOLOGIE UND PATHOGENESE

Retention von Nahrung und Milch

Ätiologie Gewöhnlich sind Überessen, fettreiche oder schwer verdauliche Kost und die Einahme der Mahlzeiten in übererregter Gemütsverfassung die Ursachen. Wenn es ein sich wiederholendes Phänomen ist, ist in der Regel eine Nahrungsakkumulation der Grund, die ihrerseits wiederum auf unangemessene Ernährung zurückzuführen ist.

Pathogenese Bei Kindern sind Milz und Magen schwach. Der Magen hat Schwierigkeiten, die Nahrung zu fermentieren und reifen zu lassen und die Milz Probleme, sie zu transformieren, besonders wenn sie viel Öl und Fett enthält. Der Magen wird zu voll und die Transport- und Transformationsfunktion der Milz wird beeinträchtigt. Die unverdaute Nahrung blockiert daraufhin den Transit durch den Magen und, statt sich nach unten zu bewegen, steigt sie in Form von Erbrechen nach oben.

Schwäche von Milz und Magen

Ätiologie Die drei folgenden Muster haben alle ihren Ursprung in einer Schwäche, die von leicht bis schwer variiert. Zudem kommt in nahezu allen Fällen eine kalte oder Feuchtigkeit bildende Ernährung zu der ohnehin schon schwachen und kalten Milz hinzu.

Pathogenese Bei allen drei Mustern weisen Milz und Magen einen Mangel an Energie auf und können die Nahrung nicht transformieren, transportieren, fermentieren und reifen und sie wird folglich nur teilweise verdaut. Steigt das Magen-*Qi* nach oben und verursacht Erbrechen, so findet sich häufig halb verdaute Nahrung im Erbrochenen.

Magenkälte

Ätiologie Dieses Muster findet man bei Kindern, die einen deutlichen Milz-*Qi*-Mangel aufweisen. Dieser kann seit der Geburt bestehen, wenn die Geburt lang und traumatisch war oder wenn Anästhetika verwendet wurden. Die Magenkälte findet sich auch aufgrund langer oder schwerer Krankheit oder wenn das Kind durch Impfungen geschwächt ist. Häufig wird das Problem durch energetisch kalte Ernährung verstärkt.

Pathogenese Kalte Nahrung behindert den Magen, der zu schwach ist, sie zu wärmen oder äußere Kälte lässt das kalte Magen-*Qi* aufsteigen und verursacht Erbrechen.

Magenwasser

Ätiologie Diese Kinder neigen dazu, mehr *Qi* zu haben und sehen vergleichsweise gesund aus, denn das Problem beschränkt sich auf ihren kalten Magen. Die Ursache ist ein Angriff äußerer Kälte auf den Magen, der in der Regel durch zu viel Milchprodukte, Früchte oder andere Kälte und Feuchtigkeit bildende Nahrungsmittel ausgelöst wird. Diese Muster finden sich auch, wenn das Kind zu lange Kälte oder Feuchtigkeit ausgesetzt war und ist daher in kalten und feuchten Gegenden, in denen viel Milchprodukte gegessen werden, sehr häufig.

Auch bei Brustkindern trifft man oft auf dieses Muster, wenn die Kinder zu gierig trinken oder wenn die Milch der Mutter reichlich fließt und die Energie der Mutter kalt ist. Ein weiterer mitverursachender Faktor ist die Neigung dieser Säuglinge, während des Fütterns einzuschlafen. Dies verstärkt das bereits bestehende Problem.

Pathogenese Ein beständig kalter Magen schwächt das *Yang* der Milz, sodass sich feuchte Kälte im Magen ansammeln kann. Das *Yang* reicht nicht aus, um die Nahrung ‚zu fermentieren und reifen zu lassen‘ und es kommt zum Erbrechen von etwas Nahrung und/oder wässrigen Flüssigkeiten.

Behinderung durch Schleim

Ätiologie Hier handelt es sich um ein chronisches Muster, bei dem Milz und Magen ein wenig geschwächt sind und als zusätzlicher Faktor Schleim hinzukommt. Zu den auslösenden Faktoren dieses Musters gehören:

- vormalig mit Antibiotika behandelte Krankheiten
- Schleim bildende Nahrungsmittel
- Erkrankungen, die die Milz geschwächt und zur Bildung von viel Schleim im Körper geführt haben
- Impfungen (z. B. Pertussis oder Polio)

Pathogenese Die Milz weist einen *Yang*-Mangel auf, feuchte Kälte sammelt sich an, die Flüssigkeiten beginnen zu stagnieren und es kommt zur Bildung von Schleim. Der Schleim behindert das Absteigen des Magen-*Qi* und dies führt zu Erbrechen.

Akkumulierte Hitze in Milz und Magen

Ätiologie Dieses Muster kann verursacht werden durch:

- zu viel fette, ölhaltige oder scharfe Nahrungsmittel
- eine mögliche Nahrungsakkumulation
- Gebärmutterhitze
- einen heißen pathogenen Restfaktor, der nach einer Impfung zurückgeblieben ist
- eine Fiebererkrankung

Pathogenese Hitze sammelt sich an und behindert den Mittleren Erwärmer. Das *Qi* steigt aufwärts und verursacht Erbrechen.

Magen-*Yin*-Mangel

Ätiologie Dieses Muster ist meist das Ergebnis einer langen Fiebererkrankung und aus diesem Grund im Westen eher selten.

Pathogenese Während einer Fiebererkrankung werden *Qi* und *Yin* geschwächt, die innere Hitze trocknet die Körperflüssigkeiten aus und schädigt das *Yin*. Der Magen gerät aus dem Gleichgewicht und ist nicht mehr in der Lage, die Nahrung zu befeuchten und zu verdauen. Das Ergebnis dieser Disharmonie ist Erbrechen.

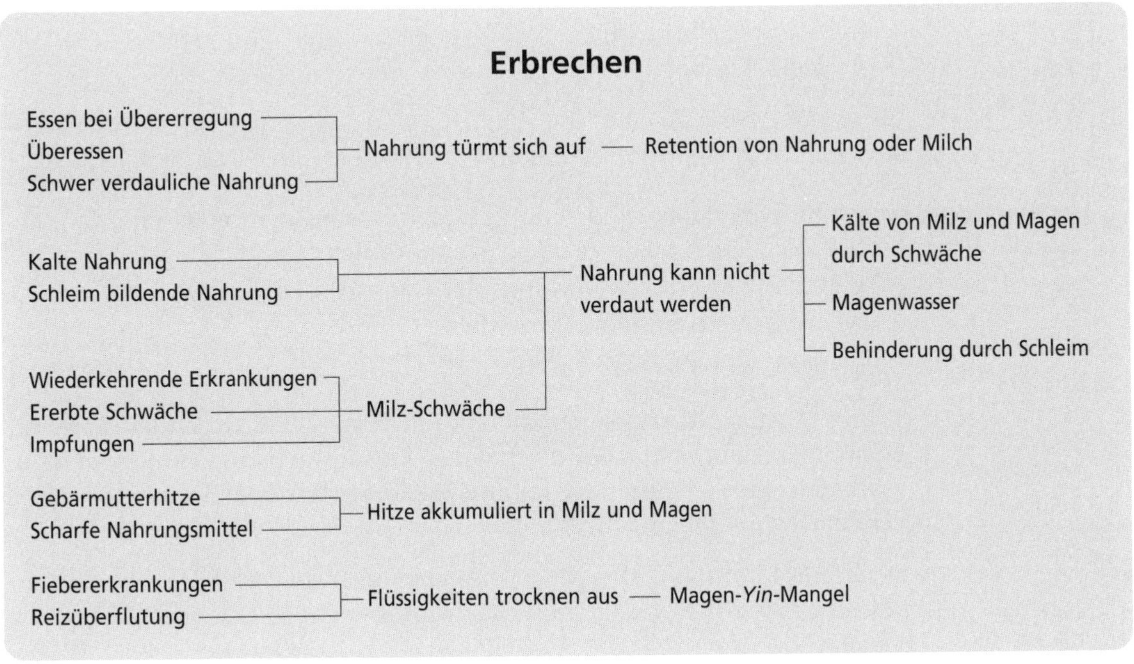

MUSTER UND SYMPTOME

Retention von Nahrung und Milch

- Erbrechen von geronnener Milch oder unverdauter Nahrung; das Erbrochene riecht sauer und der Atem ist übelriechend
- Bauchschmerz
- das Kind weint und ist unruhig

Hält dies für längere Zeit an, kann sich eine Nahrungsakkumulation mit folgenden Symptomen entwickeln:

- rote Wangen
- unregelmäßige Stühle; Diarrhö und Obstipation wechseln einander ab
- die Stühle riechen faulig oder haben einen apfelartigen Geruch

Zungenbelag: dick, grau
Puls: schlüpfrig

Behandlungsprinzip: Die Verdauung harmonisieren, die Obstruktion beseitigen, die Nahrungsstagnation vermindern und das Erbrechen beenden

Magenkälte

- Erbrechen von unverdauter Nahrung und Milch
- Abneigung gegen Kälte, kalte Extremitäten
- Mangel an Vitalität
- blasses Gesicht
- glanzlose Augen
- blaue Färbung oberhalb der Lippen
- neigt dazu, am Tag viel zu schlafen
- Stuhl mit Partikeln unverdauter Nahrung

Zungenbelag: klebrig, weiß
Pulse: klein, kraftlos

Behandlungsprinzip: Die Milz regulieren und den Mittleren Erwärmer stärken, den Magen harmonisieren und das rebellierende *Qi* abwärts lenken

Magenwasser

- gesund wirkendes Kind (kräftig und fröhlich), dem etwa eine Stunde nach dem Essen Milch aus dem Mund tröpfelt
- gelegentliches Erbrechen von klaren, wässrigen Flüssigkeiten
- das Erbrochene enthält halb verdaute Nahrung
- das Kind sabbert

Dieses Muster tritt tagtäglich auf, einmal in stärkerer, ein anderes Mal in schwächerer Form. Das Kind scheint nicht schwach zu sein und werden stärkende Kräuter gegeben, kommt es kurz nach der Einnahme wahrscheinlich zu schleimigem Erbrechen.

Behandlungsprinzip: Die Milz regulieren und den Mittleren Erwärmer wärmen, die Feuchtigkeit umwandeln und das rebellierende *Qi* abwärts lenken

Behinderung durch Schleim

- Erbrechen von Schleim und klaren, klebrigen Flüssigkeiten oder von Nahrung, vermischt mit wässrigem Schleim
- bei anhaltendem Erbrechen kann sich das Erbrochene gelb oder grün färben
- es kann zu Schleim im Stuhl kommen
- häufig gibt es andere Anzeichen von Schleim

Möglicherweise erbricht das Kind nur einmal in der Woche oder noch seltener Schleim und fühlt sich nach dem Erbrechen in der Regel besser. In diesem Fall wird sich der Schleim nach und nach wieder aufbauen, das Kind wird zunehmend gereizter und verliert seinen Appetit, bevor es erneut erbricht.

Zungenbelag: gelb, schmierig
Puls: schlüpfrig

Behandlungsprinzip: Die Milz regulieren und den Schleim transformieren

Hitze akkumuliert in Milz und Magen

- Erbrechen sofort nach dem Essen
- das Erbrochene riecht faulig oder hat eine gelbe Farbe
- schwallartiges Erbrechen
- Durst
- guter Appetit
- gereizt, unruhig
- schlechter Schlaf
- anhänglich
- heißer Körper, rotes Gesicht

Das mit diesem Muster assoziierte Erbrechen kann sehr heftig sein (schwallartiges Erbrechen). Kurz nach dem Erbrechen fühlt sich das Kind besser und verlangt häufig nach Essen. Dieses Muster kann sich bei einem Hitzeangriff ganz plötzlich einstellen, oder aber über einige wenige Tage wellenartig auftreten, wobei es zu Perioden ohne Erbrechen kommt.

Zungenkörper: rot
Zungenbelag: gelb
Puls: schlüpfrig, schnell

Behandlungsprinzip: Die Hitze beseitigen und den Magen harmonisieren, das rebellische *Qi* abwärts lenken und das Erbrechen beenden

Magen-Yin-Mangel

- das Erbrochene enthält wenig Flüssigkeit
- Hals und Mund sind trocken, aber es gibt kein Verlangen nach Getränken
- die Wangen sind rot, Hand- und Fußsohlen sind heiß

Zungenkörper: rot und trocken mit sehr wenig Belag
Puls: dünn, schnell, kraftlos

Behandlungsprinzip: Die Hitze beseitigen und das *Yin* nähren

BEHANDLUNG

Die Akupunktur ist in der Regel als Behandlungsform von Erbrechen bei Kindern sehr erfolgreich.

Hauptpunkte

Pe 6 (*Neiguan*)	Schlüsselpunkt des *Yin Wei Mai*. Hauptpunkt bei Erbrechen. Die Perikard-Leitbahn verläuft durch den Magen
Ma 36 (*Zusanli*)	Reguliert und harmonisiert den Magen
Ren 12 (*Zhongwan*)	Alarmpunkt des Magens. Findet als Lokalpunkt Verwendung
Mi 4 (*Gongsun*)	Bewegt das *Qi* im Abdomen. Schlüsselpunkt des *Chong Mai*. In Kombination mit Pe 6 (*Neiguan*) besonders wirksam bei Völle im Mittleren Erwärmer

Kommt es zu sehr heftigem, unkontrolliertem Erbrechen, versuchen Sie eine der folgenden Maßnahmen:

- Nadeln Sie den ‚Magen- und Darm-Punkt' der Hand, 0,5 Cun distal von Pe 7 (Daling)
- Lassen Sie *Jinjin* und *Yuye* (gemeinsam als M-UE 20 bekannt), lokalisiert unter der Zunge beiderseits des Frenulum, bluten

Diese Punkte sollten nur verwendet werden, wenn die anderen Methoden versagen!

Entsprechend der Muster

Retention von Nahrung und Milch

Verwenden Sie die oben angeführten Hauptpunkte, aber ersetzen Sie Ren 12 (*Zhongwan*) durch Ren 10 (*Xiawan*). Dieser Punkt ist beim Absenken der Nahrung wirksamer. Setzen Sie zusätzlich folgende Punkte ein:

Ren 22 (*Tiantu*) Ren 23 (*Lianquan*)	Beide Punkte bewirken ein Absenken der Nahrung
oder	
Ma 43 (*Xiangu*)	Die wörtliche Übersetzung dieses Punktes lautet „absteigende Nahrung"
oder	
Ma 41 (*Jiexi*)	Stärkt die Milz, wandelt Feuchtigkeit um, beruhigt den Magen und lenkt das rebellierende *Qi* abwärts

Wenn es bei Säuglingen Anzeichen einer Nahrungsakkumulation gibt, verwenden Sie:

Sifeng (M-UE 9)	Beseitigt die Nahrungsakkumulation

Bei Schmerzen im Unterbauch zusätzlich:

Ma 25 (*Tianshu*)	Alarmpunkt des Dickdarms

Prognose: Dieser Zustand gibt sich häufig von selbst. Wenn nicht, sollten bis zu drei Behandlungen ausreichend sein.

Schwäche von Milz und Magen

Verwenden Sie bei allen drei Mustern die oben aufgeführten Hauptpunkte und zusätzlich:

Bl 20 (*Pishu*)	Rücken-*Shu*-Punkt der Milz
Bl 21 (*Weishu*)	Rücken-*Shu*-Punkt des Magens
Ren 6 (*Qihai*)	Tonisiert das *Qi* des Körpers
Ma 25 (*Tianshu*)	Fördert die Darmbewegung

Methode: An Ren 12 (*Zhongwan*) kann Moxibustion oder Moxa auf Ingwer eingesetzt werden.

Magenkälte

Die Hauptpunkte und die unter ‚Schwäche von Milz und Magen' angeführten Punkte sind ausreichend. Verwenden Sie eine tonisierende Technik sowie Moxibustion.

Prognose: Ist die Ursache ein pathogener Faktor, so kann das Erbrechen in der Regel mit einer bis drei Behandlungen beseitigt werden, selbst wenn der pathogene Faktor noch vorhanden ist. Ist Schwäche die Ursache, können fünf bis zehn Behandlungen erforderlich sein, um das Kind gesund zu machen, abhängig vom Schwächezustand des Kindes. In Fällen von sehr starker Schwäche können bis zu 15 Behandlungen nötig sein.

Magenwasser

Verwenden Sie dieselben Punkte wie bei Magenkälte, besonders Pe 6 (*Neiguan*) und Ma 36 (*Zusanli*). Ergänzend können folgende Punkte hilfreich sein:

Mi 9 (*Yinlingquan*)	Beide Punkte stärken die Milz
Mi 6 (*Sanyinjiao*)	und lösen Feuchtigkeit auf

Prognose: Wenn das Kind einen schwachen Appetit hat, aber sonst einigermaßen gesund ist, ist diese Störung leicht zu beseitigen und es sind nur drei bis fünf Behandlungen notwendig. Hat das Kind jedoch einen guten Appetit, so ist eine erfolgreiche Behandlung dieser Störung nicht möglich, solange die Mutter weiterhin zu viel füttert. Es kann sehr schwierig sein, dieses Verhalten zu verändern, da diese Kinder häufig eine sehr ausgeprägte Disposition besitzen.

Behinderung durch Schleim

Verwenden Sie dieselben Punkte, wie bei Magenkälte und zusätzlich Ma 40 (*Fenglong*), der dazu dient, den Schleim umzuwandeln. Es kann auch Moxa auf Knoblauch eingesetzt werden.

Prognose: Es sind gewöhnlich drei bis fünf Behandlungen notwendig, um diese Störung zu beheben, es sei denn, der Patient ist sehr schwach, dann werden mehr Behandlungen erforderlich sein. Häufig wird der Schleim mit dem Stuhl ausgeschieden.

Akkumulierte Hitze in Milz und Magen

Verwenden Sie die Hauptpunkte, sowie Ma 44 (*Neiting*) und Di 4 (*Hegu*), die die übermäßige Hitze in Magen und Darm beseitigen. Besteht eine extrem starke Hitze mit der Gefahr zu Krämpfen oder Delir, fügen Sie Pe 9 (*Zhongchong*) und Di 1 (*Shangyang*) hinzu.

Prognose: Diese Störung kann fünf bis zehn Behandlungen erfordern, um sie vollständig zu beheben.

Mangen-Yin-Mangel

Verwenden Sie die Hauptpunkte und:

Ma 43 (*Xiangu*)	Beseitigt Magenhitze
Ren 4 (*Guanyuan*) Ni 7 (*Fuliu*) Ni 6 (*Zhaohai*)	Tonisieren des *Yin* des gesamten Körpers
Bl 20 (*Pishu*)	Rücken-*Shu*-Punkt der Milz. Reguliert das *Yin* und *Yang* der Milz
Bl 21 (*Weishu*)	Rücken-*Shu*-Punkt des Magens. Reguliert das *Yin* und *Yang* des Magens

Prognose: Die Prognose hängt von der Schwere der Erkrankung und dem Erschöpfungsgrad des Patienten ab. Im Westen ist der *Yin*-Mangel bei Kindern aufgrund der frühen Verwendung von Antibiotika bei Fiebererkrankungen äußerst selten.

ANMERKUNGEN

- Erbrechen ist manchmal die einzige Nebenwirkung der Pertussisimpfung.
- Achten Sie bei Brustkindern auch immer auf den Zustand der Mutter. Wenn sie ängstlich oder nervös ist, kann die Milch unverdaulich sein und zu einer Nahrungsakkumulation führen. Ist die Mutter müde und erschöpft, kann es sein, dass die Milch wenig nahrhaft oder zu wässrig ist und zu Magenkälte durch Schwäche oder zu Magenwasser führen kann.
- Überprüfen Sie bei Flaschenkindern die Zusammensetzung der Milch und die Frequenz der Mahlzeiten. Kuhmilch und künstliche Milch sind in der Regel reichhaltiger als Muttermilch und können leicht zu einer Nahrungsakkumulation oder zu Schleim führen.
- Zu einer Fallbeschreibung siehe Fall 12, 13 und 14 in Kapitel 47

12 ❖ Unterernährung *(Gan Syndrom)*

EINLEITUNG

Die Unterernährung (*Gan*) im Kindesalter war ehemals eine der vier großen Geißeln in der Pädiatrie, gemeinsam mit Masern, Pocken und Fieberkrämpfen. Mit der Anhebung des Lebensstandards und der Möglichkeit der parenteralen Ernährung ist sie jedoch nicht mehr die tödliche Erkrankung, die sie vormals in der westlichen Welt war. In den Entwicklungsländern fordert sie aber nach wie vor unvermindert ihren Tribut. Im Westen begegnet man ihr eigentlich nur bei der Zöliakie (Glutenallergie) und bestimmten anderen Allergien und selbst hier erreicht sie kaum die Stufe der schweren Unterernährung. Daher basiert das gesamte folgende Kapitel auf Übersetzungen aus dem Chinesischen, da wir selbst keine eigenen Erfahrungen auf diesem Gebiet haben. Etwas, das bei allen chinesischen Ärzten, die Erfahrung in der Behandlung der Unterernährung bei Kindern haben, durchklingt, ist, dass die Akupunktur außerordentlich wirksam und bei der Beseitigung der Nahrungsakkumulation sogar die Therapie der Wahl ist.

Die Ätiologie und Pathogenese der Grundformen der Unterernährung bei Kindern wird in den Lehrbüchern völlig klar als eine Weiterentwicklung der Nahrungsakkumulation dargestellt. Nicht so deutlich ist die Beschreibung der möglichen Komplikationen, da nur die Allerwichtigsten erwähnt werden. In älteren chinesischen Bücher werden jedoch mehr als ein Dutzend unterschiedlicher Muster mit der Unterernährung bei Kindern in Verbindung gebracht und obwohl zu jedem dieser Muster eine spezifische Behandlung gehört, ist das oberste Ziel in allen Fällen die Beseitigung der Unterernährung.

Das Muster in dieser Kategorie, das für den westlichen Praktiker von größtem Interesse ist, ist die mit den ‚Zähnen assoziierte Unterernährung bei Kindern‘ *(Ya Gan)*. In den chinesischen Texten kommt dieses Muster dem westlichen Problem des Zahnens am nächsten, denn die chinesischen Kinder scheinen keine vergleichbaren Schwierigkeiten mit dem

Zahnen zu haben und die chinesischen Texte geben zu diesem Thema wenig her. Ich bin mir nicht ganz klar darüber, warum das so ist. Es mag ein angeborener Unterschied physiologischer Natur sein, doch ich vermute, dass es sich eher um einen kulturellen Unterschied handelt. Die Chinesen achten im Allgemeinen mehr darauf, dass ihre Kinder ruhiger und stiller sind als wir im Westen dies tun, auch sind die Kinder dort weniger reizüberflutet.

Zudem scheinen die Eltern mehr auf die Ernährung ihrer Kinder zu achten. Die Form der *Ya Gan*-Unterernährung bei Kindern hat mit dem Zahnen viele gemeinsame Symptome, ist aber generell eine sehr viel schwerere Erkrankung, die sehr schnell fortschreitet und bei der es tatsächlich zur Bildung von schwarzem Zahnfleisch kommt. (Zum Zahnen siehe Kapitel 9)

ÄTIOLOGIE UND PATHOGENESE

Nahrung und Flüssigkeiten werden nicht verdaut, Milz und Magen werden angegriffen und geschädigt

Ätiologie Es kostet die Kinder Energie, Milch oder feste Nahrung zu verdauen. Dieser Typ der Unterernährung wird durch den übermäßigen Verzehr von fetten oder süßen Nahrungsmitteln oder einfach durch Überessen verursacht.

Pathogenese Wenn die aufgenommene Nahrungsmenge die Toleranzgrenze von Milz und Magen überschreitet, wird die Nahrung kalt und blockiert den Mittleren Erwärmer, was zu einer weiteren Beeinträchtigung von Milz und Magen führt. Die Verdauung wird unregelmäßig und es kommt zur Nahrungsakkumulation. Geschieht dies über einen längeren Zeitraum, so wird die Nahrungsakkumulation immer hartnäckiger. Ohne regelrechte Verdauung werden die Organe, das *Qi* und das Blut schwach und erschöpfen sich. Der Körper ist ausgezehrt, das *Qi* und die Flüssigkeiten sind verbraucht und es kommt zur Unterernährung.

Unangemessene Nahrungsmittel: Das Ernährungssystem gerät in Unordnung

Ätiologie Unzureichende Qualität oder Menge der Muttermilch, zu frühes Abstillen oder der Verzehr von ungeeigneten Nahrungsmitteln.

Pathogenese Das Fehlen einer richtigen Ernährung über längere Zeit führt zu einer mangelhaften Unterstützung von Milz und Magen. Werden diese Organe geschädigt, können Flüssigkeiten und Nahrung nicht mehr transformiert werden und es kommt zu einer Erschöpfung und in der Folge zu Mangelernährung. Traditionell wird dies als ein Versagen betrachtet, die „*Yin*- und *Yang*-Organe, das Fleisch, die vier Gliedmaßen und die hundert Knochen“ zu stützen und zu fördern. Der Körper ist ausgezehrt, müde und matt, *Qi* und Blut sind schwach und brechen zusammen. Die Folge ist Unterernährung.

Andere Erkrankungen als Ursache

Ätiologie Das Ergebnis von anhaltendem Erbrechen, anhaltender Diarrhö und Dysenterie, beständigen Bauchschmerzen, Darmtuberkulose, Parasiten und ähnlichen Problemen.

Pathogenese Anhaltende Erkrankungen schädigen *Qi* und Blut, Milz und Lunge werden geschwächt und die Verdauung wird unregelmäßig und verliert ihre Basis. In der Folge gerät das Ursprungs-*Qi* in einen Mangelzustand und es wird kein Knochenmark gebildet. Eine extreme Schädigung des *Yang* zieht das *Yin* in Mitleidenschaft und das aus dem Mangel entstehende *Yin*-Feuer entflammt sich, verzehrt die Körperflüssigkeiten und lässt den Körper dahinschwinden. Auf diese Weise werden die *Yin*-Organe geschädigt und es kommt zu Unterernährung.

Unterernährung bei Kindern

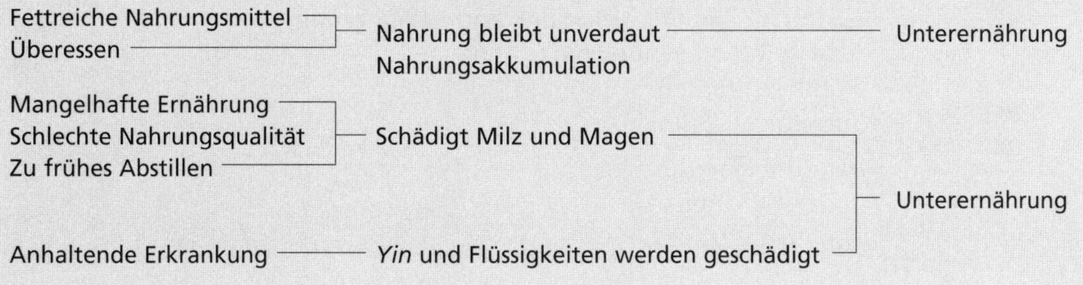

MUSTER UND SYMPTOME

Nahrungsakkumulation schädigt die Milz

- gelbe Gesichtsfarbe
- abgemagert
- durstig
- unruhiger Schlaf
- ungeformter Stuhl oder Obstipation
- gelber, trüber oder milchiger Urin

Zungenbelag: schmutzig, schmierig
Pulse: schlüpfrig, dünn
Fingervene: dünn

Behandlungsprinzip: Die Obstruktion beseitigen und die Milz regulieren

Milz-Qi-Mangel

- das Gesicht ist mattgelb
- der Körper ist abgemagert
- die Gemütsverfassung ist gedrückt
- die Augen sind glanzlos
- das Abdomen ist gebläht und voller Nahrung
- das Weiße der Augen ist im Schlaf sichtbar
- möglicherweise liegt leichtes Fieber vor
- der Stuhl enthält unverdaute Nahrung oder ähnelt wässriger Milch
- die Lippen sind blass

Zungenkörper: blassrot
Zungenbelag: schmierig
Puls: weich, dünn oder schlüpfrig
Fingervene: dünn, violett

Behandlungsprinzip: Das *Qi* vermehren, die Milz stärken und die Nahrungsakkumulation vermindern

Qi- und Blut-Mangel

- die Gesichtsfarbe ist leuchtend weiß
- die Haut ist gelb und trocken
- Lippen trocken, Durst
- großer Kopf, dünner Hals
- abgemagerter und ausgezehrter Körper
- skaphoides Abdomen (kahnförmige Baucheinziehung)
- gedrückte Gemütsverfassung und Erschöpfung
- schläft mit offenen Augen
- kraftlose Stimme
- ungeformte Stühle

Puls: dünn, kraftlos
Fingervene: dünn

Behandlungsprinzip: Das *Qi* stärken, das Blut stützen und fördern und die Milz stärken

Komplikationen

HORNHAUTTRÜBUNG

- im Wind werden die Augen rot und tränen
- zu anderen Zeiten sind die Augäpfel blau und die Kornea ist lichtundurchlässig. Es kommt zu Sehschwierigkeiten und schmerzenden Augen. In der Vergangenheit war dies als ‚durch die Leber verursachte Unterernährung bei Kindern' (*Gan Gan*) bekannt

Behandlungsprinzip: Die Leber unterstützen und die Augen erhellen

ÖDEME

- die unteren Extremitäten und Knöchel weisen ödematöse Schwellungen auf, die Miktion ist unregelmäßig. In der Vergangenheit war dies als ‚zu Ödemen in Verbindung stehende Unterernährung bei Kindern' bekannt (*Gan Shui*).

Behandlungsprinzip: Das *Yang* wärmen und das Wasser harmonisieren

ZAHNFLEISCHBLUTEN

- das Zahnfleisch blutet, Mund und Lippen sind blass. Wird häufig von Purpura begleitet.

Behandlungsprinzip: Das *Qi* mehren und das Blut unter Kontrolle bringen

MIT DEN ZÄHNEN ASSOZIIERTE UNTERERNÄHRUNG BEI KINDERN

- beginnt als harte, rote und schmerzhafte Schwellung von Zahnfleisch oder Wangen und entwickelt sich schnell zu Zahnfleisch- oder Mundgeschwüren. Diese können faulig und eitrig sein oder sich schwarz färben und eine violett-schwarze Flüssigkeit absondern.
- der Bereich um Mund, Kiefer und Nase ist von matt brauner Farbe
- der Urin ist spärlich und gelb
- das Kind ist reizbar und unruhig
- in schweren Fällen sind die Lippen faulig, die Zähne fallen aus und der Nasenrücken bricht ein. In der Vergangenheit war dies als ‚Pferdegebiss assoziierte Unterernährung bei Kindern' bekannt.

Behandlungsprinzip: Das *Yin* stärken, die Hitze beseitigen und das Gift vertreiben

BEHANDLUNG

Hauptpunkt *Sifeng* (M-UE 9)

Methode: Die vier Punkte werden mit der Dreikantnadel punktiert und ein paar Tropfen gelber Flüssigkeit entnommen. Die meisten Texte raten dazu, täglich zu behandeln und dabei jeweils die Hand des Patienten zu wechseln. In einer Studie an einem Krankenhaus in Guilin, China, wurden täglich über 10 Tage an beiden Händen jeweils die zu *Sifeng* (M-UE 9) analogen Punkte der distalen Phalangeal- und Metacarpophalangealgelenke punktiert – obere und untere *Sifeng*-Punkte genannt. Jeder Patient, der diesen Behandlungszyklus von 10 Tagen vollständig durchlief, konnte geheilt werden!

Zusätzliche Punkte

Ren 12 (*Zhongwan*) Ma 25 (*Tianshu*) Bl 20 (*Pishu*) Bl 21 (*Weishu*) Ma 36 (*Zusanli*)	Tonisieren das Milz-*Yang* und lösen Blockaden
Bl 18 (*Ganshu*)	Tonisiert Milz-*Yang* und Leber-*Yin* und löst Blockaden
Bl 19 (*Danshu*)	Tonisiert Milz-*Yang* und Leber-*Yin* und löst Blockaden
Bl 23 (*Shenshu*)	Tonisiert das Nieren-*Yin*

Entsprechend der Muster

NAHRUNGSAKKUMULATION SCHÄDIGT DIE MILZ

Ma 25 (*Tianshu*) eignet sich besonders gut in Verbindung mit *Sifeng* (M-UE 9).

Methode: Neutrale Technik
Prognose: 1-3 Behandlungen

MILZ- UND *QI*-SCHWÄCHE

Sifeng (M-UE 9) sowie folgende Punkte, die das Milz-*Qi* tonisieren und Blockaden lösen:

Ren 12 (*Zhongwan*), Ma 25 (*Tianshu*), Bl 20 (*Pishu*) und Ma 35 (*Zusanli*).

Methode: Tonisierende Methode; Moxibustion kann angewendet werden, besonders Moxa auf Knoblauchscheiben.

Prognose: 5-10 Behandlungen

BLUT- UND *QI*-MANGEL

Sifeng (M-UE 9) sowie folgende Punkte, die *Qi* und Blut tonisieren: Bl 18 *(Ganshu)*, Bl 20 (*Pishu*), Bl 23 (*Shenshu*), Ren 12 (*Zhongwan*) und *Erbai* (M-UE 29)[1]

Methode: Tonisierende Methode sowie Moxibustion auf Knoblauch oder Ingwer

Prognose: 10-20 Behandlungen

Komplikationen

HORNHAUTTRÜBUNG

Nach der Beseitigung der Unterernährung werden Le 3 *(Taichong)* und Gb 20 *(Fengchi)* verwendet, um die Leber zu regulieren und die Augen zu erhellen.

Methode: Es wird die neutrale Methode angewendet. Bei der Nadelung von Gb 20 *(Fengchi)* sollte die Nadelsensation die Augen erreichen.

ÖDEME

Nach der Beseitigung der Unterernährung werden Bl 23 *(Shenshu)* und Ni 3 *(Taixi)* verwendet, um die Nieren zu tonisieren.

Methode: Tonisierende Methode; zusätzlich Moxa auf Bl 23 *(Shenshu)*

---

1 Lokalisation von Erbai (M-UE-29): Auf der palmaren Seite des Unterarms, 4 *Cun* proximal von Pe 7 (*Daling*), beidseits des Musculus flexor carpi radialis. Diese Punkte haben sich bei einem Prolaps des Darms als günstig erwiesen.

ZAHNFLEISCHBLUTEN

Nach der Beseitigung der Unterernährung wird Di 4 (Hegu) verwendet, um *Qi* und Blut des Zahnfleisches zu regulieren.

Methode: Neutrale Methode

MIT DEN ZÄHNEN ASSOZIIERTE UNTERERNÄHRUNG BEI KINDERN

Nach der Beseitigung der Unterernährung wird Di 4 (*Hegu*) verwendet, um *Qi* und Blut des Zahnfleisches zu regulieren und das Gift zu vertreiben. Ni 3 (*Taixi*) wird eingesetzt, um das Nieren-*Yin* zu tonisieren und die Hitze zu beseitigen.

Methode: Neutrale Methode

13 ❖ Stomatomykosen und Mundgeschwüre

EINLEITUNG

Stomatomykosen (Mundschleimhautentzündungen durch *Candida albicans*) und Mundgeschwüre sind in milder Form bei Kindern aller Altersstufen üblich; vom Säugling bis zum Schulkind. In schweren Fällen kann der Mund derart entzündet sein, dass das Kind nicht mehr essen will und sein Schlaf gestört ist. Häufig ist dies das Ergebnis von zu viel Süßigkeiten, Schokolade, so genanntem ‚Junk food', von zu viel wärmenden Nahrungsmitteln oder auch von sich im Innern sammelnder Hitze. Bei Brustkindern tritt dieses Muster oft aufgrund einer blockierten Verdauung, durch bei der Mutter bestehender Hitze oder durch Arzneimittel (besonders Antibiotika) auf, die sie einnimmt. Stomatomykosen und Mundgeschwüre können jedoch auch Begleiterscheinungen anderer Erkrankungen sein. In solchen Fällen sollten diese Erkrankungen als Erstes behandelt werden.

Die in diesem Kapitel dargestellten Musterdifferenzierungen und Behandlungsrichtlinien entsprechen denen der Stomatomykose. Da Mundgeschwüre sich ähnlich verhalten, haben wir für diese Erkrankung auf ein eigenes Kapitel verzichtet. Die ersten beiden Muster entsprechen denen in chinesischen Lehrbüchern und sind nach wie vor im Westen anzutreffen. Jedoch hat sich in jüngster Vergangenheit in England und den Vereinigten Staaten ein neues Muster entwickelt, das durch mehr Kälte und Feuchtigkeit gekennzeichnet ist.

ÄTIOLOGIE UND PATHOGENESE

Traditionelle Muster

Nach der Chinesischen Medizin gibt es zwei innere Muster: Fülle-Hitze in Magen und Milz und Feuer durch *Yin*-Mangel. In beiden Fällen steigt Hitze zum Mund auf, der sich dann infiziert. Im Westen ist es zu einem neuen Muster, der feuchten Kälte, gekommen.

Fülle-Hitze in Magen und Milz

Bei Brustkindern sind die häufigsten Ursachen:

- Energielosigkeit der Mutter
- zu viel scharfe und Schleim produzierende Nahrungsmittel bei der Mutter
- Nahrungsakkumulation des Säuglings

Bei älteren Kindern lässt sich die Ursache meist auf die Ernährung zurückführen, die zu viel scharfe, stark gewürzte und reichhaltige Nahrungsmittel enthält, sowie auf ‚Junk Food' oder übermäßig viel Zucker. All diese Nahrungsmittel tragen zur Bildung von Hitze bei. Wenn Hitze sich in Magen und Milz ansammelt, kann sie aufsteigen und sich in einen pathogenen Giftstoff verwandeln, der im Mund und auf der Zunge ‚raucht und dampft' und sich in weißen Punkten manifestiert, die von roten Bereichen umgeben sind. Die weißen Punkte können sich auf Larynx, Trachea und Ösophagus ausdehnen und Atem- und Schluckprobleme verursachen. Auch das Feuer steigt nach oben und es kommt zu einem roten Gesicht und zu roten Lippen. Das Feuer kann auf das Herz übergreifen, was zu Gereiztheit, Ruhelosigkeit und spärlichem, gelbem Urin führt. Die Hitze-Fülle in Milz und Magen führt zu Halitosis und Obstipation.

Feuer durch Yin-Mangel

Dieses Muster findet sich im Westen eher selten und hat, wenn es auftaucht, seine Ursache meist in Übermüdung und Übererregung. In China ist seine Ursache weitaus häufiger eine Schädigung des *Yin* durch Fiebererkrankungen. Ist das *Yin* eines Kindes geschädigt, so kann das Wasser das Feuer nicht länger kontrollieren und Feuer flammt aufwärts. Äußere pathogene Hitze kann dann leicht in den Mund eindringen und es kommt zu weißen Flecken, die in schweren Fällen von roten Bereichen umgeben sind. Bei einer Schwäche des Nieren-*Yin* und im Inneren eingeschlossener Mangel-Hitze sind die Symptome charakteristischerweise die einer Hitze durch *Yin*-Mangel: Hitze der Fünf Flächen, rote Wangen und eine rote Zunge mit wenig Belag.

Feuchte Kälte

Zu diesem Muster kommt es in der Regel, wenn entweder Mutter oder Kind Antibiotika nehmen oder es ist das Ergebnis jedes anderen Faktors, der zur Ansammlung von Kälte und Feuchtigkeit führt, z. B. der übermäßige Genuss von kalten Fruchtsäften, von Eis oder Zucker. Die Akkumulation von feuchter Kälte in Magen und Milz hat eine Ansammlung von Kälte und Feuchtigkeit im Mund zur Folge und führt damit zur Stomatomykose.

MUSTER UND SYMPTOME

Allgemeines

In der Mundschleimhaut bilden sich weiße, von roten Bereichen umgebene Punkte, die sich auf Zahnfleisch und Lippen ausbreiten können. In schweren Fällen kommt es zu Blutungen. Das Kind ist weinerlich und hängt an der Mutter, es ist sehr unruhig, mag nicht essen oder verweigert die Brust.

In schweren Fällen können die weißen Flecken über die Nasenwege auf Larynx, Trachea und Ösophagus übergreifen und Atemprobleme und Schluckbeschwerden verursachen. Das Gesicht zeigt dann eine bläulich-violette Färbung und beim Atmen kommt es zu gurgelnden Geräuschen.

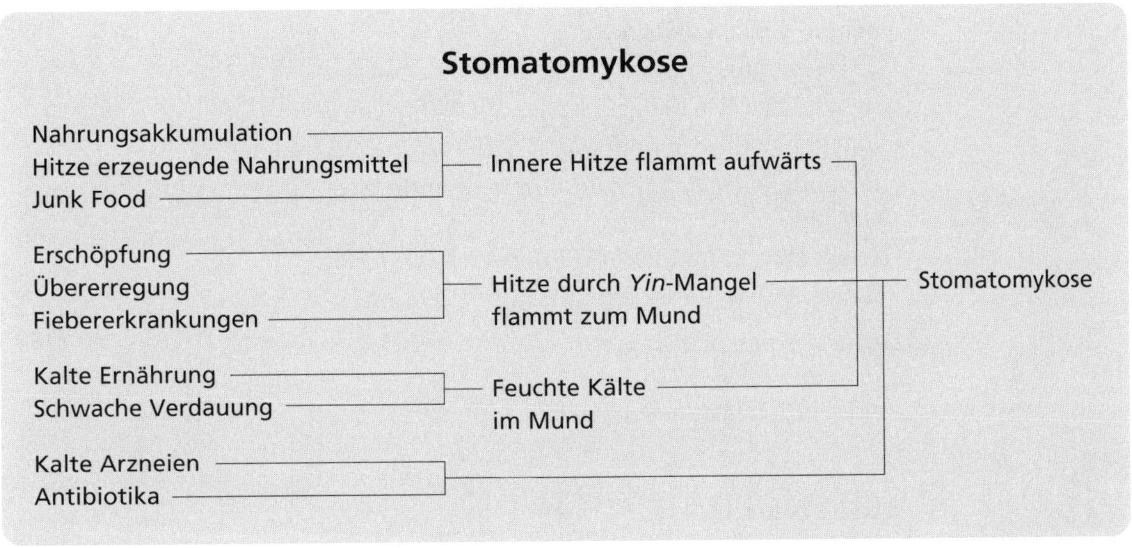

Fülle-Hitze in Magen und Milz

- die Mundschleimhäute sind mit vielen weißen Punkten bedeckt, die von tief-roten Bereichen umgeben sind
- der Mund schmerzt
- Gesicht und Lippen sind gerötet
- das Kind ist reizbar und unruhig
- es verweigert die Brust und klammert sich an die Mutter
- es kommt zu Obstipation
- der Urin ist spärlich und gelb

Zungenkörper: rot
Zungenbelag: weiß, dick und schmierig
Fingervene: violett, breit
Puls: schlüpfrig oder schlüpfrig und schnell

Behandlungsprinzip: Die Hitze beseitigen, das Gift zerstreuen und das Feuer kanalisieren

Feuer durch Yin-Mangel

- die Mundschleimhäute weisen wenig weiße Punkte auf, das umgebende Gebiet ist nur leicht gerötet
- das Kind ist ziemlich schwach
- das Gesicht ist weiß, die Wangen sind rot
- Hitze der Fünf Flächen (Brust, Handflächen und Fußsohlen)
- kein Durst
- möglicherweise Abneigung gegen Wärme
- möglicherweise Nachtschweiß

Zungenkörper: rot mit wenig Belag
Puls: dünn und schnell ohne Kraft

Behandlungsprinzip: Das *Yin* nähren und das Feuer abwärts führen

Feuchte Kälte

- die Mundschleimhäute sind mit weißen, gelblich-weißen und cremefarbenen Flecken bedeckt
- das Gesicht ist blass
- möglicherweise lockere Stühle mit wenig Geruch
- möglicherweise Schreien und Schmerzen während der Nacht
- Feuchtigkeitszeichen wie eine rinnende Nase und ein aufgedunsenes Gesicht
- schwacher Appetit oder wählerisch beim Essen
- fühlt sich bei Berührung kalt und feucht an

Zungenkörper: blass
Zungenbelag: weiß
Puls: schlüpfrig oder schwach

BEHANDLUNG

Hauptpunkte

Es werden drei Punktepaare verwendet, von denen jedes aus einem Lokal- und einem Fernpunkt besteht, der eine direkte Beziehung zu diesem Gebiet hat:

1. Ren 23 (*Lianquan*) und He 6 (*Yinxi*)
2. Ma 5 (*Daying*) und Ma 36 (*Zusanli*)
3. Ma 7 (*Xiaguan*) und Di 4 (*Hegu*)

Methode: Behandeln Sie täglich. Verwenden Sie das erste Paar am ersten Behandlungstag, das zweite Paar am zweiten Tag usw.

Entsprechend der Symptome

Gibt es nur ein oder zwei große Geschwüre, können diese mit einer Dreikantnadel punktiert werden. Zumindest findet sich diese Anweisung in chinesischen Lehrbüchern. In einigen Ländern kann es jedoch etwas Zeit kosten, die Mutter davon zu überzeugen, dass dies die beste Form der Behandlung ist!

Entsprechend der Muster

Fülle-Hitze in Magen und Milz

Verwenden Sie die Hauptpunkte und fügen Sie folgende Punkte hinzu:

Ma 44 (Neiting)	Beseitigt Hitze im Magen
Di 4 (*Hegu*)	Beseitigt Hitze im Magen und ist förderlich für den Mund

Bei kleinen Kindern mit Nahrungsakkumulation möglicherweise auch:

Sifeng (M-UE 9)

Prognose: Eine bis drei Behandlungen reichen üblicherweise aus.

Feuer durch Yin-Mangel

Zusätzlich zu den oben erwähnten Hauptpunkten sollten Punkte hinzugefügt werden, die das *Yin* des Körpers tonisieren, wie etwa:

Ni 3 (*Taixi*)
Ren 4 (*Guanyuan*)

Prognose: Ist abhängig vom Ursprung der Erkrankung und dem Schweregrad des Zustandes. Hat eine andere Erkrankung dieses Problem verursacht, so muss auch diese Erkrankung behandelt werden.

Feuchte Kälte

Zusätzlich zu den Hauptpunkten sollten folgende Punkte eingesetzt werden:

Ma 36 (*Zusanli*)
Ren 12 (*Zhongwan*)
Mi 6 (*Sanyinjiao*)

Methode: Nadeln Sie in neutraler Technik und setzen Sie auf Ren 12 (*Zhongwan*) Moxibustion ein.

Prognose: Behandeln Sie täglich, um die Stomatomykose zu beseitigen. Wenn das Kind die Einahme von Antibiotika beendet, sollten einige wenige Behandlungen genügen. Bekommt das Kind weiterhin Antibiotika und Süßigkeiten, so wird die Behandlung nur unterstützend wirken, aber nicht zur Genesung führen.

ANMERKUNGEN

- Stomatomykosen und Mundgeschwüre treten manchmal als Nebenwirkungen einer Chemotherapie auf. Die Akupunktur ist sehr wirksam darin, diese Nebenwirkungen in den Griff zu bekommen, sodass die Therapie fortgesetzt werden kann.
- Es ist in jedem Fall sinnvoll, zumindest einen Lokalpunkt in die Kombination aufzunehmen. Kinder mögen zwar Punkte in der Nähe des Mundes nicht, aber die Verwendung dieser Punkte macht einen großen Unterschied im Behandlungserfolg aus.

14 ❖ Fieber und Grippe

EINLEITUNG

In diesem Kapitel werden wir einen Überblick über die Behandlung des Fiebers bei Kindern geben. Die Grundlagen entsprechen denen des Fiebers bei Erwachsenen, aber es gibt einige Faktoren, die bei Säuglingen und Kindern verkomplizierend hinzukommen.

Das chinesische Wort für Grippe (*Gan Mao*) umfasst Zustände, die von einem Schnupfen über starkem Husten bis zu einer Grippe mit hohem Fieber reichen. Häufig wird der chinesische Begriff als ‚gewöhnliche Erkältung' übersetzt, was jedoch irreführend ist, wenn man sich die Bedeutung der beiden Schriftzeichen vor Augen hält. Der Begriff *Gan* kann hier als Auswirkung oder Einfluss verstanden werden; in diesem Fall als Auswirkung oder Einfluss des Wetters. Der Begriff *Mao* zeigt das Bild eines Mannes, der seinen Hut tief ins Gesicht gezogen hat und daher nichts sehen kann und bedeutet, sich ungezügelt zu bewegen oder sich leichtsinnig zu verhalten und sich dadurch den Einflüssen des Wetters gegenüber anfällig zu machen. Beide Begriffe zusammen können folglich als ‚Auswirkung leichtsinnigen Verhaltens' gedeutet werden.

Diese Deutung gestattet einen Vergleich mit unserem Wort ‚Influenza', das der italienischen Renaissance entstammt und damals als etwas betrachtet wurde, das durch den ‚Einfluss der Elemente' verursacht worden ist (Elemente werden hier in erweitertem Sinn als Elemente des Wetters und gleichfalls als die das Universum konstituierende Elemente verstanden). Betrachten wir die Musterdifferenzierung, so wird deutlich, dass auch die Chinesen der Influenza einen Wetteraspekt als Ursache zugeordnet haben und dass damit die traditionelle westliche Sicht der Grippe der chinesischen Sicht sehr nahe steht.

Für die Darstellung der Ätiologie, Pathogenese und Musterdifferenzierung habe ich (JPS) den entsprechenden Abschnitt aus dem Buch *Traditionelle Chinesische Pädiatrie (Zhong Yi Er Ke Xue)*, erschienen 1979, übersetzt, und zwar ohne jegliche Veränderungen, da ich denke, dass diese Darstellung deutlich macht, in welcher Weise eine Grippe ein grundsätzlich gesundes Kind befällt. Es gibt jedoch bei westlichen Kindern, die nicht annähernd so robust und gesund sind wie chinesische Kinder und beim ersten Anzeichen von Fieber mit Antibiotika behandelt werden, noch einen weiteren Faktor. Bei diesem Faktor handelt es sich um die vorteilhafte Wirkung des Fiebers beim Vertreiben akkumulierter Hitze. Wir haben daher einen Abschnitt über die nützliche Wirkung des Fiebers und seine stärkende Funktion auf das Immunsystem eingefügt. Entsprechend basiert der Abschnitt zu den inneren Faktoren und den pathogenen Restfaktoren auf unseren eigenen klinischen Erfahrungen.

ÄTIOLOGIE UND PATHOGENESE

Ätiologie

ÄUSSERE FAKTOREN

Ein Angriff pathogener Wind-Kälte oder Wind-Hitze, besonders bei Wetterwechsel, kann zu einer Grippe führen. Schnelle Temperaturwechsel sind besonders im Winter und Frühling üblich und dementsprechend kommt es während dieser Jahreszeiten am häufigsten zu dieser Erkrankung. Der Körper des Kindes ist innerlich schwach und macht es dem pathogenen Faktor leicht einzudringen. In einem Werk aus dem 18. Jahrhundert mit dem Titel *Erklärung der Probleme in der Pädiatrie (You Ke Shi Mi)* heißt es: „Der Ursprung der Grippe ist eine Schwäche des Abwehr-*Qi*.“

INNERE FAKTOREN

Akkumulierte Hitze kann zu Fieber führen, das vorteilhaft für das Kind sein kann. Diese Hitzeansammlung kann eine Vielzahl von Gründen haben, zum Beispiel einen pathogenen Restfaktor. In diesem Fall existiert diese Hitze möglicherweise schon über einen längeren Zeitraum – über Monate oder sogar über Jahre – und das Fieber kann ein Anzeichen dafür sein, dass der Körper den pathogenen Faktor endgültig vertreibt.

Ein zweiter innerer Faktor wird ‚latente Frühlingshitze‘ genannt. Wir verwenden den Begriff ‚latent‘ als Übersetzung des medizinischen Begriffes *Yu*, der auch ‚verborgen‘ oder ‚versteckt‘ bedeuten kann. Jedoch erscheint der Begriff ‚latent‘ treffender zu sein, da er in sich den Sinn trägt, potenziell etwas auszulösen, Zerstörung anzurichten![1]

Latente Hitze kann ein Problem während jeder Jahreszeit sein, ist jedoch besonders im Frühling virulent, der Zeit der Leber, die „der für den geschmeidigen Verlauf der Dinge verantwortliche Beamte ist.“ Mithin

---

1 Innerhalb der Chinesischen Medizin ist damit Hitze gemeint, die sich im System verbirgt, so dass Sie als Therapeut nicht bemerken, dass sie existiert. Die betroffene Person mag zwar keinerlei Hitzezeichen aufweisen und dennoch ist die Hitze präsent. Ebenso kann die Zunge Zeichen von Hitze aufweisen oder unauffällig sein.

steht jedes Anpassungsproblem in Bezug auf Wetterwechsel zur Leber in Beziehung und tritt folglich eher im Frühling auf. Eine mögliche Betrachtungsweise der Grippeepidemien, die im Frühjahr in vielen Gemeinden grassieren, ist folglich, dass das Fieber nötig ist, um die Reste von Weihnachtspudding und Weihnachtsgänsen, die die Leber bis dahin nicht transformieren konnte, zu verbrennen.

Der Begriff latente Hitze wird hier benutzt, um Fieber während des Frühlings zu beschreiben. Die Grundlagen sind die Folgenden: Wenn der Winter Einzug hält, bereiten wir uns auf die Kälte vor. Im November und Dezember (wir beziehen uns hier auf die nördliche Hemisphäre) essen wir wärmende Speisen wie Braten, Weihnachtspudding und gefüllte Pasteten. Wir tun dies, um den Grundmetabolismus des Körpers darauf einzustellen, mehr Hitze zu produzieren. Folglich wird uns nicht kalt, wir zittern nicht und brauchen nicht Dutzende von Kleidungsstücken, um uns warm zu halten.

Mit der Ankunft des Frühlings wird das Wetter wärmer, fahren wir aber fort, dieselbe Menge an Hitze zu produzieren wie im Winter, werden wir zu viel Hitze entwickeln. Dies ist die Grundlage der latenten Hitze und einer ihrer Aspekte ist schlicht die Überproduktion von Hitze.

Natürlich spielt in diesem Prozess mehr als nur die Hitzeproduktion eine Rolle, denn es existieren auch so genannte Hitzereservoirs im Körper. Alle Gewebe des Körpers sind mit wärmenden Substanzen ausgestattet (hauptsächlich Fette), die bei Bedarf kurzfristig zur Hitzeproduktion herangezogen werden können. Manchmal wird jedoch so viel an wärmenden Nahrungsmitteln verzehrt (in Form von gebratenen, gerösteten oder fettreichen Speisen), dass diese Reservoirs überfließen und es zu Furunkeln und anderen Hautausschlägen kommt.

Mit Frühlingsanbruch muss das System einen Weg finden, sich dieser Hitzereservoirs zu entledigen. Dazu gibt es eine Vielzahl von Möglichkeiten. Der direkteste Weg ist der, dass die Leber die Hitze umwandelt. Unterstützt werden kann dies durch die Rückkehr zu weniger reichhaltigen Mahlzeiten, etwa zu traditioneller Fastenkost. Die Hitze kann auch in Form von Furunkeln austreten, schlägt dies aber fehl, wird sie sich möglicherweise als Fieber zeigen.

Pathogenese

Das System der Lunge ist mit der Haut und dem Körperhaar verbunden und öffnet sich durch die Nase. Der äußere pathogene Faktor kann daher via Mund, Nase und Haut eindringen. Daraufhin trifft er auf das Abwehr-*Qi* der Lunge, was zu einer Störung in der oberflächlichen Zirkulation des Abwehr-*Qi* führt. Dies wiederum beeinträchtigt das Lungen-*Qi* und es kommt zu Symptomen wie Abneigung gegen Kälte, Fieber, nasaler Ausfluss und Husten.

Hitzetransformation

Es heißt, Kinder wären die ‚Verkörperung von reinem *Yang*' und würden oft einen *Yin*-Mangel aufweisen. Nachdem der pathogene Grippefaktor in den Körper eingedrungen ist, wandelt er sich leicht zu Hitze um und es kommt zu den typischen Hitzesymptomen aufgrund von Fülle; zu Durst, rotem Gesicht, roten Lippen, zu trockenen und gereizten Mund- und Nasenschleimhäuten und zu Obstipation.

Sommerhitze

Während des Sommers ist der pathogene Faktor der Sommerhitze sehr verbreitet. Sommerhitze kann das *Qi* angreifen und die Milz behindern. Zu den typischen Symptomen gehören hohes Fieber, Abneigung gegen Kälte, Schweregefühl des Körpers, Erbrechen und Diarrhö.

Akkumulierte Hitze

Ursache des Fiebers ist, dass der Körper die akkumulierte Hitze vertreibt. Im Allgemeinen ist es nicht einfach, zwischen Fieber durch akkumulierte Hitze und Fieber aufgrund eines äußeren pathogenen Faktors zu unterscheiden. Glücklicherweise ist eine solche Unterscheidung jedoch nicht notwendig!

Latente Hitze und pathogener Restfaktor (westliche Kinder)

Tatsächlich besteht kein großer Unterschied zwischen dem Fieber aufgrund von latenter Hitze und dem aufgrund eines pathogenen Restfaktors. In beiden Fällen handelt es sich um einen Hitzefaktor. Und in beiden Fällen muss die Hitze nach außen geleitet werden, damit das Kind gesunden kann. Der Hauptunterschied besteht darin, dass alle Kinder dem Wechsel der Jahreszeiten ausgesetzt sind und im Frühling die im Winter generierte Hitze beseitigen müssen. Bei gesunden Kindern geschieht dies auf natürliche Weise, ohne Erkrankung. Weniger gesunde Kinder können diese Hitze über Fieber abbauen, während sehr kranke Kinder diese Hitze gar nicht los werden und im Sommer sehr krank sein können.

Komplikationen

HUSTEN

Die Lunge von Kindern ist besonders zart und empfindlich: Sie mag klare, reine Luft und verabscheut stickige, miefige Luft, zu viel Hitze und zu viel Kälte. Aus diesem Grund kann ein Angriff von Wind-Kälte sehr leicht starken Husten nach sich ziehen. Das Lungen-*Qi* wird geschwächt und gebremst und der *Qi*-Mechanismus gestört. Die Körperflüssigkeiten werden nicht regelrecht verteilt und wandeln sich zu Schleim, der die Lungenwege blockiert und bisweilen zu sehr starkem Husten mit gurgelnden Geräuschen in der Kehle führt. Dies wird ‚durch Schleim verkomplizierte Grippe' genannt. In extremen Fällen kann sich daraus eine Pneumonie entwickeln.

BEEINTRÄCHTIGUNG DES VERDAUUNGSSYSTEMS

Das *Yang* der Milz ist bei Kindern häufig schwach und als Ergebnis eines Angriffs durch einen äußeren pathogenen Faktor kann die Transport- und Transformationsfunktion der Milz in Mitleidenschaft gezogen werden. Dadurch kann sich die Nahrung leicht aufstauen und bleibt im Magen hängen.

Eine Blockade des Mittleren Erwärmers führt zu Distension, Völlegefühl, Abneigung gegen Nahrung und Getränke, Erbrechen und Diarrhö. Dies ist als ‚durch Nahrungsakkumulation verkomplizierte Grippe' bekannt.

BEEINTRÄCHTIGUNG DER GEMÜTSVERFASSUNG

Gemütsverfassung und *Qi* sind bei Kindern labil, was sie anfällig gegenüber Furcht und Nervosität macht. Bei einer Grippe trifft man häufig auf das Muster von Hitze im Herzen, die die Klarheit des Geistes beeinträchtigt, und es treten Symptome wie gestörter Schlaf, Schreckhaftigkeit und häufiges, lautes Husten auf. In extremen Fällen kann sich dieses Muster zu Leber-Wind mit Hitze entwickeln und zu Krämpfen oder Herz-Feuer führen. Dieses Muster ist als ‚durch Furcht verkomplizierte Grippe' bekannt.

Zusammenfassend lässt sich sagen, dass *Yin* und *Yang* von Kindern sehr leicht aus dem Gleichgewicht geraten können. Kinder entwickeln sehr leicht Hitze, Kälte, Mangel- oder Füllezustände und alle diese Muster können ineinander übergehen. Es ist daher wichtig, auf das klinische Erscheinungsbild und seine Veränderungen zu achten.

Fieber und Grippe

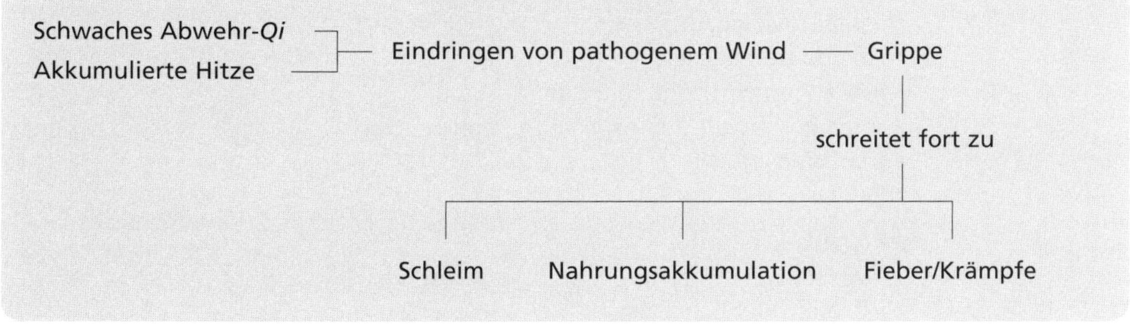

MUSTER UND SYMPTOME

Allgemeine Zeichen eines Windangriffes

- Fieber
- das Kind ist schlaff wie eine Stoffpuppe
- kein Appetit
- plötzlicher Beginn, von einem Tag auf den anderen; in einigen Fällen steigt die Temperatur innerhalb weniger Stunden

Puls: schnell

Wind-Kälte

- blasses Gesicht
- Frösteln, Kältegefühl
- Fieber ohne Schwitzen
- träufelnder Speichel

- heftiges Niesen mit nasalem Ausfluss
- Husten
- Erbrechen von Schleim und klaren Flüssigkeiten
- Kopfschmerzen
- Kratzen und Kitzeln im Hals

Zungenbelag: dünn, weiß
Puls: oberflächlich, gespannt, schnell
Fingervene: oberflächlich, rot

Behandlungsprinzip: Die Oberfläche befreien (d. h. Schwitzen verursachen), das Lungen-*Qi* abwärts lenken und die Kälte zerstreuen

In Fällen von Wind-Kälte ist der Puls immer schnell. Dieses Zeichen führt leicht dazu, dass man Wind-Kälte mit Wind-Hitze verwechselt.

Wind-Hitze

- rotes Gesicht
- hohes Fieber
- leichte Abneigung gegen Kälte
- Schwitzen
- Kopfschmerzen
- gelber nasaler Ausfluss
- Husten und Niesen
- Erbrechen von gelbem Schleim
- roter, geschwollener und schmerzender Hals
- trockener Mund
- Durst

Zungenkörper: rot
Zungenbelag: dünn und weiß oder dünn und gelb
Puls: oberflächlich, schnell
Fingervene: oberflächlich, sichtbar, tief rot

Behandlungsprinzip: Die Oberfläche befreien, das Lungen-*Qi* nach unten lenken und die Hitze beseitigen

Wenn diese Kinder irgendwelche Kältezeichen aufweisen (z. B. Schüttelfrost oder Abneigung gegen Kälte), sollten sie auch gewärmt werden. Dies sollte deshalb geschehen, weil es besonders bei Säuglingen und kleinen Kindern wichtig ist, die Verdauungsfunktion in Ordnung zu halten, d. h. zu wärmen.

Erörterung

Diese Grundkategorien entsprechen denen der chinesischen Lehrbücher. In der klinischen Praxis trifft man jedoch häufig auf Wind-Muster ohne besonders starke Hitze- oder Kältezeichen. Ebenso findet man häufig

Mangelzeichen sowohl zu Beginn des Fiebers als auch in einem späteren Stadium. Charakteristischerweise kommt es dabei zu niedrigem Fieber ohne Schwitzen, was auf eine Schwäche des *Qi* zurückzuführen ist, das nicht genügend Energie besitzt, um ein wirklich hohes Fieber auszulösen.

Im Allgemeinen scheinen Wind-Kälte-Muster eher schwächere Kinder zu betreffen. Um Wind-Kälte zu vertreiben, ist es notwendig, ein wenig zu wärmen und zu tonisieren. Bei Wind-Hitze, die gewöhnlich sehr schnell auf eine Behandlung anspricht, ist dies nicht nötig.

BEHANDLUNG

Das Hauptziel der Behandlung sollte es sein, den Wind zu beseitigen und dann die vorherrschenden Symptome zu lindern. Wird der Wind nicht beseitigt, bleiben auch die anderen Symptome bestehen, achtet man nicht auf die Symptome, dann wird die Behandlung länger dauern.

Entsprechend der Muster

Wind-Kälte

Wind-Kälte	Du 14 (*Dazhui*) Di 4 (*Hegu*) Gb 20 (*Fengchi*) Lu 7 (*Lieque*) SJ 5 (*Waiguan*)	Beseitigen Wind-Kälte und befreien die Nase

Methode: Diese Punkte werden mit zerstreuender Technik genadelt.

Hat das Kind Schüttelfrost und weist wenig Hitzezeichen auf, fügen Sie folgende Punkte hinzu:

Ma 36 (*Zusanli*) Ren 12 (*Zhongwan*)	Wenden Sie an beiden Punkten eine tonisierende Technik an und moxen Sie anschließend

Methode: Tonisieren, dann moxen. Alternativ kann auf dem Rücken geschröpft werden. Den Lehrbüchern zufolge sollten Bl 12 (*Fengmen*) und Bl 13 (*Feishu*) geschröpft werden. Es ist jedoch häufig wirksamer, die Schmerzpunkte am oberen Rücken ausfindig zu machen und diese zu schröpfen. Druckschmerzhaftigkeit im oberen Thoraxbereich ist ein wichtiger Hinweis darauf, dass Schröpfen erfolgversprechend ist. Verwenden Sie bis zu drei Schröpfköpfe auf jeder Seite.[2]

---

2 Es entspricht unserer Erfahrung, dass eine neue Generation von Kindern heranwächst, die wesentlich ängstlicher ist: sie haben sogar vor dem Schröpfen Angst. Für solche Kinder ist natürlich auch das Nadeln beängstigend, hat aber den Vorteil, dass es wesentlich schneller geht.

Behandlungsablauf: Die Kinder sollten gewärmt und zum Schwitzen gebracht werden. Dies ist das genaue Gegenteil der konventionellen Vorstellungen innerhalb der westlichen Medizin.

Prognose: Akupunktur ist in der Regel äußerst wirksam bei der Behandlung dieser Erkrankung; je stärker die Symptome, desto leichter sind sie zu heilen. Häufig reicht eine Behandlung aus und es ist selten, dass mehr als drei Behandlungen nötig sind, es sei denn, der Patient ist sehr erschöpft.

Wind-Hitze

Gb 20 (*Fengchi*)
Du 14 (*Dazhui*)
Di 11 (*Quchi*)
Di 4 (*Hegu*)
} Beseitigen Wind

Methode: Diese Punkte werden mit zerstreuender Technik behandelt.

Gemeinsam verwendet sind die drei letztgenannten Punkte sehr wirksam bei der Beseitigung von Hitze aus dem Körper. Wie im Fall von Wind-Kälte kann auch hier geschröpft werden, allerdings ist bei Hitzestörungen Akupunktur im Allgemeinen wirkungsvoller.

Prognose: Eine bis drei Behandlungen sind erforderlich, um die Wind-Hitze aus dem Körper zu vertreiben. Für eine vollständige Genesung können jedoch weitere Behandlungen notwendig sein.

Behandlungsfrequenz

Es ist schwer zu sagen, wie oft behandelt werden sollte, da dies stark von der Schwere des Zustandes und der Reaktion des Kindes abhängt. Wenn das Fieber sehr hoch ist und Krämpfe zu befürchten sind, können Sie alle zwei Stunden behandeln. Bei weniger schweren Fällen reichen zwei bis drei Behandlungen innerhalb von 24 Stunden, abhängig davon, wie das Kind reagiert. Wenn es Ihnen gelungen ist, die Transpiration in Gang zu setzen und der Schweiß rinnt, kann es sein, dass keine weitere Behandlung notwendig ist.

Voraussichtliche Behandlungsergebnisse

Sehr häufig ist eine Behandlung genug, um die Situation zu verändern, das Fieber zu senken und den natürlichen Heilungsprozess in Gang zu setzen. Es können jedoch weitere Behandlungen notwendig sein, um das *Qi* in der Genesungsphase zu tonisieren.

Probleme bei der Behandlung

An Fieber erkrankte Kinder sind häufig sehr bedrückt und ängstlich und das Letzte, was sie in dieser Zeit wollen, ist ein riesiges Monster von einem

Akupunkteur, der dicke, große Nägel in ihren Körper steckt. Seien Sie daher nicht überrascht, wenn Sie auf starken Widerstand gegen die Behandlung stoßen. Lassen Sie sich jedoch nicht beirren. Der tatsächliche Schmerz ist für das Kind weitaus geringer als seine Angst und der Nutzen überwiegt bei weitem das Unbehagen, das Sie möglicherweise verursachen.

Klinische Beobachtungen

Die Verwendung von Ma 36 (Zusanli)

Es gibt eine Lehrmeinung, die besagt, dass die Wirkung von Ma 36 (*Zusanli*) zu tonisierend wäre, um in der Behandlung von Fieber eingesetzt zu werden. Wir denken, dass dies ein Irrtum ist. Vielleicht rührt diese Sichtweise daher, dass Ma 36 (*Zusanli*) in manchen Situationen der Wirkung von Ginseng ähnlich ist und Ginseng ist natürlich bei Fieber kontraindiziert.

Unsere Erfahrung hat gezeigt, dass es gewöhnlich sehr förderlich ist, diesen Punkt bei der Behandlung von Wind-Kälte-Störungen einzusetzen, denn in der Regel ist das Kind ebenso schwach wie kalt. Anders ausgedrückt, wird das Kind sich nur dann erkälten, wenn es müde und erschöpft ist, und es ist daher völlig angemessen, Punkte zu verwenden, die tonisieren, so wie solche, die den Wind vertreiben.

Wir haben zudem die Erfahrung gemacht, dass Ma 36 (*Zusanli*) auch bei Wind-Hitze eingesetzt werden kann, vorausgesetzt, die Punktekombination enthält solche Punkte, die den pathogenen Faktor vertreiben. In dieser Hinsicht scheint sich die Akupunktur stark von der Kräutermedizin zu unterscheiden.

Der Einsatz der Moxibustion

Entsprechend der Kräutertradition wird häufig gelehrt, dass Moxibustion nicht bei der Behandlung von Hitzestörungen eingesetzt werden sollte. Unsere Erfahrung jedoch ist es, dass die Moxibustion völlig ungefährlich in jeder Situation eingesetzt werden kann, in der die Hautoberfläche sich kalt anfühlt, gleichgültig, ob der Gesamtzustand durch Hitze oder Kälte geprägt ist. Moxibustion kann auch dann sicher eingesetzt werden, wenn der Patient das Gefühl von Wärme schätzt. Sie ist besonders bei den Hitzestörungen hilfreich, bei denen Hände und Füße kalt sind, und in diesen Fällen sollte die Moxibustion auch an Händen und Füßen angewendet werden. Diese Behandlungsform hat die Wirkung, die Hitze in Richtung der Extremitäten zu lenken.[3]

Kälte wandelt sich zu Hitze

Es kann vorkommen, dass das Fieber als Wind-Kälte beginnt und sich dann zu Wind-Hitze wandelt. Dieser Umschwung kann sehr schnell geschehen und Sie müssen sehr genau darauf achten, welche Situation Sie

---

3 Es gibt eine entsprechende Behandlungsmethode bei Uterusblutungen, bei der Moxibustion an Mi 1 (*Yinbai*) eingesetzt wird, selbst wenn es sich um einen Hitzezustand handelt.

im Moment Ihrer Behandlung vor sich haben. Bekommt zum Beispiel ein Kind vom Hitzetypus eine Erkältung (sagen wir von seinem Bruder oder seiner Schwester), so kann sich der pathogene Faktor in einem Zeitraum von etwa 12 Stunden von einer Kältestörung zu einer Hitzestörung hin entwickeln.

Schwäche vor Beginn des Fiebers

Es ist zur Genüge bekannt, dass pathogene Faktoren gerne dann angreifen, wenn ein Kind geschwächt ist. Dies bedeutet, dass das Kind immer ein wenig müde ist. Dies kann sich auf die Entwicklung des Fiebers auswirken. Wenn das Kind wirklich schwach ist (eines jener mageren, kleinwüchsigen und schwachen Kinder), gibt es nicht genügend *Qi*, um wirklich Fieber entstehen zu lassen. Das Kind mag zwar schwach und erschöpft sein, hat aber nur eine leicht erhöhte Temperatur. Dies zu erkennen ist wichtig, denn die Behandlung sollte in diesem Moment darauf abzielen, das *Qi* zu tonisieren. Häufig ist die Verwendung von Moxa angezeigt, da sein Krankheitsmuster sich als Wind-Kälte manifestiert.

Schwäche während und nach dem Fieber

Ist das Fieber tatsächlich zum Ausbruch gekommen, dann ist das Abwehr-*Qi* voll und ganz damit beschäftigt, gegen den pathogenen Faktor anzukämpfen. Das ist ein sehr erschöpfender Prozess und das Kind kann sehr müde werden. Wenn dies geschieht, wird möglicherweise die Temperatur abfallen und das Schwitzen abklingen. Das Fieber bleibt jedoch vielleicht noch für einige Zeit bestehen und es ist wichtig, weiterhin mild zu tonisieren, um die Temperatur und das Schwitzen aufrechtzuerhalten.

Nachdem das Fieber vorüber ist, kann das Kind wiederum sehr erschöpft sein. In dieser Phase ist es angezeigt, eine sanft tonisierende Behandlung zu geben, um die Genesung zu stützen. Dies wird in der Redewendung zusammengefasst: „Jede lang anhaltende Krankheit schädigt das *Qi*."

Normales Steigen und Fallen des Fiebers

Es ist normal, dass das Fieber am Morgen niedriger und am Abend höher ist. Bei manchen Kindern ist dies so ausgeprägt, das die Temperatur morgens völlig normal ist und in den Abendstunden sehr hoch steigt. Dies darf nicht mit dem ‚Gezeiten-Fieber' des *Yin*-Mangels verwechselt werden und lässt sich durch den oberflächlichen, schnellen Puls und die erschöpfende Natur des nächtlichen Schwitzens unterscheiden.

BEHANDLUNG VON SCHWÄCHE WÄHREND DES FIEBERS

Schwäche vor Einsetzen des Fiebers

Falls das Kind sehr schwach ist – sehr dünn und blass –, wenn das Fieber einsetzt, mag es sein, dass das Abwehr-*Qi* nicht stark genug ist, um einen guten Kampf zu liefern und ein kräftiges Fieber hervorzurufen. Die Behandlung zielt dann darauf, das Kind zu wärmen und das *Qi* zu tonisieren. Verwenden Sie Punkte wie:

Ma 36 (*Zusanli*)
Lu 9 (*Taiyuan*)

Rechnen Sie damit, Folgebehandlungen durchführen zu müssen, möglicherweise am selben oder am nächsten Tag, um den pathogenen Faktor zu vertreiben.

Schwäche während des Fiebers

In der Regel müssen Sie hier nicht behandeln. Wenn das Kind sich ausruht und Getränke mit Honig und Zitrone zu sich nimmt, wird sich der Abwehrkampf bald fortsetzen. Eine Behandlung wird nur dann nötig, wenn das Fieber nach einigen Tagen nicht abgeklungen ist.

KOMPLIKATIONEN

Die bisher gegebene Darstellung des Fiebers entspricht mehr oder weniger der von Erwachsenen. Bei Kindern kommen zusätzlich einige übliche Komplikationen dazu. Es handelt sich hier nicht um Komplikationen im Sinne eines Fortschreitens der Erkrankung oder größerer Gefährdung. Es ist eher so, dass sie das normale Bild verkomplizieren, indem sie Ihnen nicht erlauben, sich so ohne weiteres auf die Behandlung der Wind-Kälte oder Wind-Hitze zu stürzen. Sie müssen vorher noch etwas anderes tun.

Die Hauptkomplikationen sind:
- Schleim
- Nahrungsakkumulation
- Furchtsamkeit oder Angst

Furchtsamkeit oder Angst

Säuglinge und Kleinkinder sind häufig sehr ängstlich und furchtsam, wenn sie Fieber haben. Die traditionelle Erklärung ist die, dass die Hitze zum Herzen aufsteigt und den Geist (*Shen*) beunruhigt. Uns scheint es jedoch mehr zu sein als das. Sie fürchten sich tatsächlich vor dem Fieber selbst. Diese Furcht behindert eindeutig den Heilungsprozess, einerseits, weil Furcht eine anheizende Wirkung hat (sie schürt das Fieber), andererseits, weil sie ihrer Natur nach zusammenziehend ist und damit der Vertreibung des pathogenen Faktors entgegenwirkt. Geben Sie also bei Kindern mit Fieber auf diese Furcht acht. Sie ist besonders schädlich, wenn das Kind zu Asthma neigt, da die Furcht einen Anfall auslösen kann.

Symptome

- klebt an der Mutter, schreit und weint
- gestörter und unruhiger Schlaf
- knirscht mit den Zähnen
- in schweren Fällen Delir

Zungenspitze: rot
Puls: drahtig, schnell
Fingervene: blau-violett

Behandlung

Die Behandlung ist äußerst einfach, da es eine Vielzahl von Punkten gibt, die verwendet werden können, um den Geist zu beruhigen. Selbst der Punkt Du 14 (*Dazhui*), den Sie wahrscheinlich einsetzen werden, wirkt sich besänftigend auf den Geist aus. Der zu diesem Zweck am häufigsten verwendete Punkt ist:

He 7 (*Shenmen*)

Es gibt jedoch eine Fülle von anderen Punkten.

So weit es Hausmittel betrifft, sind die Rescue-Tropfen aus der Bach-Blüten-Therapie sehr hilfreich. Meiner Meinung nach sollte dieses Mittel in der Hausapotheke jedes Haushaltes zu finden sein, in dem es kleine Kinder gibt, da sie es sehr häufig benötigen.

Behandlungsergebnisse

Es ist gewöhnlich ungefährlich, den Angstzustand zu behandeln und die Ergebnisse sind durchweg günstig. Das Kind wird schnell ruhiger und weniger erregt und häufig fällt es in einen tiefen Schlaf.

Nahrungsakkumulation

Hier treffen wir wieder auf unsere alte Bekannte! Für gewöhnlich begleitet die Nahrungsakkumulation das Fieber. Tatsächlich ist die durch die Nahrungsakkumulation erzeugte Hitze häufig der eigentliche Grund dafür, dass sich das Fieber überhaupt entwickelt. Ohne diese Akkumulation hätte das Kind vermutlich nicht mehr als einen Schnupfen bekommen.

Symptome

- Völle und Distention des Abdomens
- hellrote Wangen
- kein Appetit
- Erbrechen von bitterer Galle
- schlechter Mundgeruch
- die Stühle riechen sauer und faulig
- möglicherweise Bauchschmerzen sowie Diarrhö oder Obstipation
- möglicherweise gelber, spärlicher Urin

Zungenbelag: schmierig, weiß oder gelb
Puls: schlüpfrig, kräftig
Fingervene: violett, breit

Behandlung

Seien Sie vorsichtig bei der Behandlung. Wie wir schon dargestellt haben, kann bei der Beseitigung angestauter Nahrung sehr viel Hitze freigesetzt werden. Bei Fieber ist dies eine potenziell gefährliche Situation und würde das Feuer noch schüren. Eine geeignete Behandlung während des Fieberstadiums wäre:

Du 14 (*Dazhui*)
Di 4 (*Hegu*)
Ma 44 (*Neiting*)

Diese Punkte sollten die Hitze beseitigen und den pathogenen Faktor vertreiben, werden aber keine besonders kräftige Wirkung auf die Bewegung der angestauten Nahrung haben.[4]

Behandlungsergebnisse

Wenn Sie die oben genannten Punkte verwenden, sollte die Hitze sehr schnell abklingen, das Kind sollte ruhiger werden und zu einem friedlichen Schlaf zurückfinden. Allerdings ist die Wirkung dieser Punkte ein wenig unberechenbar. Es kann zu einem starken Abgang von Stuhl während der folgenden 12 Stunden kommen und es besteht das Risiko, dass das Fieber während dieser Zeit weiter steigt.

Schleim

Die dritte Komplikation ist Schleim. Es ist sehr häufig, dass Fieber sich epidemisch ausbreitet und während die anderen Familienmitglieder nur Fieber entwickeln, bekommen die jüngeren Mitglieder der Familie häufig auch Husten.

Behandlung

Wenn das Fieber nach wie vor der signifikante Faktor ist, verwenden Sie folgende Punkte

Du 14 (*Dazhui*)
Di 4 (*Hegu*)
und zusätzlich entweder Lu 7 *(Lieque)* oder Ma 40 *(Fenglong)*.

Andere sinnvolle Punkte sind:

Mi 9 (*Yinlingquan*)	beseitigt Feuchtigkeit
Ren 6 (*Qihai*)	beseitigt Feuchtigkeit und tonisiert das *Qi*

Ist andererseits der Husten das wirkliche Problem, sollten Sie eher auf den Husten als auf das Fieber eingehen. Wir verweisen hier auf eine detaillierte Beschreibung in Kapitel 16.

Behandlungsergebnisse

Die Behandlungsergebnisse sind unterschiedlich. Bei der Mehrzahl der Kinder nimmt der Schleim einfach ab: die Brust fühlt sich besser an und der Husten geht ein wenig zurück. Es gibt jedoch einige Ausnahmen.

- Wenn sich bereits sehr viel Schleim im Körper angesammelt hat, wird die erste Wirkung die sein, dass er sich löst und produktiver wird. Den Eltern kann es in diesem Stadium vorkommen, dass der Husten ein wenig schlimmer geworden ist. Tatsächlich ist dies jedoch ein gutes Zeichen. Früher bezeichnete man dies als ‚Lockerwerden' des Hustens.

4 Leidet das Kind tatsächlich unter Obstipation, so muss diese beseitigt werden, da die angesammelte Nahrung sonst weiterhin Hitze erzeugen würde. In solchen Fällen raten wir eher zu einem milden Abführmittel, denn zu Akupunktur, die in ihrer Wirkung ziemlich unberechenbar sein kann. Eines der Mittel, die hier besonders günstig sind, ist Senna (Cassia angustifolia), das in den meisten Apotheken erhältlich ist. Es bewirkt eine sanfte Darmbewegung und ist energetisch kalt.

- Wenn es schon sehr viel Schleim im System gibt, kann der Husten länger als erwartet anhalten, da das Kind den gesamten angesammelten Schleim loswerden muss. Bei älteren Kindern können Sie die Anwesenheit dieses angesammelten Schleims durch Fühlen des Pulses feststellen. Er wird schlüpfrig oder sogar drahtig an *allen* Positionen sein, nicht nur an der ersten Position der rechten Hand.

Entsprechend der Symptome

Kopfschmerzen:	*Taiyang* (M-HN 9), *Yintang* (M-HN 30)
Husten mit Schleim:	Ren 22 (*Tiantu*)
Nacken- und Wirbelsäulenschmerzen:	Bl 12 (*Fengmen*), Bl 13 (*Feishu*), Dü 3 (*Houxi*)
Schmerzen des gesamten Körpers:	Le 3 (*Taichong*)
Bauchschmerzen, Diarrhö:	Ma 25 (*Tianshu*), Ma 37 (*Shangjuxu*)
Übelkeit, Erbrechen:	Pe 6 (*Neiguan*), Ma 36 (*Zusanli*)
Halsentzündung:	Lu 11 (*Shaoshang*) [in schweren Fällen Blutenlassen], Lu 10 (*Yuli*)
Verstopfte Nase:	Di 20 (*Yingxiang*)
Heiserkeit:	SJ 6 (*Zhigou*), Du 15 (*Yamen*)

Bei sehr kräftigen Kindern gibt es noch eine andere, völlig positive Ursache für das Fieber. Es scheint ihm keine Infektion zugrunde zu liegen und es hält kaum länger als jeweils sechs Stunden an. Dieses Fieber ist schlicht die Manifestation einer vitalen Nierenenergie.

WEITERE ÜBERLEGUNGEN

Fieberkrämpfe

Manchmal kommt es bei etwa einem von zwanzig Kindern zu Fieberkrämpfen. Dies ist eine beängstigende Verschlimmerung des Fiebers und rechtfertigt den Einsatz drastischer Maßnahmen, um die Temperatur zu senken. Wie wir im Kapitel über akute Krämpfe sehen werden (Kapitel 38), sind die Grundvoraussetzungen für ihre Entstehung einfach: Hitze plus Schleim plus Furcht. In diesem Kapitel haben wir uns auf die Behandlung des unkomplizierten Fiebers konzentriert, aber wie wir noch sehen werden, sprechen auch Krämpfe sehr gut auf Akupunktur an.

Erwähnt sollte noch werden, dass vom Blickpunkt der konventionellen Medizin aus Fieberkrämpfe nicht so sehr durch *hohes* Fieber verursacht werden, sondern durch *schnell ansteigendes* Fieber. Ein Kind kann eine Temperatur von 40° C durchaus aushalten, vorausgesetzt sie steigt langsam.

Wann nicht behandelt werden sollte

Wenn sie einen herkömmlichen Allgemeinmediziner aufsuchen, werden Sie vermutlich ein Rezept bekommen und wenn Sie einen Akupunkteur zurate ziehen, ist es sehr wahrscheinlich, dass Sie genadelt werden. Wenn Sie an ein Krankenbett gerufen werden, ist die Situation normalerweise ziemlich ernst. Wie dem auch sei, gibt es Zeiten, in denen die Situation weniger ernst ist und es besser sein mag, nicht zu behandeln. Zum Beispiel, wenn Sie das Gefühl haben, dass die Mutter übermäßig besorgt ist. Dies ist besonders beim ersten Kind sehr wahrscheinlich, wenn dieses Kind sein erstes Fieber bekommt. Es kann dann wichtig sein, dass Mutter und Kind dieses Fieber mit Ihrer Unterstützung, aber ohne Ihre Behandlung überstehen. Dies wird Ihnen einiges an Courage abverlangen!

Rekonvaleszenz

Qi-Mangel

Das nach dem überstandenen Fieber am häufigsten auftretende Muster ist der *Qi*-Mangel. Manchmal nimmt dieser eine sehr dramatische Wendung, bei der das Kind vollkommen erschöpft ist. Immer noch ist es völlig schlaff, mit glanzlosen Augen und *gänzlich appetitlos*. Das bereitet den Eltern große Sorgen, denn sie wissen, dass ohne ordentliches Essen keine Hoffnung auf Besserung besteht. Glücklicherweise lässt sich dieser Sachverhalt leicht beheben. Die Nadelung oder auch nur einfache Akupressur des Punktes Ma 36 (*Zusanli*) kann für das Verdauungssystem die Initialzündung sein, so dass das Kind wieder zu essen beginnt.

Pathogener Restfaktor

Das zweithäufigste Muster nach überstandenem Fieber ist unser alter Bekannter, der pathogene Restfaktor. Dieses Muster und seine Behandlung wurden bereits in Kapitel 3 ausführlich besprochen.

Yin-Mangel

Ein weiteres Muster, obgleich in Europa und den Vereinigten Staaten eher selten, ist der *Yin*-Mangel. Wir haben keinerlei Erfahrung in seiner Behandlung.

ANDERE BEHANDLUNGSFORMEN

Wir haben hier unsere Darstellung auf die Akupunkturbehandlung beschränkt, aber viele andere Therapieformen sind gleichermaßen hilfreich, besonders die Kräutertherapie (westliche und chinesische) und die Homöopathie. Einige dieser Heilmittel habe ich (JPS) in meinem Buch *Natural Medicine for Children* vorgestellt. Wir möchten Eltern und Therapeuten nachdrücklich dazu ermuntern, sich selbst hinlänglich mit einer dieser Therapien vertraut zu machen, um sie als Erste Hilfe bei Fieber einsetzen zu können. Sie werden feststellen, dass Mütter bei ihrem ersten Kind noch nicht das Selbstvertrauen haben, solche Heilmittel selbst zu verordnen. Doch nach und nach, mit zunehmender Erfahrung im

Umgang mit Fieber, möchten sie etwas an die Hand bekommen, mit dem sie umgehen können und das wirkt, so dass sie nicht immer jemanden zu Hilfe rufen müssen, es sei denn die Situation gerät wirklich außer Kontrolle.

Fallbeschreibung

Ein anderthalb Jahre alter Junge hatte sehr häufig Fieber. Jedesmal wenn er sich „erkältete", entwickelte er Fieber und nahezu immer bekam er 12 Stunden später Fieberkrämpfe. Jedesmal wurde er sofort mit Antibiotika behandelt und obwohl diese das Ansteigen des Fiebers beendeten, hatten sie keinerlei Wirkung auf die Krämpfe. Als er zu uns in die Praxis kam, hatte er 20 – 30 solcher Fieber- und Krampfanfälle sowie die entsprechende Einnahme von Antibiotika hinter sich. Seine Eltern waren sehr energisch und so hatte er sich noch nicht in sein Schicksal ergeben und war immer noch guten Mutes.

Was am Äußeren des Jungen besonders auffällig erschien, war die Verbindung von scharlachroten Lippen mit einem sehr weißen, aufgedunsenen Gesicht. Die scharlachroten Lippen deuteten auf sehr viel innere Hitze hin, während das aufgedunsene, weiße Gesicht auf eine Funktionsstörung der Lunge verwies. Die Befragung ergab, dass sich das Fieber und die Krämpfe häufig nach dem Herumtoben entwickelten, wenn er „überhitzt und aufgeregt" war. Es stellte sich zudem heraus, dass er sich, wenn dies passierte, zwar heiß anfühlte, aber überhaupt nicht schwitzte. Seine Haut blieb vollkommen trocken.

Die Behandlung war nicht sehr einfach und hält nach mehr als 20 Sitzungen immer noch an. Allerdings beginnt er jetzt leicht zu schwitzen, wenn er sich überhitzt, und dies vermindert die Frequenz des Fiebers und der Krämpfe. Die Punkte, die wir verwendeten, waren: Du 14 (*Dazhui*), Di 11 (*Quchi*), Di 4 (*Hegu*), Ni 7 (*Fuliu*) und andere. Die Kombination von Di 4 (*Hegu*) und Ni 7 (*Fuliu*) dient der Regulierung des Schwitzens.

Diese Geschichte ist der Alptraum aller Eltern, wobei das i-Tüpfelchen dieses Falles ist, dass beide Eltern herkömmliche Allgemeinmediziner sind. Wie dem auch sei, sie verweist darauf, dass pathogene Faktoren durch Schwitzen über die Haut ausgeschieden werden müssen.

RATSCHLÄGE AN DIE ELTERN

Versorgung und Pflege des Kindes

Ein krankes Kind muss gepflegt und umsorgt werden. Eine der schrecklichen Auswirkungen der Tatsache, dass Frauen außer Haus arbeiten müssen, ohne dass ein Ausgleich in den Arbeitszeitmustern der Männer geschaffen wird, so dass sie zu Hause bleiben könnten, ist es, dass es damit sehr schwierig für ein Elternteil geworden ist, zu Hause zu bleiben und sich um das Kind zu kümmern. Einer der beiden müsste sich frei nehmen und keiner ist dazu bereit! Obwohl sich ein Elternteil vielleicht während der Fieberphase ein paar Tage Urlaub nimmt, wird das Kind doch meist sofort wieder zur Schule geschickt, sobald das Fieber abgeklungen ist, und es hat keine Zeit, sich zu erholen. Man sollte die Eltern dazu anhalten, ihr Kind so lange zu Hause zu lassen, wie das Fieber gedauert hat. Folglich sollte ein Kind, das drei Tage Fieber hatte, nach dessen Abklingen noch für drei weitere Tage zu Hause bleiben.

Ernährung

Allgemein gesprochen sollte ein Kind mit Fieber nicht essen und zwar aus zweierlei Gründen. Erstens kann die Nahrung das Fieber anheizen und zu einem Temperaturanstieg führen. Zweitens verbraucht der Verdauungsvorgang Energie, Energie, die dann zur Vertreibung des pathogenen Faktors nicht mehr zur Verfügung steht. Hält das Fieber jedoch länger an oder handelt es sich um ein besonders schwaches Kind, so muss das Kind natürlich etwas zu sich nehmen, um kräftig zu werden.

Schwitzen

Viele Eltern denken, dass sie kühlen müssen, wenn sich das Kind heiß anfühlt. In der Praxis ist dies jedoch meist nicht die richtige Maßnahme, besonders nicht im Anfangsstadium. In diesem Stadium sollte man das Kind, wenn es nicht schwitzt, so warm wie möglich einpacken. Selbst bei einem Wind-Hitze-Muster sollte das Kind während der Phase des Schwitzens ausreichend warm gehalten werden, um das Schwitzen aufrecht zu erhalten.

Durst

Während der Phase des Schwitzens wird das Kind viel Flüssigkeit verlieren. Warmer Zitronensaft mit Honig ist ein geeignetes Getränk, um den Flüssigkeitshaushalt aufrecht zu erhalten und das *Qi* zu stützen.

Von der Notwendigkeit des Fiebers für Kinder

Fieber wird allgemein als „Übel" betrachtet und es entspricht daher nicht der orthodoxen Meinung anzunehmen, dass Fieber nützlich sein kann. Gleichwohl scheint es, dass das Fieber ein wichtiger Aspekt in der kindlichen Entwicklung ist. Natürlich lässt sich wiederholt auftretendes Fieber, das Notmaßnahmen erfordert, nicht als nützlich bezeichnen, jedoch scheint ein gelegentlicher Temperaturanstieg bis zu 40° C Teil des Prozesses zu sein, der das Immunsystem stärkt.

Impfungen gegen Grippe

In diesem Kontext wird leicht ersichtlich, wie unangebracht Grippeimpfungen sind. Die einzige Berechtigung für Impfungen besteht bei Personen, die so schwach geworden sind, dass eine Grippeattacke und die notwendigen Maßnahmen, um die Hitze zu vertreiben, sie aufgrund ihrer Heftigkeit in Lebensgefahr bringen könnten.

ANMERKUNG

- Für eine Fallbeschreibung zu Fieber und Grippe siehe Fall 1 in Kapitel 47.

15 ❖ Chronischer Husten

EINLEITUNG

Wenn ein Kind unter Husten leidet, ist das für alle, die es miterleben eine große Qual. Nicht nur, dass tagsüber der Familienfrieden darunter leidet, sondern auch der Nachtschlaf wird gestört. Obwohl Husten in der Regel nicht gefährlich ist, kann sich bei schwachen Kindern auch ein leichter Husten zu einer Lungenentzündung entwickeln. Folglich wird das Kind gewöhnlich mit Antibiotika behandelt, wenn neben dem Husten auch Hitzezeichen auftreten. Bei vielen Kindern hat die Einnahme von Antibiotika die Bildung von Feuchtigkeit zur Folge und dies führt dann zu chronischem Husten. Durch eine wiederholte Antibiotikabehandlung werden Lunge und Milz weiter geschwächt, was zum Entstehen von Asthma beitragen kann. Durch eine Akupunkturbehandlung kann dieser Teufelskreis der Antibiotikabehandlung von chronischem Husten mit akuten Schüben vermieden werden, da die Akupunktur (in Verbindung mit Schröpfen) außerordentlich wirkungsvoll in der Behandlung sowohl von akutem, als auch von chronischem Husten ist. Selbst wenn Punktauswahl und Nadeltechnik nicht ganz korrekt sind, zeigt die Akupunktur eine deutlich positive Wirkung in der Behandlung dieses Zustandes bei Kindern.

Der ‚Angriff äußeren pathogenen Windes' in der Chinesischen Medizin korrespondiert weitgehend mit einer viralen oder bakteriellen Infektion innerhalb der Westlichen Medizin. Während der Stillzeit, in der der Säugling die Abwehrkräfte von der Mutter erhält, ist das Auftreten dieser Erkrankung eher ungewöhnlich, wird aber mit dem Besuch von Spielgruppen und dem Kindergarten wesentlich häufiger. Die Ursachen von Husten der zu ‚inneren Schädigungen' führt, sind wesentlich zahlreicher. Zu ihnen gehören mangelhafte Ernährung, eine feuchte Lebensumgebung, unzulängliche Behandlung, Pertussis und Impfungen. Mangelhafte Ernährung und eine feuchte Lebensumgebung, ebenso wie wiederholte Behandlungen mit Antibiotika, können zu Husten vom Schleim-Feuchtigkeits-Typus führen. Auch die Pertussis, sowie Impfungen gegen Diphterie, Polio, Tuberkulose und Pertussis können zur Entstehung dieser Variante von Husten beitragen. In der Praxis findet sich eine Reihe von Zuständen, die durch Impfungen verursacht zu sein scheint. Dazu gehören:

- leichter chronischer Husten
- festsitzender chronischer Husten mit sehr dickem, zähem Schleim
- Lymphknotenschwellung aufgrund eines pathogenen Restfaktors (siehe Kapitel 44)

Die Masernimpfung kann ebenfalls chronischen Husten auslösen oder die Anfälligkeit gegenüber Husten verstärken. Allerdings ist dieser Husten seiner Natur nach in der Regel heiß und ähnelt dem Schleim-Hitze-Muster, ist aber weniger akut. Dieser Typ von Husten kann auch durch ‚Hitze der Gebärmutter' verursacht werden, d. h., er wird von der Mutter übertragen, entweder aufgrund ihrer Konstitution oder durch bestimmte Hitzefaktoren, etwa durch eine Fiebererkrankung oder durch heißes Klima während der Schwangerschaft.

Akut versus chronisch

In den chinesischen Lehrbüchern wird kaum zwischen akutem und chronischem Husten unterschieden. Der große Unterschied besteht dort zwischen einem Husten auf der äußeren Ebene und einem Husten, der zu inneren Schädigungen führt. Da wir jedoch den Eindruck haben, dass dieser Ansatz von westlichen Therapeuten häufig missverstanden wird, gehen wir in diesem Kapitel anders vor. Wir werden zunächst den chronischen und dann den akuten Husten, also denjenigen, den wir als viral oder bakteriell bedingt bezeichnen, besprechen. Wir haben die Reihenfolge deshalb vertauscht, weil wir denken, dass es leichter ist, den akuten Husten zu verstehen, wenn man die zugrunde liegenden langfristigen Bedingungen kennt. Darüber hinaus ist man in der klinischen Praxis nahezu ausschließlich mit chronischem Husten konfrontiert. Unkomplizierter akuter Husten ist eher selten.

Wir weichen auch noch in anderer Hinsicht von den chinesischen Texten ab: Die hier beschriebenen Muster unterscheiden sich ein wenig von denen der chinesischen Lehrbücher und ebenfalls von der Darstellung, die wir in früheren Ausgaben dieses Buches gegeben haben. Der Grund ist, dass wir mit den Jahren feststellen konnten, dass die Kinder, die in unsere Praxis kommen, tatsächlich unterschiedliche Muster aufweisen. Folglich basiert die Darstellung in diesem Kapitel auf dem, was uns in unserer Praxis tatsächlich begegnet ist und wir hoffen, dass unsere Beobachtungen hilfreich sind. Natürlich ist es möglich, dass Sie in einem anderen Kulturkreis und einem anderen Klima leben und mit Kindern zu tun haben, die andere Krankheitsmuster aufweisen. Zumindest wird das, was wir an dieser Stelle vermitteln, ein Anfang sein.

Der Vollständigkeit halber haben wir hier auch das Muster des *Yin*-Mangels aufgenommen, das in allen chinesischen Lehrbüchern auftaucht, obwohl es uns in unserer Praxis, in der in diesen Büchern beschriebenen Form, niemals begegnet ist.

ÄTIOLOGIE UND PATHOGENESE

Ätiologie

Kinder bekommen häufig Husten. Ihre Haut ist zart und durchlässig und die Aktivität des Abwehr-*Qi* vergleichsweise schwach. Zudem spielen Kinder häufig im Freien, ohne entsprechend gekleidet zu sein und ohne auf die Witterungsverhältnisse zu achten oder sich einer möglichen Erkältung bewusst zu sein. Pathogene Faktoren wie Wind-Kälte oder Wind-Hitze können daher leicht in den Körper eindringen und Husten verursachen.

Pathogenese

Angriff eines äußeren pathogenen Faktors

Die Lunge ist als das ‚zarte' *Yin*-Organ bekannt und steht in Beziehung zur reinen Essenz. Sie steigt zum Hals auf, öffnet sich durch die Nase und regiert die Atmung. Äußerlich steht sie in Verbindung zu Haut und Körperbehaarung. Das Lungen-*Qi* sollte absteigen und das reine *Qi* im gesamten Körper verteilen. Ist das Abwehr-*Qi* schwach, dann ist es für die sechs pathogenen Faktoren leicht, durch Nase und Haut in den Körper einzudringen. Der jeweilige pathogene Faktor blockiert dann das Innere und dringt in die Lunge ein, sodass die das *Qi* absenkende Funktion der Lunge beeinträchtigt wird. Das Lungen-*Qi* wird in seinem Absteigen behindert und steigt als Folge rebellisch nach oben und verursacht auf diese Weise Husten.

Innere Schwäche

Wenn der Körper des Kindes erschöpft und schwach ist oder äußere pathogene Faktoren über längere Zeit im Körper verbleiben, ohne zerstreut zu werden, kommt es zu einem Verbrauch des Aufrechten *Qi*. In der Folge kann der Körper sehr leicht selbst von einem schwachen pathogenen Faktor angegriffen werden, der jedoch schnell an Stärke zunimmt. Die Heilungskräfte der Lunge werden beeinträchtigt und die reine Essenz der Lunge kann nur mit Schwierigkeiten wieder hergestellt werden. Dies kann zu einem Mangel des Lungen-*Yin* oder einer Schwäche des Lungen-*Qi* führen und würde dem Typus von Husten entsprechen, der zu ‚inneren Schädigungen' führt.

Schleim

Schleim kann sich bilden, weil Milz und Magen eines Kindes ‚fein und zart' sind und leicht durch Speisen und Getränke beeinträchtigt werden. Dies führt dazu, dass die Milz nicht mehr in der Lage ist, Nahrung und Getränke zu transformieren. Sie beginnen zu gären und werden zu dickflüssigem Schleim. Der Schleim steigt zur Lunge auf und blockiert sie, sodass sie das *Qi* nicht mehr nach unten lenken kann und es zu Husten kommt. Daher die Redewendung: „Die Milz ist die Verursacherin des Schleims und die Lunge sein Behältnis."

WAS IST CHRONISCHER HUSTEN?

Wenn wir von chronischem Husten sprechen, so ist damit ein über einen langen Zeitraum fortdauernder oder beständig wiederkehrender Husten gemeint. Der Begriff chronisch umfasst den anhaltend katarralischen Husten, den manche Kinder haben, den bellenden Husten (Krupp), der bei einigen Kindern auftritt, wenn sie müde sind, sowie den Zustand bei dem das Kind eine ‚Infektion' nach der anderen bekommt.

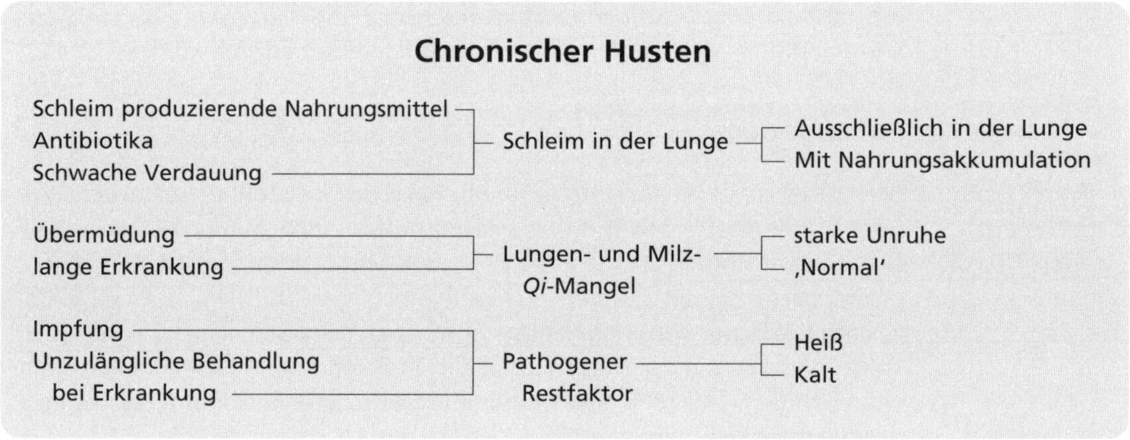

Es gibt drei Hauptmuster für den chronischen Husten:

- Schleim
- Lungen- und Milz-*Qi*-Mangel
- pathogene Restfaktoren

Sie werden feststellen, dass diese Muster exakt denen entsprechen, auf die man nach dem Angriff eines pathogenen Faktors trifft. Der Grund dafür liegt auf der Hand: ein chronischer Husten ist ein Husten, der beständig fortbesteht oder immer und immer wiederkehrt. Jeder Husten nimmt irgendwo seinen Anfang und ein chronischer Husten beginnt als akuter Husten, der aber niemals richtig ausgeheilt ist.

Die oben aufgelisteten Muster können weiter aufgeteilt werden:

Schleim

- ausschließlich in der Lunge
- verursacht durch Nahrungsakkumulation

Lungen- und Milz-Qi-Mangel

- normal
- starke Unruhe

Pathogener Restfaktor

- heiß
- kalt

Im Folgenden werden wir die Ätiologie und Symptombilder für jedes dieser sechs Muster besprechen.

SCHLEIM

Schleim ausschließlich in der Lunge

Dieses Muster taucht in den chinesischen Texten nicht auf. Zumindest wird es nicht vom Lungen- und Milz-*Qi*-Mangel unterschieden (in anderen Texten nicht von der Lungen- und Nierenschwäche), bei dem das Sputum dünnflüssig und wässrig ist. Ein Kind mit dem Muster von Schleim in der Lunge ist nicht so schwach wie ein Kind mit Lungen- und Milz-*Qi*-Mangel. Zudem ist der Schleim nicht dünnflüssig und wässrig, sondern dickflüssig und zäh. Selbstredend liegt natürlich dennoch eine Schwäche der Lunge vor, denn sonst würde es ja nicht zu Husten kommen. Der vorliegende Mechanismus ist der, dass das Kind zwar relativ kräftig ist, jedoch durch die Menge an klebrigem Schleim, der sich hauptsächlich in der Lunge befindet, quasi erdrückt wird. Obwohl das Kind über einige Energie verfügt, reicht diese nicht aus, um all den Schleim loszuwerden, da er besonders klebrig und zäh und damit schwer aufzulösen ist. Zu den typischen Symptomen gehören:

- krächzender, rasselnder Husten
- dickflüssiger nasaler Ausfluss
- graue Gesichtsfarbe
- möglicherweise geschwollene Drüsen (siehe Kapitel 4)
- wechselnder Appetit; isst möglicherweise sehr viel, ist aber dabei sehr wählerisch

Puls: voll und schlüpfrig, besonders an der Lungenposition und möglicherweise weniger schlüpfrig an den anderen Positionen

Behandlungsprinzip: Den Schleim aus der Lunge vertreiben

Schleim in Verbindung mit Nahrungsakkumulation

Auch hier handelt es sich um ein kräftiges Kind. In diesem Fall ist jedoch sowohl das Verdauungssystem, als auch die Lunge in Mitleidenschaft gezogen. Das Verdauungssystem ist durch die uns mittlerweile vertraute Nahrungsakkumulation beeinträchtigt. Durch eine der Ursachen, die der Nahrungsakkumulation zugrunde liegen – Überessen, unregelmäßige Mahlzeiten oder ungeeignete Nahrungsmittel – wird das Verdauungssystem überlastet und die Nahrung stagniert. Die Nahrungsstagnation führt zur Stagnation der Flüssigkeiten, die sich ihrerseits daraufhin zu Schleim wandeln.

Es ist leicht zu erkennen, dass sich dieses Muster deutlich von dem vorangegangenen Muster unterscheidet. Bei einer Behandlung ist es daher wesentlich, die Verdauung zu behandeln, da das verstopfte Verdauungssystem den Grund für die Schleimbildung darstellt und solange weiterhin Schleim gebildet wird, wird der Husten nicht aufhören. Dies steht im Gegensatz zum vorangegangenen Muster, bei dem einzig die Beseitigung des Schleims aus der Lunge im Mittelpunkt stand.

Zu den typischen Symptomen von Schleim in Verbindung mit Nahrungsakkumulation gehören:

- krächzender, rasselnder Husten
- dickflüssiger nasaler Ausfluss
- rote Wangen
- geblähtes Abdomen (Trommelbauch)
- unregelmäßige Stühle (grün, mit saurem oder fauligem Geruch) oder Obstipation

Behandlungsprinzip: Den Schleim auflösen und die Nahrungsakkumulation beseitigen

Behandlung des Schleims

Bei sehr viel Schleim müssen vor der Behandlung dieses Musters bestimmte Vorsichtsmaßregeln getroffen werden. So kann das Kind zum Beispiel bei zu viel Schleim im Hals ernsthafte Atemprobleme haben und es besteht die Gefahr, dass es an seinem eigenen Schleim erstickt. Aus diesem Grund empfehlen wir, mit folgender Behandlung zu beginnen, wenn Sie auch nur den geringsten Zweifel haben, dass der Zustand des Kindes sich durch Ihre Behandlung verschlimmern könnte.

Ren 22 (*Tiantu*)	Befreit die Bronchien

Verwenden Sie zunächst nur diesen einen Punkt, der die Bronchien öffnet. Wenn Sie das Gefühl haben, dass dies nicht ganz ausreicht, fügen sie folgenden Punkt hinzu:

Ren 17 (*Shanzhong*)	Öffnet die Brust

Setzen Sie bei der ersten Behandlung keine weiteren Punkte ein und erklären Sie den Eltern, was Sie zu tun versuchen. Machen Sie deutlich, dass diese Behandlung wahrscheinlich nur eine leichte Verbesserung bewirkt, dass Ihnen dies aber lieber ist, als den Zustand dramatisch zu verschlechtern. Damit werden Sie die Eltern beruhigen. Es gibt eine alte Redensart in der Traditionellen Chinesischen Medizin, die sich auf diese Situation bezieht: „Besser zu wenig Arznei, als zu viel." Ihre nächste Behandlung können Sie dann auf Punkte der Lungen-Leitbahn ausdehnen. Verwenden Sie zum Beispiel:

Lu 5 (*Chize*)	Entfernt Wasser aus der Lunge
Lu 7 (*Lieque*)	Beseitigt Schleim aus der Lunge

Diese Punkte wirken stark Schleim bewegend und wir möchten daher nochmals darauf hinweisen, dass Sie bei irgendwelchen Zweifeln an der Stabilität des Patienten den Punkt

Ren 22 (*Tiantu*)	Befreit die Bronchien

hinzufügen sollten. Wenn Sie sicher sind, dass keine Gefahr mehr besteht, dass sich der Zustand des Kindes verschlimmert, können Sie ihre Punktwahl freier gestalten. Dies betrifft im Besonderen die Verwendung von:

Ma 40 (*Fenglong*)	Löst Schleim auf

Warten Sie also mit der Verwendung dieses Punktes ab. Denn obwohl er der wirksamste Punkt bei der langfristigen Umwandlung von Schleim ist, wirkt er sich kurzzeitig sehr stark Schleim bewegend aus und vermehrt damit den Schleim, der abgehustet werden muss.

Methoden der Nadelung von Ren 22 (Tiantu): Bei Erwachsenen wird dieser Punkt schräg genadelt und die Nadeln etwa 1 *Cun* unter das Manubrium sterni geschoben. Bei Säuglingen und Kindern, zumindest bis zum Alter von sieben Jahren, wird dieser Punkt senkrecht zur Haut, etwa 5mm tief genadelt. Nadeln Sie nicht unter das Sternum, denn die Thymusdrüse ist noch sehr groß; zudem ist es nicht notwendig. Es reicht völlig aus, das *Qi* zu erreichen und es durch die richtige Nadeltechnik abwärts zur Brust zu lenken.

Entsprechend der Muster

Schleim ausschließlich in der Lunge

Eine typische Kombination wäre:

Bl 13 (*Feishu*)	Begünstigt die Lunge
Lu 5 (*Chize*)	Beseitigt Flüssigkeiten aus der Lunge
Lu 7 (*Lieque*)	Beseitigt Schleim aus der Lunge
Lu 9 (*Taiyuan*)	Beseitigt Schleim aus der Lunge

Diese Punkte reichen in der Regel aus. Gelegentlich kann es sein, dass Sie das Gefühl haben, der folgende Punkt sei ebenfalls angezeigt:

Ma 40 (*Fenglong*)	Wandelt Schleim um und unterstützt die Transport- und Transformationsfunktionen der Milz

Anzahl der Behandlungen: Dies hängt von der Dicke und Zähigkeit des Schleims und der Stärke des Kindes ab; üblicherweise sind 10-20 Behandlungen notwendig.

Es kann vorkommen, dass sich dieses Muster nach Beseitigung des Schleims zum Muster eines pathogenen Restfaktors entwickelt.

Empfehlung an die Eltern: Vermeiden Sie Kuhmilch und Kuhkäse, Erdnussbutter und Bananen.

Schleim in Verbindung mit Nahrungsakkumulation

Obwohl die Wurzel dieses Musters eine Verdauungsstörung ist, muss zusätzlich eine Schwäche der Lunge vorliegen, damit es zu Husten kommen kann. Verwenden Sie daher immer auch einen Punkt, der der Lunge gut tut. Z. B. Lu 7 (*Lieque*) oder Lu 9 (*Taiyuan*). Behandeln Sie zusätzlich die Nahrungsakkumulation durch die Verwendung von *Sifeng* (M-UE 9).

Ergebnisse der Behandlung: Es kann zu sehr heftigem Stuhlgang kommen und wahrscheinlich wird das Kind ein bis zwei Nächte sehr schlecht schlafen. Zudem ist es sehr wahrscheinlich, dass sich der Husten zunächst verschlimmert. Nach drei bis vier Tagen wird jedoch eine Besserung einsetzen. Wir möchten nochmals darauf hinweisen, dass Sie die Eltern vor den möglichen Behandlungsergebnissen warnen sollten. Tun Sie dies nicht, kann es sein, dass die Eltern das Vertrauen zu Ihnen verlieren.

Anzahl der Behandlungen: Bei einem unkomplizierten Fall reichen gewöhnlich fünf oder sechs Behandlungen aus. Gelegentlich fördert die Behandlung tiefer liegende Muster zu Tage und manchmal entwickelt sich ein ganz normales Schleimmuster zu einem pathogenen Restfaktor.

Empfehlungen an die Eltern: Machen Sie den Eltern klar, dass es unbedingt notwendig ist, die Essgewohnheiten ihres Kindes zu regulieren. Ermutigen Sie sie, ihrem Kind weniger und einfachere Kost, die leichter verdaulich ist, anzubieten. Machen Sie deutlich, wie wichtig regelmäßige Mahlzeiten sind, und dass kleine Zwischenmahlzeiten vermieden werden sollten.

Zusammenfassung der Behandlungsstrategien

Wenn das Kind quasi im Schleim erstickt, verwenden Sie bei der ersten Behandlung Ren 22 (*Tiantu*) und Ren 17 (*Shanzhong*). Setzen Sie bei den folgenden Behandlungen Lu 5 (*Chize*) und Lu 7 (*Lieque*) ein. Fügen Sie Ren 22 (*Tiantu*) und Ren 17 (*Shanzhong*) hinzu, wenn Zweifel über die Stabilität des Zustandes des Kindes bestehen.

Verwenden Sie bei späteren Behandlungen und bei wenig Schleim auch während der ersten Behandlung:

- Bl 13 (*Feishu*), Lu 5 (*Chize*) und Lu 7 (*Lieque*) wenn der Schleim ausschließlich in der Lunge sitzt.
- Lu 7 (*Lieque*) oder Lu 9 (*Taiyuan*) sowie *Sifeng* (M-UE 9) bei Schleim in Verbindung mit einer Nahrungsakkumulation.

LUNGEN- UND MILZ-*QI*-MANGEL

Hierbei handelt es sich um das traditionelle Muster, so wie es in chinesischen Lehrbüchern dargestellt wird. Es entsteht durch eine gleichzeitige Schwäche von Lunge und Milz. Durch die Schwäche der Milz können die Flüssigkeiten nicht regelgerecht zirkulieren und wandeln sich zu Schleim, der aufwärts zur Lunge steigt. Wäre die Lunge kräftig genug, so würde sie diesen Schleim umwandeln und es käme zu keinerlei Problemen. Da das Lungen-*Qi* jedoch schwach ist, sammelt sich der Schleim in den Lungen an und muss abgehustet werden. Zu den typischen Symptomen gehören:

- schwacher, ‚feuchter' Husten[1]
- wässriger nasaler Ausfluss
- blasses Gesicht
- die Größe des Kindes liegt unterhalb der Norm oder es wächst sehr schnell[2]
- schwacher Appetit oder wählerisch beim Essen
- ermüdet leicht
- wacht nachts sehr häufig auf
- glanzlose Augen
- möglicherweise dunkle Ringe unter den Augen
- möglicherweise reichliches Sabbern

Mögliche Ursachen für einen Lungen- und Milz-*Qi*-Mangel wurden in Kapitel 3 dargestellt. Zu ihnen gehören:

- Erschöpfung nach schwerer oder langer Geburt
- Anästhetika während der Geburt
- Erschöpfung der Mutter nach der Geburt
- wiederkehrende Erkrankungen des Kindes, besonders wenn diese mit Antibiotika behandelt wurden
- Vernachlässigung des Kindes

Mit starker Unruhe

Dieses in Kapitel 3 beschriebene Muster nimmt in der heutigen Zeit immer mehr zu. Wie schon dargestellt, scheint es in China, wo eine sehr strenge und ruhige Erziehung die Norm ist, noch nicht zu existieren. Im Westen hingegen sind die Erziehungsmaßnahmen weniger streng und die Grenzen für Kinder weniger klar definiert. Die Konsequenz ist, dass

---

1 Anmerk. des Übers.: Bei einem ‚feuchten' Husten (orig. ‚wet cough') handelt es sich um einen Husten, bei dem die Lunge mit dünnem, wässrigem Schleim gefüllt ist. Das Kind fühlt sich feucht an und es kann zu wässrigem Ausfluss aus der Nase kommen. Bei einem Mangel-Muster ist so wenig *Qi* vorhanden, dass selbst dieser wässrige Schleim nicht abgehustet werden kann. Der Husten scheint allenfalls ein wenig ‚feucht' zu sein.

2 In einigen Fällen ist das langsame Wachstum des Kindes dadurch bedingt, dass von der Milz nicht genügend Nahrung aufgenommen wird. In anderen Fällen ist die Milz geschwächt, weil die gesamte Energie für das rapide Wachstum gebraucht wird.

Kinder unseres Kulturkreises sehr leicht übererregt reagieren, ohne dass die Eltern den Eindruck haben, dass irgendetwas ungewöhnlich wäre. Ebenso gibt es die Tendenz, die Kinder durch beständige Unterhaltung und beständiges Fernsehen mit immer neuen Reizen zu überfluten. Andere Faktoren, die zu dieser Übererregung beitragen, sind:

- Zucker in der Nahrung
- künstliche Nahrungszusätze
- übermäßiger Genuss von Fruchtsäften, besonders von Orangensaft

Das Symptombild entspricht dem des ‚normalen' Lungen- und Milz-*Qi*-Mangels:

- schwacher, ‚feuchter' Husten
- wässriger nasaler Ausfluss
- blasses Gesicht
- die Körpergröße liegt unterhalb der Norm
- schwacher Appetit oder wählerisch beim Essen
- ermüdet leicht
- wacht nachts sehr häufig auf
- glanzlose Augen
- möglicherweise dunkle Ringe unter den Augen
- möglicherweise reichliches Sabbern

Das Verhalten des Kindes unterscheidet sich jedoch vollkommen von dem des vorherigen Musters:

- das Kind ist unruhig und rastlos
- wechselt zwischen Schüchternheit und Dreistigkeit
- scheu
- kann dem Therapeuten gegenüber extrem ängstlich und furchtsam sein
- eigenwillig
- manipulativ

Milz-Qi-Mangel mit Kälte

Hierbei handelt es sich um ein weiteres verstärkt auftauchendes Muster, das besonders im Westen sehr häufig ist, wo der Genuss großer Mengen eiskalter Fruchtsäfte die Regel ist. Die Symptome sind dem des konventionellen Milz-*Qi*-Mangels sehr ähnlich, allerdings kann der Puls voll und schlüpfrig sein, was man bei einem Mangel-Muster nicht erwarten würde. Zudem sind diese Kinder sehr empfindlich und sehr furchtsam in Bezug auf die Behandlung, dies betrifft sogar die Moxibustion.

Behandlung von Lungen- und Milz-*Qi*-Mangel

Die Grundbehandlung dieser beiden Muster ist die gleiche. Das Prinzip besteht darin, das *Qi* von Lunge und Milz mit Punkten wie den folgenden zu tonisieren:

Lu 5 (*Chize*)	Entfernt Wasser aus der Lunge
Lu 9 (*Taiyuan*)	Tonisiert die Lunge

Ma 36 (*Zusanli*) Tonisiert das Milz-*Qi*
Ren 12 (*Zhongwan*) Tonisiert und wärmt die Milz

Methode: Verwenden Sie eine tonisierende Methode und indirekte Moxibustion von Ren 12 (*Zhongwan*).

Behandlungsergebnisse: Bei der Behandlung eines unkomplizierten Lungen- und Milz-*Qi*-Mangels sind die Ergebnisse im Allgemeinen gut, vorausgesetzt, dass es genügend Energie im Umfeld des Kindes gibt, will heißen, dass die Eltern nicht zu erschöpft sind und das Kind genug Ruhe bekommt. Innerhalb von etwa zehn Behandlungen wird sich der Zustand des Kindes schrittweise verbessern und es wird an Kraft gewinnen.

Bei der Behandlung des komplexeren, von starker Unruhe begleiteten Musters des Lungen- und Milz-*Qi*-Mangels liegt der Fall jedoch völlig anders. Zwar können auch hier zehn Behandlungen zur Genesung des Kindes ausreichend sein, aber die Ergebnisse sind schwer vorhersehbar. Ganz sicher ist, dass das Kind ein riesen Theater um die Nadelung machen wird: Es wird jammern, schreien und durchblicken lassen, dass Sie es quälen. Dies wird sich sowohl auf Sie (wenn Sie nicht darauf vorbereitet sind) als auch auf die Eltern auswirken. Nach zwei bis drei Behandlungen wird die Mutter Sie fragen, ob die Behandlungen nicht zu traumatisch für das Kind sind. Darauf gibt es keine Antwort. Hier müssen Sie selbst entscheiden. Möchten Sie die Behandlung des Kindes jedoch fortsetzen, werden Sie einiges an Überzeugungskraft benötigen, denn was die Mutter tatsächlich zum Ausdruck bringt, ist, dass die Behandlungen für *sie* zu traumatisch sind, da das Kind den Schmerz auf die Mutter überträgt.

In sehr schwierigen Fällen kann es lohnenswert sein, nur Moxibustion einzusetzen. Beginnen Sie zum Beispiel mit indirekter Moxibustion von Ren 12 (*Zhongwan*) und gehen dann zur Moxibustion der Rücken-*Shu*-Punkte über.

Entwicklung des Krankheitsmusters

Dieses Muster kann mit etwa zehn Behandlungen geheilt werden oder sich zum Muster des pathogenen Restfaktors entwickeln. Nachdem Sie den grundlegenden Lungen- und Milz-*Qi*-Mangel behoben und den wässrigen Schleim beseitigt haben, kann es sein, dass Sie auf den für einen pathogenen Restfaktor charakteristischen verfestigten Schleim stoßen.

Empfehlung

Beachten Sie die allgemeinen Empfehlungen zur Behandlung des Milz-*Qi*-Mangels in Kapitel 3. Darüber hinaus sollten Sie den Eltern raten, regelmäßige Mahlzeiten einzuführen und auf eiskalte Getränke, auf Lebensmittel, die direkt aus dem Kühlschrank kommen, auf Salat und andere energetisch kalte Nahrungsmittel zu verzichten.

PATHOGENER RESTFAKTOR

Hier handelt es sich vermutlich um das in einer Kinderpraxis am häufigsten behandelte Muster, da sowohl der Schleim, als auch der Lungen- und Milz-*Qi*-Mangel sich beinahe selbstverständlich zu diesem Muster entwickeln. Nachdem der ursprüngliche Husten überwunden ist, erholen sich die meisten Kinder bis zu einen gewissen Grad, aber eben nicht vollständig, sodass ein pathogener Restfaktor zurückbleibt. Ähnlich ist es mit der Behandlung: Nach Beseitigung des Schleims oder der Tonisierung der grundlegenden Schwäche ist es dieses Muster, das bestehen bleibt. Grundsätzlich kann man sagen, dass dieses Muster die Folge wiederholter Infektionen ist.

Eine andere Ursache dieses Musters sind Impfungen, besonders gegen Pertussis oder Polio. Der Husten kann sehr rasch nach einer solchen Impfung auftreten und unverändert über Monate bestehen bleiben.

Dieses Muster ist durch Schleim charakterisiert, der sehr verhärtet und ‚knotig' ist. Bei einem unkomplizierten Schleim-Muster, ist der Schleim sehr dick; in diesem Fall jedoch, ist er noch weiter eingedickt und hat eine bis zur Verhärtung reichende Zähigkeit erreicht. Konsequenterweise finden sich oft keine äußeren Zeichen von Schleim: kein nasaler Ausfluss und der Husten klingt nicht gurgelnd. Der Schleim ist schlicht zu dick, um fließen zu können.

Symptome

- harter, trockener und stoßweiser Husten, der sich bei Müdigkeit verschlimmert
- geschwollene Lymphknoten (Hals und Unterkiefer)

Behandlung des pathogenen Restfaktors

Bevor wir uns der Behandlung im Detail zuwenden, möchten wir betonen, dass es sich bei diesem Muster um ein spätes Stadium des chronischen Hustens handelt. Während des frühen Stadiums haben wir es entweder mit Schleim oder mit Lungen- und Milz-*Qi*-Mangel zu tun. Anders ausgedrückt: Wenn sehr viel Schleim vorhanden ist, müssen Sie diesen zuerst behandeln. Es ist unmöglich, den verhärteten Schleim aufzuweichen und zu lockern, solange das Kind damit zu kämpfen hat, seine Brust vom Schleim zu befreien. Ähnlich verhält es sich, wenn das *Qi* schwach ist. Das vorhandene *Qi* reicht dann einfach nicht aus, um den verhärteten Schleim aufweichen zu können.

Wenn es sich um die erste Behandlung handelt, verwenden Sie zunächst einfache Punkte. Folgende Auswahl ist häufig sehr wirksam.

Lu 5 (*Chize*)	Beseitigt Schleim aus der Lunge
Lu 9 (*Taiyuan*)	Tonisiert die Lunge

Ma 40 (*Fenglong*)	Löst Schleim auf
Gb 34 (*Yanglingquan*)	Löst Schleim auf

In vielen Fällen reichen diese einfachen Punkte aus, um den Heilungsprozess in Gang zu setzen. Häufig werden Sie dieses Stadium von dickem, hartem Schleim nach einer Reihe von Behandlungen erreichen und dann das Gefühl haben, keinen Fortschritt mehr zu machen. In diesem Fall müssen Sie zur Behandlung der Rücken-*Shu*-Punkte übergehen. Setzen Sie sie nicht bei der ersten Behandlung ein, da Kinder es hassen, am Rücken genadelt zu werden; sie ziehen es vor, die Nadeln sehen zu können. Die folgenden Punkte weichen dicken, harten Schleim auf:

Bailao (M-HN 30)	Weicht dicken Schleim auf und beseitigt den Stau in den Lymphknoten
Bl 18 (*Ganshu*)	Weicht dicken Schleim auf
Bl 20 (*Pishu*)	Weicht dicken Schleim auf

Methode: Wählen Sie einen oder zwei dieser Punkte und nadeln Sie bilateral mit tonisierender oder bewegender Methode. Bl 18 (*Ganshu*) und Bl 20 (*Pishu*) werden im Allgemeinen als Tonisierungspunkte betrachtet. Werden sie mit der bewegenden Methode eingesetzt, d. h. stärker stimuliert, haben sie die Wirkung, dicken Schleim aufzuweichen. Die Tonisierung von Bl 13 (*Feishu*) befreit zusätzlich die Brust.

Behandlungsergebnisse: Wenn das Kind das erste Mal zu Ihnen kommt, werden Sie keine sonderlich deutlichen Ergebnisse erzielen – wahrscheinlich wird sich das Kind nur ein wenig besser fühlen –, denn die Wirkung der Behandlungen ist kumulativ, sodass das Kind sich erst nach mehreren Behandlungen wirklich besser fühlt. Sehr häufig beginnt sich dann der Katarr, der den trockenen Husten verursacht hat, zu lösen und das Kind hustet sehr viel Schleim ab. Oft ist es das Erste, was man am Morgen beobachten kann. Manchmal führt der gelöste Schleim zu nasalem Ausfluss oder zumindest zu ‚Butzemännern', d. h. zu kleinen Stückchen von verhärtetem Schleim in der Nase.

Bei einigen Kindern führt die Verwendung der Rücken-*Shu*-Punkte zu einer Unmenge an freigesetztem Schleim. In diesem Fall ist das Muster zeitweilig zum Muster des Schleims zurückgekehrt und sollte bei der nächsten Sitzung entsprechend behandelt werden.

Prognose: Die Prognose ist sehr unterschiedlich. Es können 10 Behandlungen ausreichen, aber auch 30 und mehr erforderlich werden.

Anmerkung: Bei einer derart tief sitzenden Störung müssen Sie immer darauf achten, wie es dem Kind am Tag der Behandlung geht. Hat das Kind zum Beispiel einen akuten Husten, so muss dieser behandelt werden. Ist das Kind durch sportliche Betätigung oder schulische Überlastung erschöpft, dann muss das Behandlungsprinzip diesem Zustand angepasst werden, d. h., Sie müssen das *Qi* stärken.

Komplikationen

Hitze Ist der pathogene Restfaktor seiner Natur nach heiß, kann das Kind nach der Behandlung durch die Freisetzung der Hitze unruhig und reizbar sein. Dieses Verhalten kann bis zu einem gewissen Grad durch die Nadelung von Le 3 (*Taichong*) mit zerstreuender Technik gemildert werden.

Erbrechen Geht der pathogene Restfaktor ursprünglich auf Keuchhusten oder die Impfung gegen Keuchhusten zurück, kann sich der Schleim in Lunge und Magen sammeln und das Kind kann anfällig für Brechanfälle sein, besonders für das Erbrechen von Schleim. Die nahe liegendsten Punkte sind in diesem Fall Pe 6 (*Neiguan*) und Ma 36 (*Zusanli*). Diese Punkte können zwar wirksam sein, aber unserer Erfahrung nach setzt sich das Erbrechen solange fort, bis ein Großteil des Schleims ausgeschieden worden ist.

Dicker, grauer Schleim Einige Kinder leiden unter einer Art von besonders dickem, grauem Schleim. Dieser tritt häufig nach einer Polioimpfung auf. Akupunktur hat zwar durchaus eine Wirkung auf diesen Zustand, aber bei manchen Kindern scheint die Behandlung nach anfänglicher Besserung zu stocken. In solchen Fällen kann nach Konsultation eines Homöopathen eine Behandlung mit Nosoden[3] angezeigt sein.

Wegbegleitende Zeichen und Hinweise

Eine Behandlungszahl von bis zu 30 Behandlungen erfordert Energie und Engagement aufseiten der Eltern und sie müssen oft beruhigt und immer wieder über den Fortschritt der Behandlung aufgeklärt werden. Sie müssen ihnen eine Vorstellung davon vermitteln, wie die Dinge ablaufen. Es gibt einige deutliche Hinweise, die für die Eltern durchaus wahrnehmbar sind, die sie aber möglicherweise übersehen und für die sie Ihre Bestätigung brauchen. Dazu gehören zum Beispiel das Energieniveau des Kindes, seine Gemütsverfassung oder seine Widerstandskraft gegenüber Erkrankungen.

Energieniveau Die Energie des Kindes sollte nach und nach zunehmen. Es wird weniger Schlaf benötigen, früher aufstehen und später ins Bett gehen und insgesamt nicht mehr so erschöpft sein wie zuvor.

Gemütsverfassung Das Kind ist enthusiastischer und klagt weniger.

Verhalten Häufig legt das Kind nach etwa fünf Behandlungen ein äußerst schwieriges und eigensinniges Verhalten an den Tag. Wenn dies geschieht, ist das ein sehr gutes Zeichen und ein Hinweis darauf, dass die Behandlung wirklich erfolgreich ist.

---

3 Eine Nosode ist eine aus krankhaften Körperprodukten hergestellte und in höheren Potenzen zur Therapie der gleichen Krankheit angewandte homöopathische Arznei.

Widerstandskraft gegenüber Erkrankungen

Während des Behandlungsverlaufes werden sich die wiederholten Hustenattacken, die das Kind gewöhnlich bekommt, vermindern und die Zeitabstände zwischen ihnen länger werden. Das Kind wird eine akute Attacke leichter und schneller überstehen und gegen Ende der Behandlung kaum noch von den anderen Familienmitgliedern angesteckt werden.

ANDERE ZEICHEN

Zu den Zeichen, die Ihnen, aber wahrscheinlich nicht den Eltern auffallen, gehören die Gesichtsfarbe, der Puls und der Zustand der Lymphknoten.

Gesichtsfarbe

Die Gesichter dieser Kinder weisen häufig eine graue oder gelbe Färbung auf, wenn sie in Ihre Praxis kommen. Diese Graufärbung wird nach und nach zurückgehen. Zunächst nur in bestimmten Bereichen des Gesichts, besonders im Bereich der Wangen, aber im Laufe der Behandlung wird sich dann die Gesichtsfarbe insgesamt verbessern. Wenn es zu Augensäcken oder dunklen Flecken unter den Augen gekommen ist, so werden auch diese schrittweise abnehmen; die grün-gelbe Färbung um den Mund wird verschwinden und ebenso die weiße Färbung der Stirn. Diese pathologischen Färbungen werden durch ein strahlendes Rosa ersetzt, das das gesamte Gesicht überzieht.

Puls

Veränderungen des Pulses sind schwieriger zu beurteilen und schwieriger zu erklären. Sehr häufig hat das Kind zu Beginn dieses Musters einen drahtigen, schlüpfrigen Puls – schlüpfrig aufgrund des Schleims und drahtig, weil dieser Schleim eine Stagnation verursacht. Nach und nach kann dieser Puls dann weich oder sogar nachgiebig werden; eine Art von Überreaktion auf das Verflüssigen des ehemals verhärteten Schleims. Danach wird der Puls dann langsam zum Pulsbild eines gesunden Kindes zurückkehren.

Lymphknoten

Die Lymphknoten verändern sich nur sehr langsam. Mit Fortgang der Behandlung sollten sie sich verkleinern (obwohl sie sich zunächst vergrößern können). Vor allem jedoch sollten sie in dem Maß weicher werden, in dem der verhärtete Schleim sich aufweicht. Die Verhärtung der Lymphknoten ist ein Indikator für die Härte des verbliebenen Schleims. Manchmal ist es jedoch unmöglich, die Schwellung der Lymphknoten vollständig zu beseitigen, dies trifft besonders bei Kindern mit einer schwachen Konstitution zu. In solchen Fällen ist das Beste, was Sie tun können, die Gesundheit, Energie und Widerstandskraft dieser Kinder zu stärken.

Die Rolle der Infektionen

Während des Behandlungsverlaufes ist es durchaus üblich, dass das Kind einen akuten Hustenanfall erleidet; nicht zuletzt erstrecken sich 30 Behandlungen ja über etwa 30 Wochen und es wäre sehr überraschend, wenn das Kind in dieser Zeit keinen Husten bekäme.

Im Anfangsstadium der Behandlung, also noch bevor die Behandlung wirklich gegriffen hat, sind diese Infektionen alles andere als hilfreich und können die Behandlung zurückwerfen, besonders dann, wenn diese Infektionen mit Antibiotika behandelt werden. In einem späteren Stadium kann ein äußerlich verursachter Husten jedoch sehr nützlich sein, besonders wenn das Kind ihn ohne Unterstützung oder mit Hilfe natürlicher Therapien übersteht. Was zu geschehen scheint, ist, dass der äußere pathogene Faktor das Abwehr-*Qi* mobilisiert, das seinerseits den pathogenen Restfaktor als Fremdkörper erkennt und ihn vertreibt. Als Ergebnis einer solchen Attacke kann das Kind durch all den Schleim, der sich auf einmal löst zwar einen sehr schlimmen Husten zurückbehalten, aber der tief sitzende harte Schleim hat sich verflüssigt und aufgelöst. Jetzt sind die Türen zu einer vollständigen Genesung offen.

Ernährungsempfehlungen

Bei jeglicher Form von Husten, besonders aber bei chronischem Husten, sollte die Ernährung umgestellt werden. Nahrungsmittel, die Feuchtigkeit und Schleim produzieren (z. B. Kuhmilch, Käse, Erdnüsse, Erdnussbutter, Bananen und Zucker), sollten vermieden werden. Einige Kinder vertragen auch Bitterorangen überhaupt nicht. Kinder mit Kältestörungen sollten dazu angehalten werden, wärmende Speisen zu essen, Ingwer eingeschlossen. Bei Hitzestörungen sollten die Kinder kühlende Speisen zu sich nehmen. Kinder mit Schleim-Mustern sollten Knoblauch essen.

YIN-MANGEL HUSTEN

Dieses Muster findet sich in allen chinesischen Lehrbüchern, wir haben es jedoch in dieser Form in unserer Praxis bisher nicht beobachten können. Gelegentlich trifft man auf Husten durch Nieren-*Yin*-Mangel, dem aber sehr selten eine Fiebererkrankung zugrunde liegt. Vielmehr ist die Ursache eher die lang anhaltende Verwendung von Steroiden oder schlicht Überarbeitung und sehr spätes Zubettgehen. (Wir behandelten einmal einen 11-jährigen Jungen, der regelmäßig um 2 Uhr nachts ins Bett zu gehen pflegte). Wie dem auch sei, es ist möglich, dass dieses Muster in der Zukunft wieder auftaucht, wenn antibiotikaresistente Bakterien häufiger werden und die Tuberkulose zurückkehrt.

Symptome

- trockener Husten mit wenig oder gar keinem Auswurf (der Auswurf kommt bröckchenweise und ist schwer abzuhusten)
- Durst und trockener Hals, der durch Trinken nicht gelindert wird
- kratzender Hals
- heisere Stimme

- heiße Handflächen und Fußsohlen
- das Kind ist verängstigt und beunruhigt

In anderen Fällen kann es Symptome geben, die charakteristisch für einen schweren *Yin*-Mangel mit Beeinträchtigung der Lunge sind. Dazu gehören blutdurchsetzter Auswurf, Nachmittagsfieber und Nachtschweiß.

Zungenkörper: rot mit wenig oder keinem Belag
Puls: schnell, dünn
Behandlungsprinzip: Befreie die Lunge und befeuchte die Trockenheit

Ni 27 (*Shufu*)	Befreit Brust und Lunge
Bl 13 (*Feishu*)	Tonisiert das Lungen-*Yin*
Bl 38 (*Gaohuangshu*)	Tonisiert das *Yin* des gesamten Körpers
Bl 23 (*Shenshu*) }	
Ni 3 (*Taixi*) }	Tonisieren das Nieren-*Yin*
Ren 6 (*Qihai*) }	

Methode: Es wird mit tonisierender Technik behandelt. Direkte Moxibustion sollte vermieden werden, ausgenommen bei Ren 6 (*Qihai*). An den anderen Punkten kann Moxibustion mit Knoblauch eingesetzt werden.

Prognose: Wir haben keinerlei Erfahrung in der Behandlung der Tuberkulose, jedoch verweisen Darstellungen in der Literatur und Gespräche, die wir mit erfahrenen Praktikern geführt haben darauf, dass die Akupunktur durchaus wirksam ist. Bei leichten Fällen können 10–20 Behandlungen zu einer Genesung führen. In schwereren Fällen können 50–100 Behandlungen erforderlich sein. Ist kein Tuberkuloseerreger nachweisbar und der Zustand das Ergebnis einer zurückliegenden Fiebererkrankung, reichen fünf bis zehn Behandlungen aus. Ruhe ist ein wesentlicher Bestandteil der Behandlung.

16 ❖ Akuter Husten

EINLEITUNG

In der Chinesischen Medizin heißt es, dass die Ursache für akuten Husten das Eindringen pathogenen Windes wäre. In den meisten Fällen greift der Wind die oberflächlichen Schichten des Körpers an und ist im Allgemeinen nicht lebensbedrohlich. Er ist damit dem Fieber sehr ähnlich, das ebenfalls die Folge eines Windangriffes auf die oberflächlichen Schichten des Körpers ist. Zudem besteht, wie wir in Kapitel 14 gesehen haben, kaum ein Unterschied zwischen einem Husten mit Fieber und Fieber mit Husten! Zumindest würde dies den Darstellungen der Lehrbücher entsprechen und trifft auf gesunde Personen zu.

Im Praxisalltag jedoch sind die Kinder, die wahrscheinlich wegen eines Hustens zu Ihnen kommen, diejenigen, die immer auch eine Atemwegserkrankung wie chronischen Husten oder sogar Asthma haben. Für diese Kinder kann ein akuter Husten sehr wohl eine ernsthafte Bedrohung des Lebens darstellen. Wegen dieser Gefahr haben wir das Gefühl, dass es wichtig ist, dass Sie in der Lage sind, eine akute Hustenattacke zu behandeln, da es dem Kind auf diese Weise möglich wird, den pathogenen Faktor zu überwinden. Für ein Kind mit beständig wiederkehrendem chronischem Husten kann dies bedeuten, es vor einer weiteren Antibiotikabehandlung zu bewahren. Bei einem Kind mit Asthma sind Sie vielleicht in der Lage, einen akuten Asthmaanfall abzuwehren und damit einen Krankenhausaufenthalt, mit all seinen traumatischen Begleiterscheinungen zu verhindern. Und für ein Kind, das durch den vielfachen Einsatz von Arzneien eine Resistenz gegenüber bestimmten Bakterienstämmen entwickelt, kann es bedeuten, das Leben dieses Kindes zu retten.

Darüber hinaus ist eine zu diesem Zeitpunkt gegebene Behandlung weit mehr wert als die Behandlungen, die nach einem akuten Anfall erfolgen. Heißt es doch: „Eine Zeit der Veränderungen ist eine Zeit der Gelegenheiten". Wenn Sie die Gelegenheit ergreifen, während eines akuten

Anfalls zu behandeln, so kann dies manchmal der Wendepunkt innerhalb einer langen Behandlungsserie sein.

Wir haben unsere Darstellung in zwei Abschnitte geteilt. Der erste Abschnitt entspricht genau der klassischen Beschreibung des akuten Hustens, wie sie in den Lehrbüchern der Traditionellen Chinesischen Medizin zu finden ist, wobei die Musterdifferenzierung und Behandlung mehr oder weniger der von Erwachsenen gleicht. Im zweiten Abschnitt erörtern wir einige der Probleme, die während der Behandlung auftreten.

KLASSISCHE BESCHREIBUNG DES AKUTEN HUSTENS

Muster

Es gibt zwei Muster für akuten Husten:

- Wind in der oberflächlichen Schicht
- Schleim-Hitze in der Lunge

Vereinfacht gesagt, beschreiben diese beiden Muster einen leichten Husten – zum Beispiel den Husten, mit dem Sie als Therapeut weiter arbeiten würden – und einen starken Husten, etwa bei einer Bronchitis oder Pneumonie, mit dem Sie zu Hause bleiben würden. Die Unterscheidung besteht hier zwischen Husten auf der äußeren und Husten auf der inneren Ebene.

Das Wind-Muster kann entsprechend des pathogenen Faktors, der sozusagen auf seinem Rücken reitet, weiter unterteilt werden. Dem gemäß würde eine vollständigere Liste der Muster für akuten Husten wie folgt aussehen:

- Wind-Kälte
- Wind-Hitze
- Wind-Feuchtigkeit
- Wind-Trockenheit
- Schleim-Hitze

Symptome

Wind

- plötzlicher Beginn (innerhalb von 24 Stunden) und häufig das Ergebnis einer Epidemie
- zu Beginn nur ein ‚Kitzeln‘ im Hals
- das Kind wird durch den Husten nicht sonderlich beeinträchtigt
- eventuell leichtes Fieber
- das Kind ist ganz allgemein ein wenig weinerlich und unleidlich

Zunge: unverändert
Puls: oberflächlich (manchmal nur an der Lungenposition), schnell

Wind-Kälte
- das Kind fröstelt
- klarer nasaler Ausfluss
- kein Schwitzen
- blasses Gesicht
- verkrampfte Brust
- harter Husten

Puls: gespannt, oberflächlich, schnell

Wind-Hitze
- dem Kind kann heiß sein und es kann eine heiße Stirn haben
- der Husten ist hart und eventuell schmerzhaft
- der nasale Ausfluss ist gelblich
- leichtes Schwitzen
- wunder, schmerzender Hals
- gerötetes Gesicht

Puls: schnell, oberflächlich, möglicherweise schlüpfrig

Wind-Feuchtigkeit
- das Kind fühlt sich schwer und müde
- dicker grauer nasaler Ausfluss
- wässriger Husten
- kein Schweiß, aber die Haut kann sich feucht und aufgedunsen anfühlen
- das Gesicht ist blass und aufgedunsen

Puls: schlüpfrig-weich, oberflächlich, schnell

Wind-Trockenheit
- das Kind ist ein wenig unleidlich
- der Husten ist kitzelnd und trocken
- kein nasaler Ausfluss
- in der Regel kein Schwitzen
- trockene Haut

Die traditionelle Erklärung für Husten aufgrund von Wind ist die, dass sich der Wind in der Haut und der oberflächlichen Körperschicht festgesetzt hat. Da die Haut mit der Lunge verbunden ist, wird folglich auch die das *Qi* absenkende und verteilende Funktion der Lunge beeinträchtigt und es kommt zu Husten. Bisweilen ist auch die Lungen-Leitbahn betroffen, sodass es zu einem Spannungs- und Engegefühl in der Brust und einem kitzelndem Gefühl im Hals kommt.

Der plötzliche Beginn ist charakteristisch für Wind und der oberflächliche Puls verweist darauf, dass das *Qi* an die Oberfläche strebt, um dort dem pathogenen Faktor entgegen zu wirken. Ein missmutiges Verhalten ist typisch für diese nicht sehr ernste Störung des *Qi*. Das Kind besitzt immer noch genügend Energie, um sehr lästig zu sein und die Energie der Eltern zu strapazieren.

Das Fieber geht auf die in der Auseinandersetzung zwischen Abwehr-*Qi* und pathogenem Faktor freigesetzte Energie zurück. Dieser Punkt wird häufig missverstanden. So ist es zum Beispiel wichtig, einem Kind mit Wind-Kälte-Muster wärmende Kräuter zu verordnen, selbst wenn die

Temperatur angestiegen ist. Es muss ausdrücklich betont werden, dass es sich trotz einer bestimmten Lungensymptomatik hier ausschließlich um Symptome der Lungen-Leitbahn handelt und der pathogene Faktor noch nicht bis in die Lunge vorgedrungen ist.

Zur Bedeutung der Differenzierung des Windes

Wie wichtig ist es, zwischen den Subkategorien einer Windstörung zu differenzieren? Die Antwort lautet, dass es häufig überhaupt nicht wichtig ist, es aber Fälle gibt, bei denen es sehr bedeutsam ist. Wichtig ist eine Differenzierung dann, wenn die den Wind begleitenden Faktoren sehr ausgeprägt sind.

Fröstelt und zittert ein Kind bei Wind-Kälte zum Beispiel sehr stark und zeigt eine tief sitzende Kälte, dann müssen Sie darauf sehr wohl achten, will heißen, das Kind wird sich allein dadurch wesentlich besser fühlen, wenn es gewärmt wird. Ähnlich verhält es sich bei Wind-Feuchtigkeit. Wenn die Nase des Kindes rinnt wie ein Wasserhahn und es förmlich zu ertrinken scheint, ist klar, dass das Kind sich wesentlich wohler fühlt, wenn Sie etwas von dieser Feuchtigkeit beseitigen können. Andererseits kommt es sehr häufig vor (in unserer Praxis in der Mehrzahl der Fälle), dass diese anderen pathogenen Faktoren keine große Bedeutung haben und das Hauptproblem ausschließlich der Husten ist.

Schleim-Hitze

- das Kind zeigt starke Hitzezeichen und ist fiebrig
- in der Regel schwitzt das Kind
- rasselnder, möglicherweise schmerzender Husten
- das Kind weint bei jedem Hustenanfall
- gelber nasaler Ausfluss
- das Kind ist allgemein ein wenig furchtsam und bekümmert
- es wurde möglicherweise eine Bronchitis oder eine Pneumonie diagnostiziert

Zunge: eventuell rot, mit gelbem Belag[1]
Puls: voll, schnell, schlüpfrig

Die Schleim-Hitze stellt eine Weiterentwicklung des Hustens dar, bei der der pathogene Faktor in die Lunge eingedrungen ist und sich in Hitze umgewandelt hat – selbst dann, wenn es sich bei dem pathogenen Faktor ursprünglich um Kälte gehandelt hat. Dies bedeutet, dass die Auskleidung von Lunge und Bronchien sich entzündet hat. Diese meisten Symptome sind charakteristisch für innere Hitze. Das Symptom des Weinens geht auf die Schmerzen zurück, die der Husten verursacht. Ganz generell ist mit diesem Muster wesentlich mehr Besorgnis verbunden.

1 Die Zunge zeigt nicht immer eine Veränderung.

In der Vergangenheit konnte man die konventionelle Diagnose Pneumonie mit Gewissheit der Kategorie der Schleim-Hitze zuordnen. Die Pneumonie war eine sehr gefährliche Erkrankung, die sehr schnell zum Tod führen konnte. Wie so vieles andere auch hat diese Vorstellung jedoch eine Umwertung erfahren. Denn obwohl sich die Bezeichnung Pneumonie auf diese gefährliche Erkrankung beziehen kann, ist doch in den meisten Fällen die ‚virale Pneumonie' gemeint, die, anders als die lobäre oder bakterielle Pneumonie, einen einfachen Husten aufgrund von Wind in den oberflächlichen Körperschichten bezeichnet. Dies verweist wieder einmal auf die Notwendigkeit, die konventionelle Diagnose und die Diagnose der Traditionellen Chinesischen Medizin voneinander getrennt zu halten.

Behandlung

Entsprechend den traditionellen chinesischen Texten wird im Folgenden die Behandlung für jedes dieser Muster beschrieben.

Ziel der Behandlung

Es entspricht zwar nicht ganz der konventionellen Reihenfolge, aber lassen Sie uns mit der Frage beginnen, warum wir behandeln, oder besser, was genau das Ziel einer Behandlung zu diesem Zeitpunkt ist? Bei den meisten Krankheiten ist die Antwort klar: um das Leiden zu vermindern. Aber in diesem Fall gibt es ein wesentlich dringlicheres Ziel. Wie schon erwähnt, ist es eher ungewöhnlich, dass man ein Kind in der Hauptsache wegen eines Hustens in Ihre Praxis bringt, den es auch alleine überstanden hätte. Dies bedeutet, dass das Kind nicht in der Lage ist, den Husten selbst zu überwinden und Hilfe braucht. Was sind die möglichen Folgen eines akuten Hustens? Wie wir gesehen haben, handelt es sich beim ersten Stadium dieser Erkrankung um einen Windangriff. Dringt der Wind tiefer ein, kommt es zu einer inneren Erkrankung – zu Schleim-Hitze in der Lunge. Schreitet wiederum dieser Zustand weiter fort, wird er sich zu einer Pneumonie oder zu Asthma entwickeln und das ist lebensbedrohlich. Diese Entwicklung ist nur allzu bekannt und gewöhnlich wird das Kind ab einem gewissen Stadium mit konventioneller Medikation behandelt, möglicherweise in Form von Antibiotika.

Unser Ziel ist es daher, zu verhindern, dass das Wind-Muster sich zu Schleim-Hitze und die Schleim-Hitze sich zu einer Pneumonie oder zu Asthma entwickelt.

Grundbehandlung

Die Behandlung des akuten Hustens ist wirklich sehr einfach. Eine Verordnung, wie die Folgende hat auf die meisten Formen von Husten eine äußerst starke Wirkung:

Lu 5 (*Chize*)
Lu 7 (*Lieque*)
Bl 13 (*Feishu*)

Eine genaue Diagnose ist günstig, jedoch nicht wirklich notwendig, um Husten gut zu behandeln. Wir erwähnen dies deshalb, weil die allgemeine

Angst um ein Kind mit akutem Husten sich auf Sie als Praktiker auswirkt und es Ihnen schwer macht, klar zu denken. Gibt es jedoch Zeit und besitzen Sie die mentale Klarheit für eine gute Diagnose, dann ist die folgende Verordnung wesentlich wirkungsvoller.

Wind Lu 7 (*Lieque*)
Di 4 (*Hegu*)
Bl 13 (*Feishu*) oder
Bl 12 (*Fengmen*)

Methode: Eine stark zerstreuende Technik ist notwendig, um gute Ergebnisse zu erzielen.[2] Eine weitere Methode ist das Schröpfen der empfindlichen Areale um den Punkt Bl 13 (*Feishu*) herum.

Prognose: Wenn Sie ein Kind behandeln, das grundsätzlich gesund ist und normalerweise nicht anfällig gegenüber Husten ist, sind die Ergebnisse der Behandlung sehr gut. Eine bis drei Behandlungen an aufeinander folgenden Tagen reichen gewöhnlich aus, um eine starke Veränderung herbeizuführen. Allerdings ist es eher unwahrscheinlich, dass Sie viele solcher Zustände sehen werden, es sei denn, Sie arbeiten in der Dritten Welt oder haben sehr arme Patienten, für die die Wetterbedingungen von großer Bedeutung sind. Patienten mit beheizten Wohnungen oder Klimaanlagen sind weitgehend vor den Einflüssen des Wetters geschützt und gesunde Kinder benötigen kaum Unterstützung, um einen Husten zu überstehen, außer, dass man sie zu Hause bleiben lässt.

Es ist wesentlich wahrscheinlicher, dass Sie Kinder behandeln, die schon einen chronischen Husten oder sogar Asthma haben, das von einer akuten Hustenattacke überlagert wird. In diesen Fällen sind die Behandlungsergebnisse sehr unterschiedlich und unberechenbar. Manchmal kann es sehr schwierig sein, Wind aus der oberflächlichen Schicht zu vertreiben.[3]

---

2 Die Nadeltechnik ist das Allerwichtigste. Kürzlich sprachen wir mit einer Akupunkturstudentin, die überzeugt war, dass Akupunktur bei akutem Husten nicht wirkt. Auf Befragen stellte sich heraus, dass die Studentin sich selbst im Schulambulatorium gegen Husten hatte behandeln lassen. Die Behandlung, die sie erhalten hatte, war mit einer sehr sanften Nadelung und sehr feinen Nadeln durchgeführt worden. Die Behandlung war derart sanft gewesen, dass sie tatsächlich nicht das geringste *Qi* gespürt hatte. Unter solchen Umständen ist nicht zu erwarten, dass man einen gut etablierten pathogenen Faktor, der gerade ein schönes, neues Heim gefunden hat, besonders stört.

3 Die Behandlung von Husten ist tatsächlich äußerst einfach, da es nur sehr wenige Dinge gibt, die Sie tun können. Allerdings ist das Symptom des Hustens sehr komplex und besitzt viele Komponenten. Eine davon ist der aktuelle pathogene Faktor, der auf eine Epidemie zurückgehen kann, die in der Gegend grassiert. Andere Komponenten betreffen den Schleim, der sich in dem Kind angesammelt hat, seine Empfindlichkeit gegenüber dem Wetter, seine Familie, die Schule oder das Fernsehen und die Umweltverschmutzung. Wenn Sie ein Kind über einen längeren Zeitraum behandelt haben, werden Sie möglicherweise beginnen können, die wirklich wichtigen Faktoren im Leben dieses Kindes zu erkennen.

Wind-Kälte Verwenden Sie die Basisverordnung, um die Oberfläche zu befreien und setzen Sie dann Moxa ein, um das Kind zu wärmen:

Bl 13 (*Feishu*)
Ren 17 (*Shanzhong*)
Ren 12 (*Zhongwan*)

Methode: Setzen Sie bei noch sehr kleinen Kindern ausschließlich indirekte Moxibustion ein. Bei älteren Kindern können Sie direkt moxen oder besser noch Moxa auf Ingwer verwenden. Auch Schröpfen ist wirkungsvoll. Jedoch können selbst diese Methoden nicht ausreichend sein, um das Kind aufzuwärmen. Andere Methoden sind:

- warme Getränke
- ein warmes Bad, besonders mit wärmenden und zerstreuenden ätherischen Ölen
- Getränke mit Ingwer und Zitrone
- homöopathische Mittel, besonders Aconit und Arsenicum album
- wärmende Kräuter

Sie müssen keine chinesischen Kräuter verwenden. Wärmende Kräuter wie die Schafgarbe (*Achillea millefolium*) sind gleichermaßen wirksam.

Prognose: Die Ergebnisse sind ganz unterschiedlich. Dies liegt daran, dass Wind-Kälte keine reine Fülleerkrankung ist. Häufig handelt es sich gleichzeitig um einen Gesamtmangel an *Qi* und *Yang*. Dies ist einer der Gründe, warum es so schwierig sein kann, diese Kinder aufzuwärmen.

Wind-Hitze Folgende Basisverordnung ist oft sehr hilfreich:

Lu 7 (*Lieque*)	
Di 4 (*Hegu*)	
Bl 13 (*Feishu*)	
Lu 10 (*Yuji*)	Beseitigt Hitze und beendet Halsschmerzen; kann anstelle von Di 4 (*Hegu*) verwendet werden

Methode: Es sollte die zerstreuende Technik eingesetzt werden, mit oder ohne Schröpfen.

Wenn die Hitze der Hauptfaktor ist, kann es angemessen sein, die Verordnung für den Wind-Hitze-Typ der Grippe zu verwenden:

Du 14 (*Dazhui*)
Di 11 (*Quchi*)
Di 4 (*Hegu*)

Prognose: Die Ergebnisse der Behandlung von Wind-Hitze sind im Allgemeinen sehr gut. Wenn ein Kind diese Form von Husten hat, bedeutet dies in der Regel, dass seine Energie recht gut ist und das Kind nur einen Schubs in die richtige Richtung benötigt, damit der Körper gegen den pathogenen Faktor ankämpfen kann.

Wind-Feuchtigkeit Es ist schwierig, eine generelle Verordnung zur Behandlung von Wind-Feuchtigkeit zu geben, da die Symptome sehr variieren. Folgende Punkte können in den meisten Situationen eingesetzt werden:

Mi 9 (*Yinlingquan*)	Leitet Feuchtigkeit aus
Ni 7 (*Fuliu*)	Leitet Feuchtigkeit aus
Bl 13 (*Feishu*)	Tonisiert die Lunge
Ma 36 (*Zusanli*)	Tonisiert das *Qi* und ist gut für die Milz

Seien Sie vorsichtig, wenn das Kind von Wasser überschwemmt ist und seien Sie noch vorsichtiger, wenn das Kind in Schleim schwimmt. Sie müssen darauf acht geben, die Situation nicht zu verschlimmern. Verwenden Sie in solchen Fällen Punkte wie:

Ren 22 (*Tiantu*)
Ren 17 (*Shanzhong*)

Der Hauptunterschied besteht hier darin, dass es unumgänglich ist, die Feuchtigkeit auszuleiten. Bei manchen Patienten ist dies wichtiger, als die Lunge zu behandeln. Als ich (JPS) gemeinsam mit Dr. van Buren behandelte, konnte ich beobachten, wie ein sehr starker Husten erfolgreich mit folgender Kombination geheilt wurde:

Ni 7 (*Fuliu*)
Ni 9 (*Zhubin*)
Ni 10 (*Yingu*)

Prognose: Die Ergebnisse sind recht unterschiedlich, da auch Wind-Feuchtigkeit keine reine Fülleerkrankung ist. Häufig besteht gleichzeitig eine allgemeine *Qi*-Schwäche.

Wind-Trockenheit Hier ist die Basisverordnung hilfreich. Andere Punkte, die die Lunge befeuchten sind:

Lu 5 (*Chize*)
Ni 6 (*Zhaohai*)

Prognose: Da wir in einem feuchten Klima leben, haben wir dieses Muster bisher nicht behandelt und können uns daher dazu nicht äußern. Wir wären für Informationen anderer Praktiker sehr dankbar.

Schleim-Hitze Die folgende Verordnung ist sehr wirksam:

Lu 10 (*Yuji*)	Beseitigt Hitze in der Lunge
Lu 5 (*Chize*)	Befeuchtet und kühlt die Lunge
Ren 17 (*Shanzhong*)	Öffnet die Brust

Zu anderen Punkten, die verwendet werden, können gehören:

Ren 22 (*Tiantu*)	Öffnet die Brust
Pe 6 (*Neiguan*)	Öffnet die Brust
Lu 2 (*Yunmen*)	Beseitigt Hitze in der Lunge
Bl 13 (*Feishu*)	Beseitigt Hitze in der Lunge

Bei Keuchen und Schwierigkeiten mit der Atmung zusätzlich:

Dingchuan (M-BW 1) Beseitigt Dyspnoe

Bei hohem Fieber zusätzlich:

Du 14 (*Dazhui*)
Di 11 (*Quchi*)

Methode: An den Leitbahnpunkten der Arme wird eine stark zerstreuende Methode verwendet. An den Punkten von Brust und Rücken sollten Sie eher mild zerstreuen, da die Gefahr eines Pneumothorax besteht, wenn Sie zu stark manipulieren.[4]

Wir möchten noch einmal betonen, dass diese Punktkombination eine Vermutung darstellt. Sie müssen die Verordnung der jeweiligen Situation anpassen. Ren 17 (*Shanzhong*) ist bei Schmerzen in der Mitte der Brust hilfreich. Lu 2 (*Yunmen*) wirkt wunderbar, wenn die gesamte Brust wund und entzündet ist.

Prognose: Die Prognose lässt sich schwer zu den der anderen Muster in Beziehung setzen. Die Ergebnisse dieser eher schweren Erkrankung sind besser als bei weniger schweren Winderkrankungen. Häufig reicht eine einzige Behandlung aus. Selbst während der Behandlung können Schmerzen und Fieber und damit einiges an Angst zurückgehen. In dieser Situation werden oft Antibiotika verordnet, aber sie sind kaum notwendig, wenn Sie zwei Behandlungen innerhalb von 24 Stunden geben können.

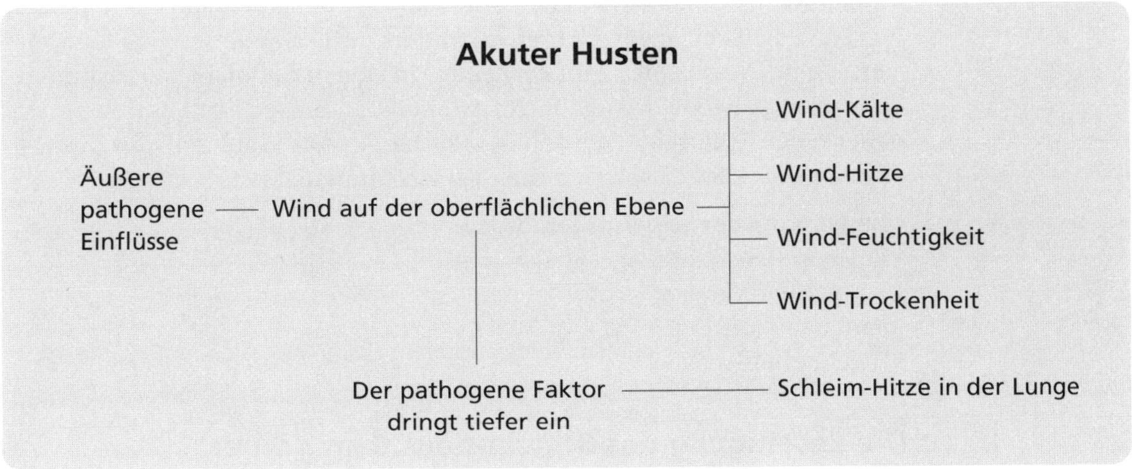

4 Innerhalb der konventionellen Medizin nimmt man an, dass ein Pneumothorax durch eine Punktierung der Lunge verursacht wird. Tatsächlich wird er durch eine lokale Stagnation und einen Mangel an *Qi* verursacht, was auch ohne jegliche Punktierung der Brusthöhle geschehen kann.

DER TATSÄCHLICHE PRAXISALLTAG

Was wir beschrieben haben, ist zunächst einmal eine Idealsituation, will heißen, ein gesundes Kind hat einen Husten. Faktisch ist es kaum der Fall, dass diese Kinder in Ihre Praxis gebracht werden, denn wenn das Kind gesund ist, wird die Mutter wissen, dass der Husten vorbeigeht. Die diesem Idealbild am nächsten kommende Situation, die Ihnen wahrscheinlich begegnen wird, ist ein gesundes Kind, das den Husten nicht los wird.

Was uns jedoch im Praxisalltag am häufigsten begegnet, ist das Muster eines akuten Hustens, der eine andere Störung überlagert. Ein solches Kind hat in der Regel schon einen chronischen Husten oder Asthma und ist schon bei Ihnen in Behandlung gewesen. Diese Situation ist wesentlich komplexer. Auf den folgenden Seiten werden wir zu beschreiben versuchen, was bei diesen Fällen vorgeht und einige Vorschläge für Behandlungsprinzipien machen. Wenn Sie in Ihrer Praxis wenig mit akutem Husten zu tun haben, ist es nicht notwenig dem nächsten Abschnitt ganz und gar zu folgen. Wenn Sie sich an die Grundprinzipien erinnern, bei einem schwachen Kind zu tonisieren und bei einem kräftigen Kind zu zerstreuen, dann ist es unwahrscheinlich, dass Ihre Behandlung völlig fehlschlägt.

Mögliche Probleme

Für viele Patienten sind die bisher gegebenen Beschreibungen völlig ausreichend. Zweifellos werden Sie, wenn Sie Ihre eigene Familie behandeln und diese einigermaßen gesund ist feststellen, dass Muster und Behandlungsergebnisse weitgehend den oben beschriebenen entsprechen. In der Praxis ist die Sachlage jedoch etwas anders und kann wesentlich komplizierter sein. Tatsächlich gibt es Zeiten, in denen Sie nicht herausfinden können, was wirklich vorgeht. Im zweiten Teil dieses Kapitels geben wir daher einen Überblick über einige der häufigsten Probleme, auf die wir gestoßen sind. Sie lassen sich wie folgt zusammenfassen:

- Beseitigung des Schleims aus dem Körper
- Einen Lebensübergang vollziehen
- Lungen-*Qi*-Mangel
- Panikreaktion
- Ergebenheitsreaktion

Die Beseitigung des Schleims aus dem Körper

Die unausgesprochene Vermutung in der Darstellung des Angriffes durch einen pathogenen Faktor ist die, dass das Kind vor diesem Angriff gesund war. Tatsächlich ist die Wahrheit häufig sehr viel differenzierter. Insbesondere ist es für ein Kind normal, sehr verschleimt zu sein. Hierbei kann es sich um manifesten Schleim handeln, bei dem das Kind noch vor dem

Beginn eines akuten Hustens starken nasalen Ausfluss und sehr viel Schleim in der Lunge hat. Der Schleim kann aber auch in Form von ‚verborgenem' Schleim auftreten: über eine gewisse Zeit hat sich Schleim innerhalb des Körpers angesammelt (vielleicht durch eine geringfügige Nahrungsakkumulation oder vielleicht durch zu viele Portionen von Eis im Sommer) und obwohl es keine sichtbaren Zeichen von Schleim gibt (kein Husten oder nasaler Ausfluss) sitzt der Schleim tief im Körperinneren und wartet darauf, nach außen zu kommen. Bei diesen Kindern kann das Vorhandensein von Schleim häufig durch die schlüpfrige Pulsqualität oder möglicherweise durch eine rauhe Textur der Haut, ein präekzematischer Zustand, diagnostiziert werden.

Diese Situation ist der ‚latenten Hitze' während des Frühlings sehr ähnlich. Es handelt sich um ein Ungleichgewicht, das sich über eine gewisse Zeit aufgebaut hat und der Körper sucht nach Wegen das Gleichgewicht wieder herzustellen und die Fülle zu vertreiben. In solchen Fällen kann der äußere pathogene Faktor der Katalysator für eine Veränderung und das Resultat sehr nützlich sein. Wenn ein pathogener Faktor angreift, kann dies die Gelegenheit bieten, den Schleim zu beseitigen. Es besteht jedoch die reale Gefahr, dass der pathogene Faktor die Oberhand gewinnt und der Zustand sogar noch schlimmer ist als vorher.

Ein andere Art und Weise, in der dieses Muster auftreten kann, ist die, wenn das Kind bereits einen pathogenen Restfaktor aufweist und einen akuten Husten bekommt. Dabei geschieht, dass der eindringende pathogene Faktor den schlummernden pathogenen Faktor ‚aufweckt' und das Kind mit dem pathogenen Faktor wird, unabhängig von der Natur der grassierenden Epidemie, immer dasselbe Muster entwickeln. Dies kann die Eltern zur Verzweiflung bringen, die mit ansehen müssen, dass ein und dieselbe Krankheit immer wieder auftaucht. Wie dem auch sei, wenn das Kind zu Ihnen kommt, haben Sie die Möglichkeit den pathogenen Restfaktor zu beseitigen. Der schlummernde oder schlafende pathogene Restfaktor ist jetzt erwacht und sichtbar und damit gibt es die Möglichkeit, ihn zu vertreiben!

Symptome Dieses Muster besitzt alle Zeichen und Symptome des Musters von Wind-Feuchtigkeit:

- ein Husten mit einer Unmenge von Schleim
- der Schleim ist vor Beginn des akuten Hustens anwesend

Puls: sehr schlüpfrig oder sehr weich und groß

Behandlung Der Unterschied in der Behandlung ist es, *zu vermeiden, noch mehr Schleim aufzuwühlen.* Vermeiden Sie daher die Verwendung von Ma 40 (*Fenglong*) und Gb 34 (*Yanglingquan*). Der Grund dafür ist, dass der Körper schon von Schleim überflutet ist und Sie die Sache nicht schlimmer machen sollten. Zügeln Sie also Ihre Reflexhandlung von „da ist Schleim, also verwende ich Ma 40 (*Fenglong*)". Sie sollten einen ähnlich vorsichtigen Ansatz wählen, wie wir ihn für das Schleim-Muster des chronischen Hustens beschrieben haben. Nadeln Sie:

Ren 17 (*Shanzhong*)
Ren 22 (*Tiantu*)
Bl 13 (*Feishu*)

Wenn Sie wirklich sicher gehen wollen, dass Ihre Behandlung erfolgreich ist (Antibiotika sind z. B. einfach nicht erhältlich), dann behandeln Sie während der ersten Tage zumindest einmal täglich!

Einen Lebensübergang vollziehen

Wir sind so sehr an die Vorstellung gewöhnt, dass Kinder in ihrem Leben bedeutende Lebensübergänge vollziehen und so damit beschäftigt, sie darauf vorzubereiten, dass wir sie kaum wahrnehmen, wenn sie stattfinden. Die wichtigsten Übergänge sind, in den „Kindergarten zu gehen", in die „Schule zu gehen", „allein auf die Toilette zu gehen" usw. Es gibt viele andere Lebensübergänge, die vielleicht nur in der Seele des Kindes vor sich gehen und viele von ihnen haben keine äußere Manifestation, sind aber ebenso bedeutsam. Ein Beispiel für solch einen Übergang ist die Tatsache, dass das Kind realisiert, dass seine Eltern Personen mit Hochs und Tiefs, mit Trauer und Freude sind und nicht nur typische Mutter- und Vaterfiguren. Dieser Übergang findet in der Regel im Alter von etwa 10 Jahren statt.

Es gibt viele andere Lebensübergänge dieser Art und es ist typisch, dass sie von einer Krankheit begleitet werden. Häufig ist es ein Husten, manchmal ist es eine Kinderkrankheit wie die Masern.

Beurteilungsmöglichkeit

Sie können solche Übergänge nur mit Schwierigkeiten beurteilen! Sie können niemals ganz sicher sein, denn es gibt viele Ähnlichkeiten mit den vorangegangenen Mustern der Beseitigung von Schleim. Es existieren aber einige verräterische Zeichen wie:

- der Husten ist nicht so schwer, hält aber länger an als erwartet. Z. B. für 6 bis 8 Wochen
- der Geist des Kindes ist nach dieser Veränderung offener
- dem Übergang kann ein Wachstumsschub folgen

Was können Sie tun?

Glücklicherweise müssen Sie nicht wissen, ob das Kind gerade einen solchen Übergang durchläuft oder nicht. Alles, was Sie tun müssen ist, dem Kind durch diesen Prozess zu helfen und zu behandeln, was Sie sehen. Gibt es z. B. Unmengen an Schleim, dann helfen Sie dem Kind diesen Schleim los zu werden. Ebenso ist es, wenn das Kind durch einen Husten sehr erschöpft ist, dann können Sie mit folgenden Punkten tonisieren:

Ma 36 (*Zusanli*)
Mi 6 (*Sanyinjiao*)
Lu 9 (*Taiyuan*)

Lungen-*Qi*-Mangel

Diese Situation ist ein Albtraum. Das Kind ist grundlegend schwach, seine Lunge ist schwach, das Kind hat in diesem Jahr schon achtmal Antibiotika gegen den Husten erhalten und zurzeit grassiert ein besonders bösartiger epidemischer Husten. Sie haben das Kind möglicherweise drei- oder viermal behandelt, aber dies genügt noch nicht, um es ausreichend zu stärken, sodass es solch eine Invasion bezwingen könnte. Was tun Sie in einer solchen Situation?

Das Behandlungsprinzip ist tatsächlich völlig einfach: da es hauptsächlich ein Fall von Schwäche ist, müssen Sie tonisieren, selbst obwohl ein äußerer pathogener Faktor existiert. Sie können z. B. unter den folgenden Punkten auswählen (aber verwenden Sie nicht alle):

Bl 13 (*Feishu*)
Lu 1 (*Zhongfu*)
Lu 9 (*Taiyuan*)
Ma 36 (*Zusanli*)
Ren 17 (*Shanzhong*)

Methode: Verwenden Sie eine tonisierende Methode.

Prognose: Wenn Sie sehr häufig behandeln, zumindest einmal täglich, wenn möglich zu Beginn sogar zweimal am Tag, können Sie das Kind gut heilen.

Panikreaktion

Wenn ein Kind häufig schweren Husten hatte, der vielleicht sogar zu Asthma geführt hat, kann es sein, dass es große Angst vor dem Husten selbst hat. Dies ist eine sehr gefährliche Situation, da diese Furcht und Panik dazu führen kann, dass sich alle Muskeln des Körpers, besonders die Brustmuskeln, verkrampfen. Was als vergleichsweise milder Husten begann, kann dann sehr schnell zu einem schweren Husten mit einer sehr verkrampften Brust umschlagen.

Beurteilungsmöglichkeiten

Eines der verräterischen Zeichen dieses Musters ist es, dass es dem Kind recht gut zu gehen scheint. Wenn Sie den Puls fühlen und nach anderen Zeichen und Symptomen suchen, während das Kind keinen Husten hat, werden Sie nichts besonders Auffälliges finden. Besonders die Lungenenergie wird Ihnen nicht besonders schwach vorkommen. Sie haben das Kind bis jetzt sehr häufig behandelt und sein Zustand hat sich wesentlich verbessert. Vor diesem Hintergrund werden Sie nicht erwarten, dass sich ein Husten so schnell entwickelt oder solche Probleme verursacht und dennoch geschieht genau das. Es sind die Geschwindigkeit und die Heftigkeit der Reaktion, die das verräterische Zeichen darstellen. Ein anderes Zeichen ist der Ausdruck von Panik und Furcht in den Augen des Kindes, wenn es tatsächlich hustet.

Was können Sie tun?

Eines der Hauptprobleme hier ist der Zugang zum Patienten. Die Reaktion auf den Husten kann so schnell sein, dass das Kind ins Krankenhaus gebracht wird, bevor Sie es zu Gesicht bekommen. Wenn dies nicht geschieht und das Kind zu Ihnen gebracht wird, können Sie in der Regel helfen. Natürlich ist es sehr wichtig, dass Sie ruhig bleiben und nicht in Panik verfallen. Das allein kann schon ausreichen. Zudem können Sie unterstützend folgende Punkte einsetzen:

He 7 (*Shenmen*)
Le 3 (*Taichong*)

Gibt es andererseits tatsächlich keine Möglichkeit das Kind zu sehen, entweder wegen der Geschwindigkeit der Reaktion oder weil das Kind zu weit weg lebt, dann sollten Sie den Eltern etwas mitgeben, das sie verabreichen können. Vielleicht haben Sie ihre eigenen Arzneimittel für diese Art von Situation. Persönlich halten wir Bachblüten-Rezepturen für besonders hilfreich. Sie können sowohl während, als auch jenseits eines akuten Anfalles verabreicht werden.

Ergebenheitsreaktion

Die Ergebenheitsreaktion ähnelt der Panikreaktion. Sie kann auch bei sonst eher kräftigen Kindern vorkommen und erst spät im Behandlungsverlauf einsetzen, lang, nachdem Sie dachten, dem Kind sollte es besser gehen. Was geschieht, ist, dass das Kind so viele schwere Hustenattacken hatte, die mit dramatischen Interventionen behandelt wurden, dass es sich beim Auftauchen eines neuen Anfalles einfach in sein Schicksal ergibt.

Was können Sie tun?

Auch hier gibt es das Problem des Zugangs zu dem Kind. Wenn Sie Zugang zu dem Kind haben, gibt es keinerlei Probleme. Einfache tonisierende Behandlungen sind in der Regel sehr wirksam. Haben Sie jedoch keinen Zugang, ist es häufig hilfreich, wenn Sie den Eltern Bachblüten mitgeben, die sie im Notfall verabreichen können.

ANMERKUNG

- Für eine Fallbeschreibung zum akuten Husten siehe Fall 2 in Kapitel 47.

17 ❖ Lobärpneumonie

EINLEITUNG

Dieses Kapitel beschäftigt sich mit der Lobärpneumonie, auch als bakterielle Pneumonie bekannt. Hierbei handelt es sich um die Erkrankung, die landläufig als Pneumonie bekannt ist, jedoch näher definiert werden muss, da es heutzutage eine Erkrankung gibt, die als virale Pneumonie bezeichnet wird. Die virale Pneumonie kann eine wesentlich mildere Erkrankung sein, nicht mehr als ein milder Husten. Worauf wir uns in diesem Kapitel beziehen, ist eine sehr schwere, lebensbedrohliche Erkrankung. Wir haben keine Erfahrung in der Behandlung der Pneumonie bei Kindern und sehr wenig Erfahrung in ihrer Behandlung bei Erwachsenen, aber selbst diese begrenzte Erfahrung hat zu so eindrucksvollen Ergebnissen geführt, dass wir nicht zögern, Akupunktur als erste Behandlungsform bei einigermaßen kräftigen Kindern zu empfehlen.[1]

ÄTIOLOGIE UND PATHOGENESE

Ätiologie

Es gibt zwei Faktoren, die eine Pneumonie verursachen, ein äußerer und innerer Faktor. Der äußere Faktor ist der Wind, der sich weiter entwickelt hat und tiefer eingedrungen ist als bei einer Erkältung oder bei einer Grippe. Der innere Faktor kann entweder ein *Qi*-Mangel sein oder eine Schwäche des Körpers. Der *Qi*-Mangel geht darauf zurück, dass die *Qi*-

---

1 Die hier dargestellten Informationen, basieren auf vielen Quellen: Die Ätiologie, Pathologie und Musterdifferenzierung sind den Werken *Traditional Chinese Pediatrics* und *Clinical Pediatrics* des Shanghai College of Traditional Chinese Medicine entnommen. Die Behandlungsstrategie entstammt einer Vielzahl von Lehrbüchern und die Prognose den Werken *Collection of Clinical Experiences with Acupucture* und *Clinical Experience with Acupuncture.*

Produktion des Kindes unzureichend ist, das Abwehr-*Qi* besitzt kein Fundament und die Lunge ist ‚fragil'. Die allgemeine Schwäche des Körpers ist einer seit der Geburt vorhandenen konstitutionellen Schwäche zuzuschreiben oder unzureichender Ernährung, welche das normale *Qi* schwächt und die stützenden Kräfte vermindert.

Pathogenese

Äußerer pathogener Wind attackiert das Abwehr-*Qi*, steigt heftig nach oben und blockiert das Lungen-*Qi*. Pathogener Wind kann entweder heiß oder kalt sein, jedoch „erstreckt sich das *Yin* eines Kindes noch nicht weit" und „die sechs pathogenen Wetterfaktoren können sich leicht zu Hitze wandeln", sodass eine Krankheit, selbst wenn sie als Wind-Kälte beginnt, schnell zu Hitze umschlagen kann. Die Erkrankung schreitet häufig sehr schnell zu dem Stadium fort, indem sie das normale *Qi* vernichtet und der Patient in einem äußerst geschwächten Zustand zurückbleibt. Aus diesem Grund trifft man das Wind-Kälte-Muster eher selten an und wenn, dann ist es mild und von kurzer Dauer.

Wind-Muster

Die Lunge regiert das *Qi* der *Yin*-Organe, verbindet sich äußerlich mit Haut und Körperhaar, öffnet sich durch die Nase und kontrolliert die Atmung. Pathogener Wind kann durch Haut, Mund oder Nase eindringen, das Abwehr-*Qi* auf der Ebene der Haut blockieren und in die Lunge eindringen. Dadurch ist das *Qi* dann nicht in der Lage, abzusteigen und die Flüssigkeiten in der Mitte der Lunge wandeln sich zu Schleim, der seinerseits die Bronchien blockiert. Die Lunge unterhält keine Unterstützung mehr und es kommt zu Symptomen wie Fieber, Husten, Keuchen, Nasenflügelatmen, den charakteristischen Merkmalen eines blockierten Lungen-*Qi*, das rebellisch nach oben steigt. Wenn Feuer aufwärts lodert, destilliert es die Flüssigkeiten und dickt sie ein und es kommt zu so starken Symptomen wie heißen Wangen, Durst, Keuchen und Nasenflügelatmen. Schreitet dieser Prozess weiter fort, kann das Feuer in die terminale *Yin*-Leitbahn (*Shao Yin*-Leitbahn) eindringen, wo es zu einem Tumult kommt. Infolge führt dies zu Bewusstseinsverlust, Muskelzuckungen und Krämpfen.

Schleim-Hitze, Qi-Blockade und Blutstase

Die Lunge regiert das *Qi* und verbindet sich mit den ‚Hundert Leitbahnen' und das Herz regiert das Blut und den Kreislauf von Ernährung und *Yin*. Das *Qi* kontrolliert das Blut, sodass sich auch das Blut bewegt, wenn das *Qi* sich bewegt und das Blut stagniert, wenn das *Qi* blockiert ist. Ist der pathogene Faktor übermächtig und das normale *Qi* schwach mit bedrückender Schleim-Hitze in der Lunge, werden die Bronchien blockiert und das Herzblut fließt nicht. Ein blockiertes *Qi* und Blutstase führen zu einer dunkel-violetten Farbe von Gesicht, Mund, Lippen und Zungenkörper.

Auslöschen des normalen Qi

Wenn das normale *Qi* nicht in der Lage ist, den pathogenen Faktor zu überwinden, kann die Erkrankung bis zu dem Punkt fortschreiten, an dem das Herz-*Qi* geschwächt und das Herz-*Yang* nicht geweckt ist. Wird das Herz-*Yang* nicht geweckt, kommt es zu einer schweren Blutstase und einer Blockierung des Lungen-*Qi*, mit Symptomen wie beständigem Husten, Asthma, Atemnot, Ruhelosigkeit, grau-blauer Gesichtsfarbe, zyanotischen Lippen, kalten Gliedmaßen, profusem Schwitzen und einem kraftlosen Puls. Dies alles sind Merkmale eines blockierten Lungen-*Qi* und eines schwachen, dahinschwindenden Herz-*Yang*, beziehungsweise eines *Yang*-Kollaps.

Rekonvaleszenz

Der Chinesischen Medizin zufolge, kann der pathogene Faktor im Körper verbleiben, nachdem die Pneumonie geheilt ist, da er nur teilweise vertrieben wurde. Der Körper des Kindes ist geschwächt, das *Qi* ist geschädigt und das *Yin* verletzt. Bei *Yin*-Mangel und einem pathogenen Restfaktor finden sich Symptome wie anhaltendes Fieber, starkes Schwitzen, rotes Gesicht, rote Lippen oder rote Wangen, trockener Husten mit wenig Schleim, wenig Speichel und eine trockene Zunge. Im Fall von Lungen- und Milz-*Qi*-Mangel gehören zu den typischen Symptomen eine stumpfe Gesichtsfarbe und profuses Schwitzen. Ist dieser *Qi*-Mangel sehr schwer, kann es zu kraftlosem Hüsteln, viel Schleim und möglicherweise zu Fieber kommen.

Pneumonie bei Neugeborenen

Bei einem Neugeborenen ist das *Qi* extrem schwach und der innere Aspekt dieses Problems besonders ausgeprägt. Da der pathogene Faktor auf wenig Widerstand stößt, kann er leicht in die Brusthöhle eindringen. Das Muster entwickelt sich leicht zu einem *Yang*-*Qi*-Mangel oder einem *Yang*-Kollaps. Dies bedeutet, dass, obwohl das normale *Qi* und der pathogene Faktor miteinander kämpfen, sich wenig Zeichen dieses Kampfes zeigen.

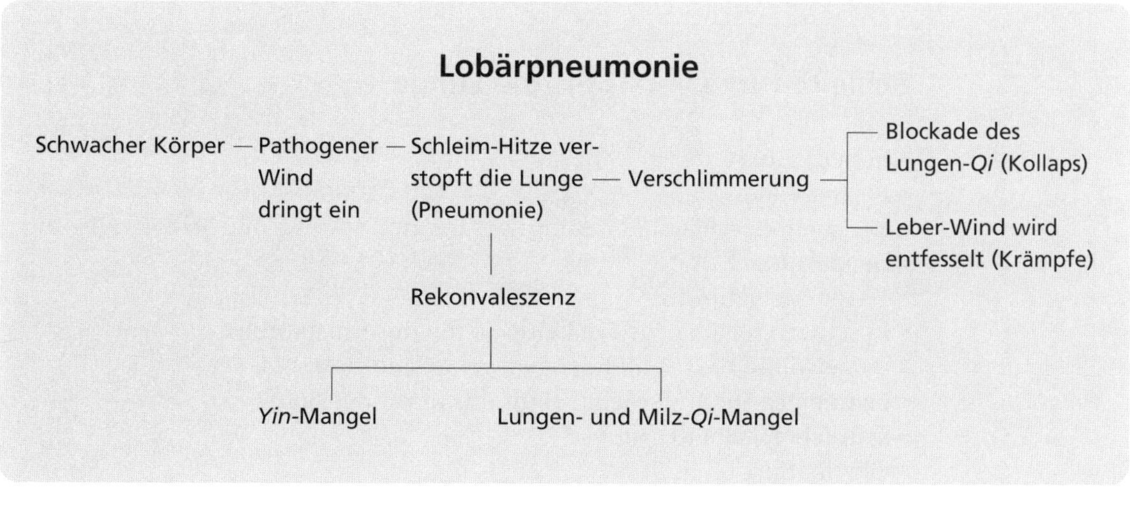

MUSTER UND SYMPTOME

Pathogener Wind blockiert die Lunge

Wind-Kälte

- Abneigung gegen Kälte
- Fieber ohne Schwitzen
- kein Durst
- rauher Husten, Atemnot
- weißes Sputum, möglicherweise wässrig

Zungenbelag: dünn und weiß oder weiß und schmierig
Zungenkörper: nicht rot
Fingervene: violett-rot
Puls: oberflächlich, gespannt und schnell

Behandlungsprinzip: Sanft wärmen, die Oberfläche befreien, das Lungen-*Qi* nach unten lenken und den Schleim umwandeln

Wind-Hitze

- Fieber mit Schwitzen
- Husten mit dickem Sputum
- Atemnot
- Nasenflügelatmung
- Gesicht, Lippen und Hals sind rot
- Urin gelb
- unregelmäßige Stühle, die trocken sein können oder Schleim enthalten

Zungenbelag: gelb
Zungenkörper: rot
Fingervene: violett
Puls: oberflächlich und schnell oder schlüpfrig und schnell

Behandlungsprinzip: Die Hitze beseitigen, die Oberfläche befreien, das Lungen-*Qi* nach unten lenken und den Schleim umwandeln

Schleim-Hitze verstopft die Lunge

- hohes Fieber
- Reizbarkeit
- Keuchen, oberflächliche Atmung, Atemnot, sowie große Schwierigkeiten beim Atmen
- Nasenflügelatmung
- in schweren Fällen zittern beide Seiten des Brustkorbes
- vorgewölbte Brust und hochgezogene Schultern
- Schmerzen im Abdomen (krümmt und windet sich)
- spärlicher, gelber Urin
- Obstipation

Zungenbelag: gelb, schmierig
Zungenkörper: rot
Fingervene: tief violett, erreicht häufig das ‚Tor des *Qi*‘
Puls: überflutend, schlüpfrig und schnell

Behandlungsprinzip: Die Hitze beseitigen, das Lungen-*Qi* nach unten lenken, den Schleim auflösen und den Husten beenden

Qi-Mangel mit pathogenem Restfaktor

Yin-Mangel, der pathogene Faktor setzt sich durch

- hohes Fieber
- starkes Schwitzen
- Gesicht und Wangen sind rot
- trockener Husten mit wenig Schleim

Zungenbelag: glänzend und geschält oder trocken
Zungenkörper: rot, trocken
Fingervene: violett, häufig tief liegend und dünn
Puls: dünn, schnell

Behandlungsprinzip: Das *Yin* nähren und die Lungen reinigen

Lungen- und Milz-Qi-Mangel

- hohes Fieber, das kommt und geht
- kalte Gliedmaßen
- kraftloses Hüsteln
- hell-weiße Gesichtsfarbe
- ausgezehrter Körper
- gedrückte Gemütsverfassung
- träge Reaktionen
- weiche, ungeformte Stühle

Zungenbelag: weiß, schlüpfrig
Zungenkörper: blass
Fingervene: blass, gewöhnlich tief liegend

Behandlungsprinzip: Das *Qi* mehren und die Milz nähren

Komplikationen

Blockiertes Lungen-Qi, Herz-Yang-Mangel

- schwaches Keuchen
- stumpf-weiße Gesichtsfarbe
- Mund und Lippen zyanotisch
- kalte Gliedmaßen
- schwache Lebensgeister, aber ruhelos

Zungenkörper: stumpf-violett
Puls: schwach und schnell oder kraftlos und weich
Fingervene: violett, tief, kann das ‚Tor des Lebens‘ erreichen

Behandlungsprinzip: Öffnen und das Lungen-*Qi* nach unten lenken, das Herz-*Yang* wärmen und tonisieren

Pathogener Faktor dringt in Herz und Leber, Hitze steigt auf und Wind erhebt sich

- mattes nach Luft ringen, möglicherweise setzt die Atmung kurze Zeit aus
- hohes Fieber
- Reizbarkeit, möglicherweise Delir und Bewusstlosigkeit
- zusammengebissene Zähne
- beide Augen nach oben gedreht

Zungenkörper: Karmesinrot
Fingervene: violett, kann das ‚Tor des Lebens' oder sogar den Fingernagel erreichen

Anmerkung: Wenn der pathogene Faktor in Herz und Leber eindringt, kann dies zu einem *Yang*-Kollaps mit folgenden Symptomen führen:

- aschfarbenes Gesicht
- sehr starkes Schwitzen (tropfnass)
- extrem kalte Gliedmaßen

Behandlungsprinzip: Auf der Stelle das *Yang* wiederbeleben und den Kollaps unterbinden

BEHANDLUNG

Pathogener Wind blockiert die Lunge

Wind-Kälte

Bl 13 *(Feishu)*	Beseitigt pathogenen Wind aus der Lunge
Gb 20 (Fengchi)	Beseitigen pathogenen Wind
Lu 7 *(Lieque)*	
Di 4 *(Hegu)*	

Methode: Verwenden Sie eine zerstreuende Methode und behandeln Sie ein- oder zweimal täglich. Moxibustion kann angewendet werden. An den druckschmerzhaften Punkten des Rückens kann geschröpft werden.

Prognose: Drei bis sechs Behandlungen

Wind-Hitze

Du 14 (*Dazhui*)	Beseitigt Wind-Hitze
Di 11 (*Quchi*)	Beseitigt Hitze
Di 4 (*Hegu*)	Beseitigt Hitze
Bl 13 (*Feishu*)	Beseitigt Wind aus der Lunge
Lu 5 (*Chize*)	Kühlt die Lunge

Methode: Verwenden Sie eine zerstreuende Methode und behandeln Sie ein- bis zweimal täglich.

Prognose: Drei bis sechs Behandlungen. Nach einer oder zwei Behandlungen kann es zu Verminderung der Intensität der Hitze kommen, was zu produktiverem Husten führt.

Schleim-Hitze verstopft die Lunge

Lu 11 (*Shaoshang*)	Beseitigt Fülle-Hitze aus der Lunge und beendet Husten
Lu 7 (*Lieque*)	Wandelt Schleim um und öffnet die Lunge
Ma 40 (*Fenglong*)	Wandelt Schleim um und ist gut für die Brust
Di 11 (*Quchi*)	Beseitigt Hitze
Ren 14 (*Juque*)	Öffnet die Brust und wandelt Schleim um

Anmerkung: Behandeln Sie Lu 11 (*Shaoshang*) mit einer Dreikantnadel, um ihn bluten zu lassen. Die Nadelsensation bei der Nadelung von Ren 14 (*Juque*) sollte aufwärts zur Brust ziehen. Nadeln Sie vorsichtig, eine zu tiefe Nadelung kann das Herz verletzen!

Bei rotem Schleim, fügen Sie Pe 7 (*Daling*), Ren 17 (*Shanzhong*) und Pe 6 (*Neiguan*) hinzu.

Methode: Verwenden Sie eine zerstreuende Methode und behandeln Sie ein- bis zweimal täglich.

Prognose: Fünf bis zehn Behandlungen

Qi-Mangel mit pathogenem Restfaktor

Yin-Mangel	Bl 43 (*Gaohuangshu*)	Tonisiert das *Yin* des gesamten Körpers
	Bl 23 (*Shenshu*)	Tonisiert das Nieren-*Yin*
	Ni 3 (*Taixi*)	Tonisiert das Nieren-*Yin*
	Lu 5 (*Chize*)	Tonisiert das Lungen-*Yin*
	Ren 4 (*Guanyuan*)	Tonisiert das *Yin* des gesamten Körpers

Methode: Verwenden Sie die neutrale Methode. Behandeln Sie alle vier bis sechs Stunden.

Prognose: Wird in einem frühen Stadium behandelt, bevor der Patient zu schwach ist, sollte der Patient innerhalb von 48 Stunden außer Gefahr sein. Setzt die Behandlung erst ein, nachdem der Patient schon stark erschöpft ist, kann die Akupunktur unwirksam bleiben.

Lungen- und Milz-Qi-Mangel	Bl 13 (*Feishu*)	Tonisiert den Lungen-*Qi*-Mangel
	Bl 20 (*Pishu*)	Tonisiert das Milz-*Qi*
	Ma 36 (*Zusanli*)	Tonisiert das *Qi* des gesamten Körpers
	Mi 6 (*Sanyinjiao*)	Tonisiert das Milz-*Qi*
	Ren 6 (*Qihai*)	Tonisiert das *Qi* des gesamten Körpers
	Ren 12 (*Zhongwan*)	Tonisiert das Milz-*Qi*
	Lu 9 (*Taiyuan*)	Tonisiert das Lungen-*Qi*

Methode: Verwenden Sie die neutrale Methode. Moxibustion oder Moxibustion auf Knoblauch kann an den Punkten des Abdomens und des Rückens eingesetzt werden.

Prognose: Entspricht der Prognose des *Yin*-Mangels.

Komplikationen

Bewusstlosigkeit

Ma 36 (*Zusanli*)
Pe 6 (*Neiguan*)
Du 26 (*Renzhong*)

Methode: Diese drei Punkte sollten stark stimuliert werden, damit das Bewusstsein zurückkehrt.

Blockiertes Lungen-Qi

Du 20 *(Baihui)*

Herz-Yang-Mangel

Ren 6 *(Qihai)*

Yang-Kollaps

Ren 4 *(Guanyuan)*
Ren 8 *(Shenque)*
Ren 12 *(Zhongwan)*
Ma 36 *(Zusanli)*

Dies sind die am häufigsten verwendeten Punkte, um das *Yang* wieder aufzurichten. An allen Punkten sollte Moxibustion eingesetzt werden. Während der Patient sich erholt, sollte an den Punkten des Abdomens die Moxibustion fortgesetzt werden.

Hitze steigt auf und Wind erhebt sich

Verwenden Sie eine starke Stimulation an den Punkten für Bewusstlosigkeit Ma 36 (*Zusanli*), Pe 6 (*Neiguan*) und Du 26 (*Renzhong*). Lassen Sie die Brunnenpunkte (*Jing*), gemeinsam als *Shixuan* (M-UE 1) bekannt, an den Fingerspitzen bluten. Alternativ können Sie auch Lu 5 (*Chize*) und Bl 40 (*Weizhong*) bluten lassen.

ANMERKUNGEN

- Akupunktur lässt sich gut mit Westlicher Medizin kombinieren und die Verwendung von Antibiotika sollte immer in Erwägung gezogen werden.
- Die Akupunktur ist bei der Behandlung robuster Patienten wirkungsvoller.
- Es ist wichtig, die Behandlung während der Rekonvaleszenz fortzusetzen.

18 ❖ Asthma

EINLEITUNG

Asthma ist eine sehr schwere, lebensbedrohliche Erkrankung und viele Erwachsene und Kinder sterben jedes Jahr daran. Mit Asthma zu leben ist sowohl körperlich, als auch emotional entkräftend, besonders für ein Kind. Es kann nicht mit Freunden herumtoben und spielen, was frustrierend ist und es muss bei vielen Dingen zurückstehen, was wirklich sehr bitter sein kann.

Die Verwendung von Medikamenten bei der Kontrolle des Asthmas ist nur von palliativer Natur. Medikamente können diesen Zustand nicht heilen. Unserer Ansicht nach machen die gewöhnlich eingesetzten Medikamente – Bronchodilatatoren und Steroide – das Problem auf lange Sicht eher schlimmer. In Bezug auf die Wirkung der Bronchodilatatoren wurden Untersuchungen angestellt, da ihre Langzeitverwendung die Mortalitätsrate dieser Erkrankung während der vergangenen Jahre erhöht haben könnte.

Die Häufigkeit von Asthma nimmt in der entwickelten Welt in alarmierender Weise zu. So erzählte mir z. B. ein Kinderarzt in Brighton, England, dass Asthma heutzutage etwa zehnmal häufiger ist als vor etwa 30 Jahren, als er zu praktizieren begann. Damals fanden sich im Krankensaal für Asthmapatienten im lokalen Krankhaus, der etwa 40 Betten zählte, nicht mehr als eine Hand voll Kinder. Im Gegensatz dazu war der Krankensaal für Diarrhö immer voll und häufig überbelegt. Heute hat sich die Situation umgekehrt und es besteht kein Zweifel daran, dass diese Verlagerung zumindest teilweise auf Veränderungen im Familien- und Schulleben zurückzuführen ist. Wir werden darauf im Abschnitt über die Ätiologie näher eingehen.

Was ist Asthma?

Der chinesische Begriff für Asthma, *Xiao Chuan*, bedeutet wörtlich „Keuchen und nach Atem ringen“. Als solcher bezieht er sich auf die Dyspnö oder auf Atemnot, was nicht ganz dasselbe ist wie Asthma.

Asthma wird allgemein in der Bedeutung benutzt, dass das Kind durch eine Hyperreaktivität der Atemwege Schwierigkeiten mit der Atmung hat. Dennoch werden viele Kinder als ‚asthmatisch' bezeichnet, selbst wenn sie nicht so starke Atemprobleme aufweisen, sondern vielleicht häufig wiederkehrenden Husten oder eine stark verschleimte Brust haben. Dies führt dazu, dass die Brust ein wenig rasselt oder sie ein wenig keuchen, aber man kann sie kaum als asthmatisch bezeichnen.

Zum Glück ist für uns die aktuelle westliche Diagnose nicht so wichtig: wir können durch Musterdifferenzierung unsere eigene Diagnose erstellen. Allerdings werden Sie bei der Lektüre von Akupunkturlehrbüchern auf unterschiedliche Vorstellungen stoßen. Zudem scheint es eine Fülle neuer Theorien zu dieser Erkrankung zu geben. Unsere Darstellung in diesem Buch bezieht sich auf Kinder, die nach westlicher Diagnose unter Asthma leiden, sowie auf unserer eigenen Erfahrung in unseren Praxen in London, Brighton und Seattle, die sich von denen chinesischer Lehrbücher unterscheidet.

Wirksamkeit der Akupunktur

Die Akupunktur ist sehr wirksam in der Behandlung von Asthma und ist unserer Ansicht nach die Behandlung der Wahl bei dieser Erkrankung. Jedoch ist die Behandlung nicht immer einfach und man stößt in ihrem Verlauf auf viele Probleme. Auf einer grundlegenden Ebene ist alles was Sie tun, das Tonisieren der Lunge, das Auflösen des Schleims und das Stärken der Milz: wenn das Leben doch so einfach wäre. Die meisten der Kinder, die wir zu Gesicht bekommen, haben schon über Jahre unterschiedliche Medikamente genommen und dies hat zwei Auswirkungen. Erstens werden die Organe, die *Zang Fu*, weiter geschwächt und zweitens sind diese Kinder, was in gewisser Weise schwer wiegender ist, abhängig von den Medikamenten. Wenn Sie ein Kind beobachten, das gerade Ventolin oder Becotide® genommen hat, werden Sie bemerken, wie es einen wirklichen Energieschub dadurch erhält.

Das Ergebnis all dessen ist, dass eine Behandlung sehr lange dauern kann, in einigen Fällen Monate. Darüber hinaus besteht immer das Risiko, dass das Kind während Ihrer Behandlung einen Anfall erleidet. Dies wird, naturgemäß, gelegentlich geschehen, mit dem Ergebnis, dass die Eltern demoralisiert werden und nicht mehr kommen. Ebenso kann es dem Kind sehr schwer fallen, sich von den Medikamenten zu lösen und es lassen sich noch viele andere Gründe vorstellen, die die Eltern dazu veranlassen, die Behandlung abzubrechen.

Wie dem auch sei, wenn Sie all diese Schwierigkeiten überwinden und die Kooperation des Kindes und der Eltern gewinnen – beides ist wichtig – können Sie sicher sein, dass Sie dem Kind enorm helfen werden. Es braucht Geduld und Vorsicht. Doch es ist wahrscheinlich wie bei jeder anderen Erkrankung auch, wenn Sie das Asthma erfolgreich behandeln, werden Sie das Kind davor bewahren, mit einer beängstigenden, lebenslangen Erkrankung aufzuwachsen.

Aufbau dieses Kapitels

In China ist Asthma bis jetzt nicht die Geißel, die sie hier im Westen ist. Konsequenterweise nimmt das Thema in chinesischen Lehrbüchern daher auch nur wenig Raum ein. In unserer Praxis jedoch ist Asthma eine der häufigsten Erkrankungen und wir meinen, dass es eine umfassende Darstellung verdient. Wir haben die Darstellung dieses Gegenstandes wie folgt aufgebaut:

1. Wir beginnen mit der Ätiologie und Pathogenese, teilweise auf Übersetzungen aus dem Chinesischen, teilweise auf Bedingungen im Westen basierend.
2. Dem folgt die Erörterung der Behandlung eines akuten Asthmaanfalles bei Kindern aller Altersstufen. Obwohl viele Therapeuten solch einen Anfall nie zu Gesicht bekommen werden und anderen es gesetzlich verboten ist, ihn zu behandeln, kann sich dies sehr wohl ändern, da die Wirkung der Akupunktur in der Behandlung von akuten Asthmaanfällen äußerst bemerkenswert ist.
3. Als Nächstes wird die Behandlung des chronischen Asthmas bei Kleinkindern (bis zum Alter von fünf Jahren) besprochen.
4. Es folgt die Darstellung der Behandlung des chronischen Asthmas bei älteren Kindern.
5. Wir schließen mit unseren Beobachtungen klinischer Probleme und mit Ratschlägen für die Eltern.

ÄTIOLOGIE UND PATHOGENESE

Ätiologie

Erbliche Faktoren: Sehr häufig werden Sie feststellen, dass es innerhalb der Familie eine Vorgeschichte von Lungenerkrankungen gibt.

Wiederholte Infektionen: Eine der Hauptursachen für Asthma sind wiederkehrende Atemwegsinfektionen. Durch die Entwicklung moderner Antibiotika, nehmen diese Infektionen zwar einen weniger schweren Verlauf, aber die Antibiotika selbst schwächen die Milz und führen zu Feuchtigkeit und ebnen damit den Weg für Asthma.

Zu viele Schleim produzierende Nahrungsmittel: Es hat eine signifikante Verlagerung der kindlichen Ernährung in Richtung Schleim produzierender Nahrungsmittel stattgefunden. Diese schließen Kuhmilch, Käse, Erdnüsse, Zucker und Orangensaft ein. Kühe in ländlichen Gebieten erhalten regelmäßig Antibiotika, die unzweifelhaft in die Milch gelangen und die Situation weiter verschärfen. Wir kennen einige Kinder, deren chronischer Husten durch den Wechsel von normaler Milch zu biologisch-organischer unpasteurisierter Milch geheilt wurde.

Unregelmäßige Mahlzeiten bei Säuglingen: Die Gewohnheit, beständig kleine Zwischenmahlzeiten zu geben oder andauernd zu stillen, kann schnell zu einer Schwäche von Milz- und Magen-*Qi* führen, was wiederum zu einer Gesamtschwäche des *Qi* beiträgt. Bei kräftigen Kindern können ungeeignete Nahrungsmittel leicht zu einer Nahrungsakkumulation führen. Der so erzeugte Schleim kann eine der Hauptursachen für das Asthma sein.

Nahrungsmittelzusätze: Mehr und mehr Lebensmittel enthalten Farb- und Geschmacksverstärker oder Konservierungsstoffe, selbst dann, wenn sie in „frischem" Zustand verkauft werden. Bei einigen Kindern lösen diese zusätzlichen Chemikalien allergische Reaktionen aus.

Zu häufiges Fernsehen und Computerspiele: Fernsehen, Computer und anderes elektronisches Spielzeug erschöpfen die Sinne ebenso, wie sie sie stimulieren. Sehr häufig sind die Programme gewalttätig und für Kinder beängstigend und verursachen zusätzlichen Stress. Ebenso verhindern sie, dass die Kinder herumtoben und ihre Lungen benutzen. Das Ergebnis scheint zu sein, dass sich sowohl das *Qi*, als auch das *Yin* (besonders das Nieren-*Yin*) erschöpfen und das *Qi* stagniert.

Schlechte Körperhaltung: Wenig oder gar keine Aufmerksamkeit wird der Körperhaltung der Kinder in Schule und Elternhaus gewidmet. In der Mehrzahl der Schulen gibt es keine Schreibpulte, auf denen sie schreiben könnten und so sitzen sie in gekrümmter Haltung über ihrer Arbeit. Diese schlechte Körperhaltung engt die Brust ein und lässt den Lungen wenig Raum, mit entsprechender Auswirkung auf das Lungen-*Qi*.

Fehlen körperlicher Betätigung: Obwohl die Lebensbedingungen wesentlich besser sind, verbringen Kinder weniger Zeit im Freien mit körperlicher Betätigung. Jegliche maßvolle körperliche Betätigung stärkt Lunge und Milz.

Emotionale Traumata: Nach der jüngsten Erhebung in Großbritannien schätzt man, dass Zweidrittel aller Kinder in einer Einelternfamilie aufwachsen. Die traumatische Wirkung der Trennung der Eltern ist für viele Kinder erdrückend. Selbst Kinder von nur drei Jahren, von denen man annimmt, dass sie kaum eine Vorstellung elterlicher Beziehungen haben, können stark vom Scheitern einer Ehe betroffen werden.

Kortikosteroidhaltige Salben gegen Ekzeme: Ekzeme werden gewöhnlich durch Feuchtigkeit und Schleim verursacht, die sich in der Haut ansammeln. Das Auftragen von Kortikosteroiden auf die Haut bewirkt, dass die Feuchtigkeit ins Körperinnere zurücktransportiert wird. Die übermäßige Feuchtigkeit wandert, anstatt über die Haut ausgeschieden zu werden, in die Lunge und führt zu einer Akkumulation von Schleim-Feuchtigkeit in der Lunge und zu Asthma.

Allergene: Pollen, Abgase, Ölfarbe, Tabakrauch, Tierhaare, Erdnüsse, Hausstaubmilben und viele andere Dinge können einen Asthmaanfall auslösen.

Antiasthmatika: Gerade die Verwendung dieser Arzneimittel schwächt das *Qi* von Lunge und Nieren.

Diese ätiologischen Faktoren wirken sich dermaßen schwächend auf den Körper aus, dass sich Asthma entwickeln kann. Jeder Faktor für sich genommen, mag nicht stark genug sein, um einen Asthmaanfall auszulösen, aber in Kombination ermöglichen sie, dass zwei bedeutsame Veränderungen im Körper stattfinden: sie greifen das Lungen-*Qi* an und ermöglichen die Bildung von Schleim in der Lunge. Danach bedarf es nur noch eines kleinen zusätzlichen Faktors, wie etwa Hausstaub oder Tierhaare, um einen Anfall auszulösen.

Die auslösenden Faktoren

Ein ‚Trigger-Faktor', ein auslösender Faktor, ist ein zusätzliches Moment, welches den Zustand von einem schweren Husten zu einem voll ausgebildeten Asthma umschlagen lässt. Ein Trigger-Faktor bildet also die Spitze all dessen, was wir vorher besprochen haben – der allgemeinen ätiologischen Faktoren *und* der Lungenfunktionsstörung *und* des Schleims. Diese Faktoren können äußere Faktoren sein – Allergien gegenüber bestimmten Tieren, Wetterwechsel, Umweltverschmutzung oder andere äußere Faktoren – oder emotionale Faktoren. Was zu geschehen scheint, ist, dass dieser letzte Tropfen zu einem kompletten Zusammenbruch des *Qi*-Mechanismus führt: die Lunge kann kein *Qi* in sich aufnehmen, das *Qi* kann nicht zirkulieren, stagniert folglich und es kommt zu einem Asthmaanfall.

Im Allgemeinen ist es nicht notwendig, den auslösenden Faktor zu behandeln; das ist der Ansatz der Westlichen Medizin. Unserer Ansicht nach verliert der Trigger-Faktor seine Wucht und seinen Einfluss, wenn Sie die zugrunde liegende Pathologie behandeln.

Dies markiert einen fundamentalen Unterschied zwischen Traditioneller Chinesischer Medizin und dem westlichen Ansatz. Innerhalb der westlichen Medizin werden alle Probleme als äußere Übel betrachtet, als etwas außerhalb Liegendes, sodass die Asthmabehandlung sich häufig auf eine ‚Desensibilisierung' gegenüber dem Allergen konzentriert. Im Gegensatz dazu erkennen wir in der Traditionellen Chinesischen Medizin, dass sowohl innere als auch äußere Faktoren existieren und bei der Behandlung von Asthma liegt der Schwerpunkt auf der Behandlung der inneren Faktoren.

Der traditionelle chinesische Standpunkt

Innere Faktoren

Asthma tritt auf, wenn das *Qi* der drei *Yin*-Organe Lunge, Milz und Nieren schwach ist, das Abwehr-*Qi* nicht stark genug ist und Schleim-Feuchtigkeit im Inneren akkumuliert. Ist das Lungen-*Qi* schwach und unzureichend, so ist das Abwehr-*Qi* nicht in der Lage, den äußeren pathogenen

Faktor zurückzuschlagen und dieser kann folglich wiederholt eindringen. Ist das Milz-*Qi* schwach, kann es die Magenflüssigkeiten nicht bewegen und es wird zu einer Ansammlung von Feuchtigkeit und Schleim kommen, die zur Lunge aufsteigen. Ist das Nieren-*Yang* schwach, kann es die Flüssigkeiten nicht verdunsten, sodass Wasser und Feuchtigkeit akkumulieren und sich in Schleim umwandeln.

Bei vielen Kindern wird das Asthma von einem Ekzem begleitet; ein Zeichen, dass Feuchtigkeit akkumuliert ist. Bei anderen Kindern ist das Gesicht strahlend weiß und ein wenig aufgedunsen, der Nasenrücken ist grün-blau, die Haut schlaff und schwammig und es kommt zu gurgelnden Geräuschen in der Kehle. Als dies sind Symptome eines Milz-*Qi*-Mangels, begleitet von einer Feuchtigkeitsansammlung.

Äußere Faktoren Wetterwechsel, jahreszeitlich bedingte Hitze oder Kälte, der Einfluss äußeren pathogenen Windes und Allergien (z. B. Pollen, Tierhaare, Tabakrauch, Ölfarbe, Parasiten, Hausstaubmilben) sind äußerliche Hauptursachen, die einen Trigger-Faktor für Asthma darstellen.

Pathogenese

Asthma ist das Ergebnis einer Kombination äußerer pathogener Faktoren und innerer Faktoren. Innerlich ist der Körper geschwächt durch die Ansammlung von Feuchtigkeit und Schleim und eine schlechte Zirkulation von *Qi* und Blut. Äußerlich gibt es Kontakt zu Kälte, anderen pathogenen Faktoren und Allergenen. Nach diesem Kontakt behindert Schleim die Luftwege, sodass das Lungen-*Qi* nicht mehr absteigen und sich verteilen kann. Dies veranlasst das Lungen-*Qi* dazu, zu rebellieren und dies manifestiert sich als Asthma. Bleibt der Schleim über einen langen Zeitraum bestehen, reicht ‚ein einziger' Kontakt aus, um Asthma zu verursachen.

Im akuten Stadium kommt es zu Krampfatmung und der Fokus der Erkrankung ist die Lunge. Dies kann das Ergebnis von äußerer pathogener Wind-Kälte oder einer Schädigung des Inneren durch kalte Nahrungsmittel sein. In beiden Fällen schwächt die Kälte die Funktion der Lunge und die nachfolgende Akkumulation von Flüssigkeiten führt zur Bildung von Schleim. Alternativ kann es das Ergebnis eines inneren *Yang*-Mangels sein, der die Fähigkeit des *Qi*, die Körperflüssigkeiten umzuwandeln beeinträchtigt, was zu einer innerlichen Blockade durch kalten Schleim führt. Dies sind zwei grundlegende Ursachen für kaltes Asthma. Bei heißem Asthma sind die Hauptursachen innerer *Yin*-Mangel, Schleim-Hitze, die die Lunge einengt, oder kalter Schleim, der zu Hitze umschlägt.

Asthma jüngerer Genese ist gewöhnlich von exzessiver Natur, während eine chronische Erkrankung typischerweise durch Mangel gekennzeichnet ist. Hält diese Erkrankung über einen langen Zeitraum an, kann sie die Lungen schädigen und das Lungen-*Qi* zerstreuen. Jede chronische

Erkrankung kann sich auf die Nieren auswirken und folglich kann sich eine Lungenerkrankung zu einer Nierenerkrankung entwickeln und einen Nieren-*Yang*-Mangel verursachen und damit die Nieren unfähig machen, das *Qi* zu empfangen.

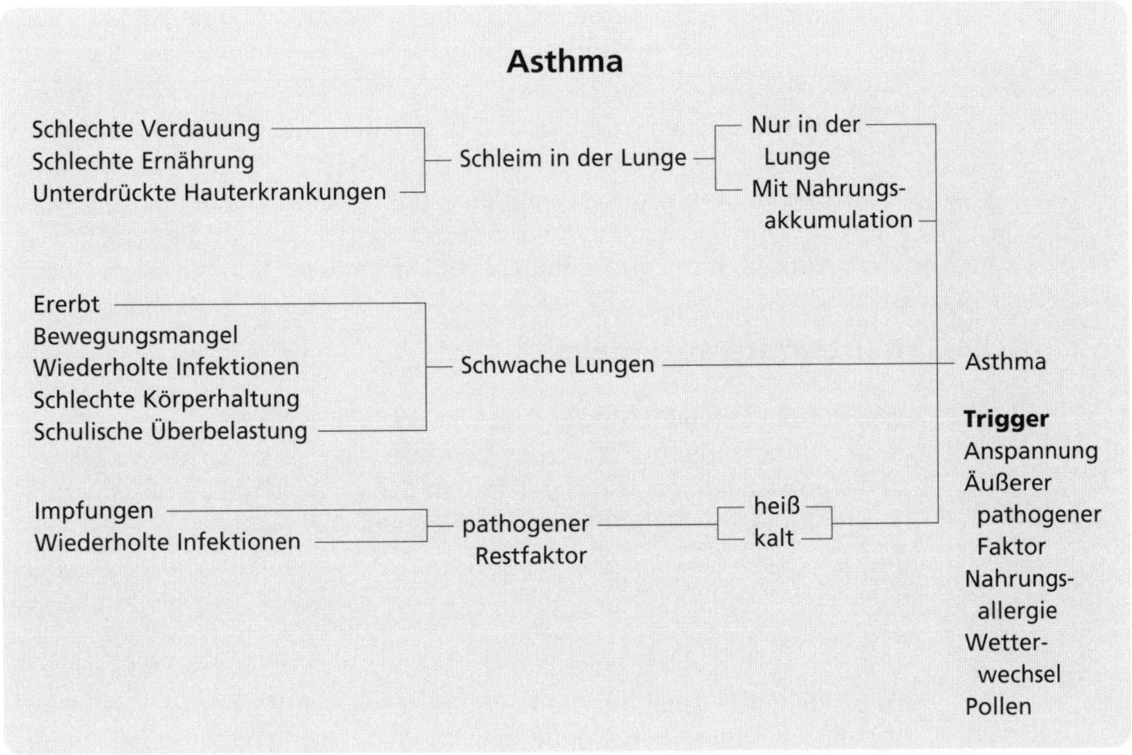

AKUTES ASTHMA

Einleitung

Die konventionelle Medizin spielt eine zentrale Rolle in der Behandlung von akutem Asthma. Soweit es die Linderung der Symptome betrifft, und dies rettet Leben, sind die Ergebnisse gut. Dennoch ist die konventionelle Behandlung sehr invasiv und gesundheitsschädlich.

Das Drama und die Spannung, die die Behandlung von Asthma umgeben, sowie die unnachgiebigen Lehrmeinungen jener, die mit der Ausübung der Behandlung befasst sind, haben zu einem völligen Ausschluss aller anderen Therapien geführt. Insbesondere Akupunktur zeitigt sehr eindrucksvolle Ergebnisse, häufig ebenso schnell wie die konventionelle Medizin und ebenso verlässlich, jedoch ohne die begleitenden Nebenwirkungen. Es ist sehr zu hoffen, dass in der Zukunft die Akupunktur Teil der Routinebehandlung von akutem Asthma wird. Wie schon erwähnt, ist die Behandlung des akuten Asthmas immer dieselbe, ungeachtet des Alters des jeweiligen Kindes.

Andere Therapien

Es ist unsere Überzeugung, dass Akupunktur die beste Therapie zur Behandlung akuter Asthmaanfälle ist. Die Erfolgsrate scheint mit der konventioneller Arzneimittelbehandlungen vergleichbar und die Behandlung selbst ist einfach. Es gibt noch andere Therapieformen, die ebenso wirksam sind wie die Akupunktur, doch hat jede von ihnen ihre Nachteile. So kann z. B. die Kräutermedizin äußerst wirksam sein, braucht aber länger, um anzuschlagen und häufig bedarf die Herstellung des Rezeptes einiger Zeit.

Die Homöopathie wirkt gut und ist leichter einzunehmen als Kräutermedizin, aber die Wahl des richtigen Mittels ist schwierig. Es scheint, dass diese Behandlung von wechselndem Erfolg gekennzeichnet ist. Dasselbe kann über die Bachblütentherapie gesagt werden, obwohl sie ganz gewiss ihren Nutzen im frühen Stadium eines Anfalles hat.

Musterdifferenzierung

Die hier dargestellten Muster sind jene, die wir in unserer eigenen Praxis beobachten konnten. Sie werden bemerken, dass sie sich etwas von der üblichen Darstellung unterscheiden. In der Vergangenheit haben wir die Muster für akutes Asthma immer in folgender Form erörtert:

- Hitze
- Kälte
- Nierenschwäche

Es handelt sich dabei um die in chinesischen Lehrbüchern dargestellten Muster zur Kräuterbehandlung von Kindern. Bis heute sind wir diesen Texten sklavisch gefolgt, in der Annahme, dass, wenn die Chinesen sagen, es ist so, es auch so sein muss. Im Laufe der Jahre ist uns jedoch mehr und mehr bewusst geworden, dass die Dinge bei westlichen Kindern unterschiedlich sind, besonders, wenn man mit Akupunktur und nicht mit Kräutern behandelt. Dafür gibt es viele Gründe. Diese betreffen hauptsächlich den Lebensstil und die freie Verwendung von Inhalatoren bei westlichen Kindern. In jedem Fall werden die Muster, so wie wir sie vorfinden, besser beschrieben mit:

- Spasmus
- Schleim
- Hitze

Spasmus: Hierbei handelt es sich um das häufigste Muster. Der gesamte Brustbereich und die Bronchien verkrampfen sich und das Kind hat große Atemschwierigkeiten. Es scheint genau so anstrengend zu sein, einzuatmen wie auszuatmen. Dieser Anfall findet sich typischerweise bei einer allergischen Reaktion, ausgelöst entweder durch Katzen, Hunde, Pferde oder Hausstaubmilben oder durch Nahrungsmittel. Er zeigt sich auch bei Kindern, die diagnostizierte Asthmatiker sind und eine Erkältung bekommen, welche dann den Asthmaanfall auslöst. Das Hauptunterscheidungsmerkmal ist, dass das Kind einfach nicht atmen kann, obwohl sonst nichts anderes besonders in Unordnung zu sein scheint.

Schleim: Auch dieses Muster ist häufig, wenngleich es nicht ganz so oft auftritt. Es hat viele Ähnlichkeiten mit dem vorangegangenem Muster, da sich die Lunge zweifellos verkrampft, jedoch ist hier eine Menge Schleim im Spiel. Es ist der Schleim, der die Luftwege blockiert und das Kind nicht atmen lässt.

Hitze:[1] Auch hier gibt es Ähnlichkeiten zum Spasmus-Muster, da auch hier der Brustbereich betroffen sein kann. Der Unterschied ist der, dass es sich offensichtlich um eine Infektion handelt, möglicherweise um eine bakterielle (aus biomedizinischer Perspektive), oder um eine Windattacke, die zu Schleim-Hitze umgeschlagen ist (aus der Perspektive der Traditionellen Chinesischen Medizin). Die Unterscheidungsmerkmale sind die Hitzezeichen: ein rotes Gesicht, eine heiße Stirn, gelber Zungenbelag und gelber nasaler Ausfluss.

Behandlung

Wie in der Einleitung zu diesem Kapitel schon angemerkt, sind wir der Überzeugung, dass Akupunktur die beste Therapie bei einem akuten Asthmaanfall ist, und zwar aufgrund der Einfachheit der Behandlung. Alle drei der oben beschriebenen Muster schließen wahrscheinlich Krämpfe ein und es gibt einen hervorragenden Punkt, um diese zu lösen.

Dingchuan (M-BW 1)

Methode: Verwenden Sie zwei Nadeln – eine für jede Seite – da Sie sie vermutlich nach der Nadelung liegen lassen werden. Benutzen Sie bei Kleinkindern Nadeln von 5mm Länge. Bei fünf- bis sechsjährigen Kindern können die Nadeln länger und dicker sein; etwa 15 mm mit einem Durchmesser von 30 Gauge. Die Methode besteht darin, das *Qi* zu erreichen und dann den Punkt durchaus kräftig (aber sanft) und kontinuierlich zu stimulieren. Behandeln Sie zunächst eine Seite für eine halbe Minute und dann die andere, ebenfalls für eine halbe Minute und wenden Sie sich dann wieder der ersten Seite zu. Setzen Sie dies für drei bis fünf Minuten fort. (Das ist eine recht lange Zeit. Benutzen Sie eine Uhr, denn in einer Akutsituation erscheint eine halbe Minute wie eine Ewigkeit.) Nach drei bis fünf Minuten sollte eine deutliche Besserung bei der Atmung

---

1 Wichtig ist, sich klar zu machen, dass das Asthma vom Hitzetypus heiß ist, während Spasmus- und Schleimtypus nicht heiß sind. Früher wurden sie als Asthma vom Kältetypus bezeichnet, jedoch müssen sie nicht ausdrücklich kalt sein. Der Unterschied ist einfach die Abwesenheit von Hitze.

eintreten. Dann ist es angezeigt, zusätzliche Punkte entsprechend des jeweiligen Musters zu verwenden.

Spasmus-Keuchatmung

Pe 6 (*Neiguan*)	Öffnet die Brust, beruhigt den Geist
Le 3 (*Taichong*)	Löst die Krämpfe
Bl 13 (*Feishu*)	Tonisiert die Lunge

Schleim Bei diesem Muster werden Sie ganz instinktiv die Bronchien frei machen wollen. Verwenden Sie folgende Punkte:

Ren 22 (*Tiantu*)	Öffnet die Bronchien
Ren 17 (*Shanzhong*)	Öffnet die Brust
Pe 6 (*Neiguan*)	Öffnet die Brust

Hitze

Lu 10 (*Yuji*)	Beseitigt Hitze aus der Lunge
Lu 5 (*Chize*)	Kühlt die Lunge

Prognose: Die Wirksamkeit der Behandlung ist in hohem Maße von der konstitutionellen Stärke des Kindes abhängig. Setzen Sie die Stimulation der Punkte fort, bis der Anfall vorüber ist. Geschieht dies nicht, müssen Sie Zuflucht zu einer Kombination aus Chinesischer und Westlicher Medizin nehmen. Nach der ersten Behandlung ist es in einem schweren Fall notwendig, das Kind alle sechs Stunden zu sehen, sonst wahrscheinlich eher nur einmal täglich. Dies trifft gleichfalls auf das Hitze-Muster zu, das nach der konventionellen Medizin mit einer bakteriellen Infektion korrespondiert und gewöhnlich mit Antibiotika behandelt würde.

Andere Punkte Es gibt eine Vielzahl anderer Punkte, die eingesetzt werden können. Die oben aufgeführten sind diejenigen, die uns wirksam erscheinen. Aber es gibt andere Punkte, die gleichfalls als wirksam bekannt sind. Etwa Gb 21 (*Jianjing*) und Lu 1 (*Zhongfu*), die wir jedoch während eines akuten Anfalles wegen der Gefahr eines Pneumothorax vermeiden.

Emotionale Faktoren

Der ausschlaggebende emotionale Faktor ist *Furcht*, gefolgt von *Panik*. Diese beiden Emotionen verschärfen sicherlich die Situation und sind Teil des Circulus vitiosus, der das Asthma vorantreibt. Sie können insbesondere die Panik mit Rescuetropfen aus der Reihe der Bachblüten-Heilmittel behandeln, aber die Hauptsache ist, dass Sie selbst ruhig bleiben. Allein durch das Berühren des Kindes und indem Sie ruhig und zielgerichtet bleiben in Ihrer Behandlung, werden Sie dazu beitragen, die Furcht zu beschwichtigen und die Panik zu mildern und dies wird eine große Hilfe sein. Eine andere mögliche emotionale Reaktion des Kindes ist die in Kapitel 16 (Akuter Husten) erwähnte Ergebenheitsreaktion.

CHRONISCHES ASTHMA BEI KINDERN UNTER FÜNF JAHREN

In diesem Abschnitt wollen wir jene Muster erörtern, die sich bei sehr kleinen Kindern (bis zum Alter von fünf Jahren) finden und die sich stark von denen bei älteren Kindern und Erwachsenen unterscheiden. Der Grund dafür liegt in den Problemen, mit denen sie konfrontiert sind und die hauptsächlich um genügend Nahrung und ausreichend Wärme kreisen. Wenn sie älter werden, verändern sich die Muster, da der Säugling, dessen Hauptbeschäftigung atmen und essen ist, sich zum Kleinkind und dann zum Schulkind entwickelt, das Hausaufgaben erledigen muss, Freunde und Feinde hat und Computerspiele spielt. Ganz offensichtlich verändern sich diese Muster nicht genau mit dem vierten oder fünften Geburtstag: es ist eine schrittweise Veränderung über Jahre und die Zeitspanne kann folglich variieren. Es ist an Ihnen, jedes Kind individuell zu beurteilen und zu entscheiden, ob der jeweilige Zustand dem eines jüngeren oder älteren Kindes entspricht.

Wenn ein Kind unter fünf Jahren Asthma hat, dann *müssen* zwei Faktoren gegeben sein:

1. Schleim, ein Charakteristikum von Fülle
2. Lungenschwäche, ein Charakteristikum von Mangel

Zusätzlich weist das Kind nahezu immer einen pathogenen Restfaktor auf.

Andere Faktoren mögen zwar eine Rolle spielen, aber auf die Anwesenheit der erwähnten drei Faktoren können Sie sich verlassen.

Bei Kindern unterhalb von drei Jahren und bei Kindern über sieben, sind die Muster häufig einfach, während es in dem dazwischen liegenden Zeitraum die Regel ist, auf Mischmuster zu treffen. Indem Sie sich vor Augen halten, dass diese drei Faktoren fast immer auftreten, gibt es Ihnen etwas an die Hand, womit Sie arbeiten können.

Muster

Schleim	• für sich allein • mit Nahrungsakkumulation
Lungen- und Milz-Qi-Mangel	• normales Verhalten • mit starker Unruhe
Pathogener Restfaktor	• heiß • kalt

Denken Sie daran: bei jedem Asthma gibt es den Aspekt der Lungenfunktionsstörung.

Anmerkung

Allergisches Asthma beruht in der Regel auf einem pathogenen Restfaktor, der seiner Natur nach entweder heiß oder kalt sein kann. Der Kältetypus führt zu Allergien gegenüber Dingen wie Schimmelpilzen und Penicillin, während der Hitzetypus Allergien gegen Tiere und Hausstaub auslöst.

Fallgeschichte

Während des Urlaubs vor einigen Jahren konnten wir beobachten, wie ein Kind Asthma entwickelte. Das Mädchen war sechs Jahre alt, sehr dünn und blass und aß wie eine Maus. Sie wollte nur Schinken, italienische Kekse und natürlich Eis und das lag nicht daran, dass es im Hotel nichts anderes gab. Dort, wo wir wohnten, hätte der Besitzer ihr alles gekocht! Sie besaß zudem eine nahezu unerschöpfliche Energie. Sie ging zum Strand, aß Eis, blieb bis zum Abendessen wach und wäre danach noch spazieren gegangen und hätte Kaffee und einen Brandy getrunken (natürlich trank sie keinen Kaffee und keinen Brandy. Sie war mit ihrem Eis glücklich) und wäre morgens um 7 Uhr schon wieder im Hotel herumgehüpft.

Dieses Mädchen hatte einen schlimmen Husten, der schon seit einigen Wochen anhielt. Bisher hatte ihr nichts wirklich geholfen, Antibiotika und Hustenkräuter eingeschlossen. Wir boten eine Akupunkturbehandlung an, aber das Heulen und Jammern war wirklich schrecklich, sodass schnell klar war, dass es nutzlos gewesen wäre. So mussten wir uns zurücklehnen und hilflos zusehen.

Es war ein fest sitzender, harter Husten (sie hatte einen pathogenen Restfaktor), aber die Seeluft, das Hotel lag am Mittelmeer, begann den Schleim nach und nach zu lösen und sie konnte etwas davon abhusten. Dies verschlimmerte zwar den Husten, doch uns war klar: besser raus als rein. Der Vater jedoch dachte, was nicht überraschend war, dass sich die Dinge verschlechterten und er konnte es nicht ertragen, sein Kind leiden zu sehen. So entschloss er sich, ihr etwas Ventolin zu geben. Die Ergebnisse zeigten sich sofort. Das Mädchen war nach einem heftigen Hustenanfall quasi auf der Stelle geheilt und begann wiederum ihre Wünsche durchzusetzen: Schwimmen, Eis und Aufmerksamkeit. Obwohl sie an diesem Tag kein Ventolin mehr erhielt, bekam sie es am nächsten Tag und am Tag darauf. Im Verlauf der Tage begann sie häufiger zu keuchen, wurde immer hyperaktiver und immer ... asthmatischer.

Ätiologie

Die Hauptfaktoren haben wir schon erwähnt, jedoch ist die üblichste Art und Weise, wie sich ein Asthma entwickelt, die wiederholte Behandlung eines akuten Husten mit Antibiotika.

Pathogenese

Bei Kindern unter fünf Jahren gibt es immer sowohl eine Lungenschwäche, als auch Schleim. Häufig findet sich auch ein pathogener Restfaktor und manchmal ebenfalls eine Nahrungsakkumulation. All diese Pathologien können sich verbinden und zu Asthma führen.

Schleim plus Nahrungsakkumulation Die im Inneren angestaute Nahrung behindert die Zirkulation des *Qi*. Der produzierte Schleim sammelt sich in der Lunge an und führt zu Asthma.

Lungen- und Milz-Qi-Mangel Eine Schwäche der Lunge bedeutet, dass das *Qi* nicht regelrecht regiert wird. Die schwache Milz führt zur Bildung von Schleim. Diese beiden Faktoren verursachen Asthma.

Pathogener Restfaktor Die Pathogenese ist für den Kälte- und den Hitzetypus dieselbe. Die Anwesenheit von dickem Schleim im Körper bremst die Zirkulation des *Qi* und behindert die Funktion der Lunge und dies führt zu Asthma.

Zeichen und Symptome

Puls und Zunge: Beachten Sie das häufige Fehlen von Puls- und Zungenzeichen bei der folgenden Musterbeschreibung. Der Grund ist, dass wir sie bei Kindern unter fünf nicht für zuverlässige Indikatoren halten.

Schleim

- graue Gesichtsfarbe
- Husten mit viel Schleim
- Atemnot aufgrund der Menge an Schleim
- nasaler Ausfluss
- blasiger Speichel

Puls: schlüpfrig

Schleim plus Nahrungsakkumulation

Die obigen Zeichen und Symptome, plus:

- kräftiges Kind
- laute Stimme
- rote Wangen
- unregelmäßige, grüne, übelriechende Stühle

Puls: schlüpfrig

Lungen- und Milz-Qi-Mangel (normales Verhalten)

- das Kind ist schwach, schmal, möglicherweise unter Normalgröße
- möglicherweise nasaler Ausfluss
- schwache Stimme
- gerät leicht außer Atem
- weißes oder graues Gesicht
- schwacher Appetit oder wählerisch beim Essen
- erkrankt leicht und hat Schwierigkeiten bei der Genesung

Lungen- und Milz-Qi-Mangel (mit starker Unruhe)

Alle vorangegangenen Zeichen und Symptome, plus:

- besitzt viel Energie
- häufig sind die Eltern erschöpft
- ist manipulativ

Pathogener Restfaktor (kalt)

- einigermaßen kräftiges Kind
- sehr wenige sichtbare Schleimzeichen

- graue Gesichtsfarbe
- geistesabwesender Blick
- Vorgeschichte wiederholter Anfälle – behandelt mit Antibiotika
- Vorgeschichte von Impfungen
- geschwollene Lymphknoten
- Verschlechterung bei Kälte und feuchtem Wetter
- häufig allergisch gegen Schimmelpilze und/oder Penicillin, was Anfälle auslösen kann
- gelegentlich Bauchschmerzen ohne erkennbare Ursache

Fingervene: wenn sichtbar, dann blau

Pathogener Restfaktor (heiß)

- einigermaßen kräftiges Kind
- sehr wenige sichtbare Schleimzeichen
- weiße Stirn, rote Wangen oder Lippen
- geistesabwesender Blick
- zu Fieber neigend
- Verschlechterung bei heißem Wetter
- häufig allergisch auf Tiere, was Anfälle auslösen kann

Behandlung

Das Wichtigste, das man sich bei der Behandlung von Asthma bei Kindern vergegenwärtigen muss, ist, dass nahezu immer gleichzeitig eine Mischung aus etwas Schleim, einer leichten Lungenschwäche und einem pathogenen Restfaktor vorliegt. Von diesen sind der Schleim und die Lungenschwäche am offensichtlichsten. Behandeln Sie diese zuerst. *Beginnen Sie nicht mit der Behandlung des pathogenen Restfaktors.* Erst wenn Sie sehen, dass der Schleim abnimmt oder das Lungen-*Qi* stärker wird, können Sie dazu übergehen, den pathogenen Restfaktor zu behandeln.

Hauptpunkte[2]

Lu 5 (*Chize*)
Lu 7 (*Lieque*)
Lu 9 (*Taiyuan*)
Ren 12 (*Zhongwan*)
Ren 22 (*Tiantu*)

Vorausgesetzt das Kind ist nicht voller Schleim:

Ma 40 (*Fenglong*)

Denken Sie daran, Lungenpunkte zu verwenden.
Sie behandeln eine Lungenstörung.

2 Einige Therapeuten verwenden *Dingchuan* (M-BW 1) bei der Behandlung von chronischem Asthma. Wir ziehen es vor, ihn bei akuten Anfällen einzusetzen.

Schleim

Die Hauptpunkte reichen aus, aber verwenden Sie Ma 40 (*Fenglong*) mit *Vorsicht*. Es mag besser sein, während der ersten zwei bis drei Behandlungen Ren 22 (*Tiantu*) einzusetzen, um nicht zu viel Schleim „aufzuwühlen" und einen Asthmaanfall auszulösen.

Prognose: Wenn Schleim der Hauptfaktor ist und das Kind vergleichsweise kräftig, können Sie das Asthma innerhalb von 15 Behandlungen heilen. Gewöhnlich liegt diesem Muster jedoch ein pathogener Restfaktor zugrunde und es bedarf möglicherweise weiterer 15 bis 30 Behandlungen, um ihn zu beseitigen.

Wenn das Kind im Schleim erstickt,
beginnen Sie nicht mit Ma 40 (Fenglong).
Verwenden Sie Ren 22 (Tiantu) bis der
Großteil des Schleims gelöst ist.
Anderfalls werden Sie den Zustand verschlimmern.

Schleim plus Nahrungsakkumulation

Verwenden Sie die Hauptpunkte und zusätzlich *Sifeng* (M-UE 9). Ein Wort der Warnung zur Verwendung von *Sifeng* (M-UE 9): Seine Verwendung kann eine große Menge an Hitze und Schleim im System freisetzen. Wenn das Kind sehr verschleimt ist, können Sie den Zustand durch Einsatz dieses Punktes verschlechtern. Beginnen Sie mit Ren 22 (*Tiantu*) und Ren 12 (*Zhongwan*) bis ein Großteil des Schleims gelöst ist und setzen Sie dann die Behandlung, falls notwendig, mit *Sifeng* (M-UE 9) fort. Sie sollten immer mit den Eltern über die Ernährung des Kindes gesprochen haben, so kann sich die Nahrungsakkumulation selbstständig auflösen.

Prognose: Ist der Zustand nur das Ergebnis einer Nahrungsakkumulation und Schleim, dann reichen fünf Behandlungen aus. Dies ist jedoch selten und Sie werden in der Regel den pathogenen Restfaktor beseitigen und ebenfalls Lunge und Milz stärken müssen, was weitere 10 bis 30 Behandlungen erfordert.

Ratschlag: Im Fall eines reinen Schleimtypus werden Sie eine schrittweise Abnahme des Schleims erreichen. Geschieht dies zu heftig, wird das Kind einen Asthmaanfall erleiden. Dies sollten Sie den Eltern im Voraus erklären, damit sie sich nicht sorgen, wenn plötzlich aus allen Öffnungen Schleim läuft. Gibt es zudem eine Nahrungsakkumulation, sollten Sie standardmäßig davor warnen, dass es zu faulig riechenden Stühlen und Reizbarkeit bei dem Kind kommen kann. Zusätzlich sind Ernährungsempfehlungen äußerst wichtig (s. Ende dieses Kapitels).

Sifeng (M-UE 9) kann eine Menge Hitze und Schleim freisetzen,
verwenden Sie ihn daher mit Vorsicht. Wenn Sie Zweifel haben,
wählen Sie Ren 22 (Tiantu), bis Hitze und Schleim vermindert sind.

Lungen- und Milz-Qi-Mangel

Die Akupunkturbehandlung von normalem Lungen- und Milz-*Qi*-Mangel und dem, der von starker Unruhe begleitet wird, ist ähnlich, aber die Ratschläge an die Eltern sind unterschiedlich.

Behandlungsprinzip: Lunge und Milz tonisieren

Verwenden Sie die Hauptpunkte und zusätzlich:

Mi 6 (*Sanyinjiao*)
Ma 36 (*Zusanli*)

Prognose: Ein Fortschritt ist sicher, aber langsam. Abhängig von der Stärke des Kindes sind 15 bis 50 Behandlungen notwendig. Eine Behandlung an zwei Tagen in der Woche kann die Genesung beschleunigen, jedoch benötigen diese Kinder einfach Zeit, um ihr *Qi* auf eine normale Ebene zu bringen. Wenn das *Qi* an Stärke zunimmt, wird das Kind beginnen, den Schleim aus den Lungen auszustoßen. Behandeln Sie dies, indem Sie die unter dem Schleim-Muster aufgelisteten Punkte verwenden.

Ratschlag: Erklären Sie den Eltern, dass Fortschritte sicher sind, aber sich nur langsam zeigen werden und dass das Kind einfach Zeit braucht, um sein *Qi* zu regenerieren. Das Kind braucht Ruhe und täglich leichte körperliche Betätigung. Die Speisen sollten die Milz wärmen (kein Eis, keine Fruchtsäfte) und sollten den allgemeinen Richtlinien für Kinder mit Asthma folgen, die weiter unten in diesem Kapitel gegeben werden. Wenn das Kind sehr unruhig ist, sollten Sie dazu raten, Grenzen zu setzen, wenn dies möglich ist.

Pathogener Restfaktor (kalt)

Beginnen Sie nicht, diesen Zustand zu behandeln, bevor nicht der Schleim und ein Großteil der Schwäche beseitigt sind. Anderfalls werden Sie den Zustand verschlechtern. Verwenden Sie die Hauptpunkte und:

Bailao (M-HN 30)
Bl 13 (*Feishu*)
Bl 20 (*Pishu*)
Bl 18 (*Ganshu*)

Methode: Die tonisierende Methode bei Bl 13 (*Feishu*) und die zerstreuende oder bewegende Methode an den anderen Punkten. Moxibustion kann an den Punkten Ren 12 (*Zhongwan*), Bl 18 (*Ganshu*) und Bl 20 (*Pishu*) ebenfalls eingesetzt werden.

Pathogener Restfaktor (heiß)

Verwenden Sie dieselben Punkte wie beim vorangegangenen Muster. Es mag Sie überraschen, aber Sie können Ren 12 (*Zhongwan*), sowie die Rücken-*Shu*-Punkte immer noch moxen, wenn nicht zu viel Hitze existiert.

Ist sehr viel Hitze vorhanden, setzen Sie die Hauptpunkte mit zerstreuender Methode ein, besonders Lu 5 (*Chize*) und Lu 7 (*Lieque*). Sie können Le 2 (*Xingjian*) und Lu 10 (*Yuji*) hinzufügen.

Ratschlag: Die Ernährung sollte keine Schleim produzierenden Nahrungsmittel enthalten. Machen Sie die Eltern darauf aufmerksam, dass der Schleim nach außen kommen wird und der Zustand sich temporär verschlechtern kann. Wenn Sie ihnen dies vorher erklären, werden sie wahrscheinlich weniger beunruhigt sein!

Was von der Behandlung zu erwarten ist

Wenn Sie beginnen, ein Kind mit Asthma zu behandeln, so werden die Ergebnisse wahrscheinlich zunächst nicht sehr dramatisch sein. Nur schrittweise wird sich der Schleim verringern, die Nahrungsakkumulation lösen und das *Qi* stärker werden.

Wenn Sie dies erreicht haben, können Sie sich der Behandlung des pathogenen Restfaktors zuwenden. Nach einigen wenigen Behandlungen wird der Schleim beginnen sich zu lösen und das Kind wird Symptome aufweisen wie Husten, eine rinnende Nase oder wässrigen Stuhlgang. Ist der Schleim gelockert, behandeln Sie so, als handelte es sich um ein Schleim-Muster (dies ist ein ähnlicher Ansatz wie bei der Behandlung des chronischen Hustens in Kapitel 15). Wenn der sichtbare Schleim aufgelöst ist, kehren Sie zur Behandlung des pathogenen Restfaktors zurück.

Noch einmal Schritt für Schritt:

1. Behandeln Sie den Schleim oder den Lungen-*Qi*-Mangel.
2. Behandeln Sie den pathogenen Restfaktor.
3. Wenn der Schleim gelockert ist, kehren Sie zur Behandlung des Schleims zurück.
4. Wenn der sichtbare Schleim verschwunden ist, kehren Sie zur Behandlung des pathogenen Restfaktors zurück.
5. Fahren Sie auf diese Art und Weise fort, bis das Kind genesen ist.

Zusammenfassung

Der Einsatz der Akupunktur bei der Behandlung des Asthmas bei Kindern unter fünf Jahren ist eine sehr dankbare Aufgabe. Zudem schlägt sie vergleichsweise schnell an und es braucht häufig nur Wochen, anstatt von Monaten oder Jahren, wie dies oft bei Erwachsenen der Fall ist. Der Grund dafür ist der, dass ein Kind immer noch relativ kräftig ist, die Erkrankung die *Zang Fu* noch nicht zu sehr geschwächt hat und die Verwendung antiasthmatischer Arzneien (hoffentlich) sehr beschränkt war. Es bedarf daher weniger Zeit, die Lungen zu stärken und das Asthma zu heilen. Selbst bei Existenz eines pathogenen Restfaktors kann die Akupunktur innerhalb weniger Monate zu einer Heilung führen, wenn die Behandlung regelmäßig stattfindet und die Ratschläge befolgt werden.

Es ist ein schrecklicher Anblick, jemanden um Atem ringen zu sehen, aber einen Säugling oder Kleinkind unter fünf Jahren keuchen und panisch um Atemluft kämpfen zu sehen, zerreißt einem das Herz. Dies verhindern zu können, gehört zu den Wundern der Akupunktur.

CHRONISCHES ASTHMA BEI ÄLTEREN KINDERN

Wir wenden nun unsere Aufmerksamkeit der Asthmabehandlung älterer Kinder zu. Wir müssen offen zugeben, dass viele der Kinder mit Asthma, die wir gesehen haben, diese Krankheit schon seit Jahren hatten, bevor sie zu uns kamen. Häufig sind sie von einem Medikamentencocktail abhängig und durch die Erkrankung sehr geschwächt. Mehr und mehr werden die Nieren in die Pathologie des Asthmas involviert und eine Heilung ist folglich sehr schwierig.

Wie bei den jüngeren Kindern, so leiden auch die älteren Kinder an einer Kombination von Mustern. Die Entscheidung, welches das wichtigste ist, liegt bei Ihnen. Behandeln Sie es und gehen Sie dann zum nächsten über und dann zum übernächsten. Natürlich können Sie mit der Akupunktur mehr als nur ein Muster gleichzeitig behandeln. Wir haben jedoch das Gefühl, dass es besser ist, zunächst nur einen Aspekt herauszugreifen. Legen Sie also all Ihre Energie in das Regulieren einer Disharmonie, bevor Sie sich der nächsten zuwenden.

Der pathogene Restfaktor

Bei jüngeren Kindern mit Asthma findet sich sehr häufig ein pathogener Restfaktor. Wie schon erklärt, verschärft sich dieses Problem, wenn das Kind den Sieben-Jahres-Übergang und den Vierzehn-Jahres-Übergang überschritten hat. Bei der Mehrheit der Kinder, die wir gesehen haben, existiert ein pathogener Restfaktor am Ursprung ihres Asthmas, der sehr tief eingebettet ist. Zudem ist das Kind entweder energetisch schwach und muss als Erstes tonisiert werden, oder es zeigt sich eine deutliche Fülle, etwa eine Leber-*Qi*-Stagnation oder viel Schleim, die zerstreut werden muss. Dementsprechend können Sie erst im späteren Verlauf der Behandlung beginnen, den pathogenen Restfaktor zu vertreiben.

Die Hauptmuster sind:

- Mangel und Schwäche der Lunge
- Lungen- und Milz-*Qi*-Mangel
- Pathogener Restfaktor
- Mangel und Schwäche von Lunge und Nieren
- retardiertes Leber-*Qi* (Spasmustypus)

Ein Lungen- und Milz-Mangel, sowie ein Mangel und eine Schwäche von Lunge und Nieren kann sich gleichfalls als starke Unruhe und Rastlosigkeit manifestieren, wie beim chronischen Husten (s. Kapitel 15).

Ätiologie

Weiterentwicklung der Muster

Die sechs Muster, die bei jüngeren Kindern beobachtet werden, können sich zu Mustern entwickeln, wie sie eher bei Erwachsenen auftreten.

Schleim: Dieses Muster entwickelt sich in der Regel zum Milz-*Qi*-Mangel oder Lungen-*Qi*-Mangel Typ des Asthmas weiter oder zu einer Kombination aus beiden.

Nahrungsakkumulation: Eine lang anhaltende Nahrungsakkumulation kann zu Schwäche führen und das Kind entwickelt möglicherweise Asthma vom Typ des Milz-*Qi*-Mangels. Bleibt das Kind jedoch kräftig, so kann diese Nahrungsakkumulation den geschmeidigen Fluss des Leber-*Qi* behindern und das Asthma des Kindes entwickelt sich zum Typus des gehemmten Leber-*Qi*.

Pathogener Restfaktor (kalt und heiß): Hier bleibt das Muster dasselbe wie bei jüngeren Kindern. Wie jedoch schon erklärt, werden diese Kinder das eine oder andere Muster aufweisen, weil der pathogene Restfaktor zu diesem Zeitpunkt schon sehr viel tiefer in den Körper eingedrungen ist.

Lungen- und Milz-Qi-Mangel: Der ‚normale' Typ des Lungen- und Milz-*Qi*–Mangels führt bei älteren Kindern zur Ausprägung derselben Muster wie bei jüngeren Kindern. Bei Lungen- und Milz-*Qi*-Mangel mit starker Unruhe kommt es zu Asthma vom Typus der Nieren-Schwäche, der Milz- und Lungenschwäche oder vom Typ des gehemmten Leber-*Qi*.

Muster bei älteren Kindern

Mangel und Schwäche der Lunge: Dieser Zustand entsteht gewöhnlich durch:

- schwere Lungenerkrankungen wie chronischer Husten, Keuchhusten oder Pneumonie, oder
- tiefe Traurigkeit

Lungen- und Milz-Qi-Mangel: Hierfür gibt es viele Ursachen, die alle schon in diesem Buch erörtert worden sind.

Pathogener Restfaktor: Zu den häufigsten Ursachen gehören:

- eine Lungenerkrankung, die nicht richtig ausgeheilt ist. Dabei handelt es sich in der Regel um einen schweren Husten, der mit Antibiotika behandelt wurde.
- Impfungen, etwa gegen Pertussis, die besonders schädlich für die Lunge ist. Jedoch kann jede Impfung Asthma auslösen und zwar aufgrund des dicken Schleims, den sie erzeugt. Dies ist nahezu immer ein pathogener Restfaktor vom Mangeltypus und es finden sich daher auch Zeichen eines Milz-*Qi*-Mangels.

Mangel und Schwäche der Lungen und Nieren: Ursache dieses Musters können sein:

- angeborene Schwäche
- schwere Krankheit
- hohes, häufig lang anhaltendes Fieber
- Überstimulation
- Überarbeitung in der Schule
- zu viel Druck von Seiten der Eltern
- die Einnahme von Steroiden
- die Langzeitverwendung von Bronchodilatatoren

Gehemmtes Leber-Qi: Die Hauptursachen für dieses Muster sind Stress in der Schule und im Elternhaus. Es ist häufig mit einem starken pathogenen Restfaktor verbunden, der ebenfalls zu einem emotionalen Problem geworden ist. Für eine nähere Erläuterung zu diesem Thema siehe Kapitel 43.

Pathogenese

Die Lunge regiert das *Qi* und die Atmung und kontrolliert das Absteigen des *Qi*. Ist die Lunge schwach, so sind diese Funktionen beeinträchtigt. Wenn das *Qi* nicht regelrecht zirkuliert und die Regelmäßigkeit der Atmung unterbrochen ist, kommt es zu Asthma.

Die Milz regiert die Transformation und den Transport. Eine Schwäche der Milz beeinträchtigt diese Funktionen und dies führt zu Ansammlung von Feuchtigkeit und Schleim. Die Milz produziert den Schleim und die Lunge speichert ihn. Feuchtigkeit und Schleim verhindern den geschmeidigen Fluss des *Qi* im Körper und blockieren das regelrechte Funktionieren der Lunge und führen so zu Asthma. Außerdem gehört die Milz zum Erdelement. Ist die Erde schwach, kann sie das Metall (die Lunge) nicht nähren und damit wird die Lungenenergie weiter geschwächt.

Die Nieren regieren das Empfangen des *Qi*. Sind sie schwach, so kann das *Qi* nicht nach unten gelangen, sondern sammelt sich im Oberen Erwärmer und behindert die Einatmung. Zudem stehen die Nieren in Beziehung zum Wasserelement und sind daher von fundamentaler Bedeutung für den Körper. Sie sind die ‚Wurzel des Lebens'. Wenn die Nieren nicht ordnungsgemäß funktionieren, wirkt sich dies auf alle anderen *Zang Fu* aus.

Die Leber regiert das freie Fließen des *Qi*. Ist die Funktion der Leber gestört, so stagniert schnell das gesamte *Qi* des Körpers und damit auch das *Qi* in der Lunge.

Zeichen und Symptome

Mangel und Schwäche der Lunge

- blasses, weißes Gesicht
- laufende Nase
- gerät leicht außer Atem
- das Nasensekret ist dünnflüssig und manchmal schaumig
- schwache Stimme

Zunge: blass, kein Belag
Puls: dünn, klein

Lungen- und Milz-Qi-Mangel

- geblähtes Abdomen
- lockere Stühle, durchfallartig
- schwacher Appetit
- es kann zu gurgelnden Geräuschen im Abdomen kommen
- schwache Gliedmaßen, lethargisch
- chronischer katarralischer und produktiver Husten
- möglicherweise weißes, dickes Nasensekret; es kann aber auch dünnflüssig sein
- manchmal ist das Gesicht etwas gelb

Zunge: oft mit Belag
Puls: schwach

Lungen- und Milz-Qi-Mangel (mit starker Unruhe)

Symptome wie oben, jedoch scheint das Kind voller Energie zu sein, bleibt lange wach und ist äußerst manipulativ.

Pathogener Restfaktor

Die Symptome entsprechen denen des Lungen- und Milz-*Qi*-Mangels, hinzukommen:

- chronischer, harter, nicht produktiver Husten
- geschwollene Halslymphdrüsen
- plötzliche Energieschübe
- gelegentlich unerklärbare Bauchschmerzen

Puls: schlüpfrig, eventuell schwach

Mangel und Schwäche der Lungen und Nieren

- hochgezogene Schultern
- unterentwickelt
- schwache Knochenstruktur
- dünn
- fehlende Vitalität und Willenskraft
- teilnahmslos
- die Schläfenvenen können sichtbar sein
- dunkle Ringe unter den Augen

Zunge: keine Auffälligkeiten
Puls: sehr klein

Mangel und Schwäche der Lungen und Nieren (mit starker Unruhe)

Symptome wie oben, jedoch scheint das Kind voller Energie zu sein, bleibt lange wach und ist äußerst manipulativ.

Retardiertes Leber-Qi

- Anfälle werden durch äußeren Stress oder bei starken Emotionen ausgelöst oder verstärkt
- angespanntes Verhältnis zwischen den Eltern oder im familiären Umfeld
- das Gesicht ist gewöhnlich sehr blass mit einer grünlichen Färbung
- möglicherweise eine grüne Färbung um den Mund
- die Lippen können rot sein
- häufig dunkle Augenringe

Zunge: oft rot, besonders die Spitze; violetter Zungenkörper
Puls: drahtig

Anmerkung: Wenn das Kind schon sehr lange unter Asthma leidet, kann die Zunge einen körnigen Belag haben.

Behandlung

Hauptpunkte

Wie bei der Behandlung des Asthmas bei Kindern unterhalb von fünf Jahren, können auch hier bestimmte Punkte unabhängig vom jeweiligen Muster eingesetzt werden. Dazu gehören:

Lu 5 (*Chize*)
Lu 7 (*Lieque*)
Lu 9 (*Taiyuan*)
Bl 13 (*Feishu*)

Mangel und Schwäche der Lunge

Verwenden Sie die Hauptpunkte mit tonisierender Technik.

Prognose: Im Allgemeinen gut. Die Anzahl der Behandlungen hängt von der Stärke des Kindes ab. Der Zustand sollte sich über einen Zeitraum von 15 bis 50 Behandlungen verbessern.

Lungen- und Milz-Qi-Mangel

Verwenden Sie die Hauptpunkte und zusätzlich:

Ma 36 (*Zusanli*)
Mi 6 (*Sanyinjiao*)
Bl 20 (*Pishu*)
Ren 12 (*Zhongwan*)

Methode: Sie können Ren 12 (*Zhongwan*) moxen. Es mag sein, dass Ihnen die Verwendung von Ma 40 (*Fenglong*) oder Pe 6 (*Neiguan*) richtig erscheint. Ma 40 (*Fenglong*) kann jedoch eine Menge an Schleim freisetzen und die Situation verschlechtern. Verwenden Sie ihn daher gemeinsam mit Ren 22 (*Tiantu*). Alle Punkte sollten mit tonisierender Methode genadelt werden.

Prognose: Ist davon abhängig, wie lange der Zustand schon anhält und es können daher 10 bis 50 Behandlungen erforderlich sein. Bei den Mustern, die von starker Unruhe des Kindes begleitet sind, gilt das gleiche, jedoch ist die Prognose unzuverlässiger. Das Kind ist sehr gut in der Lage, sich selbst aus der Behandlung zu manipulieren.

Pathogener Restfaktor

Verwenden Sie die Hauptpunkte und:

Bl 18 (*Ganshu*)
Bl 20 (*Pishu*)

Methode: Bewegende Technik. Nehmen Sie *Bailao* (M-HN 30) in die Kombination auf, wenn Sie das Gefühl haben, es gibt genügend Energie, dass der Schleim in den Leitbahnen bewegt werden kann.

Prognose: Gehen Sie von langsamen Fortschritten aus – 40 bis 50 Behandlungen. Die Ergebnisse können sich früher einstellen, wenn Sie zusätzlich Kräuter einsetzen.

Gehen Sie erst dann zur Behandlung des pathogenen Restfaktors über, wenn alle anderen Mangel- oder Füllezustände beseitigt sind.

Mangel und Schwäche der Lungen und Nieren

Akupunktur ist nicht immer die Behandlung der Wahl bei diesem Muster. Sie könnten mit der Moxibustion von Bl 23 (*Shenshu*) beginnen, denn wenn es nur eine Frage von Schwäche ist, kann dies ausreichen. Es ist allerdings selten, auf dieses Muster ohne eine zusätzliche Schwäche von Lunge und Milz zu treffen und Sie werden daher in der Regel auch die Milz behandeln müssen. Verwenden Sie demzufolge die folgenden Punkte:

Ma 36 (*Zusanli*)
Mi 6 (*Sanyinjiao*)
Bl 20 (*Pishu*)
Bl 23 (*Shenshu*)

Prognose: Dieses Muster spricht sehr gut auf Akupunktur an, kehrt aber zurück, wenn eine tief sitzende Schwäche vorliegt. Das von starker Unruhe gekennzeichnete Muster hat eine ähnliche Prognose wie das des von Unruhe begleiteten Lungen- und Milz-*Qi*-Mangels.

Gehemmtes Leber-Qi

Verwenden Sie die Hauptpunkte und zusätzlich:

Le 3 (*Taichong*)
Le 13 (*Zhangmen*)
Pe 6 (*Neiguan*)

Prognose: Die Reaktion variiert. Wenn die Anspannung und der Stress bestehen bleiben oder das Kind sehr introvertiert wird, kann eine Behandlung einzig den Status quo aufrechterhalten. Lässt der Stress nach, sind 10 bis 20 Behandlungen nötig, um die Gesundheit des Kindes wieder herzustellen.

Probleme bei der Behandlung von Asthma

Absetzen der Medikamente

Einer der vermutlich beunruhigendsten Faktoren bei der Behandlung des Asthmas nach Westlichem Ansatz ist der Abhängigkeitscharakter der eingesetzten Medikamente. Das Kind wird sofort bemerken, bewusst oder unbewusst, dass es sich nach der Gabe von Steroiden oder Bronchodilatatoren besser fühlt. Genauso schlimm ist es, dass die Wirkungen mit der Zeit nachlassen. Es bedarf keiner großen Vorstellungskraft sich deutlich zu machen, dass das Kind es vorzieht sich gut, anstatt sich schlecht zu fühlen. Dieser Kreislauf wiederholt sich immer und immer wieder, bis das Kind abhängig ist. Hinzukommt, dass diese Medikamente tatsächlich die Lunge schwächen und damit den Bedarf für eine neue Dosis steigern.

Das Absetzen der Medikamente muss sehr *langsam* geschehen. Versuchen Sie nicht die Dosis zu reduzieren, bevor nicht eine starke Verbesserung bei der Atmung des Kindes eingesetzt hat – d. h. Sie müssen die Lunge gestärkt und sehr viel Schleim beseitigt haben. Dann, und nur dann, vermindern Sie geringfügig die Dosis des Medikamentes. Bleiben Sie dann für einige Wochen bei dieser geringeren Dosis, bis Sie sicher sind, dass der Zustand des Kindes sich wirklich stabilisiert hat. Ist dieser Punkt erreicht, können Sie die Dosis weiter vermindern. Wenn Sie mit den Eltern darüber sprechen und erklären, dass Sie wissen, was Sie tun, dann werden Sie sich, hoffentlich, deren Vertrauen bewahren.

Nach und nach, in kleinen Schritten, wird das Kind weniger inhalieren müssen und schreitet die Genesung gut voran, wird es die Medikamente kaum, wenn überhaupt noch brauchen.

Probleme mit den Eltern

Das Hauptproblem, dem wir begegnen ist es, die Eltern vor Enttäuschungen zu bewahren. Dies kann auf vielfältige Weise geschehen.

- Da die Lunge schwach ist, ist das Kind anfällig für Husten und Erkältungen. Geschieht dies, kann es plötzlich zu einem Asthmaanfall kommen und zu einem Krankenhausaufenthalt führen. In diesem Fall werden die Eltern verzweifeln. Die gesamte Zeit und Energie (nicht zu sprechen von den Kosten), um das Kind in Ihre Praxis zu bringen, erscheint vergeblich. Die beste Art diesem Problem zu begegnen ist es, die Eltern vor Beginn der Behandlung genauestens zu informieren. Erklären Sie, dass es ein langsamer Prozess sein wird. Machen Sie deutlich, dass es Rückschläge geben wird und wann Sie sie am meisten erwarten: beim Wechsel der Jahreszeiten, wenn das Kind aufgeregt ist, wenn es in die Nähe von Katzen kommt usw. Dies hilft den Eltern zu verstehen, dass Sie tatsächlich wissen, was mit ihrem Kind vor sich geht.
- Die Behandlung kann sehr langsam und lang erscheinen. Es ist oft sehr schwer für die Eltern irgendeine Verbesserung an ihrem Kind festzustellen, selbst nach 20 oder mehr Behandlungen. Sie werden vielleicht eine Veränderung des Pulses, der Gesichtsfarbe usw. feststellen, die Eltern

jedoch nicht. Es ist notwendig, die Dinge immer wieder durchzugehen und auf die Verbesserungen hinzuweisen, *bevor* Sie in die Position kommen, sich selbst verteidigen zu müssen.

- Einige Eltern haben Schwierigkeiten damit, ihren Kindern keine Milch mehr zu geben. Bieten Sie Alternativen an, die leicht durchführbar sind. Wenn das Kalzium das Problem darstellt, erklären Sie ihnen, dass es auch in anderen Nahrungsmitteln enthalten ist oder weisen Sie darauf hin, dass es viele Völker auf der Welt gibt, die niemals Milch trinken und dennoch völlig gesund sind. Viele Afrikaner z. B. wachsen zu großen, schönen Menschen heran, obwohl sie als Kinder niemals Milch getrunken haben.
- Das Kind beginnt, sich zu wehren. Ein Kind, das ein netter, fügsamer, schwächlicher Asthmatiker war, beginnt häufig mehr Aufmerksamkeit einzufordern, wenn es ihm besser geht. Die meisten Eltern freuen sich darüber, da sie sehen können, dass es ihrem Kind besser geht. Einige werden jedoch damit nicht fertig und dies ist genau der Zeitpunkt, an dem sie nicht mehr zur Behandlung kommen.
- Wenn die Eltern während der Behandlung Antibiotika geben müssen, fühlen sie sich oft schuldig. Sie sind sich unserer Haltung gegenüber Antibiotika nur allzu bewusst und haben das Gefühl, uns in irgendeiner Weise zu hintergehen, manchmal so sehr, dass sie nicht mehr kommen. Um dieses zu verhindern, ist es gut, ihnen zu erklären, dass es Rückschläge geben kann, die die Verordnung von Antibiotika notwendig machen. Veranlassen Sie, wenn dies möglich ist, dass die Eltern Sie zuerst aufsuchen, da Sie gewöhnlich in der Lage sind, die Notwendigkeit von Antibiotika zu vermindern. Ist dies jedoch nicht möglich, können Antibiotika durchaus gegeben werden. Sollte dies der Fall sein, so ist Akupunktur sehr wirksam, um die Nebenwirkungen zu überwinden. Insbesondere sollten Sie deutlich machen, dass eine Gabe von Antibiotika sehr wahrscheinlich nicht dazu führt, dass Sie wieder am Anfang beginnen müssen, wenn das Kind schon eine Weile bei Ihnen in Behandlung ist.

Probleme mit den Kindern

- Die Manipulation der Eltern durch das Kind ist ein häufiges Problem. Viele Kinder treiben es soweit, dass sie ihre Krankheit dazu benutzen, alles zu bekommen, was sie wollen. Z. B. „Ich bekomme Asthma, wenn ihr mir dieses Auto nicht kauft!“ Es mag unausgesprochen bleiben, aber die Botschaft ist definitiv da. Wenn dem Kind dieses wertvolle Werkzeug entzogen wird, kann es dazu kommen, dass es rebelliert und dass es zu Problemen im Elternhaus kommt und zwar in einem so großen Maße, dass die Eltern die Behandlung abbrechen.
- Das Hauptproblem besteht darin, dass die Kinder die eingesetzten Arzneimittel nicht absetzen wollen. Wir haben schon über die Wirkung antiasthmatischer Medikamente auf Kinder gesprochen; sie werden abhängig, da die Drogen ihnen einen wirklichen ‚Kick‘ verschaffen. Wenn die

Behandlung Fortschritte macht und das Kind in der Lage ist, die Medikamente zu reduzieren, beginnt es häufig zu rebellieren. Es denkt sich alle möglichen Dinge aus, um die Eltern dazu zu überreden, die Behandlung abzubrechen. Das Kind wird während der Behandlung verstärkt weinen und jammern und Ihnen, den Eltern und sich selbst das Leben sehr viel schwerer machen. Es kann vorkommen, dass zu diesem Zeitpunkt die Behandlung abgebrochen wird. Das Kind benimmt sich zu Hause sehr schwierig und macht den Eltern das Leben schwer. Wenn Sie das Gefühl haben, dass dies passiert, sollten Sie mit den Eltern unter vier Augen sprechen. Viele Eltern stehen der Tatsache, dass diese Medikamente abhängig machen, ignorant gegenüber und die meisten sind von dieser Vorstellung entsetzt.

- Ein anderes Problem beschränkt sich auf Kinder mit dem Muster des Milz-*Qi*-Mangels, der von starker Unruhe begleitet ist. Diese Kinder sind ohnehin manipulativ, setzt man aber bei ihnen die Medikamente ab, so werden sie zudem unredlich. Sehr häufig gelingt es ihnen, ihre ohnehin schon erschöpften Eltern zu überreden, die Behandlung abzubrechen und es gibt kaum etwas, das Sie dagegen tun könnten.

Asthma und Emotionen

In zunehmendem Maße beobachten wir eine emotionale Komponente in der Pathogenese des Asthmas. Wir haben schon betont, dass jüngere Kinder unterhalb von sieben Jahren im Allgemeinen nicht an einer mit unterdrückten Gefühlen assoziierten Leber-*Qi*-Stagnation leiden. Wir denken eher, dass Kinder ihre Gefühle ausdrücken und das Leber-*Qi* so davor bewahren, zu stagnieren. Dies ist jedoch nicht immer der Fall und wir können mehr und mehr Kinder beobachten, die in einer Art und Weise erzogen werden, die es ihnen nicht gestattet, sich selbst auszudrücken. Dies hat viel mit ihrem Umfeld zu tun – Innenstädte, in denen man nicht spielen kann, schlechte Wohnverhältnisse mit einer emotional angespannten Familiensituation usw. Selbst bei dreijährigen Kindern können daher emotionale Faktoren Teil des Gesamterscheinungsbildes sein.

Gewöhnlich würden wir erwarten, emotionale Komponenten bei Kindern zu beobachten, die älter als sieben Jahre alt sind. Dies fällt zeitlich mit dem Eintritt in die Grundschule und all den begleitenden Belastungen durch das Erziehungssystem zusammen. Zudem kommt es zu einem Wettbewerb mit anderen Kindern und sehr häufig zu Druck von Seiten der Eltern, damit es das Kind „zu etwas bringt".

Aus verschiedensten Gründen werden heutzutage Kinder mit immer jüngeren Jahren diesem Erziehungssystem ausgesetzt. Die Konsequenz ist, dass dieser Druck wesentlich eher beginnt und die emotionale Komponente immer früher im Leben der Kinder ins Spiel kommt.

Arzneimittel gegen Asthma

Steroide und die Nieren

Die Verwendung von Steroiden, um Asthma zu kontrollieren, ist etwas völlig alltägliches. Die Nebenwirkungen sind zahlreich und in der westlichen Medizinliteratur gut dokumentiert.

Aus Sicht der Traditionellen Chinesischen Medizin greift die Wirkung der Steroide die Nierenenergie an. Die Initialwirkung ist die, dass das gesamte System einen gewaltigen Auftrieb erhält – die Lunge kann wieder regelrecht funktionieren, da sie plötzlich jede Menge *Qi* zu Verfügung hat, um einzuatmen und das gesamte System ‚ist in heller Aufregung' – all dies auf Kosten der Nieren. Dies erklärt viele der Nebenwirkungen, wenn Steroide über einen langen Zeitraum verwendet werden; die Knochen werden spröde, die Haut wird trocken und dünn usw.

Bronchodilatatoren

Bronchodilatatoren stimulieren die Lunge. Sie verschaffen der Lunge einen plötzlichen Schub, sodass sie regelrecht funktionieren kann und verhindern dadurch einen Asthmaanfall. Indem sie dies tun, erschöpfen sie jedoch das *Yin* der Lunge und ein erschöpftes Lungen-*Yin* schädigt unvermeidlich das Nieren-*Yin* und es kommt mit zu einer Erschöpfung des gesamten *Yin*. Der Zeitrahmen, in dem dies geschieht, beträgt gewöhnlich Jahre, abhängig davon, wie häufig Bronchodilatatoren verwendet werden.

Allgemeine Ratschläge

Obwohl Akupunktur sehr wirksam bei der Behandlung des Asthmas ist, ist es ebenso notwendig, dass das Kind einer strikten Diät folgt und möglicherweise bedeutende Veränderungen in seinem Lebensstil machen muss, wenn eine völlige Genesung erreicht werden soll. Ohne diese Veränderungen kann Akupunktur nur sehr langsam, wenn überhaupt eine Wirkung erzielen. Sehr wahrscheinlich ist sie in diesem Fall nur palliativ und verhindert einzig, dass sich die Situation verschlechtert.

Der Grund dafür liegt in der dualen Natur dieser Erkrankung: sie enthält sowohl Elemente von Fülle, als auch von Mangel. Mangel insofern, als alle Kinder mit Asthma eine gewisse Lungenschwäche aufweisen und Fülle, da es Schleim geben muss. Um die Schwäche zu bekämpfen, muss das Kind einen vernünftigen Lebensstil führen, mit viel Ruhe, guter Ernährung, regelmäßigen Mahlzeiten und frühem Zubettgehen. Um gegen den Schleim anzugehen, darf die Ernährung keine Schleim produzierenden Nahrungsmittel enthalten. Obwohl die Akupunktur diesen beiden Problemen sehr gut begegnen kann, wird sich der Zustand des Patienten nicht verbessern, wenn er Cappuccino, Käsekuchen und Partys nicht einschränkt.

Ähnlich verhält es sich mit Eltern, die Milchprodukte schon einmal abgesetzt hatten, ohne dass jedoch ein großer Unterschied spürbar war. Versuchen Sie sie zu überzeugen, es noch einmal zu versuchen. Es scheint, dass die *Kombination* von Akupunktur, richtiger Ernährung und Veränderung der Lebensgewohnheiten, wenn sie gemeinsam stattfinden, sehr wirkungsvoll ist.

Veränderungen in der Ernährung

- keine Milchprodukte
- keine Erdnüsse
- keine Orangen
- regelmäßige Mahlzeiten
- keine eiskalten Nahrungsmittel oder Getränke

Veränderung der Lebensgewohnheiten

Natürlich werden die Veränderungen, die Sie vorschlagen, sich von Kind zu Kind unterscheiden. Sie werden abhängig sein von der Stärke des Kindes und der Ursache des Asthmas. Ganz allgemein müssen Sie ein Kind mit Asthma dazu anhalten, sich auszuruhen. Fernsehen sollte auf ein Minimum reduziert werden und es sollte zu körperlicher Betätigung, vornehmlich im Freien in frischer Luft ermuntert werden.

Ausreichend Schlaf und nicht mehr als eine halbe Stunde fernsehen am Tag.

Fallgeschichte

Es ist sehr wichtig, dass zwischen Ehemann und Ehefrau ein Einvernehmen besteht und nicht immer von Bedeutung, die richtigen Ratschläge zu erteilen, wie diese Geschichte zur Ernährung zeigt. Ich (JPS) behandelte diesen dreieinhalbjährigen Jungen mit Asthma schon seit einiger Zeit. Er hatte sehr viel Schleim und obwohl die Ergebnisse zu Beginn recht gut waren, verlangsamte sich der Heilungsprozess mehr und mehr und so begann ich zu sondieren, was im Elternhaus vor sich ging. Trinkt er immer noch Milch? „Nun, ja, eigentlich schon," sagte die Mutter etwas schüchtern. „Es verlangsamt die Behandlung, das wissen Sie," sagte ich, mit sehr freundlicher Stimme, in der Hoffnung so meine wahren Gefühle von Zorn zu verbergen.

Und so ging es für einige Wochen weiter. Jedesmal eine freundliche Nachfrage, jedesmal eine schüchterne Antwort und jedesmal ein sanfter Verweis.

„Wo liegt das Problem, die Milch wegzulassen?" fragte ich.

„Nun, immer wenn ich außer Haus bin, was sehr häufig geschieht, besteht mein Mann darauf ihm Milch zu geben – kalte Milch, direkt aus dem Kühlschrank. Er glaubt nicht, dass die Ernährung irgendeinen Unterschied macht. Er denkt, dass, weil *er* Milch liebt, sie auch für seinen Sohn nicht falsch sein könne. Ich habe versucht, ihn zu überzeugen, aber er ist ein wenig eigensinnig."

Da hatten wir es: Unstimmigkeiten in der Familie, lausige Ernährung.

„Nun, versuchen Sie weiterhin, ihn zu überzeugen," sagte ich. Ich wollte nicht an einem Familienstreit schuld sein.

So ging es weiter. Die nächste Woche, die Woche darauf, immer dasselbe.

Der Satz: „Bleiben Sie dabei, ihn zu überzeugen." führte jedesmal zu einem schüchternen Blick.

Aber dann, beim nächsten mal – was für ein Schauspiel! Sie strahlte vor Selbstsicherheit und Funken sprühten aus ihren Augen. „Sie lagen völlig falsch. Es war ein wirklich blöder Rat, den Sie mir gegeben haben. Gott sei Dank, habe ich das begriffen."

„Äh ... ja? Die Milch ...

„Vergessen Sie die Milch. Damit mögen Sie recht haben, aber gewiss nicht, was das Überzeugen betrifft. Ich hatte die Nase voll davon, dass mein Mann nicht zuhört und bin zu meinem Anwalt gegangen und der hat gesagt, dass er meinen Mann vor Gericht bringt, wenn er meinem Liebling nur noch einen Tropfen Milch gibt!"

Zusammenfassung

Asthma ist bei Kindern über fünf Jahren und sicherlich bei Kindern über sieben Jahren eine sehr komplizierte Erkrankung. Viele Faktoren spielen hier eine Rolle – körperliche Schwäche, emotionale Probleme, Medikamentenabhängigkeit, um nur einige wenige zu erwähnen. Akupunktur ist eine wirksame Hilfe, aber es ist ein langwieriger Prozess. Doch wenn Sie beharrlich sind und regelmäßig behandeln können und Kind und Eltern gewillt sind zu kooperieren, werden Sie erfolgreich sein.

Asthma ist eine schreckliche Krankheit. Sie ist heutzutage so weit verbreitet, dass wir nahezu die Angst vor ihr verloren haben: viele Kinder verwenden Inhalatoren und mögen sogar stolz auf diese Tatsache sein. Aber Asthma tötet und es tötet auf eine grauenhafte Weise: durch Ersticken. Die Erkenntnis, dass Sie sowohl das Handwerkszeug, als auch Können und Wissen haben, um das Leben vieler Kinder zu retten, sollte Sie mit großem Enthusiasmus erfüllen.

ANMERKUNG

- Für Fallgeschichten zu Asthma siehe Fall 3, 4, 5, 6 und 7 in Kapitel 47.

19 ❖ Impfungen und ihre Nebenwirkungen

EINLEITUNG

Die Frage, ob man sein Kind impfen lassen sollte oder nicht, ist schwer zu beantworten. Unzweifelhaft gibt es mit Impfungen verbundene Risiken und es gibt ebenfalls Risiken und Leid, wenn ein Kind sich eine Krankheit zuzieht. Vor dem Ereignis ist es unmöglich zu sagen, ob das Kind stärker unter den Nebenwirkungen einer Impfung leiden wird, oder ob die Krankheit schwerer verläuft. Das Problem der Impfung führt folglich dazu, zwischen zwei unbestimmbaren Übeln abzuwägen. Da es das Kind ist, das möglicherweise leiden wird, ist es kein Wunder, dass sich die Gemüter bei dieser Frage sehr erhitzen.

Wir wollen in diesem Abschnitt keine Diskussion über Pro und Kontra von Impfungen beginnen. Der Gegenstand ist komplex und es ist daher sehr schwierig, den Vorurteilen sowohl der wissenschaftlichen Presse, als auch den Pamphleten alternativer Praktiker Wahrheit zu entnehmen, dass wir das Gefühl haben, es ist besser am Ende dieses Kapitels auf einige Werke zu diesem Thema zu verweisen, sodass Sie sich Ihre eigene Meinung bilden können. Wir empfehlen, dass Sie zunächst den Abschnitt über die Behandlung von Kindererkrankungen lesen, bevor Sie sich entscheiden. Falls Sie den Eltern von einer Impfung ihres Kindes abraten, ist es wichtig, dass Sie in der Lage sind, eine Behandlung selbst durchzuführen oder dass Sie sicherstellen können, dass das Kind eine entsprechende Behandlung erhält, falls dies notwendig wird.

Ebenso müssen Sie den lokalen Gegebenheiten Rechnung tragen. Die Gefahren in Bezug auf eine Erkrankung wie Masern sind in Europa und den Vereinigten Staaten sehr gering. Nach Schätzungen liegt die Mortalität bei ein bis drei Patienten unter 100.000 Fällen. Dies ist sehr verschieden von der Situation der Länder in der Dritten Welt, wo Masern etwa 25% der Kindersterblichkeit ausmachen. In diesen Ländern hat selbst eine nur leichte Verminderung der Schwere der Erkrankung eine große Auswirkung auf die Rettung von Leben. Für Länder mit weniger harten Lebensbedingungen trifft dies nicht in gleichem Maße zu.

Falls Sie den Eltern von einer Impfung ihres Kindes abraten, ist es wichtig, dass Sie in der Lage sind, eine Behandlung selbst durchzuführen oder dass Sie sicherstellen können, dass das Kind eine entsprechende Behandlung erhält, falls dies notwendig wird.

Die Mehrzahl der Kinder, die in Ihre Praxis kommen, wurden schon geimpft oder es steht ihnen eine Impfung bevor. Was wir in diesem Kapitel deshalb darstellen möchten, ist:

Wie man ein Kind *vor* einer Impfung stärken kann, sodass es nicht zu heftigen Reaktionen kommt.

Wie man ein Kind *nach* einer Impfung behandeln kann, um subakute Symptome, die dazu neigen, lange anzuhalten, zu vermeiden.

Zunächst möchten wir jedoch die grundlegenden Prinzipien von Impfungen, sowie einige der häufigsten Nebenwirkungen erörtern.

Grundlegende Prinzipien von Impfungen

Die Idee hinter einer Impfung ist die, in dem Kind eine milde Form einer Krankheit auszulösen. Im Falle von Keuchhusten (Pertussis) werden z. B. tote Zellen von *Bordetella pertussis* gespritzt. Das Immunsystem erkennt die toten Zellen und entwickelt Antikörper gegen sie, die ebenso gegen lebende Zellen wirksam sind. Im Falle von Polio wird der Virus abgeschwächt, indem er zunächst Affen verabreicht wird. Der an den Affen angepasste Virus ist dann für Menschen weniger schädlich.

Wenn Sie also einen Säugling impfen, übertragen Sie ihm tatsächlich die Erkrankung. Diese Erkrankung ist hoffentlich leicht und das Kind wird sie leicht überstehen. Dennoch *übertragen Sie* eine Erkrankung. Es ist diese Tatsache, die die Reaktionen erklärt. Es sind genau diejenigen, die Sie erwarten würden, wenn das Kind plötzlich eine Infektion bekommt. Dies können Symptome sein, die ein oder zwei Tage nach der Impfung oder auch nach längerer Zeit auftreten.

Irrtümer in der Theorie

Unglücklicherweise gibt es verschiedene Faktoren, die die orthodoxe Theorie nicht in Betracht zieht. Erstens, das Immunsystem ist nicht hauptsächlich ein System zur Erzeugung von Antikörpern. Es ist eine Serie komplexer Reaktionen, die im Körper ablaufen, um eine Erkrankung zu überwinden. Die Antikörperantwort ist nur ein Teil dieser Serie. Zweitens, nützliche Bakterien sind ein wichtiger Teil unserer Verteidigung gegen Erkrankungen. Es hat sich gezeigt, dass die Bakterien auf der Haut und im Darm in der Hauptsache nützlich sind und eine aktive Rolle bei der Überwindung anderer Bakterien und Viren spielen. Somit ist die Bildung nützlicher Bakterien ebenso wichtig wie die Bildung von Antikörpern.

Der dritte Faktor, der ignoriert wird, ist der, dass durch die Stärkung eines Teils des Immunsystems ein anderer geschwächt wird. Es scheint nicht so, dass Impfungen die Wirkung haben, den Körper gegen Erkrankungen zu schützen, vielmehr wird durch die hauptsächliche Fokussierung auf eine oder zwei gefürchtete Erkrankungen häufig der Weg für andere Erkrankungen geöffnet. Diese Erkrankungen, etwa eine übliche Erkältung, stellen in der Regel keine Gefahr dar, wurde jedoch das Immunsystem verändert, können sie gefährlich werden.

Und es gibt einen vierten Faktor, den wir als alternative Praktiker beobachten, nämlich, dass Erkrankungen häufig nützlich sein können. Vor allem aus diesem Grund sind wir strikt gegen jeglichen Einsatz von Impfungen.

Übliche Impfreaktionen

Es gibt drei Typen von Impfreaktionen: Sofortreaktion, Kurzzeitreaktion und Langzeitreaktion.[1]

Sofortreaktionen Diese Reaktionen sind glücklicherweise selten und haben ihre Ursache in einer allergischen Reaktion des Kindes. Das Kind kann in einen akuten toxischen Schock fallen und bedarf sofortiger medizinischer Hilfe.

Kurzzeitreaktionen Diese tauchen innerhalb der ersten Wochen nach einer Impfung auf und sind sehr verbreitet. Die Reaktionen sind typisch für ein Kind, das gegen einen pathogenen Faktor ankämpft, der injiziert wurde. Zu den typischen Symptomen gehören:[2]

- **Schwellung der Injektionsstelle**
- **Fieber, Ruhelosigkeit, Weinen**
- **Weinen während der Nacht (Fülle) oder übermäßiges Schlafbedürfnis (Mangel)**
- **Diarrhö: grüne Stühle oder Stühle unterschiedlicher Färbung, häufig übel riechend oder mit Schleimklumpen**
- **schwacher Appetit**
- Anfälle: Krämpfe, Epilepsie, kindliche Krampfanfälle
- Gehirnhautentzündung
- Verlust der Muskelkontrolle (Paralyse), häufig einseitig
- schmerzende Gelenke

---

1 Die hier gegebenen Informationen basieren auf der Literatur, die in der Bibliographie am Ende dieses Kapitels aufgelistet ist.

2 Die Beschreibung der Pathogenese dieser Symptome basiert auf der Traditionellen Chinesischen Medizin. Die häufigsten Symptome sind fett gedruckt.

- thrombozytopenische Purpura, hämolytische Anämie
- Diabetes oder Hyperglykämie
- plötzlicher Kindstod

PATHOGENESE

Schwellung der Injektionsstelle: Dabei handelt es sich um eine lokale Reaktion auf die Toxine.

Fieber, Ruhelosigkeit, Weinen: Dazu kommt es, weil das Abwehr-*Qi* gegen den bei der Impfung eingeschleusten pathogenen Faktor ankämpft.

Weinen während der Nacht (Fülle) oder übermäßiges Schlafbedürfnis (Mangel): Auch dies ist eine Reaktion auf den Abwehrkampf gegen den pathogenen Faktor.

Diarrhö: grüne Stühle oder Stühle unterschiedlicher Färbung, häufig übel riechend oder mit Schleimklumpen: Dies tritt auf, wenn das Kind vor der Impfung eine Nahrungsakkumulation hatte, die sich nun durch den pathogenen Faktor verschlechtert.

Schwacher Appetit: Dazu kommt es, weil das *Qi* geschädigt worden ist.

Anfälle: Krämpfe, Epilepsie, kindliche Krampfanfälle: Dies kann der großen Menge an Hitze und Schleim zugeschrieben werden, die durch die Impfung entsteht.

Gehirnhautentzündung: Dies ist ein Symptom von Hitze in der Perikard-Leitbahn und hat seine Ursache darin, dass der pathogene Faktor tief auf die Ebene des *Shao Yin* vorgedrungen ist.

Verlust der Muskelkontrolle (Paralyse), häufig einseitig: Hier ist der pathogene Faktor in die Leitbahnen eingedrungen. Es ist gewöhnlich die Folge von Hitze im Perikard.

Schmerzende Gelenke: Auch hier ist der pathogene Faktor in die Leitbahnen eingedrungen.

Thrombozytopenische Purpura, hämolytische Anämie: Verursacht durch einen heißen pathogenen Faktor, der die Blutebene erreicht hat und zu Hitze im Blut führt.

Diabetes oder Hyperglykämie: Kann einem heißen pathogenen Faktor zugeschrieben werden, der das *Yin* konsumiert.

Plötzlicher Kindstod: Hier ist der pathogene Faktor sehr tief eingedrungen. Tritt häufig während des Schlafes auf, wenn das *Qi* schwach ist.

Langzeitreaktionen

Hierbei handelt es sich um die häufigsten Reaktionstypen, die Sie in Ihrer Praxis sehen werden. Die Langzeitreaktionen gehören zur Kategorie des pathogenen Restfaktors, dessen Symptome in Kapitel 3 beschrieben worden sind. Zur Erinnerung: Es gibt drei Muster – *Qi*-Mangel, Schleim und dicken Schleim – die den spezifischen Reaktionen, die jetzt beschrieben werden, zugrunde liegen.

Spezifische Reaktion auf bestimmte Impfungen

Zusätzlich zu den oben aufgelisteten Symptomen finden sich Symptome, die im Zusammenhang zur jeweils spezifischen Impfung stehen. Das auftretende Muster ist in der Regel ein schwaches Abbild der Erkrankung, der die Impfung vorbeugen soll.

Diphtherie-, Pertussis-, Tetanusimpfung (DPT-Dreifachimpfung)

- **chronischer Husten**
- **chronischer nasaler Ausfluss**
- **chronische oder wiederkehrende Otitis media**
- **rezidivierendes Fieber oder Ohrenschmerz (etwa einmal im Monat)**
- **Erbrechen von Schleim**
- Kollaps und/oder Schock (kann etwa einmal im Monat auftreten)

PATHOGENESE

Husten: Der Husten, den ein Kind nach einer DPT-Impfung entwickelt, klingt ein wenig wie Keuchhusten. Ein tatsächliches ‚Keuchen' gibt es jedoch nicht, aber es ist ein Husten mit ziemlich dickem Schleim, der für das Kind schwer abzuhusten ist. Häufig verursacht dies Krupp.

Hitze-Muster: Eine der seltsamsten Langzeitreaktionen der DPT-Impfung ist die monatliche Wiederkehr von Hitze-Mustern. Die Hitze kann auf verschiedenste Art und Weise auftauchen. Bei einem Kind kann es zu monatlichem Fieber kommen, während ein anderes Kind monatlich eine Otitis media entwickelt und bei einem Kind mit chronischem Husten oder Asthma kann es zu plötzlichen, monatlichen Asthmaanfällen kommen.

Erbrechen: Das Erbrechen von Schleim ist ein Symptom für Keuchhusten und ebenfalls für eine Impfung.

Asthma: Jüngste Forschungen haben gezeigt, dass Kinder, die eine Ganzzellenpertussisimpfung erhalten haben, mit einer fünfmal höheren Wahrscheinlichkeit unter Asthma leiden.

Der Grad des Schutzes: Impfungen geben einen gewissen, aber keinen kompletten Schutz.

Polioimpfung

- **dicker, grauer Auswurf, der sich innerhalb eines Monats nach der Impfung entwickelt**
- **grauer nasaler Ausfluss**
- **chronischer katarralischer Husten**
- **geschwollene Lymphdrüsen**
- Nahrungsakkumulation
- Bauchschmerzen
- Schlaflosigkeit vom Kältetypus
- Paralyse
- Hirnschäden

PATHOGENESE

Schleim: Das ungewöhnliche Charakteristikum der Polioimpfung ist die *Zeit*, während der sich der Schleim bildet und die *Qualität* des Schleims. Sehr häufig kommt es während der ersten oder zweiten Woche nach der Impfung kaum zu Nebenwirkungen, besonders dann nicht, wenn das Kind gesund ist. Die Nebenwirkungen tauchen oft erst während der dritten oder vierten Woche nach der Impfung auf. Dies ist ein langer Zeitraum, sodass die Eltern (und oft auch der Therapeut!) Ursache und Wirkung nicht in Verbindung bringen.

Der Schleim, der nach und nach während der Monate nach der Impfung auftaucht, ist dick und von grau-weißer Farbe. Hat man ihn einmal gesehen, vergisst man ihn nie wieder, denn er hat eine Qualität, die sich vom normalen Schleim unterscheidet. Zudem hat er die unangenehme Eigenschaft, dass man in sehr schwer los wird. Es bedarf sehr viel mehr Behandlungen, um diesem Schleim aus dem Körper zu vertreiben, als Sie erwarten würden.

Für relativ gesunde Kinder stellt dieser Schleim kein wirkliches Problem dar; er führt für einige Monate zu nasalem Ausfluss und Husten. Für Kinder jedoch, die schon ein Atemwegsproblem haben, ist dies eine ernste Angelegenheit. Der Schleim in den Lungen ist eine ideale Brutstätte für Bakterien und diese Kinder entwickeln sehr schnell eine Bronchitis. Normalerweise wird eine Bronchitis mit Antibiotika behandelt, in diesen Fällen kehrt die Bronchitis jedoch aufgrund der Schwierigkeit, den Schleim zu beseitigen sehr bald wieder zurück. Das Kind befindet sich damit auf einer Abwärtsspirale, bei der eine Atemwegsinfektion der anderen folgt. Eine Spirale, die auf die Entwicklung von Asthma zuläuft.

Schutzwirkung der Impfung: Kürzlich durchgeführte Folgeuntersuchungen zur Polioimpfung legen nahe, dass die Impfung eine relative, aber keine vollständige Immunität bietet. Das Problem ist, dass die wenigen Kinder, die nach einer Impfung Polio bekommen, mit größerer Wahrscheinlichkeit gelähmt werden, mit dem Ergebnis, dass es kaum zu einer Veränderung in der Gesamtzahl der Kinder kommt, die unter Lähmung leiden.

Masern- Mumps-Rötelnimpfung (MMR)

- **Hautausschlag (intermittierend, rot)**
- **Husten, nasaler Ausfluss mit gelbem Schleim**
- **geschwollene Lymphdrüsen**
- **Schlafstörungen vom Hitzetyp mit Träumen**
- Ruhelosigkeit, kann nicht still sitzen
- klammert

Länger anhaltende Nebenwirkungen: Die Nebenwirkungen dieser Impfung sind weniger dramatisch, halten dafür aber länger an. Die dominierenden Symptome sind Schlafstörungen und starke Unruhe. Kinder, die zuvor ruhig und friedvoll waren, werden schwierig im Umgang und häufig bleiben ihre Schlafmuster für einen langen Zeitraum gestört. Allerdings ist es eher ungewöhnlich, dass man auf dieselben zerstörerischen Wirkungen für das Atemwegssystem trifft wie bei der DPT- oder Polioimpfung. Andererseits halten die Wirkungen wesentlich länger an und sind sehr viel schwieriger zu beseitigen. In Kapitel 20 gehen wir sehr viel detaillierter auf die Masern und ihre Beziehung zu Giftstoffen im Körper ein. Jüngste Forschungen in England haben gezeigt, dass einige Kinder kurz nach einer Masernimpfung autistisch geworden sind und belegen zudem, dass es eine höhere Wahrscheinlichkeit der Entwicklung von Morbus Crohn bei Teenagern gibt.

Schutzwirkung der Impfung: Die Impfung verleiht kurzfristig einen sehr deutlichen Schutz. Jene Kinder, die Masern bekommen, entwickeln meist nur eine milde Form. Allerdings ist bekannt, dass die Wirkung nach etwa fünf bis zehn Jahren nachlässt. Heute ist das übliche Alter für Masern das Teenageralter, eine Zeit, während derer die Erkrankung wesentlich schwerwiegender ist. Diese irritierende Beobachtung führte 1994 zu einer zusätzlichen Massenimpfung von Jugendlichen in Großbritannien.

Ein anderes Problem, das nicht vorhersehbar war, ist, dass Kinder von Müttern, die keine Masern hatten, keinerlei Immunität besitzen und man nimmt an, dass solche Kinder gegenüber dieser Erkrankung sehr viel anfälliger sind.

Kontraindikationen für Impfungen

Aus der Sicht der konventionellen Medizin hängt vieles vom Individuum ab, allgemein lässt sich jedoch sagen, dass Impfungen kontraindiziert sind, wenn:

- das Kind Krämpfe hat (anfallsartig)
- innerhalb der Familie Epilepsie aufgetreten ist
- das Kind ein schwaches Immunsystem hat und an rezidivierendem Husten und ständigen Erkältungen leidet
- das Kind die Erkrankung schon hat
- eine Hyperaktivität vorliegt

Wird in einem solchen Fall geimpft, kann es zu sehr heftigen Reaktionen kommen. Möglich sind Krämpfe, die Entwicklung von Epilepsie, Halbseitenlähmung oder Hirnschäden. In Großbritannien sind die Ärzte Impfungen im Allgemeinen sehr zugetan und überprüfen selten, ob das Kind eine dieser Kontraindikationen aufweist. Es ist wichtig darauf hinzuweisen, dass für ein Kind, das allergisch auf Eier regiert, ein spezieller Impfstoff notwendig ist, da die Mehrzahl der handelsüblichen Impfstoffe auf einer Eiweißbasis beruht. Andere zu klärende Fragen sind:

- Gibt es starke Hitze im Körper, die sich durch Ruhelosigkeit, starke Aktivität, Schlafstörungen oder schlechtes Verhalten manifestiert?

- Hat das Kind Zuckungen? Wenn ja, kann dies ein Hinweis darauf sein, dass das Kind nach der Impfung Krämpfe entwickelt.
- Zahnt das Kind? Wenn ja, warten Sie, bis diese Phase vorüber ist.

BEHANDLUNG DER LANGZEITREAKTIONEN

Die Behandlungsgrundlage wird durch das Muster bestimmt, an dem das Kind leidet. Die ersten beiden Muster sind unkompliziert. Tatsächlich müssen Sie nichts über den pathogenen Restfaktor wissen. Sie müssen einzig in der Lage sein, die Muster von *Qi*-Mangel und Schleim zu erkennen. Das dritte Muster, dicker Schleim, ist häufig schwieriger zu behandeln und kann sehr viel mehr Behandlungen erforderlich machen.

Qi-Mangel

Lu 9 (*Taiyuan*)	Tonisiert das Lungen-*Qi*
Ma 36 (*Zusanli*)	Tonisiert das gesamte *Qi*
Mi 6 (*Sanyinjiao*)	Tonisiert das Milz-*Qi*

Methode: Verwenden Sie eine stärkende Methode

Prognose: Abhängig von der Stärke des Kindes werden drei bis zehn Behandlungen nötig sein. Es kann vorkommen, dass sich dieses Muster im Behandlungsverlauf zum Schleim-Muster entwickelt.

Schleim

Lu 7 (*Lieque*)	Beseitigt Schleim aus der Lunge
Ma 40 (*Fenglong*)	Beseitigt Schleim im Allgemeinen

Prognose: Wie bei allen Schleimerkrankungen kann es auch hier zum Ausscheiden von sehr viel Schleim kommen. Bei den meisten Impfungen, abhängig von der Stärke des Kindes, sind etwa fünf bis zehn Behandlungen notwendig. Allerdings reagiert ein Kind mit sehr dickem, grauem Schleim nach einer Polioimpfung nur sehr langsam auf die Akupunktur.

Anmerkung

Wie wir gesehen haben, scheint der Polioimpfstoff eine besonders widerliche Form von Schleim zu produzieren, der sich etwa drei Wochen nach der Impfung entwickelt. Dieser Schleim reagiert nicht sehr gut auf die Akupunktur und es ist häufig notwendig, homöopathisch zu behandeln, was weiter unten beschrieben wird.

Dicker Schleim

Die Behandlung ist sehr schwierig, besonders dann, wenn die Symptome nicht sehr ausgeprägt sind, da es die Natur des pathogenen Restfaktors ist, sich zu verbergen und nicht sichtbar zu sein. Für die klinische Praxis bedeutet dies, dass es keine speziellen Symptome gibt. Dies trifft besonders bei Impfungen zu, die sich auf einer tieferen Ebene auszuwirken scheinen; die Symptome sind schwerer zu erkennen und zu beseitigen. Verwenden Sie Punkte wie:

Bailao (M-HN 30)	Verdünnt dicken Schleim
Bl 18 (*Ganshu*)	Stärkt Leber und Milz, verdünnt dicken Schleim und beseitigt Hitze
Bl 20 (*Pishu*)	Stärkt die Milz und verdünnt dicken Schleim

Nahrungsakkumulation

Hier handelt es sich um ein durch die Impfung verursachtes sekundäres Muster. Die Behandlung ist einfach:

Sifeng (M-UE 9)	Beseitigt die Nahrungsakkumulation

Aber Vorsicht! *Verwenden Sie diesen Punkt nicht bei der ersten Behandlung, wenn es sehr viel Hitze und eine Vorgeschichte von Krämpfen gibt.* Die Hitze kann zunehmen und besonders nach einer Impfung besteht die Gefahr von Krämpfen.

Entsprechend der Symptome

Die oben angegebenen Behandlungsprinzipien zielen auf den Gesamtzustand des Kindes und sind angemessen, wenn die Symptome nicht zu heftig sind. Es kann jedoch vorkommen, dass die Symptome wesentlich wichtiger sind als die Gesamtkonstitution. Erbricht ein Kind z. B. sehr häufig, dann ist es nicht in der Lage, die Nahrung unten zu halten und dies bedroht die Gesundheit des Kindes.

Husten

Die Behandlung von Husten ist einfach: Sie können nahezu jeden Punkt der Lungen-Leitbahn verwenden und ebenso den *Shu*-Punkt der Lunge. Sämtliche der folgenden Punkte sind nützlich:

Lu 5 (*Chize*)
Lu 7 (*Lieque*)
Lu 9 (*Taiyuan*)
Bl 13 (*Feishu*)

Die Behandlung des Hustens wird detailliert in Kapitel 15 und 16 dargestellt.

Erbrechen

Die Behandlung von Erbrechen haben wir in Kapitel 11 besprochen.

Verwenden Sie generell:
Pe 6 (*Neiguan*)

Otitis Media

Die Behandlung von Otitis media wird in Kapitel 25 beschrieben. Die akute Otitis media spricht wunderbar auf Akupunktur an. Häufig reicht die Nadelung von

SJ 5 (*Waiguan*)

aus. Ein anderer, lokaler Punkt, wäre:

SJ 17 (*Yifeng*)

Gesamtergebnisse

Mit Akupunktur lässt sich eine große Veränderung in der Gesundheit eines Kindes bewirken, das durch Impfungen schwer geschädigt wurde. Die Hälfte bis zu drei Viertel aller Fälle kann vollständig geheilt werden. Dennoch gibt es eine Minderheit von Patienten, bei denen die Heilung unvollständig bleibt. Sie haben großen Erfolg während der ersten sechs bis acht Behandlungen und dann scheinen Sie den Gipfel erreicht zu haben. Was auch immer Sie machen, das Kind scheint nicht in der Lage zu sein, den letzten Rest der Erkrankung los zu werden. Wenn Ihnen dies geschieht, ist es Zeit, die Therapie zu verändern; die Therapie der Wahl ist dann die Homöopathie. Die homöopathischen Rezepturen, die auf der aktuellen Erkrankung selbst basieren, sind häufig der Schlüssel, um den letzten Rest der Nebenwirkungen einer Impfung los zu werden. Hilfreiche Rezepturen werden weiter unten aufgelistet.

Verschreibung homöopathischer Rezepturen

Wenn möglich, machen Sie einen qualifizierten Homöopathen ausfindig und diskutieren Sie Ihre Behandlung mit ihm oder ihr. Dies kann eine delikate Situation sein, denn natürlich möchte kein Therapeut darüber belehrt werden, welche Behandlung er zu geben hat.

Folgende Arzneimittel sind empfehlenswert:

- Keuchhusten: Pertussinum 30
- Polio: Polio 30
- Masern: Morbillinum 30

Wir raten strikt von einer Verordnung dieser Arzneimittel ab, wenn Sie keine Erfahrung mit Homöopathie besitzen. Gleichwohl kann es zu einer Situation kommen, in der Sie das Gefühl haben, Sie müssen behandeln, ohne dass es die Möglichkeit gibt, sich mit einem Homöopathen zu beraten. Unter diesen Umständen raten wir dazu, dass Sie folgende Regel beachten:

- Beginnen Sie immer mit einer Akupunkturbehandlung. *Setzen Sie diese Arzneimittel niemals zu Beginn ein*, denn tun Sie dies, kann es zu äußerst heftigen Reaktionen kommen.
- Geben Sie diese Arzneimittel erst, wenn Sie das dritte Stadium der Behandlung erreicht haben – das Stadium des dicken Schleims – also dann, wenn genügend *Qi* zur Verfügung steht, damit die homöopathischen Mittel ihre Wirkung entfalten können.
- Geben Sie die Arzneimittel zunächst nur einmal und warten Sie die Wirkung ab. Es ist sehr selten, dass eine zweite Dosis erforderlich ist. Wenn Sie dies jedoch tun, warten Sie zumindest einen Monat damit.

VORBEREITUNG AUF DIE IMPFUNG

Mit einer medikamentösen Intervention sind immer Gefahren verbunden, wie Impfungen sehr deutlich belegen. Es bedarf keines großen Vorstellungsvermögens, sich klar zu machen, dass ein gesundes Kind mit geringerer Wahrscheinlichkeit unter schweren Reaktionen zu leiden hat als ein schwaches und kränkliches Kind. Daraus folgt, dass, wenn die Eltern sich für eine Impfung entscheiden, es sehr hilfreich ist, das Kind *vor* der Impfung mit Akupunktur zu behandeln, um sicherzustellen, dass es so kräftig und gesund wie möglich ist.

Behandlungsansatz

Was muss behandelt werden

Wenn das Kind mit Symptomen wie Katarr, Diarrhö oder nächtlichem Schreien zu Ihnen gebracht wird, ist die Behandlung relativ einfach: behandeln Sie das Kind, bis die Symptome verschwunden sind. Es ist wesentlich wahrscheinlicher, dass das Kind ohne spezifische Symptome zu Ihnen gebracht wird. Dann haben Sie zu entscheiden:

- ob eine Behandlung erfolgen muss und
- welche Art der Behandlung angezeigt ist

Dies klingt ziemlich beängstigend, ist aber in keiner Weise schwierig. Es gibt drei Ungleichgewichte, die zu beachten sind, ohne dass sich spezifische Symptome zeigen müssten. Diese sollten vor einer Impfung behandelt werden. Es sind:

- Nahrungsakkumulation
- Milz-*Qi*-Mangel
- Schleim

Es handelt sich um dieselben Muster, die in Kapitel 15 (Chronischer Husten) erörtert worden sind.

Behandlung

Auch das Behandlungsprinzip finden Sie in Kapitel 15. Zusammenfassend lässt sich sagen, dass dazu die Auflösung der Nahrungsakkumulation, das Tonisieren der Milz und die Beseitigung des Schleims gehören.

Anzahl der Behandlungen

Was in diesem Stadium noch nicht klar ist, ist die Anzahl der Behandlungen, die für das Kind notwendig sind. Faktisch ist das auch in der Praxis nicht immer völlig klar. Was wir hier angeben, soll daher nur als Richtlinie dienen.

Nahrungsakkumulation: Gewöhnlich reichen drei Behandlungen aus. Zu den Veränderungen, auf die Sie achten sollten, gehören die Abnahme des Schleims und weniger gerötete Wangen.

Milz-Qi-Mangel: Eine bis fünf Behandlungen werden ausreichen. Achten Sie auf den Appetit und die Gesichtsfarbe.

Schleim: Eine bis fünf Behandlungen genügen. Achten Sie auf die Verminderung des Schleims.

UNSERE PERSÖNLICHE HALTUNG ZU IMPFUNGEN

Wir haben naturgemäß unsere persönliche Haltung zu Impfungen, die wir gern mit Ihnen teilen. Sie müssen nicht zustimmen; viele Leute tun dies nicht. Es gibt kein Richtig oder Falsch in diesem Fall, aber wir möchten Ihnen unsere Haltung und die Gründe für diese Haltung deutlich machen. Bitte nehmen Sie das, was wir sagen nicht für die *Wahrheit*. Es handelt sich um einen so sensiblen Bereich, dass wir Sie nachdrücklich dazu auffordern möchten, Hintergrundinformationen einzuholen, um sich ein eigenes Bild machen zu können.

Insgesamt sind wir gegen Impfungen. Die kurzfristigen Nebenwirkungen können mit Akupunktur gut behandelt werden und sind daher nicht zu fürchten. Die Langzeitwirkungen jedoch können sehr schwer wiegend für die Gesundheit des Kindes sein und sich ein Leben lang halten und erst viele Jahre später an die Oberfläche kommen.

Wir haben das Gefühl, dass es Erkrankungen gibt, etwa Masern, die von positivem Nutzen für das Kind sind, da sie die Gifte aus dem Körper vertreiben, die sonst im System verblieben wären.

Wir möchten nicht in eine Situation geraten, den Eltern vor einer Impfung Angst zu machen. Wir sind vorsichtig und bedächtig in dem, was und wie wir es sagen. Wir versuchen objektiv deutlich zu machen, wie das jeweilige Kind auf eine Impfung reagieren wird.

Gewiss nehmen nicht alle Kinder durch eine Impfung Schaden. Viele kommen damit sehr gut zurecht: einige aber eben nicht. Wir denken, dass wir bei Kindern, von denen wir das Gefühl haben, dass sie *wahrscheinlich* an den Folgen einer Impfung leiden werden, den Eltern dies deutlich machen müssen.

Impfen oder nicht impfen?

Viele der Eltern, deren Kinder wir behandeln sind fanatische Impfgegner, doch es gibt auch viele Befürworter. Treffen Sie auf die eine oder die andere Extremhaltung, macht es das Leben einfacher: es gibt keinen Zweifel, was zu tun ist. Was Sie auch sagen werden, es wird keinen Unterschied machen. Probleme tauchen dann auf, wenn die Eltern unschlüssig oder Impfgegner sind, während der Rest der Familie – Großeltern, Onkel, Tanten – Impfungen befürworten. Die Eltern sind dann in einer schwierigen Lage und Sie ebenfalls. Welchen Rat Sie auch immer geben, Sie werden sich jemandes Zorn zuziehen!

Was wir unter solchen Umständen tun, ist, den Eltern klar zu machen, welchen Druck sie aushalten müssen, wenn sie ihr Kind nicht impfen lassen; Druck vonseiten des medizinischen Establishments, von wohl meinenden Gesundheitsberatern und auch von der Familie. Die Eltern müssen wissen, welche Unterstützung Sie ihnen gegenüber diesen beängstigenden Angriffen geben können, bevor sie eine Entscheidung fällen.

Die letzte Entscheidung liegt bei den Eltern und das machen wir immer deutlich. Wenn sie sich für eine Impfung entscheiden, werden wir sie unterstützen und das Kind erforderlichenfalls gegen die Nebenwirkungen behandeln.

Soll das Kind geimpft werden, schlagen wir vor, dass es vor der Impfung für einige Behandlungen zu uns kommt, um das *Qi* zu stärken und das System zu regulieren. Auf diese Art wird das Kind mit der Impfung sehr viel besser fertig werden. Wir raten ebenfalls dazu, dass das Kind nach der Impfung zu uns kommt, um mögliche Nebenwirkungen behandeln zu können.

In ähnlicher Weise unterstützen wir die Eltern, wenn sie sich gegen eine Impfung entscheiden und wir bieten unsere Hilfe an, falls das Kind eine der Kinderkrankheiten bekommt. Es ist sehr wichtig, dass Sie diese Unterstützung anbieten, wenn Sie von einer Impfung abraten. Wir denken, dass Sie sich eine Strategie zurechtlegen sollten, wie Sie die Lage meistern werden, wenn das Kind erkrankt.

Welche Impfungen sollten gegeben werden?

Routinemäßig werden alle Säuglinge geimpft, es sei denn, es finden sich gewichtige Kontraindikationen (z. B. Krämpfe oder Epilepsie in der Familie), da es, gemäß der Westlichen Medizin, keine Nachteile, sondern nur Vorteile gibt. Vom erweiterten Blickpunkt der Chinesischen Medizin aus ist diese simplifizierte Sichtweise jedoch abzulehnen. Nicht nur, dass das deutliche Risiko besteht, dass sich eine Störung entwickelt, die in Zusammenhang mit einem pathogenen Restfaktor steht, sondern es gibt im Fall von Erkrankungen, die von Ausschlag begleitet sind, also bei Masern, Mumps und Windpocken, einen klaren Nachteil geimpft zu werden – es verhindert das Austreten ererbter Giftstoffe. Eine vollständige Diskussion dieses schwierigen Problems würde den Rahmen dieses Buches sprengen und umfasst Fragen der Massenimmunität, der Ausrottung von Erkrankungen und der individuellen Freiheit. Wir beschränken uns hier auf eine kurze Erörterung der medizinischen Überlegungen.

Wie wir oben dargelegt haben, gibt es keine Impfung ohne Risiko; alle Impfungen bergen das Risiko von Hirnschäden und Tod in sich und sind somit, im Rahmen statistischer Messfehler, dem Risiko der Erkrankung selbst vergleichbar. Darüber hinaus besteht in jedem Fall die Gefahr von Folgeerscheinungen in Form eines pathogenen Restfaktors. Unsere eigenen Schlussfolgerungen in Bezug darauf, welche Impfungen gegeben und welche vermieden werden sollten, sind im Folgenden zusammengefasst.

Masern Vermeiden Sie diese Impfung. Gemäß statistischer Daten ist der Grund für eine Impfung der, dass bei Masern die deutliche Gefahr eines Hirnschadens besteht. Tatsächlich besteht das höchste Risiko bei den Kindern, die eine Vorgeschichte von Fieberkrämpfen haben und diese Kinder sind durch die Masern und die Impfung gleichermaßen gefährdet. Die Gefahr eines Hirnschadens ist bei gesunden Kindern gering. Darüber hinaus sind die Masern eine der Erkrankungen, die die Gelegenheit bieten, ererbte Giftstoffe auszuscheiden.

Anmerkung: Dieser Rat bezieht sich nur auf Kinder in Industrieländern, wo Masern nicht mehr eine so schwerwiegende Erkrankung sind. In Ländern der Dritten Welt sind Masern immer noch eine der Hauptursachen der Kindersterblichkeit.

Pertussis (Keuchhusten) Es handelt sich immer noch um eine gefährliche Erkrankung und selbst wenn hier die Gefahr eines Hirnschadens nicht gegeben ist, so bleibt doch das Risiko einer Lungenschädigung bestehen, die sehr viel später im Leben zu Problemen führen kann. Wie dem auch sei, Pertussis spricht gut auf Akupunktur an (s. Kapitel 22). Sollte eine Akupunkturbehandlung möglich sein, ist eine Impfung folglich unnötig. Kann nicht akupunktiert werden und ist das Kind kränklich, dann ist die Entscheidung nicht so einfach. Eine Studie aus Deutschland belegt, dass keinerlei Krankheitsfolgen auftreten, wenn man sich während der gesamten drei Monate, die es braucht, um sich von einem Keuchhusten zu erholen, zu Hause gut um das Kind kümmert. Es gibt jedoch heutzutage nur wenige Familien, in denen die Mutter gewillt und in Lage ist, sich über einen so langen Zeitraum um ein krankes Kind zu kümmern. Für die meisten Mütter bedeutet eine Impfung, dass sie weiterhin ihrer Arbeit nachgehen können. Als Kinderarzt hat man nicht denselben Blickwinkel wie die Eltern!

Polio Obwohl die durch die Polio verursachten Lähmungen weit davon entfernt sind, nützlich zu sein, ist es unbedingt notwendig, deutlich zu machen, dass die meisten Kinder mit Polio in Berührung kommen, ohne von ihr betroffen zu werden. Sie entwickeln schlicht hohes Fieber. Bei denjenigen Kindern, die gelähmt werden, liegt schon eine Störung innerhalb des Rückenmarks vor. Wir glauben, dass es genau diese Kinder sind, die die Impfung gefährdet.

Fragen, die Sie sich selbst stellen sollten

- Kann ich das behandeln?
- Was geschieht, wenn ich Urlaub mache oder an einem Akupunkturkurs teilnehme?

EMPFEHLENSWERTE BÜCHER

James, W., *Immunization: The Reality Behind the Myth.* Westport, CT: Bergin and Garvey, Inc., 1988.

Chaitow, L., *Vaccinations and Immunizations-Dangers, Delusions and Alternatives.* Essex, England: C. W. Daniel Co., Saffron Walden, 1987.

Hume, E. D., *Pasteur Exposed.* Collingwood, Australia: Bookreal, W. A., 1989.

Neustaedter, R., *The Immunization Decision: A Guide for Parents.* Berkeley, CA: North Atlantic Books, 1990.

Coulter, H. L., & Fisher, B. L., *D.P.T.-A Shot in the Dark.* New York, NY: Avery Publishing Group, 1987.

Coulter, H. L., *Vaccination, Social Violence and Criminality.* Berkeley, CA: North Atlantic Books, 1990.

Moskowitz, R., *The Case Against Immunizations.* Northampton, England: The Society of Homeopaths, 1984.

U. K. Department of Health, *Immunization Against Infectious Disease.* London, England: HMSO Publications, 1990.

Miller, N. Z., *Vaccines: Are They Really Safe and Effective?* Santa Fe, NM: New Atlantean Press, 1992.

Miller, N. Z., *Immunization, Theory versus Reality.* Santa Fe, NM: New Atlantean Press, 1996.

O'Mara, P., ed., *Vaccination, the Issue of our Times.* Santa Fe, NM: Mothering Magazine, 1997.

20 ❖ Masern

EINLEITUNG

Masern, auch als Morbilli bekannt, wurden als eine der vier Geißeln oder Epidemien betrachtet, für die Kinder besonders anfällig waren und in der Vergangenheit starben in der Tat sehr viele Kinder an den Masern. Glücklicherweise ist die Erkrankung heute in der entwickelten Welt und in China gewöhnlich weniger ernsthaft und es ist selten, dass man einen schweren Fall zu sehen bekommt. Allerdings ist die durch Masern ausgelöste Enzephalitis, die gelegentlich auftaucht, die Hauptmotivation für eine Masernimpfung bei Kindern.

In diesem Kapitel schildern wir die Basisbehandlung einer unkomplizierten Maserninfektion mit Akupunktur allein. Schwerere Infektionen können zu Komplikationen wie Pneumonie, heftiger Diarrhö, Delir, Bewusstseinsverlust oder *Yang*-Kollaps führen. Die Behandlung dieser Komplikationen benötigt in der Regel mehr als nur Akupunktur. In Fällen von *Qi*-Mangel und *Yang*-Kollaps kann sich der Hautausschlag, der während des zweiten Krankheitsstadiums auftauchen sollte, nicht vollständig entwickeln. Anstelle von Hitzezeichen, weist der Patient Zeichen eines Kollaps auf – weißes Gesicht und einen schnellen, schwachen Puls. Dies ist ein gefährlicher Zustand, bei dem das Behandlungsprinzip darin besteht, das *Qi* zu tonisieren. Allerdings ist auch hier die Akupunktur allein nicht ausreichend.

ÄTIOLOGIE UND PATHOGENESE

Westliche Sichtweise

Masern sind eine Kinderkrankheit, die durch den ‚Angriff' eines Virus' verursacht wird. Sie kann zu jeder Zeit auftreten, taucht aber üblicherweise zwischen dem ersten und dem dritten Lebensjahr auf, mit einer Inzidenzrate, die mit zunehmendem Alter sinkt. Nach einer Maserninfektion besteht in der Regel eine lebenslange Immunität, jedoch bekommen eine geringe Zahl an Kindern die Masern zwei- oder sogar dreimal. Je später im Leben eine Person die Masern bekommt, desto gefährlicher sind sie; dies trifft besonders für Fälle nach der Pubertät zu. Aufgrund des teilweisen Erfolges der Impfungen, deren Wirkung jedoch nach fünf bis zehn Jahren nachlässt, treten Masern heute bevorzugt im Teenageralter auf.

Chinesische Sichtweise

Heutzutage nimmt man an, dass Masern sowohl durch innere, wie auch durch äußere Faktoren verursacht werden. Dies war nicht immer der Fall. Noch während der Mitte der *Song*-Dynastie (960-1279) wurden Masern hauptsächlich auf innere Faktoren zurückgeführt, auf so genannte ‚Gebärmuttergifte'. Die folgende Passage aus dem Werk *Die Fertigkeit in der medizinischen Behandlung von Erkrankungsmustern bei Kindern (Xiao Er Yao Zheng Zhi Jue)*, verfasst von Qian Yi im frühen 12. Jahrhundert, spiegelt diese Auffassung wider: „Säuglinge sind für 10 Monate in der Gebärmutter; die Flüssigkeiten, die fünf *Yin*-Organe und das Blut verschmutzen. Nach der Geburt muss dieses Gift[1] aus dem Körper heraus." Folglich wurde der charakteristische Hautausschlag als Gift betrachtet, das schon im Körper vorhanden war und sich auf der Haut zeigte. Spätere Autoren betrachteten Masern als eine Kombination dieser Faktoren, sowie als Ausdruck einer Fülleerkrankung. Ein Werk aus der späten *Ming*-Dynastie (1368-1644), *Aufzeichnungen von größtem Nutzen (Ren Duan Lu)*, merkt an, dass „Masern einer Kombination von Gebärmuttergiften und Jahreszeitwechseln entstammen." Während der *Qing*-Dynastie (1644-1911) betrachtete man als Ursache der Masern den Jahreszeitenwechsel, das Pestilenz-*Qi* (*Li Qi*) oder sogar einen äußeren pathogenen Faktor. Dies spiegelt sich in einer Schrift dieser Zeit, *Überblick über die Masern (Ma Zhen Hui Tong)*: „Masern kommen vom Gebärmuttergift, dem Wechsel der Jahreszeit, warmem Wetter und Infektionen."

Pathogenese

Die Pathogenese der Masern wird in einer Passage des Buches *Umfassend lebensbewahrendes Buch zu Masern (Ma Ke Huo Ren Quan Shu)*, geschrieben 1748, zusammengefasst: „Das Gift beeinflusst die Milz, die Hitze ergießt sich ins Herz, die Organe werden angegriffen und auch die Lungen können betroffen sein." An anderer Stelle desselben Werkes findet sich die Beobachtung: „Anfänglich steigt es zum *Yang* hinauf; danach lässt es sich im *Yin* nieder." Dies wird heute so interpretiert, dass das Gift durch Nase und Mund eindringt und Lungen- und Milz-Leitbahn schädigt. Es attackiert das *Qi* der Lunge, verursacht Fieber, Husten und wässrige Augen und dringt dann in die Milz ein. Dies führt zu geistiger Trägheit, schlechtem Appetit, körperlicher Müdigkeit, aufgedunsenen Augenlidern und Hautausschlägen mit kleinen Flecken.

---

1 Die Gifte, die sich auf der körperlichen Ebene zeigen, weisen Parallelen zu anderen Ebenen auf, wo sie mit etwas ähnlich Giftigem korrespondieren – Selbstsucht und Gier. Die Masern bilden in der Tat ein wichtiges Übergangsstadium, während dessen die Ichbezogenheit des Kindes zurückgelassen und der Weg zu einem großherzigeren Verhalten geöffnet wird.

Das Herz regiert das Blut und falls das Maserngift sich im Herzen niederlässt, geraten das normale *Qi* und der pathogene Faktor aneinander. Der pathogene Faktor bewegt sich dann an die Oberfläche und zeigt sich dort als hellroter Ausschlag, begleitet von geistiger Trägheit und großem Schlafbedürfnis. Wenn der pathogene Faktor eine Blockade innerhalb der Leber-Leitbahn verursacht, dann ‚zieht er rauchend hinauf zu den Augen' und führt zu roten, stark wässrigen Augen und zu einer Abneigung gegen helles Licht. Masern sind ein *Yang*-Giftstoff, der zu Hitze und Feuer umschlägt und sofort das *Yin* und die Flüssigkeiten schädigt. Es ist daher üblich, dass einer Maserninfektion ein *Yin*-Mangel folgt.

Der Körper des Kindes ist schwach und das normale *Qi* unzureichend, das pathogene Gift wird gedeihen und nach innen stürmen, wo es die Lunge schädigt und blockiert. Der Regelmechanismus der *Qi*-Zirkulation und der Atmung wird dadurch unterbrochen, das Lungen-*Qi* blockiert und es kommt zu Symptomen wie hohem Fieber, das keine Erleichterung bringt, Husten, Atemnot, Nasenflügelatmen und gurgelnden Geräuschen aus der Kehle. Das Maserngift gedeiht und lodert, ‚dampft und raucht' ins Perikard, dringt in die Leber vor und schädigt sie. Dies führt zu Symptomen von stürmischem Wind mit Zuckungen, hohem Fieber, zusammenhanglosem Sprechen und sogar zu Bewusstseinsverlust. Richtet sich das Maserngift nach unten, wird seine Hitze den Dickdarm schädigen und die Umwandlung und den Transport der Nahrung unterbrechen und es kommt zu Diarrhö.

Symptome bei normalem Verlauf der Erkrankung

Allgemein

Im Anfangsstadium kommt es zu Fieber, aber der Patient ist weder reizbar, noch unruhig. Es kann einen starken Husten geben, aber kein Nasenflügelatmen und keine Atembeschwerden. Drei bis vier Tage nach dem Fieber wird der hellrote Hautausschlag auftauchen. Gewöhnlich tritt er zunächst hinter den Ohren oder am Hals auf und breitet sich dann über Kopf, Gesicht, Brust, Bauch, Gliedmaßen, Handflächen und Fußsohlen aus.

Erstes Stadium

BEVOR DER HAUTAUSSCHLAG AUFTRITT

- Die Inkubationszeit beträgt etwa 10 Tage. Vor dem Auftreten des Ausschlages kommt es für drei bis vier Tage zu Fieber, das ständig steigt.
- Husten, zunächst mild
- wässrige, rote Augen und Photophobie
- aufgedunsene und geschwollene Augenlider
- gedrückte Gemütsverfassung, geistige Trägheit
- möglicherweise Erbrechen und Diarrhö
- Halsschmerzen
- in Fällen von hohem Fieber möglicherweise Angst und Nervosität
- grau-weiße Flecken mit roten Rändern im Mund (so genannte Koplik-Flecke)

Zungenbelag: dünn und weiß, oder dünn und gelb
Puls: oberflächlich, schnell
Fingervene: violett

Behandlungsprinzip: Sanft kühlen, den Hautausschlag beseitigen und die Oberfläche befreien.

Zweites Stadium

DER HAUTAUSSCHLAG ERSCHEINT

- hohes Fieber, das nicht abnimmt
- Durst mit dem Bedürfnis zu trinken
- schwerer Husten
- schwache Lebensgeister
- der Patient ist schlapp
- stark verklebte Augen
- reizbar und ruhelos
- zieht es möglicherweise vor zu schlafen
- hat möglicherweise Zuckungen oder Krämpfe
- dann erscheint ein erhabener, makulopapularer Ausschlag, der hinter dem Ohr beginnt und sich dann über Hals, Gesicht, Kopf, Brust, Rücken und Gliedmaßen ausbreitet. Der Ausschlag ist hellrot und kann eine wässrige Flüssigkeit absondern. Später verbindet sich der Ausschlag zu größeren Arealen und wird dunkler.

Zungenkörper: rot
Zungenbelag: gelb
Puls: überflutend, schnell
Fingervene: violett

Wenn der Patient gegen Masern geimpft ist oder kürzlich eine Injektion mit Gammaglobulin erhalten hat, dann werden Fieber und Husten relativ mild sein. Die Punkte werden weit und ungleichmäßig verteilt sein, und die Farbe des Ausschlages ist vom blassem Rot. Hände und Füße können sogar gar keinen Ausschlag aufweisen.

Behandlungsprinzip: Die Hitze beseitigen, die Giftstoffe auflösen und den Hautausschlag vertreiben.

Drittes Stadium

REKONVALESZENZSTADIUM

Das heftigste Stadium der Krankheit dauert gewöhnlich drei bis sechs Tage. Danach beginnt die Temperatur zu sinken und die Farbe des Ausschlages wechselt von einem intensiven Rot zu einem stumpferen, leicht violettem Rot. Innerhalb der nächsten Tage oder einer Woche klingt der Ausschlag vollkommen ab und hinterlässt in der Regel keinerlei Spuren. Während dieser Woche ist das Kind häufig verwirrt und legt ein distanziertes Verhalten an den Tag. Folgende Veränderungen können beobachtet werden:

- der Ausschlag klingt nach und nach ab; die Haut schuppt sich und bekommt darunter ihre normale Farbe innerhalb von sieben bis zehn Tagen zurück.
- das hohe Fieber sinkt
- die Gemütsverfassung bessert sich
- Verdauung und Appetit verbessern sich täglich
- der Husten nimmt ab

Zungenbelag: rot, wenig Sputum, wenig Belag auf der Zunge
Puls: dünn und weich, oder dünn und schnell
Fingervene: blass-rot

Behandlungsprinzip: Das *Yin* anreichern und das *Qi* stärken, die Giftstoffe auflösen und den verbliebenen pathogenen Faktor beseitigen.

Komplikationen

In schweren Fällen kann es zu Komplikationen kommen. Diese können entweder aus der Sicht der Traditionellen Chinesischen Medizin verstanden werden, bei der die Krankheit als eine Kombination äußeren pathogenen Windes und der Vertreibung von Giftstoffen betrachtet wird, oder aus dem Blickwinkel der Westlichen Medizin, wobei die Krankheit durch einen Virus ausgelöst wird und es möglicherweise zu bakteriellen Sekundärinfektionen kommt.

Broncho-pneumonie

Aus der Perspektive der Traditionellen Chinesischen Medizin dringt pathogener Wind in die Lunge ein, wo er sich zu Schleim-Hitze wandelt und zu dem charakteristisch harten und schmerzhaften Husten und einem schnellen, schlüpfrigen Puls führt. Aus Sicht der Westlichen Medizin ist der in den Bronchien angesammelte Schleim eine ideale Brutstätte für Bakterien und die häufigste Komplikation ist die Bronchopneumonie, bei der eine sekundäre Infektion die Bronchien befällt. Die Bronchien entzünden sich und es kommt zu starken Schmerzen in der Brust, oft begleitet von flacher Atmung oder sogar von Asthma. Dies ist ein sehr ernsthafter Zustand, der sofortiger Hilfe bedarf.

Enzephalitis

Der häufigste Grund für diese Komplikation ist schlicht Schwäche. In der Vergangenheit jedoch und vielleicht manchmal auch heute noch entsteht sie, weil der Ausschlag nicht nach außen tritt. Dies wurde immer als eine schwere Störung betrachtet und eine der Indikationen für eine Anzahl von Kräutern zur Behandlung der Masern ist es, den ‚Ausschlag nach außen zu bringen'. Aus Sicht der Traditionellen Chinesischen Medizin wandelt sich der pathogene Faktor zu Hitze und dringt in die Perikard-Leitbahn und das Lenkergefäß ein. Symptome des Eindringens in die Perikard-Leitbahn sind extreme Hitze, Delir, Bewusstseinsverlust und ein schneller, fadenförmiger Puls. Das Eindringen in das Lenkergefäß manifestiert sich durch Rückwärtsbeugung des Rumpfes (‚Folterrad' genannt). Dies ist ein sehr ernster Zustand und bedarf sofortiger Hilfe. Aus Westlicher Perspektive sind das Delir oder das mögliche Koma das Ergebnis einer Entzündung des Gehirns, bewirkt durch die Giftstoffe und ‚verursacht' durch einen Virus.

Diarrhö Aus dem Blickwinkel der Traditionellen Chinesischen Medizin dringt das Fülle-Hitzegift in die Milz ein, stört deren Funktion und führt zu Diarrhö vom Typ der feuchten Hitze. Bei Säuglingen ist dies ein ernsthafter Zustand, da sie sehr leicht dehydrieren. Bei älteren Kindern ist dieser Zustand weniger gefährlich. Einer Lehrmeinung der Westlichen Medizin zufolge handelt es sich dabei um jenes Gift, das sich als Hautausschlag zeigt und das den Darm befällt. Dies führt zu einer Entzündung der Darmschleimhaut und zu einer Störung seiner Funktion. Das Ergebnis ist eine Diarrhö. Eine andere Denkrichtung vertritt die Auffassung, dass die Diarrhö die Folge einer Sekundärinfektion ist.

Folgeerscheinungen

Fluktuierendes[2] Fieber Da es sich bei dem Maserntoxin um einen warmen pathogenen Faktor handelt, verletzt dieser das *Yin* und schädigt das *Qi*, sodass beide in einen Mangelzustand mit folgenden Symptomen geraten:

- fluktuierendes Fieber
- unregelmäßiger Stuhlgang
- Abmagerung
- schwaches Hüsteln
- Nacht- oder Spontanschweiß
- trockene Haut
- der Magen ist voll und gespannt
- möglicherweise abdominale Distension

Zunge: rot, mit wenig Belag
Puls: dünn, schnell
Fingervene: dünn

Behandlungsprinzip: Das *Yin* stärken und die Hitze beseitigen.

Diarrhö Die Diarrhö tritt auf, weil das Gift den Darm ebenso in Mitleidenschaft zieht wie die Haut. Zu den Symptomen gehören:

- intermittierende Hitze des Körpers
- die Stühle bestehen aus klebrigen Bröckchen, enthalten Eiter und Blut
- Bauchschmerzen
- die Diarrhö kommt schnell und das Kind fühlt sich nachher schwer; die Diarrhö kann fünf- bis zehnmal am Tag auftreten
- teilnahmsloser Gesichtsausdruck, Apathie

---

2 Auch als Nachmittagsfieber bekannt.

Zungenbelag: dick oder schmierig und gelb
Puls: schlüpfrig, schnell
Fingervene: violett, breit

Behandlungsprinzip: Die Hitze beseitigen, die Giftstoffe auflösen, die Feuchtigkeit umwandeln und die Diarrhö beenden.

Nachtangst

Nachtangst tritt auf, da die Hitze nicht vollständig beseitigt wurde, häufig als Ergebnis mangelhaften Stillens, unregelmäßigen Fütterns, ungeeigneter Nahrungsmittel oder unregelmäßiger Mahlzeiten. Das Ergebnis ist entweder ein Mangel an Blut und Flüssigkeiten, oder ein Angriff auf das *Yin*. Beides kann zu einer Schwäche des Leber-*Yin* führen. Zu den Symptomen gehören:

- die Augen können nicht geschlossen werden, trocknen aufgrund von Mangelernährung aus
- Nachtangst
- möglicherweise ein nebelartiger oder wolkiger Film über den Augen

Zunge: rote Spitze, wenig Belag
Puls: dünn und schnell oder dünn und weich
Fingervene: dünn

Behandlungsprinzip: Das *Yin* nähren und die Augen erhellen.

Zurückbleibende Hautläsionen

Hierbei ist Giftstoff auf der Blutebene zurückgeblieben und der pathogene Wind ist zur Hautebene zurückgekehrt und hat sich dort festgesetzt. Zu den Symptomen gehören:

- die Haut weist juckende Flecken, Geschwüre, Beulen und Ausschläge auf
- Reizbarkeit
- schwacher Appetit
- Nachtangst (in schweren Fällen)

Zungenbelag: dünn, gelb
Puls: oberflächlich, etwas schnell

Behandlungsprinzip: Das *Yin* nähren und das Blut unterstützen, den Wind vertreiben und das Jucken beenden.

Sehstörungen

Das Gift beeinträchtigt den Nervus opticus. Dies führt zu einer Überempfindlichkeit gegen Licht und zu Photophobie. In schweren Fällen und wenn das Kind nicht in abgedunkelten Räumen bleibt, kann der Nervus opticus geschädigt werden, was zu einer Verminderung in Energie und Funktion des gesamten Auges führen kann.

Taubheit

Der Wind und das Hitzegift können in die Ohren eindringen und eine Otitis media verursachen und letztlich die Ohren schwer schädigen. Sehr selten kommt es zu Taubheit durch eine bakterielle Sekundärinfektion des Mittelohres.

Zusammenfassung

Erstes Stadium
- Wind-Kälte
- Wind-Hitze

Zweites Stadium
- vollentwickelte Hitze
- zu den Komplikationen können gehören: (1) der Ausschlag kommt nicht nach außen, (2) Schleim-Hitze in der Lunge verursacht eine Bronchitis, (3) Hitze dringt ins Perikard ein, verursacht Delir und Koma, (4) Hitzegift dringt in die Milz vor, verursacht Diarrhö vom Typus der feuchten Hitze.

Drittes Stadium (Genesung)
- *Qi*-Mangel
- *Yin*-Mangel

BEHANDLUNG

Konventionelle Behandlung

Die einzige Behandlungsform in der orthodoxen Medizin ist die prophylaktische Verordnung von Antibiotika, um das Auftreten einer Bronchopneumonie und einer durch eine bakterielle Sekundärinfektion verursachte Otitis media zu verhindern.

Traditionelle Chinesische Medizin

Akupunktur kann von großer Hilfe sein. Sie ist besonders wirksam, um das Fieber zu senken. Sie mag ein bisschen weniger wirksam bei der Auflösung der Giftstoffe sein (verglichen mit Kräutern), macht aber weniger Umstände bei der Verabreichung. Nach unserer Erfahrung hassen westliche Kinder in den meisten Fällen die Einnahme chinesischer Kräuter, besonders dann, wenn sie krank sind. Es kann auch sein, dass sie die Akupunktur nicht mögen, aber dieser Widerstand ist leichter zu brechen.

Erstes Stadium

BEVOR DER AUSSCHLAG AUFTRITT

Di 4 (*Hegu*)
SJ 5 (*Waiguan*)
Lu 7 (*Lieque*)
} den Ausschlag beseitigen und die Oberfläche befreien

Methode: zerstreuende Technik

Entsprechend der Muster

Schwaches *Qi:*
Ma 36 (*Zusanli*) mit tonisierender Technik

Schmerzende Augen:
Pe 7 (*Daling*) mit neutraler Methode

Hohes Fieber:
Du 14 (*Dazhui*), Di 11 (*Quchi*) mit stark zerstreuender Technik

Prognose: Eine Behandlung in diesem Stadium ist sehr vorteilhaft und wird dazu beitragen, den Schweregrad des nächsten Stadiums zu vermindern. Wenn es sehr viel Giftstoffe gibt, die nach außen müssen, schreitet die Erkrankung unvermeidlich zur nächsten Stufe fort.

Zweites Stadium

AUFTRETEN DES AUSSCHLAGES

Du 14 (*Dazhui*) Di 11 (*Quchi*) Di 4 (*Hegu*)	Beseitigen Hitze und und lösen die Gifte auf
Le 3 (*Taichong*)	Löst Gifte auf
Du 10 (*Lingtai*)	Löst Gifte auf

Methode: Stark zerstreuende Technik

Entsprechend der Symptome

Reizbarkeit:
Pe 8 (*Laogong*), Pe 3 (*Quze*)

Krämpfe:
Shixuan (M-UE 1)

Methode: Pe 8 (*Laogong*) wird genadelt. Pe 3 (*Quze*) und *Shixuan* (M-UE 1) werden mit einer Dreikantnadel punktiert und ein paar Tropfen Blut entnommen. Pe 3 (*Quze*) ist ebenfalls angezeigt, wenn der Ausschlag sehr stark ist.

Prognose: Unterschiedlich. Bei einigen Kindern kann eine einzige Behandlung während dieses Stadiums genügen. Das Kind beginnt zu schwitzen, schläft ein und ist innerhalb von vier Stunden gesund. Tatsächlich kann sich das Fieber bei manchen Kindern jedoch für einige Tage halten, ohne Anzeichen, dass es sich verringert, selbst wenn Sie zweimal täglich behandeln. Die Akupunktur dient dazu, sicherzustellen, dass das Fieber nicht zu hoch steigt und es nicht zu Komplikationen kommt.

Drittes Stadium

DER AUSSCHLAG VERBLASST

Ma 36 (*Zusanli*)	Unterstützt das *Qi*
Mi 6 (*Sanyinjiao*)	Reichert das *Yin* an
Di 11 (*Quchi*)	Vermindert den Ausschlag

Methode: Tonisierende Technik

Prognose: Hängt von der Schwere der Erkrankung und der Konstitution des Patienten ab. Eine Behandlung kann ausreichen, es können aber auch bis zu zehn Behandlungen notwendig sein.

Komplikationen

Broncho-pneumonie (Schleim-Hitze dringt in die Lunge ein)	Lu 5 (*Chize*) Lu 10 (*Yuji*) Lu 1 (*Zhongfu*)	Beseitigt Hitze in der Lunge
	Ren 17 (*Shanzhong*)	Öffnet die Brust und beseitigt Brustschmerz
	Methode: neutrale Technik	
Delir oder Koma (Hitze dringt ins Perikard ein)	*Jing*-Brunnenpunkte	
	Du 26 (*Renzhong*)	Stellt das Bewusstsein wieder her

Methode: Lassen Sie die *Jing*-Brunnenpunkte bluten und setzen Sie am Punkt Du 26 (*Renzhong*) eine starke Stimulation ein.

Anmerkung: Ist die Ursache des Delir die Tatsache, dass der Ausschlag nicht nach außen kommt, sollte eine andere Therapie in Erwägung gezogen werden, da Akupunktur hier nicht sehr wirksam ist. So können etwa homöopathische Mittel wie Aconit oder Pulsatilla als Alternative erwogen werden. Ebenso gibt es sowohl in der chinesischen, wie auch in der westlichen Pharmakopöe entsprechende Kräuter.

Diarrhö	Ma 25 (*Taixi*)	Beendet die Diarrhö
	Ma 44 (*Neiting*)	Beseitigt Hitze im Darm
	Methode: neutrale Methode	

Folgeerscheinungen

Fluktuierendes Fieber	Ni 3 (*Taixi*) Ren 4 (*Guanyuan*) He 6 (*Yinxi*)	Tonisieren das *Yin*
	Methode: tonisierende Technik	
Diarrhö	Ma 25 (*Tianshu*)	Beendet die Diarrhö
	Ma 36 (*Zusanli*)	Stärkt das Milz-*Qi*
	Mi 6 (*Sanyinjiao*)	Beseitigt die feuchte Hitze
	Ma 44 (*Neiting*) Di 11 (*Quchi*)	Beide Punkte beseitigen Hitze aus Magen und Darm
	Methode: neutrale Technik	
Nachtangst	He 9 (*Shaochong*) Pe 9 (*Zhongchong*) Ni 3 (*Taixi*)	Beseitigt Hitze aus dem Herzen und beendet die Ängste
	Le 3 (*Taichong*)	Löst zurückgebliebenes Gift auf
	Methode: neutrale Technik	

Prognose: Hier wird eine Genesung sehr leicht erreicht und es bedarf gewöhnlich nur drei bis sechs Behandlungen.

Schleier auf den Augen Setzen Sie an Gb 20 (*Fengchi*) und Ma 2 (*Sibai*) eine neutrale Technik ein. Erwägen Sie zusätzlich eine Augenspülung mit einem entsprechenden Kräuterdekokt.

Zurückbleibende Hautläsionen

Di 11 (*Quchi*) Mi 10 (*Xuehai*) Bl 40 (*Weizhong*)	Beseitigen Hitze aus der Haut und stärken das Blut
Bl 18 (*Ganshu*)	Löst Schleim auf und beseitigt Giftstoffe
He 7 (*Shenmen*)	Stärkt das Blut

Sehstörungen Sehstörungen müssen so schnell wie möglich behandelt werden. Es ist die Retina, ein Geflecht aus Nerven, die geschädigt wird. Wie bei jedem nervalen Problem kommt es auch hier zu den besten Ergebnissen, wenn innerhalb der ersten drei Monate behandelt wird. Verwenden Sie Punkte wie:

Bl 1 *(Jingming)*
Qiuhou (M-HN 8)
Gb 20 *(Fengchi)*
Le 3 *(Taichong)*

Methode: Bl 1 (*Jingming*) und *Qiuhou* (M-HN 8) müssen auf eine Tiefe von ein bis zwei *Cun* genadelt werden, sodass die Nadelsensation am hinteren Teil des Auges gespürt wird. Gb 20 (*Fengchi*) und Le 3 (*Taichong*) werden mit neutraler Technik behandelt.

Taubheit Die Taubheit ist hier gewöhnlich das Ergebnis einer Nervenschädigung. Auch hier sei nochmals betont, dass Sie tief nadeln müssen, um eine Wirkung zu erzielen. Setzen Sie Punkte ein, wie:

Gb 2 (*Tinghui*)
SJ 5 (*Waiguan*)

Methode: Nadeln Sie Gb 2 (*Tinghui*) auf eine Tiefe von ein bis zwei *Cun* und lösen Sie bei der Nadelung von SJ 5 (*Waiguan*) eine Nadelsensation aus, die den Arm hinaufläuft. Wir haben keine direkte Erfahrung mit dieser Behandlung, aber üblicherweise wird bei nerval bedingter Taubheit täglich behandelt, mit einer relativ schmerzhaften Technik. Dies ist eine Behandlungsform, die nur von wenigen westlichen Kindern toleriert wird.

Handhabung der Erkrankung

Sobald sich die Masern bestätigt haben, sollte das Kind in einem *abgedunkelten Raum* ins Bett gelegt werden. Zwar mag das Kind keinerlei Zeichen einer Augenschädigung aufweisen, doch sollte diese Maßnahme ergriffen werden, um möglichen dauerhaften Schäden vorzubeugen. Reden Sie den Eltern zu, so viel Zeit wie möglich mit dem Kind zu verbringen, um es in seiner Lage zu trösten. Es besteht kein Zweifel daran, dass fürsorgliche Pflege eine bedeutende Rolle bei der Genesung von Masern spielt. Beruhigen Sie das Kind. Lesen Sie ihm Geschichten vor, anstatt es fernsehen oder am Computer spielen zu lassen. Andere hilfreiche Maßnahmen sind in *Natural Medicine for Children* beschrieben.

Genesung

Wenn die Temperatur zu sinken beginnt, wird auch der Appetit nach und nach zurückkehren. Zunächst sollten ganz einfache Nahrungsmittel in kleinen Portionen gegeben werden. Haferbrei oder Säuglingsnahrung sind sehr vorteilhaft. Nimmt der Appetit zu und wird die Verdauung stärker, können andere Lebensmittel hinzukommen. Bei großer Schwäche ist eine Rindsbrühe sehr hilfreich.

Erholung

Ein Kind, das Masern hatte, befindet sich, nachdem das Fieber vorüber ist, für eine Woche oder länger in einem Wunderland. Es ist völlig üblich, dass das Kind mit einem verwirrten und verwunderten Blick in den Augen herumwandert. Es sieht aus, als wäre es aus einem sehr tiefen Schlaf erwacht oder hätte ein mystisches Erlebnis gehabt. Wenn Sie die Veränderungen betrachten, die stattgefunden haben, ist dies nicht verwunderlich. Was man sich jedoch nicht immer klar macht, ist, wie empfindlich das Kind während dieser wichtigen Zeit ist: Wenn das Kind sehr starken oder heftigen Eindrücken ausgesetzt wird, können diese eine anhaltende Wirkung haben. Aus diesem Grund kann es hilfreich sein, wenn das Kind während der Erholungsphase einige Zeit an einem ruhigen Platz auf dem Land zubringt, wenn dies möglich ist.

Behandlung

Für westliche Kinder sind die unter ‚Folgeerscheinungen' beschriebenen extremen Zustände selten, sodass eine Behandlung in der Regel nicht notwendig wird. Insgesamt erscheint es besser, wenn sich das Kind von selbst erholt. Es gibt jedoch Zeiten, zu denen das Kind besonders schwach ist und alle Zeichen eines *Qi*-Mangels aufweist. In solchen Fällen ist eine tonisierende Behandlung nötig. Akupunktur kann dabei zwar hilfreich sein, aber ein einfaches Kräutertonikum ist besser.

VERMEIDUNG VON KOMPLIKATION BEI EINER MASERNERKRANKUNG

Jedes Kind ist dem Risiko von Masern ausgesetzt, selbst wenn es geimpft wurde. Aber diejenigen, die nicht geimpft wurden, tragen ein größeres Risiko und die Eltern sollten darüber informiert werden, wie sie jegliche Komplikation vermeiden können, wenn ihr Kind erkrankt.

Allgemeiner Ratschlag

Der grundlegende Rat besteht darin, das Kind gesund zu halten und insbesondere jegliche Bildung von Giftstoffen im Körper zu verhindern. Dies impliziert verschiedene Diätvorschriften.

- Vermeiden Sie Orangen, inklusive Orangensaft. Ein Kind sollte nicht mehr als eine Orange (oder die entsprechende Menge Saft) in der Woche essen. Der Giftstoff in Orangen verstärkt das Maserngift.
- Vermeiden Sie Fleisch, besonders rotes Fleisch, sowie Meeresfrüchte, wie Krabben und Schalentiere. Die Verdauung eines Kindes ist nicht so kräftig wie die eines Erwachsenen und es ist schwierig für Kinder, Fleisch vollständig zu verdauen, ohne Giftstoffe zu erzeugen. Nach unserer Ansicht sollten Kinder bis zum Alter von sieben Jahren vornehmlich vegetarische Kost essen, ausgenommen während der Erholungsphase nach einer Krankheit.
- Künstliche Farb- und Geschmacksstoffe haben insgesamt in der Ernährung eines Kindes nichts zu suchen.

Behandlung

Als Praktiker können Sie das Kind soweit stärken, dass, sollte es die Masern bekommen, keine Komplikationen auftreten. Dies lohnt sich zu jeder Zeit, besonders aber bei einer Epidemie. Es ist nie zu spät, mit einer Behandlung zu beginnen.

Vermeiden der Bronchopneumonie

Absolut klar ist, dass Sie auf den Schleim achten müssen. Stellen Sie sicher, dass das Kind keinerlei Symptome von Schleimbildung aufweist oder häufig Husten und Erkältungen bekommt. Zu den Ernährungsempfehlungen gehört es, dass Milchprodukte vermieden werden müssen.

Vermeiden der Enzephalitis

Es wurde festgestellt, dass jede Masernerkrankung das Hirn schädigt und dass der freigesetzte Giftstoff die Hirnaktivität beeinträchtigt. Bei normalem Verlauf der Erkrankung führt der Giftstoff zu einer zeitweiligen Trübung des Bewusstseins, die vorübergeht, wenn der Giftspiegel sich senkt. Steigt der Giftspiegel jedoch zu sehr an und wird die Temperatur des Gehirns zu hoch, so kann die daraus folgende Gehirnentzündung zu dauerhaften Schäden führen. Allerdings wird dies nur dann geschehen, wenn das Gehirn schon zu aktiv und überstimuliert ist. Genau dies weist den Weg, das Risiko zu vermindern, namentlich, sicherzustellen, dass das Gehirn so kühl wie möglich ist. Dies bedeutet, das Kind den Umständen entsprechend so ruhig und friedvoll wie möglich zu machen. Insbesondere raten wir von folgenden Stimulansen ab:

- Fernsehen
- zu früh eingesetzte Lernmethoden
- das Kind zu vielen aufregenden Aktivitäten auszusetzen

Regen Sie vielmehr die Vorstellungskraft des Kindes an, indem Sie ihm etwas vorlesen, leiten Sie es zum Malen an, zum Spielen im Freien und zum Tagträumen.

Vermeiden der Diarrhö

Noch einmal, der Hauptratschlag betrifft die Ernährung. Stellen Sie sicher, dass das Kind regelmäßige Mahlzeiten erhält und dass bei jüngeren Kindern Schritte unternommen werden, um eine Nahrungsakkumulation zu vermeiden.

IMPFUNGEN

Unter den konventionellen Medizinern wird das Für und Wider von Impfungen auf beiden Seiten leidenschaftlich diskutiert. Diejenigen, die für eine Impfung plädieren, verweisen auf die Beschwerden, die Gefahr von Komplikationen und sogar auf einen möglichen Tod durch Masern. Die, die sich gegen eine Impfung aussprechen, verweisen auf die Verminderung der Schwere der Masern in jüngster Vergangenheit und auf das Risiko des Todes durch die Impfung selbst. Jede der beiden Seiten kann sich auf statistische Untersuchungen berufen. Aufgrund der Größe eines Samples, die notwendig wäre, um zu akkuraten Resultaten zu kommen, hat sich herausgestellt, dass es nahezu unmöglich ist, eine Stichprobe zu erstellen, die frei von Verzerrungen wäre.

Was eine Statistik liefert, ist, dass sie uns sagt, dass es das Risiko eines Hirnschadens und sogar des Todes durch Masern gibt. Allerdings besteht auch durch eine Impfung das Risiko zu Hirnschäden oder Tod und diese Risiken entsprechen sich mit 20:1000000. Es ist weder vollständig sicher, die Masern zu bekommen, noch vollständig sicher, wenn man geimpft wird. Es gibt keine vollständige Sicherheit und bei der Entscheidung für oder gegen eine Impfung müssen noch andere Faktoren in Betracht gezogen werden.

Persönlich sind wir vehement gegen eine Masernimpfung. Wir denken, dass es, wenn das Maserngift im Körper verbleibt, im späteren Leben eine Vielzahl von gefährlichen Erkrankungen verursachen kann. Zudem haben wir das Gefühl, dass die Woge von Selbstsucht, die die entwickelte Welt überflutet, durch eine Impfung nur verschlimmert werden kann, da das Maserngift mit der Ichbezogenheit einer Person in Zusammenhang steht.

Was lässt sich für ein geimpftes Kind tun?

Ein Kind, das die Pubertät erreicht, ohne die Masern bekommen zu haben, bekommt sie sehr wahrscheinlich nicht mehr. Allerdings gibt es andere Wege und Gelegenheiten für das Gift, nach außen zu kommen. Eine übliche Art und Weise ist ein schwacher Ausschlag während der Pubertät, der sich für ein Jahr oder länger hält. Ein Unterscheidungsmerkmal ist, dass der Ausschlag ausgeprägter ist, wenn das Kind gesünder und energiegeladener ist; typischerweise am Ende der Sommerferien. Kann man das Kind während dieser Zeit unterstützen (medizinisch und psychologisch), wird sich dieser Übergang (der in jungen Jahren so voller Risiken ist) sanfter vollziehen, wobei sich Schmerzen und Gefahren über einen längeren Zeitraum verteilen. Eine andere Art, in der sich dieses Gift zeigen kann, ist das Drüsenfieber (Mononukleose) im Teenageralter. Dieses Muster wird ausführlicher in Kapitel 43 und 44 erörtert.

21 ❖ Mumps

EINLEITUNG

Mumps (Parotitis epidemica) ist eine der Erkrankungen, von der man erwarten kann, dass alle Kinder sie bekommen. Sie geht normalerweise ohne jegliche Komplikation vorüber, häufig mit einer leichten Schwellung der Drüsen. Mumps betrifft im Allgemeinen nur jeweils eine Seite gleichzeitig, sodass es nach Abschwellen der einen Seite üblich ist, dass die andere Seite anschwillt. Wie bei allen Drüsenproblemen, ist die Geschwindigkeit, in der sich der Zustand verändert, relativ gering und die Ergebnisse der Akupunktur sind entsprechend weniger drastisch als bei Masern und Fieberkrämpfen. In einem schweren Fall jedoch kann die Akupunktur eine große Hilfe bei der Linderung der starken Schmerzen und anderer Symptome sein und die Krankheitsdauer verkürzen. Komplikationen können vermieden werden und sollten sie aufgrund von Fahrlässigkeit doch auftreten, lassen sie sich schnell behandeln. Bei einigen Kindern kann Mumps für eine lange Zeit (sechs bis acht Wochen während der Krankheit und weitere sechs Wochen danach) zu Müdigkeit und Niedergeschlagenheit führen. Die Akupunktur ist sehr wirksam beim Wiederaufbau der Energie des Kindes und der Aufhellung seines Gemütszustandes.

ÄTIOLOGIE UND PATHOGENESE

Die Wurzelursache von Mumps ist der der Masern sehr ähnlich, d. h. ein anderer Aspekt des Hitzegiftes, das seit der Geburt vorhanden ist, dringt nach außen. Der Unterschied zwischen Masern und Mumps liegt zum Teil im Schweregrad – Masern sind wesentlich schlimmer als Mumps – und zum Teil darin, dass das Gift sich in einem anderen System befindet. Aus Sicht der Traditionellen Chinesischen Medizin befindet sich das Maserngift tief im Inneren, in den *Zang Fu* Organen, während das Mumpsgift mehr an der Oberfläche, in den Leitbahnen, angesiedelt ist. Hier gibt es eine Parallele zur Sichtweise der konventionellen Medizin, in der die Masern wahrscheinlich Gehirn und Rückenmark ‚attackieren', während Mumps nur die Drüsen angreift.

Nützliche Aspekte

Ebenso wie die Masern das System von einem wirklich gefährlichen Gift befreien, befreit Mumps den Körper von einem etwas weniger üblen Gift. Mumps hat die Wirkung, die Leitbahnen frei zu machen, besonders die Leber-Leitbahn. Wenn ein Kind keine Mumps bekommt, entweder weil es mit der Krankheit nicht in Kontakt gekommen ist, oder weil es geimpft wurde, ist es in späteren Jahren anfälliger für Drüsenfieber. Umgekehrt ist es wahrscheinlich, dass, wenn das Kind Mumps später bekommt, die Leber-Leitbahn angegriffen wird und es zu einer Orchitis (Schwellung und Entzündung der Hoden) oder einer Ovaritis (Schwellung und Entzündung der Eierstöcke) kommt.

Chinesische Sicht

Mumps wird einer Infektion durch Wind, Feuchtigkeit und Hitze (bekannt als Wärmegift) zugeschrieben. Die Erkrankung dringt durch Mund und Nase ein und sammelt sich in der *Shao Yang*-Leitbahn des Beines, der Gallenblasen-Leitbahn an. Hier behindert sie die Zirkulation von *Qi* und Blut und sammelt sich im Bereich des Kiefers. Die Ohrspeicheldrüse vergrößert sich und beginnt zu schmerzen. Die *Shao Yang*-Leitbahn des Beines besitzt eine innen-außen Beziehung zur *Jueyin*-Leitbahn des Beines, der Leber-Leitbahn, die durch die Genitalien zieht. Wenn das pathogene Gift in diese Leitbahn eindringt, kommt es zur Komplikation der Orchitis oder Ovaritis. Wenn das feuchte Gift aufwärts zieht, kann es die Nährebene erreichen und in die *Jueyin*-Leitbahn der Hand, die Perikard-Leitbahn, eindringen, was zu Krämpfen und Bewusstlosigkeit führt.

MUSTER UND SYMPTOME

Wärmegift auf der oberflächlichen Ebene

Zu den charakteristischen Symptomen dieses Musters gehören:

- die Ohrspeicheldrüse ist geschwollen und schmerzt; keine deutliche Abgrenzung der Schwellung
- die Schwellung kann ein- oder beidseitig auftreten
- das Kauen ist erschwert

Zungenbelag: dünn, weiß oder gelb
Puls: oberflächlich, schnell (manchmal tief und schlüpfrig)

Hitzegift akkumuliert und sammelt sich

Diesen Zustand findet man im Westen sehr selten. Zu den Symptomen gehören:

- hohes Fieber
- Kopfschmerzen
- Reizbarkeit
- Durst
- kein Appetit oder sogar Erbrechen

- Müdigkeit und Energielosigkeit
- die Ohrspeicheldrüse ist enorm geschwollen mit brennender Hitze und Schmerzen
- der Hals ist rot und geschwollen
- Kau- und Schluckbeschwerden
- trockene Stühle oder Obstipation
- gelber, spärlicher Urin

Zungenbelag: gelb, dünn, glitschig
Puls: schlüpfrig, schnell

Behandlungsprinzip: Die Hitze beseitigen und das Gift auflösen, die Verhärtung aufweichen und die Schwellung zerstreuen.

BEHANDLUNG

Hauptpunkte

SJ 17 (*Yifeng*)	Lokalpunkt
Ma 6 (*Jiache*)	Lokalpunkt
Di 4 (*Hegu*)	Fernpunkt um das *Qi* in Gesicht und Kiefer zu bewegen

Sekundärpunkte

SJ 5 (*Waiguan*)	Beseitigt pathogenen Wind
Gb 20 (*Fengchi*)	Beseitigt pathogenen Wind

Methode: im Prinzip sollte eine zerstreuende Technik eingesetzt werden, in der Praxis genügt jedoch eine neutrale Technik.

Entsprechend der Symptome

Fieber Fügen Sie Du 14 (*Dazhui*) und Di 11 (*Quchi*) hinzu

Orchitis Fügen Sie Mi 10 (*Xuehai*), Le 2 (*Xingjian*) und Gb 43 (*Xiaxi*) hinzu

Schmerzen Fügen Sie Lu 11 (*Shaoshang*) und Di 1 (*Shangyang*) hinzu

Methode: An allen Punkten wird eine stark zerstreuende Technik eingesetzt. Die Nadeln können für 20 Minuten verbleiben und es kann alle 5 Minuten stimuliert werden.

Entsprechend der Muster

Wärmegift auf der oberflächlichen Ebene

Die oben aufgelisteten Punkte sollten ausreichen. Gibt es kein Fieber, kann Moxibustion mit Ingwer auf der Schwellung eingesetzt werden.

Prognose: Jede Behandlung sollte eine deutliche Verbesserung bringen, aber es können einige Behandlungen notwendig sein.

Hitzegift akkumuliert und sammelt sich

Verwenden Sie die oben aufgelisteten Hauptpunkte und:

SJ 2 (*Yemen*)	Beseitigt Hitze und löst die Blockaden in der Leitbahn auf

Ren 24 (*Chengjiang*)	Lässt die Flüssigkeiten zirkulieren und beseitigt den Durst

Zusätzlich kann die geschwollene Drüse auf eine Tiefe von 2,5 *Cun* genadelt werden oder im oberen, mittleren und unteren Bereich punktiert werden. Nach der Punktierung mit einer Dreikantnadel kann man schröpfen, um das mit dem Blut vermischte Gift herauszuziehen. Ein anderes wirksames Hausmittel ist es, aus einer Schnur oder aus dem Heilkraut Medulla Junci Effusi (*Deng Xin Cao*) einen Docht zu drehen und in Sesamöl zu tauchen. Der Docht wird dann angezündet und seine Spitze sehr schnell an einem Punkt ein *Cun* über dem Ohr ausgedrückt.

Prognose: Behandeln Sie einmal täglich; es werden mehrere Behandlungen notwendig sein, um eine Genesung zu erreichen.

Komplikationen

Wenn ein Erwachsener Mumps bekommt, besteht ein hohes Risiko für eine Orchitis oder Ovaritis. Dies ist äußerst unangenehm und beängstigend, für Männer mehr als für Frauen, da sie um ihre Männlichkeit fürchten. Allerdings sind Impotenz oder Sterilität als Folge einer schweren Mumpsattacke sehr selten. Die folgenden beiden Punkte können zur Behandlung dieser Störung eingesetzt werden:

Mi 10 (*Xuehai*)
Le 2 (*Xingjian*)

Wir wissen nicht, wie wirksam diese Punkte sind, da wir niemals eine Orchitis behandelt haben. Traditionelle chinesische Lehrbücher sind sich jedoch im Grunde einig, ihre Verwendung zu empfehlen.

22 ❖ Pertussis

EINLEITUNG

Pertussis (Keuchhusten) ist immer noch eine gefährliche Erkrankung und hat, anders als Masern und Scharlach, nichts von ihrer Schwere eingebüßt. In Großbritannien gibt es alle drei bis vier Jahre eine Pertussisepidemie, die die Gesundheitsbehörden durch Impfungen zu eliminieren versuchen. Diese Bemühungen sind nicht gänzlich erfolgreich, weil der Impfstoff noch weiter verbessert werden muss und bei einem Ganzzellenimpfstoff immer das deutliche Risiko eines schweren Gehirnschadens oder sogar des Todes besteht. Dies löst bei Eltern einigen Widerstand aus, ihre Kinder dieser Behandlung zu unterziehen. Der neue, in Japan entwickelte Serumimpfstoff, ist erheblich sicherer.

Innerhalb der Chinesischen Medizin wird die Pertussis einem äußeren pathogenen Faktor zugeschrieben, jedoch nimmt man an, dass sie aber nur zu einer ernsthaften Krankheit voranschreiten kann, wenn das Verdauungssystem schon ein wenig blockiert ist. Der pathogene Faktor schädigt das Milz-*Qi*, führt zur Nahrungsakkumulation und es kommt zu dem charakteristisch klebrig-zähen Sputum. Allerdings unterscheidet sich unsere Vorstellung etwas von der Chinesischen Sichtweise. Uns scheint es, dass der Keuchhusten eine Erkrankung ist, bei der dicker Schleim, der schon vorher vorhanden war, aus dem Körper ausgeschieden wird. In dieser Hinsicht ähnelt er ein wenig den Masern, obwohl es bei den Masern das Hitzegift ist, das ausgeschieden wird. Dies ist etwas, das in der chinesischen Medizinliteratur nicht erwähnt wird (vielleicht, weil es in China nicht auftritt), allerdings kann man von ‚Gebärmutterschleim' sprechen. Dabei handelt es sich um Schleim, der das Ergebnis des neunmonatigen Aufenthaltes in der Gebärmutter ist, während derer die Körperflüssigkeiten nicht frei fließen können. Der Keuchhusten kann eher als ein therapeutisches Übergangsstadium betrachtet werden, da er den Schleim nach außen bringt.

Pertussis ist tatsächlich nur eine Bedrohung für Kinder unter drei Jahren. Während dieses heiklen Alters sind ihr Verdauungssystem und ihre

Lungen sehr zart und können durch das Freisetzen großer Mengen an Schleim leicht geschädigt werden. Akupunktur eignet sich jedoch besonders gut, um die Pertussis zu behandeln. Mit regelmäßiger Behandlung wird es nicht dazu kommen, dass das Kind an irgendwelchen Krankheitsfolgen der Pertussis leiden muss und aufgrund der Freisetzung des ‚Gebärmutterschleims' wird das Kind aus dieser Erkrankung eher einen Nutzen ziehen.

Für viele Menschen ist die Vorstellung, dass Keuchhusten gut für das Kind sein kann purer Unsinn. Dies trifft besonders für ältere Leute zu, die jemanden kennen, der in der Zeit vor dem 2. Weltkrieg an Keuchhusten gestorben ist. Während dieser Zeit war der Keuchhusten in der Tat gefährlich und viele Kinder starben daran, oder behielten eine bleibende Schädigung der Lunge zurück. Dies ist aber nicht mehr der Fall und für die meisten Kinder ist der Keuchhusten nützlich. Der größte Nutzen zeigt sich im Appetit: Kinder, die Keuchhusten hatten, haben einen gleich bleibend guten Appetit und haben selten Zeichen irgendeiner Allergie. Aus westlicher Sicht ist diese Wechselbeziehung unverständlich, aber in der Traditionellen Chinesischen Medizin völlig offenkundig: ist der Schleim aus dem System entfernt, wird natürlicherweise die Milz besser arbeiten.

Ohne Behandlung kann die Pertussis etwa drei Monate anhalten, daher ihr chinesischer Name ‚hundert Tage Husten' (*Bai Ri Ke*). Das beständige Husten während dieser Zeit ist für das Kind und seine Familie eine große Belastung und kann die Lunge ernsthaft schädigen. Viele Fälle von Asthma, das in späterem Alter auftritt, kann auf eine Pertussis zurückgeführt werden, die die Lunge geschädigt hat, als die Person noch sehr jung war. In milden Fällen kann für das ganze Leben ein übler, trockener Husten zurückbleiben. Diese Risiken erklären sicherlich den Wunsch, seine Kinder impfen zu lassen. Wird jedoch Akupunktur eingesetzt, muss es zu keiner dieser Folgeerscheinungen kommen, da die Krankheit behandelt werden kann, bevor sie Zeit hat, die Lunge zu schädigen.

In der Westlichen Medizin wird Pertussis einer bakteriellen Infektion durch *Bordetella pertussis* zugeschrieben, jedoch haben sich in den vergangenen Jahren Viren entwickelt, die Symptome zeigen, die denen der Pertussis sehr ähnlich sind. Es gibt leichte Unterschiede in der Natur des Hustens und des Sputums, aber auf den ersten Blick sehen diese beiden Hustentypen gleich aus. Für den letzten Typus des Hustens ist eine Pertussisimpfung nicht wirksam. Akupunktur ist hilfreich, aber die Ergebnisse sind weit weniger gut und es bedarf möglicherweise zwei- bis dreimal so vieler Behandlungen.

In Bezug auf die Musterdifferenzierung lässt sich die Erkrankung in zwei Stadien einteilen, gefolgt von einer Genesungsphase. In jedem dieser Stadien lassen sich zwei Typen unterscheiden, einen heißen und einen kalten Typus. Früher trat der Hitzetyp häufiger auf, während heute der Kältetyp dominiert. Zusätzlich finden wir heutzutage ein Mangel-Muster (bei schwachen Kindern), das in chinesischen Texten nicht erwähnt wird.

Aus westlicher Perspektive ist der Hitzetyp einer opportunistischen bakteriellen Infektion zuzuschreiben, die zusätzlich zur Pertussis auftritt. Diese Infektion wird gewöhnlich mit Antibiotika behandelt.

ÄTIOLOGIE UND PATHOGENESE

Ätiologie

Den traditionellen chinesischen Lehrbüchern zufolge wird diese Erkrankung durch einen Angriff epidemischen pathogenen Windes verursacht. Ist der Körper des Kindes schwach und hat sich Schleim angesammelt, kann sich dieser pathogene Faktor festsetzen und es kommt zum zweiten Stadium mit dem charakteristischen krampfartigen Husten.

Pathogenese

Erstes Stadium Der epidemische pathogene Wind dringt durch Nase und Mund ein und kämpft mit dem Abwehr-*Qi* der Lunge. In diesem Stadium präsentiert sich dieser Wind als äußeres Muster von Wind-Kälte oder Wind-Hitze. Ist das Kind gesund, wird die Erkrankung nach und nach zurückgehen, ohne das zweite Stadium zu erreichen. Ist allerdings Schleim oder eine Nahrungsakkumulation vorhanden oder ist das Kind schwach, wird sie zum zweiten Stadium voranschreiten.

Zweites Stadium Stagniert der pathogene Wind, kann er zu Hitze umschlagen, die die Körperflüssigkeiten verbraucht. Als Resultat wird sich der Schleim verdicken, die Bronchien blockieren und das freie Fließen der Luft in der Lunge beeinträchtigen. Daraufhin steigt das Lungen-*Qi* rebellisch nach oben, mit krampfartigem Husten und Erbrechen von Schleim und Flüssigkeit. Die Regulation des *Qi*-Mechanismus wird durch den krampfartigen Husten gestört und in der Folge wird auch die Zirkulation des Blutes beeinträchtigt. Dies zeigt sich an Symptomen wie einem violetten Gesicht und violetten Ohren, hervortretenden Nackenvenen und spontanem Schwitzen. In Extremfällen kann es zu Inkontinenz kommen.

Ist der krampfartige Husten sehr stark oder hält er über längere Zeit an, kann die Hitze die Lunge schädigen und die mit der Lunge verbundenen Leitbahnen in Mitleidenschaft ziehen. Dies kann zu Bluthusten oder Nasenbluten führen. Da die Organe eines Kindes unterhalb von zwei Jahren schwach sind, schwinden die Lebensgeister, da der Säugling zu kämpfen aufhört und es kommt zu einem Kollaps der Lunge. Schleim-Hitze steigt daraufhin zu den Sinnesöffnungen und es zeigen sich Symptome wie Zuckungen, Delir und Bewusstlosigkeit.

Drittes Stadium Im Westen treten die meisten Kinder vom zweiten ins dritte Stadium über. Das Kind zeigt Erschöpfungserscheinungen sowohl des *Qi* als auch des *Yin*.

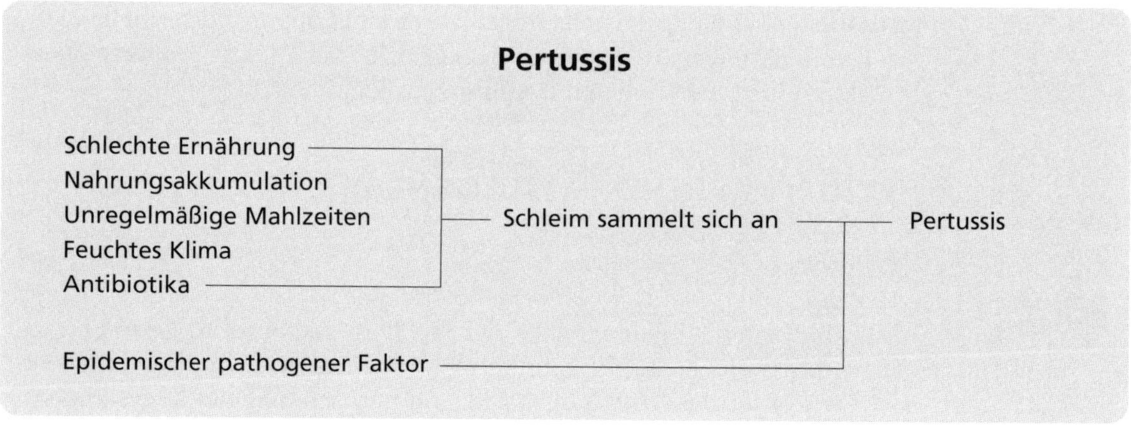

MUSTER UND SYMPTOME

Erstes Stadium (10–20 Tage)

- Der Husten beginnt mit Symptomen eines äußeren Musters, führt aber schnell zu Keuchen und Husten mit blasig-schaumigem Sputum
- häufig reichlicher nasaler Ausfluss

Zunge: dünn und weiß
Puls: oberflächlich mit Kraft

Behandlungsprinzip: Das Lungen-*Qi* veranlassen sich abzusenken und den Schleim umwandeln

Zweites Stadium (40–60 Tage)

Allgemein

- häufiges krampfartiges Husten, gefolgt vom charakteristischen Krupp; am Tag besser und in der Nacht schlimmer
- Bauchschmerzen
- viel Schleim in der Lunge
- der krampfartige Husten wird durch Erbrechen erleichtert

Schleim-Kälte besetzt die Lunge

- das Sputum ist flüssiger
- klarer nasaler Ausfluss

Zungenbelag: weiß, schmierig
Puls: oberflächlich, gespannt

Behandlungsprinzip: Das Lungen-*Qi* wärmen und verteilen, den Husten beenden und den Schleim umwandeln

Schleim-Hitze schädigt die Lunge

- das Sputum ist klebrig, dick und schwer abzuhusten
- das Sputum kann Blut enthalten
- Epistaxis
- trockener Mund, Durst mit dem Wunsch zu trinken

Zungenbelag: gelb, trocken
Puls: schlüpfrig, schnell

Anmerkung

Dieses Muster korrespondiert mit der westlichen Komplikation einer opportunistischen Infektion. Die Vorstellung ist die, dass ein völlig anderes Bakterium beginnt, in der Lunge zu wuchern. Dies ist aufgrund der Lungenschwäche und großen Mengen an Schleim, die sich in ihr angesammelt hat, möglich.

Behandlungsprinzip: Die Hitze beseitigen und Lungen-*Qi* verteilen, den Husten beenden und den Schleim umwandeln

Lungen- und Milz-Qi-Mangel

Dieses Muster findet man im Westen, aber nicht in China. Zu den charakteristischen Symptomen gehören:

- blasses Aussehen, möglicherweise sogar weiß
- sehr dünn
- Vorgeschichte von schlechtem Appetit
- lethargisch
- mögliche Hustenanfälle, aber nicht so heftig wie bei starken Kindern (obwohl auch sie sehr alarmierend aussehen können)

Zunge: blass, nass
Puls: schwach oder weich

Behandlungsprinzip: Die Lunge tonisieren und die Milz nähren

Komplikationen (im Westen selten)

Bleibt diese Erkrankung über lange Zeit unbehandelt, zeigen sich gewöhnlich die folgenden Symptome:

- der pathogene Faktor greift das *Yin* an; typischerweise *Yin*-Mangel
- der pathogene Faktor greift die Lunge an und führt zu Asthma
- heftiges Erbrechen
- Druck- und Völlegefühl in der Brust, schmerzende Rippen
- Bluterbrechen
- periorbitale Ödeme
- Obstipation
- schwacher Appetit, geblähtes Abdomen
- Delir

Drittes Stadium: Genesung (20-30 Tage)

Allgemein

- der Husten nimmt ab und ist kaum noch krampfartig
- das Erbrechen ist vermindert

Lungen- und Milz-Qi-Mangel

- der Körper ist schwach und weist Mangelzustände auf
- Husten und Stimme sind schwach und kraftlos
- Kurzatmigkeit
- müde und kraftlos
- kalte Hände und Füße
- spontanes Schwitzen
- schwacher Appetit, wählerisch beim Essen

- geblähtes Abdomen
- wässrige Stühle
- reichlicher, blasser Urin

Zungenbelag: dünn, weiß
Puls: tief, kraftlos
Fingervene: blass, dünn

Behandlungsprinzip: Die Lunge tonisieren und die Milz nähren

Yin-Mangel (im Westen selten)

- trockener, kraftloser Husten
- heiße Sohlen und Handflächen
- Ruhelosigkeit, wacht nachts auf
- Reizbarkeit
- Nachtschweiß
- rote Wangen
- trockene Lippen

Zungenbelag: dünn, gelb
Puls: schnell, kraftlos
Fingervene: dünn, violett

Behandlungsprinzip: Das *Yin* nähren und die Lunge befeuchten

BEHANDLUNG

Erstes Stadium

Lu 7 (*Lieque*)	Lenken beide das Lungen-*Qi* nach unten und
Di 4 (*Hegu*)	wandeln Schleim um
Gb 20 (*Fengchi*)	Beseitigt Wind

Bei schwachen Kindern kann es nützlich sein, das *Qi* mit Ma 36 (*Zusanli*) zu tonisieren. Reagiert der Rücken empfindlich auf die Palpation oder ist die Lunge schwach, fügen Sie Bl 12 (*Fengmen*) hinzu. Bei Wind-Kälte zusätzlich Lu 9 (*Taiyuan*), bei Wind-Hitze Lu 5 (*Chize*) und Lu 11 (*Shaoshang*). Gibt es Zeichen einer Nahrungsakkumulation, sollte dies mit *Sifeng* (M-UE 9) behandelt werden, um das Fortschreiten der Erkrankung zum zweiten Stadium zu verhindern.

Methode: Lu 7 (*Lieque*), Di 4 (*Hegu*) und Gb 20 (*Fengchi*) werden genadelt. Bl 12 (*Fengmen*) kann genadelt oder geschröpft werden. Lu 9 (*Taiyuan*) wird bei Wind-Kälte genadelt. Verwenden Sie Moxibustion (oder Moxa auf Knoblauch) an Bl 12 (*Fengmen*) oder anderen empfindlichen Rückenpunkten. Bei Wind-Hitze wird Lu 5 (*Chize*) genadelt und Lu 11 (*Shaoshang*) mit der Dreikantnadel punktiert und bluten gelassen.

Prognose: Diese hängt stark vom allgemeinen Gesundheitszustand des Patienten ab. Bei einem einigermaßen gesunden Kind sollten ein bis zwei Behandlungen genügen, um zu verhindern, dass der Husten zum zweiten Stadium voranschreitet.

Zweites Stadium

Hauptpunkte

Sifeng (M-UE 9)

Dieser Punkt kann mit Pe 6 (*Neiguan*) und Di 4 (*Hegu*), mit Lu 7 (*Lieque*) oder mit Lu 9 (*Taiyuan*) kombiniert werden.

Methode: Allen chinesischen Texten zufolge wird *Sifeng* (M-UE 9) mit einer Dreikantnadel punktiert, sodass einige Tropfen einer gelben Flüssigkeit austreten können. Unserer Erfahrung nach ist diese Flüssigkeit jedoch rot!

Entsprechend der Symptome

Viel Sputum:
Fügen Sie Ma 40 (*Fenglong*) hinzu

Atemschwierigkeiten:
Fügen Sie Ren 22 (*Tiantu*) und Ren 17 (*Shanzhong*) hinzu

Schleim-Kälte besetzt die Lunge

Verwenden Sie zusätzlich zu den Hauptpunkten:

Bl 13 (*Feishu*)	Stärkt die Lunge und lenkt das Lungen-*Qi* nach unten
Ren 12 (*Zhongwan*)	Wandelt Schleim um
Ren 17 (*Shanzhong*)	Wandelt Schleim um

Methode: Es kann Moxibustion eingesetzt werden, besonders Moxibustion auf Knoblauch

Schleim-Hitze schädigt die Lunge

Verwenden Sie zusätzlich zu den Hauptpunkten Lu 11 (*Shaoshang*), um die Schleim-Hitze zu beseitigen.

Methode: Mit einer Dreikantnadel punktieren und einige Tropfen Blut austreten lassen

Prognose: Sowohl bei Schleim-Kälte, als auch bei Schleim-Hitze hängt die Prognose vom Allgemeinzustand des Patienten ab, sowie davon, wie viel Zeit zwischen dem Beginn der Erkrankung und der Behandlung vergangen ist. Bei einem einigermaßen gesunden Patienten, der etwa eine Woche nach Beginn der Erkrankung zu Ihnen kommt, reichen drei bis vier zusätzliche Behandlungen aus, um die Wirkung zu konsolidieren.[1] Bei schwachen Patienten oder wenn der Beginn der Erkrankung bis zu etwa einem Monat zurückliegt, können mehr Behandlungen notwendig sein. *Die Behandlung sollte dann für die nächsten ein bis zwei Monate zweimal wöchentlich erfolgen.* Dies klingt nach einer langen Zeitspanne und ist es faktisch auch, aber es braucht einfach Zeit, um den dicken Schleim loszuwerden, der seit der Geburt im Organsystem vorhanden ist.

---

1 Den angesammelten Schleim im Körper loszuwerden, wird zu produktivem Husten führen. Bei einigen Patienten kann dieser sich lösende Husten sehr heftig sein. Tatsächlich kann es so aussehen, als wäre er schlimmer als die Pertussis; mit weiteren Behandlungen wird er jedoch bald abklingen.

Wenn die Pertussis tatsächlich nicht auf dem Pertussiserreger beruht, sind kürzere Behandlungsintervalle nötig. Häufig ist es notwendig, solche Patienten über den Zeitraum von zwei Wochen täglich zu behandeln, gefolgt von zwei bis drei Wochen, in denen Sie zweimal wöchentlich behandeln sollten.

Lungen- und Milz-Qi-Mangel

Hauptziel der Behandlung ist es, das Kind zu tonisieren. Beginnen Sie mit einer tonisierenden Technik und Moxibustion an Punkten wie:

Lu 9 (*Taiyuan*)
Lu 5 (*Chize*)
Ma 36 (*Zusanli*)

Nach einigen wenigen Behandlungen sollten Sie mit tonisierender Methode folgende Punkte behandeln:

Bl 13 (*Feishu*)
Bl 20 (*Pishu*)
Lu 9 (*Taiyuan*)

Prognose: Wenn es möglich ist, sollten Sie dreimal in der Woche behandeln; einmal die Woche reicht nicht aus. Die Ergebnisse sind sehr unterschiedlich und hängen stark vom Kind ab. Wenn es sich schlicht um Mangel handelt, können eine ganze Reihe von Behandlungen nötig sein, um die Energie wieder aufzubauen. Weist das Kind einen Milz-*Qi*-Mangel mit starker Unruhe auf, so kann es passieren, dass das Kind nach den Behandlungen sehr niedergeschlagen ist und sich heftig weigert wieder zu kommen.

Komplikationen

Yin-Mangel:
Fügen Sie Bl 43 (*Gaohuangshu*), Ni 3 (*Taixi*) und Bl 23 (*Shenshu*) hinzu

Asthma:
Fügen Sie Ren 22 (*Tiantu*) und *Dingchuan* (M-BW 1) hinzu

Erbrechen:
Zusätzlich Pe 6 (*Neiguan*) und Ma 36 (*Zusanli*)

Druck- und Völlegefühl in der Brust, schmerzende Rippen:
Zusätzlich Gb 34 (*Yanglingquan*) und Ma 40 (*Fenglong*)

Erbrechen von Blut:
Zusätzlich Pe 6 (*Neiguan*), Ma 36 (*Zusanli*), Ma 34 (*Liangqiu*) und Ma 21 (*Liangmen*)

Periorbitales Ödem:
Zusätzlich Mi 4 (*Gongsun*)

Obstipation:
Zusätzlich Lu 5 (*Chize*)

Schwacher Appetit, geblähtes Abdomen:
Zusätzlich Mi 6 (*Sanyinjiao*)

Delir:
Shixuan (M-UE 1) bluten lassen und Du 14 (*Dazhui*), Di 11 (*Quchi*) und Di 4 (*Hegu*) nadeln

Drittes Stadium

Lungen- und Milz-Qi-Mangel

Ma 36 (*Zusanli*)	Tonisiert das Milz-*Qi*
Ren 12 (*Zhongwan*)	Tonisiert das Milz-*Qi*
Lu 9 (*Taiyuan*)	Tonisiert das Lungen-*Qi*
Bl 13 (*Feishu*)	Tonisiert das Lungen-*Qi*

Methode: Tonisierende Methode; indirekte Moxibustion oder Moxa auf Ingwer können an Bl 13 (*Feishu*) und Ren 12 (*Zhongwan*) eingesetzt werden

Prognose: Hängt in hohem Maße von der Heftigkeit der Attacke und der Konstitution des Patienten ab. Kann von einer bis zu zehn Behandlungen reichen.

Yin-Mangel

Lu 9 (*Taiyuan*)	Tonisiert das Lungen-*Qi*
Bl 43 (*Gaohuangshu*)	Tonisiert das *Yin* des gesamten Körpers
Bl 23 (*Shenshu*)	Tonisiert das Nieren-*Yin*
Ni 3 (*Taixi*)	Tonisiert das Nieren-*Yin*

Methode: Tonisierende Methode, keine Moxibustion

Prognose: Eine bis drei Behandlungen sind gewöhnlich genug, um die Hitze zu beseitigen. Der Zustand kann zum *Qi*-Mangel Typus umschlagen.

PRÄVENTIVE MASSNAHMEN

Homöopathische ‚Immunisierung'

Es gibt eine Menge Geheimnisse um die homöopathische Immunisierung gegen Keuchhusten. Wie dem auch sei, aus der Perspektive der Traditionellen Chinesischen Medizin heraus lässt sich vorstellen, wie dies funktioniert.

Die Behandlung besteht zu allererst darin, jedes der größeren Ungleichgewichte des Kindes zu behandeln und ihm dann eine Einzeldosis Pertussinum 30, eine Nosode, die von einem Kind mit Keuchhusten stammt, zu verabreichen. Diese Behandlung wird während der ersten drei Lebensjahre jeden Frühling und Herbst wiederholt. Was die Nosode zu tun scheint, ist, das System in einer Weise zu aktivieren, die einer wirklichen Erkrankung ähnelt, sodass das Kind eine Menge von Schleim auswirft. Die Wirkungen sind jedoch wesentlich milder als ein wirklicher Keuchhusten, sodass die Verordnung die Gesundheit des Kindes nicht gefährdet, den Körper jedoch auch nicht vom gesamten dicken Schleim befreit, der beseitigt werden sollte. Allerdings ist genügend Schleim beseitigt worden, dass das Kind mit *Bordetella* fertig werden kann, wenn er auftaucht. Das Kind besitzt keine wirkliche Immunität gegenüber *Bordetella* und kann ihn sich also ‚einfangen'. Meist bleibt die Krankheit jedoch eine von *Wind auf der oberflächlichen Ebene* und dringt nicht tiefer ein. Das Kind kann für ein oder zwei Wochen einen harten Husten haben, danach aber geht der Husten vorüber.

Wenn wir die Wirkungen aus Sicht der Symptome betrachten, ist die Behandlung erfolgreich. In Begriffen einer wirklichen Immunisierung gegenüber *Bordetella* ist sie aber wirkungslos!

‚Immunisierung' durch Akupunktur

Was können wir Akupunkteure tun, um einer schweren Keuchhustenerkrankung vorzubeugen? Die Antwort ist: eine Menge. Wir können exakt denselben Prinzipien folgen wie der Homöopath. Zunächst behandeln wir die wesentlichen Ungleichgewichte. Die alte Redewendung: „Tonisiere den Mangel und zerstreue das Übermaß", trifft hier vollkommen zu.

Es ist richtig, dass wir nicht ganz dieselben Arzneimittel haben wie der Homöopath und wenn es leicht wäre, das Kind zu einem Homöopathen zu bringen, würde ich das machen. Aber wir können eine Menge für das Kind tun, wenn kein Homöopath in der Nähe ist.

SICH UM DAS KIND KÜMMERN

Eine von anthroposophischen Ärzten in Deutschland verfasste Studie hat gezeigt, dass Kinder, die während des Keuchhustens gut umsorgt werden, nicht unter Krankheitsfolgen zu leiden haben. Diejenigen, die Langzeitschäden davontragen, sind Kinder, um die sich nicht richtig gekümmert wurde. Dies ist auch der Fall, wenn keinerlei Behandlung stattfindet! Wir wollen auf diesen Punkt etwas ausführlicher eingehen, da die Verhältnisse innerhalb der Familie sich während dieses Jahrhunderts stark gewandelt haben. In der Vergangenheit war es wesentlich üblicher, dass der Vater das Haus verließ, um zur Arbeit zu gehen und die Mutter zu Hause blieb. Was immer wir auch über die Ungleichheit der Geschlechter denken mögen, diese Situation bedeutete, dass die Mutter, falls das Kind krank wurde, immer anwesend war und sich um das Kind kümmern konnte. Dies ist nicht länger der Fall, da es üblich ist, dass beide Elternteile arbeiten gehen, oder dass die Mutter allein erziehend ist und es bedeutet, dass spezielle Vorkehrungen getroffen werden müssen, um sich um das Kind zu kümmern, wenn es krank ist.

Die Konsequenz ist die, dass, wenn es für das Kind überhaupt möglich ist, zur Schule zu gehen, es zu gehen hat. Viele Kinder, die sich zweifellos noch zu Hause erholen sollten, werden zur Schule geschickt. Dieses Dilemma ist besonders bei Keuchhusten akut. Hat die Krankheit einmal das Stadium des keuchenden Hustens erreicht, ist das Kind der konventionellen Medizin nach nicht mehr ansteckend. Darüber hinaus hat das Kind die heftigsten Hustenanfälle während der Nacht und kann zur Schule geschickt werden, ohne dass es im Klassenzimmer zu sehr stört. Allerdings sollte ein Kind mit Keuchhusten in jedem Fall zu Hause bleiben und nur kurze Spaziergänge machen, gerade genug, um frische Luft in die Lungen zu bekommen. Für viele Eltern ist die Verlockung, ihr Kind wieder in die Schule oder den Kinderhort zu schicken, unwiderstehlich. Das ist ein Jammer.

ANMERKUNGEN

- Während der Patient Keuchhusten hat, sollten alle Schleim produzierenden Nahrungsmittel vermieden werden.
- Die Hauptmahlzeit sollte früh am Tag eingenommen werden, sodass die Nahrung vor den abendlichen und nächtlichen Hustenanfällen, die oft zu Erbrechen führen, verarbeitet werden kann.
- Der spasmodische Husten während der Nacht kann gemildert werden, wenn man das Kind in Thymian baden lässt. Machen Sie einen Aufguss mit einem Teelöffel Thymian auf einen halben Liter Wasser, lassen Sie ihn abkühlen und geben sie ihn dann in das Badewasser des Kindes.
- Die Panik, die einen spasmodischen Hustenanfall begleitet, kann gemildert werden, wenn Sie die Rescuetropfen der Bachblütentherapie verwenden. Stellen Sie ein Glas Wasser mit einigen Tropfen neben das Bett. Wenn das Kind mit einem Hustenanfall erwacht, geben Sie ihm ein, zwei Schlückchen, um die Panik zu mildern, die daher rührt, dass es das Gefühl hat, nicht atmen zu können.
- Für eine Fallgeschichte zur Pertussis siehe Fall 8 in Kapitel 47.

23 ❖ Tonsillitis

EINLEITUNG

Die Tonsillitis ist eine der häufigsten chronischen Beschwerden der Kindheit. Sie ist so häufig, dass es bis in die jüngste Vergangenheit Standard war, den Kindern die Mandeln zu entfernen, gleichgültig, ob sie Probleme damit hatten oder nicht. Diese Operation ist für Patienten, die zu einer Akupunkturbehandlung bereit sind selten, wenn überhaupt notwendig, da die Akupunktur bei der Behandlung der akuten Tonsillitis äußerst wirkungsvoll ist und auch bei den meisten chronischen Fällen zu einem Heilerfolg führt.

Vom Standpunkt der Westlichen Medizin aus wird die Tonsillitis durch eine bakterielle oder virale Infektion verursacht. Nach Betrachtungsweise der Chinesischen Medizin kann sie durch einen äußeren Faktor verursacht werden, jedoch können auch innere Faktoren eine wichtige Rolle spielen. Zu den häufig diskutierten Ursachen für die akute und die chronische Tonsillitis zählen die Folgenden:

Epidemien Diese treten am häufigsten zu Beginn von Frühling und Herbst auf, wenn das Wetter plötzlich umschlägt und es oft sehr windig ist. Unter diesen Bedingungen kann ein pathogener Faktor leicht in den Hals eindringen und eine akute Tonsillitis auslösen.

Funktionsstörung von Lunge und Magen Der Hals ist als das ‚Tor' zu Lunge und Magen bekannt. Daher können Probleme, die mit der Lunge in Zusammenhang stehen, etwa Entzündungen von Brust, Ohren und Nase, zu einer akuten oder chronischen Tonsillitis führen. In ähnlicher Weise können zu viel Hitze und Schleim im Magen zum Hals hinaufsteigen und gleichfalls eine akute oder chronische Tonsillitis verursachen.

Umweltfaktoren Die Tonsillen filtern durch Luft übertragbare Giftstoffe: Tabakrauch und chemische Dämpfe (z. B. von Farben oder Isolationsmaterialien). Diese Giftstoffe können ein Kind für eine Tonsillitis anfällig machen, da sie dazu führen, dass sich Feuchtigkeit und Hitze im Körper ansammeln, die dann die Leitbahnen des Halses blockieren.

Rezidivierende Infektionen

Wenn ein Kind wiederholt an akuten Anfällen von Tonsillitis leidet, wird dies nach und nach das *Qi* im Hals schwächen und so zu einer chronischen Tonsillitis führen. Dies ist besonders dann der Fall, wenn diese akuten Anfälle nicht richtig behandelt wurden, will heißen, wenn routinemäßig Antibiotika verordnet wurden.

Impfungen

Bestimmte Impfungen, die Keuchhustenimpfung ist dabei die häufigste, haben die Wirkung, zu chronischer Tonsillitis zu führen.

Emotionen

Probleme des Halses stehen oft mit den Emotionen in Verbindung, am häufigsten mit aufgestautem Ärger.

Während der Behandlung der Otitis media

Es ist nicht ungewöhnlich, dass eine Tonsillitis auftritt, wenn Sie eine Otitis media behandeln. Der pathogene Restfaktor in den Ohren wurde abwärts bewegt. Das ist zwar keine schlechte Reaktion, bedarf aber möglicherweise der Behandlung. Ganz gewiss aber müssen Sie das mit den Eltern besprechen!

Tonsillitis und Emotionen

Es ist vielleicht einer der eklatantesten Unterschiede zwischen der konventionellen Westlichen und der Traditionellen Chinesischen Medizin, dass nach ersterer praktisch alle akuten Erkrankungen durch *äußere* Faktoren verursacht werden, zum Beispiel durch ein Bakterium oder einen Virus. Augenscheinlich trifft dies für einige Fälle zu. Was jedoch die Chinesische Medizin schon vor langer Zeit beobachtet hat, ist, dass dies nicht notwendig der Fall sein muss. Akute Erkrankungen können auch durch innere Probleme entstehen und die Tonsillitis ist dafür ein gutes Beispiel. Nach westlicher Diagnose muss es sich um eine bakterielle oder virale Infektion drehen. Die Chinesen sagen, dass dies zwar möglich ist (man spricht dann von einem äußeren pathogenen Faktor), dass die Ursache aber auch innere Hitze aufgrund von Ernährungsfehlern oder emotionale Enttäuschung sein kann.

Dies gründet auf der Betrachtung der üblichen Muster, denen die Tonsillitis folgt: Sie findet sich selten bei Kindern unter zwei Jahren und tritt häufig im zweiten bis dritten Lebensjahr auf. Die wichtigsten Faktoren, die sich während dieses Zeitabschnittes im Leben des Kindes geändert haben sind, dass es versucht, wirksam und richtig zu kommunizieren, zu agieren und nicht nur zu reagieren. Ein weiterer Einschnitt findet sich etwa zwischen dem sechsten und siebten Lebensjahr, wenn Kinder ein bewussteres und reflektierteres Verhältnis zu ihren Emotionen entwickeln.

Obwohl es selten ist, dass die Tonsillitis ausschließlich emotional bedingt ist, so sind Emotionen dennoch häufig ein wichtiger Faktor.

Für gewöhnlich ist das Kind zudem mit einem pathogenen Restfaktor belastet oder wird falsch ernährt.

ÄTIOLOGIE UND PATHOGENESE

Es existieren jeweils zwei Muster, sowohl für die akute als auch für die chronische Tonsillitis.

Akute Tonsillitis

Wind-Hitze

Dieser Typ der Tonsillitis kann als Komplikation einer anderen Erkrankung auftreten, am häufigsten durch eine Infektion der oberen Atemwege, der Ohren oder der Nase. So können zum Beispiel Husten, eine Rhinitis oder eine Otitis media alle gleichermaßen zu einer Tonsillitis führen, da der pathogene Faktor von der Lunge, den Ohren oder der Nase auf den Hals übergreift.

Der Angriff pathogener Wind-Hitze oder pathogener Wind-Kälte, die sich in Wind-Hitze umgewandelt hat, kann auf direktem Weg zu einer akuten Tonsillitis führen. Dieser Typus tritt auf, wenn wir es mit einer Epidemie zu tun haben.

Die Lunge regiert das Äußere und wird von allen äußeren Mustern angegriffen. Der Hals ist bekannt als das ‚Tor' der Lunge; wenn Wind-Hitze in die Lunge eindringt, kann diese die Körperflüssigkeiten im Hals eindicken und zu Schleim umwandeln. Schleim und Hitze blockieren dann die Leitbahnen, was dazu führt, dass diese sich erweitern, zu schmerzen beginnen und hellrot werden.

Lungen- und Magen-Hitze

Tatsächlich handelt es sich hier um zwei Krankheitsbilder mit jeweils unterschiedlicher Ätiologie und Behandlung. Das Erste ist das Voranschreiten einer Wind-Hitze Erkrankung zum Stadium des *Yang Ming*-Fiebers. Das Zweite wird verursacht durch das Akutwerden einer chronischen Tonsillitis, ausgelöst durch eine Überhitzung des Magens, zum Beispiel durch scharfe, fettreiche Nahrungsmittel.

Yang Ming-Fieber: Hierbei handelt es sich um das Voranschreiten eines vorhandenen Musters von Wind-Hitze. Der pathogene Faktor wandert nach innen und schlägt zum *Yang Ming*-Fieber um.

Magen-Hitze: Dieses Muster wird durch innere Faktoren verursacht, die zu Magen-Hitze führen. Am häufigsten sind dies:

- Nahrungsakkumulation bei kleineren Kindern
- scharfe, stark gewürzte und fettreiche Nahrungsmittel bei älteren Kindern

Der Hals ist ebenfalls das Tor zum Magen. Wenn sich pathogene Hitze im Magen staut, kann sie leicht zum Hals aufsteigen und, wie schon beschrieben, die Körperflüssigkeiten zu Schleim umwandeln, der das *Qi* in den Leitbahnen blockiert und so zur Tonsillitis führt.

Chronische Tonsillitis

Pathogener Restfaktor

In der Traditionellen Chinesischen Medizin wird dieser Zustand ‚Steinfalter' (Shi E) genannt, da er sich wie ein Stein im Hals anfühlt und wie Flügel eines Falters oder Schmetterlings aussieht. Es ist das häufigste Muster der chronischen Tonsillitis bei Kindern. Es gibt zwei Hauptursachen für diesen Typ der Tonsillitis:

- wiederholte Anfälle einer akuten Tonsillitis, besonders bei Behandlung mit Antibiotika
- Impfungen, besonders der Keuchhustenimpfstoff kann zu einem pathogenen Restfaktor im Hals führen

Diese Muster werden durch Belastungen wie Luftverschmutzung, chemische Dämpfe oder Tabakrauch verstärkt. Der pathogene Restfaktor kann sowohl bei Kindern vom Fülle- wie vom Mangeltypus auftreten (siehe Kapitel 3) und diese Differenzierung wird die Behandlung beeinflussen.

Der pathogene Faktor, der ursprünglich in den Hals eingedrungen ist – sei er äußerlich oder Ergebnis einer Impfung – wurde niemals vollständig beseitigt, bleibt sozusagen im Hals stecken und blockiert den Fluss von *Qi* und Blut in den Leitbahnen. Dies kann zu einer Schleimansammlung in den Tonsillen und damit zu einer Schwellung, sowie zu Stagnation und Hitze führen, die sich als Rötung und Entzündung manifestieren. Da das *Qi* im Halsbereich nicht regelgerecht zirkuliert, erhöht sich das Risiko des Angriffs eines äußeren pathogenen Faktors. Wenn dies geschieht, kommt es zu einer akuten, dem chronischen Zustand aufgesetzten Infektion.

Yin-Mangel

Dieses Muster wird ‚Milchfalter' (*Ru E*) genannt, weil sich häufig ein milchiger Film auf den Tonsillen bildet. Obwohl dieses Muster dasjenige ist, das durch Eiterbläschen charakterisiert ist, kann sich bei beiden chronischen Mustern Eiter bilden. Das ursprüngliche Muster des *Yin*-Mangels sieht man bei westlichen Kindern eher selten, da für sie kaum Ursachen existieren, die zu einer wirklichen Erschöpfung führen. Wenn man es aber vorfindet, so ist dieses Muster meist Ergebnis einer längeren oder schweren Fiebererkrankung und wird in der Regel mit Antibiotika behandelt. Es kann etwa vom siebten Lebensjahr an in einer milden Form als intermittierende Halsentzündung auftreten, besonders bei Kindern mit ehrgeizigen Eltern. Alternativ findet man es auch bei Kindern mit Nieren-Schwäche, die beständiger Reizüberflutung durch Fernsehen und andere Dinge ausgesetzt sind. Das Mangel-Feuer steigt zum Hals und verursacht Brennen und Entzündungen.

Tonsillitis

Akut	Wind-Hitze — dringt in den Hals ein		Tonsillitis
	Otitis media — greift auf den Hals über		
	Yang Ming-Fieber / Otitis media	Hitze in Magen und Lunge steigt auf	Tonsillitis
Chronisch	Pathogener Restfaktor im Hals		nicht ausgeheilte Tonsillitis
	Yin-Mangel — Feuer lodert zum Hals hinauf		Tonsillitis

MUSTER UND SYMPTOME

Akute Tonsillitis

Wind-Hitze

- plötzlicher Beginn, Symptome eines pathogenen Faktors auf der oberflächlichen Ebene
- Fieber mit Schüttelfrost
- Halsschmerzen mit Schluckbeschwerden
- Rötung und Schwellung der Tonsillen
- rotes Gesicht
- Kopfschmerzen und generalisierter Körperschmerz

Zungenkörper: rot
Zungenbelag: dünn, gelb
Puls: oberflächlich, schnell

Lungen- und Magen-Hitze

Beide Muster stimmen in gewissen Symptomen überein:

- starke Perspiration
- Obstipation
- Durst mit Vorliebe für kalte Getränke
- stark gerötete und geschwollene Tonsillen mit gelben oder weißen Flecken
- gelber oder roter Harn

Zungenkörper: rot
Zungenbelag: gelb
Puls: schnell, überflutend

Es existieren auch individuelle Zeichen für jedes der Muster.

YANG MING-FIEBER

- der pathogene Faktor bewegt sich ins Körperinnere, was zu den ‚Großen Vier' führt: Zu starkem Fieber, das zeitweilig sehr hoch ist, zu großem Durst mit einer Vorliebe für kalte Getränke, zu starkem Schwitzen und zu einem kräftigen Plus, der schnell und überflutend ist.

- das Abdomen kann sich voll und aufgebläht anfühlen
- die Obstipation kann sehr stark sein

Behandlungsprinzip: Die Hitze beseitigen, das Feuer im Hals nach unten führen, die Knoten zerstreuen und die Obstipation auflösen

MAGEN-HITZE

- großer Appetit
- weinerlich und unglücklich
- möglicherweise ein Völlegefühl oder ein Brennen im Magen

Behandlungsprinzip: Die Hitze beseitigen und das Feuer nach unten führen. Wenn nötig die angestaute Nahrung bewegen

Chronische Tonsillitis

Pathogener Restfaktor (‚Steinfalter')

KRÄFTIGES KIND VOM FÜLLETYPUS MIT PATHOGENEM RESTFAKTOR

- das Kind ist allgemein kräftig
- die Tonsillen sind enorm geschwollen und leuchtend rot
- der Hals ist entzündet oder geschwollen und bereitet ein unangenehmes Gefühl
- trockener, harter Husten
- schnarchende Geräusche aus der Nase
- die Halslymphknoten sind vergrößert
- Erkältungen entwickeln sich schnell zu einer Tonsillitis

Zungenkörper: kann rot oder blass sein
Puls: schlüpfrig

Anmerkung: Der pathogene Restfaktor kann entweder heiß oder kalt sein. Ist er heiß, so wird es zu Hitzezeichen wie einer roten Zunge und einem roten Gesicht kommen. Ist der pathogene Restfaktor kalt, sind Zunge und Gesicht blass. Zusätzlich zu den obigen Zeichen kann das Kind Zeichen von Schleim aufweisen: Der Husten kann produktiv sein und es wird sichtbare Anzeichen von Schleim geben.

Behandlungsprinzip: Qi und Blut harmonisieren, den Schleim zerstreuen und den pathogenen Restfaktor vertreiben

MILZ-*QI*-MANGEL UND PATHOGENER RESTFAKTOR

- das Kind ist schwach, schlapp und lethargisch
- es ist anfällig für rezidivierende Infekte
- der Husten ist gewöhnlich schwach
- die Halslymphknoten sind geschwollen
- der Muskeltonus ist schwach

- sein Appetit ist schlecht und es ist wählerisch beim Essen
- es ist blass und sabbert

Zungenkörper: blass
Puls: schwach

Behandlungsprinzip: Das *Qi* tonisieren, den Schleim zerstreuen und den pathogenen Restfaktor vertreiben

Yin-Mangel

- der Hals ist geschwollen, rot, trocken und schmerzt
- die Tonsillen scheinen von einer trockenen Paste und etwas Eiter überzogen zu sein
- die Symptome verschlechtern sich in den frühen Morgenstunden und bei Aufregung
- möglicherweise hellroter Schleim

Zunge: trocken, rot
Puls: dünn und schnell

Behandlungsprinzip: Das *Yin* stärken, das Feuer ersticken und den Hals förderen

BEHANDLUNG

Akute Tonsillitis

Hauptpunkte

Di 4 (*Hegu*)	Beseitigt Wind-Hitze und ist gut für den Hals
Ma 44 (*Neiting*)	Ist gut für den Hals und beseitigt Magen-Hitze

Diese Punkte reichen in der Regel aus, um die Schmerzen zu stoppen und den Heilungsprozess in Gang zu setzen. Der Schmerz sollte während der Behandlung abnehmen. Geschieht dies nicht oder ist die Tonsillitis sehr schwer, sind folgende Punkte hilfreich:

Lu 11 (*Shaoshang*)	Beseitigt Schmerz und Schwellung des Halses
Ren 22 (*Tiantu*)	Ist gut für den Hals
Dü 17 (*Tianrong*)	Lokaler Punkt für die Tonsillen
SJ 17 (*Yifeng*)	Lokaler Punkt für die Tonsillen

Methode: Stark zerstreuende Methode; wenn der Schmerz und die Schwellung sehr stark sind, lassen Sie Lu 11 (*Shaoshang*) bluten.

Entsprechend der Symptome

Kopfschmerz und andere Windsymptome:
Gb 20 (*Fengchi*)

Fieber:
Di 11 (*Quchi*)

Delirium:
Pe 9 (*Zhangchong*)

In schweren Fällen, die nicht auf die Behandlung ansprechen oder bei denen die Gefahr besteht, dass der Hals sich schließt, stechen Sie die Tonsillen selbst mit einer Dreikantnadel an.

Spezielle Behandlungen

1. Stechen Sie in die geschwollene Vene auf der Rückseite des Ohres.
2. ‚Feuerlose' Moxibustion: Tragen Sie eine Paste aus zerdrücktem Knoblauch für ein bis zwei Stunden auf Di 4 (*Hegu*) auf, um die Haut zu reizen. Die Paste sollte nicht zu lange belassen werden, da es zu einer starken Blasenbildung kommen kann.

Entsprechend der Muster

WIND-HITZE

Die oben aufgelisteten Hauptpunkte sind auch hier adäquat.

Prognose: Meist genügt eine Behandlung, um die Schmerzen zu lindern. Um die Schwellung zu reduzieren, können jedoch mehr Behandlungen erforderlich sein. Bei Kleinkindern ist Di 4 (*Hegu*) allein ausreichend, während er bei älteren Kindern mit Lu 7 (*Lieque*) kombiniert werden kann.

YANG MING-FIEBER

Du 14 (*Dazhui*) Di 11 (*Quchi*) Di 4 (*Hegu*)	} Beseitigen Hitze und befreien die Oberfläche

Die weiter oben aufgelisteten Hauptpunkte können ebenfalls verwendet werden. In schweren Fällen sollte ein Purgativum, etwa eine Zubereitung aus Senna (*Cassia angustifolia*) verordnet werden.

Prognose: Eine Behandlung ist im Allgemeinen ausreichend, um die Schmerzen zu stoppen. Zur Beseitigung des *Yang Ming*-Fiebers können aber weitere Behandlungen nötig sein.

MAGEN-HITZE

Verwenden Sie die angegebenen Hauptpunkte, besonders Ma 44 (*Neiting*) und Di 4 (*Hegu*).

Chronische Tonsillitis

Hauptpunkte

Di 4 (Hegu)	Ist gut für den Hals
Ma 44 (Neiting)	Ist gut für den Hals und beseitigt Magen-Hitze

Bei der chronischen Tonsillitis ist es häufig schon zu so vielen Attacken gekommen, dass das *Qi* im Hals sehr schwach ist. Wir denken daher oft, dass es wichtig ist, während der ersten Behandlungen einige Lokalpunkte aufzunehmen – selbst wenn das Kind die Punkte am Hals hasst. Erwägen Sie Punkte wie:

Ren 22 (*Tiantu*)	Ist gut für den Hals
Dü 17 (*Tianrong*)	Lokaler Punkt für die Tonsillen
SJ 17 (*Yifeng*)	Lokaler Punkt für die Tonsillen

BEI EINEM KRÄFTIGEN KIND

Pathogener Restfaktor

Zusätzlich zu den Hauptpunkten sind die folgenden Punkte bei der Vertreibung des pathogenen Restfaktors, der die Leitbahnen blockiert, hilfreich:

Bailao (M-HN 30)	Vertreibt den pathogenen Restfaktor aus den Leitbahnen; wird bei allen Problemen, die mit einer Kongestion der Lymphdrüsen einhergehen verwendet
Bl 13 (*Feishu*)	Tonisiert das Lungen-*Qi*, löst Schleimknoten auf
Bl 18 (*Ganshu*)	Fördert die Leberfunktion, das freie Fließen des *Qi* aufrechtzuerhalten, tonisiert die Milz
Bl 20 (*Pishu*)	Tonisiert die Milz, transformiert den Schleim

Methode: Verwenden Sie eine verteilende Technik. Wenn der pathogene Restfaktor seiner Natur nach kalt ist, können Sie Moxibustion anwenden. Ist der Restfaktor von heißer Natur, können Sie Punkte hinzufügen wie:

Di 4 (*Hegu*)
Ma 44 (*Neiting*)
Le 2 (*Xingjian*)

Prognose: Liegt der Beginn der Erkrankung noch nicht lange zurück, können drei bis fünf Behandlungen ausreichen, bei seit langer Zeit bestehender Erkrankung werden 20 bis 40 Behandlungen erforderlich sein. Der Patient kann nach der Behandlung einen Katarr und Husten entwickeln, weil der dicke Schleim sich löst. Wenn sich der Schleim zeigt, setzen Sie Ma 40 (*Fenglong*) ein.

BEI MILZ-*QI*-MANGEL

Setzen Sie folgende Punkte ein, um das *Qi* zu tonisieren und zusätzlich ein bis zwei lokale Punkte, um das *Qi* zum Hals zu lenken:

Ma 36 (*Zusanli*)
Mi 6 (*Sanyinjiao*)
Lu 9 (*Taiyuan*)
Ren 12 (*Zhongwan*)

Methode: Setzen Sie eine tonisierende Technik, sowie Moxibustion ein.

Prognose: Abhängig vom Grad des Mangels können 30 bis 40 Behandlungen notwendig sein. Wenn das Kind kräftiger wird, müssen Sie Ihre Punktauswahl und Nadeltechnik entsprechend ändern, um den pathogenen Restfaktor, wie in Kapitel 3 beschrieben, zu vertreiben.

Yin-Mangel

Die Verwendung von Nadeln bei einem Kind mit essenziellem *Yin*-Mangel ist schwierig, da sich solch ein Kind tatsächlich vor den Nadeln fürchtet. Beginnen Sie mit Moxibustion und setzen Sie Nadeln erst nach und nach ein. Verwenden Sie folgende Punkte:

Lu 7 (*Lieque*)	Beide Punkte wirken auf den Hals
Ni 6 (*Zhaohai*)	und tonisieren das *Yin* des Körpers
Bl 13 (*Feishu*)	Tonisiert das Lungen-*Yin*
Bl 43 (*Gaohuangshu*)	Tonisiert das *Yin* des gesamten Körpers
Bl 23 (*Shenshu*)	Tonisiert das Nieren-*Yin*
Ni 3 (*Taixi*)	Tonisiert das Nieren-*Yin*
Bl 18 (*Ganshu*)	Tonisiert das Leber-*Yin*

Prognose: Bei leichten Fällen werden fünf bis zehn, bei schweren Fällen 10 bis 20 Behandlungen nötig sein.

ANMERKUNGEN

- Achten Sie bei der chronischen Tonsillitis auf die Ernährung. Vermeiden Sie Schleim produzierende und wärmende Nahrungsmittel wie Milch, Käse, Lamm sowie gewürzte und fette Speisen.
- Bei *Yin*-Mangel ist es wichtig, dass der Patient sich Ruhe gönnt. Bei Schlaflosigkeit müssen Sie diese ebenfalls behandeln.
- Bei der Tonsillitis mit pathogenem Restfaktor führt eine Kombination aus Kräutern und Akupunktur wesentlich schneller zum Heilerfolg. Eines der westlichen Kräuter, das Sie in Erwägung ziehen sollten, ist die Kermeswurzel (*Phytolacca decandra*).
- Manchmal tritt die Tonsillitis während der Behandlung einer Otitis media auf. Die Otitis media sollte, wie in Kapitel 25 beschrieben, behandelt werden. Versichern Sie den Eltern, dass es sich hier um einen normalen Behandlungsfortschritt handelt.
- Für eine Fallbeschreibung zur Tonsillitis siehe Fall 9 in Kapitel 47.

24 ❖ Konjunktivitis

EINLEITUNG

Die Konjunktivitis ist keine im Praxisalltag häufig zu beobachtende Beschwerde. Allerdings findet man sie bei Kindern, die wegen anderer Probleme behandelt werden und in diesen Fällen ist es Wert, mit Akupunktur zu behandeln, da die Wirkungen sehr gut sind. Die Schwere des Problems reicht von einem leicht juckenden Auge, was unangenehm ist, bis zu zwei roten, sehr wunden Augen. Es kann sich um eine singuläre Attacke oder einen chronischen Zustand handeln, der Monate anhält. In all diesen Fällen kann Akupunktur äußerst hilfreich sein.

Bei einem akuten Anfall können Sie oft das Jucken und die Augenbeschwerden mit nur einer Behandlung vermindern und in den meisten Fällen bedarf es nicht mehr als drei Behandlungen. Bei Kindern, bei denen das Problem schon länger besteht, können Sie nahezu immer helfen und den Zustand gewöhnlich mit weniger als 20 Behandlungen heilen, selbst in sehr komplexen Fällen.

Es lohnt sich, diese Erkrankung zu behandeln und zudem ist die Behandlung sehr einfach. Selbst wenn Sie nur einen Punkt wie Gb 20 (*Fengchi*) in Ihre Kombination aufnehmen, wenn das Kind wegen einer anderen Beschwerde zu Ihnen gekommen war, wird dies helfen. Es ist auch deshalb lohnend hier zu behandeln, da eine Konjunktivitis sehr unangenehm ist und Sie mit Akupunktur eine Menge der Symptome beseitigen können.

Was ist Konjunktivitis?

Westliche Medizin

Eine akute Konjunktivitis ist eine Entzündung der Bindehaut des Auges. In Begriffen der westlichen Medizin heißt es, dass sie durch Viren, Bakterien oder eine allergische Reaktion verursacht wird. Ist der Missetäter ein Virus, so sollen die Symptome angeblich milder sein. Bei einer chronischen Konjunktivitis handelt es sich um eine chronische Entzündung der Augenbindehaut, bei der über Monate oder Jahre Verschlechterung und Remission sich abwechseln. Die Ursachen sind dieselben wie bei der akuten Konjunktivitis. Zu den allgemeinen Symptomen gehören:

- blutunterlaufene Augen
- „sandige", wunde Augen
- eitrige Sekretion
- verklebte Augenlider nach dem Schlaf

Die westliche Standardbehandlung ist von den Ursachen abhängig:

- ist sie bakteriell bedingt, werden antibiotische Augentropfen verordnet
- basiert sie auf einer Allergie, werden kurzfristig lokal wirkende Kortikosteroide und Antibiotika verschrieben; es sollten jedoch Tests durchgeführt werden, um den Herpes-simplex-Virus auszuschließen
- ist sie viral bedingt, wird gewöhnlich nicht behandelt

Traditionelle Chinesische Medizin

Im Gegensatz dazu ist es die Ansicht der Traditionellen Chinesischen Medizin, dass sowohl äußere, als auch innere Faktoren eine Rolle spielen und zwar für die akute wie auch für die chronische Konjunktivitis. Die Muster für die akute Konjunktivitis sind:

- Angriff von Wind-Hitze
- Aufsteigen von Hitze und Feuchtigkeit

Die Muster für die chronische Konjunktivitis sind:

- ein pathogener Restfaktor
- Hitze von Leber und Gallenblase

Wir werden zunächst die akute und dann die chronische Konjunktivitis erörtern.

AKUTE KONJUNKTIVITIS

Ätiologie und Pathogenese

Wind-Hitze

Hier handelt es sich um ein direktes Eindringen von Wind-Hitze, die die Augen angreift. Der Fluss von *Qi* und Flüssigkeiten wird unterbrochen und es kommt zu wunden, trockenen und juckenden Augen.

Aufsteigen von Hitze und Feuchtigkeit

Innere Hitze und Feuchtigkeit steigen hinauf zu den Augen. Bei jüngeren Kindern gehören zu den häufigsten Ursachen:

- Nahrungsakkumulation
- latente Hitze während des Frühlings

Bei älteren Kindern gehören zu den Auslösern:

- scharfe, fetthaltige Nahrungsmittel
- eingezwängtes Leber-*Qi* in Kombination mit Feuchtigkeit

Die Feuchtigkeit kann durch die Ernährung oder durch einen pathogenen Restfaktor entstehen. (Ein pathogener Restfaktor kann seiner Natur nach sowohl feucht, als auch heiß sein und allein für sich eine akute Attacke auslösen). Hitze und Feuchtigkeit dringen in die Leber-Leitbahn ein, steigen zum Auge hinauf und verursachen, dass es wund und rot wird und schmerzt.

Wie erwähnt, kann latente Frühlingshitze eine Konjunktivitis verursachen. Die latente Frühlingshitze wird ausführlicher in Kapitel 14 besprochen. Für gewöhnlich tritt sie im Frühling auf, wenn das Kind beginnt, die während des Winters erzeugte Hitze freizusetzen. Obwohl es vollkommen ‚normal' ist, im Frühling Hitze freizusetzen, ist es dennoch von Wert, hier zu behandeln, wenn sich diese Hitze als Konjunktivitis manifestiert.

Zeichen und Symptome

Wind-Hitze

Wenn die Hitze dominiert, wird die Rötung der Augen stärker sein. Dominiert der Wind, kommt es zu vermehrter wässriger Sekretion.

- rote, wunde, juckende Augen
- möglicherweise tränende Augen
- plötzlicher Beginn
- Zeichen eines Angriffes von Wind-Hitze
- möglicherweise Fieber
- möglicherweise Durst

Zunge: dünner Belag, rote Spitze
Puls: oberflächlich, schnell

Latente Hitze

Wird die Konjunktivitis durch latente Hitze verursacht, finden sich die typischen Zeichen von Wind-Hitze und zusätzlich:

- Reizbarkeit
- Ruhelosigkeit
- ein allgemeines Gefühl von Unbehagen, d. h. ein Gefühl, dass das Kind nicht ganz in Ordnung ist

Aufsteigende Hitze und Feuchtigkeit

- Anzeichen von Eiter und Feuchtigkeit in den Augen
- Anzeichen von Feuchtigkeit oder Schleim in anderen Körperbereichen
- möglicherweise die klassischen Zeichen einer Nahrungsakkumulation
- möglicherweise die klassischen Zeichen eines pathogenen Restfaktors (geschwollene Lymphdrüsen etc.)
- bei älteren Kindern kann die Hitze auf ein eingezwängtes Leber-*Qi* zurückgehen

In der Praxis ist es sehr schwierig, diese drei Muster von einander zu trennen, da sie oft plötzlich auftreten und alle drei Hitze-Störungen sind, die Zeichen von Feuchtigkeit aufweisen können. Der beste Weg hier zu unterscheiden, sind der Puls und die Zungenzeichen.

- leidet ein Kind an einem äußeren Angriff, ist der Puls oberflächlich und der Zungenbelag möglicherweise dünn
- ein Kind mit innerer Hitze, wird eine rote Zunge haben und der Puls wird voll, schnell und möglicherweise drahtig sein.

Wir haben schon darauf hingewiesen, dass Sie bei einem Säugling oder einem älteren Kind vielleicht nicht in der Lage sind, die Zunge zu betrachten und dass er oder sie für das Pulstasten absolut nicht still sitzen will. Glücklicherweise ist das nicht allzu wichtig, denn die Behandlung dieser drei Muster ist sehr ähnlich.

Behandlung

Hauptpunkte

In der Behandlung jeder akuten Konjunktivitis können Sie folgende Punkte verwenden:

Gb 20 (*Fengchi*)
Di 4 (*Hegu*)

Ein anderer Punkt, der häufig eingesetzt wird, ist Gb 37 (*Guangming*)

Sind die Augen deutlich feucht und verklebt, fügen Sie

Gb 34 (*Yanglingquan*) hinzu.

Methode:

Verwenden Sie an allen Punkten eine zerstreuende Technik

Wenn Sie sich über das Muster im Klaren sind, dann fügen Sie Punkte hinzu, die diesem Muster entsprechen.

Wind-Hitze

Behandlungsprinzip: Die Wind-Hitze beseitigen, die Augen kühlen und nähren

Lu 7 (*Lieque*)
SJ 5 (*Waiguan*)
Taiyang (M-HN 9)

Prognose: Eine Behandlung sollte ausreichen, nur gelegentlich müssen Sie ein zweites Mal behandeln. Wir haben nicht viele Fälle von Konjunktivitis behandelt, aber bei denen, die wir behandelten, war die Reaktion so, wie man es bei der Behandlung von Wind-Hitze erwarten würde: das Kind schwitzte für etwa zwei Stunden sehr stark, danach hatte sich sein Zustand vollkommen gebessert.

Aufsteigende Hitze und Feuchtigkeit

Behandlungsprinzip: Die Hitze und Feuchtigkeit in den Augen beseitigen

Verwenden Sie die Hauptpunkte. Fügen Sie bei emotionalem Druck
Le 3 (*Taichong*) und
Bl 18 (*Ganshu*) hinzu.

Bei Nahrungsakkumulation:
Sifeng (M-UE 9)

Bei latenter Hitze:
Pe 7 (*Daling*)
Le 2 (*Xingjian*)

Die Reaktion auf die Behandlung variiert ein wenig und hängt sehr von der zugrunde liegenden Ursache der Hitze ab. Ist der Grund dieser Hitze eine Nahrungsakkumulation, wissen Sie, was zu erwarten ist. Ist die Ursache latente Hitze, kann das Kind für ein bis zwei Tage Hitze entwickeln und schwitzen. Liegt es an unterdrückter Wut, dann rechnen Sie damit, dass diese Emotionen durchbrechen – manchmal äußerst heftig.

Prognose: Hängt vom jeweiligen Fall ab, aber ein bis drei Behandlungen sollten ausreichen, um die Augen zu klären. Dann müssen Sie dazu übergehen, die zugrunde liegenden Probleme mit Ernährungsempfehlungen usw. zu lösen.

CHRONISCHE KONJUNKTIVITIS

Ätiologie und Pathogenese

Pathogener Restfaktor

Einige Kinder scheinen immer etwas an den Augen zu haben: sei es ein Gerstenkorn oder sei es, dass sie wund sind und jucken. Zusätzlich kann es zu Episoden von akuter Konjunktivitis kommen. Das Kind hat typischerweise eine schwache Energie, mit allen klassischen Zeichen: schlechter Appetit, Schwäche und Schlaffheit. Es kann auch Zeichen von Schleim geben, jedoch nicht notwendigerweise. Liegt diesem Muster ein pathogener Restfaktor zugrunde, so kann der Schleim zu dick sein, um sichtbar zu werden. Dieser dicke Schleim in den Leitbahnen blockiert die Zirkulation des *Qi* zu den Augen und führt zu wiederholten Attacken von Konjunktivitis und den damit in Zusammenhang stehenden Problemen.

Wir möchten darauf hinweisen, dass, obwohl das Kind schwach ist, der pathogene Restfaktor seiner Natur nach heiß sein kann. Dies findet sich oft nach einer Masernerkrankung, wenn das Kind nach der Erkrankung seine Augen zu viel, zu früh oder unangemessen benutzt. Das *Qi* wird weiterhin daran gehindert, die Augen zu erreichen und dies verschlimmert die Situation.

Leber- und Gallenblasen-Hitze

Eine häufige Ursache dieses Musters bei älteren Kindern sind unterdrückte Emotionen, oder sogar Wut. Es ist gewöhnlich kombiniert mit einer Ernährung, die reich an fetthaltigen, scharfen oder würzigen Nahrungsmitteln ist. Hitze und Feuchtigkeit dringen in die Leber- und Gallenblasen-Leitbahn ein und steigen zu den Augen.

Es muss betont werden, dass bei beiden chronischen Mustern, das Kind anfälliger für akute Attacken ist, da das *Qi* in den Augen schon geschwächt ist.

Zeichen und Symptome

Pathogener Restfaktor

- die Augen machen oft Probleme
- es kann sichtbare Schleimzeichen geben, z. B. leimartigen Ausfluss aus den Augen
- geschwollene Lymphdrüsen
- das Kind ist apathisch und auch den Augen mangelt es an Lebendigkeit
- das Kind ist häufig schwach und anfällig für wiederkehrende Infektionen

Puls: schlüpfrig oder schwach

Behandlungsprinzip: Den pathogenen Restfaktor beseitigen

Leber- und Gallenblasenhitze

- manchmal sind die Augen rot, geschwollen und schmerzen, dann sind sie wieder völlig in Ordnung
- rotes Gesicht
- möglicherweise spärlicher Urin, besonders wenn die Augen nicht in Ordnung sind
- Verschlechterung, wenn das Kind aufgebracht oder zornig ist

Zunge: rot
Puls: drahtig

Behandlungsprinzip: Die Hitze von Leber und Gallenblase beseitigen

Behandlung

Verwenden Sie Punkte, um das *Qi* zu den Augen zu bringen:

Gb 20 (*Fengchi*)
Di 4 (*Hegu*)

Fügen Sie Punkte entsprechend der individuellen Konstitution hinzu.

Pathogener Restfaktor

Ma 36 (*Zusanli*)
Bl 20 (*Pishu*)
Bl 18 (*Ganshu*)

Methode: Verwenden Sie eine neutrale oder bewegende Technik; setzen Sie Moxibustion ein, wenn das Kind sich kalt anfühlt.

Wenn es sich um einen heißen pathogenen Restfaktor handelt, fügen Sie folgende Punkte hinzu:

Le 3 (*Taichong*)
Bl 18 (*Ganshu*)

Prognose: Variabel, hängt vom Zustand des Kindes ab. 10 bis 25 Behandlungen sollten ausreichen.

Leber- und Gallenblasen-Hitze

Verwenden Sie die Hauptpunkte und zusätzlich:
Le 3 (*Taichong*)
Gb 37 (*Guangming*)
Le 2 (*Xingjian*)

Methode: Zerstreuende Technik

Ratschlag

- Das Übliche: Ruhe, keine Milchprodukte, wärmende Nahrungsmittel essen
- Tritt der Zustand nach einer Masernerkrankung auf, muss das Kind seine Augen schonen.
- Versuchen Sie, den Eltern zu erklären, was vor sich geht. Sie werden dann vielleicht ihrem Kind zugestehen, seinen Emotionen freieren Lauf zu lassen.
- Ändern Sie, wenn notwenig, die Ernährung. Besonders Eier und Erdnüsse sollten bei einer Konjunktivitis vermieden werden.

ZUSAMMENFASSUNG

Obwohl wir nicht viele Fälle von Konjunktivitis behandelt haben, kam es bei denen, die wir behandelten, zu eindrucksvollen Resultaten. Bei einer akuten Attacke besserten sich die Augen oft schon nach einer Behandlung und selbst bei chronischen Fällen können Sie in kurzer Zeit sehr viel Gutes erreichen. Da die Behandlung derart einfach ist – nur ein paar Punkte sind notwendig – ist es die Mühe wert, besonders weil die Konjunktivitis eine so unangenehme Angelegenheit für ein Kind ist.

ANMERKUNG

- Für eine Fallgeschichte zur Konjunktivitis siehe Fall 25 in Kapitel 47.

25 ❖ Otitis Media

EINLEITUNG

Die Otitis media ist eine recht häufige Erkrankung bei Säuglingen und Kindern, variiert aber in Schweregrad und Häufigkeit ihres Auftretens. Bei einigen Kindern löst sie nur ein leichtes Unbehagen aus, während sie für andere sehr schmerzhaft ist. Bei in anderer Hinsicht gesunden Kindern kann sie nur gelegentlich auftreten oder aber die Attacken können wiederholt und häufig sein. Einige Kinder können sogar beständig Ohrenschmerzen haben, mit zwischenzeitlichen akuten Schüben.

Die Otitis media ist für viele Menschen mit Angst besetzt, da es heißt, dass das Risiko schwerer Komplikationen besteht, die Gefahr der Taubheit eingeschlossen. Allerdings handelt es sich hier um eine gewisse Paranoia, denn selbst wenn dieser Zustand nicht behandelt wird, weder von orthodoxen noch von alternativen Medizinern, so verschwinden 90 Prozent der Ohrinfektionen von selbst, ohne Schäden zu hinterlassen. Das heißt nicht, dass Sie hier nicht behandeln sollten. Niemand möchte ein Kind leiden sehen, wenn Hilfe gegeben werden kann und die Akupunktur ist sehr erfolgreich bei der Behandlung der Otitis media. Tatsächlich sind bei einem akuten Zustand die Wirkungen der Akupunktur geradezu ein Wunder. Bei Säuglingen und in einfachen Fällen ist es möglich, die Schmerzen schon mit einer einzigen Behandlung zu beseitigen und eine Heilung lässt sich mit zwei oder drei Behandlungen erreichen. In komplexeren Fällen (etwa bei wiederholten Attacken) dauert es zwar länger, aber der Erfolg ist nahezu immer garantiert, vorausgesetzt, Ihre Diagnose ist richtig und die Eltern sind bereit, Ihren Ratschlägen zu folgen. Selbst in Fällen, in denen das Risiko von Komplikationen besteht – und natürlich gibt es einige – vermindert eine regelmäßige und häufige Akupunkturbehandlung dieses Risiko. Dies steht im Gegensatz zur Westlichen Medizin, die in Bezug auf Heilung wenig zu bieten hat, besonders wenn es sich um eine virale Infektion handelt. Der Westlichen Medizin nach, geht eine akute Otitis media immer auf den äußeren Angriff von Viren oder Bakterien zurück, während in der Chinesischen Medizin den inneren Faktoren gleiches Gewicht beigemessen wird. Diese inneren Faktoren sind Hitze oder Kälte[1], möglicherweise begleitet von Feuchtigkeit, die zahlreiche Ursachen haben können. Die Hitze geht bei jüngeren Kindern in den meisten Fällen auf eine Nahrungsakkumulation und bei älteren Kindern auf emotionale Faktoren, die zu einem eingezwängten Leber-*Qi* führen, zurück. Die Kälte hat ihre Ursache üblicherweise in der Ernährung, im zu häufigen Einsatz von Antibiotika oder in einem kalten pathogenen Restfaktor. Äußere Faktoren sind äußerer Wind, äußere Kälte oder Hitze, die in das Ohr eindringen. Dies geschieht häufig nach dem Schwimmen oder begleitet andere Erkrankungen, etwa die Tonsillitis oder Infektionen der oberen Atemwege. (Wind-Kälte und Wind-Hitze können durch die eustachische Röhre nach unten ziehen).

MUSTERDIFFERENZIERUNG

Die Behandlung der Otitis media ist vom Standpunkt eines Akupunkteurs aus äußerst unkompliziert, besonders im akuten Fall. Dies rührt daher, dass die Otitis media als Leitbahnproblem betrachtet wird. Hitze, Kälte und/oder Feuchtigkeit dringen in die Leitbahnen des Ohres ein – Dreifacher Erwärmer und Gallenblasen-Leitbahn – und behindern den Fluss des *Qi* zum Ohr. Diese pathogenen Faktoren können von einer *Zang Fu*-Disharmonie stammen und möglicherweise muss diese beseitigt werden. Um jedoch die Schmerzen zu stillen, muss man einfach nur das *Qi* in den Leitbahnen regulieren. Daher ist die Wahl der Punkte unkompliziert.

Die Diagnose wird jedoch durch die Tatsache verkompliziert, dass die Muster häufig schwer von einander zu differenzieren sind, da sie ineinander übergehen. Dies trifft besonders bei akuten Fällen zu. Zum Beispiel wird ein kleines, zorniges Kind wahrscheinlich eher an einem äußeren pathogenen Faktor leiden, entsprechend wird ein Kind, das unpässlich ist, eher reizbar sein. Ein Kind mit einer Nahrungsakkumulation ist empfänglich sowohl für äußere pathogene Angriffe, als auch für feuchte Hitze in Leber und Gallenblase; beides kann eine Otitis media auslösen und ist im akuten Stadium oft schwer von einander zu unterscheiden.

Glücklicherweise ist für den Akupunkteur eine ganz genaue Diagnose nicht immer notwendig, um die Symptome und Schmerzen zu beseitigen. Wenn allerdings der akute Zustand abgeklungen ist, sollten Sie eine genaue Diagnose machen, um eine anhaltende Heilung zu bewirken und einer Rückkehr der Probleme vorzubeugen.

---

1 Die Musterdifferenzierung in diesem Kapitel bezieht sich auf westliche Kinder. Bis vor kurzem nahm man an, dass eine Ohrinfektion eine Hitzeerkrankung wäre, jedoch sehen wir heutzutage viele Kinder mit Kältesymptomen.

Bei einer chronischen Otitis media ist eine Differenzierung häufig einfach, aber die Behandlung kann lange dauern, abhängig vom Schweregrad des Zustandes. Das Kind kann im Verlauf der Behandlung akute Anfälle bekommen, die zu kleineren Rückschlägen führen, wenn sie mit Antibiotika behandelt werden.

Wir listen im Folgenden die Schlüsselpunkte zur Differenzierung der Otitis media auf.

Akut vs. chronisch

Die chronische Otitis media wird hier als mehr oder weniger beständiger Ohrschmerz definiert oder als Ohrschmerz, der sehr häufig wiederkehrt. Die akute Otitis media ist eine akute Entzündung des Ohres, bei der das Kind gewöhnlich starke Schmerzen hat.

Serös (nicht eitrig) vs. eitrig

Der seröse Typ hat häufig nur wenig oder gar keinen Ausfluss aus Ohren oder Nase und wenn es zu Ausfluss kommt, dann ist dieser klar und wässrig. Im Gegensatz dazu hat der eitrige Typ immer dicken, gelben Ausfluss, oft mit fauligem Geruch. Vom Standpunkt der Chinesischen Medizin aus ist der eitrige Typ dem serösen Typ grundsätzlich ähnlich, mit der zusätzlichen Komplikation von systemisch gebildeter Schleim-Feuchtigkeit.

Äußere Ursachen vs. innere Ursachen

Die äußeren Ursachen sind Wind-Hitze oder Wind-Kälte mit oder ohne Feuchtigkeit, die die Gehörgänge blockieren. Die inneren Ursachen entstammen Hitze oder feuchter Hitze, verursacht entweder durch die Verdauung oder die Leber, die in die Leitbahnen eindringen und eine Blockade verursachen. In der Praxis können akute Anfälle sowohl einen inneren, als auch einen äußeren Faktor aufweisen. Mit diesem Wissen muss der Praktiker sich für den richtigen Behandlungsverlauf entscheiden.

Bei der Diagnose eines Kindes mit akuten oder wiederholten Anfällen, sollte das Gebiet um das Ohr herum auf Druckschmerzhaftigkeit und geschwollene Lymphdrüsen hin palpiert werden. Das Otoskop ist hilfreich bei der Festlegung des Schweregrades des Zustandes und zur Beurteilung der Behandlungsfortschritte.

Mangel oder Fülle?

Die akute Otitis media ist per Definition ein Füllezustand aufgrund der Tatsache, dass sie durch einen pathogenen Faktor verursacht worden ist: Wind, Kälte, Hitze oder Feuchtigkeit. Daher wird eine zerstreuende Nadeltechnik eingesetzt. Allerdings kann sie bei Kindern vom Mangel- und Fülletypus gleichermaßen auftreten. Es kann notwendig werden, das *Qi* bei schwachen Kindern nach einem Anfall zu tonisieren, um Rückfällen vorzubeugen. Die chronische Otitis media ist entweder eine Mangelerkrankung, oder eine Kombination aus Mangel und Fülle. Etwas an Tonisierung muss deshalb geleistet werden.

Hitze oder Kälte?

Die akute Otitis media kann sich als Hitze- oder Kälteerkrankung manifestieren. In den chinesischen Texten, die wir zu Rate gezogen haben, wird sie als heißer, entzündlicher Zustand definiert. Die Hitze entsteht durch das Eindringen von Wind-Hitze, oder von Wind-Kälte, die zu Wind-Hitze umschlägt. Wir fanden jedoch, dass dies nicht immer mit unseren Beobachtungen von westlichen Kindern übereinstimmt. Viele Kinder weisen einen Kältezustand auf, bei dem das Kind deutliche Ohrenschmerzen hat, aber keinerlei Hitzezeichen zeigt. Dies tritt dann auf, wenn eine Kältestörung zugrunde liegt, gewöhnlich kalter Schleim (häufig durch einen kalten pathogenen Restfaktor bedingt). Darauf setzt sich dann die eingedrungene Wind-Kälte. Die Kälte dringt in die Leitbahnen des Ohres ein und verursacht Schmerzen. Wenn Sie auf eine Otitis media ohne Zeichen von Hitze treffen, kann Moxibustion mit großem Erfolg eingesetzt werden.

Es ist nur fair zu sagen, dass es vom Standpunkt des Akupunkteurs aus kaum wichtig ist, zwischen Hitze und Kälte zu unterscheiden. So wird z. B. SJ 5 (*Waiguan*) in der Behandlung der Otitis media verwendet, gleichgültig, ob ihr Ursprung durch Hitze oder Kälte bedingt ist.

Die chronische Otitis media kann sich ebenfalls als Hitze oder Kälte manifestieren, abhängig davon, ob der pathogene Restfaktor heiß oder kalt ist und ist gleichfalls von der Ernährung des Kindes abhängig.

Wir beginnen unsere Darstellung mit der akuten Otitis media und besprechen dann ihre chronische Ausprägung.

AKUTE OTITIS MEDIA

Muster

- äußerer Angriff von Wind-Hitze oder Wind-Kälte
- Hitze von Leber und Gallenblase

Diese Muster können sich mit Feuchtigkeit zu neuen Mustern verbinden:

- äußerer Angriff von Wind-Hitze oder Wind-Kälte plus Feuchtigkeit
- feuchte Hitze von Leber und Gallenblase

Obwohl das Syndrom Hitze von Leber und Gallenblase genannt wird, sollte man besser sagen, ‚Hitze dringt in die Leitbahnen von Leber und Gallenblase ein', da es sich um eine Leitbahnstörung handelt. Es kann natürlich eine Funktionsstörung des jeweiligen Organs zugrunde liegen; ist das Organ schwach, dann wird auch die Leitbahn nicht kräftig sein.

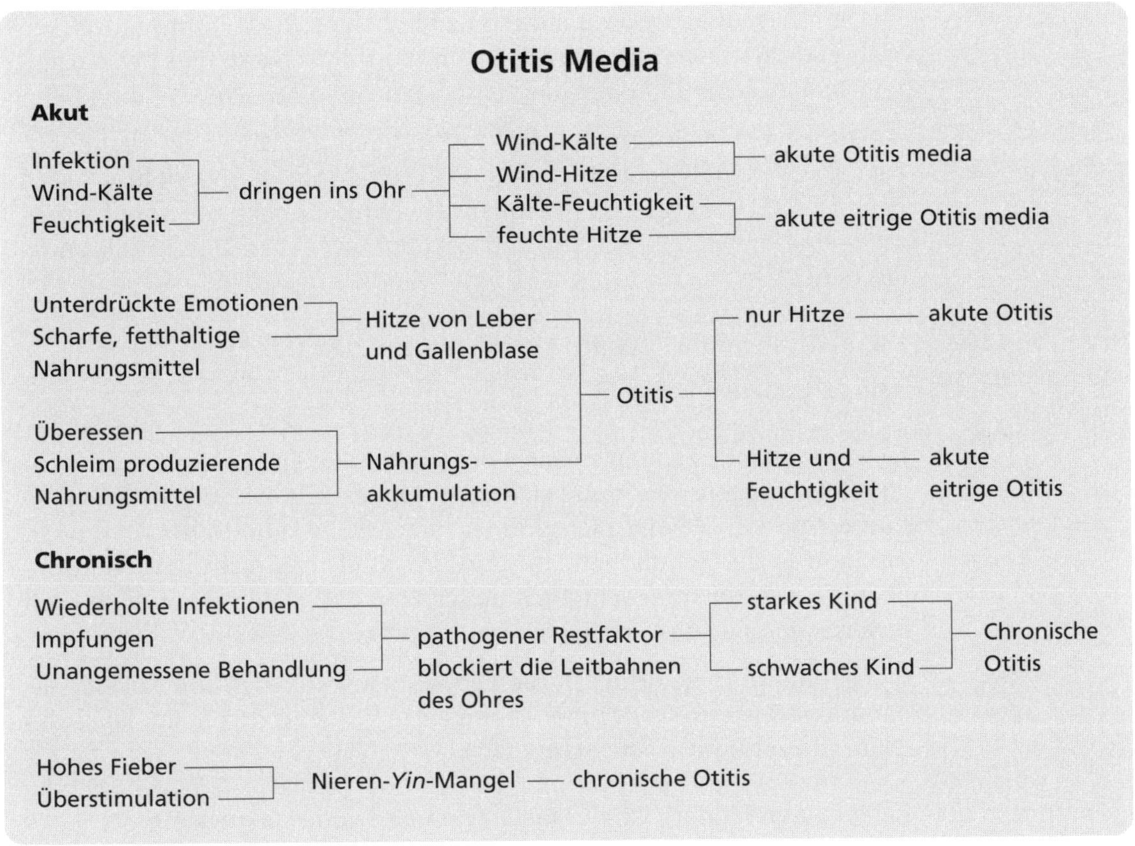

Ätiologie und Pathogenese

Eindringen äußerer Wind-Hitze oder Wind-Kälte

Das Eindringen äußerer pathogener Faktoren kann viele Ursachen haben. Die beiden üblichsten sind:

- Frieren nach dem Schwimmen oder dem Haare waschen
- Aufenthalt in kaltem Wind

Es ist möglich, dass der pathogene Faktor von einem anderen Körperbereich auf die Ohren übergeht – am häufigsten bei einer Infektion der oberen Atemwege. Bei einigen Kindern schlägt die äußere Kälte zu Hitze um, während bei anderen Kälte bleibt. In beiden Fällen blockiert der äußere pathogene Faktor die Zirkulation des *Qi* und dies verursacht Schmerzen.

Eindringen äußerer Wind-Hitze oder Wind-Kälte plus Feuchtigkeit

Die üblichen Ursachen für das Eindringen eines äußeren pathogenen Faktors wurden oben dargestellt. Die Feuchtigkeit rührt in der Regel her von:

- der Ernährung: zu viel fetthaltige, scharfe Nahrungsmittel, zu viel Milchprodukte
- Antibiotika
- Nahrungsakkumulation bei jüngeren Kindern

Der Theorie nach kann äußere feuchte Hitze in das Ohr eindringen. Während dies in Großbritannien kaum der Fall ist, kann dies bei wärmerem, feuchterem Klima durchaus geschehen.

Die Feuchtigkeit sammelt sich im Inneren an. Wenn der pathogene Faktor, wie oben beschrieben, in das Ohr eindringt, wird der Fluss des *Qi* behindert. Ebenfalls steigt die innere Feuchtigkeit nach oben und verursacht eine weitere Blockierung und es kommt zu einem klebrigen Exsudat aus dem Ohr.

Hitze von Leber und Gallenblase

Dieses Muster findet sich bei älteren Kindern. Die Hitze stammt von:

- eingezwängtem Leber-*Qi*

Es kommt häufig zu einigen emotionalen Problemen, die das Kind durcheinander bringen. Dies muss sich nicht immer deutlich zeigen; selbst die Eltern sind sich dessen nicht immer bewusst! Es kann sich z. B. um ein Problem in der Schule handeln und das Kind mag nicht darüber sprechen. Dieses Muster taucht auch in Familien auf, in denen von dem Kind erwartet wird, dass es erfolgreich ist.

Die innere Hitze dringt in die Leitbahnen von Leber und Gallenblase ein und steigt zum Ohr hinauf. Diese Hitze blockiert den freien Fluss des *Qi* im Ohr und verursacht Schmerzen.

Feuchte Hitze von Leber und Gallenblase

Bei jüngeren Kindern ist die Quelle von Hitze und Feuchtigkeit:

- Nahrungsakkumulation

Die Ursache ist folglich eine unangemessene Ernährung, unregelmäßiges Füttern etc. Hitze und Feuchtigkeit finden ihren Weg zu den Leitbahnen von Leber und Gallenblase, steigen zum Ohr auf und führen zu Schmerzen.

Bei älteren Kindern wird die Hitze verursacht durch:

- eingezwängtes Leber-*Qi*

Die Feuchtigkeit bildet sich üblicherweise durch:

- die Ernährung
- Antibiotika
- einen pathogenen Restfaktor

Es ist üblich, diesen Typ der Otitis media als ein akutes Aufflackern in Fällen einer chronischen Otitis media vorzufinden.

Innere Feuchtigkeit und Hitze dringen in Leber- und Gallenblasen-Leitbahn ein, steigen zum Ohr auf, sammeln sich dort und bilden Eiter. Gemeinsam blockieren Hitze und Feuchtigkeit den Fluss des *Qi* und verursachen Schmerzen.

Zeichen und Symptome

Eindringen äußerer Wind-Hitze oder Wind-Kälte

Der Beginn ist plötzlich und hat gewöhnlich ganz offensichtliche Gründe: Frieren nach dem Schwimmen, Aufenthalt im Regen. Die Schmerzen sind oft unerträglich und das Kind schreit vor Schmerzen. Es gibt auch andere Zeichen eines äußeren Angriffs wie Fieber, Abneigung gegen Kälte und Schwitzen, abhängig davon, ob der Ursprung des Zustandes Wind-Hitze oder Wind-Kälte ist.

Sie können auf diesen Zustand auch dann treffen, wenn das Kind eine andere Infektion hat, sehr häufig eine Infektion der oberen Atemwege, bei dem der pathogene Faktor seinen Weg zum Ohr findet. Es gibt keine speziellen Charakteristika, um zwischen Kindern, die an einer solchen Attacke leiden, zu differenzieren: Sie findet sich bei Kindern vom Mangel- und vom Fülletypus, bei glücklichen und bei traurigen Kindern.

- das Ohr fühlt sich verstopft an
- Schmerzen im Ohr
- leichter Hörverlust
- möglicherweise Tinnitus
- Kopfschmerzen
- Abneigung gegen Kälte oder Wind
- möglicherweise eine Infektion der oberen Atemwege
- nasaler Ausfluss

Abhängig davon, ob Hitze oder Kälte die Ursache war:

- Fieber (hoch oder niedrig)
- Schwitzen, wenn die Ursache Wind-Hitze war

Puls: bei Wind-Hitze, oberflächlich, oder oberflächlich und schnell; bei Wind-Kälte gespannt, oder gespannt und oberflächlich

Behandlungsprinzip: Den Wind vertreiben, die Oberfläche befreien und das *Qi* im Ohr regulieren

Eindringen äußerer Wind-Hitze oder Wind-Kälte plus Feuchtigkeit

Dieses Muster gleicht dem obigen mit dem zusätzlichen Faktor von Feuchtigkeit. Die Feuchtigkeit ist inneren Ursprungs. Folglich weisen diese Kinder *Zeichen von Feuchtigkeit* auf, vor und während des Anfalles – z. B. eine rinnende Nase oder produktiven Husten. Die Symptome entsprechen den oben aufgeführten, plus:

- Eiter im Ohr: klebrig, milchig, weiß oder gelblich
- gewöhnlich Zeichen von Feuchtigkeit und Schleim in anderen Körperbereichen
- Nahrungsakkumulation bei jüngeren Kindern

Zungenbelag: dünn
Puls: oberflächlich und schlüpfrig, oder gespannt

Behandlungsprinzip: Den Wind vertreiben, die Oberfläche befreien, die Feuchtigkeit auflösen und das *Qi* im Ohr regulieren

Hitze von Leber und Gallenblase

Dieses Muster tritt im Allgemeinen bei älteren Kindern auf. Die Hitze stammt von einem eingezwängten Leber-*Qi*, gewöhnlich aufgrund unterdrückter Emotionen. Diese Kinder sind typischerweise querköpfig, übellaunig und reizbar. Es findet sich häufiger bei Kindern vom Fülletypus, kann aber auch beim Mangeltypus auftreten. In diesem Fall verstecken sie ihre Gereiztheit und geben sich viel Mühe. Zu den Symptomen gehören:

- das Innenohr ist geschwollen und voll [Exsudat]
- möglicherweise blutet das Trommelfell
- möglicherweise etwas Flüssigkeit im Ohr
- häufig sehr schmerzhaft
- verminderte Hörfähigkeit
- Kopfschmerz mit Schwellungsgefühl, Druck, Schwindel oder einem brennenden Gefühl

Zungenkörper: rot
Zungenbelag: gelb
Puls: drahtig, schnell oder schlüpfrig

Behandlungsprinzip: Die Hitze in Leber- und Gallenblasen-Leitbahn beseitigen und das *Qi* im Ohr regulieren

Feuchte Hitze in Leber und Gallenblase

Dieses Muster tritt bei jüngeren und bei älteren Kindern auf. Bei jüngeren Kindern tendiert sowohl die Hitze, als auch die Feuchtigkeit zur Nahrungsakkumulation und folglich zeigen sie die typischen Zeichen dieser Störung.

Bei älteren Kindern ist das Leber-*Qi* etwas unterdrückt und zusätzlich findet sich Feuchtigkeit im System, gewöhnlich aufgrund fehlerhafter Ernährung. Noch einmal sei darauf hingewiesen, dass die älteren Kinder dazu neigen, gereizt und leicht erregbar zu sein. Häufig finden sich Zeichen von Feuchtigkeit vor dem Anfall, etwa produktiver Husten oder eine rinnende Nase. Die Symptome umfassen:

- gelben Eiter im Ohr
- Zeichen von Schleim und Feuchtigkeit im Körper
- Entzündung, die nicht abklingt
- Kopfschmerz
- die Ohrregion ist geschwollen und schmerzt
- Trommelfellblutung
- der Prozessus mastoideus schmerzt leicht
- möglicherweise Windzeichen
- möglicherweise Erbrechen und Zuckungen

Zungenbelag: schmierig, gelb
Puls: drahtig, schlüpfrig

Bei Nahrungsakkumulation:

- übel riechende Stühle
- rote Wangen
- grüner nasaler Ausfluss

Behandlungsprinzip: Die Hitze in Leber- und Gallenblasen-Leitbahn beseitigen, die Feuchtigkeit auflösen, die Hitze beseitigen und das *Qi* im Ohr regulieren; falls erforderlich, die Nahrungsakkumulation auflösen

Behandlung

Hauptpunkte

Die Hauptpunkte zur Behandlung der akuten Otitis media befinden sich auf den *Shao Yang*-Leitbahnen der Hände und Füße. Das Ohr wird umkreist von der *Shao Yang*-Leitbahn der Hand (Dreifacher Erwärmer) und Neben-Leitbahnen durchziehen das Ohr von SJ 17 (*Yifeng*) und Gb 20 (*Fengchi*) aus. Sie können daher folgende Punkte verwenden:

SJ 5 (*Waiguan*)	Vertreibt Wind und reguliert die Leitbahn
SJ 17 (*Yifeng*)	Vertreibt Wind, nützt dem Ohr
Gb 41 (*Zulinqi*)	Reguliert Leber und Gallenblase
Gb 20 (*Fengchi*)	Vertreibt Wind und reguliert Leber und Gallenblase
Gb 2 (*Tinghui*)	Lokalpunkt bei Otitis media

Methode: SJ 5 (*Waiguan*) und Gb 41 (*Zulinqi*) werden auf eine Tiefe von 0,5 – 1,0 *Cun* genadelt. Die Nadelsensation sollte entlang der Extremität und in Richtung Kopf verlaufen. Für Kinder unter drei Jahren reichen diese Punkte in der Regel aus. Zudem verursachen sie weniger Schmerzen als Lokalpunkte. Der Einstichwinkel bei Gb 20 (*Fengchi*) ist leicht lateral ausgerichtet, um die Nadelsensation zum Ohr zu lenken. SJ 17 (*Yifeng*) wird auf eine Tiefe von 1,0 *Cun* genadelt. Gb 2 (*Tinghui*) kann bis zu 1,5 *Cun* tief genadelt werden, aber bei Füllezuständen reicht gewöhnlich eine Tiefe von 0,5 *Cun* aus. Die Nadelsensation sollte ins Innenohr ausstrahlen, da das *Qi* des Ohres aufgrund der Gegenwart des pathogenen Faktors feststeckt. Wenn Sie diese Blockade beseitigen, verursacht dies einen vorübergehenden, aber scharfen Schmerz. Wir konnten feststellen, dass in den meisten Fällen die Nadelung der betroffenen Seite ausreicht.

Angriff äußerer Wind-Hitze oder Wind-Kälte

Die folgende Kombination führt zu einer schnellen Linderung:

SJ 17 (*Yifeng*)
Di 4 (*Hegu*)

Verwenden Sie an SJ 17 (*Yifeng*) eine Moxastange, wenn es keine Hitzezeichen gibt.

Bei Zeichen von Hitze verwenden Sie:

Du 14 (*Dazhui*)
Di 4 (*Hegu*)
Di 11 (*Quchi*)

Gibt es Kältezeichen, moxen Sie rund um das Ohr, sofern dies möglich ist.

Wir empfehlen
Ren 12 (*Zhongwan*) mit Moxa auszuprobieren.

Prognose: Es ist nicht ungewöhnlich, dass der Schmerz innerhalb von wenigen Minuten nachlässt. Bei Kleinkindern und Säuglingen reicht in der Regel eine Behandlung mit Fernpunkten aus. Das Kind wird zu schwitzen beginnen, einschlafen und ist geheilt. Bei älteren Kindern mögen drei Behandlungen am selben Tag nötig sein, um die Schmerzen zu lindern.

Eindringen äußerer Wind-Hitze oder Wind-Kälte plus Feuchtigkeit

Verwenden Sie dieselben Punkte wie beim vorangegangenem Muster, plus:

Gb 34 (*Yanglingquan*)	Wandelt Feuchtigkeit in der *Shao Yang*-Leitbahn um

Wenn die Feuchtigkeit chronischer Natur ist, fügen Sie folgende Punkte hinzu:

Ma 40 (*Fenglong*)	Löst Feuchtigkeit und Schleim auf
Mi 6 (*Sanyinjiao*)	Tonisiert die Milz und löst Feuchtigkeit auf

Prognose: Eine oder zwei Behandlungen reichen gewöhnlich aus, obwohl es in hartnäckigen Fällen auch mehr werden können.

Hitze in Leber und Gallenblase

Die oben aufgelisteten Hauptpunkte sind meist ausreichend. Einige Quellen ersetzen SJ 5 (*Waiguan*) durch SJ 3 (*Zhongshu*) und Gb 41 (*Zulinqi*) durch Gb 40 (*Qiuxu*). Wieder andere Quellen empfehlen die Verwendung aller vier Punkte.

Prognose: Dieses Muster findet sich üblicherweise bei älteren Kindern und bedarf drei bis fünf Behandlungen, um geheilt zu werden. Wenn der Schmerz sehr stark ist, behandeln Sie zu Beginn zwei bis dreimal täglich. Behandeln Sie ein Kind vom Mangeltypus mit diesem Muster und der Puls ist drahtig – sozusagen einen Mangeltypus mit einem Füllepuls – dann ist die Prognose weniger positiv.

Feuchte Hitze in Leber und Gallenblase

Verwenden Sie die Hauptpunkte bis der Schmerz nachlässt und fügen Sie dann hinzu:

Gb 34 (*Yanglingquan*)	Beseitigt feuchte Hitze in Leber und Gallenblase und löst Schleim und Feuchtigkeit auf
Le 13 (*Zhangmen*)	Wandelt Feuchtigkeit um
Mi 9 (*Yinlingquan*)	Löst Feuchtigkeit auf

Bei Nahrungsakkumulation fügen Sie hinzu:

Sifeng (M-UE 9)	Beseitigt die Nahrungsakkumulation

Prognose: Während jegliche Schmerzen, die dieses Problem begleiten, schnell gelindert sind (gewöhnlich nach der ersten Behandlung), lässt sich das Hauptproblem, der Eiter, nur langsam verändern. Wird das Kind täglich behandelt, so setzt meist kein merklicher Rückgang des Eiters vor der dritten oder vierten Behandlung ein. Acht bis zehn Behandlungen sind im Allgemeinen ausreichend. Kombinieren Sie während der ersten zwei bis drei Behandlungen einen Lokalpunkt mit einem Fernpunkt. Dies ist sehr wirkungsvoll, um das *Qi* zum Ohr zu lenken.

Wenn das Kind deutlich unter emotionalem Stress steht, wird der Zustand sehr wahrscheinlich zurückkehren. Gleichwohl kann die Akupunktur eine große Hilfe sein. Sie können etwa Le 3 (*Taichong*) hinzufügen, um das *Qi* zu regulieren. Dies kann dem Kind oft genug Entschlusskraft verleihen, mit den Problemen ins Reine zu kommen, oder zumindest, sich mit ihnen abzufinden.

Andere Arzneimittel

Es gibt noch andere Heilmittel, die man kennen sollte. Sie können den Eltern mit nach Hause gegeben werden, oder, falls Sie mitten in der Nacht angerufen werden, können Sie diese kurzfristig empfehlen, bis Sie das Kind sehen können.

- Die Kräuterrezeptur Rindergallensteinpille zur Beseitigung von Giftstoffen (*Niu Huang Jie Du Pian*) als Fertigarznei kann bei einem akuten Anfall verordnet werden. Sie hat die Wirkung, die Schmerzen nahezu sofort zu stillen.
- Drei Tropfen der ätherischen Öle von Lavendel und Kamille können mit einem Teelöffel warmen Olivenöl vermischt und vorsichtig in das Ohr geträufelt werden.
- Optrex® (oder eine andere, geeignete Augenlotion) beruhigt das Ohr, wenn dieses heiß und entzündet ist, da es die Entzündung der Schleimhäute beseitigt. Tränken Sie einen Wattebausch damit und träufeln Sie sie in das Ohr. Obwohl diese Lotion hauptsächlich für die Augen gedacht ist, eignet sie sich auch gut für das Ohr, da sie die entzündeten Schleimhäute beruhigt.
- Wenn es sich um eine Kältestörung im Ohr handelt, verwenden Sie Ingwerkompressen. Sie müssen sich natürlich sicher sein, dass es sich um Kälte handelt. Ist dies der Fall, wird der Ingwer sehr lindernd wirken.
- Sie können eine Scheibe Knoblauch – nicht zu groß und nicht zu klein – auf das Ohr legen. Legen Sie zunächst ein wenig Watte auf das Ohr, dann die Knoblauchscheibe darauf und lassen Sie sie für etwa eine Stunde dort. Dies ist sehr hilfreich bei einer Wind-Kälte-Störung.

Antibiotika und Akupunktur

Viele Kinder, die Sie behandeln, nehmen entweder noch Antibiotika, oder hatten kürzlich eine Antibiotikabehandlung. Selbst wenn dies der Fall ist, ist es dennoch hilfreich, das Kind zu behandeln. Nicht nur, dass die Genesung schneller verläuft (Antibiotika helfen nicht immer), sondern die Akupunktur kann auch die nachfolgende Bildung von Feuchtigkeit verhindern, wenn Antibiotika zur Behandlung der Otitis media eingesetzt wurden.

CHRONISCHE OTITIS MEDIA

Die chronische Otitis media wird hier als mehr oder weniger beständiger Ohrschmerz definiert, gewöhnlich mit Ausfluss und zeitweiligen akuten Schüben. Vom Standpunkt der Chinesischen Medizin aus gehören zur Otitis media auch rezidivierende Ohrinfektionen, etwa monatliche Infektionen. Wir reihen das ‚verklebte Ohr' (chronisch seröse Otitis media) in die Kategorie der Otitis media ein.

Muster

Es gibt drei Muster:

- pathogener Restfaktor mit viel Schleim (Fülleerkrankung)
- Milz-*Qi*-Mangel mit zugrunde liegendem pathogenem Restfaktor (Fülleerkrankung auf der Basis eines Mangels)
- Leber- und Nieren-*Yin*-Mangel (Mangelerkrankung)

Die ersten beiden Muster sind bei weitem die häufigsten; auf das dritte Muster, den *Yin*-Mangel, trifft man selten. Bei den ersten beiden Mustern kann entweder die Kälte oder die Hitze vorherrschend sein.

Ätiologie und Pathogenese

Pathogener Restfaktor

Dieses Muster wird verursacht durch:

- Impfungen, besonders die Pertussisimpfung
- Behandlung der Otitis media mit Antibiotika

Der ursprüngliche pathogene Faktor – gleichgültig, ob er von einer Impfung oder einem akuten Otitis-media-Anfall herrührt – wurde nicht vollständig aus dem Körper beseitigt. Durch die Anwesenheit dieses pathogenen Restfaktors entsteht sehr viel Schleim, der den Fluss des *Qi* im Ohr behindert und zu Schmerzen und Unbehagen führt. Da das *Qi* im lokalen Bereich des Ohres schwach ist, ist das Ohr wesentlich anfälliger für akute Schübe, sei es durch äußere Angriffe oder eine innere Disharmonie.

Es lassen sich zwei Störungen unterscheiden, eine Hitze- und eine Kältestörung. Sie können sich beide aus denselben Faktoren entwickeln, abhängig davon, wie das Kind auf die Ursache reagiert. Zum Beispiel kann ein Kind, das eine DPT-Impfung erhalten hat, Unmengen von dickem Schleim im Körper haben: ein kalter pathogener Restfaktor. Gewöhnlich liegt hier eine chronische Kältestörung als Ergebnis kalter Ernährung oder dem wiederholten Einsatz von Antibiotika vor. Dieses Kind wird dazu neigen, eine chronische Otitis media vom Kältetyp zu entwickeln.

Ein anderes Kind mag eher eine Tendenz zu Hitze im Körper haben, vielleicht aufgrund einer Vorgeschichte einer Nahrungsakkumulation. In diesem Fall wird eine Impfung eher zur Entwicklung einer Otitis media vom Hitzetyp führen.

Diese Kinder weisen keinen besonderen Mangel an Energie auf; es ist einzig so, dass der gesamte Körper mit dickem Schleim voll gepfropft ist. Es ist möglich, dass diese Kinder den pathogenen Restfaktor durch eine der Kinderkrankheiten von selbst los werden. Zum Beispiel kann während eines akuten Keuchhustenanfalls der mit dem pathogenen Restfaktor assoziierte Schleim aus dem Körper ausgeschieden werden. Allerdings sind die meisten Kinder gegen diese Erkrankung geimpft und benötigen die Hilfe der Akupunktur, der Homöopathie oder von Kräutern, um den pathogenen Restfaktor los zu werden.

Milz-Qi-Mangel plus pathogener Restfaktor

Das Milz-*Qi* erschöpft sich aus den in Kapitel 3 erklärten Gründen. Zusätzlich findet sich ein pathogener Restfaktor. Dies wird gewöhnlich durch Impfungen oder den häufigen Einsatz von Antibiotika verursacht. Die Symptome verschlimmern sich, wenn das Kind:

- erschöpft ist
- unter zu großem schulischen Druck steht
- unter emotionalem Stress steht

Wie bei den vorher beschriebenen Mustern des pathogenen Restfaktors, kann auch dieses Muster sich heiß oder kalt manifestieren, abhängig vom Kind selbst, der Ernährung und der Natur des pathogenen Restfaktors. Der pathologische Prozess ist derselbe wie der oben beschriebene, mit der Ausnahme, dass hier zusätzlich das *Qi* geschwächt ist. Dies bedeutet, dass dem Kind nicht ausreichend *Qi* zur Verfügung steht, um den pathogenen Restfaktor los zu werden. Bei diesen Kindern ist der Schleim das kleinere Problem als der *Qi*-Mangel. Da das gesamte System schwach ist, ist das Kind wesentlich anfälliger gegenüber dem Eindringen äußerer pathogener Faktoren, die gewöhnlich das Ohr angreifen. Zusätzlich sind rezidivierender Husten und wiederkehrende Erkältungen ein Charakteristikum dieses Typs der Otitis media.

Leber- und Nieren-Yin-Mangel

- hohes Fieber erschöpft das *Yin*

Das *Yin* von Leber und Nieren ist in einem Mangelzustand und folglich kann das Ohr nicht von der Essenz genährt werden. Durch die Einführung von Antibiotika findet man dieses Muster heutzutage selten, doch wird es immer häufiger bei Kindern, die:

- viel vor dem Computer sitzen
- den ganzen Tag Videospiele spielen oder fernsehen

Diese Tätigkeiten scheinen das Nieren-*Yin* zu erschöpfen. Auch haben diese Kinder eine Tendenz zu leichter Hyperaktivität. Folglich verschlechtert sich dieser Zustand langsam immer mehr, da diese Kinder nicht zur Ruhe kommen, was für eine Genesung aber wesentlich wäre.

Zeichen und Symptome

Im Allgemeinen sind die Symptome:

- Tinnitus
- Taubheit
- das Mittelohr ist prall gefüllt
- die Untersuchung zeigt eine Distension des Trommelfelles

Pathogener Restfaktor

- das Hauptsymptom kann der Verlust des Gehörs sein
- beständiges Druckgefühl (ein Spannungsgefühl) im Mittelohr
- die Ohren fühlen sich verstopft an, eines oder beide Trommelfelle können bluten oder Flüssigkeit absondern
- das Kind klagt möglicherweise nicht über Ohrenschmerzen bis man die Ohren palpiert
- möglicherweise Nasenbluten
- möglicherweise sind Hals und Nase entzündet
- geschwollene Lymphdrüsen
- häufig rezidivierende Attacken von Otitis media

Puls: schlüpfrig

Behandlungsprinzip: Den Schleim auflösen, das *Qi* im Ohr regulieren und den pathogenen Restfaktor beseitigen

Milz-Qi-Mangel plus pathogener Restfaktor

- das Innenohr ist geschwollen und stark gespannt
- das Trommelfell hat eine graue oder weiße Farbe
- das Kind ist oft faul, kraftlos und lässt sich leicht entmutigen
- Mund und Lippen sind blass
- Gliedmaßen sind dünn und schwach
- schlechter Appetit
- geschwollene Lymphdrüsen

Zunge: blass
Puls: schwach

Behandlungsprinzip: Das *Qi* tonisieren und den pathogenen Restfaktor beseitigen; den Schleim auflösen, wenn er sich zeigt

In Fällen eines pathogenen Restfaktors und gleichzeitigen Milz-*Qi*-Mangels, kann das Muster von heißer, oder von kalter Natur sein. Ist es kalt, dann finden Sie:

- ein blasses Gesicht
- Bauchschmerzen vom Kältetyp

Puls: gespannt und voll

Ist das Muster von heißer Natur, dann finden Sie:

- Reizbarkeit und Ruhelosigkeit
- ein rotes Gesicht oder rote Wangen

Puls: schnell

Leber- und Nieren-Yin-Mangel

- Schwindel
- klebrige Flüssigkeit auf dem Trommelfell
- möglicherweise Rückenschmerzen
- neigt zu Hyperaktivität am Abend
- es kann eine Vorgeschichte von Fiebererkrankungen bestehen
- sieht möglicherweise sehr viel Fernsehen und/oder spielt viel Videospiele
- möglicherweise rote Wangen

Zungenkörper: rot
Puls: dünn, schnell

Behandlungsprinzip: Das *Yin* von Leber und Nieren tonisieren

Behandlung

Die Behandlung der chronischen Otitis media zielt darauf ab, das *Qi* in den Leitbahnen um das Ohr herum zu regulieren. Damit dies erfolgreich sein kann, müssen Sie den pathogenen Restfaktor beseitigen. Obwohl daher einige Punkte dieselben sein mögen wie bei der Behandlung der akuten Otitis media, müssen Sie einige andere hinzufügen, um den zugrunde liegenden Zustand zu behandeln.

Fernpunkte werden häufiger eingesetzt als Lokalpunkte, ausgenommen das *Qi* im Ohr ist sehr stark erschöpft. Sie müssen dann bei ein oder zwei Behandlungen Lokalpunkte verwenden, um das *Qi* in dieses Gebiet zu lenken.

Hauptpunkte

SJ 5 (*Waiguan*)	Vertreibt Wind und reguliert die Leitbahn
SJ 17 (*Yifeng*)	Vertreibt Wind und nützt dem Ohr
Gb 41 (*Zulinqi*)	Reguliert Leber und Gallenblase
Gb 20 (*Fengchi*)	Vertreibt Wind und reguliert Leber und Gallenblase
Gb 2 (*Tinghui*)	Lokalpunkt bei Otitis media

Pathogener Restfaktor

Verwenden Sie die Hauptpunkte und zusätzlich:

Bailao (M-HN 30)	Beseitigt den pathogenen Restfaktor. Der Punkt liegt 2 *Cun* oberhalb von Du 14 (*Dazhui*) und 1 *Cun* lateral der Mittellinie
Bl 18 (*Ganshu*)	Reguliert Leber und Gallenblase und bewegt Blut und *Qi*
Bl 20 (*Pishu*)	Reguliert die Milz, bewegt Blut und *Qi* und wandelt Feuchtigkeit um

Methode: Diese Punkte können entweder genadelt oder gemoxt werden. Lokalpunkte sind sehr wichtig, wenn das *Qi* im Ohr sehr schwach ist, was das Ergebnis eines lang bestehenden pathogenen Restfaktors ist.

Prognose: Die vollständige Beseitigung des pathogenen Restfaktors aus dem Körper kann zehn bis zwanzig Behandlungen erfordern (s. Diskussion des pathogenen Restfaktors in Kapitel 3). Nach den ersten paar Behandlungen gibt es häufig Zeichen eines Katarrs, z. B. Husten oder nasalen Ausfluss, da der dicke, klumpige Schleim, der sich in den Leitbahnen angesammelt hat, aufzuweichen beginnt. Dieser Prozess kann durch die Verwendung von Kräutern wie *Phytolacca decandra* und *Iris versicolor* bedeutend beschleunigt werden, aber es gibt keinen Ersatz für die Akupunktur, um das *Qi* zum Ohr zu lenken. Um eine vollständige Genesung zu erreichen, sind in der Regel zwei oder drei Monate mit wöchentlicher Behandlung erforderlich, selbst wenn Kräuter und Akupunktur kombiniert werden. Eine häufigere Behandlungsfrequenz beschleunigt den Heilungsprozess nicht wesentlich, da diese Art der Veränderung einfach Zeit braucht.

Milz-Qi-Mangel plus pathogener Restfaktor

Bei diesem Muster werden zu Beginn der Behandlung häufig Lokalpunkte eingesetzt, um das *Qi* zum Ohr zu bringen. Zu den Punkten gehören:

SJ 17 (*Yifeng*)	Reguliert das *Qi* in den Ohren
Gb 2 (*Tinghui*)	Reguliert das *Qi* in den Ohren

Verwenden Sie zusätzlich folgende Rücken-*Shu*-Punkte, um das *Qi* zu tonisieren, damit der pathogene Restfaktor vertrieben werden kann.

Bl 18 (*Ganshu*)	Tonisiert Leber und Milz
Bl 20 (*Pishu*)	Tonisiert Leber und Milz

Zu den Punkten, die zusätzlich das *Qi* tonisieren und Feuchtigkeit auflösen, gehören:

Ma 36 (*Zusanli*)	Tonisiert das *Qi*
Mi 6 (*Sanyinjiao*)	Tonisiert das *Qi* und löst Feuchtigkeit auf
Ren 12 (*Zhongwan*)	Tonisiert die Milz

Methode: Die Moxibustion der Rücken-*Shu*-Punkte und von Ren 12 (*Zhongwan*) ist sehr hilfreich

Prognose: Behandeln Sie wenn möglich zwei- bis dreimal die Woche. Wenn dies nicht möglich ist, wird auch eine Behandlung wöchentlich zu guten Resultaten führen, aber deutlich längere Zeit brauchen. Fünfzehn und mehr Behandlungen sind gewöhnlich nötig, abhängig von der Stärke des Kindes. Im Verlauf Ihrer Behandlung wird das Kind kräftiger werden und beginnen, den Schleim, der mit dem pathogenen Restfaktor assoziiert ist, auszustoßen. Das ist ein gutes Zeichen!

Leber- und Nieren-Yin-Mangel

Hier ist die Akupunktur nicht wirklich die Behandlung der Wahl. Sie können Bl 23 (*Shenshu*) moxen, sowie der Leitbahn des Dreifachen Erwärmers entlang in Richtung Ohr massieren.

Ist die Nierenenergie einmal gestärkt, sind Sie in der Lage, Nadeln einzusetzen. Verwenden Sie die Hauptpunkte und zusätzlich:

Bl 18 (*Ganshu*) Bl 23 (*Shenshu*) Le 3 (*Taichong*) Ni 3 (*Taixi*)	Tonisieren Leber- und Nieren-*Yin*

Prognose: Dieser Zustand ist bei Kindern unüblich, außer nach Fiebererkrankungen und einige wenige Behandlungen reichen aus, vorausgesetzt, das Kind isst normal. Taucht dieser Zustand ohne die Vorgeschichte einer Fiebererkrankung auf, ist es wesentlich, die Ursache für den *Yin*-Mangel zu ermitteln. Wenn das Kind süchtig nach Computerspielen oder anderen Arten der Überstimulation ist, kann eine Heilung sehr schwierig sein.

ANMERKUNGEN

- Das akute Auftreten einer Otitis media wird oft mit Antibiotika behandelt. Geschieht dies häufiger, kann es zu Bildung von Feuchtigkeit kommen. Wurde eine akute Otitis media erfolgreich behandelt (mit Akupunktur oder mit Antibiotika), dann ist es gut, eine Zeit lang weiter zu behandeln, um die verbliebene Feuchtigkeit zu beseitigen.
- In allen Fällen von Otitis media sollte der Patient rotes Fleisch und stark gewürzte, gebratene oder andere wärmende Speisen vermeiden. Bei Feuchtigkeit sollte der Patient auch keine Eier, keinen Käse, keine Milch, keine Erdnüsse und keinen Zucker zu sich nehmen.
- Während der Behandlung der Otitis media entwickelt sich manchmal eine Tonsillitis, da die Giftstoffe vom Ohr in den Hals ziehen. Dabei handelt es sich in der Regel um eine kurzlebige Erscheinung und sie ist ein Hinweis darauf, dass die Behandlung anschlägt (s. Kapitel 23 zur Behandlung der Tonsillitis).
- Wenn die akute Otitis media in monatlichen Intervallen auftritt, legt dies die Existenz eines pathogenen Restfaktors aufgrund einer Pertussisimpfung nahe.
- Bei der Behandlung mit westlicher Medizin werden bei einer rezidivierenden katarralischen Otitis und Hörverlust kleine Röhrchen ins Ohr gesetzt. Dies kann durch eine rechtzeitige Akupunkturbehandlung in der Regel vermieden werden, vorausgesetzt die Behandlung beginnt drei Monate vor der angesetzten Operation. Jüngste Untersuchungen haben gezeigt, dass Kinder mit rezidivierender Otitis media, die dieser Operation unterzogen werden, wahrscheinlich im späteren Leben eher Hörprobleme entwickeln als diejenigen Kinder, die nicht operiert werden.
- Die Otitis media ist überdiagnostiziert. Wenn ein Kind reizbar und nicht auf der Höhe ist, besteht die große Wahrscheinlichkeit, dass es diese Diagnose erhält.
- Für eine Fallgeschichte zur Otitis media siehe Fall 23 in Kapitel 47.

26 ❖ Heufieber

EINLEITUNG

Das Material in diesem Kapitel basiert auf unseren Erfahrungen und Beobachtungen. Es spiegelt daher das wieder, was wir in unserer Praxis gesehen haben und gibt unsere Haltung zum Heufieber wieder. Es handelt sich keinesfalls um eine vollgültige Darstellung!

Was verstehen wir unter Heufieber?

In ferner Vergangenheit war das Heufieber ein wirkliches Fieber, das die Menschen bekamen, wenn sie Heu machten, oder sich in der Nähe von Menschen aufhielten, die dies taten. Über die Jahre hat sich die Bedeutung verändert, sodass man heute eine allergische Rhinitis darunter versteht, die im späten Frühling oder im Frühsommer auftritt. Zumindest ist das die Art und Weise, wie wir das Heufieber verstehen und darin liegt das Problem, das wir erörtern wollen. Zu den typischen Symptomen gehören:

- eine verstopfte und gereizte Nase mit nasalem Ausfluss
- Niesen
- gerötete und tränende Augen

Häufig finden sich auch:

- Konzentrationsschwierigkeiten
- Absonderung von dickem Schleim
- Kopfschmerzen
- Photophobie

Der Beginn ist saisonal bedingt und wird gewöhnlich durch Pollen der unterschiedlichsten Arten ausgelöst. Einige Menschen reagieren mehr auf Gräserpollen, andere eher auf die Pollen von Blumen und Bäumen. Für einige Menschen tritt an die Stelle der reinen Freude beim Anblick einer Blumenwiese das reine Elend von Heufieber. Bei manchen Personen sind die Auswirkungen so heftig, dass sie für Wochen das Haus nicht verlassen können. Andere haben drastische Lösungen entwickelt, indem sie z. B. Kleidung tragen, die einem Raumanzug gleicht, mit einem Plexiglashelm auf dem Kopf, wenn sie nach draußen gehen.

Der konventionelle Ansatz

Innerhalb der konventionellen Westlichen Medizin betrachtet man Heufieber als Überempfindlichkeitsreaktion vom Soforttyp gegenüber Fremdkörpern in der Nasenschleimhaut. Die Betonung liegt in dieser Theorie auf dem Angriff eines äußeren Wirkstoffes und setzt die Pollen mit einer von außen eindringenden Kraft gleich.

Es gibt zwei Behandlungsmethoden: Die Desensibilisierungsbehandlung und Antihistamine. Beide haben Nachteile. Die Desensibilisierungsbehandlung führt zu sehr unterschiedlichen Resultaten und kann einen anaphylaktischen Schock auslösen; Antihistamine machen die Patienten schläfrig. Jedoch sind dies die einzigen Methoden, die zur Verfügung stehen und viele Menschen finden sich eher mit der Schläfrigkeit ab, als mit der heftigen Irritation durch das Heufieber.

Der Ansatz der Traditionellen Chinesischen Medizin

Die Betonung der Traditionellen Chinesischen Medizin liegt auf inneren Faktoren. Obwohl das Heufieber zu bestimmten Zeiten des Jahres auftritt, steht es mehr in Beziehung zu dieser Jahreszeit, als zu den Pollen, die zu dieser Zeit auftreten. Tatsächlich ist die Zeit des Einsetzen des Heufiebers – sowohl die Jahreszeit, als auch das Lebensalter des Kindes, das wahrscheinlich Heufieber entwickelt – der Schlüssel zu seiner Ätiologie und Pathogenese.

Die Jahreszeit

Die Zeit des Jahres zu der Menschen Heufieber entwickeln, im späten Frühling oder im Frühsommer, ist charakterisiert durch den Wechsel der Temperatur von kalt zu heiß. Die heißesten Tage sind noch nicht erreicht und die Durchschnittstemperatur steigt noch an. Wir sind in diesem Buch schon einmal auf saisonale Probleme gestoßen, als wir das Frühlingsfieber erörtert haben. Latente Hitze ist eher ein Problem eines Ungleichgewichtes der Leber, das zu Schwierigkeiten führt, sich den Wetterwechseln anzupassen. Das Heufieber ist ebenfalls eine Manifestation einer Art von latenter Hitze, entweder einfache saisonale latente Hitze oder Hitze durch einen seit langem bestehenden pathogenen Restfaktor.

Lebensalter

Das Heufieber findet sich selten bei Kindern unter sieben Jahren und dies ist ein wichtiger Anhaltspunkt, denn dies ist das Alter, in dem sich die Emotionen entwickeln und kontrollierbar werden (s. Kapitel 43 für eine Darstellung der Entwicklungsstufen). Dies ist daher das Alter, in dem eine Stagnation des Leber-*Qi* das erste Mal auftritt. Vor diesem Alter kommt es kaum zu so etwas wie unterdrückten Emotionen und daher ist das Auftreten von Heufieber eher selten. In unserer Praxis haben wir nur ein einziges Mal Heufieber bei einem Kind unter sieben Jahren beobachtet und dies war ein fünf Jahre altes Kind, das schon nasalen Ausfluss gehabt hatte. Dieser Ausfluss verschlimmerte sich leicht, wenn der Pollenflug sehr stark war.

Diese Beziehung zwischen Heufieber und Leber wird durch die chinesischen medizinischen Texte bestätigt, die feuchte Hitze in Leber und Gallenblase als eines der Muster erwähnen. Sie bestätigt sich auch, wenn man Personen mit Heufieber beobachtet. Was man vor allem an ihnen spürt, ist ein Gefühl von Gereiztheit und Frustration. Von irgendetwas oder von irgend*wem* (nicht einfach nur von Pollen) haben sie ganz offensichtlich „die Nase voll"!

MUSTER UND SYMPTOME

Man muss sich vor Augen halten, dass es hier *immer* etwas angesammelte Hitze in der Nase und *immer* ein leicht stagnierendes Leber-*Qi* durch unterdrückte Emotionen gibt. Behält man dies im Blickfeld, lassen sich folgende Muster unterscheiden:

- aufsteigendes Leber-*Yang*
- pathogener Restfaktor
- Lungen- und Milz-*Qi*-Mangel (auch Milz-*Qi*-Mangel mit starker Unruhe)

Jedes dieser Muster kann oder kann nicht von Schleim-Feuchtigkeit begleitet sein (in dieser Hinsicht ähnelt das Heufieber der Otitis media). Bei einigen Erwachsenen findet sich auch ein Lungen- und Nieren-*Yin*-Mangel. Dieses Muster kann auch bei Kindern auftreten, aber uns ist es in unserer Praxis noch nicht begegnet.

Jenseits der allgemeinen Symptome des Heufiebers, lassen sich die Symptome entsprechend der Muster differenzieren.

Aufsteigendes Leber-Yang

- häufige Wutausbrüche
- die Gesichtsfarbe kann rot oder weiß sein, wird aber bei einem Wutausbruch violett

Puls: drahtig

Bei einem Erwachsenen würde man eine violette Zunge mit gelbem Belag erwarten, bei einem Kind ist dies aber eher unwahrscheinlich. Dieses Muster findet sich oft bei Rothaarigen.

Pathogener Restfaktor

Wiederum muss man sagen, dass es nicht wirklich viele Unterscheidungsmerkmale gibt. Die Folgenden zeigen sich (nahezu) immer:

- graues Gesicht
- geschwollene Lymphknoten
- geistesabwesender Blick

- ölige Haut
- kann sehr aggressiv sein
- plötzlicher Zusammenbruch der Energie

Puls: möglicherweise schlüpfrig

Lungen- und Milz-Qi-Mangel

Hier finden sich die üblichen Symptome:

- weißes Gesicht
- schlaff, kann nicht gerade stehen
- möglicherweise schlechter Appetit

Puls: schwach

BEHANDLUNG

Hauptpunkte

Die folgende Verordnung ist für alle Typen von Heufieber gut. Sie können sie für den jeweiligen Patienten modifizieren, aber es ist gut, damit zu beginnen.

Lu 7 (*Lieque*)	Tonisiert die Lunge, beseitigt Schleim und öffnet die Nase
Di 4 (*Hegu*)	Ist gut für Nase und Gesicht
Di 20 (*Yingxiang*)	Lokaler Punkt für die Nase, tonisiert die Lunge

Im Allgemeinen mögen Kinder es nicht, an Di 20 (*Yingxiang*) genadelt zu werden. Einige finden sich damit ab, da es besser ist, als unter Heufieber zu leiden, andere jedoch flippen schlicht aus. Ein alternativer Punkt nahe der Nase ist:

Du 23 (*Shangxing*)	Öffnet die Nase

Zusätzliche Punkte

Es gibt zwei weitere Punkte mit spezieller Verwendung:

Gb 39 (*Xuanzhong*)	Ist gut für die Nase und lenkt das Leber-*Yang* nach unten
Le 3 (*Taichong*)	Reguliert die Leber

Diese Punkte sind wahrscheinlich diejenigen, die Sie am häufigsten während der Heufieberzeit verwenden werden, wenn das Hauptaugenmerk auf der Beseitigung der Symptome liegt. Wenn Sie vor dieser Zeit behandeln, werden Sie wahrscheinlich größere Betonung auf die zugrunde liegenden Muster legen.

Wann behandelt werden sollte

Sie können natürlich warten, bis die Heufieberzeit beginnt und dem Kind schon die Nase rinnt. Einige Familien ziehen diese Handlungsweise vor, besonders dann, wenn sie der alternativen Medizin im Allgemeinen und der Akupunktur im Speziellen misstrauisch gegenüberstehen. Sie fragen sich: „Warum etwas behandeln, das möglicherweise nicht auftritt?“

Wie dem auch sei, die beste Zeit für eine Behandlung ist der Monat vor Beginn der Heufieberzeit. Mitten im Frühling ist ein idealer Zeitpunkt, um alle mit der Leber in Beziehung stehenden Störungen zu behandeln. Oft machen zwei oder drei Behandlungen während dieser Zeit einen riesigen Unterschied in der Stärke der Symptome aus, wenn sie dann auftreten. Wenn Sie Erwachsene behandeln, sollten Sie ein wenig früher im Frühling beginnen und etwas öfter behandeln.

Heufieber und Grippe

Wie wir am Anfang gesehen haben, ist ein Aspekt des Heufiebers latente Hitze, entweder in Form einer Unangepasstheit an Wetterwechsel oder in Form eines pathogenen Restfaktors. Einer der sichersten Wege, das Problem dauerhaft zu beseitigen ist es, wenn das Kind im Frühling richtiges Fieber bekommt und dies ohne fremde Hilfe übersteht. Auf diese Art und Weise kann die unterdrückte Hitze ausgebrannt werden und wird nicht wieder auftauchen. Manchmal kann man den Eltern diesen Standpunkt erklären, aber weit häufiger trifft man auf Ungläubigkeit.

Heilt die Akupunktur Heufieber?

Wir werden oft gefragt, ob Akupunktur Heufieber heilen kann und wenn ja, was mit den Pollen ist, die, wie jeder weiß, ja da sind und für alle ein ernsthaftes Problem darstellen. Die Antwort ist ja. Akupunktur kann sehr häufig zu einer völligen Heilung führen. Natürlich wird es Pollen weiterhin geben – hoffentlich noch für Millionen von Jahren – aber die Akupunktur hat die Wirkung, die Sensibilität des Körpers für Allergene zu vermindern oder zu beseitigen.

Fallgeschichte: Aufsteigendes Leber-*Yang*

Normalerweise denkt man nicht, dass aufsteigendes Leber-*Yang* ein Problem von Kindern ist, aber bei diesem Kind, einem Freund der Familie, war es so. Die ersten Zeichen zeigten sich, als er sechs Monate alt war. Während dieser Zeit wurden seine Wutanfälle den ‚Koliken' zugeschrieben. Bald danach begann er zu zahnen, ein Prozess, der ein oder zwei Jahre dauerte. Während dieser Zeit wurden seine Wutanfälle eben dem Zahnen zu geschrieben. Dann, mit 18 Monaten, schrieb man sie dem „schrecklichen zweiten Jahr" zu und mit etwa vier Jahren der Anspannung in der Vorschule.

Seine Wutausbrüche waren wirklich erstaunlich, selbst in diesen jungen Jahren. Ich denke, seine Mutter konnte nichts dagegen machen, sie war einfach hilflos, wenn er in Wut geriet und wusste nicht, wie sie damit umgehen sollte. Im Alter von sechs oder sieben Jahren waren seine Wutausbrüche den Eltern zufolge wahrlich spektakulär. Er schrie und brüllte, stampfte und schlug auf den Boden. Wir haben das nie wirklich mitbekommen, aber mehr als einmal kamen wir zu ihrem Haus und hörten Geräusche, die der Küchenszene aus Alice im Wunderland ähnelten: ein Geschreie und Geschimpfe sowohl von den Eltern, als auch von den Kindern. Natürlich beruhigte das Auftauchen Dritter die Gemüter etwas und so haben wir solche Wutanfälle tatsächlich nie gesehen.

Allerdings konnten wir sie beobachten, als der Junge etwa neun oder zehn Jahre alt war. Sie waren wirklich spektakulär. Er hatte normalerweise ein blasses Gesicht mit hell ingwerfarbenem Haar (immer eine gefährliche Kombination). Was geschah, war Folgendes:

- Seine Mutter kritisierte ihn.
- Er erwiderte etwas.
- Ein Streit entwickelte sich.
- Der Streit eskalierte zu einer totalen Brüllerei.
- Dann, plötzlich, packten ihn Wut und Rage. Sein Gesicht wurde violett, seine Augen traten hervor und er hielt vor Wut den Atem an. Er hatte einen solchen Wutanfall, dass er nicht in der Lage war, zu atmen. Er blieb etwa 30 Sekunden in diesem Zustand, bis er ohnmächtig wurde und auf den Boden fiel. Das versetzte ihn in die Lage, sich zu entspannen und wieder zu atmen und er kam bald wieder zu Bewusstsein.

Wenn er dann wieder zu sich kam, fühlte er sich wesentlich besser. Er stand ganz friedlich auf und ging weg, um irgendetwas Konstruktives zu tun, so, als ob nicht gewesen wäre. Die Erwachsenen allerdings brauchten erstmal einen starken Drink, um ihre Nerven zu beruhigen.

Sein Heufieber begann, als er etwa acht Jahre alt war. Zu Beginn war es mild, wurde aber im Verlauf der Jahre wirklich sehr schwer: Er konnte während der Heufieberzeit an schönen, trockenen Tagen tatsächlich nicht nach draußen gehen.

Er kam zu mir (JPS) zur Behandlung, aber er hasste die Nadeln und er hasste es, von mir, einem Freund seiner Eltern, behandelt zu werden. Darüber hinaus war ich nicht in der Lage, irgendetwas in Bezug auf das besondere Verhältnis, das er zu seiner Mutter hatte, zu tun. Aus mir völlig unerfindlichen Gründen gerieten die beiden immer aneinander. Die leiseste Kritik eines der beiden, bekam der andere in den falschen Hals und führte zu einer ätzenden und beißenden Antwort. Zwei oder drei totale Streitereien täglich waren während der Schulferien die Norm.

Diese Streitereien (und ebenso die Heufieber-Symptome) legten sich etwas, nachdem die Mutter einen Kurs für „gute Erziehung" absolviert hatte. Aber die Unverträglichkeit zwischen den beiden besteht weiterhin und er bekommt immer noch Heufieber.

27 ❖ Schlafstörungen und Nachtangst

EINLEITUNG

Schlafstörungen und Schreien während der Nacht sind sehr häufige Probleme. Probleme, die oft auch Eltern in unsere Praxis führen, da das Schreien ihrer Kinder sie aufweckt und ebenso sehr erschöpft. Die Antwort der Westlichen Medizin sind Schlafmittel, die jedoch nicht bei allen Mustern dieser Störung geeignet sind und dazu führen können, dass das Kind den ganzen Tag über gedämpft ist.

Wir fanden heraus, dass Akupunktur äußerst wirksam in der Behandlung von Schlafstörungen und Nachtangst bei Kindern ist, mehr als jede andere Therapie, der wir begegnet sind. Zudem denken wir, dass es sich hier um ein Problem handelt, das unbedingt behandelt werden sollte, da Kinder einen guten Schlaf brauchen, um gedeihen zu können. Wenn der Schlaf beständig gestört ist, dann ist es sehr wahrscheinlich, dass das Kind in gewisser Hinsicht immer schwächer wird, bis zu dem Punkt an dem es zusätzliche Probleme entwickelt. Ähnlich verhält es sich, wenn das Kind eine andere Erkrankung hat, es ist dann eher unwahrscheinlich, dass sich sein Zustand ohne adäquaten Schlaf bessert.

Es gibt sieben Grundmuster von Schlafstörungen und Nachtangst, die wir hier erörtern wollen:

- Milzkälte (Fülle oder Fülle mit zugrunde liegendem Mangel)
- Blockierte Hitze in der Herz-Leitbahn (innere Hitze durch Fülle)
- Furcht (innere Hitze durch Fülle)
- *Qi*- und Blut-Mangel (innerer Mangel)
- Habituell
- mentale Stimulation
- Kopfschmerz durch eine schwierige Geburt

Milzkälte (Fülle oder Fülle mit zugrunde liegendem Mangel)

Der gemeinsame Faktor bei all diesen Kindern ist, dass sie eine „kalte“ Verdauung haben, d. h., die Milz ist kalt. Dies bedeutet, dass die Nahrung nicht leicht verdaut werden kann und sich im Darm ansammelt. Es gibt dafür viele Ursachen, aber die bei weitem häufigste ist der Verzehr von zu viel kalten Nahrungsmitteln, besonders Bananen und Kuhmilch. Darüber hinaus muss die Nahrung nicht notwendigerweise kalt sein, sie kann einfach ungeeignet sein – etwa zu viel rohe Lebensmittel. Wenn die Verdauung normal oder „heiß“ wäre, dann würde diese Form der Ernährung zur Nahrungsakkumulation führen, aber da die Milz kalt ist, führt dies stattdessen zu einer Stagnation vom Kältetyp und verursacht beim Kind kolikartige Schmerzen, bei denen es die Fäuste ballt und mit den Zähnen knirscht. Ein anderer Grund für eine kalte Milz ist die Einnahme kalter Arzneien oder der Einsatz von Anästhetika während der Geburt. Es handelt sich um eine Füllestörung, bei der sich die Kälte durch eine Fülle des Darms entwickelt. Folglich findet sie sich häufig bei Kindern vom Fülletypus. Allerdings tritt dies auch bei Kindern vom Mangeltyp auf, wenn sie an Kälte durch Fülle erkranken.

Blockierte Hitze in der Herz-Leitbahn (innere Hitze durch Fülle)

Diese Kinder können aufgrund von Füllehitze im Körper nicht schlafen. Dies führt zu einem unruhigen Schlaf und häufig auch zu frühem Aufwachen, wobei sie nach dem Erwachen hellwach sind. Die Hitze kann viele Quellen haben, von denen die häufigsten die Nahrungsakkumulation durch Überfüttern oder das Füttern ungeeigneter Nahrungsmittel sind, sowie stark erhitzende Nahrungsmittel (scharf, fetthaltig) und ein pathogener Restfaktor, der von Impfungen, Krankheit oder von der Mutter während der Schwangerschaft herrührt. Die Behandlung ist in allen Fällen ähnlich, allerdings sollte für eine dauerhafte Genesung die Ursache genau bestimmt werden.

Furcht (innere Hitze durch Fülle)

Obwohl Kinder sich leicht vor Dingen, die sie sehen, fürchten (manchmal vor Dingen, die nur sie allein sehen, etwa einen Löwen auf dem Kleiderschrank), entlädt sich diese Furcht meist durch einen lauten Schrei, der ihnen den Trost ihrer Eltern zusichert. Die Furcht, die Probleme verursacht, ist diejenige, die nicht ausgedrückt wird oder ausgedrückt werden kann. Zum Beispiel kann ein Kind in bestimmten beängstigenden Situationen zu keinerlei Reaktion in der Lage sein, etwa bei einem Autounfall. Gleichermaßen ist es einem Kind in der Gebärmutter nicht möglich, die Furcht auszudrücken, die auf es übergeht, wenn die Mutter einen Schock erleidet. Warum dies passiert, ist nicht genau erklärbar. Es ist dem unausgedrückten Zorn ähnlich, der ebenfalls den physischen Körper verletzen kann. Dieses Muster, in der Regel das Resultat eines solchen Schocks, kann jedoch auch durch konstante Überstimulation verursacht werden, zum Beispiel durch zu viel Fernsehen, dem zu häufigen Spielen von Computerspielen oder einer angespannten, stressbelasteten Familiensituation. Diese Kinder wachen während der Nacht mit Albträumen auf, schreien und sind verängstigt.

Qi- und Blut-Mangel (innerer Mangel)

Obwohl sich dieses Muster in den chinesischen Lehrbüchern auf einen Blut-Mangel bezieht, umfasst es auch einen Milz-*Qi*-Mangel und einen Herz-*Qi*-Mangel. Der Blut-Mangel wird als der wichtigste Aspekt betrachtet, da ein ruheloser Geist dem Versagen des Blutes, das Herz zu nähren zugeschrieben wird. Ein weiterer Aspekt dieses Muster ist, dass es auch die Leber betrifft, da das Blut während des Schlafs zu diesem Organ zurückkehren sollte. Klinisch betrachtet kann ein Blut-Mangel seine Ursache in einer langen Krankheit, einer bestehenden Hämorrhagie oder Anämie haben. Es kann jedoch auch als Auswirkung eines *Qi*-Mangels auftreten: selbst wenn per se kein Blut-Mangel vorliegt, erreicht das Herz nicht genügend Blut, um den Geist zu nähren. Diese Kinder wachen viele Male in der Nacht auf. Häufig trinken sie dann etwas, schlafen wieder für ein paar Stunden und wachen wiederum auf.

Habituell

Ist es einmal zum Muster von Schlafstörungen gekommen, können diese aus reiner Gewohnheit fortbestehen. Viele Eltern kommen in unsere Praxis und klagen darüber, dass sie jede Nacht von ihrem Kind aufgeweckt werden, da es zu ihnen ins Bett kommt und sie erkundigen sich, ob es dagegen eine Kräuterrezeptur gibt. Manchmal ist es möglich hier etwas zu verschreiben, manchmal jedoch ist es pure Gewohnheit, die sich herausgebildet hat und die Heilung besteht darin, diese Gewohnheit zu durchbrechen.

Mentale Stimulation

Manche Kinder können während der Nacht einfach nicht abschalten. Einige Kinder sind einfach mit einem überaktiven Geist geboren, während andere aus den schon bekannten Gründen mental überstimuliert sind. Für einen Erwachsenen ist es leicht, sich gegen die Reizüberflutung des modernen Lebens abzuschotten, aber ein Säugling oder Kleinkind besitzt diese Schutzmechanismen noch nicht. Eine schlichte Autofahrt oder ein Gang durch den Supermarkt kann für jemanden, der noch so offen für Eindrücke ist, eine enorme Stimulierung sein.

Kopfschmerz durch eine schwierige Geburt

Die Ursache ist hier eine Kompression des Kopfes durch eine schwierige Geburt. Wenn die Gebärmutter zu stark kontrahiert bevor die Zervix weit genug geöffnet ist, wird der Kopf des Kindes heftigem Druck ausgesetzt. Dieser starke Druck auf den Schädel während der Geburt kann zu Kopfschmerzen führen, die noch Jahre nach der Geburt anhalten, wenn sie nicht behandelt werden. Dies ist besonders häufig, wenn die Geburt eingeleitet wird, denn in diesem Fall sind die Wehen manchmal sehr stark.

ÄTIOLOGIE UND PATHOGENESE

Milzkälte

Die Milz ist das zentrale *Yin*-Organ. Sie ist äußerst *Yin* und hat eine Affinität zu Wärme und eine Abneigung gegen Kälte. Bei kleinen Kindern kann Kälte leicht in den Mittleren Erwärmer eindringen, zusätzlich ist die Milz oft schwach. Die Nacht ist eine Zeit des *Yin* und da Kälte ein pathogener *Yin*-Faktor ist, kann sie in der Nacht das *Yang* leicht überwältigen und eine Blockade verursachen. Die Kälte-Blockade führt zu kolikartigen Schmerzen und das Kind wacht schreiend auf. Zu den häufigsten Ursachen gehören:

- viel energetisch kalte Nahrungsmittel in der Ernährung: Bananen, Yoghurt, Speiseeis

- der Einsatz von Anästhetika während der Geburt, die das *Qi* des Kindes erschöpfen und die Milz abkühlen lässt
- der Einsatz ‚kalter' Arzneimittel, besonders Antibiotika

Blockierte Hitze in der Herz-Leitbahn

Hitze und Feuer im Körper steigen nach oben und beeinträchtigen die Herz-Leitbahn und verursachen Schlafstörungen. Die Hitze kann zahlreichen Quellen entstammen: Ernährung, Gebärmutterhitze, Impfungen, Krankheit. Gewöhnlich wacht ein Kind nicht schreiend auf, es ist die Hitze, die das Kind aufwachen lässt. Die Hitze greift das Herz an und stört den Geist, wenn das Kind dann aufwacht, ist es sehr leicht verängstigt durch die Dunkelheit des Zimmers und beginnt zu schreien. Entsprechend hilft es bei diesem Muster, wenn man ein Licht brennen lässt; das Kind kann aufwachen, sich orientieren und wieder einschlafen. Diese Kinder neigen dazu, sehr früh aufzuwachen, etwa gegen 5 Uhr morgens. Sie sind hellwach, wollen spielen und beginnen zu schreien und zu weinen, wenn kein anderer in Spiellaune ist.

Dieses Muster entsteht, wenn das Kind innerlich zu viel Hitze entwickelt. Zu den Ursachen gehören:

- Nahrungsakkumulation
- scharfe, fettreiche Nahrungsmittel
- ein pathogener Restfaktor, der Hitze im Körper verursacht. Dieser kann das Ergebnis einer Impfung sein, z. B. der Pertussisimpfung oder durch eine Hitzeerkrankung entstanden sein, die nicht ganz ausgeheilt wurde
- Gebärmutterhitze, eine Hitze, die während der Schwangerschaft von der Mutter übertragen wurde; dies kann daran liegen, dass die Mutter selbst eine heiße Konstitution hat oder weil sie während der Schwangerschaft erhitzende Nahrungsmittel gegessen hat
- das Kind bekommt zu wenig zu trinken

Furcht

Kinder fürchten sich sehr leicht. Ihr Herzgeist wird leicht gestört und wird unruhig. Die Furcht, von der wir hier sprechen, kann durch etwas ausgelöst werden, das sich das Kind nur vorgestellt hat oder, was wesentlich häufiger geschieht, durch ein reales Ereignis, etwa einen Unfall, eine traumatische Erfahrung oder einen plötzlichen Schock. Wenn sich ein Kind in dieser Weise fürchtet, „zerstreuen" sich die fünf Geister (*Shen*). Dies unterscheidet sich von der Furcht, die von einer erschöpften Nierenenergie herrührt, die eher lang anhaltend ist. Die fünf Geister haben ihren Wohnsitz im Herzen und stehen in Beziehung zu den fünf Elementen. Es ist insbesondere der Herzgeist, der hier betroffen ist und folglich wird das Kind häufig Albträume haben und mitten in der Nacht erschreckt aufwachen. Allerdings werden Sie feststellen können, dass diese Kinder insgesamt furchtsam sind (das Wasserelement ist betroffen), unter Konzentrationsmangel leiden (Erde) und weinerlich sind (Metall). Furcht zeigt sich charakteristischer Weise im Gesicht des Kindes, und zwar als blaue Färbung zwischen den Augen.

Andere Faktoren, die bei einem Kind einen plötzlichen Schock auslösen, können und dazu führen, dass die fünf Geister sich zerstreuen, sind:

- die Mutter erleidet während der Schwangerschaft einen Schock
- das Kind sieht etwas, vor dem es sich fürchtet; dies ist in der Regel etwas wirklich Schreckliches; es ist unwahrscheinlich, dass dieses Schlafmuster chronisch wird, wenn das Kind sich z. B. durch ein anfahrendes Auto erschreckt
- zunehmende Überstimulation durch Fernsehen oder Computerspiele; das sogenannte „Kinderprogramm" ist häufig voller Gewalt und Furcht erregender glutäugiger Monster und einige Computerspiele sind wahrhaft fürchterlich

Anmerkung: Gewöhnlich beginnt ein Kind zu schreien, wenn es sich fürchtet und wird sofort von seinen Eltern getröstet. Manchmal jedoch reagiert das Kind nicht – möglicherweise kann es nicht: Der Unfall ist der Mutter während der Schwangerschaft zugestoßen oder das Ereignis war so schockierend, dass das Kind nicht weiß, wie es reagieren soll. In solchen Fällen werden die Eltern diesen Vorfall nicht erwähnen.

Blut- und Qi-Mangel

Wenn *Qi* und Blut unzureichend sind, wird das Herz nicht regelrecht unterstützt. Der Herzgeist kann dann sehr leicht gestört werden und das Kind wird wimmernd oder schreiend aufwachen. Das Kind wird oftmals in der Nacht aufwachen, da *Qi* und Blut schwach sind und sich die Zirkulation von *Qi* und Blut normalerweise während der Nacht zudem verlangsamt. Aus diesem Grund wird das Kind nach dem Aufwachen charakteristischerweise eine Kleinigkeit essen, dann problemlos wieder einschlafen und einige Stunden später wieder aufwachen, um *Qi* und Blut zu bewegen. Ein anderer Aspekt dieses Musters ist es, dass auch die Leber betroffen ist, da das Blut in der Nacht zur Leber zurückkehrt.

Dieser Zustand kann aus einem gleichzeitigen Mangel an *Qi* und Blut, aus einem Mangel an *Qi* allein, das darin versagt, das Blut zu bewegen (auf diese Weise erreicht das Blut das Herz nicht), sowie aus einem alleinigen Mangel an Blut resultieren. Er wird daher durch alles verursacht, was *Qi* und Blut erschöpft. Dazu gehört:

- lang anhaltende Erkrankungen, Anämie
- Blutverlust nach einem Unfall
- Impfungen
- schwierige Geburt (z. B. lang oder unter Einsatz von Anästhetika)
- konstitutionelle Schwäche
- Schwäche der Mutter während der Geburt: Anämie, Erschöpfung, Überarbeitung

Habituell

Bei Säuglingen ist es üblich, dass sie wegen der Nahrungsaufnahme aufwachen. Besonders dann, wenn die Mutter sie stillt. Hat sich das Muster der Schlaflosigkeit einmal entwickelt, kann es aus reiner Gewohnheit bestehen bleiben.

Mentale Stimulation

Diese Kinder haben Schwierigkeiten damit einzuschlafen, da ihr Gehirn unentwegt arbeitet. Nachdem sie einige Minuten im Bett gelegen haben, oder manchmal auch nach einer Stunde, wird ihnen langweilig und sie stehen wieder auf und suchen nach ihren Eltern. Manchmal sind sie auch willens, in ihrem Zimmer zu bleiben und ein Buch zu lesen. Sind sie einmal eingeschlafen, schlafen sie in der Regel ruhig. Die Schwierigkeit einzuschlafen hat ihre Ursache in übermäßiger mentaler Stimulation, die in entwickelten Ländern sehr üblich ist.

Kopfschmerz durch eine schwierige Geburt

Diese Säuglinge können besondere Schwierigkeiten damit haben, einzuschlafen. Der Grund dafür ist der, dass, wenn Säuglinge schlafen gehen, im Moment des Einschlafens der intrakraniale Druck für etwa 15 Sekunden ansteigt. Dieser Druck führt dazu, dass der leichte Kopfschmerz heftiger wird und der schon fast eingeschlafene Säugling wieder aufwacht und schreit. Der einzige Weg, sie zum Einschlafen zu bringen, ist es, sie kräftig auf und ab zu schaukeln, um sie von den Schmerzen abzulenken. Ältere Kinder werden möglicherweise ihren Kopf auf das Kissen oder gegen das Bettgestell schlagen. Der Grund liegt für gewöhnlich im Geburtsvorgang. Die Ursache für die Kopfschmerzen ist ein starker Druck auf den Schädel, der auftritt, wenn die Wehen zu stark sind. Dies ist dann sehr wahrscheinlich, wenn die Wehen zu schnell stimuliert werden, noch bevor sich die Zervix vollständig geöffnet hat.

Schlafstörungen und Nachtangst

Kalte Nahrungsmittel / Antibiotika / pathogener Restfaktor — Milzkälte durch Mangel — Verdauungsstörung mit Schmerzen — Wacht verängstigt auf

Nahrungsakkumulation / scharfe Nahrungsmittel / nicht genug zu trinken / pathogener Restfaktor / Gebärmutterhitze — Herz-Leitbahn — Geist ist nicht ruhig — Schlaflos, Angst vor der Dunkelheit

Schock / Furcht — Geist beunruhigt — Schlafstörungen, intensive Träume

Lange Erkrankung / Schwäche / Schwache Verdauung — Milz- und Magen-*Qi*-Mangel oder Blut-Mangel — Blut zirkuliert nicht — leichter Schlaf, wacht alle zwei Stunden auf

Habituell / Mentale Stimulation / Schwierige Geburt —
- Das Kind will aus reiner Gewohnheit im Bett der Eltern schlafen
- Geist ist überaktiv — Einschlafstörungen
- Kopfschmerzen beim Einschlafen — Einschlafstörungen

MUSTER UND SYMPTOME

Milzkälte

- wacht aufgrund der Schmerzen auf, schreit
- schläft leicht ein, wacht aber verschreckt auf, mit kolikartigen Schmerzen und gekrümmtem Rücken
- wacht oft weinend auf
- die Schmerzen können dazu führen, dass das Kind schwitzt
- schläft bevorzugt mit dem Gesicht nach unten
- zusammengeballte Fäuste
- blasses Gesicht
- kalte Gliedmaßen
- möglicherweise schlechter Appetit
- lockere Stühle
- Zunge und Lippen blass oder weiß

Zungenbelag: weiß
Puls: tief, kräftig und drahtig oder dünn
Fingervene: matt rot

Behandlungsprinzip: Die Milz wärmen und die Kälte zerstreuen

Blockierte Hitze in der Herz-Leitbahn

- schläft bevorzugt mit dem Gesicht nach oben
- wacht mit Furcht auf, aber Furcht und Weinen verschwinden, wenn man ein Licht brennen lässt
- kann Schwierigkeiten beim Einschlafen haben oder liegt nach Mitternacht für mehrere Stunden wach
- ruhelos und reizbar
- nach dem Aufwachen hellwach, will spielen
- Urin möglicherweise dürftig und rot
- möglicherweise Obstipation
- Gesicht scharlachrot, Lippen rot

AUFGRUND VON NAHRUNGSAKKUMULATION

- rote Wangen
- nasaler Ausfluss
- grüne, sauer oder faulig riechende Stühle

AUFGRUND EINES PATHOGENEN RESTFAKTORS

Zum Beispiel nach Fieberkrämpfen, Delir oder Impfungen:

- intensive Träume
- lebt in einer Fantasiewelt, spricht mit imaginären Personen

AUFGRUND EINER SCHWÄCHE DES HERZENS

- Schmerzen in der Brust bei Anstrengung
- blaue Gesichtsfarbe oder Lippen

Zungenkörper: rote Spitze
Zungenbelag: weiß
Puls: schnell, kräftig
Fingervene: matt violett (bei pathogener Resthitze)

Behandlungsprinzip: Die Hitze beseitigen und die Ängste vertreiben

Furcht

- schreckt mitten im Einschlafen hoch
- wacht verängstigt auf und lässt sich nicht trösten
- hat bisweilen Angst und Furcht, kann Angst davor haben, schlafen zu gehen
- Lippen und Gesicht können weiß oder bläulich sein
- häufig unruhig und nervös
- bläuliche Färbung um die Augen oder auf dem Nasenrücken
- schmiegt sich eng an die Mutter (klammert)
- einige Vorgeschichten von Furcht und Trauma

Puls und Zunge können keine Zeichen aufweisen oder der Puls kann während der Nacht drahtig und schnell sein.

Behandlungsprinzip: Die Furcht kontrollieren und den Geist beruhigen

Qi- und Blut-Mangel

- blasses Gesicht, teilnahmslos
- entwickelt sich oft nach einer Krankheit
- schwach und matt
- ruhelos und reizbar
- schwacher Appetit
- kann einschlafen, wacht aber während der Nacht in regelmäßigen Intervallen auf, manchmal jede halbe Stunde

Zunge und Lippen: blass rot oder kirschrot
Zungenkörper: rote Spitze
Zungenbelag: wenig oder kein Belag
Puls: schwach, schnell

Behandlungsprinzip: Das Herz nähren und den Geist beruhigen

Habituell

- das Kind steht auf, geht im Halbschlaf ins Schlafzimmer der Eltern und kuschelt sich zu ihnen ins Bett
- Es gibt keine anderen Zeichen und Symptome, die mit einer Schlafstörung in Verbindung stehen
- Zungenbelag und Puls sind normal

Behandlungsprinzip: Dem Kind beibringen, in seinem eigenen Bett zu bleiben

Mentale Stimulation

- blasses Gesicht
- häufig dunkle Ringe um die Augen
- ruhelos
- Forschergeist
- kann einen ziemlich großen Kopf haben

Behandlungsprinzip: Das überaktive Gehirn beruhigen und nähren, das *Qi* vom Kopf hinunterlenken

Kopfschmerz durch eine schwierige Geburt

- der Kopf ist sehr empfindlich – der Säugling oder das Kleinkind weint mehr als vermutet, wenn der Kopf einen Schlag abbekommt
- liebt es, als Einschlafhilfe, kräftig auf und ab geschaukelt zu werden
- kann Koliken haben

Behandlungsprinzip: Das *Qi* im Kopf bewegen und jegliche Resthitze beseitigen

BEHANDLUNG

Hauptpunkte He 7 (*Shenmen*) bei allen Schlafstörungen

Milzkälte

Verwenden Sie zusätzlich zu He 7 (*Shenmen*) die folgenden Punkte:

Fügen Sie bei Säuglingen *Sifeng* (M-UE 9) hinzu und moxen Sie Ren 12 (*Zhongwan*), um das Milz-*Qi* zu stärken und die Kälte zu zerstreuen.

Methode: Lehrbücher empfehlen, eine Dreikantnadel zu verwenden und einige Tropfen klarer Flüssigkeit austreten zu lassen. In der Praxis reicht es jedoch aus, die Punkte nur zu nadeln.

Für ältere Kinder sind die folgenden Punktgruppen von Nutzen:

GRUPPE I

Ma 36 (*Zusanli*)	Tonisiert das Milz-*Qi*
Mi 6 (*Sanyinjiao*)	Tonisiert das Milz-*Qi*
Ren 12 (*Zhongwan*)	Tonisiert das Milz-*Qi* und zerstreut die Kälte; setzen Sie Nadeln und indirekte Moxibustion ein oder nur indirekte Moxibustion

GRUPPE II

Mi 4 (*Gongsun*)	Regulieren das *Qi* im Abdomen
Pe 6 (*Neiguan*)	und beruhigen den Geist

Prognose: Gewöhnlich genügen eine bis drei Behandlungen, manchmal sind jedoch bis zu zehn Behandlungen erforderlich. Häufig ist der Säugling oder das Kind für bis zu 24 Stunden nach der Behandlung sehr gereizt und kann faulig riechende Stühle haben, wenn die Nahrung ausgeschieden wird. Dies kann von kleinen, roten Pickeln auf den Wangen oder manchmal auch am Körper begleitet werden.

Ratschlag: Die Ernährung ist wichtig bei diesem Muster. Stellen Sie sicher, dass das Kind keine energetisch kalten Nahrungsmittel bekommt, auch nicht die Mutter, wenn sie stillt.

Blockierte Hitze in der Herz-Leitbahn

Dieses Muster umfasst tatsächlich drei unterschiedliche Muster, von denen jedes zu Hitze in der Herz-Leitbahn führen kann:

- die Nahrungsakkumulation (blockierte Nahrung führt zu Hitze)
- pathogene Resthitze durch eine Fiebererkrankung oder Impfung
- Schwäche des Herzens

Verwenden Sie zusätzlich zu He 7 (*Shenmen*) die unten angeführten Punkte.

Nahrungsakkumulation

Verwenden Sie bei Säuglingen *Sifeng* (M-UE 9), um die Blockade im Darm zu beseitigen.

Bei Kleinkindern und Kindern:

Ma 44 (*Neiting*)	Beide Punkte beseitigen Hitze
Di 4 (*Hegu*)	aus Magen und Darm
Le 3 (*Taichong*)	Fördert die Verdauung und beseitigt Hitze
Ren 12 (*Zhongwan*)	Fördert die Verdauung und beseitigt Hitze

Ist das Kind der Zeit von 1–3 Uhr früh wach, verwenden Sie Bl 18 (*Ganshu*) und Le 3 (*Taichong*).

Prognose: Die Symptome können in der Regel durch eine bis drei Behandlungen beseitigt werden, mit denselben Erscheinungen wie beim ersten Muster, nur etwas heftiger. Es ist häufig schwierig, dieses Muster vollständig zu beseitigen, es kann in Intervallen von drei bis sechs Monaten zurückkehren, wenn die Verdauung des Kindes schwach ist oder es eine Neigung dazu hat, sich zu überessen. Wird die Blockade sofort nach ihrer Rückkehr behandelt, so werden die Attacken schrittweise an Heftigkeit abnehmen, wenn das Kind älter wird.

Pathogener Restfaktor

Der Hauptpunkt ist Pe 8 (*Laogong*), aber viele andere Punkte können von Nutzen sein, besonders He 7 (*Shenmen*), Dü 3 (*Houxi*) und Bl 60 (*Kunlun*).

Prognose: Eine bis drei Behandlungen mögen ausreichend sein, wenn die pathogene Resthitze jüngeren Ursprungs ist. Liegt die zugrunde liegende Fiebererkrankung aber schon länger zurück oder ist der Grund eine Impfung, werden mehr Behandlungen erforderlich sein.

Schwäche des Herzens

Das Herz sollte gestärkt und die Hitze beseitigt werden, und zwar mit Punkten wie:

He 7 (*Shenmen*)	Beruhigt den Geist und stärkt das Herz
Pe 6 (*Neiguan*)	Beide Punkte tonisieren das Herz-*Qi*
Bl 15 (*Xinshu*)	und regulieren das Herz
Ni 3 (*Taixi*)	Beseitigt indirekt Hitze im Herzen

Prognose: Das primäre Symptom der Nachtangst kann gewöhnlich mit sechs bis acht Behandlungen beseitigt werden, allerdings kann es unmöglich sein, organische Herzschäden wie Septumdefekte zu heilen. Unserer

Erfahrung nach haben Kinder mit angeborenen Herzfehlern Hitze im Herzen, oft begleitet von starkem Zorn. Es scheint, dass dieser Zorn vorgeburtlich ist und den normalen Fluss des *Qi* in der Brust stört.

Furcht

Die nachfolgenden Punktgruppen sind dabei hilfreich, den Geist zu beruhigen:

GRUPPE I

Pe 6 (*Neiguan*)
Pe 7 (*Daling*)
He 7 (*Shenmen*)

GRUPPE II

Pe 6 (*Neiguan*)
Bl 15 (*Xinshu*)
Mi 6 (*Sanyinjiao*)

Prognose: Eine bis drei Behandlungen sind gewöhnlich ausreichend. Die von einem Schock herrührenden Schlafstörungen können unbehandelt viele Monate oder sogar Jahre anhalten. Als Resultat der Behandlung wird die Hitze durch Magen und Darm ausgeschieden und es ist üblich, dass es zu Symptomen wie Diarrhö und einem wunden Anus, einer schmerzenden Zunge und schmerzendem Zahnfleisch, zu nasalem Ausfluss und Gereiztheit während der ersten Tage nach der Behandlung kommt.

Spezialbehandlung: Suchen Sie nach kleinen Bläschen in etwa 2,5 cm Abstand beidseits der Wirbelsäule und punktieren Sie sie mit einer Dreikantnadel, um ein paar Tropfen einer klaren Flüssigkeit austreten zu lassen. Es heißt, dass diese Flüssigkeit den Giftstoff enthält.

Qi- und Blut-Mangel

Zu diesem Muster gehört sowohl der Milz- und Magen-*Qi*-Mangel, als auch der Blut-Mangel. Beim Blut-Mangel wird der Patient schwächer erscheinen.

Ma 36 (*Zusanli*)	Beide Punkte tonisieren das *Qi*
Ren 12 (*Zhongwan*)	von Milz und Magen
Ren 6 (*Qihai*)	Tonisiert das *Qi* des gesamten Körpers
Mi 6 (*Sanyinjiao*)	Tonisiert das Milz-*Qi*
Du 20 (*Baihui*)	Lenkt *Qi* und Blut zum Kopf
He 6 (*Yinxi*)	Reguliert die Zirkulation des Blutes und beruhigt den Geist

Methode: Die Punkte des Abdomens sollten genadelt und mit indirekter Moxibustion behandelt werden oder mit indirekter Moxibustion allein. Es wird eine tonisierende Methode verwendet. Achten Sie bei der Nadelung von Du 20 (*Baihui*) bei Säuglingen auf die Fontanelle.

Prognose: Bei leichten Fällen eine oder zwei Behandlungen, ist das Kind wirklich schwach, sind fünf bis zehn Behandlungen notwendig. In einigen Fällen scheint es, dass die Schlafstörung mit einer Behandlung geheilt wurde, taucht aber nach ein paar Tagen oder einer Woche wieder auf, wenn nicht ein voller Behandlungszyklus durchgeführt wird.

Habituell

Dafür existiert keine medizinische Behandlung. Der einzige Weg ist es, dem Kind anzugewöhnen, in seinem eigenen Bett zu schlafen. Dies mag von den Eltern erfordern, es auszuhalten, ihr Kind für einige wenige Nächte weinen zu hören. Die Darstellung von Trainingsmethoden würde den Rahmen dieses Buches sprengen, jedoch sind derzeitig viele Bücher zu diesem Gegenstand erhältlich.

Bei einigen Kindern mag es hilfreich sein, eine bis zwei Akupunkturbehandlungen zu geben.

Mentale Stimulation

Die folgenden Punkte können hilfreich sein:

He 7 (*Shenmen*)	Beruhigt den Geist
Bl 60 (*Kunlun*)	Lenkt das *Qi* vom Kopf weg
Ren 4 (*Guanyuan*)	Lenkt das *Qi* vom Kopf weg
Ni 1 (*Yongquan*)	Lenkt das *Qi* vom Kopf weg

Methode: He 7 (*Shenmen*) und Bl 60 (*Kunlun*) werden mit neutraler Methode genadelt. Ren 4 (*Guanyuan*) und Ni 1 (*Yongquan*) werden durch indirekte Moxibustion gewärmt.

Prognose: Die Akupunkturbehandlung führt gewöhnlich dazu, dass das Kind nach jeder Behandlung für etwa eine Woche schlafen kann, aber eine Heilung ist davon abhängig, ob die Eltern die Stimulationen im Leben des Kindes reduzieren, z. B. weniger fernsehen und Computerspiele.

Kopfschmerzen durch eine schwierige Geburt

Die Behandlung der Wahl ist kraniosakrale Osteopathie. Es ist zudem möglich, dass einige Lokalpunkte von Nutzen sein können.

Prognose: Die kraniosakrale Osteopathie ist sehr wirksam, um den richtigen kranialen Rhythmus wieder herzustellen, kann aber unwirksam sein, um das Kind zum Schlafen zu bringen. Meistens hat die lang anhaltende Stagnation zur Bildung von Hitze im Kopf geführt. Die für das Hitze-Muster angeführten Punkte sind hier zur Behandlung sehr wirksam.

ANMERKUNGEN

- Es gibt eine Redewendung in der Chinesischen Medizin, die für die ersten beiden Muster relevant ist: „Wenn der Magen nicht harmonisiert ist, dann wird der Geist nicht friedlich sein."
- Die in diesem Kapitel dargestellten Muster treten sehr häufig auf, doch ist es durchaus üblich, eine Mischung von Mustern vorzufinden, da es mehr als nur eine Ursache gibt, etwa falsche Ernährung und Überstimulation. Tauchen solche Mischmuster auf, sollte man die Mutter sorgfältig befragen, um die jeweiligen Ursachen identifizieren zu können.
- Das Schlafmuster des Kindes ist häufig ein verlässlicher Führer zum pathologischen Muster.

  Milzkälte durch Mangel: weint vor dem Aufwachen und beginnt im Moment des Erwachens zu schreien

  Blockierte Hitze in der Herz-Leitbahn: fürchtet die Dunkelheit, leichter Schlaf; kein Weinen, wenn das Kind erwacht

  Furcht: beängstigende Träume

  Qi- und Blut-Mangel: wacht in der Nacht alle ein bis zwei Stunden auf; isst oder trinkt ein wenig und schläft sofort wieder ein

- Für Fallgeschichten zu Schlafstörungen und Nachtangst siehe Fall 10, 21 und 22 in Kapitel 47.

28 ❖ Ekzeme bei Säuglingen und Kleinkindern

EINLEITUNG

Ekzeme sind eine der häufigsten Beschwerden, die wir in unserer Praxis zu sehen bekommen. Es ist nahezu so, als ob jedes Kind zu irgendeinem Zeitpunkt irgendeine Art von juckendem Hautausschlag bekommt, der als Ekzem beschrieben wird. Es kann von einem kleinen juckenden Hautbereich bis zum nahezu unerträglichen Jucken des gesamten Körpers reichen. In seiner schlimmsten Form kann es ein Kind zum Wahnsinn treiben. Das Jucken hält es während der Nacht wach und macht es am Tage unglücklich. Kinder kratzen unweigerlich an den betroffenen Gebieten – manchmal so heftig, dass sie die Haut aufreißen, Blutungen verursachen und die Haut rot und wund wird.

Für den Akupunkteur ist die Behandlung von Ekzemen sowohl einfach, als auch kompliziert. Sie ist leicht in der Hinsicht, dass die Theorie einfach ist und die Auswahl der notwendigen Punkte klein. Kompliziert ist sie, da die Resultate der Behandlung sehr unterschiedlich sind und es oft schwierig ist herauszufinden, was wirklich vorgeht und warum. Einige Kinder reagieren sehr gut, bei anderen spricht die Akupunktur anfänglich gut an, dann kommt es zu einem Rückfall oder es gibt keine weiteren Fortschritte.

Jedoch ist eine Behandlung aufgrund der unglaublichen Erleichterung, die Sie dem Kind verschaffen können, sehr sinnvoll. In einigen Fällen kann das Kind vollkommen geheilt werden und in nahezu allen Fällen kommt es zu einigen Verbesserungen der Symptome. Mit regelmäßiger Behandlung können Sie ein Kind vor einem leidvollen Leben bewahren: Jucken, Kratzen, schlaflose Nächte, Kortikosteroidcremes, Öle, Lotionen und vernarbter Haut.

Eines der Probleme bei der Behandlung eines Ekzems ist es, dass das Wort selbst verwendet wird, um eine Vielzahl von Beschwerden zu beschreiben. Es kann temporär sein – ein juckender Ausschlag, der, sagen wir nach einer Krankheit auftritt und vorübergeht – oder es kann etwas sein, das praktisch immer vorhanden ist, z. B. kann das Kind damit geboren sein. Es kann sich auf wenige Bereiche beschränken – üblicherweise auf die Hinterseite der Beine und die Hautfalten der Arme – oder sich nahezu über den gesamten Körper ausbreiten. Wenn der Zustand ernster wird, neigen die betroffenen Bereiche dazu sich auszubreiten, meist hin zu den Handgelenken und Knöcheln und die Beine und Arme hinunter.

In seiner mildesten Form mag es nur zu rauher Haut kommen: anstatt dass sie sich weich und glatt anfühlt, ist sie rauh wie Sandpapier. Sodann gibt es unterschiedliche Schweregrade, wenn die Haut nicht nur rauh wird, sondern auch schuppig, wobei sich beim Reiben der Haut feiner Puder oder Schuppen ablösen.

Der Grad des Unbehagens variiert ebenfalls: es muss nicht zu Jucken kommen: es sind nur die Bedenken der Eltern, dass dieser Zustand sich entwickeln *könnte*, die den Impetus dafür bilden, das Kind zur Behandlung zu bringen. Es kann ein leichtes Unbehagen geben, das kommt und geht und das durch eine Anzahl von Möglichkeiten gelindert werden kann, etwa durch Feuchtigkeitscremes oder eine richtige Ernährung. Ebenso kann es Tag und Nacht zu beständigem Jucken und Kratzen kommen, was das Kind schier zur Raserei treibt und durch nichts anderes als durch starke Medikamente gelindert wird und auch dann nur zeitweise.

Obwohl es sich hier um vollständiges Mischmasch von Symptomen handelt, scheint die zugrunde liegende Ursache bei Kindern meist einfach zu sein. Durch einfache Fragen nach der Ernährung, der Krankengeschichte, der Qualität des Ausschlages usw. ist es gewöhnlich leicht, eine Diagnose zu erstellen und die zugrunde liegende Ursache zu behandeln.

ZUGRUNDE LIEGENDE FAKTOREN

Die Grundursache für ein Ekzem ist die, dass die Haut nicht in richtiger Weise genährt wird. In der Chinesischen Medizin heißt es, dass das Blut die Haut nährt; folglich muss, wenn ein Ekzem auftritt, etwas die gute Zirkulation des Blutes – oder die Zirkulation guten Blutes – zur Haut verhindern. Bei Kindern ist der bei weitem häufigste Grund dafür die Akkumulation von Schleim und Feuchtigkeit unter der Haut, die verhindert, dass das Blut die Haut nähren kann. Andere Faktoren können Hitze des Blutes sein oder ein Blut-Mangel oder eine Kombination aus beidem.

Damit ein Ekzem auftreten kann, muss etwas die gute Zirkulation des Blutes – oder die Zirkulation guten Blutes – zur Haut verhindern

Allgemeine Ätiologie

Es gibt drei Faktoren, die tendenziell einem Ekzem bei Kindern zugrunde zu liegen scheinen. Wenn diese sich verbinden, öffnet dies den Weg für ein Bestehen bleiben des Ekzems.

Vererbung

Es ist wohl bekannt, dass Ekzeme (und Asthma) erblich bedingt sind und es zeigt sich häufig, dass Kinder aus solchen Familien Hautprobleme haben.

Funktionsstörung der Lunge

Dass die Lunge die Haut regiert, ist eines der Axiome der Traditionellen Chinesischen Medizin. Wenn ein Kind irgendein chronisches Lungenproblem hat, wird das Absteigen und Verteilen der Flüssigkeiten beeinträchtigt und die Flüssigkeiten können sich in der Haut ansammeln. Mit der Zeit wandeln sich diese stagnierenden Flüssigkeiten zu Schleim-Feuchtigkeit um und können so zur Ursache eines Ekzems werden.

Das häufigste Muster einer mit einem Ekzem assoziierten Lungenstörung ist das des pathogenen Restfaktors. Das Kind kann eine Lungenkrankheit gehabt haben, die nicht völlig ausgeheilt wurde oder eine Impfung, die die Lunge geschädigt hat. Ein pathogener Restfaktor kann ebenfalls die Ursache für Hitze im Körper sein, wenn der pathogene Faktor seiner Natur nach heiß ist. Die Hitze verstärkt die Symptome.

Funktionsstörung der Milz

„Die Milz ist die Erzeugerin des Schleims und die Lunge sein Behältnis," heißt es in einer Redewendung. Die bei weitem häufigste Ursache für Schleim bei Kindern ist eine Funktionsstörung der Milz. Entweder ist sie ein wenig schwach und es gibt Schwierigkeiten mit der Verdauung der Nahrung oder das Kind nimmt Nahrungsmittel zu sich, die die Milz nicht bewältigen kann, z. B. Orangen, Kuhmilch oder Kuhkäse, die direkt die Milz beeinträchtigen und zur Bildung von Feuchtigkeit, Schleim oder feuchter Hitze führen. Haben sich Schleim und Feuchtigkeit erst einmal gebildet, können sie sich unter der Haut ansammeln, wo sie den Fluss von *Qi* und Blut behindern und in einem Ekzem resultieren.

Die Milz ist ebenfalls unerlässlich bei der Erzeugung des Blutes. Ist nun die Funktion der Milz beeinträchtigt, so kann dies zu Blut-Mangel führen, was wiederum zu einem Ekzem führen kann.

Bei der Mehrzahl der Kinder kommt es zu einer Kombination all dieser prädisponierenden Faktoren: in der Familie gibt es eine Vorgeschichte von Hautproblemen; das Kind bekam alle üblichen Impfungen und einige Antibiotikabehandlungen, was zu einem pathogenen Restfaktor in der Lunge führte; häufig ist die Ernährung mangelhaft und belastet die Milz, was zur Bildung von Feuchtigkeit und Schleim führte. Natürlicherweise kann man die Krankheitsgeschichte der Familie nicht ändern, doch durch Stärkung der Lunge und der Milz, durch Auflösen des Schleims und der Feuchtigkeit und durch Beseitigung des pathogenen Restfaktors kann man den Weg ebnen, um die familiäre Prägung zu überwinden.

Die Bedeutung einer Funktionsstörung von Milz und Lunge kann gar nicht überbewertet werden: man muss sich nur das übliche Alter für das Auftreten von Ekzemen bei Kindern ansehen, um diese Bedeutung zu verstehen. Ekzeme treten typischerweise zwischen dem vierten und sechsten Monat auf, also etwa um die Zeit, zu der die ersten festen Nahrungsmittel eingeführt werden und der Säugling hat ein wenig damit zu kämpfen, diese Nahrung zu verdauen. In dieser Zeit ist die Milz sehr in Anspruch genommen und es geschieht sehr leicht, dass sich Schleim und Feuchtigkeit bilden. Das Ekzem kann auch früher auftreten, dann, wenn der Säugling seine erste Flaschennahrung erhält (diese basiert üblicherweise auf Kuhmilch), die häufig zu reichhaltig für das Kind ist und zur Bildung von Schleim beiträgt.

Eine andere übliche Zeit für das Auftreten dieser Erkrankung ist die Zeit der ersten Impfungen oder nach einer schweren Lungenerkrankung, die mit großen Dosen von Antibiotika behandelt wurde. Beide Situationen können zu einem pathogenen Restfaktor führen und damit die Funktion der Lunge beeinträchtigen.

Symptome

Hitze

Viele Fälle von Ekzemen werden von Symptomen begleitet, die mit Hitze in Verbindung stehen, etwa eine heiße, juckende, rote und entzündete Haut. Zuerst mag das Kind systemische Hitze entwickeln, die den Fluss von *Qi* und Blut in der Haut behindert. Dies findet sich häufig nach einer Impfung, die einen heißen pathogenen Restfaktor zurücklässt, wie etwa nach der Masernimpfung. Oder die Hitze stammt von der Verdauung und steht in Beziehung zur Ernährung. Bei jungen Säuglingen ist die Ursache oft eine Nahrungsakkumulation, bei älteren Kindern feuchte Hitze in Magen und Darm. Diese Kinder weisen typischerweise Hitzezeichen auf und sind reizbar, manchmal sogar hyperaktiv. Es sollte erwähnt werden, dass es sehr selten ist, dass die Hitze in das Blut eindringt und wenn dies geschieht, handelt es sich gewöhnlich um einen sehr ernsten Zustand. Das Hauptsymptom für Hitze im Blut ist die Purpura.

Eine weitere Hauptursache für Hitze ist eine lokale Stagnation, im Gegensatz zu systemischer Hitze im Blut. Es kommt zu einer Blockade unterhalb der Haut durch Schleim und Feuchtigkeit, die eine Stagnation des *Qi* hervorruft, was wiederum zu Hitze führt. Allerdings muss das Kind innerlich nicht heiß sein, tatsächlich hat das Kind oft gerade eine Erkältung und möglicherweise eine schwache Verdauung.

Feuchtigkeit

Einige Fälle von Ekzemen weisen einen Feuchtigkeit absondernden, eitrigen Hautausschlag auf. Dies hat seine Ursache in der Ansammlung von Feuchtigkeit unterhalb der Haut. Häufig ist dies begleitet von einer schwachen Milz oder steht in Verbindung zum Verzehr von zu viel kalten, Schleim produzierenden Nahrungsmitteln, besonders von Kuhmilch, Früchten und eiskalten Nahrungsmitteln.

Trockene, rauhe Haut Ekzeme, die eine trockene oder schuppige Haut aufweisen, werden dadurch verursacht, dass es mehr Schleim als Feuchtigkeit unter der Haut gibt. Dieser Schleim ist häufig sehr dick und hindert das Blut daran, die Haut zu nähren. Zusätzlich kann es Hitze im Inneren des Kindes geben: diese Hitze trocknet die Flüssigkeiten aus, die daraufhin nicht mehr in der Lage sind, die Haut zu nähren. Eine andere Ursache für trockene, rauhe Haut findet sich bei Kindern mit Blut-Mangel, wobei hier das Blut darin versagt, die Haut zu befeuchten.

Jucken Hierbei handelt es sich um das Symptom, das dem Kind mehr Qualen und Leiden verursacht als jedes andere. Jucken kann bei Kindern aus vielen Gründen auftreten. Bei akuten Erkrankungen wie Impetigo wird es oft durch Wind verursacht. Gelegentlich wird Jucken durch stagnierendes Blut verursacht, aber die häufigste Ursache bei Kindern ist eine Stagnation des *Qi*: sein Fluss unterhalb der Haut ist behindert und folglich beginnt die Haut zu jucken. Durch Kratzen wird das *Qi* bewegt und der Juckreiz gelindert. Dies erklärt, warum sich der Juckreiz bei vielen Kindern während der Nacht verschlimmert: es ist die Zeit, zu der *Qi* und Blut sich verlangsamen und leicht zu stagnieren beginnen.

Damit das *Qi* unterhalb der Haut stagniert, muss es allerdings etwas geben, das es daran hindert, sanft zu fließen. Bei Kindern ist der häufigste Grund dafür die Ansammlung von Schleim und Feuchtigkeit unter der Haut. Dies hilft zu verstehen, warum bestimmte Nahrungsmittel Schleim und Feuchtigkeit verursachen – etwa geringe Mengen an Kuhmilch oder Erdnüssen – und eine dramatische Zunahme des Juckreizes bei einem Kind mit Ekzem auslösen und warum eine Ernährungsumstellung des Kindes so hilfreiche Wirkungen haben kann.

Bei einigen Kindern gibt es zusätzliche Faktoren, z. B. systemische Hitze, Blut-Mangel oder feuchte Hitze, die alle den Fluss des *Qi* unter der Haut behindern können und dadurch die Stagnation und folglich den Juckreiz verstärken können.

Von einem anderen Grund für das Jucken bei einem Kind wird in den Lehrbüchern kaum gesprochen. Er findet sich unter der Kategorie der *Yi Bing* Erkrankungen, was sich mit „Ungleichgewicht der Sieben Emotionen" übersetzen lässt. Wie schon erklärt, ist der Fluss von Blut guter Qualität wesentlich für die Ernährung der Haut. Ist das Blut unzureichend oder heiß, wird die Haut nicht genährt und dies kann zu einem Ekzem führen. Doch selbst wenn die Qualität des Blutes gut ist, kann es seiner Ernährerrolle nicht gerecht werden, wenn es daran gehindert wird, die Haut zu erreichen und dies führt dann zu einem Ekzem. Ein Weg, der dazu führen kann, ist, dass der Herzgeist gestört ist. Das Herz ist direkt mit dem Fluss des Blutes verknüpft. Wenn der Geist unruhig ist, wird der Blutfluss beeinträchtigt und hindert das Blut daran, die Haut zu nähren. Das kann einen Juckreiz auslösen, der bisweilen sehr heftig ist.

Dies hilft, zu verstehen, warum schon die geringste unliebsame Vorstellung (z. B. an eine Akupunkturbehandlung) oder emotionale Aufregung bei einem Kind einen Kratzanfall hervorrufen kann. Besonders bei Kindern mit einer Vorgeschichte von Trauma oder Schock, bei denen der Herzgeist weniger fest verwurzelt ist, kann eine Störung der Emotionen zu solch dramatischen Auswirkungen führen.

Die Rolle der Emotionen bei einem Ekzem ist äußerst bedeutsam und sollte verstanden werden. Sehr häufig ist die emotionale Komponente nicht offen sichtbar, doch während man das Kind behandelt, geschieht es oft, dass Temperament und Charakter des Kindes sich verändern. Ein fügsames Kind mag plötzlich mehr Durchsetzungsvermögen an den Tag legen und ein eher ungehaltenes Kind wird möglicherweise fügsamer. Der Grund dafür ist der, dass etwas geschehen ist, dass das Kind veranlasst, sich nicht seiner eigentlichen Charaktereigenschaften gemäß zu verhalten. Häufig ist ein Schock oder ein Traum leicht zu erkennen, es kann sich jedoch auch um etwas eher Schleichendes handeln, etwa die Nachwirkungen einer Impfung. Diese Situation kann das Kind grundlegend beeinträchtigen, besonders seine Gemütsverfassung.

Die Bedeutung dieser Situation für den Akupunkteur liegt darin, dass es oft notwendig ist, *Shen*-Punkte in die Behandlung aufzunehmen – Punkte, die *Shen* im Namen tragen, etwa He 7 (*Shenmen*). Für sich allein genommen werden diese Punkte den Zustand nicht heilen können, doch in Kombination mit der Behandlung der zugrunde liegenden Probleme – Schleim, Feuchtigkeit, Milzstörung, Lungenstörung, pathogener Restfaktor – kann es den Unterschied ausmachen, ob das Ekzem geheilt oder nicht geheilt wird.

ÄTIOLOGIE UND PATHOGENESE

Im Grunde genommen liegt allen Fällen von Ekzem, denen wir in unserer Praxis begegnen, ein pathogener Restfaktor zugrunde. Der pathogene Restfaktor ist gewöhnlich das Ergebnis einer Impfung oder einer Krankheit, die unangemessen behandelt und folglich nicht richtig aus dem Körper beseitigt wurde. Bei einem Ekzem befindet sich der pathogene Restfaktor für gewöhnlich in der Lunge oder direkt in der Haut, etwa nach einer akuten Hautinfektion durch Staphylokokken, die mit topischen oder systemischen Antibiotika behandelt wurde. Wie dem auch sei, das Wichtigste ist es, zu unterscheiden, ob Schleim, Hitze oder Mangel der vorherrschende Faktor ist und diesen zuerst zu behandeln und erst dann den pathogenen Restfaktor in Angriff zu nehmen. Bei einigen Fällen werden Sie feststellen, dass der pathogene Restfaktor selbst der vorherrschende Faktor ist, was bedeutet, dass Sie hier mit Ihrer Behandlung ansetzen müssen.

Es folgt eine Liste der häufigsten Muster bei Kindern mit Ekzem:

- Schleim und Feuchtigkeit sammeln sich im Körper an
- Hitze behindert den Fluss des Blutes zur Haut
- *Qi*- und Blut-Mangel
- pathogener Restfaktor
- Nahrungsakkumulation
- Nahrungsakkumulation verbunden mit Essgier

Schleim und Feuchtigkeit sammeln sich im Körper an

Diese Kinder weisen viele Zeichen von Schleim und Feuchtigkeit im Körper auf. Sie haben oft eine konstante Kongestion oder sogar Asthma, da die Lungen voller Schleim sind. Die häufigsten Quellen für Schleim und Feuchtigkeit sind die Ernährung, Arzneimittel oder sie sind das direkte Resultat eines pathogenen Restfaktors. Schleim und Feuchtigkeit können ihrer Natur nach heiß oder kalt sein. Auch das Kind selbst kann aufgrund eines heißen pathogenen Faktors starke Hitzezeichen aufweisen, oder es isst viel Schleim produzierende oder energetische heiße Nahrungsmittel, die zu Schleim-Hitze im Körper führen. Oder das Kind weist mehr Kälte auf, durch den Verzehr energetisch kalter Nahrungsmittel oder die Einnahme vieler kalter Arzneimittel wie Antibiotika, was zu kaltem Schleim führt. Schleim und Feuchtigkeit sammeln sich unter der Haut an und behindern dort den Fluss von *Qi* und Blut, was ein Ekzem verursachen kann. Das Ekzem wird eitriger sein, wenn es mehr Feuchtigkeit als Schleim gibt.

Hitze behindert den Fluss des Blutes zur Haut

Kinder mit diesem Muster neigen dazu, Hitze zu haben und reizbar zu sein. Sie können sogar hyperaktiv sein. Die Hitze stammt gewöhnlich von Impfungen, heißer Ernährung oder von Gebärmutterhitze oder Gebärmuttergiften der Mutter. Die Hitze stört den Fluss des Blutes zur Haut und führt zu einem Ekzem. Das Ekzem kann heiß und entzündet sein, abhängig vom Ausmaß der Hitze innerhalb des Körpers.

Qi- und Blut-Mangel

Diese Kinder neigen dazu, blass, schwach und häufig krank zu sein. Häufig leiden sie an Schlafstörungen und wachen in der Nacht oft auf. Die Hauptursachen sind eine Anämie während der Schwangerschaft, Anästhetika während der Geburt, häufige Erkrankungen, die mit Antibiotika behandelt wurden und Impfungen. Sind *Qi* und Blut schwach, erreicht das Blut die Haut nicht, um sie zu nähren und dies führt zum Ekzem.

Pathogener Restfaktor

Bei diesen Kindern ist der Hauptfaktor der pathogene Restfaktor. Schleim, Hitze oder Mangel sind von eher untergeordneter Bedeutung, es ist der dicke Schleim, der für dieses Muster so charakteristisch ist. Die Haut dieser Kinder ist häufig trocken und schuppig und sie haben oft einen teilnahmslosen, leeren Blick und es kommt zu einem plötzlichen Zusammenbruch der Energie. Der dicke Schleim sammelt sich unter der Haut, behindert den Fluss von *Qi* und Blut und verursacht so das Ekzem.

Musterkombinationen

Bei einigen Kindern, besonders bei den älteren, werden Sie auf eine Kombination der obigen Muster treffen. Die häufigsten sind:

- Schleim oder Feuchtigkeit und Hitze
- *Qi*-Mangel und ein heißer pathogener Restfaktor
- *Qi*-Mangel und Schleim und/oder Feuchtigkeit

Ob man alle Symptome gleichzeitig behandelt oder sich nur jeweils einem Symptom zuwendet, hängt vom jeweiligen Kind ab. Man kann, zum Beispiel, zuerst die Hitze beseitigen und dann den Schleim auflösen.

Bei jüngeren Kindern unter vier Jahren findet sich zusätzlich möglicherweise:

- Nahrungsakkumulation
- Nahrungsakkumulation verbunden mit Essgier

Diese beiden Muster treten auf, wenn das Kind unangemessen ernährt wird. Gewöhnlich haben sie auch einen zugrunde liegenden pathogenen Restfaktor.

Wir haben keines der Muster eines beunruhigten Geistes aufgelistet, da es nicht hilfreich ist, diese Störung zu behandeln, bevor nicht die zugrunde liegende körperliche Ursache zumindest teilweise beseitigt ist.

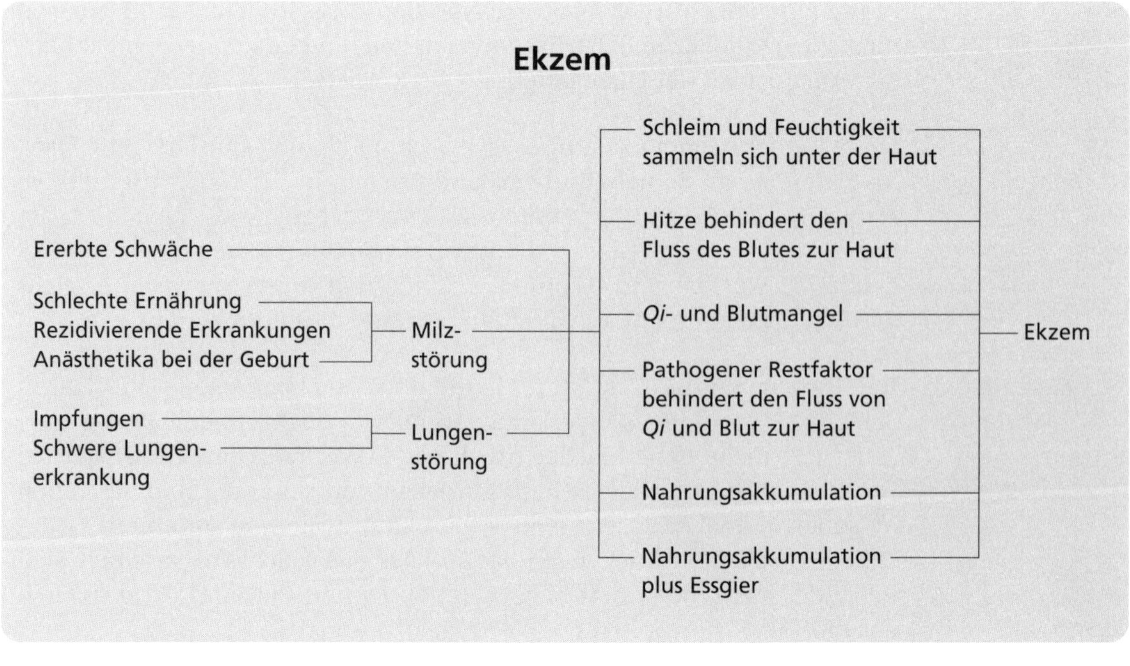

MUSTER UND SYMPTOME

Da den meisten Fällen von Ekzem ein pathogener Restfaktor eines anderen Musters zugrunde liegt, haben sie im Allgemeinen die folgenden Symptome gemein:

- geschwollene Lymphdrüsen an Hals oder Leiste
- Vorgeschichte rezidivierender Erkrankungen oder von Impfungen
- fehlende Schwingung und Geist (*Shen*) in den Augen
- häufiger Zusammenbruch der Energie

Bei jedem dieser Muster für ein Ekzem kann die Haut rot und heiß sein. Dies geschieht häufig aufgrund einer lokalen Stagnation und wiederholtem Kratzen, obwohl die zugrunde liegende Ursache Kälte oder Mangel sein kann. Auch wird der Hautausschlag mehr oder weniger nässen, abhängig davon, wie viel Feuchtigkeit sich angesammelt hat.

Jenseits dieser allgemeinen Merkmale hat jedes Muster seine eigenen charakteristischen Symptome.

Schleim und Feuchtigkeit

- Hautausschlag ist oft feucht und sondert Eiter ab
- viel nasaler Ausfluss
- produktiver Husten
- Keuchen und Rasselgeräusche in der Brust
- die Haut hat ein gelbe, fahle Färbung

Puls: schlüpfrig
Zunge: kann belegt und geschwollen sein

Hitze

- rotes Gesicht
- das Kind fühlt sich heiß an oder hat immer ein Hitzegefühl
- mag es, die Kleidung auszuziehen, strampelt die Bettdecke weg
- unruhig während der Nacht
- durstig
- guter Appetit

Puls: schnell
Zunge: rot oder blass-violett mit roten Punkten

Qi- und Blut-Mangel

- der Ausschlag tendiert dazu, weniger stark und weniger rot zu sein
- die Haut ist trocken und schuppig
- das Kind ist schwach und matt
- gestörter Schlaf, wacht nachts oft auf
- Gliedmaßen wie Streichhölzer
- das Kind hat ein blasses oder weißes Gesicht
- hat oft Schatten unter den Augen
- schwacher Appetit
- Stühle locker oder normal
- klarer, weißer nasaler Ausfluss

Puls: tief, weich

Im Allgemeinen erscheint die Haut rot und heiß, aufgrund einer lokalen Stagnation und wiederholtem Kratzen, obwohl die zugrunde liegende Ursache Kälte oder Mangel sein können.
Auch wird der Hautausschlag mehr oder weniger nässen, abhängig davon, wie viel Feuchtigkeit sich angesammelt hat.

Vorherrschender pathogener Restfaktor

Es gibt keine Zeichen von Schleim, Feuchtigkeit oder Mangel:

- Halslymphdrüsen sind geschwollen und oft verhärtet
- der Ausschlag juckt gewöhnlich sehr stark
- Haut trocken, der Ausschlag nässt kaum
- das Kind ist kräftig und hat eine gute Energie
- guter Appetit, manchmal sehr gut
- Gliedmaßen kräftig und wohlgeformt
- Gesicht gelb, manchmal mit einer weißen Stirn
- Stühle locker oder normal, möglicherweise glänzend
- grüner oder gelber nasaler Ausfluss, dick und schwer abzusondern
- Augen leer, ohne Geist (*Shen*)

Puls: schlüpfrig und voll

Nahrungsakkumulation

Zusätzlich zur Anwesenheit eines pathogenen Restfaktors kommt es häufig vor, dass ein kleines Kind mit einer Nahrungsakkumulation zu uns in die Praxis kommt. Ist dies der Fall, müssen Sie zunächst die Verdauung regulieren, bevor Sie sich den komplexeren Problemen, etwa einem pathogenen Restfaktor, zuwenden. Der Theorie nach, kann die Nahrungsakkumulation die einzige Ursache für ein Ekzem sein und ist sie einmal beseitigt, so wird auch das Ekzem verschwinden. Der Grund dafür findet sich in den Folgeerscheinungen der Nahrungsakkumulation: Schleim und Hitze im Körper. Allerdings gibt es, von wenigen Ausnahmen abgesehen, in der Regel einen pathogenen Restfaktor, der der Nahrungsakkumulation zugrunde liegt.

Die mit der Nahrungsakkumulation assoziierten Symptome sind:

- der Ausschlag ist häufig rot und sondert Flüssigkeit ab
- das Kind ist kräftig
- rote Wangen, grüne Färbung um den Mund
- grüner nasaler Ausfluss
- geblähtes Abdomen
- unregelmäßige Stühle
- faulig riechende Stühle oder Stühle, die nach Äpfeln riechen
- gelbe Gesichtsfarbe oder, wenn ein pathogener Restfaktor in den Lungen vorliegt, gelb mit weißer Stirn

Puls: schlüpfrig

Nahrungsakkumulation verbunden mit Essgier

Die Symptome entsprechen denen der Nahrungsakkumulation, doch zusätzlich ist das Kind gierig. Dies macht in der klinischen Praxis einen Unterschied, denn man muss zusätzlich zur Nahrungsakkumulation die Gier beseitigen, da das Problem sonst zurückkehrt. Die Gier hat ihre Ursache im Allgemeinen in Magen-Hitze, obwohl sie manchmal auch Teil der wesenhaften Natur des Kindes ist. Zwar lässt sich Magen-Hitze mit Akupunktur heilen, die Gier muss jedoch über eine Belehrung durch die Eltern überwunden werden.

Zusätzlich zu den Symptomen der Nahrungsakkumulation, achten Sie auf:

- hat das Kind einen großen Mund
- ist möglicherweise das gesamte Gesicht rot
- gibt es Stirnschweiß nach den Mahlzeiten

BEHANDLUNG

In Fällen von Ekzem ist es in der Regel besser, mehr als einmal in der Woche zu behandeln. Sehr häufig kommt es zu einer Linderung für einige wenige Tage und danach beginnt das Kind wieder, sich zu kratzen und zu plagen. Wenn möglich, behandeln Sie zwei- bis dreimal die Woche.

Hauptpunkte

Mi 10 (*Xuehai*)
Bl 40 (*Weizhong*)
Di 11 (*Quchi*)

All diese Punkte sind gut für die Haut und hilfreich in der Behandlung des Ekzems.

Häufig ist es von Nutzen, Lungenpunkte in die Kombination aufzunehmen und durch Stärken der Lunge in dieser Weise der Haut zu helfen. Zu den typischen Punkten gehören:

Lu 5 (*Chize*)
Lu 7 (*Lieque*)
Lu 9 (*Taiyuan*)

Entsprechend des Musters

Es ist wesentlich, zuerst das vorherrschende Muster zu beseitigen – sei es Schleim und Feuchtigkeit, Hitze oder Mangel – bevor Sie zur Behandlung des pathogenen Restfaktors übergehen.

Schleim und Feuchtigkeit

Ma 40 (*Fenglong*)
Ren 12 (*Zhongwan*)
Mi 9 (*Yinlingquan*)
Mi 6 (*Sanyinjiao*)

Sind Schleim und Feuchtigkeit substanziell vermindert, vertreiben sie den pathogenen Restfaktor, wie unten beschrieben.

Hitze

Le 2 (*Xingjian*)
He 8 (*Shaofu*)
Di 4 (*Hegu*)

Methode: Zerstreuen, um die Hitze zu vertreiben

Sind die Hitzesymptome vermindert, gehen Sie dazu über, den pathogenen Restfaktor wie unten beschrieben zu behandeln.

Qi- und Blut-Mangel

Tonisieren Sie das Kind als erstes mit Punkten wie:

Ma 36 (*Zusanli*)
Mi 6 (*Sanyinjiao*)
Bl 20 (*Pishu*)
Bl 18 (*Ganshu*)
Bl 23 (*Shenshu*)
Ren 12 (*Zhongwan*)

Methode: Tonisieren; häufig ist es angezeigt zu moxen.

Ist das Kind kräftig genug, gehen Sie dazu über, den pathogenen Restfaktor wie unten beschrieben zu behandeln.

Nahrungsakkumulation

Verwenden Sie *Sifeng* (M-UE 9).

Behandeln Sie zwei- bis dreimal in der Woche, dann fügen Sie folgende Punkte hinzu:

Ren 12 (*Zhongwan*)
Ma 36 (*Zusanli*)
Di 11 (*Quchi*)

Methode: Setzen Sie an allen Punkten eine bewegende Technik ein

Prognose: Es sollte zu einem ganzen Berg faulig riechender Windeln kommen und der Zustand der Haut wird sich für einige Tage verschlechtern. Das Kind kann ungehalten und unglücklich sein.

Nahrungsakkumulation verbunden mit Gier

Verwenden Sie dieselben Punkte wie bei Nahrungsakkumulation, plus:

Ma 44 (*Neiting*)

Behandlungsprinzip: Die Nahrungsakkumulation und die Magen-Hitze beseitigen

Prognose: Die Ergebnisse sind denen des vorangegangenen Musters sehr ähnlich. Sie müssen darauf achten, was das Kind isst und die Eltern dazu anhalten, das Kind weniger zu füttern.

Behandlung des zugrunde liegenden pathogenen Restfaktors

Die folgenden Punkte können dazu benutzt werden, einen zugrunde liegenden pathogenen Restfaktor zu behandeln:

Bl 13 (*Feishu*)
Bl 18 (*Ganshu*)
Bl 20 (*Pishu*)
Bailao (M-HN 30)

Entsprechend der Symptome

Es sind die Symptome des Ekzems – die Hitze und der Juckreiz – die bei dem Kind so viel Schmerzen und Qualen auslösen und in den meisten Fällen werden es diese Symptome sein, die Sie beseitigen wollen, weit mehr als den pathogenen Restfaktor. Ganz offensichtlich müssen Sie für eine anhaltende Heilung die grundlegende Pathologie behandeln, doch es gibt Punkte, die Sie hinzufügen können, um gegen das unmittelbare Problem des Juckreizes und der Hitze anzugehen.

Juckreiz

Mi 10 *(Xuehai)*
Bl 40 *(Weizhong)*
Di 11 *(Quchi)*

Den Geist beruhigen und das Blut regulieren

He 7 (*Shenmen*)
Ma 40 (*Fenglong*)
Mi 6 (*Sanyinjiao*)

Hitze

Di 11 (*Quchi*)
Le 2 (*Xingjian*)

RATSCHLAG

Wie bei vielen Problemen sind Umstellungen der Ernährung und des Lebensstils von wesentlicher Bedeutung bei der Behandlung des Ekzems. Gleichgültig, wie unbequem es auch sein mag, die Eltern sollten dazu ermutigt werden, die notwendigen Veränderungen vorzunehmen.

Ernährungs-umstellung

WESENTLICHES

- Alle Schleim produzierenden Nahrungsmittel, Kuhmilch und Kuhmilchprodukte, Erdnussbutter, Orangen und Bananen sollten vom Ernährungsplan gestrichen werden. Selbst wenn dies schon versucht worden ist, müssen Sie deutlich machen, dass diese Nahrungsmittel während des Behandlungsverlaufes gestrichen werden müssen, da gerade die Kombination von Behandlung und Ernährungsumstellung sehr häufig wirksam ist.

WENIGER WESENTLICH, ABER DENNOCH WICHTIG

- Streichen Sie Farbstoffe und Geschmacksverstärker, oder reduzieren Sie sie zumindest auf ein Minimum.
- Zucker sollte ebenfalls auf ein Minimum reduziert werden.
- Das Kind könnte eine Nahrungsmittelallergie haben. Es mag schwierig sein, diese genau fest zu machen, aber achten Sie auf Schokolade, Huhn, Eier und Orangen.

Nahrungs-akkumulation

Wenn das Kind eine Nahrungsakkumulation hat, vergessen Sie nicht, Ernährungsempfehlungen zu geben: regelmäßige Mahlzeiten, Pausen zwischen den Mahlzeiten usw.

Asthma und Ekzem

Sowohl das Asthma, als auch das Ekzem gründen auf einem pathogenen Restfaktor in der Lunge und dies ist der Grund, warum sie häufig gemeinsam auftreten. Bei Kindern mit diesen beiden Störungen, ist die Lunge durch einen pathogenen Restfaktor deutlich geschwächt. Hat das Kind einzig ein Ekzem, sind die Lungen wesentlich kräftiger, was als gutes Zeichen gedeutet werden sollte.

Steroidsalben

Nach Möglichkeit sollten Steroidsalben vermieden werden, denn es besteht wenig Zweifel darüber, dass sie auf lange Sicht den Zustand der Haut verschlechtern. Im Allgemeinen sind sich die Eltern darüber im Klaren, aber es ist ihnen nicht klar, dass Steroidsalben den Schleim tiefer ins Körperinnere drücken können: das, was zunächst nur unter der Haut angesiedelt war, wandert in die Lunge ab und verursacht Asthma.

Wie dem auch sei, seien Sie nicht zu streng. Es kann Zeiten geben, zu denen es tatsächlich das Richtige für das Kind ist. Gab es schon zahllose schlaflose Nächte – das Kind ist erschöpft, Mutter und Vater sind völlig ratlos –, dann kann eine solche Salbe dem Kind eine Nacht ohne das unerträgliche Jucken verschaffen und einen wesentlichen Beitrag zur Gesundung des Kindes leisten.

RICHTLINIEN ZUR PROGNOSE

Es ist in der Regel schwierig, zuverlässig anzugeben, wie lange es dauert, um ein Ekzem zu heilen. Dies ist eines der schwierigsten Dinge, die man den Eltern erklären muss, denn abgesehen von der Tatsache, dass sie ihr Kind von diesem Leiden befreit wissen wollen, ist das Element des Zweifels entmutigend. Dennoch sollte man darauf hinweisen, dass für nahezu alle Kinder eine Behandlung von Nutzen ist. Sie sollten ein wenig Besserung nach fünf Behandlungen feststellen; machen Sie sich allerdings nach dieser anfänglichen Verbesserung auf einen Rückschlag gefasst, doch lassen Sie nicht locker.

Gewöhnlich werden Sie nach zehn Behandlungen eine deutliche Veränderung zum Besseren bemerken und nach zwanzig Behandlungen eine klare Verbesserung. Etwa die Hälfte der Patienten sind nach dreißig Behandlungen vollständig geheilt, während die anderen sehr stark verbessert sind und nur noch gelegentlich Symptome zeigen, besonders dann, wenn sie unter großem Stress stehen.

Wenn es zu irgendeinem Zeitpunkt zu einem Rückschlag kommt, lassen Sie sich nicht beirren. Einzig wenn Sie nach zehn Behandlungen keine Veränderung feststellen, sollten Sie Ihre Diagnose befragen, auf die Familiendynamik schauen oder eine andere Therapie versuchen. Wie schon gesagt, handelt es hierbei um grobe Richtlinien:

- wenn das Kind schwach ist, wird es Zeit brauchen, um das *Qi* aufzubauen: fünfzehn bis zwanzig Behandlungen
- existiert ein sehr starker, tief sitzender pathogener Restfaktor, wird es dauern, ihn zu beseitigen: dreißig und mehr Behandlungen
- gibt es einen starken emotionalen Faktor, muss man sich ihm zuwenden und Sie können währenddessen nur geringe Verbesserungen in Bezug auf die Haut erwarten
- wenn das Kind einigermaßen gesund ist: zehn bis zwanzig Behandlungen

Ein gutes Zeichen

Wenn Sie ein Kind mit einem pathogenen Restfaktor behandeln, das zunächst nicht viel Schleim hatte, aber während des Behandlungsverlaufes beginnt, sichtbare Schleimzeichen zu entwickeln – Husten, eine rinnende Nase -, nehmen Sie dies als gutes Zeichen. Der Schleim, der den Fluss von *Qi* und Blut behindert hatte, beginnt sich zu bewegen und nach außen zu kommen.

29 ❖ Gedeihstörung

EINLEITUNG

Gedeihstörung ist ein wunderbar offener Begriff, der sowohl die Klarheit als auch die Präzisionslosigkeit einer früheren Epoche der Medizin besitzt und von dem man nicht erwarten würde, ihn in der modernen Medizin zu finden. Sie alle können sich einen altmodischen Arzt vorstellen, der sagt, „Nun, wir alle wissen ja, was mit einer Gedeihstörung gemeint ist“, während die moderne Medizin sich schwer tut, eine präzise Definition zu geben. Der üblicherweise verwendete Index innerhalb der modernen Medizin ist die Gewichtszunahme: wenn ein Kind deutlich unterhalb des Durchschnittsgewichtes für sein Alter liegt – sagen wir unter dem 5. Perzentil – wäre das ein starker Hinweis. Für sich genommen ist dies jedoch kein zuverlässiger Indikator, da einige Kinder von Natur aus groß, andere von Natur aus klein sind.

Vielleicht das Einzige, was die Gedeihstörung von anderen „Krankheiten“ unterscheidet, ist die Tatsache, dass es kein über allen anderen stehendes einzelnes Symptom gibt. So kann das Kind zum Beispiel einen schlechten Appetit haben, allerdings nicht so schlecht, dass Sie an eine Behandlung denken; oder das Kind erbricht von Zeit zu Zeit, doch für sich genommen ist Erbrechen nicht wirklich ein ernstes Problem. Nur wenn Sie all diese kleinen Probleme zusammenzählen, wird Ihnen auffallen, dass hier etwas ganz und gar nicht stimmt.

ÄTIOLOGIE

Eines der Axiome der Traditionellen Chinesischen Medizin ist es, dass die Nieren das Wachstum, die Fortpflanzung und die Entwicklung kontrollieren. Die Gedeihstörung, zu deren Symptomen geringes Wachstum und geringe Gewichtszunahme gehören, ist daher eine Manifestation einer schwachen Nierenenergie. Ein weiteres Axiom ist, dass die Nierenessenz

(*Jing*) aus zwei Komponenten besteht, dem ‚Vorhimmels-*Qi*' und dem ‚Nachhimmels-*Qi*', häufig frei als ererbte und erworbene Energie übersetzt. Obwohl diese Übersetzungen nicht präzise sind, sind sie in diesem Fall sehr hilfreich, da sie auf die Ursache der Gedeihstörung aus der Perspektive der Chinesischen Medizin hinweisen: ererbte schwache Nierenenergie (d. h. eine schwache Konstitution) und eine Beeinträchtigung beim Erwerb von *Qi*. Unserer Erfahrung nach gibt es für Letzteres zwei Ursachen: entweder erhält das Kind nicht genügend *Qi* von seinen Eltern, oder es hat einen pathogenen Restfaktor, der die regelrechte Aufnahme von *Qi* verhindert.

Zusammenfassend lässt sich sagen, dass es drei Ursachen für die Gedeihstörung gibt: eine schwache Nierenenergie, ungenügendes *Qi* von den Eltern und einen pathogenen Restfaktor.

ZEICHEN UND SYMPTOME

Allgemein

Das Kind kann eine Anzahl der folgenden Symptome aufweisen:

- geringe Gewichtszunahme
- schwacher Appetit
- schwache Lebensgeister: entweder schwächlich oder es klagt immer und ist reizbar
- gelegentliches Erbrechen
- lockere Stühle
- häufige leichte Infektionen
- schlechter Schlaf oder ausgeprägtes Schlafbedürfnis

Entsprechend der Muster

Schwache Nierenenergie

- die Augen mögen wach sein, es findet sich aber keine Energie in ihnen
- kleiner Kopf
- möglicherweise Sabbern
- dünne Knochen
- tiefer Ohransatz
- sichtbare Schläfenvenen (wie bei Krampfadern)
- die Hautfarbe ist gewöhnlich in Ordnung

Unzureichendes *Qi* von den Eltern

Dafür gibt es zwei Ursachen. Entweder sind die Eltern selbst erschöpft, dann finden Sie:

- wirklich kranke Eltern, die nur klammern

oder die Eltern halten ihr *Qi* zurück, wie in Kapitel 3 beschrieben. Dann finden Sie:

- die Eltern sind von blendender Gesundheit
- das Kind ist schwach und matt
- das Kind kann eine stumpfe, glanzlose Hautfarbe haben

Pathogener Restfaktor

- die Gewichtszunahme des Kindes war ganz zufriedenstellend, bis es geimpft wurde oder schwer erkrankte; die Entwicklung des Kindes verlangsamte sich plötzlich
- anfällig für häufige Infektionen
- Halslymphdrüsen sind geschwollen

BEHANDLUNG

Das erste Stadium der Behandlung ist sehr einfach und unkompliziert. Das Leitprinzip ist es, das *Qi* von Nieren und Milz zu tonisieren (die Milz, weil der Appetit häufig schwach ist). Eine typische Verordnung wäre:

Ma 36 (*Zusanli*)
Mi 6 (*Sanyinjiao*)
Ren 12 (*Zhongwan*)

Methode: Tonisierende Methode, Ren 12 (*Zhongwan*) nur moxen

In vielen Fällen reicht diese einfache Behandlung aus, ohne Rücksicht darauf, welches Muster vorliegt. Nach zwei oder drei Behandlungen nimmt der Appetit enorm zu und das Kind beginnt zu wachsen und an Gewicht zuzunehmen. Ein achtzehn Monate altes Kind, das wir in dieser Weise behandelten, wuchs innerhalb von drei Wochen einen Zentimeter pro Woche!

Eine Musterdifferenzierung wird dann notwendig, wenn nach zwei oder drei Behandlungen nichts geschieht.

Entsprechend der Muster

Schwache Nierenenergie

Die Auswahl der Punkte ist nicht schwierig. Eine typische Kombination wäre:

Bl 20 (*Pishu*)
Bl 23 (*Shenshu*)
Mi 6 (*Sanyinjiao*)

Methode: Nadeln Sie alle Punkte mit tonisierender Technik und setzen Sie an den Rückenpunkten Moxibustion ein

Die Behandlung ist leicht; die Ergebnisse stellen sich jedoch nur schwer ein! In etwa der Hälfte der Fälle verbessert sich der Zustand der Kinder schrittweise, sodass sie nach zehn bis fünfzehn Behandlungen einen deutlichen Fortschritt machen. Doch in einer ganzen Reihe von

Fällen ist der Fortschritt sehr langsam. Es scheint einfach nicht genug Energie zur Verfügung zu stehen und die Kinder bleiben klein und schmächtig, trotz all unserer Bemühungen. Dies ist besonders dann sehr wahrscheinlich, wenn das Kind viel Schleim hat und zudem diese schwache Nierenenergie.

Unzureichendes Qi von den Eltern

Wir sind diesem Muster schon begegnet. Das Kind ist mehr oder weniger unerwünscht. Nicht wortwörtlich, da sie ihr Kind natürlich wollen, aber sie wollen ebenfalls ein braves Kind und sie wollen ihre eigene Energie für ihre Karriere und ihren interessanten Lebensstil sparen.

Wie wir schon gesagt haben, halten wir es für wirksam, die Eltern mit unserer Meinung zu konfrontieren, denken aber nicht, dass eine Behandlung wirksam wäre. Indem Sie das *Qi* des Kindes tonisieren, geben Sie ihm genügend Energie, um zu beginnen, die ihm zustehende Energie von den Eltern einzufordern. Es besitzt dann genug Energie, um zu einer Nervensäge zu werden und vermeiden zu können, erdrückt zu werden. Gewöhnlich reichen zwei bis vier Behandlungen zu diesem Zweck aus.

Allerdings wirkt Akupunktur nicht immer. Manchmal kommt es nach vier Behandlungen zu lauten Beschwerden der Eltern, die erklären, dass ihr Kind, als sie es das erste Mal zur Behandlung brachten, ein sehr liebenswürdiges Naturell hatte, jetzt aber nur Ärger macht, sodass sie zu drastischen Maßnahmen greifen müssen, etwa das Kind in seinem Zimmer einsperren, um es zu bändigen. Solche Kommentare der Eltern sind entsetzlich für uns und wir können wenig dazu sagen. Manchmal dringt man zu den Eltern durch, aber häufig nicht. Vielleicht ist die Zusammenarbeit mit einem Familientherapeuten eine Möglichkeit, dieser Situation zu begegnen.

Pathogener Restfaktor

Der Unterschied ist hier, dass das Muster sich hauptsächlich darin manifestiert, dass das Kind „nicht gedeiht," und nicht nur in Form von Asthma oder Erbrechen. Der pathogene Faktor sitzt im Inneren und blockiert die gesamte Produktion des *Qi*, den gesamten *Qi*-Mechanismus (*Qi Ji*) und ruft nicht nur ein starkes Symptom hervor.

Die oben dargestellte unkomplizierte Behandlung ist in der Regel ausreichend, um die Dinge in Bewegung zu setzen. Sie sollten also, anders als beim Muster der Nierenschwäche, nach drei oder vier Behandlungen bemerken, dass etwas geschieht, allerdings könnten Sie das Gefühl haben, dass der Prozess zu langsam ist. In diesem Fall ist es in der Regel Zeit, Ihren Ansatz zu ändern und ein neues Behandlungsprinzip zu wählen. Wir empfehlen das folgende: Behandeln Sie das Hauptsymptom und weichen Sie den verhärteten Schleim auf.

Zeigt das Kind wirklich deutliche Symptome – etwa einen Husten, der nicht aufhören will -, dann behandeln Sie den chronischen Husten mit Punkten wie:

Bl 13 *(Feishu)*
Lu 7 (*Lieque*)

Ähnlich ist es, wenn das Kind häufige Brechanfälle hat. Verwenden Sie dann:

Pe 6 (*Neiguan*)	Beendet das Erbrechen
Ma 44 (*Neiting*)	Beseitigt Magen-Hitze

Der andere Teil des Behandlungsprinzips, das Aufweichen des verhärteten Schleims, mag noch wichtiger sein. Setzen Sie Punkte ein wie:

Bailao (M-HN 30)
Bl 18 (*Ganshu*)
Bl 20 (*Pishu*)

Die Wirkung dieser Behandlung wird weitgehend dieselbe sein, wie die bei der Behandlung des chronischen Hustens: es kann eine Menge von Schleim freigesetzt werden, was dann seinerseits wiederum der Behandlung bedarf.

Es können bis zu zehn Behandlungen notwendig werden, wenn der Zustand des Kindes schwer und der pathogene Restfaktor schon lange vorhanden ist.

Konventionelle medizinische Behandlung

Die einzige konventionelle medizinische Behandlung, die uns bekannt ist, ist eine Injektion des humanen Wachstumshormons. Wir haben keine Erfahrung mit Kindern, die in dieser Form behandelt wurden, und wären daran interessiert, von jemandem zu hören, der damit Erfahrung hat. Wir wären besonders daran interessiert zu erfahren, ob diese Behandlung eine Wirkung auf die Tonisierung des *Qi* des Kindes hat.

Wir müssen zugeben, dass wir dieser Behandlung etwas voreingenommen gegenüberstehen, denn jenseits der unappetitlichen Vorstellung, dass dieses Hormon aus menschlichen Leichnamen gewonnen wird, besteht das reale Risiko der Übertragung der Kreuzfeld-Jacob-Erkrankung, die das Gehirn zerstört. Anscheinend gibt es jetzt eine alternative Medikation, die genetisch erzeugt wird und nicht dasselbe Risiko in sich birgt.

ZUSAMMENFASSUNG

Die Behandlung der Gedeihstörung ist in der Regel sehr lohnend. Eine einfache Behandlung zeitigt oft verblüffende Ergebnisse; so kann ein Kind in nur wenigen Wochen das Wachstum eines Jahres aufholen. Zu Beginn der Behandlung treffen Sie auf ein schwaches, mattes Kind, das häufig bedrückt ist und am Ende sehen Sie ein strahlendes, energiegeladenes Kind.

ANMERKUNG

- Für eine Fallgeschichte zur Gedeihstörung siehe Fall 17 in Kapitel 47.

30 ❖ Lernschwierigkeiten und mentale Unterentwicklung

EINLEITUNG

In diesem Kapitel erörtern wir, was Akupunktur leisten kann, um Kindern zu helfen, die Lernschwierigkeiten haben oder mental unterentwickelt sind. Es ist durchaus üblich, dass Kinder wegen der einen oder anderen Form von Lernschwierigkeit in unsere Praxis gebracht werden. Diese reichen von der Bezeichnung ‚Aufmerksamkeitsstörung' über ‚bildungsmäßig minderbegabt' bis zu ‚geistig behindert' – abhängig davon, welche Institution das Kind als erstes in die Finger bekommt. Wir werden versuchen darzustellen, bei welcher Lernschwierigkeit geholfen werden kann und bei welcher nicht.

Verstand

Vom westlichen Standpunkt aus ist das Lernen eine Funktion des Verstandes, vom Standpunkt der Traditionellen Chinesischen Medizin aus eine Funktion des Geistes (*Shen*).

Der Verstand eines jeden Kindes ist unterschiedlich ausgeprägt. Jedes Kind hat bestimmte Interessen und Anlagen, mit denen es geboren wurde und jedes Kind entwickelt sich mit unterschiedlicher Geschwindigkeit. Konsequenterweise gibt es Schwierigkeiten bei der Festlegung, ob ein Kind tatsächlich Lernschwierigkeiten hat oder nicht und wenn ja, ob sie pathologisch sind.

Jedes Kind besitzt ein natürliches mentales Rüstzeug. Einige Kinder besitzen eine große Intelligenz und Begabung, andere einfach nicht. Einige bringen einen klaren und offenen Charakter mit, während andere umwölkt und gestört sind. Manche Kinder sind empfindlich bis zur Übersensibilität, während andere unsensibel bis hin zur Begriffsstutzigkeit sind. Diese Ungleichgewichte können tatsächlich sehr schwerwiegend sein, sind aber nicht notwendigerweise pathologisch und können daher der Behandlung mit Kräutern oder Akupunktur nicht zugänglich sein. Einige Kinder sind einfach von Natur aus „intellektuell stärker gefordert" und die Medizin wird das nicht ändern.

Eine vollständige Diskussion des Verstandes würde den Rahmen dieses Buches sprengen, allerdings ist es sinnvoll, sich ein wenig mit der Natur des Verstandes zu beschäftigen. Eine gute Art und Weise ihn zu analysieren ist es, mit Begriffen der Fünf Wandlungsphasen oder Fünf Elemente zu arbeiten.

Feuer Feuer steht in Beziehung zum Herzen, wo die gesamten Geister wohnen. Die Funktionen des Verstandes, die besonders zum Feuer in Beziehung stehen sind Bewusstheit, Erkenntnis und gleichfalls unorthodoxes Denken.

Erde Erde steht in Beziehung zur Milz. Die Funktionen des Verstandes, die besonders zur Erde in Beziehung stehen sind Sammeln, Erinnern und der Umgang mit Fakten.

Metall Metall steht in Beziehung zur Lunge. Die Funktion des Verstandes, die besonders zum Metall in Beziehung steht, ist das Unterscheidungsvermögen, d. h. zwischen unterschiedlichen Dingen unterscheiden zu können. Im *Klassiker des Inneren* heißt es, dass Metall-Menschen gute Richter sind.

Wasser Wasser steht in Beziehung zu den Nieren. Die Funktionen des Verstandes, die besonders zum Wasser in Beziehung stehen, sind mentale Energie und die Fähigkeit an Vorstellungen festzuhalten, ohne sich übermäßig von anderen beeinflussen zu lassen.

Holz Holz steht in Beziehung zur Leber. Die Funktion des Verstandes, die besonders zum Holz in Beziehung steht, ist zeitliches und räumliches Erkennungsvermögen. Dem gemäß wird die Leber als General in Sachen der Planung charakterisiert.

Geist *(Shen)*

Auch hier würde eine vollständige Diskussion über die Natur des Geistes und seiner unterschiedlichen Aspekte innerhalb der Chinesischen Medizin Bände füllen und wir haben nicht die Absicht, hier weiter darauf einzugehen. Überdies ist ein Verständnis dieser Ideen, was die klinische Praxis betrifft, in keiner Hinsicht wichtig. Wichtig *ist*, zu verstehen, dass Denken, Lernen und Erkenntnis allesamt Manifestationen des Geistes sind und dass dieser Geist im normalen Alltagsleben im Herzen beheimatet ist. Während des Träumens verlässt er das Herz und ist frei, um herumzuschweifen, wohin er will und auch bei bestimmten Krankheiten kann es sein, dass er sich halb im Herzen, halb außerhalb des Herzens aufhält. In ähnlicher Weise kann Schleim seine Funktion stören.

Emotionen

Im chinesischen Gedankengut und in der chinesischen Kultur spielen Emotionen eine andere Rolle als im Westen. In China können Emotionen stark und heftig sein, aber nachdem sie nach außen gekommen sind, vergehen sie, ohne viele Spuren zu hinterlassen. Jeder, der einmal den plötzlichen und heftigen Wutanfall eines Chinesen und die nachfolgende Beruhigung miterlebt hat, weiß, dass ihr Temperament anders ist. Im Unterschied dazu haben wir im Westen die Fähigkeit, an Gefühlen wie Groll, Schuld und Versagen über Jahre hinaus festzuhalten. Dies kann sich stark auf unsere Lernfähigkeit auswirken. Der Einfluss findet nicht direkt statt, da die Emotionen nicht im Verstand angesiedelt sind; nichtsdestotrotz können Emotionen und unterbewusst festgehaltene Gedanken sich in starkem Maß auf die Lernfähigkeit auswirken.

MUSTER

Vom Standpunkt der Traditionellen Chinesischen Medizin aus gibt es vier Hauptmuster, die zu Lernschwierigkeiten führen. Es wird als gültig betrachtet, dass es ein energetisches Ungleichgewicht geben kann, das dem Lernen im Weg steht und den Verstand blockiert und dass man durch Ausgleichen dieses Ungleichgewichtes den Weg ebnen kann, der es dem Verstand erlaubt, sein volles Potenzial zu entwickeln. Es gibt natürlich viele andere Ursachen für Lernschwierigkeiten – Unsicherheit, Langeweile, Angst vor den Lehrern, schlechter Unterricht in jungen Jahren – aber dies sind keine medizinischen Probleme und man kann hier nur indirekt (wenn überhaupt) mit Akupunktur helfen. Die oben angesprochenen energetischen Ungleichgewichte sind:

- Nieren- und Milz-Mangel
- *Qi*- und Blut-Mangel
- Schleim-Feuchtigkeit benebelt den Verstand
- Hitze beeinträchtigt das Herz

ÄTIOLOGIE UND PATHOGENESE

Nieren- und Milz-Mangel, Qi- und Blut-Mangel

Geistige Unterentwicklung kann das Ergebnis eines genetischen Defektes sein, weil die Essenz und das Blut der Mutter schwach sind oder weil das *Qi* der Gebärmutter unzulänglich ist. Das Ergebnis ist, dass Milz und Nieren schwach sind und das Herz und der Geist nicht in rechter Weise unterstützt werden. In China ist die postnatale Hauptursache Unterernährung, die zu einem Mangel an *Qi* und Blut führt. Im Westen ist die

Ursache mangelhafte Ernährung, d. h. Nahrungsmittel von schlechter Qualität oder „Junk Food.“[1]

Schleim-Feuchtigkeit Entsteht durch den Verzehr von zu viel kalten oder Schleim produzierenden Nahrungsmitteln wie eiskalten Fruchtsäften, Milch und Käse, durch rezidivierende Attacken äußerer pathogener Faktoren oder durch anhaltende Behandlung mit kalten Arzneimitteln wie Antibiotika oder Anästhetika während der Geburt. Der Schleim wird zu Kopf und Gehirn hinauftransportiert, wo er das reine *Yang* stört und das Bewusstsein beeinträchtigt. Das Kind hat ein Schweregefühl im Kopf oder ein Gefühl, als wäre der Kopf in Watte eingepackt und es hat Schwierigkeiten, sich zu konzentrieren.

Hitze beeinträchtigt das Herz Wird verursacht durch zu viele heiße Nahrungsmittel oder „Junk Food“ oder ist das Ergebnis einer Fiebererkrankung oder einer Impfung. Gelegentlich wird es durch emotionalen Stress der Eltern verursacht, der sich im Kind widerspiegelt oder durch Gebärmuttergift. Das Herz beherbergt den Geist und wenn Hitze das Herz beeinträchtigt, werden Geist und Verstand ruhelos. Das Kind hat folglich Schwierigkeiten, still zu sitzen und sich zu konzentrieren. Im Alter von etwa sieben Jahren beginnt das Kind, sich selbst zu kontrollieren und sich in angemessener Weise zu verhalten. Wenn dies geschieht, kann das Kind eine Leber-*Qi*-Stagnation entwickeln.

MANGELMUSTER UND SYMPTOME

Milz- und Nieren-Mangel

- Kopf und Hals sind schlaff und schwach, kann den Kopf nicht heben
- der Mund ist schlaff, mit einer Tendenz offen zu bleiben, Lippen dick
- dünne Knochen
- schlechte Zahnbildung: können sich spät entwickeln, bröckelig, schwarz
- kleine, niedrig angesetzte Ohren
- kaut und saugt ohne Kraft
- sabbert häufig
- die Arme sind schlaff und hängen herunter
- schwach, kann nicht stehen
- Muskeln schlaff und ohne Kraft
- ermüdet schnell
- lässt sich leicht tragen
- nicht gut geerdet: wird leicht beeinflusst von den Stimmungen der Personen im Umfeld, sogar bis zu dem Punkt psychischer Labilität

---

1 In zwei Studien, die 1993 gleichzeitig publiziert wurden, stellte sich heraus, dass die Leistung von Schulkindern ganz erheblich zunahm, wenn man ihnen täglich eine Mineral- und Vitamintablette verabreichte.

Puls: tief und mit Kraft (vielleicht durch die Ansammlung von Feuchtigkeit)

Fingervene: dünn

Behandlungsprinzip: Die Nieren tonisieren und die Milz stärken

Manchmal wird dieses Muster von einer Ansammlung von Feuchtigkeit (aufgrund eines Nieren-Mangels) oder von Schleim (lang anhaltende Stagnation von Feuchtigkeit) begleitet. Zu den Symptomen gehören:

- Sabbern
- nasaler Ausfluss

Es handelt sich hier um die klassischen Symptome eines Nieren-Mangels. Sie treten in der klinischen Praxis sehr häufig auf und bedürfen kaum der Erklärung, ausgenommen vielleicht die Neigung zu Stimmungsschwankungen. Diese Neigung tritt auf, weil die Grundenergie (*Yuanqi*) schwach ist. Es gibt keine Festigkeit an der Basis, sodass selbst ein geringer äußerer Einfluss eine starke Beunruhigung in dem Kind auslösen kann. Mit anderen Worten, es gibt nichts, dass das Kind stabilisiert.

Eine andere Betrachtungsweise wäre die, dass die Funktion der Nieren nicht kräftig genug ist, um das Herz zu unterstützen. Bleibt das Herz ohne Unterstützung, so wird auch der Geist nicht unterstützt und wird instabil.

Qi- und Blut-Mangel

- Haut und Körper sind schlaff und schwach
- Gelenke sind weich und schwach
- kann nicht aufrecht sitzen
- es kann eine Vorgeschichte einer schweren Geburt oder Schwangerschaft geben (oder im Westen Anästhetika während der Geburt)
- geistig träge, stupides oder schwachsinniges Verhalten
- leuchtend weiße Gesichtsfarbe
- kalte Gliedmaßen
- Mund steht offen, Zunge hängt heraus
- schwacher Appetit und schwache Verdauung
- weiße Lippen
- leicht gelangweilt
- kann dunkle Augenringe haben

Zungenbelag: glänzend

Puls: tief, ohne Kraft; manchmal voll und schlüpfrig an beiden mittleren Positionen

Fingervene: dünn

Behandlungsprinzip: Das *Qi* stärken und das Blut unterstützen

BEHANDLUNG

Körperakupunktur

Punkt	Wirkung
Du 14 (*Dazhui*)	Stärkt Gehirn und Wirbelsäule
Anmian # 2 (N-HN 22/b)[2]	Stärken das Gehirn und die Wirbelsäule
Du 15 (*Yamen*)	
Du 13 (*Taodao*)	
Du 20 (*Baihui*)	
Yintang (M-HN 3)	
Pe 6 (*Neiguan*)	Beide Punkte beleben die Zirkulation von *Qi* und Blut
Di 4 (*Hegu*)	
Ma 36 (*Zusanli*)	Stärkt das Milz-*Qi* und das *Yuanqi*

Methode: Es wird die tonisierende Methode verwendet. Bei jeder Behandlung sollten einige Punkte des Kopfes mit Punkten an den Extremitäten kombiniert werden. Zusätzlich sollten Punkte entsprechend der unten aufgeführten Muster hinzugefügt werden.

Nieren- und Milz-Mangel

Bl 23 (*Shenshu*)
Ni 7 (*Fuliu*)
Mi 6 (*Sanyinjiao*)

Ergebnis der Behandlung: Es kann zu einer sehr schnellen Verbesserung während der ersten fünf Behandlungen kommen, bei denen das Kind an Energie und Stärke gewinnt. Danach verlangsamt sich der Prozess und es geschieht häufig, dass das Kind zurückfällt, wenn die Behandlung beendet wird, da es noch nicht genügend Energie besitzt, um den Alltag zu bewältigen.

Häufig ist es sinnvoll, über ein Jahr lang wöchentlich zu behandeln, gefolgt von einem Jahr mit weniger häufigen Behandlungen.

Qi- und Blut-Mangel

Ma 36 (*Zusanli*)
Mi 6 (*Sanyinjiao*)

Ergebnis der Behandlung: Es sollte über einen Behandlungszeitraum von fünfzehn Behandlungen eine beständige Verbesserung geben – zumindest im Prinzip. In der Praxis gibt es immer verkomplizierende Faktoren. Ist zum Beispiel das *Qi* schwach, so kann das Kind Husten und Erkältungen der einen oder anderen Art bekommen, was die Behandlung zurückwirft. In ähnlicher Weise sieht man es oft, dass schwache Kinder einzig schu-

---

2 Der Punkt *Anmian # 2* (N-HN 22/b) liegt in der Mitte zwischen Gb 20 *(Fengchi)* und *Yiming* (M-HN 13).

lisch überfordert sind und nicht genug Energie besitzen, um das zu erfüllen, was man von ihnen erwartet. In diesem Fall sollten Sie damit fortfahren, unterstützende Behandlungen zu geben, etwa alle drei bis vier Wochen über den Zeitraum von ungefähr einem Jahr. Zu Beginn ist es schwierig vorauszusagen, ob dies geschehen wird; die Wahrscheinlichkeit steigt, wenn das Kind in der Schule oder zu Hause unglücklich ist.

Andere hilfreiche Punkte:

Bl 20 (*Pishu*)
Ren 12 (*Zhongwan*)

Anmerkung

- Einige dieser Kinder werden Hitzezeichen aufweisen, möglicherweise aufgrund eines pathogenen Restfaktors. In diesen Fällen sollte die Behandlung zwischen dem Tonisieren von Milz und Nieren (oder *Qi* und Blut) und dem Zerstreuen der Hitze abwechseln.

FÜLLEMUSTER UND SYMPTOME

Die Information über die beiden Füllemuster entstammt unserer eigenen klinischen Erfahrung.

Schleim-Feuchtigkeit

- die Sprache kann undeutlich sein
- Gesicht und Lippen blass
- tränende Augen, Sabbern, klarer nasaler Ausfluss
- möglicherweise lockere Stühle, geblähtes Abdomen
- blasse oder graue Gesichtsfarbe
- ziemlich untersetzte Kinder, mit Fülle um das Bäuchlein und häufig mit dicken Beinen (durch absteigende Feuchtigkeit, die sich in den Muskeln sammelt)
- schwerfüßig
- der Verstand ist wie in „Watte“ gepackt oder „benebelt“
- langsame Reaktionen
- langsame Antworten, beantwortet oft eine andere Frage als die gestellte

Es kann auch zu Schleimzeichen kommen wie:

- Mundatmung
- räuspert sich von Zeit zu Zeit
- nasaler Ausfluss
- chronischer Husten, der kommt und geht
- bohrt häufig in der Nase

Zungenbelag: dünn und weiß oder dick und schmierig, noch häufiger ist das Sputum dünn und zieht lange Fäden

Zungenkörper: blass
Puls: dünn und tief oder schlüpfrig und weich

Behandlungsprinzip: Den Schleim umwandeln und die Milz tonisieren

Das vorgestellte Bild ist deutlich das eines verschleimten Kindes. Es muss jedoch betont werden, dass es sehr häufig nur wenig Anzeichen von Schleim gibt, sodass Sie, wenn Sie die Eltern fragen, ob es irgendwelche Flüssigkeitsabsonderungen gibt, als Antwort „Nein“ erhalten. Wie dem auch sei, Sie werden fast immer etwas finden, das Sie zu dieser Schlussfolgerung führt; vielleicht einen schlüpfrigen Puls oder die schwerfällige Art, in der sich das Kind bewegt oder Fäden ziehenden Speichel.

Hitze beeinträchtigt das Herz

- Konzentrationsschwierigkeiten, kurze Aufmerksamkeitsspanne
- Schwierigkeiten mit dem Stillsitzen, unruhig, zappelig
- möglicherweise reizbar
- möglicherweise Schlafstörungen mit traumgestörtem Schlaf
- möglicherweise Legasthenie
- Gesichtsfarbe rot, Lippen rot
- spielt mit etwas herum, vielleicht mit den Fingern

Puls: ein wenig schnell, gewöhnlich schlüpfrig
Zungenkörper: rot
Zungenbelag: vielleicht dünn, gelb

Behandlungsprinzip: Die Hitze beseitigen und den Geist beruhigen, bei älteren Kindern die gestaute Leber befreien

BEHANDLUNG

Schleim-Feuchtigkeit

Ma 40 (*Fenglong*)	Wandelt Schleim um
Mi 6 (*Sanyinjiao*)	Tonisiert die Milz und wandelt Schleim um
Ren 12 (*Zhongwan*)	Tonisiert die Milz und wandelt Schleim um
Ma 36 (*Zusanli*)	Tonisiert Milz und Magen
Yintang (M-HN 3)	Klärt den Geist

Methode: Neutrale Nadelmanipulation; Moxa oder Moxa auf Knoblauch kann ebenfalls eingesetzt werden

Prognose: Es kommt gewöhnlich zu einem beständigen Fortschritt. Sie werden vielleicht zu Beginn nach jeder Behandlung für ein oder zwei Tage einen recht starken Schleimauswurf verursachen, mit Symptomen wie Husten, nasalem Ausfluss und lockeren Stühlen. Andererseits sollte sich die Energie des Kindes schrittweise verbessern und es sollte in der Lage sein, sich besser zu konzentrieren. Wie bei den Hitze-Mustern sind zehn bis zwanzig Behandlungen ganz normal.

Ratschlag

Wie bei allen Schleimerkrankungen, ist die Ernährung äußerst wichtig: vermeiden Sie Kuhmilch, Kuhkäse, Erdnüsse, Bananen und Orangen. Bei einigen Kindern besteht auch eine Allergie gegen Weizen.

Hitze beeinträchtigt das Herz

He 8 (*Shaofu*)	Beseitigt Hitze aus dem Herzen
Le 2 (*Xingjian*)	Beseitigt Hitze und reguliert das Leber-*Qi*
Du 20 (*Baihui*)	Klärt den Geist
Yintang (M-HN 3)	Klärt den Geist

Methode: Es wird die zerstreuende Methode verwendet, vorausgesetzt, dass dies das Kind nicht ängstigt

Andere hilfreiche Punkte sind:

Gb 34 (*Yanglingquan*)
Ma 44 (*Neiting*)

Prognose: Gewöhnlich kommt es bei der Behandlung zu keinen Nebenwirkungen. Das Kind wird schrittweise ruhiger. Nach fünf bis sechs Behandlungen sollten Sie eine deutliche Verbesserung bemerken und nach zehn bis fünfzehn Behandlungen sollte es dem Kind viel besser gehen. Jedoch kommt es gelegentlich zu einigen ungewöhnlichen Reaktionen, wenn die Hitze nach außen tritt; möglicherweise als Fieber, manchmal als eine heiße, schmerzende Diarrhö, manchmal als Hautausschlag mit roten Punkten an Körper oder Kopf.

Ratschlag

Es ist wesentlich, dass das Kind während des Behandlungsverlaufes jeglichen Zucker und alle künstlichen Geschmacks- und Farbstoffe vermeidet. Das Kind sollte auch auf andere Allergien hin getestet werden, etwa auf Weizengluten, Orangen, Eier usw.

Andere Verschreibungen aus der Literatur

Diese beziehen sich in der Hauptsache auf Mangelmuster.

Ohrakupunktur

Punkte: Herz, Nieren, Milz, Hirnstamm

Methode: Behandeln Sie jeden zweiten Tag. Im Allgemeinen verwenden wir nicht viel Ohrakupunktur bei Kindern, da sie zu sehr zappeln und sich gern an den Ohren zupfen. Sie ist geeignet für kleine Kinder, die kooperieren oder für ältere Kinder. Der Vorteil der Ohrakupunktur ist es, dass die Nadeln sehr schnell gesetzt und nahezu den ganzen Tag über belassen werden können. Dies bedeutet, dass die Patienten zwischen andere Patienten eingeschoben werden können, was eine tägliche Behandlung ermöglicht.

Punktinjektionstherapie

Punkt: Ma 36 (*Zusanli*). Injektion von 0,3 – 0,5 ml von 5% Essenz von *Dang Gui* (Radix Angelicae Sinensis).

Methode: Behandeln Sie jeden zweiten Tag

Prognose: Zehn Behandlungen bilden einen Zyklus. Es werden viele Behandlungszyklen notwendig sein.

Verschreibungen aus Praktische Akupunktur (Shi Yong Zhen Jiu Xue)

ERSTE VERSCHREIBUNG

Jisanxue (M-BW 37) „Drei vertebrale Höhlen“ [3]

Methode: In die sechs Punkte (bilateral) werden 0,3 – 0,5 ml einer 5 % Ginsenglösung injiziert. Die Behandlung erfolgt täglich. Dreißig Behandlungen bilden einen Behandlungszyklus. Danach sollte eine Behandlungspause von zehn bis fünfzehn Tagen eingelegt werden. Nach dem zweiten Behandlungszyklus kann die Behandlung jeden zweiten Tag erfolgen.

ZWEITE VERSCHREIBUNG

Du 14 (*Dazhui*)
Du 15 (*Yamen*)
Gb 20 (*Fengchi*)

Methode: Diese Punkte werden wie die obigen mit einer 5% Ginsenglösung behandelt

MISCHMUSTER

Wir haben vier Muster beschrieben, von denen jedes in der klinischen Praxis häufig auftritt. Gleichfalls kommt es häufig zu Mischmustern, besonders Hitze mit Schleim. Diese beiden Faktoren sind oft das Ergebnis einer Fiebererkrankung oder einer Impfung.

Hitze und Schleim

Oft treten Hitze und Schleim gemeinsam auf. Dies ist eine potenziell gefährliche Kombination und kann zum „manischen“ Typ der Hyperaktivität führen (s. Kapitel 31). Wir möchten hier auf ein Schlüsselsymptom hinweisen: das manische Kind tut Dinge, von denen es *weiß*, dass sie falsch sind. Während das gehirngeschädigte Kind Dinge tun mag, die als sehr falsch *erscheinen*, es handelt aber schlicht deshalb so, weil es nicht zwischen richtig und falsch unterscheiden kann.

Nieren-Mangel und Schleim

Nieren-Mangel und Schleim begegnet man ebenfalls häufig als Mischmuster.

---

3 Es handelt sich hier um drei Punkte, die bilateral genadelt werden. Der erste Punkt ist 1 *Cun* unterhalb von Du 15 *(Yamen)* und 0,5 *Cun* lateral der Mittellinie lokalisiert. Der zweite Punkt liegt 0,5 *Cun* lateral der Mittellinie auf Höhe des zweiten Brustwirbels und der dritte Punkt liegt 0,5 *Cun* lateral der Mittellinie auf Höhe des zweiten Lendenwirbels.

BEHANDLUNG

In der Regel ist es möglich, die beiden Faktoren eines Mischmusters in einer Behandlung zu behandeln. Zum Beispiel können Hitze und Schleim erfolgreich mit folgender Verschreibung beseitigt werden:

He 8 (*Shaofu*)
Gb 34 (*Yanglingquan*)
Le 2 (*Xingjian*)

In ähnlicher Weise können Nieren-Mangel und Schleim mit folgender Kombination behandelt werden:

Bl 20 (*Pishu*)
Bl 23 (*Shenshu*)
Mi 6 (*Sanyinjiao*)

Prioritäten in der Behandlung

Es gibt keine strengen und feststehenden Regeln darüber, welches Muster zuerst behandelt werden sollte, doch aus unserer eigenen Erfahrung empfehlen wird das Folgende:

1. Beseitigen Sie die Hitze
2. Tonisieren Sie den Mangel
3. Beseitigen Sie den Schleim

Unsere Empfehlung entspricht der Dringlichkeitsfolge, denn ist Hitze vorhanden, so wird dieser Zustand noch ernster werden, wenn Sie die Nieren stärken und den Schleim lösen. Das Kind wird sich wahrscheinlich noch manischer verhalten, wenn Sie nicht als Erstes die Hitze beseitigen.

Gibt es sowohl Schleim, als auch Nieren-Mangel, ist es besser, zunächst den Mangel zu behandeln, da das Kind Energie benötigt, um den Schleim los werden zu können. Wenn Sie einfach versuchen, direkt den Schleim zu beseitigen, wird das kaum zu etwas führen.

VERWANDTE STÖRUNGEN

Um unsere Diskussion der Lernschwierigkeiten abzuschließen, möchten wir einen kurzen Blick auf Hirnschäden, Epilepsie und Langeweile werfen.

Hirnschäden

Wenn ein Kind unter einem Gehirnschaden leidet, wird dies mit großer Sicherheit durch Untersuchungen der konventionellen Medizin festgestellt und von deren Standpunkt aus sind keine weiteren Untersuchungen nötig, um die Lernschwierigkeiten zu erklären. Dies bedeutet allerdings *nicht*, dass es niemals irgendeinen Anlass gibt, ein Kind mit Hirnschaden zu behandeln. Es existieren zwei Umstände, die es Wert erscheinen lassen, ein solches Kind zu behandeln:

- wenn es ein energetisches Ungleichgewicht gibt
- wenn der Gehirnschaden erst vor kurzem entstanden ist

Energetisches Ungleichgewicht

Sehr häufig gibt es ein energetisches Ungleichgewicht der oben beschriebenen Art – Hitze, Schleim oder Nieren-Mangel oder eine Kombination dieser drei Muster – da das Problem, das den Gehirnschaden verursacht hat, eine schwere Erkrankung war, etwa Wind-Hitze oder Schleim-Hitze, die zu Fieberkrämpfen geführt und einen pathogenen Restfaktor zurück gelassen haben. Wenn Sie den pathogenen Restfaktor behandeln, die Hitze beseitigen und die Nierenenergie stärken, ist es unwahrscheinlich, dass Sie den Hirnschaden heilen, aber es bedeutet, dass der Bereich des Gehirns, *der* funktioniert, dies, als Ergebnis der Behandlung, in wesentlich besserem Maße tut.

Frischer Gehirnschaden

Liegt die Verletzung des Gehirns erst kurz zurück (etwa einen Monat) und war sie nicht so schwer, dann kann eine Akupunkturbehandlung einen bedeutenden Unterschied im Ausmaß der Genesung ausmachen. Wie bei Schlaganfallpatienten – wo das Gehirn durch einen zerebrovaskulären Vorfall geschädigt wurde – bei denen es zu erstaunlichen Ergebnissen kommt und einige Patienten nahezu vollständig gesunden, so kann auch gehirngeschädigten Kindern manchmal enorm geholfen werden, vorausgesetzt, es wird frühzeitig genug behandelt.

Es muss betont werden, dass die Behandlung häufig erfolgen sollte, vorzugsweise täglich über einen Behandlungszyklus von zehn Behandlungen, mit einer fünftägigen Pause, genau wie beim Schlaganfall.

Epilepsie

Ein epileptisches Kind wird sehr wahrscheinlich Lernschwierigkeiten haben. Diese werden häufig durch Antikrampfmittel verschlimmert, die häufig verschrieben werden und die sich dämpfend auf den Verstand auswirken.

Wie in Kapitel 40 dargestellt, kann Epilepsie häufig erfolgreich mit Akupunktur behandelt werden, obwohl es vieler Behandlungen bedarf (50-100). Dieselben drei Symptome, auf die die Lernschwierigkeiten zurückzuführen sind (Hitze, Schleim, Nieren-Mangel), liegen auch der Epilepsie zugrunde.

Langeweile

Es scheint fast zu offensichtlich, um es zu erwähnen, aber viele Kinder sind während der meisten Zeit in der Schule gelangweilt. Sie wollen einfach nicht in einem stickigen Klassenzimmer eingepfercht sein und an einem unbequemen Schreibpult sitzen. Sie finden das, was der Lehrer sagt, völlig irrelevant und manchmal haben sie eine instinktive Abneigung gegen ihren Lehrer.

Dieser Zustand ist so weit verbreitet, dass jeder ihn zu einer bestimmten Zeit schon erfahren haben muss. Ist er wirklich schwer wiegend und anhaltend, kann er sich zu einem ernsthaften Problem entwickeln. Im ersten Stadium findet sich das Problem auf der mental-psychologischen Ebene. Das Kind lernt langsam, gehört zu den Schlechtesten der Klasse und beginnt schrittweise zu glauben, es sei „nicht gut".

Dies kann seinerseits zu einer körperlichen Erkrankung führen. In der Regel nimmt die Erkrankung einen von zwei möglichen Verläufen: Mangel oder Fülle. Beim Mangeltyp zeigt das Kind immer weniger Interesse an dem, was um es herum vorgeht und sein *Qi* wird schrittweise schwächer. Dies kann in einem Milz-*Qi*-Mangel oder einem Lungen- und Milz-*Qi*-Mangel münden. Alternativ dazu kann das Kind immer aufsässiger werden. Dem Gefühl „nicht gut" oder „wertlos" zu sein, widersetzt sich ein starkes Nieren-*Yang*. Die Energie muss ein Ventil finden und kann sich zunächst als störendes Verhalten bemerkbar machen – zuerst in der Klasse, dann in zerstörerischem und gewalttätigem Verhalten außerhalb. In ähnlicher Weise kann auch dieses Muster beginnen, körperliche Symptome zu entwickeln, besonders Hitze. Manchmal tauchen Hitze und Schleim schrittweise auf und damit ist der Weg frei für ein wirklich ernsthaftes Problem: denn wenn Hitze und Schleim gemeinsam auftreten, trifft man auf Kinder, die Dinge tun, von denen sie wissen, dass sie falsch sind. Wird dies angetrieben durch einen Mangel an Selbstwertgefühl, dann ist das Ergebnis ein Desaster.

Es liegt auf der Hand, dass man nicht erwarten kann, den Grad an Langeweile zu verändern, den das Kind im Klassenzimmer erfährt. Gibt es allerdings deutliche körperliche Ungleichgewichte, so lassen sich große Unterschiede bewirken. Indem man das *Qi* eines schwachen Kindes wieder aufbaut, kann man ihm genug Energie geben, um mit einer langweiligen Unterrichtsstunde umgehen zu können und seiner Stimme Ausdruck zu verleihen, will heißen, dass es sagen kann, dass es die Schule hasst. Ähnlich verhält es sich beim Schleim- und Hitzetyp.

Wenn kein körperliches Ungleichgewicht vorliegt, ist das für sich genommen eine Diagnose. Die Tatsache, dass das *Qi* gut fließt und es keine merklichen Ungleichgewichte gibt, weist nicht in Richtung einer medizinischen Lösung, sondern in Richtung einer Veränderung im Leben des Kindes. Die beiden verbleibenden Möglichkeiten sind die, dass es dem Kind tatsächlich an mentalen Fähigkeiten fehlt oder dass es Probleme an der Schule gibt. Zwischen diesen beiden Möglichkeiten zu unterscheiden, ist ziemlich leicht, wenn man das Kind anschaut. Fehlt es ihm oder ihr an mentalen Fähigkeiten, wird es eine Art von „befremdlichem" Blick in den Augen haben: es gibt etwas, das nicht ganz anwesend ist. Heißt es doch in der Redewendung: „Der Geist zeigt sich in den Augen."

Hat das Kind andererseits Probleme in der Schule, so lässt sich dies mit dem alten Sprichwort gleichsetzen: „Probleme in der Schule, Ärger zu Hause, Ärger zu Hause, Probleme in der Schule." Ist ein Kind also in der Schule gelangweilt, kann es sich dort völlig perfekt benehmen, verhält sich aber dafür zu Hause schrecklich. Aus dem gleichen Grund spiegeln sich ernste Probleme im Elternhaus, etwa die Trennung der Eltern, häufig in einem schlechten Verhalten in der Schule wider.

ZUSAMMENFASSUNG

Lernschwierigkeiten sind ein komplexes Problem und das Ergebnis der Wechselbeziehung zwischen Geist und körperlicher Verfassung. Die Störungen, die meist sofort durch Akupunktur behoben werden können, sind jene, bei denen ein deutlich energetisches Ungleichgewicht vorliegt, das zu deutlichen körperlichen Symptomen führt. Durch Beseitigung des Ungleichgewichtes beseitigen Sie auch die Hindernisse im Lernprozess und ebnen dem Kind den Weg, sein volles Potenzial zu entwickeln. Manchmal verleiht das Kind seiner Stimme dann das erste Mal Ausdruck, was eventuell zu einem Schulwechsel führt.

31 ❖ Hyperaktivität und Aufmerksamkeitsstörung

EINLEITUNG

Die Hyperaktivität ist heutzutage im Westen ein häufiges Problem, während sie in China weitgehend unbekannt ist. In den Texten, die uns zur Verfügung standen, wird sie nicht erwähnt und so nehmen wir uns hier die Freiheit, unsere eigene Sichtweise darzustellen. Unserer Erfahrung nach ist Akupunktur in vielen Fällen eine große Hilfe.

Was ist Hyperaktivität?

‚Hyperaktivität' ist ein weit gefasster Begriff, um Verhaltensstörungen zu beschreiben, zu denen Ruhelosigkeit, Schwierigkeiten still zu sitzen, sowie störendes und gewalttätiges Verhalten gehören. Diese Verhaltensstörung ist gewöhnlich mit Konzentrationsschwierigkeiten kombiniert und erhielt die Abkürzung ADHD – Attention Deficit Hyperactivity Disorder (Aufmerksamkeitsstörung mit Hyperaktivität).

Was ist eine Aufmerksamkeitsstörung?

Aufmerksamkeitsstörung ist der übliche ‚offizielle' Name für die Schwierigkeit sich zu konzentrieren und zielgerichtet bei einer Sache zu bleiben. Ein hyperaktives Kind stellt für die Eltern eine große Belastung dar. Diese Kinder können durch ihr Gekreische, Gebrüll, ihre Wutanfälle, ihre Streitlust und ihr mutwilliges Zerstören von Dingen die gesamte Familie vor eine Zerreißprobe stellen. Selbst wenn sie vergleichsweise „ruhig" sind, sitzen sie nicht still, können sich nicht konzentrieren und verlangen permanente Aufmerksamkeit. Das Problem setzt sich meist in der Schule fort und die Eltern erhalten häufig Mitteilungen über das Verhalten ihrer Kinder; in Extremfällen wird darum gebeten, das Kind von der Schule zu nehmen.

Was Eltern am häufigsten verzweifeln lässt, ist die Tatsache, dass das Verhalten ihres Kindes weder Sinn noch Zweck zu haben scheint und dass es darüber hinaus kaum eine zuverlässige Behandlungsform gibt. In einigen Fällen mag die Kinderpsychiatrie hilfreich sein, greift jedoch nicht immer und die verordneten Medikamente sind nur von beschränktem Nutzen. In anderen Fällen kann eine Ernährungsumstellung helfen, jedoch verlangen diese Kinder häufig genau nach den Dingen, die ihnen am meisten schaden (Zucker, Farbstoffe) und sie finden meist Mittel und Wege, an dieses Zeug heranzukommen. Dass wir so viele hyperaktive Kinder in unserer Praxis sehen, liegt teilweise daran, dass es eben kaum geeignete Hilfe gibt und ebenso daran, dass es sich herumgesprochen hat, dass Akupunktur eine sehr wirksame Hilfe für diese Kinder ist.

Obwohl es sehr anstrengend sein kann, solche Kinder zu behandeln – sie regen die anderen Patienten auf, machen jede Menge Krach, treten, kreischen, beißen und zerstören die Praxis – so sind sie doch auf eine gewisse Art die dankbarsten Fälle. Sie *wollen* nicht so sein, wie sie sind. Oft sind sie verzweifelt bemüht, ihr Verhalten aufzugeben und sind unglücklich darüber. Mit Ihrer Behandlung können Sie sie tatsächlich zu ihren Eltern und ihrer Familie „zurückbringen“. Sie können sich von einem aggressiven, schwierigen Kind zu einem glücklichen, lebendigen und zufriedenen Kind wandeln, mit dem es eine Freude ist, zusammen zu sein.

Wo liegt das Problem?

Bei ADHD und verstärkt bei ADD (Attention Deficit Disorder) handelt es sich um ein geistiges-psychisches Problem und nicht um ein körperliches. In dem Maße, in dem Körper und Geist miteinander verbunden sind, können mentale Muster jedoch stark von körperlichen Ungleichgewichten beeinflusst werden. Bei einigen Kindern ist ADD kein medizinisches, sondern ein geistig-psychisches Problem. Bei diesen Kindern ist die Hauptbehandlung die Behandlung des Geistes. Wir konnten in unserer Praxis beobachten, dass je genauer ein Kind in eines der unten dargestellten Muster passt, desto besser sind die Ergebnisse und je komplexer die Symptome sind, desto schlechter sind die Ergebnisse. Gibt es keine deutlichen Zeichen und Symptome, dann ist die Akupunktur in der Regel ungeeignet.

Wann ist es pathologisch?

Es erfordert einiges Geschick, diesen Zustand zu diagnostizieren, da einige Kinder von Natur aus impulsiv und energiegeladen sind. Einige von ihnen passen nicht in unser Schulsystem. So wäre der große Staatsmann Winston Churchill beinahe von der Schule verwiesen worden, weil er ein Unruhestifter war und eine der tragenden Säulen der Psychoanalyse, Carl

Jung, war in der Schule so verträumt und gehemmt, dass man ihn fast auf eine Sonderschule für geistig unterentwickelte Kinder geschickt hätte. Bei keiner dieser Personen war ihr Geisteszustand pathologisch. Sie entsprachen einfach nicht den Erwartungen, die andere an sie stellten.

In der folgenden Diskussion beschreiben wir fünf Muster. Die ersten beiden sind die häufigsten und die „wahren" Formen der Hyperaktivität. Das dritte Muster steht oft zu einem pathogenen Restfaktor in Beziehung. Das vierte Muster ist nahezu identisch mit dem Muster des Milz-*Qi*-Mangels begleitet von starker Unruhe, das in Kapitel 3 beschrieben wurde, und findet sich gewöhnlich bei älteren Kindern. Bei einigen Kindern überwiegt die Hyperaktivität und die Suche nach Aufmerksamkeit, während bei anderen die Konzentrationsschwierigkeiten im Vordergrund stehen, man klassifiziert sie daher eher als ADD, denn als ADHD. Die fünf Muster sind:

- Hitze
- Hitze und Schleim (Manie)
- dicker Schleim (pathogener Restfaktor)
- Schwäche im Mittleren Erwärmer
- Nieren-Mangel

Hitze

Diese Kinder weisen Hitzezeichen auf! Sie haben rote Gesichter und rote Lippen, werden zornig, bekommen Wutanfälle und können nicht still sitzen. Sie neigen dazu, sehr anhängliche Kinder zu sein. Ihr Schlaf ist gestört und sie sind ruhelos und pflegen früh aufzuwachen. Es sind jene Kinder, die schreiend und kreischend in der Praxis herumlaufen und alle anderen Patienten stören. Die Ursache der Hitze variiert. Zu den üblichen Quellen der Hitze gehören Impfungen, energetische heiße Nahrungsmittel, künstliche Geschmacks- und Farbstoffe oder Hitze, die während der Schwangerschaft von der Mutter auf das Kind übertragen wurde.

Hitze und Schleim

Auch diese Kinder weisen Hitzezeichen auf, stecken aber zusätzlich voller Schleim und scheinen aggressiver und gewalttätiger zu sein als der reine Hitzetyp. Meistens haben sie rote Gesichter und zeigen dieselbe Reizbarkeit, Wut und Schlafstörung, weisen aber zusätzlich Zeichen von Schleim auf und neigen dazu, vorsätzlich destruktiv zu sein und sogar grausam anderen Kindern gegenüber. Sie können zudem genital oder anal fixiert sein. Es kann vorkommen, dass diese Kinder Kommentare über Ihre Geschlechtsteile machen und versuchen, während der Behandlung nach Ihnen zu greifen. Zudem lieben sie es, Ihre Praxis zu zerstören. Sie verstreuen überall Papierschnipsel, reißen den Kuscheltieren Arme und Beine aus und schlagen und treten Sie während der Behandlung.

Dicker Schleim

Der dicke Schleim ist gleichbedeutend mit einem pathogenen Restfaktor. Es gibt zwar in diesem Fall keine Hitze und das Kind ist selten hyperaktiv, hat aber andererseits häufig Schwierigkeiten, sich zu konzentrieren und zielgerichtet bei einer Sache zu bleiben. Befindet sich dicker Schleim in den Leitbahnen, muss sich das Kind anstrengen, um das *Qi* in den Leitbahnen zu bewegen. Jede körperliche Bewegung ist wie Gehen im Sand. Dasselbe trifft auf die mentale Ebene zu, sodass jede zielgerichtete Aktivität große Anstrengung und Willenskraft erfordert. Den meisten Erwachsenen ist dieser Zustand von einem Schnupfen her bekannt. Der Schleim im Kopf erschwert die Konzentration und macht es schwierig, klar und zielgerichtet zu denken.

Schwäche im Mittleren Erwärmer

Dies ist eine Weiterentwicklung des Milz-*Qi*-Mangels mit starker Unruhe aus der frühen Kindheit (s. Kapitel 3). Die Grundlage dieses Musters ist Schwäche, auch wenn das Kind eine Menge Energie zu haben scheint. Wie beim Milz-*Qi*-Mangel mit starker Unruhe sind die Eltern häufig erschöpft, während die Kinder manipulativ sind und zu schlechtem Appetit und anderen Zeichen eines Milz-*Qi*-Mangels neigen. Allerdings gibt es einige andere Aspekte, die sich davon leicht unterscheiden und das Kind unter die Kategorie hyperaktiv fallen lassen. Sie neigen dazu, voller „Hass" zu sein. Es sind diejenigen Kinder, die es lieben, Videospiele wie „Untergang", „Mega-Kill", „Tod" und anderen netten Namen zu spielen. Sie können wirklich zerstörerisch und bösartig sein und sind dabei kalt und berechnend. Im Gegensatz zum vorhergehenden Muster, wo das Kind vor Wut kocht, sind diese Kinder von blasser oder grauer Gesichtsfarbe und möglicherweise sogar von kalter Energie. Innen aber sitzt Hass. Allerdings beschränkt sich dieser Hass, auch im Gegensatz zum vorigen Muster, gewöhnlich auf Worte, d. h., sie drücken ihre Grausamkeit in der Regel nur verbal aus.

Nieren-Mangel

Diese Kinder sind groß und hübsch. Sie neigen dazu, schwächlich zu sein, sich häufig Infekte einzufangen oder leicht zu erkranken. Sie haben eine schwache Nierenenergie und werden hyperaktiv, wenn sie müde oder aufgeregt sind: Die Nieren können die Energie nicht unten halten und so steigt sie zum Kopf hinauf. Typischerweise mögen sie nicht ins Bett gehen; selbst wenn sie müde sind, können sie sich selbst endlos wach halten. Sie werden „hyper", wenn sie aufgeregt sind, rennen vielleicht hysterisch herum und geraten außer Kontrolle. In der Schule werden sie durch das Gehetze und den Lärm eines geschäftigen Klassenzimmers erdrückt.

ÄTIOLOGIE UND PATHOGENESE

Hitze

Die Hitze im Körper steigt nach oben und beeinträchtigt das Herz, das den Geist beherbergt, der durch Hitze leicht in Mitleidenschaft gezogen wird. Dadurch wird der Geist gestört und dies verursacht Reizbarkeit und Ruhelosigkeit. Zu den häufigsten Ursachen gehören:

- Ernährung: Einige Nahrungsmittel erzeugen Hitze im Körper. Curry, würzige Nahrungsmittel und Schalentiere sind alle energetisch heiß.
- Nahrungsmittelzusätze: Farb- und Geschmacksstoffe.
- Gebärmutterhitze: Wenn die Mutter von Natur aus zu Hitze neigt oder wenn sie während der Schwangerschaft viel Orangen isst, kann die Hitze über die Plazenta auf das Kind übertragen werden und es wird mit Hitze geboren.
- Pathogener Restfaktor durch eine Impfung: Ein pathogener Restfaktor kann von Natur aus heiß sein. Insbesondere neigen die Masern- und die HIB-Impfung dazu, Hitze im Körper zu hinterlassen.
- Nach einer Fiebererkrankung: wenn der pathogene Faktor nicht vollständig aus dem Körper beseitigt wurde. Etwa wenn Antibiotika verwendet wurden, um das Fieber zu senken, kann Hitze als pathogener Restfaktor im Körper eingeschlossen werden.
- Nahrungsakkumulation: Sie kann bei jüngeren Kindern die Ursache der Hitze sein.

Hitze und Schleim (Manie)

Hitze und Schleim steigen nach oben und beeinträchtigen das Herz, stören den Geist und führen zu Zorn und vorsätzlich aggressiven Handlungen, die charakteristisch für diesen Typ der Hyperaktivität sind. Die Anwesenheit des Schleims verursacht eine „Benebelung" oder Trübung des Verstandes, die Kinder dazu führen kann Dinge zu tun, von denen sie wissen, dass sie falsch sind. Ihr sittliches Verhalten wird ausgelöscht. Zu den Ursachen für diesen Typ von Hyperaktivität gehören:

- Pathogener Restfaktor: ein pathogener Restfaktor von heißer Natur, der zur Bildung von Schleim im Körper führt. Typische Beispiele sind pathogene Restfaktoren durch eine Masern- oder HIB-Impfung.
- Ernährung: eine Ernährung, die reich an Schleim produzierenden Nahrungsmitteln ist (Milchprodukte, raffinierter Zucker, Weizen). Bei jüngeren Kindern kann diese Ernährung eine Nahrungsakkumulation auslösen, die dann zur Bildung von Hitze und Schleim führt und bei älteren Kindern kann die Ernährung selbst direkt heiß und Schleim produzierend sein. Diese Kinder haben häufig eine Glutenallergie. Da glutenhaltige Produkte Feuchtigkeit produzieren, entsteht durch den Verzehr von Weizenmehlprodukten eine üble, dicke, klebrige Schmiere. Streicht man das Weizenmehl aus der Ernährung, kommt es oft zu einer drastischen Verbesserung des Zustandes.

- Nahrungsakkumulation: die Ernährung und unregelmäßiges Füttern kann bei jüngeren Kindern eine Nahrungsakkumulation verursachen, die Hitze und Schleim im Körper erzeugt.

Dicker Schleim

- hat Schwierigkeiten damit, zu tun, was man ihm sagt
- braucht Ewigkeiten, um sich morgens anzuziehen
- ist langsam beim Schularbeitenmachen
- kann dickköpfig sein
- ist gedankenverloren
- träge – bewegt sich ungern
- bessert sich durch Bewegung

Schwäche des Mittleren Erwärmers

Kinder mit dem Muster des Milz-*Qi*-Mangels begleitet von starker Unruhe, müssen ihre Energie von den Menschen um sich herum abziehen. Eltern können dies verhindern, indem sie klare Grenzen setzen und dadurch das Kind zwingen, selbst Energie zu entwickeln, etwa aus der Nahrung. Wo es solche Grenzen nicht gibt, verschafft sich das Kind alles, was es will, gewöhnlich von den Eltern, da diese am greifbarsten sind. Die Eltern werden überstrapaziert und können keine Grenzen setzen. Diese Situation scheint bei dem Kind eine habgierige, alles an sich reißende Mentalität zu fördern – eine Selbstsucht, die sich zu Unbarmherzigkeit und Hass entwickelt. Die Forderungen und Wünsche des Kindes geraten völlig aus dem Gleichgewicht (d. h. es wird hyperaktiv) und es wird wild, wenn es nicht bekommt, was es will. Diese Art der Hyperaktivität zeigt sich besonders deutlich, wenn das Kind seinen Willen nicht durchsetzt *und* die Eltern ihre Energie zurückhalten.

Die Pathologie dieses Zustandes ist komplex. Es scheint, dass die Energie der Milz schwach ist und die Kinder *Qi* von den Personen um sie herum abziehen. Wird das *Qi* aus irgendwelchen Gründen zurückgehalten, werden die Kinder zornig, vielleicht sind sie erschreckt über den plötzlichen Verlust an Energie. Das *Qi* gerät zeitweilig in einen Mangelzustand, das Blut kann nicht regelrecht zirkulieren und enthält dem Herzen die Ernährung vor. Das Kind wird ängstlich, unruhig, zappelig und kann nicht still sitzen. Zu den häufigsten Ursachen gehören:

- Milz-*Qi*-Mangel: dieser kann viele Ursachen haben – Impfungen, eine übermäßig lange Geburt, Anästhetika während der Geburt und eine Nahrungsakkumulation über längere Zeit, um nur einige wenige zu nennen. Er kann auch vom Trinken von zu viel Fruchtsäften herrühren.
- Keine Grenzen: diese Kinder scheinen in der Lage zu sein, ihre Eltern erbarmungslos manipulieren zu können. Sie schaffen es, in den meisten Angelegenheiten ihren Kopf durchzusetzen. Zusätzlich ziehen sie Energie von ihren Eltern ab, die ihrerseits immer erschöpfter werden und folglich immer weniger in der Lage sind, ihrem Kind energisch gegenüberzutreten.

Nieren-Mangel Das *Yuanqi* (Ursprungs-*Qi*), die Nierenenergie, ist schwach und steigt nach oben, wo sie Herz und Geist beeinträchtigt, was zu hyperaktivem Verhalten führt. Dies zeigt sich besonders deutlich, wenn das Kind müde oder überstimuliert ist. Die Ursachen des Nieren-Mangels umfassen:

- Konstitutionelle Nieren-Schwäche: die Nierenenergie kann von Geburt an schwach sein, gewöhnlich durch eine Schwäche der Eltern, genetische Störungen oder schwere Krankheit während der Schwangerschaft.
- Lang anhaltende Krankheit: wenn ein Kind über Jahre hin krank war, kann die Nierenenergie geschwächt sein.
- Schwere Krankheit: eine sehr schwere Krankheit, etwa eine lange Fiebererkrankung oder eine Meningitis, kann die Nierenenergie erschöpfen.

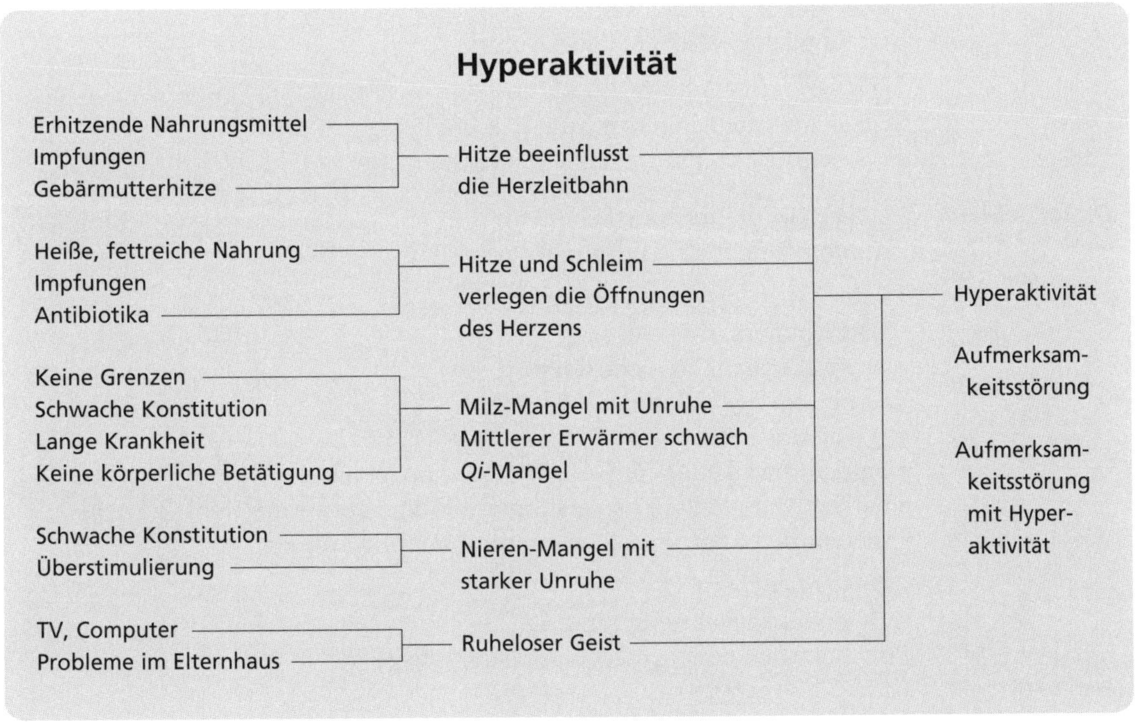

MUSTER UND SYMPTOME

Hitze Bei jüngeren Kindern kann eine Nahrungsakkumulation vorliegen.

- sehr aktiv
- ruhelos
- geschwätzig
- zerstört möglicherweise Dinge
- Schlafstörungen: wacht früh auf (5 Uhr morgens) oder ist mitten in der Nacht für ein bis zwei Stunden wach

- rote Lippen
- möglicherweise ist das gesamte Gesicht rot

Zunge: rot
Puls: schnell, aber schwer zu tasten

Hitze und Schleim

Bei jüngeren Kindern kann eine Nahrungsakkumulation vorliegen.

- Reizbarkeit
- Ruhelosigkeit
- brüllt herum
- hat Wutausbrüche
- Schlafstörungen: erwacht früh, unruhig während des Schlafs
- gewalttätig
- vorsätzlich zerstörerisch
- kann sexuell frühreif sein
- ist möglicherweise anal oder genital fixiert
- kann sich nicht konzentrieren

Zunge: rot, möglicherweise mit gelbem Belag
Puls: schnell, schlüpfrig, aber schwer zu tasten

Dicker Schleim

Es liegt ein pathogener Restfaktor vor, entstanden durch eine Krankheit, Antibiotika oder eine Impfung.

- keine (ausgeprägten) Hitzezeichen
- selten hyperaktiv
- kann sich nicht konzentrieren
- ist bewegungsfaul und
- geistig träge
- braucht Ewigkeiten, um sich morgens anzuziehen
- hat Schwierigkeiten, Anweisungen zu folgen ohne abgelenkt zu sein
- scheint nicht zuzuhören, wenn man mit ihm spricht

Zunge: blass
Zungenbelag: klebrig, schmierig
Puls: schwach oder schwach und schlüpfrig

Schwäche des Mittleren Erwärmers

- graues oder blasses Gesicht
- teilnahmsloser oder zorniger Blick
- die Lippen können glanzlos sein
- schwacher Appetit
- manipulativ
- schlechter Schlaf oder benötigt nur wenig Schlaf
- hat oft großen Durst und trinkt viel Fruchtsäfte
- liebt es, zerstörerische Spiele zu spielen: Videospiele oder aggressive Spiele mit Waffen
- kann grausam zu Brüdern und Schwestern und rüde zu den Eltern sein

Zunge: blass, möglicherweise mit roter Spitze
Puls: vielleicht schwach oder drahtig

Nieren-Mangel
- dünn, groß, gut aussehend
- blasses Gesicht
- zarter Körperbau
- häufig krank
- die Augen sind zu leuchtend und glitzernd
- bei Übererregung kann das Gesicht rot werden
- Hyperaktiv am Ende des Tages, bei Müdigkeit
- Hyperaktiv bei Überstimulierung (z. B. auf einer Party)
- Hyperaktiv nach dem Fernsehen
- hat oft Angst vor den Nadeln

Zunge: kann blass oder rot sein
Puls: dünn, oberflächlich

Eine mögliche Art und Weise ein Kind mit „falscher" Hyperaktivität von einem Kind mit „wahrer" Hyperaktivität zu unterscheiden ist, den Rücken des Kindes zu palpieren. Ist er schwach und gekrümmt, dann ist es sehr wahrscheinlich, dass das Kind ein Nieren-Mangel-Muster aufweist. Ist die Knochenstruktur gut und der Rücken gerade und kräftig, dann liegt eher ein anderer Typ von Hyperaktivität vor, wenn es denn überhaupt pathologisch ist. Das Kind ist möglicherweise nur ein wenig naseweis und lästig.

Fallgeschichte

Der junge Herr G., acht Jahre alt, wurde in unsere Praxis gebracht, weil er sich in der Schule schlecht benahm. Er stellte beständig irgendwelche Forderungen und war einfach nicht mehr zu bändigen – er saß niemals still, forderte beständige Aufmerksamkeit und wurde sehr schwierig, wenn er diese nicht bekam. Die Mutter hatte das Gefühl, ihren Sohn „zu verlieren". Sie hatten immer eine sehr enge Beziehung gehabt, aber jetzt entwickelte er mehr und mehr Distanz und wurde rüde ihr gegenüber.

Der junge Herr G. gehörte in die Kategorie des schwachen Mittleren Erwärmers – sehr wählerisch beim Essen, blass-graues Gesicht und manipulativ. Als ich mit der Behandlung beginnen wollte, begann er aus vollem Hals „Nein, Nein" zu schreien und sich wie ein Ball auf dem Boden zu rollen. Nachdem ich es geschafft hatte, ihn zu nadeln, setzte er ein breites Lächeln auf! Allerdings kam als nächstes gleich wieder Geschrei und Protest und ein Lächeln, wenn die nächste Nadel gesetzt war. Die Sache wurde etwas einfacher, wenn die Mutter den Raum verließ, aber es war dennoch schwierig.

Dieses Ritual war zum aus der Haut fahren, da es gute 45 Minuten dauerte, ihn zu behandeln, was ein Problem ist, wenn Ihre Praxis voll ist und Sie sowieso schon zu spät dran sind. Einer der Studenten in der Praxis hatte eines Tages so sehr die Nase von ihm voll, dass er ihn bestechen wollte: 10 Cent pro Punkt. Der junge Herr G. war keineswegs beeindruckt und handelte 20 Cent aus! Danach durfte ich ihn behandeln, vorausgesetzt der Preis wurde im Voraus vereinbart. Nach etwa zehn Behandlungen hatte sich sein Verhalten deutlich verändert und wir benötigten auch keine Bestechung mehr. Wir hatten schließlich den Punkt erreicht, an dem keine weitere Behandlung nötig war. Er war zwar immer noch sehr willensstark, aber lang nicht mehr so grob und konnte sein Temperament besser kontrollieren. Seine Mutter war überglücklich und hatte das Gefühl, ihren Sohn „wieder gefunden" zu haben. Ich dachte, dass auch der junge Herr G. selbst erfreut wäre: keine Quälerei mehr! Doch am letzten Tag kam er mit einem traurigen Blick daher und gab mir eine sehr liebevolle Umarmung und ein „Danke".

BEHANDLUNG

Ein hyperaktives Kind zu behandeln, ist keine einfache Aufgabe. Es kann sein, dass es beginnt die Praxis zu ruinieren, andere Patienten und Behandler zu stören und dann Sie zu reizen. Während der Behandlung schlägt, tritt und schreit es und macht einem das Leben wirklich schwer. Wie dem auch sei, halten Sie durch, denn die Ergebnisse können ganz erstaunlich sein – vielleicht nicht unmittelbar – aber schrittweise wird sich das Kind beruhigen.

Pulstastung: Bei einigen Kindern ist das Tasten des Pulses praktisch unmöglich, doch glücklicherweise spielt das keine Rolle, wenn Sie sich die Fallgeschichte genau angesehen haben und eine Vorstellung davon haben, was vor sich geht.

Ratschlag zur Behandlung: Versuchen Sie, realistisch in Ihren Ratschlägen an die Eltern zu sein. Eine lange Liste von „Verboten" ist entmutigend und häufig innerhalb der Familienstruktur undurchführbar. Versuchen Sie, Alternativen vorzuschlagen, sodass die Eltern selbst nicht so viel nachdenken müssen, denn sie sind oft sehr erschöpft!

Hitze — *Behandlungsprinzip:* Die Hitze beseitigen und den Geist beruhigen

Hauptpunkte

He 7 (*Shenmen*)	Beruhigt den Geist
Le 2 (*Xingjian*)	Beruhigt den Geist, beseitigt die Hitze und dämpft das manische Verhalten
Ma 44 (*Neiting*)	Beseitigt Magenhitze

Wenn die Hauptpunkte nicht anschlagen, versuchen Sie He 7 (*Shenmen*) durch He 8 (*Shaofu*) zu ersetzen. Dieser Punkt beruhigt den Geist und beseitigt Hitze aus dem Herzen. Andere Punkte könnten sein:

Di 4 (*Hegu*)	Beseitigt Hitze
Le 3 (*Taichong*)	Beruhigt den Geist, beseitigt Hitze und reguliert die Zirkulation des *Qi*

Methode: Es sollte eine stark zerstreuende Methode eingesetzt werden

Verwenden Sie bei einer Nahrungsakkumulation *Sifeng* (M-UE 9).

Reaktion auf die Behandlung

Es gibt zwei übliche Reaktionen während der Behandlung dieser Kinder. Einerseits neigen sie dazu, stark zu reagieren: sie heulen und schreien, sehr häufig nur des Effektes wegen, andererseits spüren sie die Nadeln überhaupt nicht, besonders, wenn sehr viel Hitze vorhanden ist (die innere Hitze stört den Fluss des *Qi* zu Händen und Füssen und bewirkt eine gedämpfte Schmerzempfindung). Sie können folglich sagen, dass eine Verbesserung vorliegt, wenn das Drama der Behandlung abnimmt und ebenfalls, dass eine Verbesserung des Zustandes zu einer verstärkten Reaktion auf die Nadeln und zu Geschrei führt.

Alle Kinder mit diesem Typ von Hyperaktivität können nach der Behandlung rabiat werden, da einiges an Hitze freigesetzt wird. Warnen Sie die Eltern vor dieser Reaktion, damit sie darauf gefasst sind und Vertrauen zu dem fassen können, dass Sie genau wissen, was Sie tun!

Prognose

Im Allgemeinen sind zehn bis fünfzehn Behandlungen nötig, abhängig von der Heftigkeit und Menge der Hitze. Ist sie weniger heftig, mag der Zustand sich eher bessern, allerdings sollte es in allen Fällen eine schrittweise Verbesserung geben.

Ratschlag

Selbstverständlicherweise sollte das Kind alle Farb- und Geschmacksstoffe, Milchprodukte, Orangen und jeglichen Orangensaft und Zucker vermeiden. Es sollte keine mit künstlichen Farbstoffen versehene Limonade trinken oder Junk Food zu sich nehmen. Wesentlich sind regelmäßige Mahlzeiten und eine gut zubereitete, ausgewogene Ernährung. Das Kind sollte zu körperlicher Betätigung angehalten werden, weniger fernsehen und weniger Videospiele spielen etc. Weist das Kind eine Nahrungsakkumulation auf, geben Sie entsprechende Ratschläge.

Schleim und Hitze (Manie)

Behandlungsprinzip: Die Hitze beseitigen, den Schleim auflösen und den Geist beruhigen

Punkte

He 7 *(Shenmen)*	Beruhigt den Geist
He 8 *(Shaofu)*	Beruhigt den Geist und beseitigt Hitze aus dem Herzen
Le 2 *(Xingjian)*	Beseitigt Hitze, beruhigt den Geist und dämpft manisches Verhalten
Ma 40 *(Fenglong)*	Wandelt Schleim um
Gb 34 *(Yanglingquan)*	Wandelt Schleim um
Pe 5 *(Jianshi)*	Beruhigt den Geist und beseitigt den Schleim um das Herz

Methode: Verwenden Sie eine stark zerstreuende Technik

Reaktion auf die Behandlung

Im Verlauf der Behandlung wird es zu einer Absonderung von Schleim kommen – gewöhnlich über den Darm und die Nase, es kann aber auch zu Erbrechen kommen. Abhängig von der Menge des vorhandenen Schleims kann es für ein bis zwei Monate zu lockeren Stühlen kommen. Diese ist eine überraschend lange Zeit, aber es scheint, dass dies seine Richtigkeit hat. Auch ein produktiver Husten kann sich entwickeln. Wie beim vorher gehenden Muster und der folgenden Behandlung kann das Kind durch die frei werdende Hitze sehr zornig werden. Die Reaktion während der Behandlung ist der des vorangegangenen Musters ebenfalls ähnlich.

Prognose

Es können zehn bis dreißig Behandlungen erforderlich sein, abhängig von der Schwere des Zustandes. Nachdem all der Schleim und die Hitze beseitigt sind, kann es gut sein, dass Sie auf eine zugrunde liegende Störung der Milz treffen, die behandelt werden muss.

Ratschlag

Ähnlich wie beim vorhergehenden Muster, jedoch auch keine Erdnüsse oder Erdnussbutter.

Dicker Schleim

Die Behandlung erfolgt im Wechsel, indem das *Qi* tonisiert und der dicke Schleim erweicht wird.

Rezept zur Tonisierung des *Qi*:

Lu 9 (*Taiyuan*)
Ma 36 (*Zusanli*)
Mi 6 (*Sanyinjiao*)

Rezept zur Erweichung des Schleims:

Bailao (M-HN 30)
Bl 18 (*Ganshu*)
Bl 20 (*Pishu*)

Die Behandlung kann einmal wöchentlich erfolgen.

Reaktion auf die Behandlung

Die Ergebnisse stellen sich langsam ein und es sind diejenigen, die man erwartet, wenn man versucht, einen pathogenen Restfaktor zu beseitigen. Während der ersten Wochen geschieht sehr wenig. Dann gibt es geringe Anzeichen, wie das Sichtbarwerden von Schleim. Das einzige Anzeichen dafür kann sein, dass sich das Kind morgens sofort räuspern muss. Ein anderes früh auftretendes Anzeichen können eine zunehmende Dickköpfigkeit und Verhaltensauffälligkeit sein. Diese Symptome und Zeichen können sich über einige Monate verschlimmern, bevor sie verschwinden, dann, nach vier bis sechs Monaten kann sich die Konzentration etwas gebessert haben. Oft ist es erforderlich, die Behandlung über viele Monate fortzusetzen, bis der pathogene Restfaktor schließlich durch ein Fieber vertrieben wird.

Schwäche im Mittleren Erwärmer

Behandlungsprinzip: Den Mittleren Erwärmer stärken und die Milz tonisieren. Bestärken Sie die Eltern darin, Grenzen zu setzen.

Punkte

Mi 6 (*Sanyinjiao*)	Tonisiert die Milz
Ma 36 (*Zusanli*)	Tonisiert Milz und Magen
Le 3 (*Taichong*)	Beruhigt den Geist und reguliert die Zirkulation des *Qi*
He 7 (*Shenmen*)	Beruhigt den Geist
Ren 12 (*Zhongwan*)	Moxen

Reaktion auf die Behandlung

Diese Kinder werden häufig Zeter und Mordio schreien! Sie werden Krokodilstränen vergießen und einen solchen Lärm machen, dass selbst Ihre Kollegen sich denken werden: „Was macht der denn mit dem armen Kind?“ Das kann einen ziemlich rasend machen, da man ja weiß, dass es nicht so schmerzhaft ist: das Kind benimmt sich einfach schwierig und versucht, seine Eltern zu manipulieren! Das Geschrei kann einen solchen Grad erreichen, dass die Eltern an Ihnen zu zweifeln beginnen, sich geschlagen geben und das Kind nicht mehr zur Behandlung bringen.

Eine Möglichkeit dieser Situation zu begegnen ist, *die Eltern dazu zu bringen, den Raum zu verlassen,* wenn das Kind alt genug ist. Auf diese Art und Weise kann das Kind sie nicht so sehr ausnutzen und nicht so viel *Qi* von ihnen abziehen. Wenn wir so vorgegangen sind, wurde das Kind häufig ganz ruhig, ohne dass es ein Trauma gewesen wäre.

Prognose

Sehr unterschiedlich. Vielleicht zehn Behandlungen, aber möglicherweise auch dreißig. Viel hängt von der Situation im Elternhaus ab.

Ratschlag

Der Hauptrat richtet sich an die Eltern: sie müssen klare Grenzen setzen. Dies ist häufig sehr schwierig, weil die ersten Wochen die Hölle für die Familie sein können, da das Kind völlig aus der Fassung gerät, wenn man ihm sagt, was es zu tun hat und all seine freie Energie zurückhalten muss.

Vermeiden Sie Fruchtsäfte und schränken Sie die Flüssigkeitsaufnahme ein. Ebenso wichtig ist es für diese Kinder, dass sie aufhören fernzusehen und Videospiele zu spielen. Ebenfalls sind, wie bei den anderen Mustern auch, die Ernährung, körperliche Betätigung und ein regelmäßiger Lebensstil von großer Bedeutung.

Nieren-Mangel

Behandlungsprinzip: Die Nierenenergie stärken und den Geist beruhigen

Diese Kinder haben in der Regel wirklich Angst vor den Nadeln, also verwenden Sie sie nicht. Die Verwendung von Nadeln ist tatsächlich kontraproduktiv, da die Angst davor die Nierenenergie weiter schwächt. Häufig ist Kräutermedizin hilfreich, doch finden die Kinder sie oft zu ekelhaft, um sie zu nehmen.

Punkte

Bl 23 (*Shenshu*)
Ni 1 (*Yongquan*)
Le 8 (*Ququan*)
Mi 6 (*Sanyinjiao*)

Methode: Setzen Sie an allen Punkten Moxibustion ein. Sie können auch den Rat geben, dass sie Linden- oder Passionsblütentee trinken sollen.

Reaktion auf die Behandlung

Wenn Sie Moxa einsetzen, sollte das Kind glücklich sein, aber wenn Sie versuchen Nadeln zu verwenden, kann das Kind wirklich ausflippen. Sie können den Unterschied zwischen diesen Kindern und Kindern mit dem vorangegangenem Muster erkennen, indem Sie in ihre Augen schauen und den unteren Rücken palpieren. Sind die Augen leuchtend und glitzern und ist der untere Rücken schwach, dann fallen sie in diese Kategorie. Hat das Kind einen intensiven Blick und ist der Rücken einigermaßen kräftig, dann ist es sehr wahrscheinlich, dass sie eine Schwäche im Mittleren Erwärmer aufweisen. Es ist allerdings nicht immer leicht zu sagen.

Prognose

Diese Kinder brauchen Zeit, um zu genesen. Abhängig von der Schwere der Nierenschwäche kann es Monate brauchen.

Ratschlag

Das Kind muss dazu angehalten werden, sich auszuruhen, früh schlafen zu gehen und einige Stunden vor der Schlafenszeit nicht mehr fernzusehen oder sich anderen Reizen auszusetzen. Es sollte ebenfalls Zucker vermeiden und einer leichten körperlichen Betätigung nachgehen. Raten Sie zu einer künstlerischen Tätigkeit.

Andere nützliche Rezepte

Sishencon (M-HN 1) Beseitigt Hitze am Kopf

Diese Gruppe von vier Punkten ist bei allen Zuständen hilfreich, aber besonders wirksam bei Füllemustern.

Du 19 (*Houding*)
Du 24 (*Shenting*)
Gb 13 (*Benshen*)
Pe 6 (*Neiguan*)

Diese Methode ist sehr nützlich, wenn das Gehirn überaktiv ist.

ANMERKUNGEN

- Unserer Erfahrung nach ist die Akupunktur sehr effektiv, wenn eines dieser oben genannten Muster vorliegt. Je klarer das Muster hervortritt, desto besser sind die Ergebnisse. Je diffuser und verworrener die Symptome und Zeichen sind, desto magerer die Ergebnisse. So hatten wir zum Beispiel ein Kind in Behandlung, das viele Zeichen eines Hitzemusters aufwies, inklusive rotes Gesicht, Schlafstörungen und Rastlosigkeit. Jedoch war seine Zunge sehr blass. Er sprach zwar schwach auf die Behandlung an, aber die Langzeitergebnisse waren enttäuschend.
- In allen Fällen von ADD und ADHD ist es notwendig, dass die Kinder Zucker, Orangen, künstliche Farb- und Geschmackstoffe meiden. Eine Behandlung zu versuchen, lohnt sich selbst dann nicht, wenn die Kinder auch nur ein einziges mit künstlichem Geschmacksstoff versetztes Lebensmittel jeden zweiten Tag zu sich nehmen.
- Ritalin ist ein Medikament, das bei ADD und ADHD üblicherweise verschrieben wird. Es wirkt stark appetitzügelnd. Im Falle eines Hitzezustands ist das kein größeres Problem, aber es kann sehr schwer die Gesundheit von Kindern schädigen, die schon eine schwache Milz und Niere haben. Wie dem auch sei, es ist sehr schwierig, ein Kind von diesem Medikament zu entwöhnen. Ein geeigneter Moment, von diesem Medikament loszukommen, sind die Schulferien, wenn ein etwas aufsässigeres Benehmen hingenommen werden kann.
- Einige Kinder werden als hyperaktiv abgestempelt und mit Drogen behandelt, obwohl sie einzig von der Schule gelangweilt sind. Häufig sind es kräftige, willensstarke und intelligente Kinder, die einfach nicht für eine längere Zeit still sitzen wollen und von den einfachen Anforderungen der Schule gelangweilt sind. Diese Kinder zu identifizieren kann schwierig sein, ist aber wichtig, besonders wenn sie Arzneimittel nehmen, die schlicht ihren Enthusiasmus für das Leben dämpfen. Darüber hinaus ist das Medikament Ritalin®, das Derivat eines Aufputschmittels,

das häufig bei Hyperaktivität verschrieben wird, sehr schädlich für die Milz. Eine Langzeitverwendung führt unweigerlich zu einem Milz-*Qi*- oder *Yang*-Mangel.

- Für eine weitere Fallgeschichte zur Hyperaktivität siehe Fall 22 in Kapitel 47.

32 ❖ Down-Syndrom

EINLEITUNG

In diesem Kapitel erörtern wir, was für Kinder mit Down-Syndrom getan werden kann. Wir werden sehen, dass die Akupunktur die Sachlage für ein Kind völlig verändern kann und den Unterschied bedeuten mag, ob es sein Leben in einer Institution verbringen muss oder in der Lage ist, ein mehr oder weniger normales Leben zu führen. Ich habe in der chinesischen Literatur nichts über diese Erkrankung gefunden und daher basiert dieses Kapitel einzig auf unserer Erfahrung mit westlichen Kindern. Dies soll nicht heißen, dass in China keine Down-Kinder zur Welt kommen, sondern es kann vielleicht bedeuten, dass sie eher als Teil des normalen Lebens akzeptiert werden. Selbst in England war es bis ins frühe 20. Jahrhundert üblich, dass ein Dorf seinen „Dorftrottel" hatte, der durchaus ein Down-Kind hätte sein können. In jenen Tagen, in denen wir erdverwachsener waren und die Betonung weniger auf mentaler Beweglichkeit lag, gab es für solche Menschen einen Platz innerhalb einer Gemeinschaft – als Kinder und als Erwachsene. Heutzutage gibt es aufgrund der schnellen Reaktionsfähigkeit, die erforderlich ist, allein um in einer geschäftigen Großstadt überleben zu können, keinen Platz mehr für sie. Allerdings kann es, wie wir schon gesagt haben, einem Down-Kind durch die Akupunktur gelingen, sich erfolgreich in der modernen Welt zurechtzufinden.

Was ist das Down-Syndrom?

Beim Down-Syndrom, früher als Mongolismus bekannt, handelt es sich um eine Anomalie der Chromosomen. Diese Kinder haben charakteristischerweise einen gerundeten Schädel und ein abgeflachtes Gesicht, mit schräg sitzenden Augen. Sie haben eine frische Gesichtsfarbe und kurze Hände mit kurzen, dicken Fingern. Die Zunge ist rissig und hängt oft heraus. Häufig steht der Mund offen und sie sabbern. Die Kinder sind nahezu immer langsam und schwerfällig. Obwohl sie Fähigkeiten erwerben können, wenn sie sorgfältig unterrichtet werden, haben sie Schwierigkeiten, Probleme zu lösen.

Ursachen des Down-Syndroms

Nach westlicher Medizin wird das Down-Syndrom einem Gendefekt zugeschrieben. Dieses Gen soll für die vielen Symptome verantwortlich sein, die erstmals von Dr. Down aus Richmond in England im 18. Jahrhundert beschrieben wurden.

Innerhalb der Chinesischen Medizin gibt es dieselbe Vorstellung von etwas Ererbtem und Unveränderbarem, aber es wird völlig anders formuliert, nämlich als Mangel an Essenz (*Jing*). Die von den Eltern bereitgestellte pränatale Energie ist unzureichend. Die Essenz wird in den Nieren gespeichert und ist ebenfalls für deren Aktivität verantwortlich, sodass sich in der Traditionellen Chinesischen Medizin ein Mangel an Essenz charakteristischerweise als Nieren-Mangel manifestiert: ungewöhnliche Knochenentwicklung, schwache mentale Fähigkeiten, schwache Hirnentwicklung und ein Ungleichgewicht im Wassermetabolismus. Allerdings gehören Down-Kinder zu einer besonderen Kategorie. Es gibt zwar viele Zeichen einer Nierenschwäche, wie wir noch sehen werden, aber körperlich sind sie sehr kräftig.

Physische Ursachen

Die physische Ursache des Down-Syndroms ist eine Schwäche der von den Eltern bereitgestellten Essenz. In der Vergangenheit war die Ursache häufig eine späte Empfängnis, also eine Schwangerschaft zu einem Zeitpunkt, an dem die Essenz bereits abnahm, häufig gingen dieser Schwangerschaft gesunde Kinder voraus. In Büchern zur konventionellen Medizin heißt es, dass Down-Kinder wesentlich häufiger von Müttern über 45 Jahren geboren werden, mit einer Zunahme der Prozentzahl bei steigendem Alter.

Dieses Muster scheint sich zu ändern. Meinen eigenen Beobachtungen und denen anderer Praktiker aus dem Bereich der konventionellen, als auch aus dem Bereich der komplementären Medizin zufolge, tritt das Down-Syndrom heute üblicherweise bei Frauen von Ende Zwanzig auf. Im Folgenden geben wir eine Liste möglicher Ursachen.

Überarbeitung und Erschöpfung

Man muss nur durch die Straßen einer beliebigen Großstadt in Großbritannien gehen, um festzustellen, dass die Mehrheit der Männer und Frauen im gebärfähigen Alter völlig erschöpft sind. Das Streben nach größerer Produktivität und die Reizüberflutung durch die übliche Unterhaltungsindustrie führt zu einem Erschöpfungszustand, besonders zu einer Erschöpfung der Nierenenergie. Ein leichtsinniger Umgang mit der Sexualität trägt das Seinige dazu bei.

Schlechte Ernährung

Ein Hinweis auf die Abnahme der zur Fortpflanzung notwendigen Essenz ist die Anzahl der Spermien. Es wird berichtet, dass die Spermienzahl in Europa heute weniger als die Hälfte beträgt, als noch vor zwanzig Jahren und dass sie weiterhin beständig sinkt. Man schätzt, dass, wenn sich dieser Trend fortsetzt, in zwanzig Jahren die meisten Männer in Europa unfruchtbar sind. Sowohl die Ernährung, als auch die Umweltverschmutzung werden in konventionellen medizinischen Zirkeln für diese Entwicklung verantwortlich gemacht. Die Ernährung hält man deshalb für eine der Ursachen, weil nicht-organische Nahrung nicht genügend Spurenelemente enthält, um die Gesundheit aufrecht zu erhalten. Obwohl es Berge an überproduzierten Nahrungsmitteln in Europa gibt, sind die meisten von ihnen von so schlechter Qualität, dass dies zu Zeichen von Fehlernährung geführt hat.

Weizen wird auf dem nackten Boden, nur mit Hilfe von chemischen Düngemitteln angebaut, die Weizenarten selbst werden auf ihre Produktivität hin selektiert und so kommt es zu schlechten Nahrungsmitteln, die schwer zu verdauen sind. Die Milch stammt von Kühen, die mit Hormonen behandelt wurden, was die Energie dieser Kühe erschöpft, sodass ihre Lebenserwartung drei anstatt von zwanzig Jahren beträgt.

Es lässt sich mithin feststellen, dass die gesamten Nahrungsmittel von ausgelaugten Böden und erschöpften Tieren stammen. Vom Standpunkt der Chinesischen Medizin aus ist es daher kaum verwunderlich, dass die Milch und das Fleisch erschöpfter Tiere zu einem Mangelzustand führen.

Umwelt-verschmutzung

Die Auswirkungen der Umweltverschmutzung hält man heute für wesentlich weitreichender als ursprünglich angenommen, besonders in Bezug auf das Fortpflanzungssystem. Es hat sich gezeigt, dass so unterschiedliche Formen der Verschmutzungen wie Autoabgase, Shampoos, Wachstumshormone im Fleisch und Pestizide alle Chemikalien enthalten, die sich ähnlich verhalten wie Östrogen und Progesteron. Diese Chemikalien können vom Körper nur schwer umgewandelt werden und lagern sich in Bereichen ab, die für Östrogen und Progesteron empfänglich sind. Als Folge gerät das gesamte Reproduktionssystem, sowohl bei Männern, als auch bei Frauen aus dem Gleichgewicht.

Verhütungsmittel

Über dreißig Jahre werden nun schon hormonelle Verhütungsmittel eingesetzt. Als sie entwickelt wurden, wurde niemand über mögliche Langzeitprobleme unterrichtet. Heute ist jedoch klar, dass sie das Hormongleichgewicht noch viele Jahre nach ihrem Absetzen verändern. Dies muss zwangsläufig Auswirkungen auf das ungeborene Kind haben.

Ursachen auf der geistig-seelischen Ebene

In der traditionellen Darstellung der Empfängnis innerhalb der Chinesischen Medizin heißt es, dass die Eltern das aus ihrer Essenz stammende pränatale *Qi* bereitstellen. Aber es heißt auch, dass der Geist vom Kind selbst stammt. Wenn man mit Kindern arbeitet, ist man immer wieder von der Genauigkeit dieser Darstellung überrascht. Kinder sehen ihren Eltern ähnlich und legen ein ähnliches Verhalten an den Tag – ihre äußere

Erscheinung und ihre Verhaltensweisen stammen von ihren Eltern – und dennoch ist jedes Kind ein Individuum. Die Gene sind vererbt, doch was sie mit diesen Genen machen, welches sie auswählen, welches sie aktivieren oder deaktivieren, bleibt dem Individuum überlassen. Jedes Kind besitzt einen einzigartigen Geist. Die äußere Manifestation, das Denken und Verhalten, ist stark von den Eltern beeinflusst, aber der Kern des Geistes ist einzigartig. Es gibt etwas in der Natur eines jeden Kindes, das von nirgendwo anders herstammt, als vom Individuum selbst.

Darüber hinaus ist gleichermaßen klar, dass einige Kinder bestimmte Unausgewogenheiten und Krankheiten mitbringen. Häufig fragen Mütter, warum ihre Kinder bestimmte Krankheiten haben und gewöhnlich lässt sich ein Grund finden – seien es Infektionen oder die Ernährung, Probleme der Eltern oder Probleme während der Schwangerschaft. Manchmal jedoch gibt es keinen augenscheinlichen Grund. Das Kind ist einfach in einer bestimmten Weise auf die Welt gekommen. Es scheint keinen offensichtlichen Grund zu geben, warum ein Kind dieses besondere Problem oder diese besondere Natur hat, abgesehen davon, dass es eben so geboren wurde. Dies ist das Muster, dass das Kind mit in die Welt gebracht hat.

Dies ist besonders beim Down-Syndrom der Fall, denn obwohl es hier einen klaren Grund gibt (Mangel an Essenz), warum sich ihre Symptome manifestieren, so gibt es keinen äußeren Grund dafür, warum sie sich in dieser besonderen Art und Weise darstellen, nämlich als eine Mischung aus körperlicher Robustheit und Nierenschwäche. Wäre die Ursache einfach nur eine Nierenschwäche, würde man ein wesentlich kränkeres Kind erwarten.[1]

Es ist zweifellos richtig, dass bei Down-Kindern eine geistige Störung vorliegt: sie haben alle große Schwierigkeiten damit, Probleme zu lösen. Es erscheint so, dass sie keine Schwierigkeiten haben, sich an Handlungen und Tätigkeiten zu erinnern, jedoch scheint der Bereich ihres Verstandes, der mit dem Finden neuer Wege und Problemlösungen in Zusammenhang steht, unterentwickelt zu sein. Um dies zu kompensieren, sind ihre instinktiven Fähigkeiten sehr hoch entwickelt und sie reagieren sehr stark auf die Gefühle der Personen in ihrem Umfeld. Ein weiteres allgemeines Merkmal von Down-Kindern ist ihre Fähigkeit zum Glücklichsein. Im Unterschied zu vielen anderen Kindern mit Ungleichgewichten oder mit Hirnschäden, sprudelt aus ihnen Freude und spontane Liebe nur so hervor und berührt alle, die ihnen nahe kommen.

---

1 Tatsächlich sind Kinder mit einem einfachen Nierenessenz-Mangel heutzutage im Westen so häufig, dass sie unter dem Begriff Noonan-Syndrom als Gruppe zusammengefasst werden.

MUSTER UND SYMPTOME

Es gibt zwei konstitutionelle Hauptmuster:

- Schleim-Feuchtigkeit
- ausgeprägte Hitze

Sie werden keine Schwierigkeiten haben, diese Muster von einander zu unterscheiden.

Das „normale" Muster, also das, was die Kinder normalerweise zeigen, wenn sie zu ihrer ersten Visite kommen, ist Schleim-Feuchtigkeit. Im Verlauf der Behandlung entwickelt sich dieses kalte, feuchte Mangel-Muster zu einem ausgeprägten Hitze-Muster.

Schleim-Feuchtigkeit

- blasses Gesicht
- aufgedunsenes Gesicht
- blasses und wässriges Nasensekret
- tränende Augen
- Sabbern
- langsame, großräumige Bewegungen
- fügsam
- anfällig für rezidivierende Infektionen

Puls: tief und schwach oder schlüpfrig und voll oder weich
Zunge: blass, oft mit weißem Belag

Ausgeprägte Hitze

- rotes Gesicht
- das Nasensekret ist gelb und dickflüssig
- rote Zunge
- unruhig, neugierig, aktiv
- fordernd, hartnäckig, dominierend

Puls: schnell, voll, oft schlüpfrig
Zunge: rot

BEHANDLUNG

Alltägliche Krankheiten

Down-Kinder sind anfällig für alle Erkrankungen die Kinder bekommen können: Husten, Erkältungen, Fieber, Verdauungsstörungen, Hitzeprobleme, Kälteprobleme, Windprobleme und Feuchtigkeitsprobleme. Zu diesen normalen Kinderkrankheiten lässt sich nichts Spezielles sagen. Behandlungsprinzip und Behandlungspraxis sind dieselben wie bei jedem anderen Kind. So kam zum Beispiel kürzlich ein Down-Kind mit rezidivierender Lungeninfektion, die sich zu einer Pneumonie entwickelt hatte, zu uns. Das Behandlungsprinzip bestand darin, die Lunge und das Abwehr-

Qi zu stärken und den pathogenen Restfaktor zu vertreiben. Zu Beginn wurden einfache Punkte wie Lu 5 (*Chize*), Lu 9 (*Taiyuan*) und Ma 40 *(Fenglong)* eingesetzt und später Bl 13 (*Feishu*).

Konstitutionelle Behandlung

Das konstitutionelle Ungleichgewicht ist der Essenz-Mangel und man mag denken, dass dagegen nach der Geburt nichts mehr getan werden kann. Das ist jedoch nicht der Fall. Es gibt eine Schule innerhalb der Chinesischen Medizin, die davon überzeugt ist, dass das Kind während seiner ersten drei Lebensjahre von seiner Mutter abhängig ist und während dieser Zeit weiterhin Essenz von ihr erhält. Dies scheint wirklich der Fall zu sein und erklärt zum Beispiel, warum sich einige Frauen für zwei bis drei Jahre nach der Geburt eines Kindes wie „gehirnamputiert" und andere total erschöpft fühlen.

Schleim-Feuchtigkeit

Hier können einfache Behandlungen gegeben werden, um die Nieren zu tonisieren und zwar mit tonisierender Technik und Moxa, oder mit Moxa allein (gewöhnlich mit der Moxastange).

Punkte

Bl 23 (*Shenshu*)
Ni 3 (*Taixi*)
Ren 4 (*Guanyuan*)

Wählen Sie auch einen Punkt aus der folgenden Liste. Diese Punkte werden verwendet, um die Essenz zum Kopf zu bringen und bei der Entwicklung des Gehirns zu helfen.

Du 16 (*Fengfu*)
Du 15 (*Yamen*)
Bl 10 (*Tianzhu*)

Die Behandlung sollte einmal (wenn möglich zweimal) wöchentlich erfolgen.[2]

Ausgeprägte Hitze

Dieses Muster entwickelt sich gewöhnlich aus dem Muster der Schleim-Feuchtigkeit. Das Behandlungsprinzip besteht darin, die Hitze, die das Herz beeinträchtigt, zu beseitigen.

Punkte

Le 2 (*Xingjian*)
He 8 (*Shaofu*)
Gb 20 (*Fengchi*)

Methode: Verwenden Sie an allen Punkten eine neutrale Methode; es kann eine stark zerstreuende Technik eingesetzt werden.

---

2 Natürlich gibt der Praktiker dem Kind keine Essenz, aber die Behandlung öffnet den Weg dafür, dass die Essenz der Mutter fließen kann.

Wenn die Zunge stark aus dem Mund hängt, fügen Sie Ren 23 (*Lianquan*) hinzu und tauschen Sie He 8 (*Shaofu*) gegen He 5 (*Tongli*). Während des Zwischenstadiums, wenn noch etwas Nieren-Mangel besteht, aber die Hitze an die Oberfläche zu kommen beginnt, können Sie auch Bl 23 (*Shenshu*) mit tonisierender Methode einsetzen.

Ergebnis der Behandlung

Wenn die Behandlung während der ersten drei Lebensjahre gegeben werden kann, dann muss man die Ergebnisse dieser Form der Behandlung gesehen haben, um sie glauben zu können. Das Mondgesicht verschwindet, die Struktur des Gesichtes ändert sich, wobei die Wangenknochen weniger stark hervortreten, die Augenbrauen weniger schräg sitzen und die Augen weniger schlitzförmig sind, das Kind sieht folglich weniger „mongoloid" aus. Zudem wird das Kind aufmerksamer und schneller beim Lernen. Einige der Kinder, die wir behandelt haben, entwickelten sogar die Fähigkeit, Probleme zu lösen, eine Fähigkeit, von der man annimmt, dass diese Kinder sie nicht haben. Tatsächlich verändern sich manche Kinder durch die Behandlung so stark, dass es eines wirklich erfahrenen Auges bedarf, um Zeichen zu entdecken, die sie als Down-Kinder ausweisen.

Fallgeschichte

Diese Geschichte illustriert, was getan werden kann, selbst ohne Therapie. Es gibt eine Familie in Spanien, Freunde eines spanischen Patienten von mir (JPS), die vor etwa 40 Jahren ein Down-Kind bekam. Zunächst waren sie sehr unglücklich, da sie aus einer wohlhabenden Mittelschichtfamilie stammten und sich nicht mit der Vorstellung anfreunden konnten, einen „Idioten" in die Familie hineingeboren zu haben. Allerdings gewöhnten sie sich schnell an die Andersartigkeit des Kindes und waren bezaubert von seinem Glück und seinem Lachen.

Zu dieser Zeit gab es noch keine Therapie für solch ein Kind, aber sie kümmerten sich sehr um ihn und taten ihr Bestes, seinen Geist und seinen Körper anzuregen. Sie bestanden darauf, dass er in eine normale Schule ging und all das tat, was die anderen Kinder auch taten, so weit es möglich war. Dies bedeutete, dass sie sehr viel Zeit und Einfluss darauf verwendeten, die Behörden zu überreden und dahin zu bringen, ihr Kind in einer normalen Schule zu akzeptieren, obwohl es sehr eigentümlich aussah – da keine Therapie zur Verfügung stand, wies er alle körperlichen Zeichen eines Down-Kindes auf. Zudem bedeutete es, dass sie viel Zeit mit ihrem Kind verbringen mussten, um ihm beim Lernen der unterschiedlichsten Aufgaben zu helfen und sie verbrachten wirklich sehr viel mehr Zeit damit, ihn zu unterrichten, als man erwarten würde.

Ihre Arbeit zahlte sich aus und jetzt, im Alter von 40 Jahren, lebt er ein glückliches Leben. Er ist verheiratet, geht einer Arbeit nach und lebt in seinem eigenen Haus. Er ist sehr glücklich mit seiner Arbeit, die, wie so viele Tätigkeiten heutzutage, repetitiv und mechanisch ist, da er das Lösen von Problemen etwas schwierig findet. Das soll nicht heißen, dass er keine Probleme lösen oder Herausforderungen ins Auge blicken kann. Im vergangenen Jahr hielt er vor 150 Delegierten eines internationalen Kongresses zum Down-Syndrom eine Rede über die Probleme, die er damit hatte, ein „mongoloides" Gesicht zu haben, das so viele Menschen abstößt.

Im Unterschied dazu ist sein jüngerer Bruder (kein Down-Kind) sehr unglücklich. Teils, weil er sich in seiner Kindheit benachteiligt fühlte, teils wegen eines etwas trägen Temperamentes, hauptsächlich jedoch, weil er eine rasche Auffassungsgabe hat, aber mechanische Arbeit verrichten muss.

Was in der Praxis geschieht

Alle Down-Kinder, die zu uns in die Praxis gebracht wurden, wiesen das erste Muster, die Ansammlung von Schleim-Feuchtigkeit auf. Nach etwa zwanzig bis dreißig Behandlungen war der Großteil des Nieren-Mangels und der Feuchtigkeit beseitigt. In diesem Stadium lässt sich das Auftauchen eines ausgeprägten Hitze-Musters beobachten. Zu diesem Zeitpunkt hat sich der Zustand der Kinder schon wesentlich verbessert. Tatsächlich haben sie sich so verändert, dass ein flüchtiger Betrachter nichts Unnormales an dem Kind feststellen würde. Häufig können die Kinder in eine normale Schule gehen und bedürfen keiner besonderen Aufmerksamkeit.

Dieser Umschlag von Kälte durch Mangel zu voller Hitze ist überraschend und es ist sicherlich sinnvoll, die Behandlung fortzusetzen, da man in diesem Stadium oft auf großen Eigensinn, große Unruhe und Neugier trifft, die schwer zu ertragen sind. Einfach ausgedrückt sind diese Kinder die meiste Zeit „widerspenstig".

Wann sollte behandelt werden?

Es ist das Beste, die Behandlung sehr früh im Leben dieser Kinder zu beginnen, bevorzugt während der drei ersten Lebensjahre. Es lässt sich zwar nicht mit Sicherheit vorhersagen, aber es kommt vor, dass, wenn die Behandlung in diesem Alter begonnen werden kann, die äußerlichen Zeichen des Down-Syndroms nahezu völlig beseitigt werden können und das Kind die größten Möglichkeiten hat, sein volles Potential zu entwickeln.

Allerdings ist es gewiss auch sinnvoll, die Behandlung in einem späteren Alter zu beginnen – genau genommen in jedem Alter – aber je später die Behandlung einsetzt, desto geringer wird die Wirkung auf Knochen- und Gehirnentwicklung sein. Beginnt die Behandlung also nach dem 14. Lebensjahr, ist es unwahrscheinlich, das Aussehen des Gesichtes nachhaltig zu beeinflussen, aber sie kann eine signifikante Wirkung auf die Beseitigung der Feuchtigkeit und des Schleims haben und die Widerstandskraft gegen Erkrankungen stärken.

Andere Behandlungsformen

Wir haben hier die Akupunkturbehandlung in den Mittelpunkt gestellt, aber es sollte erwähnt werden, dass Praktiker anderer Bereiche (Kraniale Osteopathie, Kräuterheilkunde - westliche und chinesische und Homöopathie) ebenfalls von großen Veränderungen als Ergebnis ihrer Behandlung berichten, wenn diese vor dem dritten Lebensjahr begonnen wurde.

RATSCHLAG AN DIE ELTERN

Ernährung

Den Eltern sollte empfohlen werden, Schleim produzierende Nahrungsmittel in der Ernährung so weit wie möglich zu vermeiden. Während des frühen Stadiums (Kälte durch Mangel) sind wärmende Speisen und Fleisch angemessen. Im späteren Stadium, wenn Kälte und Mangel den Weg frei gemacht haben für Hitze und Fülle, sollte die Betonung in der Ernährung darin liegen, das Fleisch wegzulassen (es sollte nicht mehr als einmal in der Woche gegeben werden) und zu einer vegetarischen Ernährung überzugehen.

Aktivitäten

Der herkömmliche Ratschlag ist, Down-Kindern viel an Stimulanz und Aktivität zu bieten, um ihre Gehirnaktivität anzuregen. Dies ist ein guter Ratschlag für Kinder im Kälte und Mangel Stadium, hat sich aber bei dem Kind die Hitze voll entwickelt, sollten weniger Anregungen geboten werden. Während dieses Stadiums versorgt sich das Kind selbst mit den Anregungen, die es braucht und es sollte ihm mehr Zeit zur Reflektion gegeben werden.

Soziale Faktoren

Down-Kinder sind etwas besonderes. Sie unterscheiden sich sehr von der Mehrheit anderer Kinder, die mit einer schweren Störung geboren wurden, da sie eine Offenheit und ein spontanes Glücksgefühl besitzen, die wirklich ansteckend sind. Es ist normalerweise ein ziemlicher Schock für die Eltern, besonders für die Mütter, wenn sie ein Down-Kind zur Welt bringen, aber die Mehrheit von ihnen entwickeln bald eine enge Bindung zu ihrem Kind und sind in der Lage, es zu lieben. Wenn dies geschieht, sind die Auswirkungen auf die Familie wirklich verblüffend. Es scheint, dass diese Kinder großartige Lehrer sind, da sie schrittweise Veränderungen bei den Eltern bewirken, sie liebevoller werden lassen, sodass sie die wichtigen Dinge des Lebens schätzen lernen, anstatt die Werte der Gesellschaft zu akzeptieren. Mütter haben nicht länger das Bedürfnis nach einem Karriere-orientierten Leben auf Kosten ihrer Familie und Väter streben nicht länger danach, die Spitze der Karriereleiter zu erklimmen. Beide Elternteile beginnen die Kraft von Liebe und Harmonie stärker zu schätzen als zuvor.

Eugenik

In den vergangenen Jahren wurden medizinische Testverfahren auf Basis der Fruchtwasserpunktion entwickelt, die es erlauben festzustellen, ob das ungeborene Kind ein defektes, „mangelhaftes" Chromosom besitzt, das zum Down-Syndrom führt. Auf der Grundlage dieser Testverfahren werden viele Schwangerschaftsabbrüche durchgeführt, um die Geburt eines „defekten" Säuglings zu vermeiden. Diese Testverfahren gehören jedoch zu jenen orthodoxen Untersuchungsmethoden, die sowohl Gutes, als auch Schlechtes mit sich bringen und zu einem weiteren moralischen Dilemma führen. Für diejenigen, die an eine Verbesserung der rassischen Qualität glauben, besteht ein solches Dilemma nicht und für jene, die glauben, dass sie das Recht haben, ein gesundes Kind zur Welt zu bringen und die ihre Energie nicht an ein krankes oder verunstaltetes Kind verschwenden wollten, besteht ebenfalls kein Dilemma. Doch für die meisten Mütter und Väter ist der Sachverhalt nicht so einfach. Mit dem Kopf mögen sie denken, dass sie ein perfektes Kind wollen und weisen zunächst den Gedanken an etwas Befremdliches zurück. In ihren Herzen jedoch wissen sie, dass es da ein neues Leben gibt. Sie wissen instinktiv, dass sich Leben schon sehr früh in der Schwangerschaft entwickelt und mögen den Gedanken nicht, das ungeborene Kind zu töten.

In dieser verzwickten Lage gibt es keine einfachen Antworten und ganz gewiss schafft die orthodoxe Medizin hier ein Dilemma, das sie selbst nicht löst. Tatsächlich gibt es keine Antwort, die für jede Situation die richtige wäre. Jede Mutter muss für sich selbst entscheiden, welches der richtige Weg ist. Wenn sie das Gefühl hat, sie würde das Kind und sich selbst dafür hassen, einen „Mongolen" auf die Welt gebracht zu haben, mag es besser sein, das Leben zu beenden, bevor es wirklich mit all seinem Ernst beginnt.

Vom medizinischen Standpunkt aus mag eine Abtreibung der Entfernung eines Blinddarms ähnlich sein, aber emotional und spirituell bestehen sehr große Unterschiede. Eine Abtreibung vornehmen zu lassen, ist in keinem Fall eine leichte Entscheidung, denn sie kann lebenslange Narben zurücklassen, wenn nichts getan wird, der Mutter in ihrem Kummer und ihren ambivalenten Gefühlen zu helfen.

Um den Überblick der sozialen Schwierigkeiten, die diese Testverfahren mit sich bringen, zusammenzufassen, möchten wir noch einmal wiederholen, was Down-Kinder mit sich bringen. Wenn die Familie stark genug ist, um den Belastungen standzuhalten, die natürlicherweise durch ein Kind entstehen, das besondere Aufmerksamkeit erfordert, dann wird die Liebe und das Glück, die diese Kinder in sich tragen, die ganze Familie beeinflussen und Liebe und Akzeptanz wird an die Stelle von Härte und Oberflächlichkeit treten. Ein Down-Kind zu haben, wird sich nachträglich als Segen herausstellen. Zunächst ist es schwer, diesen Segen zu erkennen, da es Zeit braucht, dass dieser Segen sich zeigt.

ANDERE STANDPUNKTE

Die Chinesische Perspektive

Wie schon in der Einleitung erwähnt, gab es keinen Dr. Down in China und so fallen alle Down-Kinder in die Kategorie der „fünf Verzögerungen" oder der mentalen Unterentwicklung, wie sie in Kapitel 30 erörtert wurde. Einige Chinesen nehmen an, dass die Grundursache Inzucht wäre und eine meiner Patientinnen, die einen chinesischen Kräuterspezialisten aufsuchte, um sich Kräuter verschreiben zu lassen, die meine Behandlung begleiten sollten, wurde mit der Vermutung konfrontiert, dass das Kind das Ergebnis eines Inzestes mit ihrem Vater sei!

Die Anthroposophische Perspektive

Die anthroposophische Bewegung ist das Werk des großen Visionärs Rudolf Steiner. Er hatte eine wunderbare Vorstellung davon, wie die Welt sich entwickeln sollte, basierend auf Liebe und Respekt vor dem Menschen und auf dem, was er „spirituelle Wissenschaft" nannte, eine Kombination aus wissenschaftlichem Gedankengut und spirituellen Rahmenbedingungen. Die außerordentliche Tiefe und Weite dieser Vision führte zu Pionierarbeiten in so unterschiedlichen Bereichen wie Landwirtschaft, Erziehung, Medizin, Bankwesen, Kunst und Architektur, um nur einige wenige zu nennen. In all diesen Bereichen entwarf er Prinzipien, die einen riesigen Fortschritt für die Praxis der damaligen Zeit darstellten und immer noch darstellen. Man mag die Art und Weise in der manche „Steiner" Institutionen geleitet werden kritisieren, aber die Grundwahrheit seiner Techniken sind ganz deutlich in den Institutionen, die auf seinem Werk fußen, zu erkennen. So sind etwa die Banken, die seinen Prinzipien folgen, wesentlich freundlicher und sehen ihre Ziele darin, der Gemeinschaft zu helfen.

Steiner hat ebenfalls einen Beitrag zum Unterricht von Down-Kindern geleistet. Zu seiner Zeit wurden diese Menschen zu „Dorftrotteln" abgestempelt. Mit seiner klaren Einsicht und seinem Mitgefühl, konnte er zum Kern ihres Problems vordringen. Er betrachtete sie als zufriedene Menschen, grundlegend glücklich mit ihrem Los, die allerdings nicht die höheren mentalen Fähigkeiten hatten, die für die meisten Menschen üblich sind. Sie können lernen, haben aber eine sehr schwach entwickelte Fähigkeit, Probleme zu lösen und ein schwaches begriffliches Denkvermögen. Um dies zu kompensieren, sind sie äußerst intuitiv und sehr liebevoll. Als solche, so nahm er an, befanden sich diese Menschen am unteren Ende der menschlichen Entwicklungsskala und hatten gerade sozusagen den riesigen Schritt vom Gipfel des Tierreiches zum Boden des Menschenreiches gemacht.

Ob Sie dieser Analyse nun zustimmen oder nicht, die Heimstätten für Down-Kinder, die auf der Grundlage dieser Vorstellungen geschaffen wurden, lassen sich nicht leugnen. Die Menschen dort sind offensichtlich glücklich. Sie erhalten so viel Autonomie, wie nur möglich. In den Vereinigten Staaten z. B. gibt es landwirtschaftliche Betriebe, die nahezu ausschließlich von Menschen mit Down-Syndrom betrieben werden, wobei nur eine oder zwei Personen ohne Down-Syndrom auf vierzig bis fünfzig Personen mit Down-Syndrom kommen, sogar im Bereich des Rechnungswesens. Alle wichtigen Entscheidungen werden von den Menschen mit Down-Syndrom getroffen.

Die Buddhistische Perspektive

Es gibt Ähnlichkeiten zwischen der Perspektive Steiners und der der Buddhisten, gleichwohl es auch Unterschiede gibt. In Steiners Sichtweise steigen die Seelen schrittweise auf durch das Tierreich, durch die Sphäre des Menschen, zu einer möglichen Vereinigung mit Gott. Nach buddhistischer Perspektive verhält es sich mit aufeinander folgenden Leben eher wie beim „Snakes und Ladders" Spiel[3] – es ist möglich, in eine niedere Sphäre abzusteigen, als auch die Leiter zu einer höheren Sphäre zu erklimmen. Andererseits gibt es viele Ähnlichkeiten. Aus buddhistischer Sichtweise lässt sich sagen, dass ein Mensch mit Down-Syndrom, jemand sein muss, der auftaucht, nachdem er lange Zeit in der Sphäre der Tiere verbracht hat. Dies ist eine etwas weniger wertende Haltung, denn obwohl hier die Nähe der Menschen mit Down-Syndrom zum Tierreich anerkannt wird, erkennt diese Haltung die essentielle Natur dieser Menschen als dieselbe wie bei anderen Menschen an. Eine solche Person hatte einfach nur eine weniger vorteilhafte Wiedergeburt.

ZUSAMMENFASSUNG

Die Wirkungen der Akupunktur in der Behandlung von Kindern mit Down-Syndrom muss man sehen, um sie glauben zu können. Die Behandlung ist am wirksamsten, wenn sie vor dem 3. Lebensjahr einsetzt und die Veränderungen können so markant sein, dass nur wenige der

---

3 Anm. d. Übers.: Es handelt sich hierbei um ein aus Indien stammendes Spiel mit dem Namen Moksha-Patamu (Schlangen und Leitern). Schlangen und Leitern symbolisieren die moralische Reise durch das Leben hinauf zum Himmel. Dieser Weg wird durch gute Taten (Leitern) verkürzt und durch schlechte Taten und Untugenden (Schlangen) verlängert.

Zeichen und Symptome, die normalerweise mit dem Down-Syndrom assoziiert werden, zurückbleiben. Selbst nach dem Alter von drei Jahren ist eine Behandlung immer noch sinnvoll und kann dazu beitragen, dass sich die Person zu einem Zustand hinentwickelt, der es ihr möglich macht, sich als Erwachsener um sich selbst zu kümmern.

33 ❖ Autismus

EINLEITUNG

Autismus ist ein sehr weiter Begriff für eine Vielzahl von Problemen und wird zur „Diagnose“ von Verhaltensstörungen benutzt, bei denen sich das Kind sehr stark zurückzieht oder es unterlässt, mit anderen Kindern oder mit Erwachsenen zu interagieren. Es handelt sich dabei um eine ebenso präzise Diagnose, wie jemanden als Kind vom Metalltyp zu bezeichnen.

Die Diagnose betrifft Kinder, die:

- sich zurückziehen aufgrund eines Schocks
- sich zurückziehen, weil sie ausgesetzt wurden
- sich zurückziehen, weil ein Hirnschaden vorliegt
- sich zurückziehen aufgrund einer schweren Krankheit

GEMEINSAME SYMPTOME

Obwohl es eine enorme Bandbreite an Zuständen gibt, die unter dieser Überschrift zusammengefasst werden, besteht eine Neigung zu gemeinsamen Symptomen:

- fehlender Augenkontakt
- in sich gekehrtes Verhalten
- in extremen Fällen sitzt das Kind für sich allein und starrt ins Leere
- schaukelnde Bewegungen

Wir werden von Zeit zu Zeit gefragt, ob Akupunktur hier von Hilfe sein kann. Die Antwort ist ganz entschieden ein Ja. Allen Kindern, die mit „Autismus“ zu uns gebracht wurden, konnte enorm geholfen werden. Dies soll weder heißen, dass sie alle geheilt werden können, noch dass Akupunktur die einzige Therapie sein sollte. Es gibt eine Vielzahl anderer

Therapien, die hilfreich sein können. Hat ein Kind z. B. eine Entwicklungsstufe ausgelassen, so mag es notwendig sein, dass es neue Reflexhandlungen etablieren muss, was durch eine spezielle Therapie geschehen kann. Ebenso muss ein Kind vielleicht Sprechen lernen. Wie dem auch sei, mit der Chinesischen Medizin erhält man ein Bild davon, wie viel des Problems auf physische und wie viel auf „psychologische" Ursachen oder Störungen des Geistes (*Shen*) zurückgeht und bekommt eine klare Vorstellung davon, auf welchem Weg man am besten vorankommt.

Wir erheben in keiner Weise den Anspruch, Experten in diesem Bereich zu sein und so sind die folgenden Kommentare in der Hauptsache ein erster vorsichtiger Anfang. Wir beide begrüßen jeglichen Beitrag und Kommentar von Lesern, die Erfahrung auf diesem Gebiet haben. Tatsächlich hoffen wir, dass jemand mit der Zeit ein spezielles Interesse für dieses Gebiet entwickelt und eine wesentlich umfassendere Darstellung geben kann als wir.

GEMEINSAME MUSTER

Es gibt einige gemeinsame Muster, die sich normalerweise auf der körperlichen Ebene manifestieren, aber bei manchen Kindern eine extreme und drastische Auswirkung auf den Geist haben. Häufig hilft dem Geist allein die Behandlung des körperlichen Musters, um zu einem mehr oder weniger normalen Zustand zurückzukehren und sicherlich macht Akupunktur eine Genesung leichter, auch wenn andere Therapien eingesetzt werden. Das Folgende können mitverursachende Umstände für ein Rückzugsverhalten sein:

- extremer *Qi*-Mangel
- pathogener Restfaktor
- *Qi*-Stagnation im Kopf
- Hirnschädigung
- Nierenschwäche
- Störungen des Geistes

Extremer Qi-Mangel

Dieses Muster tritt nach Fiebererkrankungen auf. Während des Fiebers ist das Kind ruhelos und erregt oder sogar deliriös und leidet unter Krämpfen, sinkt das Fieber jedoch, so schlägt das Pendel auf die andere Seite und das Kind kann vollkommen inaktiv werden. Dies ist eine ganz und gar übliche Erscheinung und behebt sich normalerweise von selbst, manchmal jedoch bleibt dieses Muster bestehen und das Kind kommt nicht wieder in Ordnung. Stattdessen lebt es in einem Dämmerzustand und ist nur halb anwesend. Irgendwie findet der Geist nicht mehr seinen Weg zurück zum Herzen.

Behandlung

Ma 36 (*Zusanli*)	Tonisiert das *Qi*
Mi 6 (*Sanyinjiao*)	Tonisiert das *Qi*
Du 26 (*Renzhong*)	Stellt den Geist wieder her und lässt das Bewusstsein zurückkehren
He 7 (*Shenmen*)	Nährt das Herz

Wirkungen der Behandlung

Der Zustand des *Qi* verbessert sich schrittweise, obwohl es einige Zeit brauchen kann. Es garantiert keine Heilung, aber macht es dem Kind sehr viel leichter, mit seinem Umfeld zu interagieren.

Pathogener Restfaktor

Auch dieses Muster kann durch hohes Fieber verursacht sein, oder alternativ durch eine ungünstige Reaktion auf eine Impfung. Allerdings ist das Verhalten des Kindes ganz anders:

- unruhig, reizbar, kommt nicht zur Ruhe
- etwas Rotes im Gesicht, entweder die Lippen oder die Wangen
- kann Selbstgespräche führen
- ist nicht in der Lage, sich zu konzentrieren

Dieses Muster entspricht dem der Hyperaktivität, nur ist die Auswirkung auf den Geist wesentlich extremer. Die Hitze im Herzen hat eine äußerst starke Wirkung und der Geist ist einfach nicht stark genug, auch nur für einen Moment zur Ruhe zu kommen und damit ist das Kind nicht in der Lage, sich anderen gegenüber normal zu verhalten.

Behandlung

He 8 (*Shaofu*)	Beseitigt Hitze aus dem Herzen
Le 2 (*Xingjian*)	Beseitigt Hitze aus dem Körper
Ma 44 (*Neiting*)	Beseitigt Hitze aus dem Körper

Qi-Stagnation im Kopf

Ist die Geburt schwierig, kann das *Qi* im Kopf stecken bleiben. Dies ist besonders wahrscheinlich, wenn das Kind im Geburtskanal stecken bleibt, wobei der Kopf mit der vollen Kraft der Kontraktionen der Gebärmutter gegen den Geburtskanal gedrückt wird. Es kann sich hier um einen natürlichen Vorgang handeln, aber er tritt häufiger auf, wenn die Geburt eingeleitet wird oder die Mutter Anästhetika gegen die Schmerzen extrem starker Wehen nimmt. Wenn das *Qi* im Kopf nicht sanft fließt, leidet das Kind unter einem mehr oder weniger permanenten Kopfschmerz und wünscht sich, vom normalen Kontakt zurückzuziehen. Dieses Muster kann in Kombination mit dem vorangegangen Muster auftreten, da *Qi*-Stagnation sich häufig mit Hitze verbindet.

Behandlung

Die Behandlung der Wahl ist die kraniosakrale Osteopathie. Da dieses Muster jedoch häufig mit der Akkumulation von Hitze in Verbindung steht, mag es nützlich sein, die Therapie mit Akupunktur zu kombinieren, indem man die Punkte des vorherigen Musters verwendet, um die Hitze zu beseitigen.

Gehirnschaden

Noch einmal, dieses Muster kann die Folge eines hohen Fiebers sein, bei dem das Kind lange unter Krämpfen gelitten hat oder es ist die Folge einer Meningitis oder einer Impfung. Es tritt auch durch einen Sauerstoffmangel im Gehirn auf (z. B. während der Geburt oder bei einem schwierigen chirurgischen Eingriff) oder durch eine Kopfverletzung. Konventionell ausgedrückt ist der Grund für den Autismus der, dass es Bereiche des Gehirns gibt, die zum sozialen Verhalten in Beziehung stehen. Bei manchen Gehirnverletzungen geht die Zurückhaltung bei sozialen Interaktionen verloren und das Kind wird alle Personen als alte Freunde behandeln und ihnen in die Arme fallen und ihnen überschwengliche Küsse geben, gleichgültig ob sie Familienmitglieder sind oder völlig Fremde. Beim Autismus ist dieses Verhalten umgekehrt und es werden enge Familienmitglieder und vollkommen fremde Personen mit gleicher Indifferenz behandelt.

Behandlung

Häufig gibt es bei einem Gehirnschaden eine zugrunde liegende Nierenschwäche, die als erstes behandelt werden muss. Wenn die Nierenenergie kräftiger geworden ist, kann es hilfreich sein, Schädelakupunktur einzusetzen. Unsere Erfahrung mit diesem Muster ist beschränkt. Die autistischen Kinder, die wir gesehen haben, hatten nicht nur einen Gehirnschaden, sondern es lagen andere Dinge vor – *Qi*-Mangel oder ein pathogener Restfaktor. Wie dem auch sei, selbst als diese Störung mehr oder weniger geheilt war, blieb das Verhalten des Kindes in sich gekehrt und es fehlte ihm der normale Augenkontakt. Die Behandlung, die wir gaben, bestand aus Bl 23 (*Shenshu*), aufgrund des Nieren-Mangels und aus Du 16 (*Fengfu*). Es ist möglich, dass Schädelakupunktur ebenfalls wirksam ist. Was geschah, war, dass durch die Akupunktur und die besondere Aufmerksamkeit, die das Kind erhielt, es nach und nach, über die Jahre soziale Interaktionen entwickelte.

Nierenschwäche

Die Nierenschwäche kann viele Ursachen haben, dazu gehören ein Mangel an Nierenessenz von Geburt an oder ein Nieren-*Qi*-Mangel aufgrund einer langen Erkrankung oder durch Überbeanspruchung. Es zeigen sich die folgenden Symptome:

- blasses Gesicht, möglicherweise grau
- schwache Lumbalregion

- fühlt sich schwach, so als ob ein Wind sie davon blasen könnte
- sieht häufig „Geister" und spricht und interagiert mit einer imaginären Welt[1]

Behandlung

Bl 23 (*Shenshu*) Nadelung plus Moxibustion
Ren 4 (*Guanyuan*) Moxibustion
Ma 36 (*Zusanli*)

Eine Ernährung, die rotes Fleisch enthält, kann hilfreich sein.

Störungen des Geistes

Der Geist (*Shen*) ist derart kompliziert und es gibt so viele Faktoren, die ihn stören können, dass jegliche Beschreibung naturgemäß eine Vereinfachung sein muss. Darüber hinaus ist bei Störungen des Geistes eine stündliche und tägliche Betreuung und Liebe besser als eine wöchentliche Akupunkturbehandlung. Es gibt jedoch zwei Muster, die wir gesehen haben und die angemessen mit Akupunktur behandelt werden können. Das Hauptmerkmal dieser Muster ist, dass es keine speziellen körperlichen Zeichen und Symptome gibt.

Schock oder Schreck

Diese Kinder waren einer Furcht erregenden Situation ausgesetzt. Dies stört den Geist, sodass die Kinder nicht mehr normal mit ihrem Umfeld interagieren. Manchmal wird dieses Muster von dem verräterischen Zeichen der Blaufärbung zwischen den Augen begleitet.

Behandlung

Die Akupunktur kann dabei wirksam sein, den Geist zurückzubringen. Es können Punkte verwendet werden wie:

Du 26 (*Renzhong*)
He 7 (*Shenmen*)
Ma 36 (*Zusanli*)

---

1 Es ist normal für Kinder unter sieben Jahren „Geister" oder „imaginäre" Wesen zu sehen, die Kinder über sieben Jahre nicht sehen können. Es ist besonders üblich, dass sie sich einer Art von „Schutzengel" bewusst sind. Meine eigene (JPS) Tochter wurde im Alter von fünf Jahren von einem helfenden Wesen begleitet und bestand für einige wenige Monate darauf, dass wir den Tisch für ihren großen Freund mit deckten. Im Kontext des Autismus wird dieser Zustand pathologisch, entweder wenn die „imaginäre" Welt wichtiger wird als die „reale", oder das Kind keine deutliche Unterscheidung mehr treffen kann.

Wut

Wut hat normalerweise eine nach oben und außen gerichtete Energie, aber wird ein Kind körperlich missbraucht oder vernachlässigt, kann es zu der Überzeugung gelangen, dass es noch mehr Missbrauch oder Vernachlässigung erfahren wird, wenn es seiner Wut erlaubt, sich zu manifestieren. Die Wut wird mithin eingeschlossen und kann entlang des Ke-Zyklus auf das Metallelement (entsprechend dem Kontrollzyklus der Fünf Wandlungsphasen) zurückwirken und einen vollständigen Rückzug auslösen.

Behandlung

Es ist deutlich, dass die Quelle der Wut beseitigt werden muss. Wird das Kind jedoch weiterhin missbraucht oder vernachlässigt, gibt es wenig, was man tun kann. Diese Kinder werden häufig in Heimen untergebracht, damit sie nicht weiterhin missbraucht werden können, doch die Vernachlässigung bleibt häufig weiterhin bestehen. Die Akupunktur kann mit folgenden Punkten hier von Hilfe sein:

Le 3 (*Taichong*)	Zieht Energie vom Holz ab
Lu 5 (*Chize*)	Zieht Energie vom Metall ab ins Wasser
Bl 18 (*Ganshu*)	

Zunächst mag es zu keinerlei Reaktion auf die Behandlung kommen, aber dann, eines Tages, kann es zu einem plötzlichen und heftigen Ausbruch kommen, da Jahre von extrem angestauter Wut nach außen schwemmen

34 ❖ Legasthenie

EINLEITUNG

„Mein Kind ist LegasthenikerIn, können Sie da helfen?“ ist ein Hilferuf, den man sehr häufig zu hören bekommt. Und gleichermaßen häufig steigt im Therapeuten ein Gefühl der Verlegenheit hoch: „Nun … tja, … ich weiß nicht genau, … vielleicht!“ Und das ist tatsächlich alles, was man dazu sagen kann. Möglicherweise können Sie mit Akupunktur helfen, möglicherweise nicht. Auf den nächsten Seiten werden wir versuchen, die beteiligten Faktoren aufzuzeigen und darstellen, womit man rechnen muss. Wir werden sehen, dass die normalen Muster, die in Beziehung zu den Lernschwierigkeiten stehen (s. Kapitel 30), sich wahrscheinlich auch hier finden werden, aber dass es ebenfalls einige Besonderheiten gibt.

Was ist Legasthenie?

Bei der Legasthenie ist die Fähigkeit des Kindes, zu lesen und orthografisch richtig zu schreiben, weitaus weniger entwickelt als seine anderen Fähigkeiten. Dies kann sich in unterschiedlicher Art und Weise darstellen: einfach als schlechte Rechtschreibung oder als Unfähigkeit zu erkennen, ob ein Wort falsch geschrieben ist. Ein häufiges Muster ist das Verwechseln oder Auslassen von Buchstaben in einem Wort. Sodass z. B. „ruhig“ als „ruich“ oder „Pferd“ als „Ferd“, „Pferb“ oder sogar als „Rberf“ geschrieben wird.

Erst vor relativ kurzer Zeit wurde der Lese- und Rechtschreibschwäche der Name Legasthenie gegeben und sie als Diagnose „offiziell“ anerkannt. In der Vergangenheit wurden die meisten legasthenischen Kinder entweder als faul oder als dumm eingestuft. Heutzutage hat ein Kind mit dieser Diagnose die Möglichkeit, vorzugsweise spezielle mündliche Prüfungen abzulegen und nicht schriftliche, sodass er oder sie einen Universitätsabschluss erlangen kann, ohne jemals zur Feder greifen zu müssen!

Wie kommt es zur Legasthenie?

Die Legasthenie ist ein speziell westliches Problem und tritt in China nicht auf. Sie hat etwas mit unserem Schriftsystem zu tun. Der Unterschied zwischen diesen beiden Formen des Schreibens ist so groß, dass bei einem Projekt in Kanada zur Heilung der Legasthenie einfache chinesische Schriftzeichen, denen man westliche Laute zuordnete, gelehrt wurden. Am Ende des Kurses konnten die Schüler englische Sätze lesen und schreiben, indem sie chinesische Schriftzeichen verwendeten. Dies hatte eine derart stärkende Wirkung auf ihren Geist, dass es ihnen möglich wurde, lateinische Buchstaben zu lesen und zu schreiben. Meine eigene (JPS) Erfahrung ist die, dass meine leichte Legasthenie sich deutlich besserte als ich begann, Chinesisch zu lernen.

Was also ist der Unterschied zwischen diesen beiden Sprachen? Ein sehr großer Unterschied wurde bei der Beobachtung der Gehirnwellen deutlich. Man fand heraus, dass beim Schreiben eines Wortes in lateinischen Buchstaben die Information zwischen der rechten und linken Gehirnhälfte sehr häufig hin und her gehen muss. Stellen Sie sich z. B. vor, Sie möchten das Wort „Löffel" schreiben. Zunächst müssen Sie die Vorstellung eines Löffels erzeugen. Dies mag in der linken Gehirnhälfte geschehen. Dann müssen Sie den genauen Laut für „Löffel" finden, der in der rechten Gehirnhälfte angesiedelt ist. Danach müssen Sie nach der Buchstabenfolge suchen, die in der linken Hälfte gespeichert ist. Daraufhin müssen Sie in der rechten Hälfte die richtige Form der Buchstaben finden und zurück zur linken Hälfte gehen, um die Informationen an Ihre rechte Hand zu übermitteln – für Linkshänder kann noch eine weitere Stufe hinzukommen, da die für die rechte Hand gedachte Information zur linken Hand übermittelt wird. Im Chinesischen ist der Transfer an Informationen von der einen Gehirnhälfte zur anderen weitaus geringer, da es kein Buchstabieren gibt und ein Wort eher an der *Gestalt,* denn am *Laut* erkannt wird.

Einige Details dieser Beschreibung mögen falsch sein, aber sie vermittelt Ihnen eine Vorstellung davon, was vor sich geht. Um ein Wort zu schreiben, müssen die notwendigen Informationen zwischen den beiden Gehirnhälften hin und her geschleust werden und alles, was diese Passage behindert, kann zur Legasthenie führen.

Physische Ursachen

Von den folgenden vier Mustern kann jedes den Fluss an Informationen behindern und ein Faktor bei der Legasthenie sein:

- Hitze
- Schleim
- *Qi*-Mangel
- Nierenschwäche

Hitze Durch die Hitze wird jegliche Information zu schnell übermittelt. All die Worte ergießen sich viel zu rasch nach außen und in diesem Sturzbach geraten einige Buchstaben durcheinander und/oder tauchen zu früh auf.

Schleim Beim Schleim ist die Schranke das etwas verwirrende Gefühl, das man von einer Erkältung her kennt. Es gibt eine Art von Nebelschleier zwischen den unterschiedlichen Hälften des Gehirns, sodass Buchstaben, die auf der einen Seite in einer bestimmten Ordnung eingegeben werden, auf der anderen Seite in einer anderen Ordnung auftauchen.

Schwäche Bei *Qi*-Mangel oder Nierenschwäche ist nicht genügend Energie vorhanden, um Dinge richtig zu ordnen. Dem Geist fehlt es einfach deshalb an Präzision, weil nicht ausreichend mentale Energie vorhanden ist, um geistige Ordnung zu schaffen.

Andere Faktoren

Schock durch Sturzverletzungen Was die Legasthenie von anderen Lernschwierigkeiten unterscheidet, ist das Muster der von einer Gehirnhälfte zur anderen übertragenen Informationen. Sehr oft wird es mit einem Links-Rechts-Ungleichgewicht in Verbindung gebracht, die unterschiedliche Ursachen haben kann: das *Qi* der einen Seite kann wesentlich stärker sein als das der anderen, oder es fehlt ein klares Bewusstsein darüber, welches die linke und welches die rechte Seite ist oder „Falschhändigkeit": das Verwenden der linken Hand, wenn man in Wahrheit Rechtshänder ist oder das Verwenden der rechten Hand, wenn man in Wahrheit Linkshänder ist.[1]

Dies kann bei einem Kind auftreten, das fallengelassen worden ist, besonders wenn es dabei auf sein Gesäß gefallen ist und sich das Steißbein verletzt hat. Die Erschütterung kann direkt die Wirbelsäule hinaufziehen und ein ernsthaftes Links-Rechts-Ungleichgewicht verursachen. Gibt es schon einige der oben erwähnten körperlichen Unausgewogenheiten, so ist es sehr wahrscheinlich, dass dieser Schock für viele, viele Jahre im Körper verbleibt. Diejenigen Leser, die sich ein wenig mit Homöopathie auskennen, wird es interessieren zu erfahren, dass zu den Indikationen des Arzneimittels Hypericum Verletzungen des Steißbeins, aber auch die Legasthenie gehören.

Emotionale Verletzungen Manchmal wird dieses Muster eher durch emotionale Verletzungen verursacht, als durch physische. Dieses Fehlen einer gesunden emotionalen Unterstützung kann seine Ursache darin haben, dass das Kind von einem Elternteil oder beiden Eltern verlassen wurde, oder es kann sich um ein emotionales Muster handeln, das sich in der Familie herausgebildet hat, da ein Elternteil nämliches Verlassen selbst erfahren und nicht völlig überwunden hat.

---

1 P.F.M. Nogier erörtert die angeborene „Händigkeit" in: *Treatise of Auriculotherapy* (Paris: Maisonneuve, 1972).

Erzieherische Faktoren

Frühes Lesenlernen Es war Tradition und ist es in einigen europäischen Ländern immer noch, die Kinder im Alter von sieben Jahren in die Schule zu schicken und traditionellerweise wurde von ihnen nicht erwartet, dass sie vor diesem Alter mit dem Lesen begannen. Heute, in dem Drang Kinder so schnell wie möglich zu kleinen Erwachsenen zu machen, beginnt der Leseunterricht schon im Alter von fünf Jahren und sogar noch früher. Bei einigen Kindern führt dies zu Legasthenie, denn es scheint so, dass ein Kind zunächst einen klaren Sinn für rechts und links entwickeln muss, um richtig buchstabieren zu lernen. Bei einigen Menschen geschieht dies das gesamte Leben hindurch nicht, während sich bei anderen der Sinn für rechts und links schon sehr früh einstellt. Bei der Mehrzahl der Kinder entwickelt sich eine klare Vorstellung von rechts und links im Alter zwischen vier und sechs Jahren. Unterhalb dieses Alters mag es sein, dass Sie feststellen, dass ein Kind Messer und Gabel in der falschen Hand hält.

Lesen und Schreiben sind sehr eng mit einem Bewusstsein für rechts und links verbunden. Zum Beispiel werden Worte konventionellerweise von links nach rechts geschrieben und ein d wird von einem b nur dadurch unterschieden, dass der Kreis auf der linken oder rechten Seite der vertikalen Linie ist. Ein schönes Beispiel dafür, wie schwierig Kinder es finden, ein d von einem b zu unterscheiden, wurde von einem Kind geliefert, das aus dem Wort „blond" „dlonb" machte.

Verunsicherung Alle Arten von Schulproblemen können zur Legasthenie beitragen. Für sich genommen sind sie jedoch kaum die Ursache, sondern machen nur gemeinsam mit anderen Faktoren aus einem leichten Problem ein schwerwiegendes. Zu den prominentesten davon gehören eingeschüchtert werden und gesagt zu bekommen, man sei dumm.

Krabbeln Einige Kinder haben keine Neigung zum Krabbeln, während andere aktiv zum Gehen ermuntert werden und die Krabbelphase verkürzen. Das ist ein Jammer, denn das Krabbeln ist eine der besten Möglichkeiten, die Beziehung zwischen den beiden Gehirnhälften zu stärken und zwar in einem Maße, dass „Überkreuz-Krabbeln" heute ein Hauptbestandteil in der Therapie der Legasthenie ist.

BEHANDLUNG

Körperakupunktur

Erster Schritt: Behandeln Sie zunächst alle Erkrankungen

Der erste Schritt ist, alle Unausgewogenheiten, auf die Sie bei dem Kind stoßen, zu behandeln. Wahrscheinlich handelt es sich dabei um eines der weiter oben erörterten Muster: Hitze, Schleim, *Qi*-Mangel oder Nierenschwäche. Wenn Sie die Gesundheit des Kindes verbessern, werden sich auch seine geistigen Kräfte stärken. Ebenso macht es, solange ein ernsthaftes Ungleichgewicht besteht, wenig Sinn, die subtileren Unausgewogenheiten wie ein Rechts-Links-Energieungleichgewicht zu behandeln.

Zweiter Schritt: Gleichen Sie links und rechts aus

Wenn Sie ein einigermaßen gesundes Kind vor sich haben, lässt sich ein Rechts-Links-Ungleichgewicht durchaus ermitteln. Eine Möglichkeit ist es, die Gesamtenergie der beiden Körperseiten zu ertasten und miteinander zu vergleichen. Eine etwas entwickeltere Methode ist der Akabane-Test, bei dem die Empfindlichkeit gegenüber Hitze (in Form von Räucherstäbchen) an den *Jing*-Punkten der beiden Körperseiten verglichen wird. Ein noch weiter entwickelter Test ist der Vergleich des elektrischen Widerstandes oder Potenzials an den *Jing*-Punkten.

Gibt es ein deutlich ausgeprägtes Rechts-Links-Ungleichgewicht, dann können Sie dies z. B. mit Punkten auf der Gallenblasen- und Drei Erwärmer-Leitbahn behandeln oder möglicherweise durch Verwendung des *Yang*-Fersengefäßes.

Ohrakupunktur

Es gibt eine interessante, von Nogier, dem Gründungsvater der Ohrakupunktur, beschriebene Behandlung. Er entdeckte, dass er Legasthenie sowohl hervorrufen, als auch heilen konnte. Er bemerkte, dass die Polarität der Ohrläppchen bei Patienten mit Legasthenie unterschiedlich war. Durch einen Wechsel der Polarität (durch direkte Stromzufuhr) bei einem gesunden Patienten, konnte er Legasthenie auslösen und durch Wiederherstellung der Polarität konnte er sie heilen.

Andere Therapien

Es gibt eine Vielzahl anderer Therapien, die bei Legasthenie eingesetzt werden und eine vollständige Darstellung würde den Rahmen dieses Buches sprengen. Allerdings gibt es eine, wir haben sie schon erwähnt, die so einfach ist und zu so raschen Ergebnissen führt, dass wir auf sie kurz eingehen möchten, das „Überkreuz-Krabbeln."

Überkreuz-Krabbeln

Der Begriff Überkreuz-Krabbeln wurde geprägt, um jegliche Aktivität zu beschreiben, bei der der rechte Arm und das linke Bein gleichzeitig bewegt werden und vice versa. Ein sehr anschauliches Beispiel dafür ist das einfache Gehen, während man die Arme schwingt – Marschieren sozusagen. Dabei gehen der rechte Arm und das linke Bein simultan nach vorn.[2]

2 Sie werden feststellen können, dass legasthenische Kinder es sogar schwierig finden in einer gleichmäßigen Art und Weise zu gehen. Wenn man mit ihnen spazieren geht, so rennen sie, bleiben stehen oder schleppen etwas mit, sodass sie nicht mit den Armen schwingen müssen.

Eine etwas entwickeltere Form dieses Bewegungsablaufes ist es, das linke Knie zu heben und es mit der rechten Hand zu berühren und dann das rechte Knie zu heben und mit der linken Hand zu berühren. Nachdem diese Übung etwa fünf Minuten durchgeführt wurde, wird ein legasthenisches Kind eine deutliche Verbesserung verspüren.

ZUSAMMENFASSUNG

Um dieses Kapitel zusammenzufassen, kehren wir zur Eingangsfrage zurück: Können Sie bei Legasthenie helfen? Wie Sie jetzt sehen können, ist die Antwort „vielleicht." Je mehr körperliche Zeichen es gibt, desto mehr können Sie mit Akupunktur bewirken. Es ist sicherlich richtig, dass Akupunktur eine große Hilfe sein kann, da der Schlüssel zur Heilung der Legasthenie in der Bildung neuer Bahnen zwischen rechter und linker Gehirnhälfte liegt. Akupunktur kann die körperliche Gesundheit wieder herstellen und jegliche Form von Rechts-Links-Ungleichgewicht beheben und folglich Wege öffnen, dass diese Bahnen korrigiert werden. Dies allein mag ausreichen oder es ist eine vorbereitende Maßnahme, die es anderen Therapien ermöglicht, wirksam zu werden.

35 ❖ Zerebralparese und Kinderlähmung

EINLEITUNG

Patienten mit Zerebralparese und Kinderlähmung können einen ziemlich großen Teil in einer pädiatrischen Akupunkturpraxis ausmachen. Nicht deshalb, weil es so viele Patienten mit diesen Problemen gibt, sondern aus zwei anderen Gründen. Erstens ist die konventionelle Behandlung sehr unterschiedlich und ist hauptsächlich konservativ unterstützend. Die zur Verfügung stehende Haupttherapie, die der wiederholten Stimulation, wird vom staatlichen Gesundheitsdienst nicht übernommen (jedenfalls nicht in Großbritannien). Dies bedeutet, dass die Eltern nach komplementärmedizinischen Behandlungsformen suchen, um ihren Kindern zu helfen. Der zweite Grund ist der, dass, wenn ein Kind einmal mit einer Akupunkturbehandlung begonnen hat, es lohnend ist, sie über einen langen Zeitraum fortzusetzen.

In diesem Kapitel erörtern wir die Zerebralparese und die Kinderlähmung (Poliomyelitis) und versuchen eine Vorstellung von der Wirksamkeit der Akupunktur zu vermitteln, worauf man sich einstellen muss, wenn man behandelt usw. Wir behandeln die Parese und die Paralyse im selben Kapitel, wenngleich ihre Ursprünge unterschiedlich sind. Vom Standpunkt der konventionellen Medizin aus ist die Parese ein Problem, das in Beziehung zu einer Gehirnschädigung steht, während die Paralyse mit einer Schädigung der peripheren Nerven assoziiert wird. Eine ähnliche Unterscheidung wird in der Chinesischen Medizin getroffen: Die Parese geht auf einen allgemeinen Zustand zurück, gewöhnlich eine Nierenschwäche, während die Paralyse häufig nur ein Leitbahnproblem ist.

ZEREBRALPARESE: ÄTIOLOGIE

Konventionelle Medizin

Die Zerebralparese steht, wie der Name nahe legt, mit einer Verletzung des Gehirns in Verbindung. In vielen Fällen gibt es einen klaren Grund für eine Schädigung des Gehirns, etwa:

- eine schwierige Geburt
- eine Zangengeburt, bei der das Gehirn gequetscht wurde
- Sauerstoffmangel aufgrund des Nichteinsetzens der Atmung während der Geburt und ähnliche Ursachen
- Verletzung oder Trauma während der Schwangerschaft
- Sauerstoffmangel aufgrund anderer Ursachen nach der Geburt, etwa durch Fieberkrämpfe, Asthmaanfälle oder einen Herzfehler
- Meningitis

Allerdings kommt es bisweilen vor, dass keine Ursache vorzuliegen scheint. Doch ehe man sich geschlagen gibt, wird lieber die Virusgöttin angerufen und der Mutter versichert, dass entweder sie oder ihr Kind zu irgendeinem Zeitpunkt mit einem mysteriösen Virus in Kontakt gekommen sein müssen.

Chinesische Medizin

Die Theorien und Beobachtungen der konventionellen Medizin sind hilfreich, aber offensichtlich nicht die ganze Wahrheit. Sie sind hilfreich, weil bei der großen Mehrheit der Patienten, die an einer Parese leiden, irgendein äußeres Ereignis vorliegt, das wahrscheinlich das Gehirn geschädigt hat. Trotzdem ist dies nicht die ganz Geschichte, da es viele Kinder gibt, die *keine* Zerebralparese haben, doch deren Vorgeschichte so entsetzlich ist, dass man das sichere Gefühl bekommt, dass eine Schädigung des Gehirns stattgefunden haben muss. Wir haben mehr als nur ein Kind behandelt, das eigentlich nicht hätte überleben dürfen. Ein Kind, das wir kürzlich behandelten, wurde für tot gehalten und blau und ohne Atmung für 15 Minuten liegen gelassen, da die Mutter starke Blutungen hatte und eine Notfallbehandlung notwendig war. In diesen kritischen Minuten war alle Aufmerksamkeit darauf gerichtet, das Leben der Mutter zu retten, während man das Kind übersah. Erstaunlicherweise begann das Kind sofort nach den Wiederbelebungsmaßnahmen ganz normal zu leben. Als es zur Behandlung gebracht wurde, waren die einzigen Zeichen die von Kälte und *Qi*-Mangel (wenig erstaunlich), aber es gab keinerlei Zeichen einer Gehirnschädigung.

Fallgeschichte

Der junge Herr W. wurde wegen der Lähmung des rechten Arms zu mir (JPS) in Behandlung gebracht. Er war ein gut aussehender Junge von neun Monaten, ein wenig blass, aber mit sehr leuchtenden Augen und einer starken Persönlichkeit. Seine Ohren waren ungewöhnlich groß und wohlgeformt. Seine Mutter war Krankenschwester und erzählte mir die Geschichte seiner Geburt. Sie wollte ihr Kind auf natürliche Weise, ohne Anästhetika, auf die Welt bringen, war aber als Krankenschwester froh darüber, in einem Hospital zu gebären. Und das war gut so, da sie sofort bemerkte, dass die Schmerzen stärker waren, als sie erwartet hatte und sie Anästhetika benötigte. Die wirklichen Probleme aber begannen, als der Kopf des Jungen draußen war. Anstatt in diesem Moment zu entspannen, verkrampfte sie sich. Ihre Gebärmutter zog sich zusammen, sodass ihr Kind sich nicht mehr bewegen konnte. Die Ärzte und Hebammen, die sie versorgten und die sie alle persönlich kannten, gerieten in Panik und steigerten folglich dadurch ihre eigene Panik. Zum Schluss mussten vier kräftige Männer bei der Geburt helfen – zwei drückten sie zurück und zwei zogen am Kopf des Kindes. Es war nicht überraschend, dass sein Kopf schrecklich verformt und gequetscht war. Jedoch bestand sein einziges Problem, abgesehen von einer leichten *Qi*-Schwäche, in einer Paralyse des rechten Arms aufgrund einer Schädigung der Nerven der rechten Schulter, infolge des Druckes und der Schulterluxation, als er herausgezogen wurde.

Nieren-Mangel

Was also ist der Faktor, der bei einigen Kindern zu einer Verletzung durch das Trauma führt, während andere davon nicht betroffen werden? Unserer Meinung nach ist der Faktor ein Nieren-Mangel. Wenn ein Kind eine starke Nierenenergie besitzt, begleitet von einem starken Lebenswillen, dann ist es weit weniger wahrscheinlich, dass es zu Geburtsschäden kommt. Ein schwaches Kind hingegen ist einfach verletzlicher. Gleichermaßen ist ein schwaches Kind, anders als ein Kind mit einer starken Nierenenergie, anfälliger gegenüber Infektionen wie der Meningitis, die hier an erster Stelle zu nennen ist und es ist zudem wahrscheinlicher, dass das Ergebnis einer solchen Infektion eine Schädigung des Gehirns ist.

Die Grundursache einer Zerebralparese ist Nieren-Mangel. In diesem Kontext kann das Kind kräftig (spastisch) oder schwach (schlaff) sein

MUSTER UND SYMPTOME

Die Grundursache der Zerebralparese ist Nieren-Mangel, gewöhnlich aufgrund eines pränatalen Mangels an Essenz (*Jing*). Allerdings kann sich die Zerebralparese entweder als Mangel oder als Fülle manifestieren. Der Mangeltypus ist schlaff, während der Fülletypus spastisch ist.

Schlaffer Typus

- dünn
- blass
- sabbert
- vollkommen schlaff
- glanzlose Augen
- schwacher Appetit

Spastischer Typus

- das Gesicht kann blass sein, hat aber manchmal eine gute Farbe und ist manchmal von strahlendem Weiß

- er kann, muss aber nicht dünn sein
- spastische Gliedmaßen
- der Appetit ist annehmbar, obwohl er heftige Bauchschmerzen bekommen kann
- die Augen zeigen etwas Geist

Diese Symptome, mit denen wir zwischen dem schlaffen Typus und dem spastischen Typus der Zerebralparese differenzieren können, dienen nur als Leitfaden. Es gibt häufig viele Überschneidungen. Die Schlüsselfragen sind die folgenden:

- sind die Gliedmaßen verkrampft oder sind sie schlaff und schlapp?
- weist das Kind insgesamt einen Mangel an Energie auf oder gibt es Hinweise auf eine starke innere Kälte?

Diese Unterscheidung sollte unbedingt getroffen werden, da sie, wie wir später sehen werden, die Behandlung beeinflusst. Gibt es starke Kältezeichen, dann sollte Moxa verwendet werden. Dies ist auch beim schlaffen Typus möglich, aber nicht gleichermaßen notwendig. Ähnlich kann beim spastischen Typus eine stark zerstreuende Technik eingesetzt werden, während beim schlaffen Typ eine wesentlich sanftere Technik angezeigt ist.

Ähnlichkeiten zum Schlaganfall

Der Schlaganfall findet sich häufig gegen Ende des Lebens, während an dessen Beginn die Zerebralparese steht und beide weisen sehr viele ähnliche Symptome auf. Diese Ähnlichkeiten sind darauf zurückzuführen, dass in beiden Fällen die Grundursache ein Nieren-Mangel ist. Zudem gibt es in beiden Fällen einen starken und einen schwachen Typus – spastisch und schlaff. Man könnte die Analogie noch weiter treiben, aber unserer Erfahrung nach sollte man hier aufhören. Es gibt zwar das gemeinsame Muster des Nieren-Mangels, aber anstelle eines aufsteigenden Leber-*Yang* (das von Hitze begleitet wird), trifft man bei der Zerebralparese auf ein voll ausgeprägtes Kälte-Muster. In ähnlicher Weise ist es selten, dass man auf Schleim als wirklichen Begleitfaktor bei der Zerebralparese trifft: Schleim ist gewöhnlich der Faktor, der dazu führt, dass sich die Zerebralparese als Epilepsie manifestiert.

BEHANDLUNG

Körperakupunktur

Es gibt zwei Behandlungsaspekte bei der normalen Körperakupunktur:

- die Behandlung des zugrunde liegenden Zustandes
- die symptomatische Behandlung der Leitbahnen (Nerven)

Die folgende Beschreibung ist ein wenig „bruchstückhaft“, denn es gibt eine Menge kleiner Einzelheiten, die es zu lernen gilt und sie ist bis zu einem gewissen Grad symptomatisch. Dies mag die Puristen unter den Lesern stören, doch denken wir, dass dies der richtige Ansatz ist. Der Grund ist, dass wenn einmal eine Schädigung des Gehirns stattgefunden hat, sie sehr schwer zu beheben ist. Es erfordert viele Behandlungen, um das Gehirn und die geschädigten Nerven wieder zum Arbeiten zu bringen. Ist also etwa ein Arm infolge einer Hirnverletzung gelähmt, muss man diesen Arm sehr, sehr oft behandeln, bis zu 100-mal! Uns ist keine Form der Behandlung bekannt, wo nur wenige Nadeln und wenige Behandlungen die Energie transformieren, sodass der Körper sich selbst heilen kann. In dieser Hinsicht unterscheidet sich die Behandlung sehr von der, sagen wir, Schlafstörung, bei der wohldurchdachte Behandlungen in sehr kurzer Zeit zu wundervollen Ergebnissen führen können.

Anzahl der Behandlungen

Wie wir schon angedeutet haben, lohnt es sich, sehr, sehr viele Behandlungen zu geben. Tatsächlich gibt es zwei Wege an die Behandlung heranzugehen, von denen der Erste das Zurückbringen des *Qi* in das betroffene Gebiet ist. Dies lässt sich durch wöchentliche Behandlung leicht erreichen und es zeigen sich während der ersten Wochen sehr gute Ergebnisse. Der Arm oder das Bein wird möglicherweise warm, wenn er vorher kalt war, oder rosa, wenn er vorher weiß war. Aber nach vier bis fünf Behandlungen tut sich häufig nichts mehr. Dies liegt daran, dass, wenn man nur auf der Ebene des *Qi* arbeitet, man alles getan hat, was möglich war. Was in dieser Phase notwendig ist, sind viele, viele Behandlungen, konventionell ausgedrückt eine Nervenstimulationsbehandlung.

Der in chinesischen Texten beschriebene Behandlungsplan sieht eine tägliche Behandlung über zehn Tage gefolgt von fünf Tagen Pause vor. Dies bildet einen Behandlungszyklus. Um gute Ergebnisse zu erzielen, muss man mit fünf bis fünfzehn Behandlungszyklen rechnen, d. h. mit insgesamt fünfzig bis hundertfünfzig Behandlungen.

Behandlungsplan

Das beschriebene Muster der Behandlung – zehn Tage Behandlung, gefolgt von fünf Tagen Pause – ist dasselbe wie bei Schlaganfallpatienten. Im Westen ist man dazu geneigt, diesen Behandlungsplan durch einen zu ersetzen, der den westlichen Arbeitsmustern mehr entspricht, d. h. fünf Tage Behandlung gefolgt von zwei Tagen Pause. Obwohl dieser Behandlungsplan gewiss besser ist, als wenn man nur einige wenige Behandlungen gibt, scheint einiges dafür zu sprechen, dass zehn Tage Behandlung und fünf Tage Pause tatsächlich das Beste sind. Die Belege dafür stammen aus Studien zur Entwicklung der Nerven und Lernmuster. Es scheint, dass, wenn Nerven sich entwickeln, z. B. beim Erlernen einer neuen Fähigkeit in einem Rehabilitationsprogramm, es sinnvoll ist, denselben Bewegungsablauf oder dieselbe Behandlung zehn Tage lang zu wiederholen, um die Botschaft zu verstärken. Die folgenden fünf Tage Pause sind notwendig, um die Veränderungen zu festigen.

Wie dem auch sei, lassen Sie sich nicht entmutigen, wenn Sie nicht in der Lage sind, ein Kind auch am Wochenende zu behandeln. Es ist sicherlich auch sinnvoll, auf einer fünf zu zwei Tage Basis zu behandeln. Was Sie jedoch vermeiden sollten, ist, mit dem Patienten über die Anzahl der Behandlungen zu verhandeln. All zu oft wird der Patient erklären: „Also ich kann nicht fünfmal die Woche zur Behandlung kommen, aber viermal, das kann ich organisieren." Wenn dies geschieht, fällt im Durchschnitt ein Behandlungstag aufgrund „unvermeidbarer Umstände" aus – gesetzliche Feiertage, Geburtstage, Jubiläen, Begräbnisse, die sich alle mit erstaunlicher Regelmäßigkeit ereignen.

Wenn Sie sich in dieser Lage befinden, ist es besser zu erklären, dass Sie nur an einem Tag behandeln werden, um das Gesamt-*Qi* des Körpers zu stärken. Lassen Sie sich nicht auf halbe Sachen ein, da dies für keinen Teil befriedigend ist.

BEHANDLUNG DES GRUNDZUSTANDES

Schlaffes Muster

Die Behandlung zielt darauf ab, die Milz und die Nieren zu tonisieren. Verwenden Sie dazu Punkte wie:

Ma 36 (*Zusanli*)
Mi 6 (*Sanyinjiao*)
Di 4 (*Hegu*)
Bl 23 (*Shenshu*)
Bl 20 (*Pishu*)
Du 16 (*Fengfu*)

Methode: Setzen Sie eine tonisierende Methode ein. Wählen Sie etwa drei Punkte aus der obigen Liste aus. Moxa kann wirkungsvoll an einem Punkt wie Bl 23 (*Shenshu*) verwendet werden, ist aber nicht notwendig.

Spastisches Muster

Ziel der Behandlung ist es, die Spasmen zu beseitigen. Eine gute Verordnung besteht aus den folgenden Punkten:

Di 4 (*Hegu*)
Le 3 (*Taichong*)

Methode: An diesen Punkten kann eine stark zerstreuende Technik verwendet werden. Je stärker die Behandlung, desto wirkungsvoller sind die Ergebnisse. Haben Sie also keine Angst davor, ein wenig Schmerzen zu verursachen!

Zusätzlich zur Beseitigung der Spasmen mag es sein, dass Sie die Kälte wärmen wollen, besonders wenn Bauchschmerzen bestehen. Ein guter Punkt dafür ist Ren 12 (*Zhongwan*), der mit Moxa gewärmt oder genadelt und dann gemoxt werden kann.

Es kann auch sein, dass Sie das *Qi* tonisieren wollen und in diesem Fall passen die Rücken-*Shu*-Punkte gut in die Kombination. Aber tun Sie dies nicht automatisch, ohne nachzudenken!

Zusammenfassung

Die bisher empfohlenen Behandlungen sind alle „energetisch". Sie dienen als Leitfaden und sind in vielen Fällen geeignet. Es liegt auf der Hand, dass Sie, wenn bei Ihrem Patienten andere Zeichen und Symptome auftreten, etwa sehr viel Schleim, entsprechend behandeln sollten. Das Wichtigste ist es, zu verstehen, dass die energetische Behandlung sich von der Leitbahnbehandlung unterscheidet. Eine energetische Behandlung ist dann wirksam, wenn sie wöchentlich erfolgt. Eine Leitbahnbehandlung ist dies nicht. Eine energetische Behandlung wird für gewöhnlich zu Beginn jeder Sitzung gegeben, gefolgt von einer Leitbahnbehandlung in derselben Sitzung.

LEITBAHNBEHANDLUNG

Die hier empfohlenen Vorgehensweisen bei der Behandlung sind nur eine Richtlinie und müssen natürlich an den individuellen Patienten angepasst werden. Die Vorgehensweisen ergänzen die Behandlung des zugrunde liegenden Zustandes.

Punktanzahl

Im Unterschied zur Behandlung des zugrunde liegenden Zustandes können Sie hier sehr viele Punkte verwenden. In der Regel werden zehn bis vierzehn Punkte eingesetzt. Bei einer Hemiplegie können es vielleicht sieben Punkte am Arm und sieben Punkte am Bein sein und bei Quadriplegie vielleicht drei an jedem Arm und vier an jedem Bein. Allgemein gesprochen sollten Sie versuchen, während eines Behandlungszyklus immer dieselben Punkte zu verwenden. Das heißt, verwenden Sie immer dieselbe Verschreibung in einer Behandlungsreihe von zehn Behandlungen. Dies mag einigen Lesern gegen den Strich gehen. Gewiss, uns wurde beigebracht, niemals dieselbe Behandlung zweimal durchzuführen. Der Grund dafür ist, dass sich, wenn die Behandlung erfolgreich war, der Zustand des Patienten geändert hat und die ursprüngliche Verordnung nicht mehr angemessen ist. War die Behandlung umgekehrt nicht erfolgreich, macht es natürlich ebenfalls Sinn die Verordnung zu ändern.

Wenngleich diese Sichtweise einige Gültigkeit besitzt, haben wir dennoch das Gefühl, dass man nicht starr an allen Regeln festhalten sollte. Es gibt Zustände (und Zeiten), in denen eine einzelne Behandlung eine starke Wirkung hat und damit als Erfolg betrachtet werden kann. Allerdings kann das Gesamtgleichgewicht in etwa dasselbe geblieben sein wie zuvor. Es bedarf vieler, vieler Behandlungen, die sich alle mehr oder weniger ähnlich sind.

Punkte

Die Punkte sind denen für Schlaganfallpatienten sehr ähnlich. Hier eine repräsentative Auswahl:

ARM	BEIN
Di 15 (*Jianyu*)	Ma 31 (*Biguan*)
SJ 14 (*Jianliao*)	Ma 34 (*Liangqiu*)
Di 14 (*Binao*)	Ma 36 (*Zusanli*)
Di 11 (*Quchi*)	Ma 39 (*Xiajuxu*)
Di 4 (*Hegu*)	Ma 41 (*Jiexi*)
SJ 5 (*Waiguan*)	Mi 10 (*Xuehai*)
Dü 3 (*Houxi*)	Mi 6 (*Sanyinjiao*)
	Mi 4 (*Gongsun*)
	Le 8 (*Ququan*)
	Le 5 (*Ligou*)
	Le 4 (*Zhongfeng*)
	Le 3 (*Taichong*)
	Ni 7 (*Fuliu*)
	Ni 3 (*Taixi*)
	Bl 40 (*Weizhong*)
	Bl 57 (*Chengshan*)
	Bl 60 (*Kunlun*)

- Im Allgemeinen sollten Sie mit einer gleichmäßigen Verteilung der Punkte an Bein und Arm beginnen, mit einer leichten Orientierung zum Körperstamm hin. Im Verlauf der Behandlung ist es üblich, dass Gefühl und Bewegung sich zuerst eher im proximalen Bereich von Arm oder Bein einstellen, denn im distalen. Wenn sich der proximale Bereich verbessert, konzentrieren Sie sich auf den distalen Teil.
- Wählen Sie einige Punkte auf *Yang*-Leitbahnen und einige auf *Yin*-Leitbahnen aus. Verwenden Sie niemals ausschließlich *Yin*-Punkte oder ausschließlich *Yang*-Punkte.

Schädelakupunktur

Ein 1993 im *Shanghai Journal of Acupuncture* erschienener Artikel berichtet über den Einsatz der Schädelakupunktur bei Kindern mit Zerebralparese. Die Grundbehandlung war vollkommen einfach: Verwenden Sie das Armareal, wenn der Arm gelähmt ist und das Beinareal, wenn das Bein gelähmt ist. Der Behandlungsablauf entsprach der für Schlaganfallpatienten – tägliche Behandlung über zehn Tage, gefolgt von fünf Tagen Pause. In der Regel wurden zehn bis fünfzehn Behandlungen durchgeführt, was einer Gesamtzahl von hundert bis hundertfünfzig Behandlungen entsprach.

Wie es bei chinesischen Forschungsberichten häufig der Fall ist, ist es schwierig, sich wirklich im Klaren darüber zu sein, was tatsächlich getan wurde und wie die Ergebnisse wirklich ausfielen; in diesem Fall kam es zu einigen beachtlichen Resultaten: Mehr als 80% der Kinder konnten stark verbessert werden. Wir denken nicht, dass sich diese Zahlen exakt wiederholen lassen, aber die Ergebnisse sind so beeindruckend, dass etwas dahinter stecken muss. Auf jeden Fall scheint die Schädelakupunktur eine wirkliche Alternative darzustellen, die durchaus zu Ergebnissen führen kann, wenn Sie mit der Körperakupunktur nicht mehr weiterkommen.

DIE NOTWENDIGKEIT VON BEHANDLUNGSZENTREN

Was bei der Behandlung der Paralyse wie auch bei der Behandlung der Zerebralparese völlig klar wird, ist, dass eine Menge an Einsatz notwendig ist. Die tägliche Behandlung ist teuer und zeitraubend, wenn sie in einer normalen Akupunkturpraxis durchgeführt wird. Allerdings könnten die Kosten stark gesenkt und die Durchführung sehr erleichtert werden, wenn Behandlungszentren für diese Erkrankung eingerichtet würden. Die Behandlung könnte unter Supervision eines ausgebildeten Praktikers durch speziell angelernte Krankenschwestern erfolgen, die nicht unbedingt eine vollständige Akupunkturausbildung haben müssen, da die Behandlung relativ einfach ist. Es wäre für uns beide die Erfüllung eines großen Wunsches, wenn solche Zentren eingerichtet würden.

KINDERLÄHMUNG

Ätiologie

Bisher haben wir in unserer Darstellung nur die Zerebralparese erörtert. Jetzt ist es Zeit, uns den Auswirkungen der Kinderlähmung (Poliomyelitis) zuzuwenden. Die Kinderlähmung hat zwei Ursachen: äußere und innere. Der äußere Faktor, die Polioepidemie, ist der einzige, den die konventionelle Medizin als Faktor anerkennt. In der Chinesischen Medizin handelt es sich um einen äußeren pathogenen Faktor vom Windtypus. Die Kinderlähmung kann sich zunächst als Wind-Kälte, Wind-Hitze oder sogar als Wind-Feuchtigkeit manifestieren und ist im ersten Stadium nicht von einer Grippe zu unterscheiden. Tatsächlich gibt es vom Standpunkt der Traditionellen Chinesischen Medizin aus nichts, was sie von irgendeiner anderen Infektion unterscheiden würde. Zur Illustration mag dienen, dass viele Menschen meiner Generation (JPS) nicht geimpft wurden und dennoch nur relativ wenige an etwas erkrankten, das als Polio diagnostiziert werden konnte. Allerdings sind inzwischen die meisten von uns immun. Dies bedeutet, dass irgendwann während der letzten fünfzig Jahre meine Zeitgenossen und ich von einem Poliovirus angegriffen worden sind, jedoch einzig eine Erkältung oder Grippe entwickelten. Obwohl wir angegriffen wurden, konnten wir diesen Angriff abwehren, bevor er tiefer eindringen konnte.

Was aber ist der entscheidende Faktor, der einen pathogenen Faktor daran hindert oder es ihm gestattet, tiefer einzudringen? Unserer Meinung nach sind dafür zwei Faktoren verantwortlich: eine Schwäche des Abwehr-*Qi* und eine Schwäche des Nieren-*Qi*. Eine Schwäche des Abwehr-*Qi* als Faktor liegt auf der Hand. Ist es schwach, ist es wesentlich leichter für einen pathogenen Faktor, in den Körper einzudringen. Diese Form eines Ungleichgewichtes kann zu jeder Zeit auftreten und es ist mehr oder weniger unmöglich zu verhindern, dass das Abwehr-*Qi* eines Kindes dann und wann einmal schwach wird.

Glücklicherweise ist mehr erforderlich als eine bloße Schwäche des Abwehr-*Qi*, es bedarf zusätzlich der Schwäche des Nieren-*Qi*. Wir sprechen hier über etwas, dass sich leicht von der Unzulänglichkeit der Nierenessenz unterscheidet, die mit der Zerebralparese in Verbindung steht. Ein Nieren-Essenz-Mangel führt zu einer Gesamtschwäche. Der Essenzmangel führt zu schwacher Knochenbildung und zu einer schwachen Konstitution. Der Nieren-*Qi*-Mangel jedoch, über den wir bei der Polio sprechen, ist mehr ein Ungleichgewicht. Die Gesamtkonstitution kann recht kräftig sein, doch es kann ein Ungleichgewicht zwischen oben und unten geben. Gleichermaßen kann der Puls an der dritten Position schwach sein, während die Pulse an den anderen Positionen es nicht sind.

Was insgesamt daraus folgt, ist, dass die Nieren die Energie nicht „ergreifen" oder unten halten können. Damit wird es der Energie leicht, aufwärts zu schießen, was sich an bestimmten Merkmalen des Kindes zeigt:

- leicht reizbar
- überempfindlich
- Prüfungsangst (starke Aufgeregtheit)

Es ist interessant, dass dieses Muster leicht auf einer Kinderparty entsteht und ist ebenso typisch für Kinder, die zu viel Zucker gegessen haben. Es scheint einige Hinweise darauf zu geben, dass Polio wesentlich häufiger bei Kindern auftritt, die sehr viel raffinierten Zucker zu sich nehmen.

Symptome

Die Lähmung setzt plötzlich ein, innerhalb eines Tages und wird von hohem Fieber begleitet. Die gelähmte Extremität fühlt sich abgestorben an und zeigt keinerlei Reaktion.

Behandlung

Die Behandlung ist einfach: Folgen Sie der weiter oben dargestellten Leitbahnbehandlung. Wie bei der Behandlung der Zerebralparese ist es am besten, täglich zu behandeln. Da hier die Schwäche allerdings nicht so groß ist, können auch gute Ergebnisse mit nur wöchentlicher Behandlung erzielt werden.

Behandlungsbeginn

Je früher die Behandlung einsetzt, desto besser. Wie bei der Behandlung des Schlaganfalls werden gute Ergebnisse erzielt, wenn innerhalb eines Zeitraums von drei Monaten nach Beginn der Erkrankung mit der Behandlung begonnen werden kann. Setzt die Behandlung nicht während der ersten beiden Jahre nach Erkrankungsbeginn ein, so ist es unwahrscheinlich, dass es zu nachhaltigen Wirkungen kommt, dennoch ist es immer einen Versuch wert.

Andere Behandlungsformen

Körperliche Verfassung

Es ist wohl kaum notwendig, darauf hinzuweisen, dass Sie auf die körperliche Gesamtverfassung Ihres Patienten achten müssen. Achten Sie insbesondere auf:

- Nieren-*Qi*-Mangel, der noch anhält
- *Qi*-Mangel insgesamt
- Schleim, sowie nach jeglicher Art von pathogenem Restfaktor

Huatuojiaji (M-BW 35)

Zusätzlich zu den Leitbahnpunkten raten einige chinesische Texte dazu, die *Huatuojiaji* (M-BW 35) Punkte zu behandeln, die nahe der spinalen Schädigung lokalisiert sind. Dies scheint eine gute Idee zu sein, aber wir haben keine Erfahrung damit.

36 ❖ Myopie

EINLEITUNG

Viele Kinder, die jetzt eine Brille tragen, können von ihrer Myopie (Kurzsichtigkeit) geheilt werden. Eine am Guang An Men Krankenhaus in Beijing durchgeführte Untersuchung führte kürzlich zur Entwicklung von Methoden, die eine Wirksamkeitsrate von 70% bei der Heilung der Myopie aufweisen, vorausgesetzt, die Behandlung beginnt vor dem 14. Lebensjahr und die guten Lese- und Schreibgewohnheiten werden angenommen.

Die häufigste Ursache für die Myopie ist, dass die Brechkraft der Linse, die das Licht auf die Retina fokussiert, zu stark ist (Brechungsmyopie). In normalen Augen wird die Stärke der Linse durch die Muskeln, die das Auge umgeben, reguliert und während der ersten Lebensjahre (bis zum Alter von etwas fünf Jahren) lernt das Kind, wie es die Sehschärfe automatisch regeln kann. Jüngste Untersuchungen haben gezeigt, dass dies tatsächlich ein Lernprozess ist und dass eine große Anzahl von Kindern, die im Alter von drei Jahren Schwierigkeiten mit der Schärferegulierung haben, dieses Problem mit fünf gelöst haben. Dies bedeutet, dass für ein dreijähriges Kind, das leicht kurzsichtig ist, Augenübungen der einen oder anderen Form die beste Behandlung sind.

Augenübungen sind bei leichter Kurzsichtigkeit nützlich. Existiert jedoch eine erbliche Komponente von mehr als zwei oder drei Dioptrien[1], dann bestehen wenig Chancen, dass Übungen helfen werden.

---

1 Eine Dioptrie ist eine in der Optik verwendete Einheit zur Messung des Brechwertes einer Linse. In der Ophthalmologie hat sie eine leicht unterschiedliche Bedeutung: sie gibt den Grad der Fehlerhaftigkeit der Linse des Auges an. So bedeutet z. B. +1 Dioptrien eine leichte und +2 Dioptrien eine etwas stärkere Kurzsichtigkeit. Um eine Kurzsichtigkeit von +2 Dioptrien zu korrigieren, würde man eine konkave Linse von -2 Dioptrien verschreiben. Die mathematische Definition einer Dioptrie ist: 1 Dioptrie = 1/Brennweite, wobei die Brennweite in Metern gemessen wird. Dies vermittelt Ihnen eine praktische Vorstellung davon, wie stark diese Linsen sind. Ein Vergrößerungsglas mit einer Dioptrie wird bei einem Meter fokussieren, während eine Linse mit vier Dioptrien bei 25 cm fokussiert.

Später Beginn

Die weiter unten dargestellten Behandlungen sind bei Kurzsichtigkeit wirksam, die sich später entwickelt. Sie sind besonders bei Kindern hilfreich, deren Sehkraft zunächst gut war und sich dann verschlechtert hat. Dies kann zu jedem Zeitpunkt vom dritten bis zum vierzehnten Lebensjahr geschehen und es gibt eine ganze Reihe von Ursachen dafür, wobei sich körperliche und emotionale Ursachen unterscheiden lassen.

Körperliche Ursachen der Myopie

Aus der Perspektive der Traditionellen Chinesischen Medizin ist die Grundursache für das Einsetzen einer Myopie der, dass etwas geschieht, das den normalen Fluss des *Qi* zum Auge vermindert. Dies kann sein:

- jede Krankheit, die das *Qi* schwächt
- ein pathogener Restfaktor (hervorgerufen durch Krankheit oder Impfung)
- Erschöpfung durch Überarbeitung
- Erschöpfung durch schnelles Wachstum

Emotionale Ursachen der Myopie

- Schulwechsel
- ungeeignete Schule
- Einschüchterungen
- Abneigung gegen den Lehrer
- Schikanen durch andere Schüler

Jeder dieser Faktoren kann das Kind dazu veranlassen, sich in sich selbst zurückzuziehen und Kurzsichtigkeit ist ein geeigneter Weg, dies zu tun. Wenn ein Kind nicht sehen kann, was vor sich geht, dann ist es in einem gewissen Maß vor emotionalen Verletzungen geschützt.

Der Beginn der Kurzsichtigkeit ist ein Symptom, das man ernst nehmen sollte. Kurzsichtigkeit ist immer ein Zeichen dafür, dass etwas das Kind sehr stark durcheinander bringt.

BEHANDLUNG

Vor Beginn der Behandlung sollte das Kind von einem Optiker oder Augenarzt untersucht werden, um sicherzustellen, dass nichts Schwerwiegendes, etwa ein Glaukom, vorliegt. Auch muss die Behandlung vor dem vierzehnten Lebensjahr beginnen, denn danach ist sie wenig erfolgreich.

Behandlung des Körpers

Das Erste ist es, das Gesamt-*Qi* des Körpers zu behandeln. Gibt es eine allgemeine *Qi*-Schwäche, dann hat das Kind einfach nicht genügend Energie, um die notwendigen Übungen richtig auszuführen. Ähnlich ist es, wenn es große Hitze gibt. Das Kind wird dann zu unruhig sein, um die Übungen zu machen.

Behandlung der Symptome

Das Behandlungsprinzip ist es, das *Qi* zu den Augen zu bringen und ihnen zu helfen, besser zu funktionieren. Kann das Kind erst einmal gut sehen, wird es beginnen, seine Augen stärker zu benutzen und dies wird dann selbst den Fluss der Energie zu den Augen stimulieren.

Es gibt vier grundlegende Behandlungsmethoden: Massage, Verbesserung der Körperhaltung, Augenübungen und elektrische Pflaumenblütenhämmerchen-Therapie.

Traditionelle Chinesische Massage

In ganz China wird eine einfache, regelmäßige Augenmassage eingesetzt, um die Myopie bei Schulkindern zu lindern und das *Qi* zu den Augen zu lenken. Obwohl es sich um eine sanfte Massage handelt, reicht sie häufig aus, um das Problem ohne jede andere Therapie zu beseitigen. In schweren Fällen sollte die Massage jedoch durch eine Behandlung mit dem Pflaumenblütenhämmerchen unterstützt werden (s. weiter unten). Die folgenden Techniken sollten von dem Kind dreimal täglich durchgeführt werden (Abb. 36.1).

1. Die Hände werden vor den Augen zu Fäusten geschlossen und der Daumen am Mittelgelenk abgebogen. Mit diesem Gelenk wird das Gebiet oberhalb der Augenhöhle (direkt über den Augenbrauen) dreißig- bis fünfzigmal massiert.
2. Kneifen, Pressen und Vibrieren des Punktes Bl 1 (*Jingming*) mit Zeigefinger und Daumen für etwa zweihundertmal.
3. Massage des Punktes *Taiyang* (M-HN 9). Der Zeigefinger wird kräftig auf beide Punkte gedrückt und etwa fünfzigmal sanft rotiert.
4. Massage von Gb 20 (*Fengchi*). Die Daumen sollten kräftig auf beide Punkte gedrückt und etwa fünfzigmal kreisend bewegt werden. Dieser Punkt ist häufig schmerzhaft, sollte aber so lange massiert werden, bis die Schmerzen vorüber sind.
5. Massage von Di 4 (*Hegu*). Der Daumen der anderen Hand wird auf den Punkt gedrückt und etwa fünfzigmal vibriert oder rotiert. Der Vorgang wird an der anderen Hand wiederholt.

Die Übungen sollten dreimal täglich für jeweils fünf bis zehn Minuten durchgeführt werden. Sie sollten von den Kindern selbst ausgeführt werden, doch sollten die Eltern sie dazu ermuntern. Bei jüngeren Kindern kann die Massage allerdings von den Eltern durchgeführt werden. Gewöhnlich ist das Ausführen der Übungen in der ersten Woche kein Problem, doch dann beginnen die Kinder sich zu beklagen und sich gegen die Übungen zu sträuben. In dieser Phase müssen die Eltern sie ermutigen, dabeizubleiben und Wege finden ihre Kinder zu überreden, mit den Übungen fortzufahren. Es kann hilfreich sein, wenn die Eltern die Übungen mit ihrem Kind gemeinsam machen. All dies scheint manchmal zu viel zu sein für überforderte Eltern, doch wenn es das Kind davor bewahrt, eine Brille benutzen zu müssen, ist es die Mühe gewiss wert.

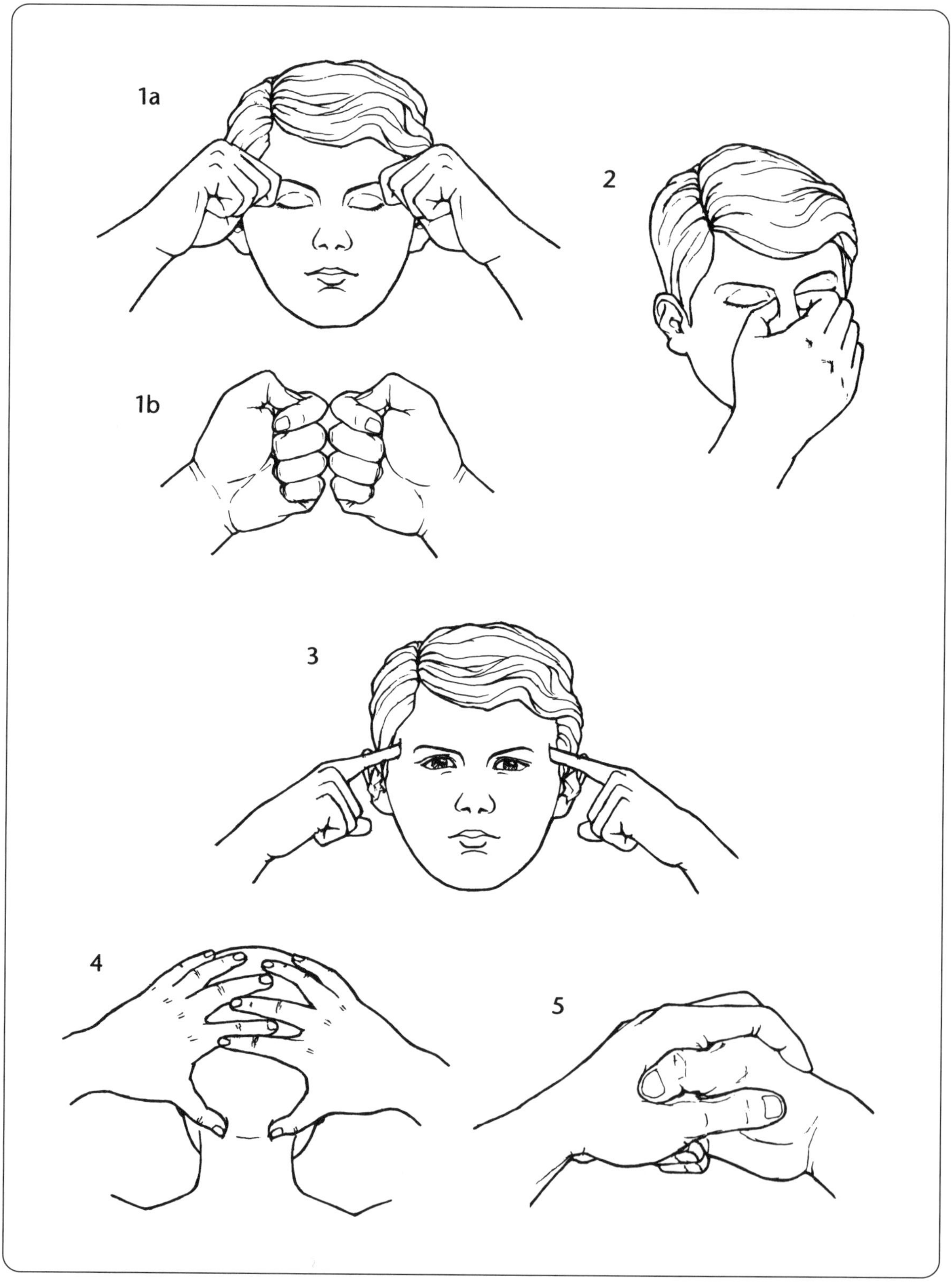

Abb. 36.1 Augenmassage

Überprüfen Sie die Augen des Kindes direkt vor Beginn der Übungen und ebenfalls direkt nach deren Beendigung. Es sollte sich sofort eine deutliche Verbesserung einstellen, die jedoch wahrscheinlich nach einigen Stunden wieder nachlässt. Werden die Übungen jedoch dreimal täglich ausgeführt, dann sollte es nach zwei Wochen zu einer anhaltenden Besserung kommen. Es ist in der Regel notwendig, die Übungen für sechs bis acht Wochen fortzusetzen. Dies scheint eine lange Zeit zu sein, aber es ist eine lohnende Investition in die Zukunft. Es kann hilfreich sein, während der Übungen Musik zu spielen.

Verbesserung der Körperhaltung

Eine Sehschwäche kann durch unnötige Verspannungen und eine schlechte Sitzhaltung beim Lesen oder Schreiben verursacht werden. Stellen Sie sicher, dass:

- das Kind beim Lesen und Schreiben gerade sitzt
- die Bücher im richtigen Abstand gehalten werden
- das Kind beim Lesen und Schreiben nicht angespannt und verkrampft ist

Augenübungen

Augenübungen dienen dazu, die Wiederherstellung der normalen Augenfunktion zu fördern. Die in China verwendeten Übungen sind denen von William H. Bates entwickelten sehr ähnlich, die er in seinem Buch *Rechtes Sehen ohne Brille. Heilung fehlerhaften Sehens durch Behandlung ohne Brille* beschreibt.

Elektrische Pflaumenblütenhämmerchen-Therapie

Diese Behandlung wurde am Guang An Men Krankenhaus in Beijing entwickelt. Bei der Behandlung der Myopie wird das Pflaumenblütenhämmerchen anstelle einer manuellen Punktion unter schwache elektrische Spannung gesetzt. Dies macht die Stimulation kontrollierbarer und vermindert die Schmerzen. Grundsätzlich wird der Stimulator in derselben Weise eingesetzt wie ein Punktsuchgerät, wobei das Kind den Erdungsdraht in seiner Hand hält. Bei einem Pflaumenblütenhämmerchen mit einem Griff aus Knochen oder Plastik wird der Draht um die Nadeln gewickelt und dann an den Stimulator angeschlossen. Ist der Griff aus Metall, kann er selbst mit dem Stimulator verbunden werden, wobei der Bereich, den der Therapeut berührt, isoliert wird. Aus offensichtlichen Gründen ist es wichtig, dass der Therapeut keinen Teil des Gerätes berührt, der unter Spannung steht.

Das Pflaumenblütenhämmerchen wird auf den Punkt gehalten und die Spannung schrittweise von Null an erhöht, bis das Kind das charakteristische *Deqi*-Gefühl hat. Dann wird es für etwa zwanzig Sekunden auf dem Punkt belassen. Während man zum nächsten Punkt übergeht, wird die Spannung wieder auf Null reduziert. Dies ist besonders dann wichtig, wenn ein Punkt nahe des Auges stimuliert wird, nachdem vorher ein Punkt an den Gliedmaßen behandelt worden war, da die Stärke der Stimulation, die notwendig ist, um an den Gliedmaßen das *Qi* zu erreichen, im Gebiet um die Augen Schmerzen verursachen würde.

Punkte Bl 2 (*Zanzhu*)
Yuyao (M-HN 6)
SJ 23 (*Sizhukong*)
Gb 20 (*Fengchi*)
Di 4 (*Hegu*)

In China erfolgt die Behandlung im Allgemeinen in Behandlungszyklen. Jeder Zyklus umfasst eine tägliche Behandlung über einen Zeitraum von zehn Tagen, gefolgt von einer fünftägigen Pause vor dem Beginn des nächsten Zyklus. Bei leichten Fällen sind gewöhnlich ein bis drei Behandlungszyklen notwendig. Wie bei den Massageübungen wird eine einfache Augenuntersuchung vor und nach der Behandlung ein Ansporn für das Kind und die Eltern sein.

Wann das Pflaumenblütenhämmerchen eingesetzt werden sollte

Einige Kinder machen die Augenübungen sehr gut und selbst sehr junge Kinder sind stolz darauf, sie auszuführen und lassen nichts dazwischen kommen. Andere wiederum sind schrecklich faul und man muss ihnen ungeheuer zureden, damit sie nur irgendetwas für ihre Augen tun. Für diese Kinder können regelmäßige Behandlung und der Statusgewinn, der mit regelmäßigen Besuchen bei einem Therapeuten verbunden ist, hilfreich sein, ihnen den Antrieb zu geben, zumindest *einige* Übungen zu machen.

RATSCHLÄGE

- Achten Sie immer auf genügend Licht beim Lesen oder anderen, die Augen belastenden Tätigkeiten. Schlechtes Licht kann zu einer Überanstrengung der Augen führen.
- Kein Fernsehen und keine Computerspiele. Beides wirkt sich verheerend auf schwache Augen aus, nicht nur aufgrund der flimmernden, verschwommenen Bilder, sondern auch durch den Grad der Anspannung, der daraus folgt.
- Achten Sie bei augennahen Tätigkeiten auf eine gute Sitzhaltung. Lesen oder Schreiben in verkrampfter Haltung behindert den Fluss des *Qi* zu den Augen und führt sehr wahrscheinlich zu einer Überanstrengung der Augen.
- Wenn das Kind den ganzen Tag über eine Brille trägt, sorgen Sie dafür, dass es jeden Tag einige Zeit ohne sie verbringt. Ebenso sollten Sie die Stärke der Linsen schrittweise *vermindern*, anstatt sie zu erhöhen.

37 ❖ Strabismus (Schielen)

EINLEITUNG

Wir setzen hier unsere Erörterung der Augenprobleme aus dem vorangegangenen Kapitel fort. Ebenso wie nur wenigen Menschen bewusst ist, dass etwas gegen Kurzsichtigkeit getan werden kann, so wissen nur wenige, dass man etwas gegen den Strabismus tun kann und häufig wird angenommen, dass eine Operation die einzige Möglichkeit ist. Allerdings ist es weitaus häufiger, dass eine Behandlung mit komplementärer Medizin und insbesondere eine Akupunkturbehandlung diese Störung heilen kann. Darüber hinaus wirkt die Akupunktur stärkend auf die Augen und führt so zu einer anhaltenden Heilung. Im Gegensatz dazu schwächt eine Operation bis zu einem gewissen Grad die Augen. Schlimmer noch, es kommt manchmal vor, dass sich, nach der operativen Korrektur eines inneren Strabismus in der Kindheit, im Erwachsenenalter der Körper so verändert, dass sich ein äußerer Strabismus entwickelt! Diese Folgeerscheinung taucht niemals auf, wenn komplementäre Medizin eingesetzt wird.

In diesem Kapitel wollen wir die Ursachen und die Behandlung des Strabismus darstellen und deutlich machen, wann eine Behandlung wahrscheinlich wirksam ist und wann eine Operation anzuraten ist.

Notwendigkeit einer Behandlung

Der Strabismus ist dermaßen entstellend, dass man kaum nach einem Grund für eine Behandlung suchen muss. Gleichermaßen ist Binokularsehen besser als Monokularsehen, da es hilft, einen Sinn für Tiefe und Entfernung zu entwickeln. Aber es gibt noch einen weiteren Grund für eine Behandlung, besonders vor dem achten Lebensjahr und der ist, dass ein Auge, das im Alter zwischen sechs und acht überhaupt nicht benutzt wird, erblindet. Nach der Geburt funktionieren die Augen eines Kindes noch nicht regelrecht. Es kann die Augen nicht fokussieren (scharf stellen) und die Bewegung der Augen sind nicht koordiniert. Im Verlauf der Jahre lernt das Kind schrittweise, wie es die Augen zu benutzen hat, sodass im Alter von fünf Jahren die Sehkraft völlig ausgebildet sein sollte. Es scheint, dass sich während dieser kritischen Jahre wichtige Verbindungen im Gehirn entwickeln. Wenn das Kind nur das registriert, was es durch ein Auge wahrnimmt, und ignoriert, was es durch das träge Auge sieht, wird dieses träge Auge nach dem achten Lebensjahr völlig ignoriert und es bestehen wenig Chancen, die Sehkraft zu einem späteren Zeitpunkt wieder zurückzubringen. Es ist sehr wichtig, diesen Zeitfaktor zu berücksichtigen, wenn man behandelt. Die Uhr tickt und wenn Sie das erkrankte Auge retten wollen, müssen Sie in angemessener Zeit zu einigen Ergebnissen kommen. Wenn Sie bemerken, dass Sie zu keinen annehmbaren Resultaten kommen, kann eine Operation sehr wohl angezeigt sein. Wir werden darauf später noch eingehen.

Ursachen des Strabismus

Die westliche Anatomie ist zum Verständnis des Strabismus hilfreich, da sie uns Einsichten in die Mechanik des Sehens gewährt. Wir werden dann einen Blick darauf werfen, wie die Funktionsweise des mechanischen Systems des Auges durch bestimmte körperliche Zustände beeinflusst wird.

Mechanik

Das Auge wird von drei Muskelpaaren bewegt (Abb. 37.1). Die beiden, die uns hier interessieren, sind die horizontalen Muskelpaare. Sie können sich nur zusammenziehen. Um das Auge nach rechts oder nach links zu bewegen, ist jeweils nur ein Muskel nötig. Wenn das Auge ruht, sind alle Muskeln entspannt und das Auge weist nach vorn. Nach der Bewegung des Auges in eine bestimmte Richtung durch Kontraktion des Muskels, erlaubt es die Entspannung des Muskels dem Auge in seine zentrale Position zurückzukehren.

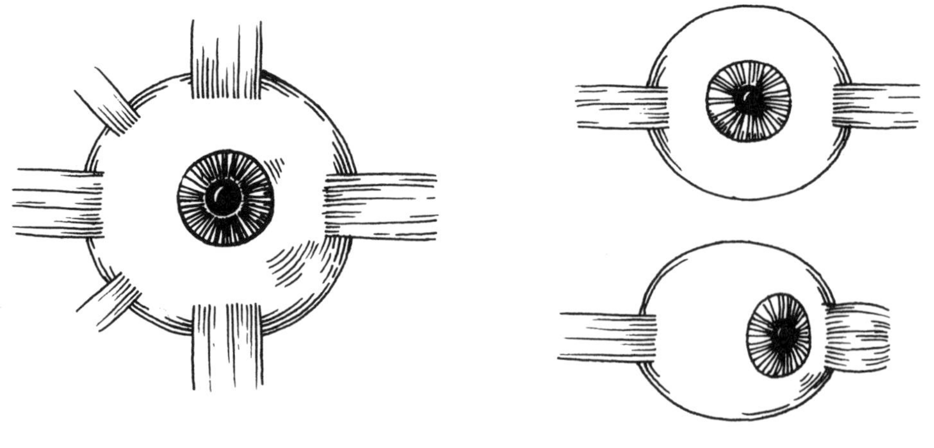

Abb. 37.1

Mechanische Defekte

1. Muskelverkürzung

In der Westlichen Medizin wird der Strabismus einzig als mechanischer Defekt betrachtet: einer der Muskeln (gewöhnlich der nach innen ziehende M. rectus medialis) ist zu kurz. Ein chirurgischer Eingriff wird als einzige Lösung betrachtet. Der Muskel wird in einer Zick-Zack-Form eingeschnitten und so leicht verlängert.

2. Muskellähmung

Ein weiterer Defekt ist die Paralyse eines Muskels. Es geschieht von Zeit zu Zeit, dass nur einer der Augenmuskeln gelähmt ist. Wenn dies auftritt, handelt es sich nicht um einen normalen Strabismus, da die Bewegung des Auges in alle Richtungen funktioniert, ausgenommen in die des gelähmten Muskels. Wir werden darauf später zurückkommen.

ÄTIOLOGIE UND PATHOGENESE

Es gibt vier Muster für den Strabismus:

- angeboren
- ein heißer pathogener Restfaktor
- Überstimulation und Übererregung
- Muskellähmung

Angeborener Strabismus

Angeboren bedeutet hier einfach, dass das Kind mit einem Strabismus geboren wurde. Wir meinen hier einen sehr starken Strabismus. Vor dem dritten Lebensjahr ist es äußerst üblich, dass Kinder ein wenig schielen, da sie Zeit brauchen, um zu lernen, mit den Augen umzugehen. Ebenso wie das Fokussieren immer wieder nachlässt, so verliert sich auch das Binokularsehen bei jungen Säuglingen immer wieder. Die Verwendung eines Auges ist schwierig genug, die Verwendung beider Augen unmöglich! Ist der Säugling jedoch entspannt, sollten beide Augen mehr oder weniger in dieselbe Richtung zeigen. Einige Kinder werden mit stark nach innen weisenden Augen geboren. Dies würde mit einem stark verkürzten Muskel korrespondieren. Es kann sich dabei einfach um einen Geburtsfehler handeln, ist aber in vielen Fällen auf Gebärmutterhitze oder Gebärmuttergift zurückzuführen, d. h. Hitze oder Giftstoffe wurden von der Mutter auf das Kind übertragen.

Pathogener Restfaktor

Eine Störung der normalen Funktion der Augenmuskeln kann das Ergebnis eines pathogenen Restfaktors sein. So kann es z. B. vorkommen, dass, wenn ein Kind eine Fiebererkrankung hatte, die mehr oder weniger ausgeheilt ist, etwas von dieser Erkrankung zurückbleibt; in diesem Fall eine Verminderung der Energie eines oder mehrerer Augenmuskeln. Innerhalb der Traditionellen Chinesischen Medizin wird dies einem pathogenen Restfaktor in den Leitbahnen zugeschrieben, der den normalen Fluss des *Qi* blockiert. Eine solche Blockade kann nach jedem hohen Fieber auftreten, aber auch nach einer Impfung, etwa gegen Polio oder Pertussis. Es mag hilfreich sein, es sich begrifflich so vorzustellen, dass das Fieber eine leichte Entzündung im Nervensystem zurückgelassen hat. Aus Gründen, die uns nicht klar sind, kann ein heißer pathogener Restfaktor einzig nur einen der Muskeln beeinträchtigen, ihn verkürzen und es ist nahezu immer derjenige, der das Auge nach medial bewegt.

Übererregung

Auf einer energetischen Ebene korrespondiert Übererregung mit aufwärts flammendem Feuer. Sie hat sehr ähnliche Auswirkungen wie ein heißer pathogener Restfaktor, der Unterschied jedoch ist, dass es sich nicht um wahres, sondern um falsches Feuer handelt. Wenn ein Kind mit dieser Verfassung zu Ihnen kommt, wirkt es auf Sie exakt wie die beiden vorher beschriebenen Störungen. Wie beim Muster des pathogenen Restfaktors wurde das Kind vielleicht mit normal funktionierenden Augen geboren und erwarb den Strabismus später. Der Unterschied ist, dass es keine Vorgeschichte von Impfungen oder Fiebererkrankungen gibt. Darüber hinaus erscheint das Kind übererregt (zunächst vielleicht schüchtern, aber sehr bald rüpelhaft und überdreht) und die Eltern geben möglicherweise an, dass der Strabismus entsprechend dem Grad der Müdigkeit des Kindes ein wenig variiert.

Lähmung der Augenmuskeln

Es ist wirklich überraschend, dass einzig einer der Augenmuskeln gelähmt sein kann. Die Art und Weise wie dies geschehen kann ist dieselbe wie die, bei der sich ein einzelner Muskel verkürzt. Die Ätiologie ist dieselbe, jedoch ist die Auswirkung wesentlich schwerwiegender: Das aufwärts flammende Feuer beeinträchtigt eine oder mehrere der Leitbahnen, die das Auge umgeben. In leichten Fällen bleibt, wenn das Feuer zurückgeht, ein pathogener Restfaktor in den Leitbahnen zurück und verursacht eine Verkürzung des Muskels. In extremen Fällen jedoch konsumiert das Feuer das *Yin* und lässt den Muskel gelähmt zurück. Es handelt sich dann um eine lokalisierte Form eines *Wei*-Syndroms.[1] Es tritt häufig nach hohem Fieber auf (etwa beim Lungenhitze-Muster vom Typ des *Wei*-Syndroms), oder nach Impfungen, besonders nach der Polioimpfung, da Polio selbst eine Lähmung verursacht.

Die Erkrankungsgeschichte eines Kindes mit Lähmung eines Augenmuskels entspricht folglich der eines Falles mit pathogenem Restfaktor – das Problem tritt kurz nach einem Fieber oder einer Impfung auf.

---

1 Zu einer Darstellung des Wei-Syndroms s. *Essentials of Acupuncture* (Beijing: Foreign Language Press, 1980)

MUSTER UND SYMPTOME

Angeborener Strabismus Hier ist die Erkrankungsgeschichte ganz klar: Das Kind wurde mit einem schweren Strabismus oder einem ‚schielenden' Auge geboren und die Bewegung dieses Auges ist stark eingeschränkt.

Pathogener Restfaktor Das Kind wurde mit Augen geboren, deren Bewegung koordiniert ist, aber nach einer Erkrankung oder einer Impfung (häufig zwischen dem ersten und dritten Lebensjahr) entwickelt sich ein Strabismus. In einigen Fällen benutzt das Kind abwechselnd einmal das eine und wieder das andere Auge, während das Kind in anderen Fällen nur ein Auge zum Sehen benutzt und das andere überhaupt nicht verwendet. Die Augen sind koordiniert und bewegen sich zusammen, bilden aber in Relation zueinander einen Winkel, anstatt parallel zu sein. In diesem Fall bleibt der Winkel konstant, wenn sich die Augen bewegen. Zu anderen Zeichen eines pathogenen Restfaktors gehören:

- Schlafstörungen
- schlechter Appetit
- geschwollene Lymphknoten
- Zeichen von Röte im Gesicht, etwa rote Wangen oder Lippen
- möglicherweise eine rote Zunge oder eine rote Zungenspitze
- Reizbarkeit, Ruhelosigkeit

Übererregung Das Muster der Augenbewegung ähnelt dem, das mit einem pathogenen Restfaktor assoziiert wird. Die Augen bewegen sich gemeinsam, aber das Kind sieht jeweils nur mit einem Auge. Zudem gibt es bei diesem Typ des Strabismus keinen klaren Beginn. Der Strabismus kann sich bei Stress und Erregung verstärken, etwa wenn das Kind sehr müde ist oder auf einem Kinderfest war oder wenn es sehr viel Süßigkeiten gegessen hat. Die Eltern berichten bei diesem Muster, dass das Kind sehr leicht übererregt reagiert. Diese Kinder können sehr unruhig sein, sind aber nicht so gereizt und nervös, sondern machen eher Sie als Therapeuten nervös. Dies kommt daher, dass sie sich daran berauschen, aufgeregt zu sein und wenn diese Kinder Sie einmal kennen gelernt haben, versuchen sie, auch Sie in starke Aufregung zu versetzen.

Zu anderen Zeichen und Symptomen gehören:

- das Kind wurde mit gesunden Augen geboren und entwickelte den Strabismus später
- es hat häufig rote Wangen
- oft ist der untere Rückenbereich schwach
- das Kind ist zunächst schüchtern, dann verspielt und überdreht
- die Zunge kann rot oder blass sein
- die Pulsrate variiert mit dem Grad der Übererregung
- diese Kinder sind attraktiv und gutaussehend, es sind die so genannten ‚das Wasser kontrolliert das Feuer nicht' Kinder

Lähmung der Augenmuskeln

Wenn einer oder mehrere Augenmuskeln gelähmt sind, dann ist die Bewegung dieser Muskeln eingeschränkt. In solchen Fällen zeigt sich, dass sich Augen beim Sehen in bestimmte Richtungen gemeinsam bewegen, während beim Sehen in andere Richtungen sich das eine Auge bewegt, das andere aber nicht folgt. Ein anderes häufiges Muster ist es, dass beim Sehen auf eine Seite (z. B. nach rechts) sich die Augen gemeinsam bewegen, aber beim Blick auf die gegenüberliegende Seite sich nicht über den Mittelpunkt hinaus bewegen können (Abb. 37.3 – 37.5).

Wenn diese Lähmung bei Kindern auftritt, die schon gelernt haben, ihre Augen gemeinsam zu benutzen, also bei Kindern über acht Jahren, kann es zu Schwindelgefühlen und Übelkeit kommen. Dies rührt daher, dass die beiden Augen unterschiedliche Informationen über die Lage des Horizontes liefern und sie leiden daher an einer Art von ‚Seekrankheit'.

Es gibt viele Ähnlichkeiten zwischen diesem Muster und einem pathogenen Restfaktor, und zwar aus dem einfachen Grund, weil beide das Ergebnis von Fieber sind. Bei diesem Muster ist das Fieber tiefer eingedrungen und hat so die Lähmung verursacht. Man findet daher häufig exakt dieselben Symptome, der einzige Unterschied ist die Bewegung der Augen.

Allerdings sieht man manchmal ein alternatives Muster – *Qi*-Mangel – mit den folgenden Zeichen und Symptomen:

- blasses Gesicht
- müde, schlaff
- schlechter Appetit
- schläft viel
- ein geistig träger Ausdruck in den Augen

Andere Aspekte der Diagnose

In der Mehrzahl der Fälle ist der Gesamtfluss des *Qi* im Körper gut und nur in der Region der Augen eingeschränkt. Sie sollten den Versuch unternehmen, zu beurteilen, wie das lokale Niveau des *Qi* ist. Achten Sie auf:

- die Qualität der Energie, die die Augen ausstrahlen (auf ihren Glanz und ihr Leuchten)
- die Farbe der Haut um die Augen herum
- die Textur und den Tonus der Haut um die Augen herum

Irreführende Zeichen

Orientalen haben eine Hautfalte im Augenlid, die den Eindruck von Strabismus erwecken kann, obgleich es tatsächlich keinen gibt.

Hier die Abbildung der Augen eines orientalischen Kindes (Abb. 37.2). Es wäre berechtigterweise sehr beleidigt, wenn Sie hier einen Strabismus vermuten würden. Wenn es sich jedoch um ein Kind kaukasischer Abstammung handelt, dann würde dieser Blick Schielen bedeuten. Was geht hier vor?

Abb. 37.2

Irreführend ist hier die Tatsache, dass einige Orientalen eine Hautfalte im Augenlid haben, die sie so aussehen lässt, als hätten sie Strabismus. Wenn Sie im Zweifel sind, ist ein Weg, sich hierüber Sicherheit zu verschaffen, wenn Sie mit einer kleinen Taschenlampe in die Augen leuchten und auf die Reflektion des Lichtes achten. Wenn die Augen geradeaus sehen, sollte der Lichtpunkt (die Reflektion unserer Taschenlampe) sich genau am selben Platz der jeweiligen Iris befinden. Liegt ein Schielen vor, so wird der Lichtpunkt auf unterschiedliche Bereiche fallen. Ich habe versucht, dies in Abbildung 37. 3 zu veranschaulichen.

Abb. 37.3

Das unten abgebildete Kind hat Strabismus (Abb. 37.4). Hier ist das Problem ein pathogener Restfaktor. Wäre das Foto farbig, könnten Sie den pathogenen Restfaktor an der exzessiven Rötung der Lippen und der sehr gesunden Gesichtsfarbe erkennen. Ignorieren Sie das Wasser unterhalb des linken Auges, es ist hauptsächlich die Wirkung der Akupunkturbehandlung!

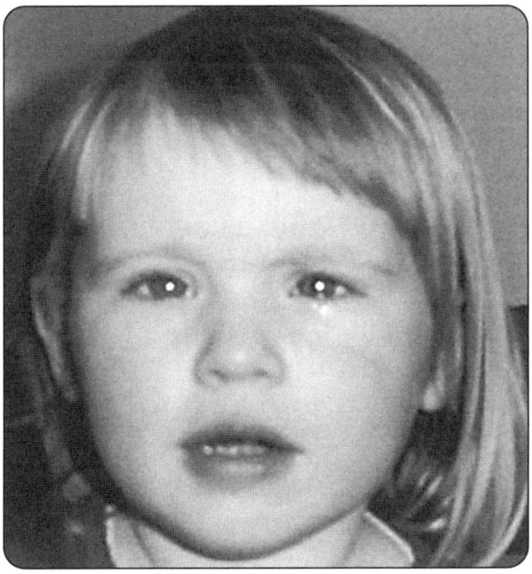

Abb. 37.4

Wenn Sie die Vergrößerung der Augen des Kindes betrachten (Abb. 37.5), dann werden Sie erkennen, dass der Reflektionspunkt des Lichtes im jeweiligen Auge in unterschiedlichen Bereichen liegt. In ihrem rechten Auge (linke Abbildung) liegt der weiße Kreis nahezu zentral zur Pupille. In ihrem linken Auge (rechte Abbildung) können Sie einen schwarzen Halbmond links des weißen Kreises erkennen.

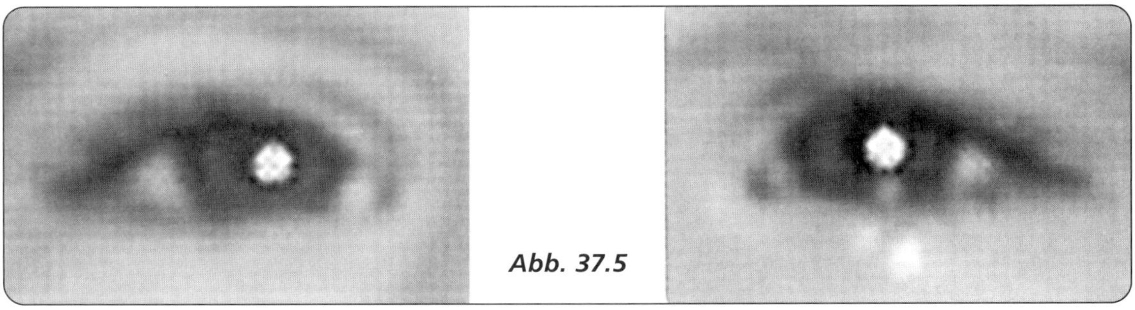

Abb. 37.5

Wie man Strabismus bei Kindern erkennt

Abb. 37.6 zeigt das linke Auge. Der Reflektionspunkt des Lichts liegt in diesem Fall im oberen Bereich der Pupille.

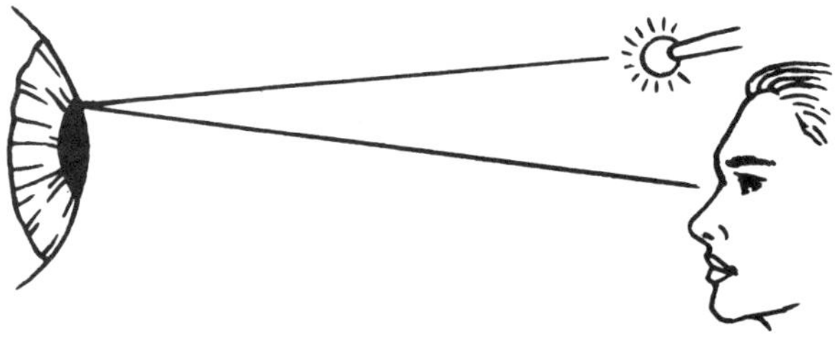

Abb. 37.6

Abb. 37.7 zeigt das rechte Auge, das wir hier mit starker Abweichung dargestellt haben. Der Reflektionspunkt des Lichtes liegt hier weit außerhalb der Pupille.

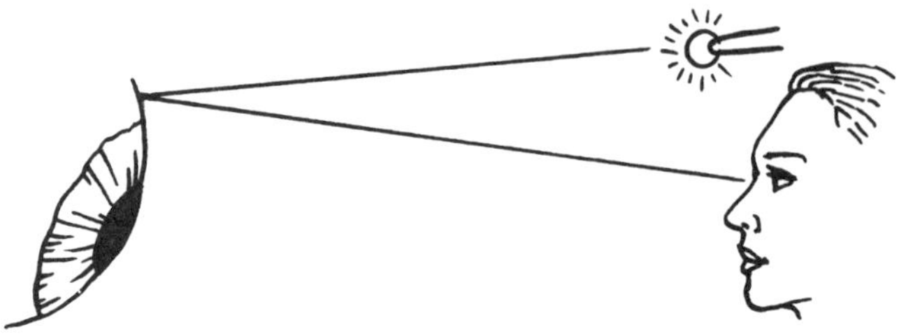

Abb. 37.7

Abb. 37.8 und 37.9 dienen dazu, zu illustrieren, wie die Augen aussehen würden. Abb. 37.8 korrespondiert mit dem Auge in Abb. 37.6. Der schwarze Punkt stellt den Reflektionspunkt des Lichtes dar. Abb. 37.9 korrespondiert mit dem Auge in Abb. 37.7. Die Reflektion des Lichtes findet sich in einem anderen Bereich des Auges.

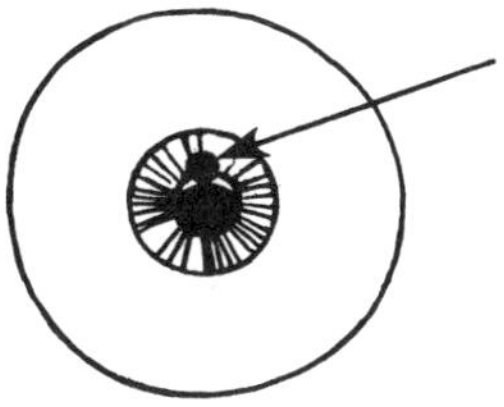

Abb. 37.8

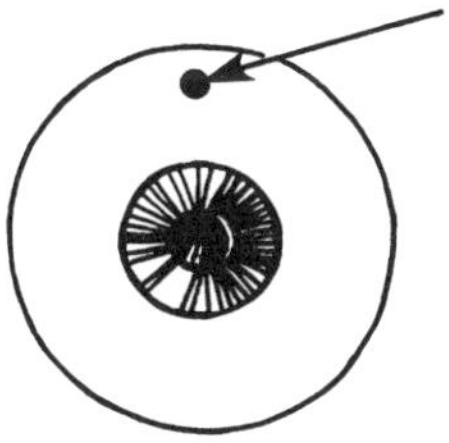

Abb. 37.9

Differenzierung zwischen Strabismus und Muskellähmung

In den folgenden Abbildungen illustrieren wir den Unterschied in den Augenbewegungen zwischen einem Kind mit angeborenem Strabismus (aufgrund von Muskelverkürzung) und einem Kind mit einer Augenmuskellähmung. Sie werden erkennen, dass das Kind mit Strabismus beide Augen gemeinsam bewegen kann, sie aber niemals in dieselbe Richtung weisen. Es ist einem Auto vergleichbar, bei dem die beiden Vorderreifen falsch angebracht sind. Beide Räder wechseln die Richtung, wenn man das Lenkrad dreht, aber sie bleiben immer im gleichen Winkel zueinander und sind niemals parallel.

Wenn ein Kind eine Augenmuskellähmung hat, ist die Bewegung ganz anders. Beim Blick zu einer Seite bewegen sich die Augen perfekt zusammen. Beim Versuch auf die andere Seite zu blicken, bewegt sich ein Auge, während das andere kurz jenseits des Mittelpunktes stecken bleibt.

VERKÜRZTER MUSKEL (Abb. 37.10 – 37.12)

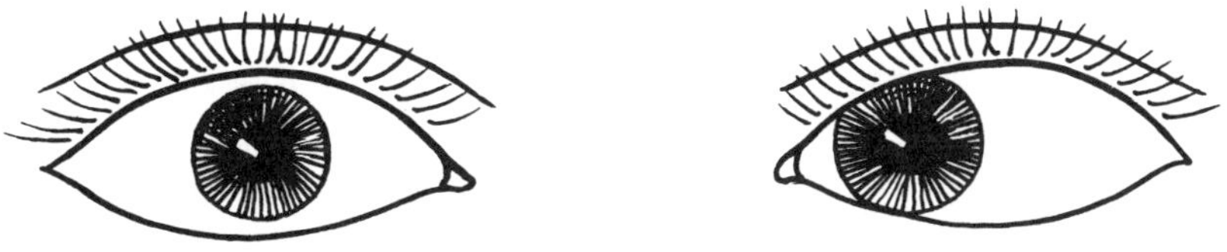

Abb. 37.10 *Blick nach rechts*

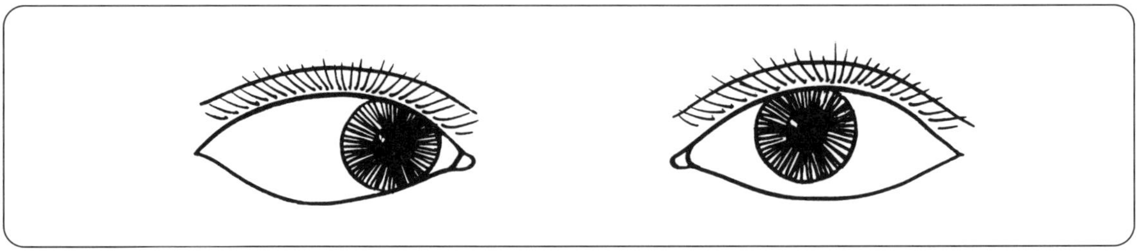

Abb. 37.11 *Blick nach vorn*

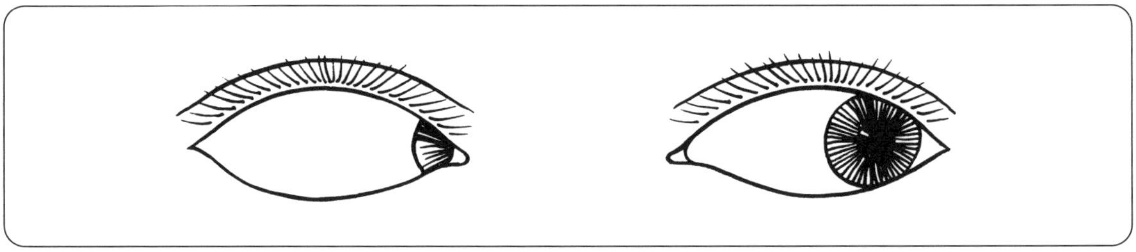

Abb. 37.12 *Blick nach links: Das rechte Auge kann nichts sehen, da es nahezu verschwunden ist*

MUSKELLÄHMUNG (Abb. 37.13 – 37.16)

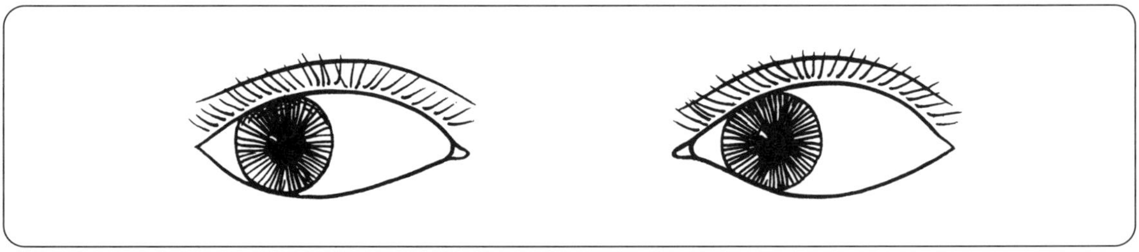

Abb. 37.13 *Blick nach rechts: Die Augen sind in Ordnung*

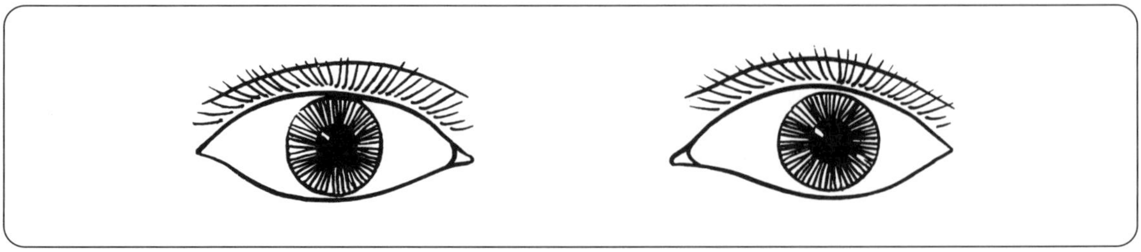

Abb. 37.14 *Blick nach vorn: Die Augen sind in Ordnung*

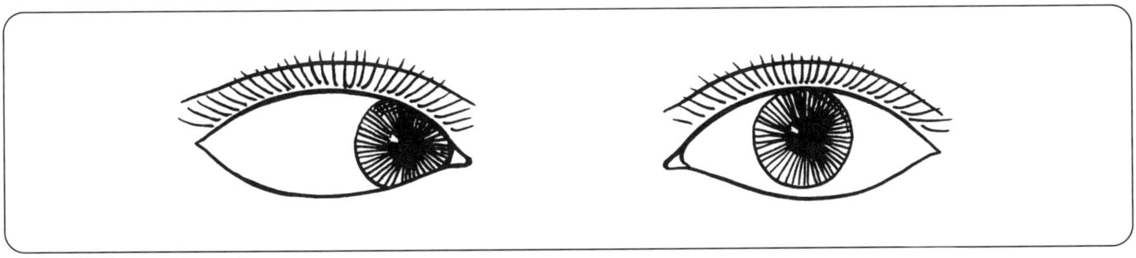

Abb. 37.15 *Blick nach links: Das linke Auge bleibt am Mittelpunkt stecken*

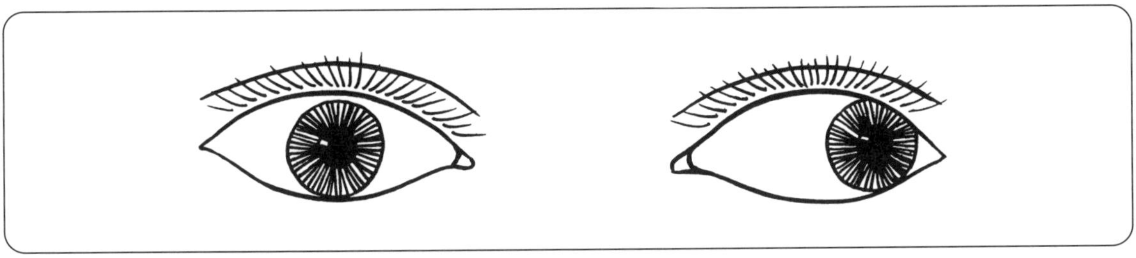

Abb. 37.16 *Blick nach links: Das rechte Auge bleibt am Mittelpunkt stecken*

BEHANDLUNG

Für alle Typen von Strabismus

HAUPTPUNKTE

Gb 20 (*Fengchi*) Wenn möglich, sollte die Nadelsensation zum Auge hin ausstrahlen
Di 4 (*Hegu*)

Bei medialem Strabismus fügen Sie hinzu:
Qiuhou (M-HN 8)[2]
Gb 1 (*Tongziliao*)
Waiming (N-HN 6)[3]

Bei lateralem Strabismus fügen Sie hinzu:
Bl 1 (*Jingming*)

Anmerkung: Die Nadelungstiefe der Augenpunkte bei Kindern sollte nur 0,2 bis 0,3 *Cun* betragen. Dies ist eine weit oberflächlichere Nadelung als bei Erwachsenen, weil es einfach nicht möglich ist, diese Punkte bei einem Kind tiefer zu nadeln.

---

2 Lokalisiert am unteren Rand der Orbita, auf dem Übergang vom lateralen Viertel zu den drei medialen Vierteln der infraorbitalen Begrenzung.

3 Lokalisiert etwa 0,3 *Cun* oberhalb des äußeren Augenwinkels

Angeborener Strabismus

Allgemein lässt sich sagen, dass man bei diesem Typ von Strabismus mit Akupunktur nicht viel ausrichten kann, da das Kind mit einem verkürzten Muskel geboren wurde. Es gibt jedoch zwei Wege, in denen die konventionelle Medizin helfen kann:

1. Ein operativer Eingriff, wie wir ihn weiter oben beschrieben haben
2. Sehr stark vergrößernde Brillengläser. Dies mag etwas seltsam klingen, doch es scheint wirksam zu sein. Der Gedankengang, der dahinter steckt, ist der, dass unsere Augen leicht konvergieren und einen leichten Strabismus verursachen, wenn wir sie auf etwas scharf stellen, das sehr nahe ist. Wenn ein Kind eine sehr starke Brille trägt, wird es dazu tendieren, weitsichtig zu werden und die Reflexhandlung wird in die Gegenrichtung arbeiten und eine Divergenz verursachen und folglich bei der Korrektur des Strabismus hilfreich sein.

Ist Akupunktur bei der Behandlung des angeborenen Strabismus überhaupt angemessen? Ja, wenn es zum Zeitpunkt der Geburt bei dem Kind ein signifikantes Hitzeungleichgewicht gibt, das heißt, wenn es Gebärmutterhitze gegeben hat. Die Behandlung wäre dieselbe wie bei einem heißen pathogenen Restfaktor, allerdings ist zu erwarten, dass sich die Ergebnisse langsamer einstellen.

Prognose: Unterschiedlich, abhängig von der Schwere des Falles. Akupunktur kann hilfreich bei der Regulierung des *Qi* sein, aber es braucht Monate oder Jahre, bis ein verkürzter Muskel bis zur richtigen Länge wächst und die Situation muss daher beständig neu bewertet werden.

Pathogener Restfaktor

Behandlungsprinzip: Den pathogenen Faktor beseitigen und die Augen beleben

HAUPTPUNKTE

Eine Kombination, die wir sehr oft als sehr nützlich empfunden haben, ist:

Pe 7 (*Daling*)	Beide Punkte kühlen Hitze
Le 2 (*Xingjian*)	und beleben die Augen

Zu anderen nützlichen Punkten gehören Du 14 (*Dazhui*), Di 11 (*Quchi*) und Di 4 (*Hegu*), sowie diejenigen Punkte, die direkt die Augen beeinflussen.

Methode: Neutrale Technik, die Behandlung sollte ein- oder zweimal wöchentlich erfolgen

Prognose: Wenn die Diagnose klar ist, sollten diese Punkte allein ausreichen und der Zustand innerhalb von zehn bis fünfzehn Behandlungen geheilt sein. Nachdem der pathogene Faktor beseitigt ist, kann es in einigen Fällen jedoch notwendig sein, das *Qi* mit Punkten wie Gb 20 (*Fengchi*) zu den Augen zu lenken.

Bei medialem Strabismus fügen Sie hinzu:
Qiuhou (M-HN 8)
Gb 1 (*Tongziliao*)
Waiming (N-HN 6)

Bei lateralem Strabismus fügen Sie hinzu:
Bl 1 (*Jingming*)

Übererregung

Eine direkte Behandlung des Strabismus kann oder kann nicht wirkungsvoll sein. Die wenigen Kinder, die uns mit diesem Muster gebracht wurden, gehörten alle zum überängstlichen Typ. Ein flüchtiger Blick auf die Nadel und sie brachen in panisches Weinen aus und rannten dann aus dem Zimmer! Die einzige Behandlung, die möglich war, war das sanfte Moxen von Bl 23 (*Shenshu*) und von Ni 1 (*Yongquan*) mit dem Ziel, das Wasser zu stärken. Allerdings berichtete mir einer meiner Kollegen, dass er in China ein Kind mit starkem Strabismus behandelt hat, den es nach zu viel Fernsehen während des chinesischen Neujahres entwickelt hatte. Die Behandlung erfolgte täglich.

Der wichtigste Teil der Behandlung sind die Ratschläge an die Eltern. Es ist absolut wesentlich, den Grad der Stimulation des Kindes zu vermindern. Dies kann drastische Maßnahmen erfordern. Fernsehverbot, das Verbot mit Freunden zu spielen, die das Kind aufregen. Es kann notwendig sein, das Kind im Haus zu halten und es ruhige Tätigkeiten wie Malen und Zeichnen verrichten zu lassen, anstatt es draußen spielen zu lassen. Einige Kinder müssen es vermeiden mit bestimmten anderen Kindern zu spielen, die sie „aufziehen"! Zusätzlich muss das Kind von anregenden Nahrungsmitteln, besonders von Zucker ferngehalten werden. Diese Maßnahmen klingen repressiv, wenn man sie das erste Mal vorschlägt, doch wenn sie ausprobiert werden, sind die Eltern durch den Gewinn, den sie bringen und den allgemeinen Zuwachs an Glück und Zufriedenheit derart ermutigt, dass sie es relativ leicht finden, damit fortzufahren.

Anzahl der Behandlungen: Es ist immer lohnend, einige tonisierende Behandlungen zu geben, um das Wasser zu stärken und die Übererregung zu beruhigen. Ebenso ist es der Mühe wert, einige (sagen wir fünf) Besprechungstermine zu vereinbaren, sodass Sie die Fortschritte kontrollieren und die Eltern in ihren Versuchen, die Stimulation ihres Kindes zu vermindern unterstützen können. Es ist gewiss sehr wichtig, diese Ratschläge bei der ersten Visite zu geben, aber ohne nachfolgende Besprechungen werden diese Ratschläge wahrscheinlich nicht befolgt.

Prognose: Eine deutliche Verbesserung setzt gewöhnlich erst dann ein, nachdem der Grad der Stimulation des Kindes sich verändert hat. Eine weitere Verbesserung kann erreicht werden, indem man das *Qi* zu den Augen lenkt. Die im vorhergehenden Kapitel (Myopie) beschriebene Selbstmassage ist meist der Akupunktur vorzuziehen, da diese Kinder sich häufig gegen die Akupunktur wehren und zudem sehr viele Behandlungen erforderlich sind. Die Übungen müssen für zwei bis drei Monate auf einer regelmäßigen Basis durchgeführt werden und können dann für ein weiteres Jahr zeitweilig erfolgen.

Lähmung der Augenmuskeln

Behandlungsprinzip: Die Leitbahnen reinigen und die Augen beleben

HAUPTPUNKTE

Gb 20 (*Fengchi*)

Bei medialem Strabismus fügen Sie hinzu:
Qiuhou (M-HN 8)
Gb 1 (*Tongziliao*)
Waiming (N-HN 6)

Bei lateralem Strabismus fügen Sie hinzu:
Bl 1 (*Jingming*)

Methode: Neutrale Methode. Die Behandlung sollte täglich und jeden zweiten Tag erfolgen.

Prognose: Wenn Sie sich daran erinnern, dass es sich hier um eine Form des *Wei*-Syndroms handelt, werden Sie erkennen, dass Sie eine Vielzahl von Behandlungen geben müssen und dies so früh wie möglich nach dem Beginn der Lähmung. Wie bei der Lähmung nach einem Schlaganfall ist eine Behandlung sehr wirksam, wenn sie innerhalb von drei Monaten einsetzt. Wenn seit dem Beginn zwei Jahre verstrichen sind, können Sie Glück haben und Ergebnisse erzielen, die an ein Wunder grenzen (das kommt vor), es ist jedoch wesentlich wahrscheinlicher, dass die Behandlung zu insgesamt wenig Veränderungen führt.

Anzahl der Behandlungen: Idealerweise sollte die Behandlung täglich über einen Zeitraum von zehn Tagen erfolgen, gefolgt von einer fünftägigen Pause vor Wiederaufnahme der Behandlung. Jede dieser zehn Behandlungsfolgen bildet einen Zyklus und es können fünf bis zehn solcher Zyklen notwendig sein – eine Vielzahl an Behandlungen und damit Kosten, die nur wenige Eltern tragen können, selbst wenn Sie nur ein geringes Honorar verlangen. Jedoch ist meines Wissens nach die Akupunktur eine der wenigen Behandlungsmethoden, die eine Chance hat, die Lähmung eines Augenmuskels zu heilen.

Können Sie ihren Patienten nicht dazu bewegen, zehn Tage lang täglich zu kommen oder zumindest an jedem Wochentag, so ist es dennoch wert zu behandeln, wenn er nur dreimal wöchentlich kommt. Kann der Patient jedoch nur zweimal in der Woche kommen, ist es im Allgemeinen nicht sinnvoll, eine lange Behandlungsserie zu planen. Es mag jedoch auch in diesem Fall von Wert sein, einige wenige Behandlungen zu geben, da diese das *Qi* zum Auge lenken und das kann Wunder bewirken. Was jedoch den Behandlungsstandard in Bezug auf die Wiederverwendung eines gelähmten Muskels betrifft, so sind drei Behandlungen pro Woche das Minimum.

Zusammenfassung

Strabismus ist das Ergebnis der Kontraktur eines der Augenmuskeln. Als solcher kann er sehr häufig wirksam mit Akupunktur behandelt werden, sodass eine Operation nicht notwendig ist. Um die Sehkraft in beiden Augen zu erhalten, ist es wichtig, dass beide Augen während der kritischen Zeit zwischen dem sechsten und achten Lebensjahr benutzt werden. Wird während dieser Zeit ein Auge nicht verwendet, kann die Sehkraft dieses Auges für immer verloren gehen. Dies bedeutet, dass manchmal einer Operation der Vorzug zu geben ist, um zu schnellen Ergebnissen zu kommen.

ANMERKUNGEN

- Bei allen Formen von Strabismus sind die im vorangegangenen Kapitel (Myopie) beschriebenen Massageübungen ebenfalls von Nutzem.

- Es kann hilfreich sein, das gesunde Auge abzudecken, um so die Verwendung des langsameren Auges anzuregen. Allerdings ist es recht schwierig, Kinder über längere Zeit dazu anzuhalten. Seltsamerweise ist es manchmal ebenso wirksam, das betroffene Auge abzudecken, da dies den Fluss des *Qi* zu beiden Augen anzuregen scheint. Dies stimmt auch mit dem alten Akupunkturprinzip überein, die gesunde Seite zu behandeln, um der betroffenen Seite zu nützen.

- In schweren Fällen von angeborenem Strabismus kann ein operativer Eingriff von Vorteil sein. Ein Strabismus, der später im Leben auftritt, sollte jedoch nicht in dieser Weise behandelt werden, da bei einer deutlichen Anzahl von Patienten, die sich einer operativen Verkürzung eines Muskels unterzogen haben, dieser Muskel sich später weiter verkürzt. Folglich kann sich, was als medialer Strabismus begann und operativ korrigiert wurde, in späteren Jahren zu einem lateralen Strabismus entwickeln.

- Einige Fälle von scheinbarem Strabismus sind in Wahrheit Weitsichtigkeit (Hyperopie). Diese Kinder haben große Mühe, zu fokussieren und ihre Augen einzustellen, was dazu führt, dass sich ein Auge oder beide Augen nach innen drehen. Die Augendrehung ist in diesem Fall wesentlich unregelmäßiger als bei den Fällen, die wir oben diskutiert haben. In Abb. 37.17 finden Sie einige hilfreiche Punkte zur Behandlung dieser Störung.

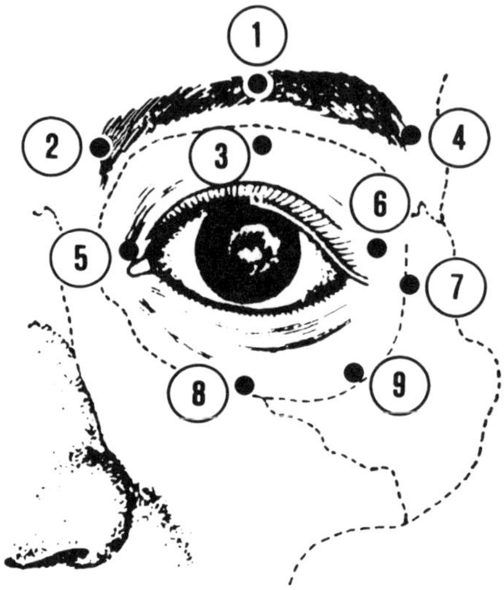

1. *Yuyao* (M-HN 6)
2. Bl 2 *(Zanzhu)*
3. *Shangming* (N-HN 4)
4. SJ 23 (*Sizhukong*)
5. Bl 1 (*Jingming*)
6. *Waiming* (N-HN 6)
7. Gb 1 (*Tongziliao*)
8. Ma 1 (*Chengqi*)
9. *Qiuhou* (M-HN 8)

Abb. 37.17 *Punkte in der Umgebung des Auges*

38 ❖ Starke Krämpfe und Krampfanfälle (einschließlich Meningitis)

EINFÜHRUNG

Krämpfe gehören in der Traditionellen Chinesischen Medizin zu einer der vier Hauptstörungen bei Kindern, gemeinsam mit Masern, Ernährungsstörungen und Pocken. Heutzutage haben als Folge besserer Lebensbedingungen die anderen drei an Wichtigkeit verloren, aber Krämpfe bleiben weiterhin ein ernsthaftes Problem. In Großbritannien leiden selbst heute noch 5 % aller Kinder unter Krämpfen. Hirnschäden und Epilepsie können durch einen schweren Anfall entstehen und Krämpfe können sogar lebensbedrohlich sein. Damit rechtfertigt die westliche Medizin ihre eher brutalen Behandlungsmethoden mit der Verordnung hoher Dosen von Drogen wie etwa Kortikosteroiden und Barbituraten. Im Gegensatz dazu ist Akupunktur eine sehr sanfte Behandlungsmethode und meist sehr wirksam bei der Behandlung von Krämpfen. Im heutigen China betrachtet man die Akupunktur vor allen anderen Therapieformen als Behandlung der Wahl, da sie sehr schnell wirkt.

Krämpfe werden traditionell in akute und chronische Muster unterteilt (wörtlich ‚schnell' und ‚langsam'), aber diese Übersetzung ist irreführend, weil die Unterscheidung in der Chinesischen Medizin wenig mit der Dauer der Erkrankung zu tun hat. Das ‚akute' Muster ist äußerst heftig mit schnellen, zuckenden Bewegungen von großer Stärke. Das Kind ist häufig rot im Gesicht, schreit mit lauter Stimme aus vollem Hals und schlägt um sich. Das ‚chronische' Muster ist schwach, das Kind hat nicht die Kraft, heftig um sich zu schlagen und ist häufig blass und eher weinerlich. Die Krämpfe selbst sind eher von der Natur leichter Zuckungen und einem sanften sich Winden.

Beide Muster beginnen und enden plötzlich und können sowohl kurz, als auch lang anhalten, abhängig vom Zustand des Kindes. Der Unterschied zwischen beiden Mustern besteht daher eher in der Intensität und man sollte sie besser als ‚stark' und ‚schwach' bezeichnen. Ein lang anhaltender Anfall des ‚starken' Typs kann allmählich in den ‚schwachen' Typ übergehen.

Es gibt eine Redewendung in der Chinesischen Medizin, in der es heißt, „Schleim und Hitze [verursachen gemeinsam] krampfartigen Wind." Dies fasst die Pathologie der febrilen oder ‚akuten' Krämpfe zusammen. Die meisten Kinder haben ohnehin etwas Schleim (aufgrund ihrer schwachen Verdauung) und etwas Hitze (weil Kinder von Natur aus mehr Hitze aufweisen und ihr *Yin* häufig schwach ist). Daher bedarf es nur eines relativ geringen zusätzlichen Faktors, um Krämpfe zu verursachen. Die folgende Musterdifferenzierung beschreibt solche Faktoren, die leicht zusätzlichen Schleim oder zusätzliche Hitze erzeugen.

Bei den ersten drei Mustern wird Hitze durch äußere pathogene Faktoren verursacht: äußerer Wind (meist Wind-Hitze), Sommer-Hitze und epidemische Krämpfe, was sich auf die Enzephalitis und die epidemische Meningitis bezieht. Schleim wird bei den beiden Schleim-Hitze-Mustern entweder durch exzessive Fehlernährung verursacht, die die Milz verletzt (oder bei westlichen Kindern die Störung der Milz während des Zahnens), oder durch eine Dysenterieattacke.

Beim Schreck-Muster werden die Krämpfe durch eine Störung des Geistes verursacht. Der Schreck kann durch einen Schock verursacht sein oder der Schreck kann bei Patienten, die eine andere Krankheit z. B. Bauchschmerzen haben, die Reaktion auf das plötzliche Auftreten von heftigen Schmerzen sein. Wenn Schrecken und Furcht bei einem Kind lange bestehen bleiben, ohne behandelt zu werden, kommt es häufig auch zu einer Akkumulation von Hitze, weil die *Qi*-Zirkulation beeinträchtigt wird.

ÄTIOLOGIE UND PATHOGENESE

Äußere pathogene Faktoren

Wind Dieses Muster sieht man häufig im Sommer, durch den Angriff von Wind-Hitze, aber auch im Winter, wenn Wind-Kälte sich in Hitze wandelt. Die Kinderhaut ist weich und schwach und daher anfällig für äußeren pathogenen Wind, der nach innen vordringen kann, eine Blockade verursacht und sich folglich zu Hitze wandelt. Starke Hitze kann sich in Feuer wandeln, das Schleim produziert, da es die Körperflüssigkeiten austrocknet. Extreme Hitze und Schleim erzeugen Wind, der rebellierend nach oben steigt und sich in Kopfschmerzen, Opisthotonus, Zuckungen und Fieber manifestiert. In schweren Fällen wird das Perikard beeinträchtigt, was zu Delir oder sogar zu Koma führt.

Sommerhitze Sommer und Herbst sind in China sehr heiße Jahreszeiten, Jahreszeiten, in denen die ‚Sommerhitze aufwärts lodert'. Das *Yuan-Qi* oder Quell-*Qi* ist bei Kindern weich und schwach und ihr *Yin* ist unzureichend, sodass sie sehr anfällig sind. Sommerhitze ist ein pathogener Faktor vom *Yang*-Typ und kann leicht zu Feuer umschlagen und damit das reine *Yang* stören und zu hohem Fieber, Erbrechen, Keuchen, Delir, Bewusstlosigkeit und Krämpfen führen.

Epidemischer Typus

Es gibt auch einen epidemischen Typus von Krämpfen, die so schnell fortschreiten, dass man sie als ‚galoppierende Krämpfe' bezeichnet. Hitze und Feuer entwickeln sich sehr schnell und es kommt zu den charakteristischen Symptomen von Hitze durch Fülle, die sich im Inneren staut, zu Symptomen von Leber-Wind und zu Symptomen eines pathogenen Faktors im Perikard. Diese Muster umfassen biomedizinische Krankheiten wie virale Enzephalitis, Meningitis und die durch Masern hervorgerufene Enzephalitis.

Schleim-Hitze

Die Leber von Kindern ist häufig in Fülle, während ihre Milz oft eine Schwäche aufweist, sodass Hitze und Schleim leicht akkumulieren können. Alternativ können unregelmäßiges Füttern, die Aufnahme von unverdaulichen oder kontaminierten Nahrungsmitteln (bei westlichen Kindern häufig gemeinsam mit dem Zahnen) zur Bildung von Feuchtigkeit und Hitze führen, die sich in Magen und Darm sammeln, diese Organe blockieren und das *Yang* eintrüben. Die Regulation des *Qi*-Mechanismus ist gestört und die Leber in Mitleidenschaft gezogen. Ein chinesisches Sprichwort sagt: „Ist das *Qi* in Fülle, wandelt es sich leicht zu Feuer." Folglich steigen Schleim-Feuer und trübe Feuchtigkeit nach oben und attackieren das Perikard und es erhebt sich ein starker Leber-Wind und steigt aufwärts.

Schreck und Schock

Das *Qi* des Geistes eines Kindes ist furchtsam und schwach, seinem *Yuanqi* fehlt es an einem starken Fundament und Schleim stört oft die inneren Wege und Pfade. Wenn ein Kind etwas Erschreckendes sieht, lauten Krach hört oder plötzlich erschreckt wird, so wird dieser Schreck den Geist und das Gemüt attackieren und deren Frieden stören. Sollte aufgrund dieser Tatsache trüber Schleim aufsteigen, benebelt dieser die Sinne und verursacht Leber-Wind und Krämpfe.

MUSTER UND SYMPTOME

Allgemeines

Obwohl akute Krämpfe gewöhnlich plötzlich auftreten, gibt es dennoch häufig als Warnzeichen Prodromalsymptome wie die folgenden:

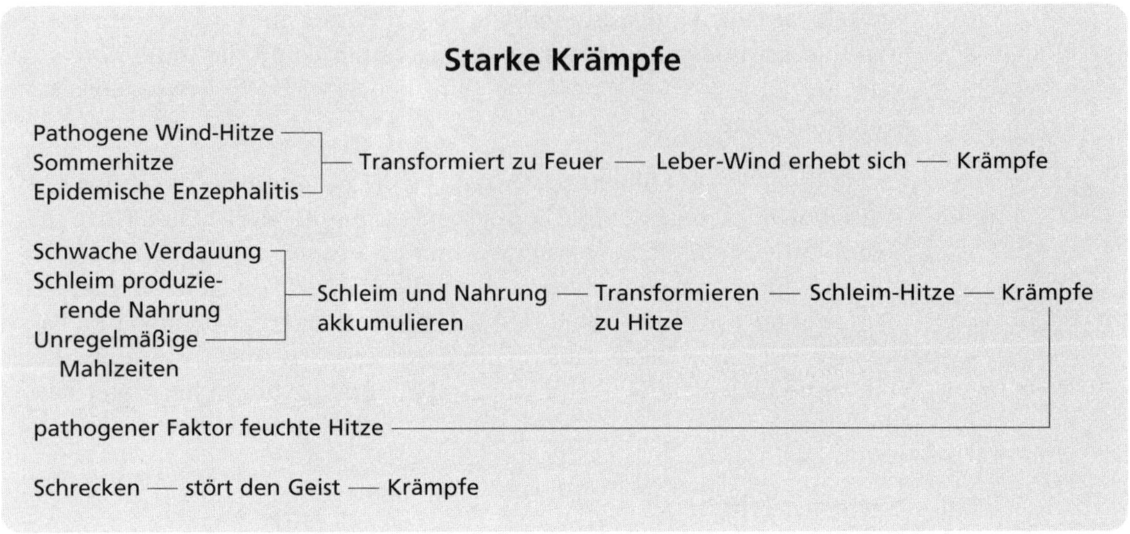

- Fieber
- Erbrechen
- Ruhelosigkeit und Reizbarkeit
- Kopfschütteln und mit der Zunge spielen
- Erschrecken und Aufschreien
- fällt möglicherweise in einen extrem tiefen Schlaf

Zum Zeitpunkt des Anfalls können folgende Symptome auftreten:

- der Körper ist sehr heiß und weist die typischen Hitzezeichen auf
- profuser Schleim
- Gliederzucken
- krampfartige Spasmen
- Opisthotonus (Rückenmuskelstarrkrampf)
- nach oben gedrehte Augen, nur das Weiße ist sichtbar
- zusammengebissene Zähne
- Mund und Lippen brennen und sind trocken
- Krämpfe und Bewusstlosigkeit

Diese Symptome sind ein Charakteristikum von Schleim-Hitze, die Krämpfe auslöst.

Während der Akutphase liegt der Schwerpunkt der Behandlung auf der Beendigung der Krämpfe, während zu anderen Zeiten das zugrunde liegende Muster behandelt wird. In schweren Fällen ist eine Kombination von Westlicher und Traditioneller Chinesischer Medizin angezeigt.

Krämpfe aufgrund eines äußeren pathogenen Faktors

Wind

- Fieber mit viel Schweiß
- roter Rachen
- Kopfschmerzen

- Ruhelosigkeit und Reizbarkeit
- Bewusstlosigkeit
- Krämpfe

Zungenbelag: dick, gelb
Puls: oberflächlich, schnell

Behandlungsprinzip: Den Wind zerstreuen und die Hitze beseitigen, die Sinnesöffnungen öffnen und die Krämpfe lösen

Sommerhitze

- Fieber
- Erbrechen
- der Nacken schmerzt und ist steif
- Krämpfe

Zungenbelag: dick und klebrig, möglicherweise gelb
Puls: schlüpfrig, schnell

Behandlungsprinzip: Die Sommerhitze vertreiben, die Hitze beseitigen, die Sinnesöffnungen öffnen und die Krämpfe beenden

Epidemischer Typ

QI UND NÄHREBENE SIND BETROFFEN

- die Erkrankung tritt plötzlich auf
- hohes Fieber
- Ruhelosigkeit
- Durst
- Delir
- schrille Schreie, wie von einem Vogel
- Bewusstlosigkeit
- Krämpfe

Anmerkung: Dieses Muster korrespondiert mit der Meningitis

Zungenbelag: dünn, gelb
Zungenkörper: rot oder violett
Puls: überfließend

Behandlungsprinzip: Die Hitze beseitigen und die Giftstoffe auflösen, das Blut kühlen und den Wind bezähmen

HITZE DRINGT IN DIE NÄHREBENE DES HERZENS EIN

- Koma, Bewusstlosigkeit
- Gliederzucken
- der Körperstamm ist heiß, die Gliedmaßen kalt, aber Handflächen und Fußsohlen sind heiß
- möglicherweise Hautausschlag oder Punkte auf der Haut

Zungenkörper: rot, karmesinrot
Puls: drahtig, dünn, schnell

Behandlungsprinzip: Die Hitze beseitigen und die Sinnesöffnungen öffnen, die Nähr- und Blutebene kühlen und den Wind bezähmen

Krämpfe durch Schleim-Hitze

Blockade durch Nahrungsretention (Nahrungsakkumulation)

- Völlegefühl
- Erbrechen
- abdominale Distension
- abdominale Schmerzen
- Obstipation
- Fieber
- gurgelnde Geräusche in der Kehle
- geistige Trägheit
- bläuliche Gesichtsfarbe
- Krämpfe

Bei westlichen Kindern kann diese Störung durch das Zahnen verursacht werden, wobei es dann zu folgenden charakteristischen Symptomen kommt:

- eine einzelne rote Wange
- steckt die Finger in den Mund
- Reizbarkeit und Ruhelosigkeit
- möglicherweise gelber nasaler Ausfluss

Zungenbelag: schmutzig, schmierig und gelb
Puls: schnell

Behandlungsprinzip: Die Nahrungsstagnation vermindern und die Blockade auflösen, den Schmutz beseitigen und die Sinnesöffnungen öffnen

Stagnation feuchter Hitze und knotige Krämpfe

- hohes Fieber
- Delir
- Erbrechen
- Bauchschmerzen
- Stühle stinken nach verrottetem Fisch; können Eiter und Blut enthalten
- der Geist ist verwirrt
- intermittierende Krämpfe

Zungenbelag: gelb, klebrig
Zungenkörper: rot
Puls: schlüpfrig, schnell

Behandlungsprinzip: Die Hitze beseitigen und die Feuchtigkeit umwandeln, die Giftstoffe auflösen und die Krämpfe lösen

Krämpfe durch Schreck und Schock

- der Körper ist sehr geschwächt
- kein oder nur leichtes Fieber

- die Bewegungen sind unruhig (zappelig, hyperaktiv)
- möglicherweise Koma
- beim Erwachen im Allgemeinen stuporös mit Zuckungen
- grüne oder rote Gesichtsfarbe
- grüne Stühle

Zungenbelag: dünn
Puls: tief
Fingervene: blau-violett

Behandlungsprinzip: Die Furcht vermindern und den Geist beruhigen

BEHANDLUNG

Notfallbehandlung bei starken Krämpfen

Wenn Sie das erste Mal Krämpfe zu Gesicht bekommen, wollen Sie sicherlich sehr schnell etwas unternehmen. Es gibt einige einfache Behandlungen, die ohne lange Überlegungen durchgeführt werden können.

Notfallbehandlung 1
Di 4 (*Hegu*)
Le 3 (*Taichong*)

Notfallbehandlung 2
Du 14 (*Dazhui*)
Di 11 (*Quchi*)
Di 4 (*Hegu*)

Notfallbehandlung 3
Zu Zeiten, in denen Sie keine Nadeln zur Hand haben: Kneifen Sie stark in die Achillessehne an der Ferse, d. h. in Ni 3 (*Taixi*) und Bl 60 (*Kunlun*)

Notfallbehandlung 4
Wenn das Kind bewusstlos ist:
Du 26 (*Renzhong*)
Pe 6 (*Neiguan*)

Behandlung, wenn es sich nicht um einen Notfall handelt

Hauptpunkte
Du 14 (*Dazhui*)
Di 11 (*Quchi*)
Di 4 (*Hegu*)

Gemeinsam beseitigen diese Punkte Hitze aus dem Körper und bezähmen inneren Wind.

Methode: Zerstreuende Methode, ohne die Nadeln liegen zu lassen; die Behandlung erfolgt alle zwei Stunden.

Behandlung entsprechend der Symptome

Starke Spasmen im oberen Körperbereich

Durchnadeltechnik von Di 4 (*Hegu*) zu Dü 3 (*Houxi*)

Starke Spasmen im unteren Körperbereich

Durchnadeltechnik von Le 3 (*Taichong*) zu Ni 1 (*Yongquan*)

Zucken der Gliedmaßen

Dü 3 (*Houxi*) und Bl 62 (*Shenmai*). Dieses Symptom wird dadurch verursacht, dass Wind in den *Du Mai* eindringt und diese Punkte sind der Öffnungspunkt und der Ankopplungspunkt des *Du Mai*.

Opisthotonus

Du 12 (*Shenzhu*) und Du 3 (*Yaoyangguan*), um den Wind aus dem *Du Mai* zu beseitigen; Ni 1 (*Yongquan*), Pe 8 (*Laogong*) und Du 26 (*Renzhong*) ist eine häufig verwendete Kombination, um das Bewusstsein wieder herzustellen.

Zusammengebissene Zähne

Ma 6 (*Jiache*) Lokalpunkt

Übermäßiger Speichelfluss

Ma 40 (*Fenglong*), Lu 7 (*Lieque*), Ren 17 (*Shanzhong*)

Behandlung entsprechend der Muster

Krämpfe durch äußere pathogene Faktoren

WIND

Verwenden Sie die oben aufgelisteten Hauptpunkte (Behandlung, wenn kein Notfall vorliegt).

Prognose: Eine bis drei Behandlungen, um die Krämpfe zu beseitigen.

SOMMERHITZE

Verwenden Sie die oben aufgelisteten Hauptpunkte und zusätzlich Pe 3 (*Quze*) und Bl 40 (*Weizhong*), die gewöhnlich bei Sommerhitze eingesetzt werden.

Methode: Verwenden Sie eine Dreikantnadel, um diese Punkte bluten zu lassen.

Prognose: Eine bis drei Behandlungen, um die Hauptsymptome zu beseitigen.

EPIDEMISCHER TYP

Verwenden Sie die oben aufgelisteten Hauptpunkte plus *Shixuan* (M-UE 1) und Du 20 (*Baihui*), um die Hitze aus dem Kopf zu beseitigen und das Bewusstsein wieder herzustellen.

Methode: Verwenden Sie eine Dreikantnadel, um diese Punkte bluten zu lassen.

Prognose: Akupunktur kann die Heftigkeit des Anfalls vermindern und dem Patienten eine größere Chance verschaffen, ohne Schädigung des Gehirns zu überleben; Behandlung sollte mit Westlicher Medizin kombiniert werden.

Krämpfe durch Schleim-Hitze

NAHRUNGSRETENTION (NAHRUNGSAKKUMULATION)

Verwenden Sie während des Anfalles die oben aufgelisteten Hauptpunkte (Behandlung, wenn kein Notfall vorliegt). In anderen Fällen wählen Sie aus der folgenden Liste aus:

Sifeng (M-UE 9) *Anmerkung:* Verwenden Sie diesen Punkt nicht während eines akuten Anfalles, da das Erbrechen von Nahrung den Anfall verschlimmern kann.

Ren 12 (*Zhongwan*)	Unterstützt die Transport- und Transformationsfunktionen der Milz
Gb 34 (*Yanglingquan*)	Stärkt die Gallenblase
Ma 43 (*Xiangu*)	Lässt die Nahrung absteigen
Ma 25 (*Tianshu*)	Fördert die Darmbewegung
Ma 40 (*Fenglong*)	Fördert die Magenbewegung und wandelt Schleim um

Wenn das Kind zahnt, fügen Sie Di 4 (*Hegu*) hinzu.

Prognose: Eine bis drei Behandlungen sind in der Regel ausreichend. Folgeuntersuchungen können notwendig sein, um sicherzustellen, dass es zu keinem Rückfall kommt, besonders, wenn der nächste Zahn durchbricht.

FEUCHTE HITZE

Verwenden Sie während des Anfalls die Hauptpunkte. Ansonsten wählen Sie aus der folgenden Liste aus:

Ma 25 (*Tianshu*)	Beendet Diarrhö
Mi 9 (*Yinlingquan*)	Löst feuchte Hitze auf
Ma 40 (*Fenglong*)	Transformiert Schleim
Ma 44 (*Neiting*)	Beseitigt Hitze aus Magen und Darm

Prognose: Ein Erfolg ist abhängig von der Stärke der feuchten Hitze. In einigen Fällen ist die Dysenterie sehr schwer zu heilen, aber die Krämpfe sollten nach einigen wenigen Behandlungen beseitigt sein.

Krämpfe durch Schreck und Schock

Verwenden Sie während des Anfalls die Hauptpunkte. Ansonsten wählen Sie Punkte der folgenden Liste aus, die alle die Wirkung haben, den Geist zu beruhigen:

He 7 (*Shenmen*)
Pe 7 (*Daling*)
Pe 6 (*Neiguan*)
Le 3 (*Taichong*)

Methode: Es muss eine sehr sanfte Nadelmanipulation verwendet werden, um das Kind nicht zu verängstigen.

Prognose: Unterschiedlich; häufig genügen eine bis drei Behandlungen, doch wenn sich das Kind sehr stark erschreckt hat, können fünf bis zehn Behandlungen notwendig werden.

Prävention

Wenn Sie nicht in einem Krankenhaus arbeiten, werden Sie kaum akute Krämpfe zu Gesicht bekommen, aber Sie werden sehr wahrscheinlich Kinder sehen, die Krämpfe hatten und Eltern, die von Ihnen erwarten, dass Sie ihre Kinder vor erneuten Krämpfen bewahren. Wenn Sie die Ursachen von Krämpfen verstehen, werden Sie keine Probleme haben. „Schleim und Hitze verursachen Krämpfe." Unserer Erfahrung nach gibt es zwei zugrunde liegende Muster, auf die man häufig trifft und beide können leicht behandelt werden: Hitze durch einen pathogenen Restfaktor, sowie Hitze und Schleim durch eine Nahrungsakkumulation.

Hitze durch einen pathogenen Restfaktor

Verwenden Sie für das Frühstadium dieser Störung Punkte wie:

Lu 10 (*Yuji*)
Ma 44 (*Neiting*)

Später, wenn die meisten Schleimzeichen verschwunden sind, sollten Sie Punkte verwenden wie:

Bailao (M-HN 30)
Bl 13 (*Feishu*)
Bl 18 (*Ganshu*)
Bl 20 (*Pishu*)

Hitze und Schleim durch Nahrungsakkumulation

Sifeng (M-UE 9)
Di 4 (*Hegu*)
Ma 40 (*Fenglong*)

ANMERKUNGEN

- Achten Sie auf die Ernährung. Vermeiden Sie Nahrungsmittel die wärmen, etwa pikante, gebratene Nahrungsmittel und rotes Fleisch. Vermeiden Sie Schleim produzierende Nahrungsmittel wie Milch, Käse und Erdnüsse. Achten Sie auf Allergien und vermeiden Sie künstliche Nahrungsmittelzusätze. Vermeiden Sie Rohkost, Überfüttern und unregelmäßige Mahlzeiten, da all dies zu einer Nahrungsakkumulation führen kann. Bei Patienten, die nur gelegentlich an Krämpfen leiden, werden diese Vorsichtsmaßnahmen ausreichen, um weitere Anfälle zu verhindern.
- Lebensweise: Halten Sie das Kind ruhig, vermeiden Sie jegliche Aufregung, vermeiden Sie Fernsehen, Computerspiele und blitzende Lichter.

- Erste Hilfe: Lehren Sie die Eltern die Grundlagen der ersten Hilfe bei Fieber, sei es mit Homöopathie, Kräutern oder *Tuina*.

- Es kommt häufig zu einer Panikatmosphäre, wenn ein Kind einen Krampfanfall erleidet. Es ist von großem Nutzen für Mutter und Kind, wenn Sie selbst ruhig und gelassen bleiben.

- Während eines akuten Anfalles sollte alle zwei Stunden behandelt werden.

- Diejenigen, die Angst davor haben, während eines Krampfanfalles zu behandeln, möchten wir ermutigen. Akupunktur ist eine sehr sichere Therapieform und wenn Sie während eines akuten Anfalles behandeln, können Sie das Kind vor den Komplikationen einer Hirnschädigung bewahren. Dies bedeutet, dass dem Kind ermöglicht wird, ein normales Leben zu führen, anstatt es in einer Institution verbringen zu müssen.

39 ❖ Schwache oder chronische Krämpfe (Chorea)

EINLEITUNG

Chronische oder ‚langsame' Krämpfe sind ein Mangelzustand, der aufgrund einer allgemeinen Schwäche des Körpers auftritt, besonders einer Schwäche der Milz. Die traditionelle Erklärung ist die, dass, wenn der Körper sehr schwach und leer wird, Wind sich zu regen beginnt, vergleichbar dem Wind an verlassenen, unwirtlichen Orten. Diese Störung wird im Allgemeinen mit ‚chronischem Milz-Wind' übersetzt, aber es erscheint besser, sie als ein leichtes Zucken aufgrund einer Milzschwäche zu beschreiben. Es ist einfach, sie von akuten Krämpfen zu unterscheiden, da die Bewegungen ohne große Kraft sind und vielmehr einem sich winden und Zuckungen ähneln, wie sie manchmal bei der Chorea beschrieben werden. Diese können von einer ‚Absentia', einer kurzen Bewusstlosigkeit begleitet sein und werden daher in der Westlichen Medizin manchmal als Petit mal diagnostiziert.

Chronische Krämpfe können ihre Ursache in allen Faktoren haben, die den Körper des Kindes schwächen. Dies trifft besonders für die Dysenterie und lang anhaltende Fieberkrämpfe zu. Allerdings kann jede lang anhaltende Erkrankung zu Schwäche führen, ebenso wie eine Behandlung mit zu vielen ‚kalten' Arzneimitteln. Dies schließt kalte Substanzen der chinesischen Kräutermedizin gleichermaßen ein, wie Antibiotika und Antikonvulsiva, die in der Behandlung der Epilepsie eingesetzt werden.

Wie bei allen Schwächeerkrankungen werden Kräuter aufgrund ihrer nährenden Wirkung anderen Behandlungsmethoden vorgezogen, dennoch ist die Akupunktur nichtsdestotrotz sehr wirkungsvoll. Bei der Musterdifferenzierung entspricht der Milz-*Yang*-Mangel Typ weitgehend dem des abnehmenden Milz- und Nieren-*Yang* Typs, wobei letzterer ein fortgeschritteneres Stadium des ersteren darstellt. Der Milz-*Yang*-Mangel ist dasjenige Muster, auf das man im Westen am häufigsten trifft. Ein dritter

Typ, der Leber- und Nieren-*Yin*-Mangel, ist ein Hitze-Muster. Aufgrund des weitverbreiteten Einsatzes von Antibiotika halten Fiebererkrankungen jedoch meist nicht lange an und folglich sieht man dieses Muster im Westen kaum.

Die wichtigste Unterscheidung, die hier getroffen werden muss, ist die zwischen Hitze- und Kälte-Mustern.

ÄTIOLOGIE UND PATHOGENESE

Milz-Yang-Mangel

Entsteht durch einen schweren Anfall von Erbrechen und/oder Diarrhö[1] oder durch akute Krämpfe, die nicht beseitigt werden, mit dem Ergebnis, dass die Milz geschädigt wird. Er kann auch das Resultat einer konstitutionellen Schwäche von Milz und Magen sein, mit häufigen Attacken von Verdauungsstörungen. Unterstützungs- und Nährsystem geraten in ein Ungleichgewicht und Milz und Magen werden schwach und schlapp. Die schwache Erde (Milz und Magen) ist nicht in der Lage, das Holz (Leber) in Schach zu halten, das als Leber-Wind aufwärts weht und sich in Symptomen wie einem gelben Gesicht, einem schwachen Geist und intermittierenden Zuckungen manifestiert.

Abnehmendes Milz- und Nieren-Yang

Verursacht durch lang anhaltendes Erbrechen oder Diarrhö, oder durch eine lange Genesungsphase nach einer Krankheit. Als Ergebnis dieser beständigen Belagerung von Milz und Magen wird das Nieren-*Yang* geschädigt. Durch dieses verletzte und abnehmende Nieren-*Yang* kommt es zu einem Übergewicht an *Yin*-Kälte im Inneren, die Milz wird nicht unterstützt und es kommt zu einer weiteren Schädigung des Milz-*Yang*. Dies manifestiert sich in Symptomen, die charakteristisch für chronischen Milz-Wind sind, einschließlich einer durchscheinenden Qualität der Gesichtsfarbe, kalten Gliedmaßen und Zuckungen ohne jegliche Kraft.

Erschöpftes Leber- und Nieren-Yin

Dieses Muster folgt akuten Krämpfen oder einer Erkrankung aufgrund von feuchter Hitze ohne regelrechte Genesung. Die Resthitze greift das *Yin* und die Körperflüssigkeiten an. Das Nieren-*Yin* ist geschädigt und erschöpft und kann das Leber-Holz nicht unterstützen. Dies führt in der Folge zu einer Schwäche des Leberblutes, das Muskeln und Sehnen nicht mehr ausreichend befeuchtet. Der durch den *Yin*-Mangel bedingte Wind erhebt und manifestiert sich unter anderem in Symptomen wie roten Wangen und Muskelspasmen.

---

1 In der Westlichen Medizin geht man davon aus, dass es einige Arten von bakteriell bedingter Dysenterie gibt, bei der es zur Produktion von Giftstoffen kommt, die das Nervensystem beeinträchtigen.

MUSTER UND SYMPTOME

Chronische Krämpfe sind eine Form der Kälte durch Mangel. Zu den typischen Symptomen gehören:

- geistige Antriebslosigkeit und Müdigkeit
- großes Schlafbedürfnis oder sogar Koma
- gelbe Gesichtsfarbe
- kalte Gliedmaßen, vielleicht heiße Handflächen und Fußsohlen
- schwache Atmung
- eingesunkene Fontanelle
- Kopfschütteln und Augenrollen
- ‚Absentia' (kurzer Bewusstseinsverlust)
- leichte Zuckungen und Spasmen der Arme und Beine

Behandlungsprinzip: Das allgemeine Behandlungsprinzip bei chronischen Krämpfen ist es, den Körper zu stärken.

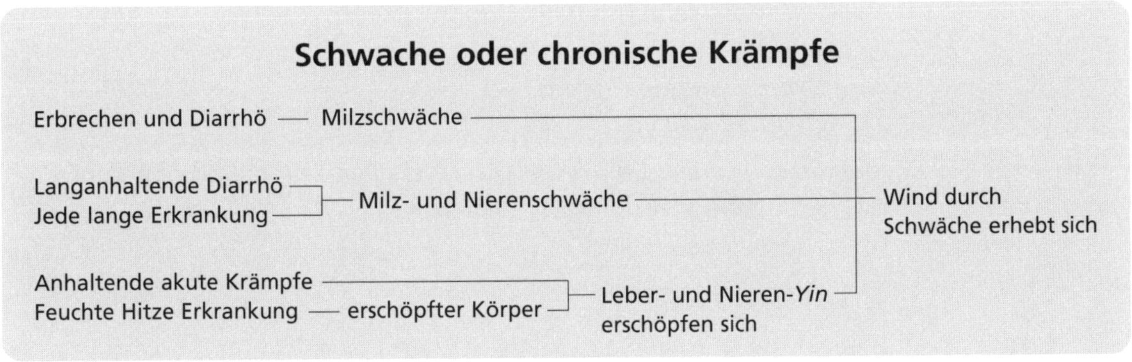

Milz-Yang-Mangel

- der Geist ist schwach und matt
- liebt es zu schlafen, es kann auch zu Perioden von ‚Absentia' kommen
- das Weiße der Augen ist während des Schlafes sichtbar
- gelbe Gesichtsfarbe
- Stühle wässrig und dünn
- kalte Gliedmaßen
- von Zeit zu Zeit Zuckungen

Zungenbelag: dünn und weiß
Zungenkörper: blass
Puls: tief und weich

Behandlungsprinzip: Die Mitte wärmen und den Wind zerstreuen, das Milz-*Yang* unterstützen und wieder herstellen

Abnehmendes Milz- und Nieren-Yang

- der Geist ist schwach und gedämpft
- weiße Gesichtsfarbe
- spontanes Schwitzen
- Gliedmaßen feucht und kalt

- tiefer Schlaf bis hin zum Koma
- Gliedmaßen winden sich (eine relativ sanfte und beständige Bewegung)
- Stühle wie Wasser

Zungenkörper: blass
Puls: tief, dünn

Behandlungsprinzip: Milz und Nieren wärmen und tonisieren, das *Yang* wieder herstellen und die Kälte zerstreuen

Erschöpftes Leber- und Nieren-Yin

- schwach
- reizbar
- müde und schlapp
- rote Wangen
- Körper heiß, dünn und ausgezehrt
- Handflächen und Fußsohlen heiß
- Gliedmaßen und Körper unflexibel und spastisch, entweder eine starke Kontraktion oder eher ein Zucken
- Stühle trocken oder Obstipation

Zunge: glänzend ohne Belag
Zungenkörper: rot und trocken
Puls: tief, dünn, schnell

Behandlungsprinzip: Das *Yin* wieder herstellen und das *Yang* beruhigen, die Leber fördern und den Wind ersticken

BEHANDLUNG

Milz-Yang-Mangel

Ren 12 (*Zhongwan*)	Tonisiert das Milz-*Yang*
Ren 6 (*Qihai*)	Tonisiert das Milz-*Yang*
Ma 25 (*Tianshu*)	Reguliert die Milz
Ma 36 (*Zusanli*)	Tonisiert das Milz-*Yang*
Mi 6 (*Sanyinjiao*)	Tonisiert die Milz
Bl 20 (*Pishu*)	Tonisiert das Milz-*Yang*
Du 14 (*Dazhui*)	Beendet Krämpfe

Methode: Die Punkte auf dem Abdomen und dem Rücken sollten tonisiert werden. Diese Punkte können mit Moxa allein oder mit Moxa auf Ingwer behandelt werden. Wenn Sie in Ihrer Technik sicher sind, können sie auch genadelt werden. Die Nadelung dieser Punkte sollte von einem unerfahrenen Praktiker vermieden werden, da die Gefahr des unbeabsichtigten Zerstreuens besteht.

Prognose: Fünf bis zehn Behandlungen sollten die meisten der Symptome beseitigen, vorausgesetzt, das Kind ist nicht zu geschwächt. Weitere Behandlungen sind ratsam, um die Gesundheit wieder ganz herzustellen. Wenn das Kind Medikamente nimmt, sind weit mehr Behandlungen notwendig, um das Kind von den Medikamenten zu entwöhnen.

Abnehmendes Milz- und Nieren-Yang	Bl 20 (*Pishu*)	Tonisiert das Milz-*Yang*
	Bl 23 (*Shenshu*)	Tonisiert das Nieren-*Yang*
	Ni 3 (*Taixi*)	Tonisiert das Nieren-*Yang* (wird oft bei Krämpfen verwendet)
	Ren 12 (*Zhongwan*)	Tonisiert das Milz-*Yang*
	Ren 6 (*Qihai*)	Tonisiert das Milz- und Nieren-*Yang*
	Ma 25 (*Tianshu*)	Tonisiert das Milz-*Yang*
	Du 4 (*Mingmen*)	Tonisiert das Nieren-*Yang*

Methode: An den Punkten des Abdomens sollte Moxa oder Moxa auf Ingwer verwendet werden.

Prognose: Zehn bis zwanzig Behandlungen können diese Störung beheben, ist das Kind jedoch sehr erschöpft, wird Akupunktur allein nicht ausreichen.

Erschöpftes Leber- und Nieren-Yin

Gemeinsam regulieren die folgenden Punkte die Leber, Gallenblase, Milz und Magen und unterstützen das Nieren-*Yin*.

Bl 19 (*Danshu*)
Bl 20 (*Pishu*)
Bl 22 (*Sanjiaoshu*)
Bl 23 (*Shenshu*)

Methode: Behandeln Sie während eines akuten Anfalles alle sechs Stunden. Verwenden Sie bei der Nadelung eine tonisierende Technik, achten Sie sorgfältig darauf, dass Sie nicht überstimulieren. Trotz der Tatsache, dass es sich um ein *Yin*-Mangel-Muster handelt, sollten die Gliedmaßen, wenn sie kalt sind, mit Moxa behandelt werden. Dies hat die Wirkung, die Hitze nach unten zu ziehen.

Zusätzliche Punkte für alle Typen chronischer Krämpfe

Pe 6 (*Neiguan*)
Di 11 (*Quchi*)
Di 4 (*Hegu*)
Bl 57 (*Chengshan*)
Le 3 (*Taichong*)

Prognose

Aufgrund der großen Bandbreite des Schweregrades dieser Erkrankung ist es schwierig, eine generelle Aussage über die Anzahl der benötigten Behandlungen zu machen. Ein typischer Behandlungsverlauf könnte wie folgt aussehen: Während der ersten zehn Behandlungen lassen sich sehr wenig Veränderungen der Symptome feststellen, aber es sollte sich eine leichte Veränderung in der Energie des Kindes zeigen. Ebenso wird es eine leichte Verbesserung der untergeordneten Symptome geben, etwa im Schlafbedürfnis und bei der Lockerheit der Stühle.

Während der nächsten zehn bis fünfzehn Sitzungen werden sich deutliche Änderungen in der Häufigkeit und Dauer der Krampfanfälle zeigen. Es ist gleichfalls üblich, dass in dieser Zeit ein sehr dicker nasaler Ausfluss auftritt. Dies ist ein gutes Zeichen, da es darauf verweist, dass das Kind kräftig genug ist, den Schleim, der die ganze Zeit anwesend war, auszuscheiden.

Über den Zeitraum der nächsten fünfundzwanzig Behandlungen ist es möglich, die Drogen zu reduzieren, die das Kind nimmt, sodass am Ende von fünfzig bis siebzig Behandlungen das Kind einigermaßen in Ordnung ist. Die Behandlung sollte während der nächsten sechs Monate alle zwei bis drei Wochen wiederholt werden, um die erzielten Ergebnisse zu konsolidieren.

Dies mag nach sehr viel Behandlungen klingen – und so ist es auch. Doch die Ergebnisse sind wunderbar. Sie bringen tatsächlich ein Kind zurück ins Leben. Das Leben, das es hatte und für das es bestimmt war, war mehr ein „Leben im Dämmerzustand", nur halb bewusst und schwer gedämpft.

Andere Ergebnisse der Behandlung

Es kommt von Zeit zu Zeit vor, dass die Gesundheit des Kindes in die ursprüngliche Erkrankung zurückfällt. Soll heißen, dass schwache Krämpfe durch starke Krämpfe ersetzt werden. Für sich genommen ist das nicht schlecht, vorausgesetzt, Sie erkennen, was vor sich geht: Das Tonisieren einer Mangel-Erkrankung transformiert sie zu einer Fülle. Dieser neue Zustand ist leicht zu behandeln – im vorangehenden Kapitel wurden einige Verschreibungen vorgestellt. Aber SEIEN SIE VORSICHTIG. Erinnern Sie sich immer daran, die Eltern zu fragen, wie sich das Kind verhalten hat, selbst dann, wenn Sie in Eile sind!

Absetzen der Medikamente

Sobald Sie eine Verbesserung in der Häufigkeit der Krampfanfälle erreicht haben, werden die Eltern zu fragen beginnen, wann denn die Medikamente des Kindes abgesetzt werden können. Dies sollte natürlich, wenn überhaupt möglich, in Zusammenarbeit mit dem Therapeuten geschehen, der sie verordnet hat. Aber grundsätzlich tragen Sie die Verantwortung. Die Zeit, um damit zu beginnen, ist die, wenn Sie deutliche Fortschritte gemacht haben – in der Häufigkeit der Krampfanfälle und dem allgemeinen Gesundheitszustand des Kindes. Wenn Sie die Drogen reduzieren, ist zu erwarten, dass es zu einer leichten Zunahme in der Anzahl der Krämpfe kommt, aber es gibt tatsächlich noch ein anderes Phänomen, dessen man sich bewusst sein muss: Es kann passieren, dass *jede* Veränderung der Dosierung Krämpfe auslöst. Mit anderen Worten, eine Reduktion der Dosis kann Krämpfe auslösen und ebenso eine *Erhöhung* der Dosis. Dies kann alarmierende Auswirkungen haben, wenn die Dosierung häufig verändert wird. Dies heißt, dass es wichtig ist, die Medikation gleichmäßig zu vermindern. Reduzieren Sie die Dosierung zu einem bestimmten Zeitpunkt nur geringfügig und geben Sie zusätzliche Behandlungen – bis zu drei Behandlungen pro Woche –, um dem Kind durch die nächste Ebene der Medikation zu helfen.

ANMERKUNGEN

- Wenn das Kind an langanhaltender Diarrhö gelitten hat, kann die Behandlung verbessert werden, wenn Sie den Elektrolythaushalt des Körpers ergänzen. Die hierzu notwendigen Mittel sind in jeder Apotheke frei erhältlich.
- Einige epileptische Kinder mit diesem Typ von Traditioneller Chinesischer Diagnose nehmen sehr hohe Dosen von Antikonvulsiva. Dies geschieht, weil der jeweilige Arzt kein klares Verständnis über diese Art von Drogen hat. Sie sind gewöhnlich von kalter Natur, was diese Störung verstärkt. Dies führt zu einer Zunahme der Zuckungen, was wiederum zu einer Erhöhung der Dosis führt usw., ein Circulus vitiosus. Wenn dies geschieht, können zwei Jahre an Akupunkturbehandlung notwendig sein, um die Gesundheit des Kindes wieder herzustellen.

Fallgeschichte

A-MD-M war eine jener Patientinnen, die man lieb gewinnen musste. Zunächst versucht man, sie sich vom Leib zu halten, doch wenn man sie über einen langen Zeitraum behandelt, wird man unvermeidlich Teil ihres Lebens und sie Teil des unseren.

Als sie das erste Mal in die Praxis kam, war sie wirklich arm dran. Sie hatte sehr schwere Krampfanfälle gehabt, als sie zu Zahnen begann. Jedes Mal, wenn ein neuer Zahn kam, hatte sie wirklich sehr heftige Krämpfe und wurde zudem für gute fünf Minuten bewusstlos. Konsequenterweise wurden ihr Antikonvulsiva verordnet.

A-MD-M war ein sehr feinfühliges Mädchen und als sie die Drogen das erste Mal einnahm, bekam sie sofort einen Krampfanfall (aufgrund der plötzlichen Veränderung des Drogenspiegels). Als sie eine Woche später dem Kinderarzt wieder vorgestellt wurde, wurden die Krämpfe, die sie zu Beginn der Einnahme der Drogen bekommen hatte, als ein Zeichen betrachtet, dass sie noch nicht „stabilisiert" war und folglich wurde die Dosis erhöht. Ergebnis: mehr Krämpfe. Folgeergebnis: Erhöhung der Dosis. Dieser Kreislauf setzte sich für mehr als einen Monat fort, bis sie wirklich sehr hohe Dosen von Antikonvulsiva einnehmen musste.

Die Folge all dieser Drogen war, dass sie von einem robusten, rotgesichtigen Mädchen zu einem blassen, teilnahmslosen Kind mit häufigen Absenzen geworden war.

Als sie ein Jahr alt war, wurde A-MD-M zur Akupunkturbehandlung gebracht, die darin bestand, die Milz zu stärken. Die Punkte Ma 36 (*Zusanli*), Mi 6 (*Sanyinjiao*) und Ren 12 (*Zhongwan*) [mit Moxa] wurden wieder und wieder verwendet. Nach etwa fünfzehn Behandlungen begann sie, etwas mehr Lebendigkeit zu zeigen und bekam zudem einen anhaltenden klebrigen nasalen Ausfluss.

Die Behandlung wurde fortgesetzt, bis sie nach einem Jahr wirklich recht gesund war. Aber immer noch bekam sie Krampfanfälle, obwohl sich deren Qualität verändert hatte. Vorher waren es zitternde Bewegungen den gesamten Tag über gewesen. Jetzt waren es starke Krämpfe, die kurz nachdem sie eingeschlafen war, einsetzten. Den Eltern kam es vor, dass sie nach dem Einschlafen auf etwas Furchterregendes traf und damit zu kämpfen begann. Der Kampf endete mit einem sehr starken Krampf. Manchmal erwachte sie dann, manchmal nicht.

Ich (JPS) war darüber sehr verwirrt, da sie zu diesem Zeitpunkt wirklich recht gesund war und es nichts gab, das derart in Unordnung war, um diese Krämpfe zu verursachen. Nachdem ich es mit allen entsprechenden Punkten versucht hatte, kam ich zu der Überzeugung, dass es eine spirituelle Komponente bei diesem Problem geben musste. Vielleicht war es irgendein befremdlicher Geist, mit dem sie kämpfte ... und so entschied ich mich für den äußeren Leber-*Shu*-Punkt Bl 47 (*Hunmen*).

Ergebnis: Ein Wunder. Sie schlief für sechs Tage völlig problemlos, doch dann tauchten die Krämpfe wieder auf. Es war also ein Geist! London ist, wie sie vielleicht wissen, seit der Römerzeit voll von allen Arten spirituellen Mülls.

Die Art und Weise wie das Problem letztlich gelöst wurde, war, dass die Eltern über ihrem Kind beteten, wenn es einschlief. Keiner von ihnen war besonders religiös, obwohl beide sich vage bewusst waren, dass es „da draußen" etwas geben musste. Zunächst war es schwierig für sie, zu beten, denn sie hatten dies seit ihrer Sonntagsschulzeit (die sie beide nicht sehr schätzten) nicht mehr getan. Aber nach einigen Tagen gewöhnten sie sich daran und die Krampfanfälle des Kindes hörten auf.

40 ❖ Epilepsie

EINLEITUNG

Epilepsie ist die gebräuchliche Übersetzung der beiden chinesischen Schriftzeichen *Dian Xian* 癫痫. Das erste Schriftzeichen findet sich auch in der Phrase *Dian Kuang* 癫狂, was Verrücktheit, Geisteskrankheit oder noch spezifischer Rückzugswahn meint. Dieses Schriftzeichen bedeutet folglich sowohl Verrücktheit als auch Rückzug und steht für die zwei scheinbar gegensätzlichen Vorstellungen von wild herumtoben und stillstehen. Das Schriftzeichen besteht aus zwei Teilen. Das Klassenzeichen ist *Ni*, was Krankheit bedeutet und einen auf einem Bett liegenden kranken Mann darstellen soll. Der andere Teil ist *Dian* und steht in Verbindung zu der Vorstellung von Weissagung und Orakeln und genau hierin besteht die Verbindung zwischen den beiden gegensätzlichen Bedeutungen, das heißt dem Verhalten einer Person und dem Trancezustand während einer Weissagung.

Es gibt eine bemerkenswerte Parallele in der Vorstellung der Chinesen von der Epilepsie und der der alten Griechen. Die Griechen nannten sie „heilige Erkrankung", nicht nur wegen ihrer Ähnlichkeit zur Trance der göttlichen Inspiration, sondern weil diejenigen, die an Epilepsie litten, während eines Anfalles häufig Visionen hatten. In der Traditionellen Chinesischen Medizin gibt es noch einen anderen Namen für Epilepsie: ‚verrückter Ziegen-Wind' (*Yang Dian Feng*) 羊 癫 风. Die ‚Ziege' bezieht sich auf die Geräusche, die der Patient während eines Anfalles von sich gibt und ‚Wind' bezieht sich auf die plötzliche, schüttelnde Natur des Krampfanfalles.

Die Traditionelle Chinesische Medizin im Allgemeinen und die Akupunktur im Besonderen werden schon seit langem zur Behandlung der Epilepsie eingesetzt, sowohl während eines akuten Anfalles als auch für die zugrunde liegende Ursache. Wir sind überzeugt, dass Akupunktur weitaus hilfreicher als die Westliche Medizin ist, besonders bei Kindern, die bestenfalls die Symptome kontrollieren kann, und zwar auf Kosten jahrelanger, wenn nicht gar lebenslanger Einnahme von Drogen. Dies steht in starkem Kontrast zur Akupunktur, wo einige wenige Behandlungen ausreichen können, um einen Patienten zu heilen, wenn dieser unter drei Jahren alt ist.

Im Prinzip gibt es drei unterschiedliche Kategorien von Epilepsie: den angeborenen Typ, den Schleimtyp und den Blutstasetyp. In der Praxis ist es manchmal jedoch schwierig, eine Unterscheidung zwischen diesen drei Typen zu treffen und es kann eine Vorgeschichte geben, die auf mehr als eine Ursache verweist.

Bei allen drei Typen der Epilepsie ist es wichtig, das Kind ruhig zu halten und Überstimulation zu vermeiden. Zudem sollte das Kind keine Milchprodukte oder andere Schleim produzierenden Nahrungsmittel zu sich nehmen und gleichfalls anregende Nahrungsmittel wie Zucker und Nahrungsmittelzusätze vermeiden.

Wie im vorigen Kapitel schon angemerkt, werden einige Arten der Epilepsie (westliche Diagnose) innerhalb der Chinesischen Medizin als Form chronischer Krämpfe diagnostiziert. Akute Krämpfe allerdings unterscheiden sich in so fern von der Epilepsie, als mit ihnen eine plötzliche, jähe Ursache verbunden ist, etwa ein Angriff von Wind, ein akuter Hitzeprozess im Körper oder (bei westlichen Kindern) starkes Zahnen. Der Epilepsie wird eine tiefer wurzelnde Ursache zugeschrieben. Der Zustand der meisten Kinder, die an akuten Krämpfen leiden, bessert sich möglicherweise auch ohne eine Behandlung; dies ist bei Epilepsie niemals der Fall, vielmehr verschlechtert sich der Zustand ohne Behandlung häufig.

Wann ist es Epilepsie? Wann ist es ein Krampfanfall?

Die Symptome von Epilepsie und Fieberkrämpfen sind identisch und es ist daher sinnvoll für einen Moment innezuhalten, um darüber nachzudenken, wann wir von ‚Krampfanfällen' sprechen und wann von ‚Epilepsie'. Dies hat große Bedeutung, da Kinder, wenn sie älter und kräftiger werden, für gewöhnlich aus den Krampfanfällen herauswachsen, während eine Epilepsie meist bestehen bleibt. Folglich ist es wesentlich wichtiger, die Epilepsie zu behandeln.

Der Hauptunterschied ist unserer Ansicht nach der, dass Fieberkrämpfe primär durch Fieber ausgelöst werden, während es das Schlüsselsymptom der Epilepsie ist, dass die Anfälle ohne Fieber auftreten. Krampfanfälle haben also einen klar identifizierbaren Auslöser, wohingegen die epileptischen Anfälle eher unvorhersehbar sind.

Allerdings ist es wie bei allen Unterscheidungen, wenn man sich die Grenze näher ansieht, zeigt sich, dass es keine klare Trennlinie zwischen Krampfanfällen und der Epilepsie gibt. Ein Kind, das durch einen pathogenen Restfaktor etwas Hitze aufweist und bei heißem Wetter oder wenn es erschrickt oder blitzenden Lichtern ausgesetzt ist, einen Krampfanfall bekommt, kann dies sowohl zu der einen, als auch zu der anderen Kategorie gehören.

Starke (Fülle) und schwache (Mangel) Epilepsie

Die Muster der Epilepsie sind denen von Krampfanfällen sehr ähnlich und wie bei Krampfanfällen kommt es zu starken, heftigen Attacken und ebenso zu eher schwachen Anfällen mit Zittern.[1] Diese unterscheiden sich sehr von der Natur der Krampfanfälle und die erforderliche Behandlung ist ebenfalls sehr verschieden.

Muster

In den chinesischen Lehrbüchern werden die Muster der Epilepsie als völlig von einander getrennt beschrieben, es gibt keinerlei Überschneidungen zwischen ihnen. In der klinischen Praxis jedoch ist es, auch wenn man gelegentlich auf ein reines Muster trifft, weitaus häufiger, dass ein Kind eine Mischung all dieser Muster aufweist. Zum Verständnis der Krankheitsursachen möchten wir im Folgenden die Muster kurz skizzieren.

Muster	Typische Symptome
STARK (FÜLLE)	
Furcht und *Yin*-Mangel	zappelig, nervös, dünn, grau
Schleim	verrotzt, träge, untersetzt
Blutstase	Gehirnverletzung, keine anderen speziellen Zeichen
SCHWACH (MANGEL)	
Milz- und Nieren-*Yang*-Mangel	weiß, starrer Blick, leer, untersetzt
Leber- und Nieren-*Yin*-Mangel	dünn, starrer Blick, rote Wangen

ÄTIOLOGIE UND PATHOGENESE

Die Epilepsie entsteht nicht aus heiterem Himmel. Es ist eine tief wurzelnde Erkrankung, die sich aus einem früheren Ungleichgewicht heraus weiterentwickelt hat. Manchmal sind sich die Eltern dieses Ungleichgewichtes nicht bewusst, bevor die Epilepsie diagnostiziert wird, doch weit

1 Hier treffen wir auf einen anderen alten Freund, das Problem der Übersetzung aus dem Chinesischen. Die Worte Dian Xian müssten korrekt mit Epilepsie übersetzt werden. Allerdings beziehen sie sich auf das Stärke- oder Fülle-Muster, also wie im Westen auf die populäre Vorstellung eines Epileptikers, der zu Boden stürzt, um sich schlägt und tritt und Schaum vor dem Mund hat. Jedoch hat sich die Westliche Medizin von dieser Vorstellung gelöst und definiert Epilepsie heute als eine charakteristische Funktionsstörung des Gehirns. Dies erweitert den Rahmen der Epilepsie, sodass sie jetzt auch traumartige Zustände mit ‚Absencen' umfasst, die in früheren Jahren mit dem Etikett „Dorftrottel" versehen worden wären. In der Traditionellen Chinesischen Medizin würde dieses Muster als Schwäche oder Mangel-Krämpfe klassifiziert werden.

häufiger ist es, dass sie sich im Klaren darüber sind, dass es sich um das Fortschreiten einer leichten Erkrankung zu einer wesentlich tiefer Sitzenden handelt. Zum Beispiel wissen sie um die häufigen Infektionen ihres Kindes, bevor die Epilepsie auftrat oder um die wiederholten Fieberkrämpfe, die der Epilepsie vorangingen.

Zum Verständnis des Auftretens der Epilepsie haben wir die Ursachen in zwei Kategorien unterteilt: innere und äußere.

Innere Faktoren

Es gibt drei innere Faktoren, die zu einer akuten Epilepsie führen können. Alle drei können in unterschiedlichem Grad vorhanden sein, doch nur einer von ihnen ist ausschlaggebend.

- schwaches *Yuan Qi*
- Schleim verlegt die Sinnesöffnungen
- Blutstase / Gehirnverletzung

Schwaches Yuan Qi

Hierbei handelt es sich um einen Erbfaktor. Westlich ausgedrückt würde wir sagen, das Kind hat ‚schwache Nerven‘ oder eine ‚zarte Konstitution‘. Die Traditionelle Chinesische Medizin beschreibt es als eine Schwäche des *Yuan Qi* oder eine Schwäche der Basis der Gesundheit. Der Ursprung dieser Schwäche ist ein schwaches Vorhimmels-*Qi* (vorgeburtliches *Qi*), das wir im Kapitel über die Gedeihstörungen (Kapitel 29) schon näher beschrieben haben. Der Grund, warum ein schwaches *Yuan Qi* zur Epilepsie beiträgt ist der, dass solche Kinder wesentlich schreckhafter sind und länger unter den Folgen eines solchen Schrecks zu leiden haben als Kinder mit einem kräftigerem *Yuan Qi*. Oder, in chinesischen Begriffen ausgedrückt, die fünf Geister (*Shen*) zerstreuen sich leichter, da sie nicht fest genug an ihrem Platz gehalten werden.

Die chinesischen Lehrbücher geben zwei grundlegende vorgeburtliche Ursachen für das Auftreten der Epilepsie an: Schock in utero und Schwäche des *Yuan Qi*, da man im Altertum annahm, dass beide Ursachen zum selben Zustand führten. Folglich bemerkt Kapitel 47 von *Grundlegende Fragen* (*Su Wen*): „Als Ergebnis eines großen Erschreckens der Mutter während das Kind in der Gebärmutter ist, steigt das *Qi* nach oben und stört das reine *Yang*, was zu Epilepsie führt.“ In einem Werk von Zhou Zhi-Gan aus der Ming-Dynastie mit dem Titel *Discreet Gift of Alms* (*Zhen Zhai Yi Shu*) heißt es: „Verrückter Ziegen-Wind entsteht durch eine pränatale Schwäche des *Yuan Qi*. Die Leber überwältigt pathologisch die Erde und verletzt das Herz.“ Diese Interpretation bedeutet, dass, da Leber- und Nieren-*Yin* schwach sind, das *Qi* von Herz und Leber leicht geschädigt werden kann. Das Leber-*Qi* steigt deshalb nach oben und stört den Geist und es kommt zu Symptomen wie Zuckungen, Schwindel und Bewusstlosigkeit.

Schleim verlegt die Sinnesöffnungen

Es gibt viele Gründe für die Entwicklung von Schleim im Körper. Was am Schleim jedoch zur Epilepsie beiträgt, ist seine Klebrigkeit. Dies bedeutet, dass, wenn ein Kind einmal ein bestimmtes Muster entwickelt hat, dieses Muster „kleben bleibt" und seinen Rückweg nicht findet. Ebenso ‚benebelt Schleim das Herz', was zu Bewusstlosigkeit führt, einem Merkmal der Epilepsie.

Chinesische Lehrbücher geben an, dass sich Schleim im Gebiet des Diaphragma sammelt. Nachdem er das große Verbindungsgefäß der Milz verlegt hat, steigt er aufwärts und blockiert die Sinnesöffnungen und unterbricht den Pfad des *Qi*-Mechanismus. Dies kann zu einem Versagen der Kommunikation zwischen *Yin* und *Yang* führen und dies wiederum führt dazu, dass sich das reine *Yang* verdunkelt.

Blutstase/ Gehirnverletzung

Eine Verletzung des Gehirns kann das Ergebnis einer schweren Geburt, einer notwendig gewordenen Wiederbelebung während der Entbindung oder eines Sturzes auf den Kopf sein. Die Blutstase im Gehirn verlegt die Sinnesöffnungen. Dies kann Geist (*Shen*) und Verstand (*Zhi*) beeinträchtigen und Schwindel und Bewusstlosigkeit verursachen. Ein Zustand, der als Blutstase-Epilepsie bekannt ist.

‚Blutstase' bezieht sich hier auf einen Zustand, bei dem der Körper Schwierigkeiten hat zu gesunden und bei dem das Blut leicht stagniert. Dies bedeutet, dass sich, wenn ein Kind eine Kopfverletzung erleidet, leicht Blutgerinnsel bilden und es dadurch zu einer Hirnschädigung kommt. Diese subtile Unterscheidung zwischen Blutgerinnseln im Gehirn und der daraus folgenden Schädigung ist für uns als Akupunkteure nicht von besonderer Bedeutung. Diese Unterscheidung ist für Kräutertherapeuten wichtiger.

Andere Faktoren

In den chinesischen Lehrbüchern heißt es, dass sich Schleim aufgrund von Milz-*Qi*-Mangel entwickeln kann, oder weil akute oder chronische Krämpfe zur Akkumulation von Wind-Schleim führen. In solchen Fällen geht dem Anfall häufig ein Angriff äußerer Wind-Kälte voran oder der Konsum kalter Nahrungsmittel. Ein Leber- oder Nieren-*Yin*-Mangel kann ebenfalls die Folgeerscheinung einer anderen Erkrankung sein, die über lange Zeit nicht richtig behandelt worden ist.

Äußere Faktoren

Für sich allein genommen reichen die aufgeführten inneren Faktoren nicht aus, um eine Epilepsie zu verursachen. Es muss noch etwas anderes hinzukommen, z. B.:

- wiederholte Anfälle von Fieberkrämpfen
- Impfungen
- plötzlicher Schock
- Gehirnverletzung

- Diarrhö
- falsche Medikation

Wiederholte Fieberkrämpfe Dies ist einer der üblichsten Wege auf denen sich eine Epilepsie entwickelt. Die Fieberkrämpfe können während eines Fiebers einsetzen oder nach einer Impfung und werden dann immer häufiger. Zu Beginn ist hohes Fieber notwendig, damit die Krämpfe auftreten können, aber wenn sie zur Gewohnheit werden, wird ein immer niedrigeres Fieber ausreichen, bis die Krämpfe schließlich vollkommen spontan auftreten, ohne irgendeinen erkennbar auslösenden Faktor. In diesem Stadium handelt es sich um Epilepsie.

Vom Standpunkt der konventionellen Medizin aus entwickelt sich dieses Muster, weil jeder Krampfanfall eine kleine Schädigung des Gehirns verursacht. Nach wiederholten Krämpfen ist die Schädigung so groß, dass sich eine Epilepsie entwickelt. Dies trifft für einige Kinder gewiss zu, besonders für jene, die sehr starke Krampfanfälle haben, bei denen sie jedes Mal für Minuten bewusstlos sind. Jedoch gibt es andere Kinder, bei denen sich dieses Muster eher als eine Gewohnheit entwickelt. Es kommt nicht zu einer signifikanten Schädigung des Gehirns, sondern die Kinder gewöhnen sich an die Krämpfe.

Impfungen Manchmal entwickelt sich eine Epilepsie direkt nach einer Impfung. Wie wir schon gesehen haben, ist es relativ üblich, dass es zu einigen Krampfanfällen kommt. Gelegentlich dringt der pathogene Faktor jedoch tiefer ein und verursacht eine Epilepsie. Der konventionellen Medizin nach wird die Schädigung des Gehirns durch eine toxische Reaktion auf die Droge ausgelöst. Vom Standpunkt der Chinesischen Medizin aus ist es der äußere pathogene Faktor, der Wind und Hitze verursacht, da das Kind schon an *Yin*-Mangel leidet.

Plötzlicher Schock Wenn das Kind schon schwache Nerven hat, die ja ein Merkmal des *Yin*-Mangels sind, dann kann ein plötzlicher Schock oder ein erschreckendes Erlebnis dazu führen, dass sich das ‚Schreck-Muster‘ der Epilepsie entwickelt. Sie werden ein Beispiel dafür in den Fallgeschichten finden. Zu typischen Situationen gehören die Verwicklung in einen Autounfall, oder die Anwesenheit bei einem plötzlichen Tod.

Gehirnverletzung Eine Verletzung des Kopfes kann leicht eine Schädigung des Gehirns verursachen, die zum Blutstase-Muster der Epilepsie führen kann. Soweit es die konventionelle Medizin betrifft, ist die Entdeckung einer Gehirnschädigung nahezu immer der positive Beweis für eine Epilepsie. Typische Ursachen für eine Gehirnverletzung sind ein Schlag auf den Kopf, die Verletzung des Kopfes während der Geburt, Sauerstoffmangel durch Asphyxie oder Gewalteinwirkung und lang anhaltende Fieberkrämpfe.

Allerdings ist es interessant anzumerken, dass bei Säuglingen keines dieser Ereignisse zwingend eine Epilepsie verursachen muss. Es gibt Geschichten von Neugeborenen, die für zwanzig Minuten ohne Atmung waren oder deren Kopf bei der Geburt bis zur Unkenntlichkeit gequetscht worden war oder die aus vier Meter Höhe auf den Kopf gefallen waren, ohne dass sich irgendeine Krankheit entwickelte. Es scheint nahezu sicher zu sein, dass einer der prädisponierenden Zustände notwendig ist, damit sich eine Epilepsie entwickelt.

Diarrhö

Eine schwere Diarrhö, besonders eine, die von starken Bauchschmerzen begleitet wird, kann sich zum Mangeltyp der Epilepsie entwickeln. Im Vorhergehenden haben wir gesehen, wie ein Milz-Mangel Wind verursachen kann und sich dann zu Krämpfen entwickeln kann. Wenn das Kind zusätzlich sehr verängstigt ist, z. B. durch heftige Bauchschmerzen, dann kann sich eine Epilepsie entwickeln.

Falsche Medikation

Wie schon erklärt, gehört zu der in der Chinesischen Medizin als ‚chronische Krämpfe' definierten Erkrankung nach biomedizinischen Gesichtspunkten die Epilepsie. Ebenso haben wir schon dargestellt, dass eine der Ursachen für schwache Krämpfe mit dem Sprichwort erklärt wird: „Extrem kalte Arzneien verursachen Milz-Wind." Dies trifft ebenfalls für die Epilepsie zu. Hier kann kalte Arznei sowohl kalte chinesische Arzneimittel als auch kalte westliche Medikamente bedeuten.

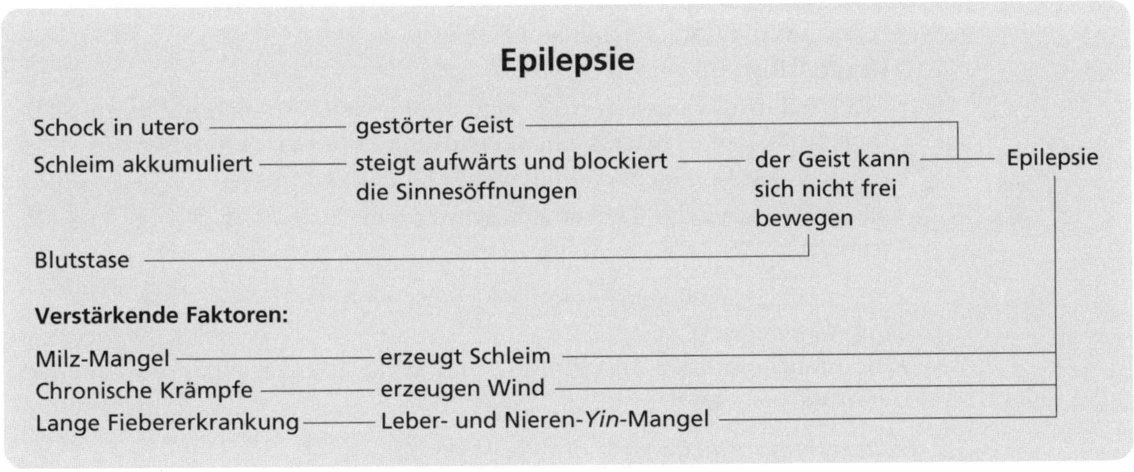

MUSTER UND SYMPTOME

Stärke-Muster (Fülle)

Allgemeine Symptome

Vor dem Anfall gibt es gewöhnlich Prodromalsymptome:
- Schwindel
- der Mund klappt auf
- Erstickungsgefühl in der Brust
- Palpitationen
- starre Augen
- Taubheitsgefühl und Kribbeln in den Gliedmaßen

Der Anfall selbst kann leicht oder schwer sein. Zu den Symptomen eines leichten Falles gehören:

- kurze Dauer des Anfalles (etwa 30 Sekunden)
- die Zuckungen sind leicht und mild
- die Augen können sich nach oben drehen
- Kopfschütteln
- das Kind schreit nicht auf, aber es kann vergessen, was unmittelbar vor dem Anfall geschehen war

Bei schweren Fällen umfassen die Symptome:

- Krämpfe und heftiges Schütteln und Zucken
- zusammengebissene Zähne
- die Anfälle dauern lange, möglicherweise 10 Minuten
- die Anfälle sind sehr häufig, vielleicht täglich oder jeden zweiten Tag

Ängstlicher Typ

- kann durch plötzlichen Lärm, blitzendes Licht oder irgendetwas, das das Kind erschreckt oder nervös macht, ausgelöst werden. Das Kind ist übersensibel
- schreit im Schlaf auf
- hängt an der Mutter und liebt es in ihren Armen geschaukelt zu werden
- Stühle grünlich mit harten Stückchen
- Urin dürftig und gelb
- Gesichtsfarbe vielleicht rot, manchmal weiß, manchmal grau-blau, manchmal gibt es nur eine blaue Färbung zwischen den Augen
- möglicherweise Zeichen einer schwachen Konstitution
- allgemein ist es das *Fehlen* von Symptomen, das dieses Muster charakterisiert

Zungenkörper: vielleicht rot (aber nicht notwendigerweise)
Zungenbelag: weiß
Puls: drahtig, schnell oder drahtig und schlüpfrig; variiert mit dem Grad der Angst

Behandlungsprinzip: Herz und Geist beruhigen

Schleimtyp (Symptome zeigen sich zwischen den Anfällen)

- alle Sinnesöffnungen sind durch Schleim blockiert
- gurgelnde Geräusche von Schleim im Hals
- erbricht von Zeit zu Zeit „Wasser“ oder schmutzige Flüssigkeit
- gelbe Gesichtsfarbe

Zungenbelag: sollte dick sein (ist es aber oft nicht)
Puls: sollte schlüpfrig und schnell sein (ist aber oft sehr schwach)

Behandlungsprinzip: Den Schleim umwandeln und die Sinnesöffnungen reinigen

Blutstasetyp

- blaue Punkte auf Zunge oder Haut
- Vorgeschichte von Trauma oder Gehirnschädigung

Anmerkung: Die blauen Punkte auf der Zunge sieht man selten, obwohl eine Hirnschädigung häufig vorkommt. *Wenn* es blaue Punkte gibt, dann ist dies ein gutes Zeichen, da es bedeutet, dass die Blutstase den Körper im Allgemeinen betrifft. Dies wiederum bedeutet, dass es, wenn Sie den Gesamtzustand des Körpers verändern können, gute Chancen gibt, auch die Blutstase im Gehirn (Gerinnsel) aufzulösen.

Puls: dünn, rau
Fingervene: tief, breit

Behandlungsprinzip: Das Blut bewegen und die Stase auflösen, die Sinnesöffnungen regulieren und die Anfälle beenden

Allgemeines In chinesischen Lehrbüchern heißt es, wenn die Epilepsie über lange Zeit bestehen bleibt oder der Körper des Kindes schwach ist oder wenn das Kind an nervöser Erschöpfung leidet und es zusätzliche Symptome gibt wie schwachen Appetit, Apathie, eine stumpfe Gesichtsfarbe, Schmerzen in Rücken und Knien und einen schwachen und dünnen Puls, dann sind dies Zeichen einer Schädigung von Leber und Nieren und Blut und *Qi* sind zerstreut. Das Behandlungsprinzip in solch einem Fall besteht darin, das *Yin* von Leber und Nieren zu stärken.

Im Westen entwickelt sich die Epilepsie nicht ganz in dieser Weise. Es ist wahr, dass Leber- und Nieren-*Yin* sich durch eine lange Krankheit, fehlenden Appetit oder Junk Food erschöpfen, aber es ist selten, dass man auf Schmerzen in Rücken und Knien trifft. Wesentlich häufiger ist ein sehr dünnes Kind, das entweder ein wenig hyperaktiv oder umgekehrt vollkommen apathisch ist. Die Magerkeit ist hier das Schlüsselzeichen und es ist ein schlechtes Zeichen. Es bedeutet, dass es sehr wenig *Yuan Qi* gibt und damit eine Heilung sehr schwierig ist.

BEHANDLUNG DER STARKEN (FÜLLE) MUSTER

Behandlungsprinzip: Das Bewusstsein wieder herstellen

Während des Anfalles

Hauptpunkte
Du 26 (*Renzhong*)
Di 4 (*Hegu*)
Pe 6 (*Neiguan*)
Le 3 (*Taichong*)

Andere nützliche Punkte sind *Shixuan* (M-UE 1) und Ni 1 (*Yongquan*). Diese Punkte helfen dabei, die Hitze vom Kopf nach unten zu bringen und die Sinnesöffnungen zu klären.

Methode: Es wird eine zerstreuende Methode verwendet. Manipulieren Sie die Nadel kräftig, bis der Anfall vorüber ist.

Zwischen den Anfällen

Du 26 (*Renzhong*)	Stellt das Bewusstsein wieder her
He 7 (*Shenmen*)	Beruhigt den Geist
Yaoqi (M-BW 29)[2]	Spezieller Punkt bei Epilepsie

Von diesen drei Punkten werden Du 26 (*Renzhong*) und He 7 (*Shenmen*) am häufigsten verwendet. Einigen Quellen zufolge kann Epilepsie jedoch ohne *Yaoqi* (M-BW 29) nicht erfolgreich behandelt werden, wobei die Nadelsensation die Wirbelsäule hinauflaufen muss. Obwohl dies tatsächlich ein sehr wirkungsvoller Punkt ist, sind wird der Meinung, dass Epilepsie dennoch erfolgreich ohne ihn behandelt werden kann.

Ängstlicher Typ

Pe 6 (*Neiguan*)	Beruhigt den Geist
Le 3 (*Taichong*)	Beruhigt den Geist, beendet Spasmen und reguliert die Leber

Verwenden Sie folgende Punkte, wenn es Hitzezeichen gibt:

Le 2 (*Xingjian*)	Beruhigt den Geist, beseitigt Hitze und reguliert die Leber
Bl 15 (*Xinshu*)	Beruhigt den Geist [Moxa]
Du 20 (*Baihui*)	Beruhigt den Geist und klärt die Sinnesöffnungen
Ni 1 (*Yongquan*)	Beruhigt den Geist und klärt die Sinnesöffnungen [Moxa]
Bl 18 (*Ganshu*)	Reguliert die Leber
Bl 23 (*Shenshu*)	Tonisiert das Nieren-*Yin*

Methode: Die Behandlung sollte dreimal wöchentlich erfolgen. Früher dachten wir, dass man Epilepsie erfolgreich mit nur einer Behandlung pro Woche behandeln kann, das denken wir heute nicht mehr. Gelegentlich erzielt man damit gute Resultate, besonders wenn sehr klare Zeichen des einen oder anderen Musters vorhanden sind, typisch ist dies jedoch nicht. Achten Sie darauf, keine Überstimulation und damit einen weiteren Schock zu verursachen.

Prognose: Wenn sich die Epilepsie rein aus Furcht und Schreck heraus entwickelt hat, sollten bei Kindern unter drei Jahren drei bis zehn Behandlungen ausreichen. Bei älteren Kindern und längerer Krankheitsdauer ist eine höhere Anzahl von Behandlungen erforderlich. Es kommt jedoch wesentlich häufiger vor, dass noch etwas anderes mitspielt – eines der anderen Muster oder ein schwaches *Yuan Qi* – und es sind oft weit mehr Behandlungen nötig. Tatsächlich kann es sein, dass Sie nach fünfzig Behandlungen noch immer nur langsam Fortschritte machen.

---

2 Es gibt zwei Methoden, diesen auf der Wirbelsäule gelegenen Punkt zu lokalisieren: Zwei *Cun* oberhalb der Steißbeinspitze, oder unterhalb des Processus spinosus des zweiten Sakralwirbels. Er sollte auf eine Tiefe von 2-3 *Cun* genadelt werden.

Schleimtyp Hier lautet das Behandlungsprinzip, den Schleim umzuwandeln und die Epilepsie zu beenden. Wir haben nie ein reines Schleimmuster gesehen und sind nicht sicher, ob es existiert! Alle Fälle, die wir behandelt haben, wiesen zusätzlich eine Nierenschwäche auf. Auf den ersten Blick waren wir uns dieser Nierenschwäche nicht bewusst, aber sie zeigte sich ganz deutlich, als wir den Rücken untersuchten, der im Lumbalbereich stark konkav war.

Daher ist das richtige Behandlungsprinzip, den Schleim aufzulösen, die Nieren zu tonisieren und die Krämpfe zu beenden.

Ren 14 (*Juque*)	Tonisiert die Milz und wandelt Schleim um
Ma 40 (*Fenglong*) Gb 34 (*Yanglingquan*) Mi 6 (*Sanyinjiao*)	Neutrale Methode
Bl 23 (*Shenshu*)	Tonisierende Methode: Nadelung plus Moxa

Zusätzliche Punkte gegen Spasmen und Krämpfe:

Di 4 (*Hegu*)
Le 3 (*Taichong*)

Methode: Neutrale Methode. Behandeln Sie täglich oder jeden zweiten Tag

Prognose: Die Resultate sind unterschiedlich. Bei Schleim gibt es gewöhnlich einen anderen pathogenen Faktor, der direkt bis zum *Du Mai* durchgedrungen ist. Was häufig geschieht ist, dass der Zustand des Kindes sich während der ersten zehn Behandlungen, die auf die Verminderung des Schleims abzielen, stark bessert, der Prozess danach aber sehr langsam verläuft. Es ist durchaus üblich, dass fünfzig bis hundert Behandlungen erforderlich sind.

Manchmal kommt es vor, dass plötzlich ein pathogener Restfaktor aufgewühlt wird und das Kind bekommt Fieber (mit Hautausschlag). Manchmal tritt jedoch kein Fieber auf und obwohl der Zustand des Kindes sich wesentlich verbessert hat, ist es doch nicht immer möglich, eine vollständige Genesung zu erreichen. In solchen Fällen kann eine Kombination aus Akupunktur und Homöopathie helfen. Die Homöopathie scheint sehr wirksam zu sein, Hitze an die Oberfläche zu bringen.

Blutstasetyp Wir möchten noch einmal betonen, dass wir dieses Muster für sich nie gesehen haben, sondern nur in Kombination mit Nierenschwäche und mit Schleim. Das Behandlungsprinzip ist daher mehr oder weniger dasselbe wie bei den anderen beiden Mustern, mit dem Unterschied, dass die Behandlung auf die Beseitigung der lokalen Blutstase hin ausgerichtet sein sollte, und zwar mit Punkten wie:

Du 14 (*Dazhui*) Du 16 (*Fengfu*) Du 20 (*Baihui*)	Klären die Sinnesöffnungen

Ashi-Punkte am Kopf, auf der Seite der Blutgerinnsel, wenn dies bekannt ist

Le 2 (*Xingjian*)
Le 3 (*Taichong*) } Lösen Blutstase auf
Bl 17 (*Geshu*)

Methode: Neutrale Methode. Behandeln Sie täglich oder jeden zweiten Tag. Nach zehn Behandlungen sollte es eine Pause von sieben bis zehn Tagen geben, bevor die Behandlung wieder aufgenommen wird.

Prognose: Noch einmal, gelegentlich kommt es zu wahren Wundern, wobei das Kind nach etwa zehn Behandlungen geheilt ist, doch ist es wesentlich häufiger, dass es fünfzig bis hundert Sitzungen braucht. Wenn tatsächlich eine Schädigung des Gehirns vorliegt, jedoch ohne Blutstase, dann können Sie von Glück sagen, wenn Sie überhaupt irgendwelche deutlichen Fortschritte machen. Was wir für diese Patienten gewöhnlich empfehlen, ist, dass man die Ergebnisse nicht nach jeder einzelnen Behandlung beurteilt, sondern nach einem Zyklus von zehn Behandlungen.

Ohrakupunktur

Leber, Milz, Herz, Sympathikus, Endokrinum, Gehirn

Methode: Wählen Sie bei jeder Behandlung drei Punkte aus. Belassen Sie die Nadeln, nachdem Sie ein Wundheits- oder Taubheitsgefühl ausgelöst haben, für zwei Stunden. Wenn Sie Dauernadeln verwenden, kann der Patient die Praxis verlassen und die Nadeln nach zwei Stunden selbst entfernen. Behandeln Sie an einem Tag die eine, am anderen Tag die gegenüberliegende Seite. Diese Methode wurde in China mit ausgezeichneten Ergebnissen eingesetzt und erspart dem Patienten und dem Therapeuten viel Zeit. Allerdings ist sie bei kleineren Kindern ungeeignet, da es einfach unmöglich ist, bei ihnen die Nadeln für eine so lange Zeit zu belassen.

Kommentar

Was wir bisher beschrieben haben, waren Störungen, die ihrer Natur nach sehr stark und exzessiv waren und Sie könnten dem Gesagten entnehmen, dass Epileptiker im Allgemeinen kräftige Kinder sind. Tatsächlich ist dies jedoch absolut nicht der Fall. Oft haben Sie ein Kind vor sich, das genau in eines der Muster passt, aber ein Blick auf das Kind genügt und Ihnen ist klar, dass es sich hier um ein schwaches Kind handelt – dünn, schwache Knochenstruktur usw. In solch einem Fall wissen Sie, dass Sie Schwierigkeiten haben werden. Wenn ein Kind derart schwach ist, dann wird es kaum die körperliche Kraft aufbringen, um mit einer so tief wurzelnden Erkrankung wie der Epilepsie fertig zu werden.

Eine andere Situation, der Sie möglicherweise begegnen ist die, dass das Kind keinen der prädisponierenden Faktoren aufweist – es ist nicht besonders schwach, es gibt nicht viel Schleim und keine Vorgeschichte einer Gehirnschädigung. In einem solchen Fall sind die Chancen auf eine Heilung sehr viel geringer.

ANMERKUNGEN

- Patienten, die an Epilepsie leiden, sollten Überstimulation und laute Musik mit ausgeprägtem Rhythmus vermeiden. Sie sollten insbesondere nicht fernsehen und andere Medien mit flimmernden Lichtern meiden.

- Schleim produzierende Nahrungsmittel wie Milch, Käse und Erdnüsse, sowie pikante Nahrungsmittel und künstliche Farb- und Geschmacksstoffe sollten vermieden werden.

- Wenn Sie Kinder behandeln, die unter Medikamenten stehen, sollte die Dosierung nicht reduziert werden, bevor nicht deutliche Verbesserungen zu sehen sind; und wenn Sie eine Reduzierung probieren, dann sollte dies in kleinen Dosen geschehen und nicht häufiger als alle zwei Wochen. Es kommt oft vor, dass ein Kind fünf oder sechs Tage nach Veränderung der Dosis einen leichten Anfall erleidet. Dies betrifft sowohl die Verminderung als auch die Erhöhung der Dosis.

Schwäche-Muster (Mangel)

Allgemeine Symptome

- das Kind ist teilnahmslos und starrt ins Leere
- während eines Anfalles kann es gerade für ein bis zwei Sekunden das Bewusstsein verlieren
- in schwereren Fällen kann es wie Espenlaub zittern
- in schwereren Fällen kann es zu Boden stürzen

Milz- und Nieren-Yang-Mangel

- weißes Gesicht
- häufig viel Schleim
- Bewegungen sind oft schwerfällig

Leber- und Nieren-Yin-Mangel

- findet sich weit weniger häufig
- das Kind ist dünn
- rote Wangen
- verängstigt, leicht aus der Fassung zu bringen
- kann andere Hitzezeichen aufweisen, etwa Schwitzen oder Schlafstörungen

BEHANDLUNG DES SCHWÄCHE-MUSTERS

Die Behandlungsweise des Schwäche- oder Mangel-Musters unterscheidet sich deutlich von der des Stärke- oder Fülle-Musters. Das Leitprinzip ist es, zu tonisieren. Beim Typ des *Yang*-Mangels tonisieren Sie Milz- und Nieren-*Yang*.

Milz- und Nieren-Yang-Mangel

Behandlungsprinzip: Das *Yang* von Milz und Nieren tonisieren

Ma 36 (*Zusanli*)
Mi 6 (*Sanyinjiao*)
Ren 12 (*Zhongwan*)
Bl 20 (*Pishu*)

Methode: Tonisierende Methode an allen Punkten plus Moxa an Ren 12 (*Zhongwan*) und Bl 20 (*Pishu*)

Ergebnisse der Behandlung

Es gibt drei unerwartete Auswirkungen der Behandlung:

- nach etwa zehn Behandlungen erscheint sehr viel Schleim
- das Kind entwickelt starke Anfälle, anstatt von schwachen
- durch die Kälte und Feuchtigkeit, die das Kind aufweist, beginnt es Hitzezeichen zu entwickeln

Sie müssen Ihre Behandlung entsprechend verändern.

Leber- und Nieren-Yin-Mangel

Behandlungsprinzip: Beim *Yin*-Mangel-Muster muss das Leber- und Nieren-*Yin* tonisiert werden.

Ni 3 (*Taixi*)
Bl 18 (*Ganshu*)
Bl 23 (*Shenshu*)

Ergebnisse der Behandlung

Wir kennen die Ergebnisse nicht, da uns dieser Typ von Epilepsie noch nicht begegnet ist. Jedoch vermuten wir, dass eine Behandlung schwierig ist, da der Typus des Nieren-*Yin*-Mangels es nicht mag, genadelt zu werden!

Probleme während der Behandlung

Nichterscheinen

Wir haben darauf hingewiesen, dass es lange dauert und vieler Behandlungen bedarf, um Epilepsie zu heilen. Unserer Meinung nach ist es dies wert, da Sie die Gelegenheit haben, eine Krankheit zu besiegen, die den Patienten sonst möglicherweise ein Leben lang begleitet. Aber es bedarf Engagement und Hingabe aufseiten der Eltern. Wie wir schon gesagt haben, ist es das Beste, wenn die Behandlung zwei- bis dreimal in der

Woche erfolgen kann. Doch dies ist kaum möglich. Unserer Erfahrung nach scheinen alle Kinder mit Epilepsie zwei Fahrstunden von der Praxis entfernt zu wohnen, mit Eltern, die entweder kein Geld, keine Zeit oder beides nicht haben! Für solche Familien ist es sogar schwierig, alle zwei Wochen zu kommen. Häufig sind sie zu Beginn des Behandlungsverlaufes hoch engagiert und denken, dass kein Opfer zu groß, ihr Kind zu heilen, doch sehr bald realisieren sie, dass es mehr Energie erfordert, als sie übrig haben und sie beginnen, Termine nicht einzuhalten. Wenn dies geschieht, ist es in der Regel das Beste, die Behandlung sofort zu beenden und sie zu bitten, die Behandlung erst dann wieder aufzunehmen, wenn sie ihr Leben geordnet haben. In der Praxis werden wir uns jedoch schwer tun, so zu handeln und uns kaum so klar und scharf verhalten.

Absetzen der Medikamente

Das Absetzen der Medikamente ist bei Kindern ein wirkliches Problem. Es ist eine Tatsache, dass es jedes Mal, wenn Sie die Dosis der Drogen, die sie nehmen, *verändern*, aller Wahrscheinlichkeit nach zu einem Anfall kommt. Es spielt dabei keine Rolle, ob Sie die Dosis erhöhen oder vermindern und folglich bekommt das Kind zwei oder drei Tage nach Reduzierung der Drogen einen Anfall. Dies lässt die Eltern völlig ‚ausflippen', da es ja schon eine Weile her ist, dass ihr Kind einen Anfall hatte und sie vergessen hatten, wie schrecklich er anzusehen ist und die ganze Verzweiflung und Hoffnungslosigkeit steigen wieder hoch. Was als Nächstes geschieht, ist, dass die Eltern die Dosis wieder erhöhen. Das ist wirklich das Schlimmste, was sie tun können, weil es eine nochmalige Änderung bedeutet und sehr wahrscheinlich einen weiteren Anfall hervorruft!

Der einzige Weg diesem Problem zu begegnen ist es, die Eltern vorher zu warnen und darauf zu bestehen, dass sie zumindest für zehn Tage bei der veränderten Dosis bleiben. Machen Sie ihnen klar, dass einige wenige Krampfanfälle keine Katastrophe sind und dass am Ende der zehn Tage die Welle der Krämpfe abflauen wird. Dieser nützliche Rat kann durch die praktische Maßnahme, mehr Behandlungen zu geben unterstützt werden – über zwei Wochen drei, vier oder sogar fünf Behandlungen pro Woche.

Die logische Schlussfolgerung ist, dass das Kind eine Reduzierung der Medikamente nur zu einer Zeit in Erwägung ziehen sollte, wenn Sie auch wirklich da sind. Versuchen Sie es nicht, kurz bevor sie Urlaub machen!

Psychische Störung

Bei einer kleinen Minderheit von Kindern gibt es eine aktive psychische Störung. Was immer Sie auch machen, irgendwie gelingt es Ihnen nicht, dem Kind zu helfen. Ein typisches Beispiel dafür findet sich in der Fallgeschichte am Ende dieses Kapitels. Bei der Epilepsie muss vielleicht mehr als bei anderen Krankheiten der psychische Faktor in Erwägung gezogen werden. Wie wir in der Einleitung erwähnt haben, glaubte man im Altertum, dass der Erkrankte während eines Anfalles von den Göttern geleitet würde. Der gegenwärtigen Meinung von Psychologen nach ist es eher so, dass das Kind während eines Anfalles von sehr starken psychisch negativen Kräften gelenkt wird. Meine eigene Erfahrung, für die die Fallgeschichte am Ende dieses Kapitel ein Beispiel ist, würde dies bestätigen.

Symptome psychischer Störungen Das Schlüsselmerkmal, dass ein Kind psychisch gestört ist, ist der befremdliche Blick in seinen Augen. Es ist ein sonderbar düsterer Blick, ein Blick, der listig und wachsam ist, nahezu so, als würde ein anderes Wesen, nicht das Kind selbst, durch seine Augen blicken. Dieser Blick findet sich zu Beginn in unterschiedlichem Ausmaß bei vielen Epilepsiepatienten, doch wenn die Behandlung voranschreitet, sollte er sich verlieren. Wenn dieser dunkle, unheimliche Blick über Ihre ersten zehn Behandlungen hinaus bestehen bleibt, dann ist es eher unwahrscheinlich, dass Sie das Kind heilen können.

Übliche Auswirkungen Die Auswirkungen einer psychischen Störung sind befremdlich und neigen dazu, den gesamten Prozess der Behandlung zu blockieren. Ein typisches Muster ist es, dass Sie beginnen einige positive Resultate zu erzielen, sodass Sie nach etwa acht Behandlungen hinlänglich zufrieden mit dem Fortschritt sind und dies den Eltern mitteilen. Dann geschieht zwischen dieser und der nächsten Behandlung mysteriöserweise etwas, das den gesamten Fortschritt, den Sie erzielt haben, zunichte macht und Sie müssen von vorn beginnen. Dies ist für gewöhnlich etwas, das scheinbar in keinerlei Beziehung zu Ihrer Behandlung steht, etwa ein Autounfall, eine Familienkrise oder eine Routineuntersuchung im Krankenhaus. Zunächst denken Sie, es handle sich nur um einen Zufall, doch wenn dies dreimal geschieht, beginnen Sie sich zu wundern.

Spirituelle Behandlung

Wir leben in düsteren Zeiten, spirituell betrachtet. Eine große Anzahl von Menschen besitzt keinerlei spirituellen Glauben und ist so fest an die Vorstellungen der materialistischen Wissenschaft gekettet, dass sie schockiert und erschreckt sind bei der bloßen Erwähnung der spirituellen Natur des Menschen und seiner Erkrankungen. Daher werden viele Ihrer Patienten nicht empfänglich für die Vorstellung sein, wie notwendig es ist, sich dem psychischen und spirituellen Problem zuzuwenden. Von denen, die diese Notwendigkeit akzeptieren, hat die Mehrzahl ein Problem damit, jegliche Form von orthodoxer Religion gelten zu lassen, doch haben sie bis jetzt noch keinen Ersatz für diese gefunden. Für die Minderheit, die Religiosität wirklich praktiziert, gibt es Hilfe in Form von Exorzisten und Geistaustreibern oder in Form so einfacher Riten wie der Taufe. Für jene, die diese Form der Hilfe nicht annehmen können, ist es schwieriger. Einige können die Idee akzeptieren, für ihr Kind zu beten, während andere es vorziehen sich vorzustellen, dass ihr Kind in reinigendem Licht badet. Auf diesem Gebiet ist einiges an Einfallsreichtum erforderlich.

Vorsicht Die psychischen Kräfte, die einen Epileptiker umgeben, sind manchmal sehr mächtig. Unternehmen Sie nicht den Versuch, auf eigene Faust spirituell zu arbeiten, ohne jemanden, der Erfahrung hat und eingreifen kann, wenn die Dinge schief laufen.

ANMERKUNG

- Für zusätzliche Fallgeschichten zur Epilepsie siehe Fall 18 und 19 in Kapitel 47.

Fallgeschichte

Das erste Mal, dass ich den psychischen Kräften begegnete, die bei der Epilepsie eine Rolle spielen, war bei einem Jungen von vier Jahren. Ich wusste damals noch nicht viel über Epilepsie und konnte auch die unterschiedlichen Muster noch nicht erkennen. Heute würde ich ihn als schwaches Kind mit Blutstase- und Schleim-Mustern klassifizieren. Damals aber wusste ich das nicht! Nichtsdestotrotz übernahm ich die Verantwortung und begann zu behandeln. Was ich bemerkte, war, dass er einen unheimlichen Blick in seinen Augen hatte. Ich kann mich bis zum heutigen Tag daran erinnern.

Der Schleim war offensichtlich und ich dachte, der beste Weg sich dem Problem zu nähern sei es, etwas von diesem Schleim zu beseitigen. Ich war recht glücklich mit meinen Behandlungen und hatte nach fünf oder sechs (wöchentlichen!) Sitzungen einige Fortschritte erzielt – die Krampfanfälle waren weniger heftig und weniger häufig. Ich bemerkte dies den Eltern gegenüber und sie waren sehr zufrieden.

Aus unerfindlichen Gründen kam der Junge in der folgenden Woche nicht zur Behandlung und auch nicht in der Woche danach. Es stellte sich heraus, dass sein Großvater gestorben war. Er hatte sehr an seinem Großvater gehangen und war naturgemäß sehr bestürzt und dies lies ihn unglücklicherweise in Bezug auf seine Epilepsieanfälle an den Anfang zurückfallen. Also begann ich erneut und hatte nach fünf oder sechs Behandlungen wiederum einige Fortschritte gemacht, von denen ich den Eltern berichtete.

Wiederum erschien er während der folgenden Wochen nicht. Diesmal stellte sich heraus, dass die Familie im Auto gesessen hatte, als der Vater einen kleinen Verkehrsunfall verursachte. Es ist nicht überraschend, dass der Junge durch diesen Vorfall aus der Fassung geraten war und alle Fortschritte in Bezug auf seine Epilepsie waren wiederum wie weggewischt.

Unbeeindruckt begann ich noch einmal. Und wiederum machte ich Fortschritte, vielleicht ein wenig langsamer als vorher. Wie dem auch sei, nach etwa zehn Behandlungen hatten seine Krämpfe so stark nachgelassen, dass ich den Eltern den Rat gab, in Erwägung zu ziehen, die Antikonvulsiva zu reduzieren. Es war ein glückliches Zusammentreffen, dass seine vierteljährliche medizinische Untersuchung kurz bevorstand und so empfahl ich den Eltern, dort wegen der Möglichkeit einer Reduzierung nachzufragen.

Und in der folgenden Woche? Sie haben es vermutlich erraten. In der folgenden Woche kam ein Zombie in meine Praxis, immer noch mit demselben unheimlichen Blick in den Augen. Der Arzt hatte entschieden, die Dosis der Drogen nicht zu reduzieren, sondern sie zu verdoppeln! Es ist nicht überraschend, dass er während der Tage nach der Verdoppelung der Drogen einen Anfall nach dem anderen hatte. Und es ist ebenfalls nicht überraschend, dass die Eltern ab diesem Zeitpunkt den Mut verloren und immer weniger häufig kamen.

41 ❖ Nächtliche Enuresis

EINLEITUNG

Nächtliche Enuresis oder Bettnässen ist ein recht häufiges Problem und es gibt relativ wenig, was die Westliche Medizin von ihrem Behandlungsansatz her dagegen tun kann. Im Gegensatz dazu ist die Chinesische Medizin und besonders die Akupunktur sehr erfolgreich bei der Behandlung dieses Problems. Mit der Erfindung der Waschmaschine und der Wegwerfwindel ist diese Störung nicht mehr eine solche Last, wie sie es für Familien im Westen ehemals war und in China immer noch ist.

Die chinesischen Lehrbücher drücken sich alle etwas vage über die Ätiologie der Enuresis aus, da sie zu einer Nierenschwäche in Beziehung steht, die hauptsächlich durch Überarbeitung und zu viel Sex verursacht wird – Probleme, die Kinder unter sieben Jahren nicht betreffen sollten! Manchmal lässt sich eine angeborene Nierenschwäche erkennen oder eine erblich bedingte Störung durch feuchte Hitze und häufig entdeckt man ein Gefühl der Verunsicherung bei dem Kind. Diese Verunsicherung kann in der Natur des Kindes selbst liegen oder hat ihren Grund in Familienstreitigkeiten oder Schulproblemen. In einigen Fällen findet sich jedoch keinerlei klare Ursache.

Der Abschnitt über die Muster basiert auf einer Übersetzung von *Pädiatrie in der Traditionellen Chinesischen Medizin (Zhong Yi Er Ke Xue)* und *Klinisches Handbuch der Pädiatrie in der Traditionellen Chinesischen Medizin (Zhong Yi Er Ke Lin Chuang Shou Ce)*, mit einigen Zusätzen und Ergänzungen unserer eigenen klinischen Erfahrung.

Es gibt vier Hauptmuster, die mit der Enuresis assoziiert werden:

- Schwäche der Unteren Pforte
- Milz- und Lungen-*Qi*-Mangel
- feuchte Hitze in der Leber-Leitbahn
- pathogener Restfaktor plus emotionaler Faktor

Obwohl wir hier vier Muster beschreiben, ist es wichtig, zu verstehen, dass bei *allen* Kindern mit Enuresis eine gewisse Schwäche der Unteren Pforte

(*Xia Guan*) vorliegt, d. h. eine Schwäche des Nieren-*Qi*. Wäre dies nicht der Fall, käme es nicht zu Enuresis. Eine Schwäche der Unteren Pforte erlaubt es den Flüssigkeiten auszulaufen. Andernfalls würde sich diese Schwäche, ein Lungen- und Milz-*Qi*-Mangel zum Beispiel, dann in anderer Weise manifestieren, sagen wir als Asthma. Selbst wenn es Zeichen von Hitze oder feuchter Hitze im Unteren Erwärmer gibt, wird man ebenfalls eine Schwäche der Unteren Pforte finden.

Schwäche der Unteren Pforte

Es heißt, dass sich dieses Muster von anderen dadurch unterscheiden lässt, dass große Mengen von Urin während des Schlafes ausfließen. Es scheint zwei unterschiedliche Typen von Kindern mit diesem Muster zu geben. Der erste ist das typische *Yang*-Mangel Kind, das langsam ist, unaufmerksam, schlaff, übergewichtig und kalt. Der andere Typ neigt dazu, dünner zu sein, etwas zappelig und nervös, möglicherweise sogar hyperaktiv, besonders am Abend oder bei Überstimulation. Bei beiden Typen ist die Untere Pforte schwach. Die Klangfarbe der Stimme, die zur Gesundheit der Nieren in Beziehung steht, ist ein wichtiges Zeichen bei diesen Kindern. Fälle von angeborener Schwäche sind durch eine raue, tiefe Stimme erkennbar oder durch eine Stimme von tief und hohl klingender Natur. Machen Sie sich klar, dass der Begriff ‚Basis' (*Yuan*) sich auf die konstitutionelle Energie des Körpers bezieht, die im unteren Abdomen angesiedelt ist. Diese Kinder sind häufig konstitutionell schwach.

Milz- und Lungen-Qi-Mangel

Hier handelt es sich in Wirklichkeit um zwei Muster. Beim ersten Muster ist das Kind grundlegend gesund, weist aber einige Aspekte von Schwäche der Unteren Pforte auf. Wenn das Kind eine Erkältung bekommt, wird der Flüssigkeitsmetabolismus gestört und die Funktion von Lunge und Milz durch den pathogenen Faktor beeinträchtigt, sodass das Kind eine zeitweilige Enuresis entwickelt, bis die Krankheit vorüber ist. Häufig gesundet das Kind dann von selbst.

Das zweite Muster zeigt sich bei Kindern mit einer chronischen Schwäche von Lunge und Milz und einer Schwäche der Unteren Pforte. Die Kinder nässen ins Bett und haben rezidivierende Infektionen, weil die Lungen- und Milzenergie schwach ist. Um diese Kinder zu heilen, müssen Sie sowohl die Lunge als auch die Milz, sowie die Untere Pforte tonisieren.

Feuchte Hitze in der Leber-Leitbahn

Dieses Muster findet sich kaum für sich allein. Die Inkontinenz tritt hier deshalb auf, weil der Urin etwas scharf und brennend ist und eine Irritation im Harntrakt auslöst, die das Kind veranlasst, zu urinieren. Diese Kinder neigen zu Hitzezeichen, sind häufig zornig, ungehorsam oder zerstörerisch. Es kann eine grünliche Färbung um den Mund herum geben. Obwohl diese Kinder viele Hitze- und Füllezeichen aufweisen können, gibt es dennoch eine zugrunde liegende Schwäche der Unteren Pforte, die, zusätzlich zum Zerstreuen der feuchten Hitze, tonisiert werden muss. Während des Behandlungsverlaufes kommt es bei diesen Kindern oft zu einem gelblich-grünlichen Ausfluss aus Harnröhre, Scheide oder Nase – einem Charakteristikum feuchter Hitze.

Pathogener Restfaktor plus emotionaler Faktor

Hier handelt es sich um ein komplexes Muster. Es gibt einen pathogenen Restfaktor, der den Fluss der Flüssigkeiten im Körper beeinträchtigt und der den physischen Faktor für die Enuresis darstellt. Kinder mit diesem Muster urinieren möglicherweise während des Tages überhaupt nicht und nässen dann nachts ins Bett. Es kann sich dabei um kräftige oder um schwache Kinder handeln – ein wirkliches Muster findet sich hier nicht. Auf diese physische Ursache setzt sich nun eine Art von emotionalem Faktor. Dies ist ein wenig schwierig zu erklären und für gewöhnlich nicht so unkompliziert wie bei den vorangegangenen Mustern, da es sich um etwas handelt, das wesenhaft mit dem pathogenen Faktor verbunden ist. In Kapitel 3 haben wir erklärt, inwieweit ein pathogener Restfaktor eine subtile Auswirkung auf das emotionale Gleichgewicht eines Kindes hat, sodass es für das Kind schwierig werden kann, mit Problemen umzugehen. Die kleinste Kleinigkeit kann diese Kinder aus der Ruhe bringen und zu Tränen oder Wutanfällen führen. Häufig empfinden sie das Familienleben aus dem einen oder anderen Grund schwierig, vielleicht aus gutem Grund. Diese Kinder hören möglicherweise mit dem Bettnässen auf, wenn sie von zu Hause fort sind.

Schlaf

Bei allen Mustern kann es einen sehr tiefen Schlaf geben, der das Kind nicht aufwachen lässt, um urinieren zu gehen. Wenn dies der Fall ist, ist es von grundlegender Bedeutung, Punkte wie Du 20 (*Baihui*) zu verwenden, um den Schlaf etwas leichter zu machen, denn sonst werden sie, gleichgültig, wie stark das Signal von der vollen Blase auch sein mag, nicht aufwachen, um zu urinieren.

Puls

Der Puls ist bei Kindern in der Regel ein zuverlässiger Indikator für das, was vor sich geht. Ist der Puls z. B. kräftig und schlüpfrig, dann ist das Kind für gewöhnlich kräftig und sitzt voller Schleim. Ist der Puls schwach, dann ist auch das Kind schwach. Bei der Enuresis sollte der Puls schwach oder weich sein, besonders an der dritten Position. In diesem Fall ist das Problem meist unkompliziert und kann mit Akupunktur erfolgreich behandelt werden. In etwa der Hälfte der Fälle, die in unsere Praxis kommen, ist das Pulsbild jedoch das Gegenteil des Symptombildes, will heißen, der Puls ist stark und schlüpfrig. Für gewöhnlich sind bei diesen Patienten die Lymphknoten in der Leistengegend geschwollen, was auf einen pathogenen Restfaktor in Kombination mit einem Schwächezustand verweist. Diesen Zustand erfolgreich zu behandeln, ist weitaus schwieriger, da es jenseits des klaren physischen Problems gewöhnlich ein komplexes emotionales Wirrwarr gibt. Das Kind kann ins Bett nässen, um die Aufmerksamkeit auf sich zu lenken, oder es spiegelt die Unsicherheit des einen oder anderen Elternteils wider, oder das Bettnässen ist Ausdruck der angespannten Beziehung zwischen den Eltern. Wie auch immer, wenn die Enuresis über das siebente Lebensjahr hinaus anhält, ist sie wesentlich schwerer zu heilen.

ÄTIOLOGIE UND PATHOGENESE

Schwäche der Unteren Pforte

Die Nieren regieren die zwei *Yin*, Anus und Urethra und haben eine Innen/Außen-Beziehung zur Blase. Wenn das Nieren-*Qi* schwach ist, wird auch der Untere Erwärmer nicht stark sein und die beiden *Yin*-Öffnungen werden nicht in Lage sein, die Flüssigkeiten zu halten. Folglich ist die Funktion des Speicherns und Zurückhaltens der Flüssigkeiten geschwächt. Diese Situation verschlimmert sich weiter, weil die Nieren nicht in der Lage sind, das Blasen-*Qi* zu unterstützen und deren Funktion der Regulierung der Wasserwege versagt ebenfalls. Diese beiden Faktoren verursachen die Enuresis.

Die zugrunde liegenden Ursachen für dieses Muster sind daher völlig eindeutig:

- konstitutionelle Schwäche
- lang anhaltende Krankheit
- schwere Krankheit

Oft sind Kinder mit diesem Muster verunsichert. Dies kann in der Natur des Kindes selbst begründet sein oder in seinem Umfeld – Familienstreitigkeiten, Schulprobleme usw.

Lungen- und Milz-Qi-Mangel

Beide Muster haben eine ähnliche Pathologie. Wie bei allen Kindern mit Enuresis, beginnt es mit einer leichten Schwäche im Unteren Erwärmer. Hinzu kommt, dass die Lunge das *Qi* regiert und über die Wasserwege herrscht und die Flüssigkeiten zu Nieren und Blase sendet, während die Milz den Transport und die Transformation der Flüssigkeiten kontrolliert. Wenn diese beiden Organe schwach sind, geht die Kontrolle über die Flüssigkeiten verloren und in Verbindung mit einer Schwäche im Unteren Erwärmer kommt es zu Enuresis. Sehr häufig wird das Wasser während des Tages nicht regelrecht ausgeschieden und es kann sein, dass diese Kinder überhaupt nicht auf die Toilette gehen. In der Nacht jedoch, wenn die Energie zu den Organen zurückkehrt, beginnt das Wasser auszulaufen. Dieses Muster wird durch alles verursacht, was Lunge und Milz erschöpft – rezidivierender Husten und Erkältungen, Impfungen, ungeeignete Medikamente oder unangemessene Ernährung. Es kann aber auch nach einer Erkrankung auftreten.

Feuchte Hitze in der Leber-Leitbahn

Feuchtigkeit und Hitze sammeln sich in der Leber-Leitbahn und ergießen sich hinunter zur Blase. Feuchtigkeit und Hitze irritieren die Harnröhre und verhindern, dass die Blase die Flüssigkeiten in richtiger Weise transformiert und dies führt zu Enuresis. Es gibt auch ein bestimmtes Maß an Schwäche im Unteren Erwärmer, aber dies ist nicht unbedingt der Hauptfaktor. Häufige Ursachen für dieses Muster sind ein durch emotionale Faktoren bedrücktes Leber-*Qi*, schlechte Ernährung (scharfe Speisen und Junk Food) und möglicherweise das Eindringen äußerer Kälte in die Leber-Leitbahn, die zu Hitze umgeschlagen ist.

Pathogener Restfaktor plus emotionaler Faktor

Hier handelt es sich um eine Kombination von zwei Dingen. Die Gegenwart eines pathogenen Restfaktors kann viele Ursachen haben, sehr häufig sind es wiederholte Infektionen, die nicht richtig ausgeheilt wurden, die Verwendung ungeeigneter Medikamente und Impfungen. Der pathogene Restfaktor stört den Fluss der Körperflüssigkeiten und dies führt zu dem für den pathogenen Restfaktor charakteristischen Schleim, der seinerseits die Zirkulation der Flüssigkeiten weiter behindert. Die Flüssigkeitszirkulation kann derart gestört sein, dass einige Kinder während des Tages nur sehr wenig urinieren, jedoch nachts ins Bett nässen. Zusätzlich ist in allen Fällen von Enuresis die Untere Pforte schwach und so kommt es in Kombination mit den Auswirkungen des pathogenen Restfaktors zu Enuresis.

In unkomplizierten Fällen mögen dies die einzigen Faktoren sein, doch gewöhnlich ist dies aufgrund der subtilen Veränderungen, die ein pathogener Restfaktor in einem Kind bewirkt nicht so. Wenn das *Qi* über einen längeren Zeitraum nicht regelrecht fließt – manchmal ist der pathogene Restfaktor ja schon nahezu die gesamte Lebenszeit des Kindes vorhanden – kommt es vor, dass das emotionale Gleichgewicht gestört wird. Dies führt dazu, dass das Kind nicht in der Lage ist, mit angespannten Situationen umzugehen. Im Leben aller Kinder gibt es Tränen und Wutausbrüche und dies kann eine normale und gesunde Reaktion sein. Wenn das Kind allerdings bei der kleinsten Kleinigkeit zu weinen beginnt, oder immer sofort in Wut gerät, dann ist das nicht normal und sehr häufig das Ergebnis eines pathogenen Restfaktors. Dies ist für Eltern und Kind sehr quälend und verursacht großen Stress in der Familie, Stress, der häufig nicht thematisiert wird. Diese zusätzliche Anspannung verschlimmert die Enuresis.

Es kann sein, dass das Familienleben in Ordnung ist und das Kind dennoch immer einen Grund findet, ärgerlich und zornig zu sein. Andererseits können das Familienleben oder die Schule für das Kind sehr anstrengend sein und selbst bei gesunden Kindern Probleme verursachen. Bei Kindern mit diesem Muster werden die Probleme jedoch unüberwindlich und zerrütten ihr Leben vollständig.

Es gibt noch zwei andere Situationen, auf die Sie in der Praxis treffen können und die hier erwähnt werden sollen:

- gewohnheitsmäßige Enuresis
- Harnwegsinfektionen

Gewohnheitsmäßige Enuresis In einigen Fällen hat das Kind keine zugrunde liegende Pathologie, sondern ist einfach nicht richtig erzogen oder versorgt worden. Das Kind beginnt während der Nacht zu urinieren und mit der Zeit wird dies zur Gewohnheit. Akupunktur ist in solchen Fällen nicht von Nutzen.

Harnwegsinfektionen Wenn das Kind eine Harnwegsinfektion hat, ist die Wahrscheinlichkeit größer, dass es während der Nacht uriniert. Dies sollte in Erwägung gezogen werden, wenn die Enuresis erst vor kurzem eingesetzt hat, oder wenn sie kommt und geht. Dies fällt unter die Überschrift feuchte Hitze und wird als feuchte Hitze in der Leber-Leitbahn behandelt.

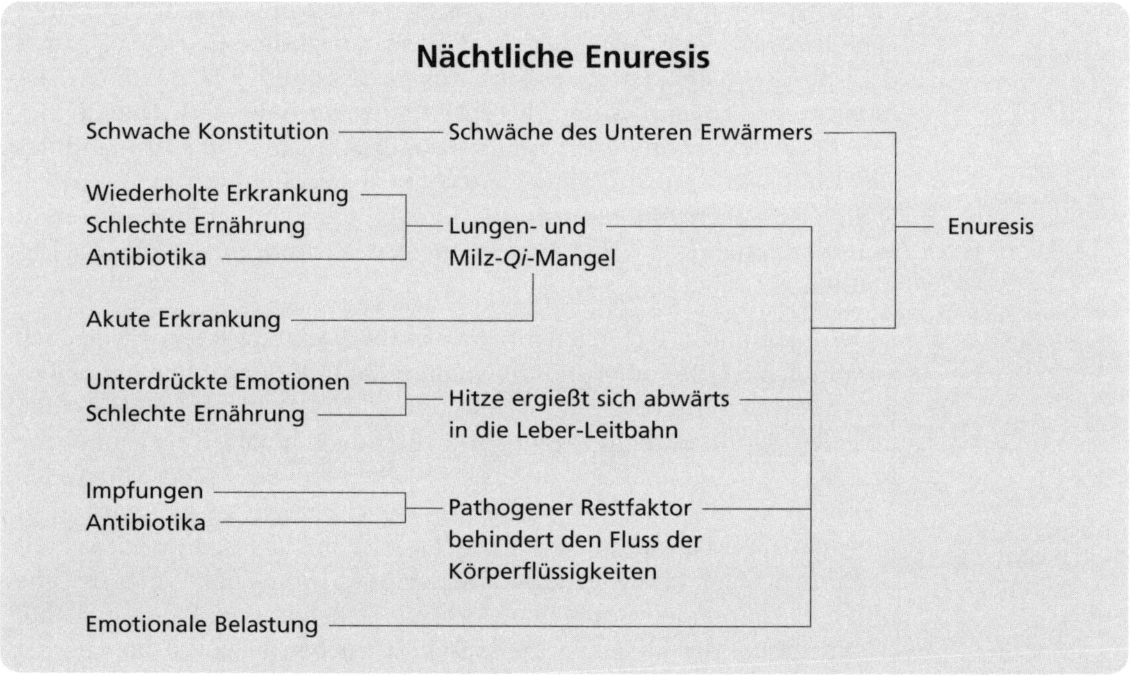

MUSTER UND SYMPTOME

Schwäche der unteren Pforte

- uriniert große Mengen im Schlaf während der Nacht und wacht dann auf
- strahlende Gesichtsfarbe
- möglicherweise geistig träge, unaufmerksam, ein wenig zerfahren beim Beantworten von Fragen
- jüngere Kinder sind schlapp
- vielleicht dünn, zappelig und nervös
- möglicherweise hyperaktiv
- Rücken und Knie schmerzen
- der Tagesurin ist hell, reichlich und häufig
- in extremen Fällen sind die Gliedmaßen kalt und es gibt eine Abneigung gegen Kälte
- Zunge: blass
- Puls: tief, langsam und kraftlos

Lungen- und Milz-Qi-Mangel

Hier gibt es zwei Möglichkeiten. Bei der ersten Situation nässt das Kind nur ins Bett, wenn es eine Infektion hat. Achten Sie auf:

- Zeichen eines äußeren Angriffes
- kann nach einer anderen Krankheit auftreten
- uriniert während des Schlafes, aber keine großen Mengen
- weiße Gesichtsfarbe
- geistig antriebslos
- schwache Gliedmaßen
- schlechter Appetit und wenig Durst
- lockere Stühle
- Zunge: blass
- Puls: langsam oder tief oder dünn oder oberflächlich

Die zweite Situation ist ein chronischer Zustand, bei dem die obigen Symptome fortbestehen:

- Vorgeschichte von Lungen- und Milzproblemen
- rezidivierende Erkrankungen, besonders der Lunge

Feuchte Hitze in der Leber-Leitbahn

Dies Muster tritt selten für sich allein auf. Es gibt gewöhnlich eine Entzündung der Urethra oder Vagina. Zu anderen Symptomen gehören:

- uriniert während des Schlafs: gelber, faulig riechender, heißer, brennender Urin
- zornig und leicht erregbar
- knirscht während der Nacht mit den Zähnen
- rotes Gesicht und rote Lippen
- Puls: drahtig, schlüpfrig

Pathogener Restfaktor

- gewöhnlich ein komplexer Faktor
- Vorgeschichte von rezidivierenden Infektionen, behandelt mit Antibiotika oder Impfungen
- geschwollene Lymphknoten von Hals und Magen
- häufig ist ein emotionaler Faktor beteiligt
- kann tagsüber wenig urinieren, aber nässt nachts ins Bett
- Puls: voll und schlüpfrig

ALLGEMEINER RATSCHLAG

Diesen Rat kann man allen Kindern geben, die wegen einer Enuresis zur Behandlung kommen:

- Die Kinder sollten nach 16 Uhr nichts mehr trinken. Gibt es großen Durst, dann ist dies ein Zeichen von innerer Hitze und sollte mit Akupunktur behandelt werden. Wenn die üblichen Punkte nicht helfen, versuchen Sie Ren 23 (*Lianquan*).

- Kinder mit Hitzezeichen sollten keine erhitzenden Nahrungsmittel zu sich nehmen.
- Wenn das Kind schwach ist, sollte man es ermahnen, sich auszuruhen.
- Einige Umstände im Leben eines Kindes können das *Qi* veranlassen, vom Unteren Erwärmer zum Kopf aufzusteigen: Lesen, Hausaufgaben, Fernsehen, Computerspiele und dergleichen. Ebenso alles, was das Kind veranlasst „vor der Welt zu fliehen“: emotionale Krisen, Familienstreitigkeiten, sexueller Missbrauch. Der Rückzug des *Qi* aus dem Unteren Erwärmer kann eine Enuresis verschlimmern oder auslösen.
- Einige Kinder nässen ins Bett, wenn sie von zu Hause fort sind. Dies kann an dem unvertrauten Geruch eines fremden Bettes liegen. Ein einfacher Weg dieses Problem zu lösen ist es, wenn das Kind ein ungewaschenes Leintuch und Kopfkissen mitbringt. Mit anderen Worten einen vertrauten Geruch mitnimmt, wenn es von zu Hause fort ist.

BEHANDLUNG

Allgemeine Punkte

Es gibt drei Punkte, die in allen Fällen von Enuresis eingesetzt werden können. Wir befinden sie für sehr nützlich, gleichgültig, um welches Muster es sich handelt. Allerdings müssen für eine anhaltende Heilung zusätzliche Punkte verwendet werden, um den Grundzustand zu behandeln.

Ren 3 (*Zhongji*)	Tonisiert die Untere Pforte
Mi 6 (*Sanyinjiao*)	Tonisiert die drei *Yin*-Leitbahnen des Beines
Le 8 (*Ququan*)	Tonisiert die drei *Yin*-Leitbahnen des Beines und ist hilfreich für die Blase

Diese drei Punkte sind in allen Fällen hilfreich, da sie den Unteren Erwärmer und die Blase stärken. Bei der Behandlung des ersten Musters, reichen diese Punkte aus. Bei den anderen Mustern müssen Sie jedoch die Zusatzprobleme ebenfalls behandeln. Einzig den Unteren Erwärmer zu stärken wird helfen, aber wenn das Kind müde wird, kehrt das Bettnässen sehr wahrscheinlich zurück. Werden beim zweiten Muster Lunge und Milz nicht behandelt, dann wird es beim nächsten Husten, also wenn das Kind geschwächt ist, wieder zu Bettnässen kommen.

Zusätzlich muss man den Eltern klarmachen, dass, selbst wenn das Bettnässen aufgehört hat, einige Zusatzbehandlungen nötig sein können, um das Ergebnis zu konsolidieren, da die Enuresis sonst wieder auftreten wird.

Methode: Ren 3 (*Zhongji*) kann genadelt oder gemoxt werden. Versuchen Sie, dass die Nadelsensation an Mi 6 (*Sanyinjiao*) und Le 8 (*Ququan*) die Beine hinaufzieht. Chinesische Texte vermerken, dass die Behandlung wirkungsvoller ist, wenn die Nadelsensation bis ins Perineum zieht. In der Praxis jedoch zieht sie für gewöhnlich nur etwa den halben Weg das Bein hinauf.

Entsprechend der Muster

Zusätzlich zu den oben angegebenen allgemeinen Punkten sollten Punkte entsprechend des jeweiligen Musters hinzugefügt werden.

Schwäche der Unteren Pforte

Behandlungsprinzip: Die Untere Pforte tonisieren und die Blase stärken

Bl 23 (*Shenshu*) Bl 25 (*Dachangshu*) Bl 28 (*Pangguangshu*)	Stärken den Rücken und tonisieren die Untere Pforte
Ni 3 (*Taixi*)	Stärkt das *Qi* von Nieren und Blase
Ni 1 (*Yongquan*)	Stärkt das *Qi* von Nieren und Blase (nur Moxa)
Ren 6 (*Qihai*)	Tonisiert das *Qi* des gesamten Körpers

Bettnässen (Handpunkt): Auf der palmaren Seite des kleinen Fingers, in der Mitte der Querfalte des distalen Interphalangealgelenkes [Moxa: 3-7 Kegel].

Methode: Alle Punkte können gemoxt werden. Die Rücken-*Shu*-Punkte sollten nur solange gemoxt werden, bis das Kind kräftiger ist, da es, wie alle Patienten mit Nierenschwäche, Angst vor den Nadeln haben wird, vor allem vor denen am Rücken. Manchmal müssen Sie damit beginnen, *alle* Punkte zu moxen, bis das Nieren-*Qi* kräftiger ist. In keinem Fall wird bei Kindern Ni 1 (*Yongquan*) genadelt.

Prognose: Die erforderliche Zeit, um diese Kinder zu heilen, ist abhängig vom Ausmaß der Schwäche. Bei einem einigermaßen kräftigen Kind werden drei bis vier Behandlungen genügen, bei einem schwächeren Kind werden mehr Behandlungen notwendig sein.

Lungen- und Milz-Qi-Mangel

Behandlungsprinzip: Die Untere Pforte stärken, Lunge und Milz tonisieren

Verwenden Sie die allgemeinen Punkte und zusätzlich:

Ma 36 (*Zusanli*)	Stärkt das Milz-*Qi* und tonisiert das *Yuan-Qi*
Ren 12 (*Zhongwan*)	Stärkt das Milz-*Qi*
Lu 7 (*Lieque*)	Tonisiert das Lungen-*Qi* und reguliert die Wasserwege
Mi 9 (*Yinlingquan*)	Tonisiert das Milz-*Qi* und löst Feuchtigkeit auf
Le 1 (*Dadun*)	Stärkt die Haltefunktion der Blase [nur Moxa]
Bl 13 (*Feishu*)	Tonisiert das Lungen-*Qi*
Bl 20 (*Pishu*)	Tonisiert die Milz

Verwenden Sie Moxa an Ren 3 (*Zhongji*) und Ren 12 (*Zhongwan*).

Prognose: Ist das Kind einigermaßen kräftig und die Enuresis setzte gerade gemeinsam mit Husten oder einer Erkältung ein, sollten eine bis drei Behandlungen ausreichen, um eine Genesung zu erzielen. Ist das Kind schwach und schlapp, nässt beständig ins Bett und hat rezidivierende Infektionen, dann sind sehr viel mehr Behandlungen nötig. Es können bis zu dreißig Behandlungen erforderlich sein, um eine anhaltende Heilung zu bewirken, obwohl sich eine deutliche Besserung schon wesentlich früher einstellen sollte.

Feuchte Hitze in der Leber-Leitbahn

Behandlungsprinzip: Den Unteren Erwärmer stärken und die Hitze in der Leber-Leitbahn beseitigen

Verwenden Sie die allgemeinen Punkte und zusätzlich:

Le 11 (*Yinlian*)	Lokalpunkt
Le 3 (*Taichong*)	Reguliert die Leber-Leitbahn und beruhigt den Geist
He 7 (*Shenmen*)	Beruhigt den Geist
Mi 9 (*Yinlingquan*)	Beseitigt feuchte Hitze
Le 8 (*Ququan*)	Beseitigt feuchte Hitze

Diese Zusatzpunkte sind wichtig bei der Behandlung dieses Typs der Enuresis, da die feuchte Hitze aus der Leber-Leitbahn beseitigt werden muss. Le 3 (*Taichong*) hat den zusätzlichen Vorteil, dass er das Leber-*Qi* verteilt und unterdrückte Emotionen freisetzt. He 7 (*Shenmen*) wird hinzugefügt, wenn es einen signifikanten emotionalen Faktor gibt.

Prognose: Die Anzahl der Behandlungen ist unterschiedlich und abhängig vom Fall und der Ebene der emotionalen Disharmonie im Leben des Kindes. Ist die Ursache die Ernährung oder ein Angriff äußerer Wind-Kälte, kann mit den notwendigen Veränderungen eine Heilung durch etwa fünf Behandlungen erreicht werden. Ist der Fall stärker emotional gelagert, oder handelt es sich um eine Kombination von Faktoren, wird es länger dauern.

Pathogener Restfaktor plus emotionaler Faktor

Behandlungsprinzip: Den pathogenen Restfaktor beseitigen und den Unteren Erwärmer stärken

Die oben aufgeführten allgemeinen Punkte bringen in der Regel eine sofortige Besserung. Jedoch nahezu immer kehrt das Bettnässen zurück, wenn es wieder zu einer emotionalen Krise kommt. Fügen Sie daher, wenn angezeigt, die unten aufgeführten Punkte hinzu.

Wenn das Kind schwach ist, verwenden Sie folgende Punkte, um zu tonisieren:

Ma 36 (*Zusanli*)
Ren 12 (*Zhongwan*)

Methode: Behandeln Sie mit Moxibustion

Wenn das *Qi* stark genug ist, um den pathogenen Restfaktor abzustoßen:

Du 20 *(Baihui)*
Bl 18 *(Ganshu)*
Bl 20 *(Pishu)*
Bl 23 *(Shenshu)*

Prognose: Die erforderliche Zeit, um diesen Zustand zu kurieren, ist sehr unterschiedlich. Bei einem kräftigen Kind, mit einem deutlich ausgeprägten pathogenen Restfaktor jüngeren Ursprungs, werden nur zehn bis fünfzehn Behandlungen nötig sein. Ist das Kind schwach und der pathogene Restfaktor schon lange Zeit vorhanden, werden fünfzig und mehr Behandlungen erforderlich sein. Wie dem auch sei, wenn Sie die Eltern überzeugen können, die Behandlung fortzusetzen, werden Sie sicherlich sehr viel Hilfe bringen können. Existiert ein wirkliches emotionales Problem (z. B. Familienstreitigkeiten), könnten Sie eine Sitzung mit der gesamten Familie vorschlagen. In einem solchen Fall ist es unwahrscheinlich, dass Akupunktur allein helfen wird.

Entsprechend der Symptome

Tiefer Schlaf	Du 20 (*Baihui*)
Reizbarkeit	He 7 (*Shenmen*), Le 3 (*Taichong*)

ANMERKUNG

- Für eine Fallgeschichte zur Enuresis siehe Fall 20 in Kapitel 47.

42 ❖ Harnwegsinfektionen

EINLEITUNG

Zu den Harnwegsinfektionen gehören die Urethritis, die Zystitis und der Windelausschlag. Die Traditionelle Chinesische Medizin unterscheidet bei diesen Erkrankungen akute und chronische Erscheinungsbilder. Im Fall einer akuten Harnwegsinfektion bei Kindern ist Akupunktur für gewöhnlich sehr wirksam. Gleiches gilt für einige chronische Zustände; allerdings ist die Prognose in chronischen Fällen nicht ganz so eindeutig, da hier der Ausgangspunkt meist ein pathogener Restfaktor ist. In akuten Fällen ist ebenfalls häufig ein pathogener Faktor beteiligt – was innerhalb der Biomedizin einer bakteriellen oder viralen Infektion entsprechen würde –, jedoch sind die prädisponierenden Faktoren von denen chronischer Fälle zu unterscheiden und folglich sind auch Muster und Behandlung unterschiedlich. Bei der körperlichen Untersuchung des Patienten sollten das Abdomen und der Rücken sehr sorgfältig palpiert werden, um den Entzündungsherd genau lokalisieren zu können.

Im Folgenden werden wir zunächst die akuten und dann die chronischen Harnwegsinfektionen erörtern.

CHINESISCHE VERSUS WESTLICHE MEDIZIN

Verglichen mit der eher komplexen westlichen (biomedizinischen) Analyse der Harnwegsinfektionen ist die Perspektive der Traditionellen Chinesischen Medizin weitaus einfacher und oft auch weitaus nützlicher, wie die in vielen Fällen meist positive Wirkung der Akupunktur zeigt. In „einfachen“ Fällen von bakteriellen Infektionen ist die Heilung praktisch garantiert. Selbst wenn eine Abnormität oder Dysfunktion der Nieren besteht, für die ein chirurgischer Eingriff angeraten ist, kann es den Versuch wert sein, es zunächst mit einer Akupunkturbehandlung zu versuchen, da diese durchaus noch helfen kann.

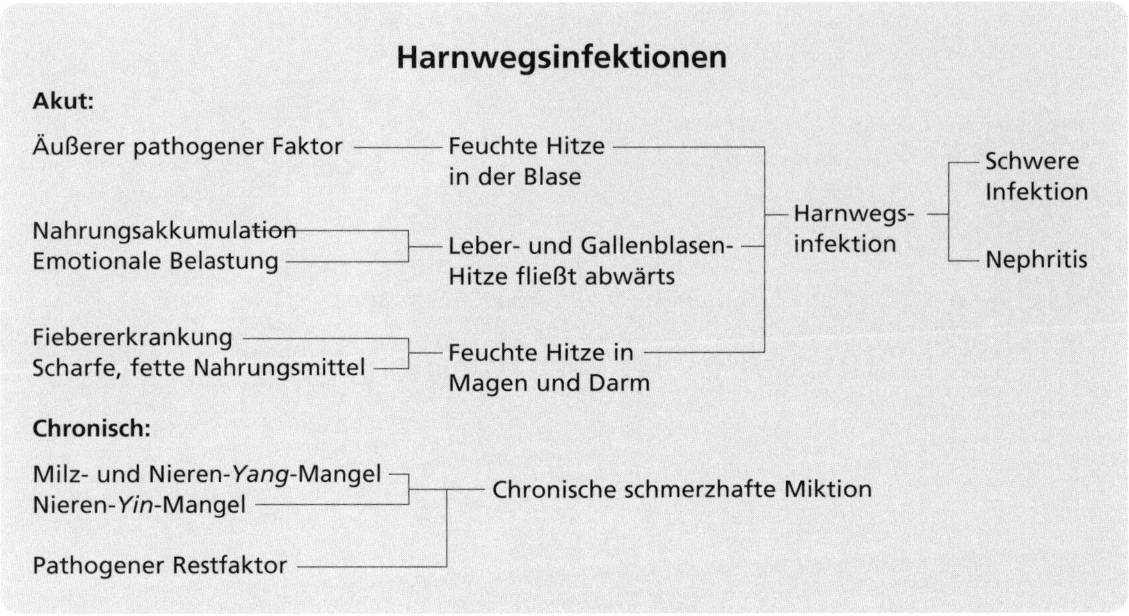

MUSTER UND SYMPTOME

Akute Erkrankung

Die Harnwegsinfektionen treten aufgrund feuchter pathogener Hitze auf, die sich im Unteren Erwärmer sammelt und den *Qi*-Fluss in der Blase behindert. Feuchte Hitze ist mit drei unterschiedlichen Ursachen verknüpft und von unterschiedlichen prädisponierenden Faktoren des Kindes abhängig. Dies führt zur Entstehung von drei Mustern:

- feuchte Hitze der Blase
- feuchte Hitze in der Leber-Leitbahn
- feuchte Hitze des Magens und des Darms.

Feuchte Hitze der Blase

Dieses Muster wird durch das Eindringen eines äußeren pathogenen Faktors – zumeist pathogene Kälte – verursacht, die sich in feuchte Hitze verwandelt. Die häufigste Ursache ist eine Unterkühlung des Kindes beim Schwimmen und feuchte Kleidung. Dieses Krankheitsmuster lässt sich auch beim akuten Wiederaufflammen eines chronischen Infektes beobachten.

Symptome

- akuter Harndrang
- mögliche Zunahme der Häufigkeit der Miktion
- gelber Harn und schmerzhafte Miktion
- gespannter und schmerzhafter Unterbauch
- kleine Kinder sind weinerlich, unruhig und kleben an der Mutter

Zunge: gelber und klebriger oder weißer und klebriger Belag
Puls: sanft und schnell

Feuchte Hitze in der Leber-Leitbahn

Dieses Muster wird durch übermäßige Ansammlung innerer Hitze verursacht, die in die Leber-Leitbahn eindringt und dann abwärts in die Blase fließt. Im Gegensatz zur feuchten Hitze der Blase ist jedoch kein äußerer pathogener Faktor beteiligt. Innerhalb der konventionellen Medizin entspricht dies einer unspezifischen Urethritis, deren Ursachen Harnbrennen und eine Irritation durch den Harn selbst sind.

Eine häufige Ursache von Hitze bei Säuglingen und Kleinkindern ist die Nahrungsakkumulation. Bei älteren Kindern kann emotionale Belastung zu Leber-Hitze führen. Ferner kann dieses Krankheitsmuster bei der Behandlung einer anderen Erkrankung mit Antibiotika oder Akupunktur auftreten, wenn die Hitze über den Harn ausgeschieden wird und dann eine Entzündung verursacht.

Symptome

- schwierige und schmerzhafte Miktion
- häufige Miktion, möglicherweise gelber Harn
- Fieber und Abneigung gegen Kälte
- möglicherweise bitterer Mundgeschmack
- Völlegefühl, möglicherweise Erbrechen
- Ärger, Reizbarkeit und Unruhe
- Windelausschlag

Zunge: gelber Belag
Puls: drahtig, schnell
Fingervene: violett

Feuchte Hitze des Magens und des Darms

Dieses Muster ist das Ergebnis von feuchter Hitze in Magen und Darm, die in die Blase fließt. Die häufigste Ursache bei Kindern ist ein *Yang Ming*-Fieber – z.B. in Form einer Grippe – bei der die starke Hitze des Mittleren Erwärmers in die Blase übergeht. Daher stellt dieses Muster eigentlich die Weiterentwicklung einer anderen Erkrankung dar.

Symptome

- hohes Fieber, das durch Schwitzen nicht gesenkt wird
- übler Mundgeruch
- Durst mit dem Verlangen zu trinken
- Bauchschmerz und Obstipation
- spärlicher gelber Harn

Zunge: gelber, klebriger Belag
Puls: überflutend, schnell

Komplikationen

Allgemeine Komplikationen

Bei jeder Harnwegsinfektion kommt es zu einer Auseinandersetzung zwischen dem pathogenen Faktor und dem *Qi*, da die feuchte Hitze sich im Körper ansammelt. Dies führt zu Frösteln und Fieber. Unabhängig vom Ursprung der feuchten Hitze kann diese sich im Mittleren Erwärmer ansammeln und Magen und Milz blockieren, wobei es zu Erbrechen, Übelkeit, Diarrhö und Völlegefühl kommt. Wenn die Hitze zum Herzen aufsteigt, reagiert das Kind mit Unruhe und Gereiztheit.

Nephritis

Die Blase hat eine Innen-Außen-Beziehung zu den Nieren. Wenn feuchte Hitze die Blase befällt und die Erkrankung nicht behandelt wird, kann sie sehr leicht auf die Nieren übergreifen, was zu einer schweren organischen Erkrankung führt. Die wichtigsten Symptome, auf die man achten sollte, sind folgende:

- häufige, drängende und schmerzhafte Miktion
- Rückenschmerzen
- Das Kind schreit und hängt an den Eltern; es können auch Fieber und Unruhe auftreten
- Übelkeit, Erbrechen, Diarrhö
- Kopfschmerzen

Nephritis kann zwar mit Akupunktur behandelt werden, doch dies muss unverzüglich und häufig geschehen, um schwer wiegenden Komplikationen vorzubeugen. Unter Umständen sollte man in solch einem Fall das Kind in einem Krankenhaus behandeln lassen.

BEHANDLUNG

Hauptpunkte

Bei der Behandlung von Harnwegsinfektionen kann generell jeder der folgenden vier Akupunkturpunkte verwendet werden:

Ren 3	(*Zhongji*)	Alarmpunkt (*Mu*) der Blase
Bl 28	(*Pangguangshu*)	Zustimmungspunkt (*Shu*) der Blase
Mi 6	(*Sanyinjiao*)	Unterstützt die drei *Yin*-Leitbahnen des Fußes
Le 8	(*Ququan*)	Beseitigt feuchte Hitze und unterstützt die Blase

Verwenden Sie Ren 3 (*Zhongji*) zusammen mit *Ashi*-Punkten auf dem Abdomen. Suchen Sie nach *Ashi*-Punkten entlang der oberflächlichen Projektion des Harntraktes, bis hinauf zu den Nieren. Diese Punkte können spontan schmerzhaft sein oder durch sanfte Palpation aufgefunden werden. Le 8 (*Ququan*) sollte bei Blasenschmerzen benutzt werden.

Bei Frösteln und Besserung der Schmerzen durch Wärme, können Sie Moxa verwenden. Diese Maßnahme steht in krassem Gegensatz zur Kräuterherapie, bei der die Verwendung von wärmenden Kräutern in solch einem Fall vermieden werden sollte.

Behandlung gemäß der Symptome

Erbrechen	Pe 6 (*Neiguan*)	Beendet das Erbrechen
Diarrhö	Le 13 (*Zhangmen*)	Reguliert die Milz
	Ma 25 (*Tianshu*)	Reguliert die Milz
Reizbarkeit	He 8 (*Shaofu*)	Beruhigt den Geist, beseitigt Hitze des Herzens und feuchte Hitze

Behandlung gemäß der Muster

Feuchte Hitze der Blase

Verwenden Sie die Hauptpunkte und zusätzlich:

Bl 58 (*Feiyang*)	Bei Blaseninfektionen
Mi 9 (*Yinlingquan*)	Beseitigt feuchte Hitze

Prognose: Ein bis drei Behandlungen sind gewöhnlich ausreichend, wenn es sich um ein kräftiges Kind handelt. Weist das Kind eine schwache Konstitution auf, werden noch weitere Behandlungen erforderlich sein, um das *Qi* aufzubauen.

Feuchte Hitze in der Leber-Leitbahn

Bei Nahrungsakkumulation:

Sifeng (M-UE 9) und gegebenenfalls Le 8 (*Ququan*)

Bei älteren Kindern sollten die Hauptpunkte eingesetzt werden, insbesondere Le 8 (*Ququan*) und eine Auswahl der folgenden Punkte:

Mi 9 (*Yinlingquan*)	Beseitigt feuchte Hitze
Le 2 (*Xingjian*)	Beseitigt Leber-Hitze, insbesondere bei Entzündung der äußeren Genitalien
Gb 25 (*Jingmen*)	Unterstützt die Nieren und die Blase und reguliert Leber und Gallenblase

Prognose: Bei Säuglingen mit Nahrungsakkumulation sind eine bis drei Behandlungen in der Regel ausreichend. Bei älteren Kindern gilt die gleiche Richtlinie, sofern nicht eine emotionale Belastung die Ursache der Erkrankung ist. In diesem Fall könnte es zu einem Rückfall kommen, wenn der emotionale Stress nicht restlos beseitigt wird.

Feuchte Hitze in Magen und Darm

Um das Fieber zu senken, verwenden Sie die Hauptpunkte und zusätzlich:

Du 14 (*Dazhui*)
Di 11 (*Quchi*)
Di 4 (*Hegu*)

Führen Sie, solange das hohe Fieber andauert, alle 6 Stunden eine Behandlung durch. Die weiteren Behandlungen sollten der Wiederherstellung der Gesundheit dienen. Moxibustion sollte bei hohem Fieber nicht angewendet werden.

Halten Sie das Kind dazu an, viel Flüssigkeit zu sich zu nehmen. Bei Obstipation kann ein Abführmittel verabreicht werden.

Prognose: Die Harnwegsinfektion wird abklingen, sobald das Fieber zurückgegangen ist. Es gilt in diesem Fall die gleiche Prognose wie bei einer Grippe.

Chronische Muster

Chronische Harnwegsinfektionen entstehen durch das Zusammenwirken von feuchter pathogener Hitze und einem zugrunde liegenden Mangelzustand. Dieser Mangelzustand ist häufig mit einem pathogenen Restfaktor verknüpft. Die chronische Harnwegsinfektion bei Kindern unterscheidet sich nicht wesentlich von den Mustern bei Erwachsenen.

Es lassen sich zwei Unterkategorien unterscheiden, die zwei unterschiedliche Typen von Kindern mit unterschiedlichen Grundpathologien repräsentieren. Die erste Kategorie stellt den *Yang*-Mangel Typ und die zweite den *Yin*-Mangel Typ dar. Zwar gibt es hier keine starren Grenzen, jedoch erweist sich diese Aufteilung bei der Behandlung generell als sehr zweckmäßig.

Diese beiden Muster sind:

- Milz- und Nieren-*Yang*-Mangel
- Nieren-*Yin*-Mangel

Chronische Harnwegsinfektionen treten in der Regel dann auf, wenn das wahre oder aufrechte *Qi* (*Zheng Qi*) geschädigt worden ist. Die feuchte Hitze verbleibt im Körper und führt zu schmerzhafter und schwieriger Miktion. In der Chinesischen Medizin spricht man dann von einer schmerzhaften Dysfunktion der Harnwege (*Lin Zheng*).

Milz- und Nieren-Yang-Mangel

Es handelt sich in diesem Fall um ein Kind vom Mangel-Typus. Die Harnwegsinfektionen treten gehäuft auf, da Abwehr-*Qi* und wahres *Qi* schwach sind. Diese Infektionen werden häufig unangemessenerweise mit Antibiotika behandelt oder bleiben gänzlich unbehandelt, weil sie sehr mild verlaufen. Diese Umstände führen dann zum Verschleppen der pathogenen feuchten Hitze, die sich im Unteren Erwärmer einnistet. Die chronische feuchte Hitze kann auch durch nicht richtig verdaute Nahrungsmittel entstehen. Ältere Kinder mit Milz-Schwäche können die aufgenommene Nahrung nicht richtig verdauen. Wenn diese Kinder dann weiterhin zu viel essen oder ihnen nicht gemäße Nahrung zu sich nehmen – was im Westen, nicht aber in China sehr häufig der Fall ist – kann es im Magen zu Gärung der Nahrung kommen, die sich in Hitze umwandelt. Die auf dieser Grundlage entstandene Feuchtigkeit und Hitze kann dann nach unten in die Blase fließen.

Obwohl die Erkrankung an sich den Charakter feuchter Hitze hat, weisen die Kinder Kältezeichen und einen *Yang*-Mangel auf. Der Grund hierfür ist der, dass die feuchte pathogene Hitze sich auf die Blase oder den Unteren Erwärmer beschränkt, während die Milz- und die Nieren-Energien des Kindes kalt und schwach bleiben.

Dieses Muster kann sich in zwei Formen äußern: in einer „normalen" Form, bei der das Kind bezeichnenderweise schwach ist, und in einer hyperaktiven Form, bei der das Kind zwar geschwächt ist, aber dennoch sehr unruhig und rastlos zu sein scheint.

Symptome

- schmerzhafte, möglicherweise schwierige Miktion im Wechsel mit normaler Miktion
- Energiemangel
- gerät leicht außer Atem
- spricht wenig
- langsame und träge Reaktionen
- wässrige Stühle
- schwacher Rücken

Zunge: blasser Zungenkörper und dünner, weißer Belag
Puls: tief und dünn, schwach

Bei Milz- und Nieren-*Yang* Mangel, der mit starker Unruhe einhergeht, finden sich die gleichen Symptome und zusätzlich:

- scheint das Kind viel Energie zu besitzen
- sind die Eltern häufig erschöpft

Nieren-Yin-Mangel

Kinder mit diesem Muster gehören ebenfalls zum Mangeltypus, weisen aber an Stelle von Kälte und Schwäche einen *Yin*-Mangel auf. Hier handelt es sich um ein bei Kindern nicht sehr häufiges Muster, das aber bei älteren Kindern oder bei Kindern, die hohes Fieber hatten, auftreten kann. Dieses Muster wird hier einzig der Vollständigkeit halber aufgeführt, denn Sie werden es in der Praxis selten beobachten. Das diesem Muster am nächsten stehende, das in der westlichen Welt häufig zu finden ist, ist der Nieren-*Yin*-Mangel Typ hyperaktiver Prägung – die zappeligen, nervösen Kinder.

Symptome

- normale und schwierige, schmerzhafte Miktion im Wechsel
- Schwindel und Tinnitus
- Rückenschmerzen
- leicht erhöhte Temperatur
- Nachtschweiß
- trockener Mund, spröde Lippen
- bei Aufregung möglicherweise sehr unruhig

Zunge: rot, mit geringem oder fehlendem Belag
Puls: dünn, schnell

BEHANDLUNG

Milz- und Nieren-Yang-Mangel

Behandlungsprinzip: Milz und Nieren stärken, Feuchtigkeit zerstreuen

Ma 36 (*Zusanli*)
Mi 6 (*Sanyinjiao*)
Bl 20 (*Pishu*)
Ren 4 (*Guanyuan*)
Bl 28 (*Pangguangshu*)
Mi 9 (*Yinlinquan*)

Moxibustion kann ebenfalls angewendet werden.

Bei Gärungsprozessen im Magen sollten Mi 4 (*Gongsun*) und Ren 12 (*Zhongwan*) hinzugefügt werden.

Prognose: Der Verlauf der Rekonvaleszenz hängt vom Allgemeinzustand des Kindes ab. Je schwächer das Kind ist, desto länger wird der erforderliche Behandlungszeitraum sein. Im Durchschnitt muss man mit fünf bis zwanzig Behandlungen rechnen.

Nieren-Yin-Mangel

Behandlungsprinzip: Das *Yin* tonisieren und die feuchte Hitze beseitigen

Le 8 (*Ququan*)
Mi 6 (*Sanyinjiao*)
Ren 3 (*Zhongji*)
Bl 28 (*Pangguangshu*)
He 8 (*Shaofu*)
Ni 3 (*Taixi*)
Bl 23 (*Shenshu*)

Prognose: Der erforderliche Behandlungszeitraum hängt wiederum vom Allgemeinzustand des Kindes ab:

- Handelt es sich um die Rekonvaleszenz nach einer Fiebererkrankung, rechnet man mit einer bis drei Behandlungen.

- Bei sehr schwachen und erschöpften Kindern werden zwanzig oder mehr Behandlungen nötig sein. In diesem Fall kann es sein, dass Sie keine Nadeln verwenden können, da das Kind zu ängstlich ist. Setzen Sie stattdessen Moxa ein.
- Bei sehr unruhigen Kindern sollten Sie die Eltern beraten und unter Umständen damit rechnen, dass Sie Spiele einsetzen müssen, damit das Kind die Behandlung akzeptiert.

ANMERKUNGEN

- Wenn die äußeren Genitalien betroffen sind, sollte man Punkte entlang der Leber-Leitbahn einsetzen.
- Bei Fülle-Hitze sollte man das Kind auffordern, viel Wasser zu trinken. Zwar wird dieser Rat häufig gegeben, ist aber nicht bei jeder Harnwegsinfektion angebracht. Bei Vorliegen eines *Yang*-Mangels kann sich eine reichliche Flüssigkeitszufuhr eher negativ auswirken, weil sie die Milz weiter schwächt.
- Liegt bei dem Kind ein pathogener Restfaktor vor und gleichzeitig ein offensichtlicher Energiemangel, in Verbindung mit einem drahtigen oder vollen und schlüpfrigen Puls, dann ist das kein gutes Zeichen. Die betroffenen Kinder sind oftmals unglücklich und ihre Behandlung erweist sich häufig als schwierig.
- Das Auftreten einer Harnwegsinfektion kann auf einen sexuellen Missbrauch des Kindes hindeuten. In solchen Fällen muss man davon ausgehen, dass dieser Tatbestand stets sehr gut vertuscht wird. Möglicherweise ist der einzige Hinweis darauf die Tatsache, dass Ihre Behandlung nicht anschlägt. (Natürlich kann Ihre Behandlung auch aus zahlreichen anderen Gründen keine Wirkung zeigen!)
- Auf die Behandlung des Windelausschlags wird an dieser Stelle nicht ausführlich eingegangen, da er in der Regel auf entsprechende Hygienemaßnahmen anspricht (z.B. peinliche Reinhaltung dieses Bereiches). Wenn dies nicht ausreicht, kann es daran liegen, dass entweder der ausgeschiedene Harn oder Stuhl leicht ätzend wirkt. In diesem Fall sollte man sich vergewissern, ob nicht eine Nahrungsakkumulation vorliegt.

43 ❖ Wachstumsstadien und Probleme während der Pubertät

EINLEITUNG

In diesem Kapitel erörtern wir die Ursachen für einige der üblichen Krankheiten, denen Kinder ungefähr ab dem vierten Lebensjahr gegenüberstehen. Den Zeitraum bis zum vierten Lebensjahr, der Probleme wie das Abstillen, das Laufen lernen, das Zahnen usw. umfasst, haben wir in Kapitel 1 dargestellt. Etwa nach dem vierten Lebensjahr kommen die Dinge schrittweise zur Ruhe und führen zum Sieben-Jahres-Übergang. Dabei handelt es sich um eine große Veränderung, denn es ist jetzt eher die Regel, aus einer Krankheit herauszuwachsen, denn eine Krankheit zu entwickeln. Folglich sind die Jahre zwischen acht und zwölf gewöhnlich die gesündesten des Lebens. Die Kindheitsprobleme sind überwunden und die Erwachsenenprobleme haben noch nicht begonnen.

Die nächste Übergangsphase, der Vierzehn-Jahres-Übergang, ist von großer Tragweite. Es ist der Beginn der turbulenten Jahre der Pubertät, wenn die sexuelle Energie sich Bahn bricht. Die während dieser Zeit stattfindenden Veränderungen sind so bedeutsam, dass dieser Übergang als das ‚Haupttor des Lebens' betrachtet wird, sowohl bei Männern als auch bei Frauen.

Folgende Themen werden in diesem Kapitel erörtert:

- zwei wichtige Übergänge: im siebten und im vierzehnten Lebensjahr
- Krankheiten und förderliche Veränderungen, die mit jedem diese Übergänge verbunden sind
- Vertreibung des pathogenen Restfaktors
- Wachstumsschübe
- Hautausschläge während der Pubertät
- Knieprobleme
- BCG-Impfung (Impfung gegen Tuberkulose)
- TB-Miasma

- spezielle Probleme bei Mädchen während der Pubertät
- unterstützende Behandlung

DIE ZWEI WICHTIGEN ÜBERGÄNGE

Im *Inneren Klassiker* wird angemerkt, dass Jungen einem Acht-Jahreszyklus und Mädchen einem Sieben-Jahreszyklus folgen. Unserer Erfahrung nach ist dies nicht ganz richtig. Es ist wahr, dass Mädchen sich intellektuell und emotional etwas schneller entwickeln als Jungen, aber in der klinischen Praxis zeigt sich, dass die Übergänge im siebten und vierzehnten Lebensjahr für Jungen und Mädchen gleichermaßen wichtig sind. Diese Übergänge haben deshalb eine klinische Bedeutung, da alte Erkrankungen beseitigt werden und neue auftauchen können.

Der Sieben-Jahres-Übergang

Eine starke Veränderung, die um das siebte Lebensjahr herum stattfindet, ist die Entwicklung des Bewusstseins dafür, dass die Emotionen etwas Eigenständiges und Separates sind. Das erste Mal beginnt das Kind zu erkennen, dass es nicht identisch mit seinen Emotionen ist. So kann zum Beispiel ein vierjähriges Kind sagen, dass *es* glücklich ist, *es* ist hier dasselbe wie Glück. Mit anderen Worten, das Glück und das Kind sind eins, ununterscheidbar und untrennbar. Ähnlich verhält es sich mit dem Zorn. Ein zorniges Kind ist die absolute Verkörperung des Zorns. Es gibt keine Zurückhaltung, keine Beobachtung, kein Bewusstsein des Zorns, da der Zorn alles bestimmt. Mit dem siebten Lebensjahr verändert sich das. Das erste Mal mag das Kind bemerken, dass der Zorn etwas von ihm Verschiedenes ist. Dies ist der Beginn der Trennung zwischen Verstand und Emotionen.

Mit dieser Trennung wächst das Bewusstsein für etwas anderes, etwas, das während eines Wutanfalles erhalten bleibt. Meine Tochter drückte das einmal so aus: „Mami, ich bin doch nicht dasselbe wie mein Zorn, oder?" Dies hat große Bedeutung für die Ursachen von Erkrankungen. Noch nicht gleich zu Beginn, aber nach einigen Jahren, wenn durch das Bewusstsein, dass Emotionen etwas Getrenntes sind, die Fähigkeit wächst, sie zu kontrollieren. Insbesondere wächst der Wunsch, die Gefühle von Zorn und Wut zu kontrollieren und sich über Erschöpfungsgefühle hinwegzusetzen. Was hier über den Zorn gesagt wird, trifft gleichermaßen auf alle anderen Emotionen zu.

Ein vierjähriges Kind, das erschöpft ist, wird einfach mit dem aufhören, was es gerade tut und zusammenbrechen. Wenn es müde wird, während es eine Straße überquert, wird es sich hier und jetzt hinsetzen, ungeachtet der riesigen Fahrzeuge, die Mutter und Kind überfahren könnten! Im Alter von sieben Jahren ändert sich das. Das Kind erkennt, dass es erschöpft ist und das es möglich ist, dieses Gefühl zu überwinden.

Folglich lässt sich das erste Mal das Auftreten von zwei Hauptmustern beobachten:

- Leber-*Qi*-Stagnation
- Erschöpfung durch Überanstrengung, was zu Nierenschwäche führt

Das erste Muster, die Leber-*Qi*-Stagnation, entsteht durch das Unterdrücken von Ruhelosigkeit und Wut, während das zweite Muster, die Erschöpfung durch Überanstrengung, aus der Ignoranz den Müdigkeitsgefühlen gegenüber erwächst. Das Beispiel eines Kindes, das sich ständig über seine Müdigkeit hinwegsetzte, stammt aus unserer Praxis. Es handelte sich dabei um ein zehnjähriges Mädchen, das eine Schimmmeisterin werden wollte. Jeden Abend nach der Schule schwamm sie mindestens eine halbe Meile. Ihrem Puls, ihren beständigen Halsschmerzen und ihrem schwachen Rücken nach zu urteilen, muss ihr Körper vor Erschöpfung aufgeschrien haben. Und dennoch ließ ihr Entschluss, zur Spitze zu gehören, sie Abend für Abend das Becken durchfurchen.

Welche anderen Auswirkungen hat dieser wichtige Übergang noch? Falls vor dieser Übergangsphase ein körperliches Ungleichgewicht bestanden hat, wird sich dies nach der Übergangsphase zu einem körperlichen und emotionalen Ungleichgewicht entwickeln und die Behandlung nachhaltig beeinflussen. Die gesamten ungleichgewichtigen Schwingungen des Kindes setzen und verfestigen sich in seiner emotionalen und körperlichen Ausstattung. Eine Krankheit, die über den Sieben-Jahres-Übergang hinaus bestehen bleibt, ist nicht nur mehr eine Erkrankung, sondern wird zu zwei Erkrankungen, zu einem körperlichen *und* zu einem emotionalen Ungleichgewicht.

So wird zum Beispiel ein Kind mit einem Hitzeungleichgewicht, etwa durch einen pathogenen Restfaktor, vor der Übergangsphase unruhig, reizbar oder zappelig sein und es wird nicht von ihm erwartet und es ist auch gar nicht in der Lage, dieses Verhalten zu kontrollieren. In extremen Fällen würde man ein solches Kind als ‚hyperaktiv' bezeichnen. Nach dem Sieben-Jahres-Übergang ist dieses Ungleichgewicht immer noch vorhanden und das Kind erhält dieselben Impulse von seinem Körper – dasselbe Bedürfnis herumzuzappeln, dieselbe Reizbarkeit – aber anstatt diesen Gefühlen freien Lauf zu lassen, wird das Kind sie unterdrücken und versuchen, still zu sitzen. Dies kann zu einem eingezwängten Leber-*Qi* führen, welches das gesamte Leben bestehen bleibt.

Eine Krankheit, die über den Sieben-Jahres-Übergang hinaus bestehen bleibt, ist nicht nur mehr eine Erkrankung, sondern wird zu zwei Erkrankungen. Zu einem körperlichen und zu einem emotionalen Ungleichgewicht.

Krankheiten, die während dieser Zeit auftreten

Es gibt drei häufige Krankheiten, die jetzt auftauchen: Kopfschmerzen, Asthma und Heufieber.

Kopfschmerzen Sie werden bemerkt haben, dass es in diesem Buch kein eigenes Kapitel zu Kopfschmerzen gibt. Dies rührt daher, dass Kinder unter sieben Jahren keine Kopfschmerzen haben sollten. Kopfschmerzen haben eine Vielzahl von Ursachen. Die Hauptursache ist zu viel Denken. Die grundlegende Ursache kann jedoch ein Mangelzustand sein (oft in Milz und Magen), oder ein pathogener Restfaktor oder blockierte Nasennebenhöhlen. Ebenso kann es sich um einen Füllezustand durch eine Stagnation des Leber-*Qi* handeln oder sogar um aufsteigendes Leber-*Yang*. Daher sollten Kopfschmerzen entsprechend ihres Erscheinungsbildes behandelt werden. In diesem Alter ist der Grund für Kopfschmerzen jedoch der, dass das Kind sich jetzt über seine Gefühle von mentaler Erschöpfung hinwegsetzen kann und fortfährt zu tun, was man von ihm erwartet, nachdem es längst schon damit aufhören hätte sollen.

Asthma Wenn Asthma in diesem Alter auftritt, betrifft es gewöhnlich Kinder, die früher schon an chronischem Husten oder Asthma gelitten haben. Wenn sie dieses Alter erreichen, dann verbinden sich bei den Kindern die Folgen einer schwachen Lunge mit einer Leber-*Qi*-Stagnation und dies kann zu Asthma führen.

Heufieber Heufieber und Asthma stehen eng zueinander in Beziehung, wobei das Heufieber stärker die Leitbahnen und Asthma stärker das Organ betrifft. Das Besondere am Heufieber ist, dass es mit einem der Sinnesorgane zu tun hat und daher tauchen die Probleme nur dann auf, wenn das Kind seine Reaktionen auf die Botschaften, die es von diesem Sinnesorgan erhält, kontrollieren muss. Das erste Mal im Leben kann eine Irritation auf emotionaler Ebene ihren Ausdruck z. B. in einer Irritation der Nase finden.

Der Vierzehn-Jahres-Übergang

Diese Übergangsphase, die um das vierzehnte Lebensjahr herum stattfindet, ist, da seine Auswirkungen das ganze Leben anhalten können, wesentlich wichtiger als der Sieben-Jahres-Übergang. In der Traditionellen Chinesischen Medizin ist dieser Übergang eine der ‚Pforten des Lebens‘[1], eine Zeit, in der die Gesundheit eine starke Wendung zum Besseren oder Schlechteren nehmen kann.

---

1 Bei Männern ist dies die einzige Pforte. Frauen, so heißt es, durchschreiten noch drei andere Pforten: Heirat (die traditionell mit der ersten sexuellen Erfahrung und dem Verlassen des Elternhauses zusammenfällt), Geburt eines Kindes und die Menopause.

Auf den folgenden Seiten werden wir die anderen Veränderungen beschreiben, die während dieses Überganges stattfinden können – zum Besseren oder zum Schlechteren.

Was geschieht

Auf der Entwicklungsebene beginnt die Individualität des Kindes sich Bahn zu brechen. Zwar ist dies nicht das erste Mal, dass die Individualität des Kindes in Erscheinung tritt, denn jedes Kind zeigt vom Moment der Geburt an seine eigenen Charakteristika, doch im Alter zwischen vierzehn und einundzwanzig beginnt es sich von den Eltern zu distanzieren, modern ausgedrückt wird es zu „einer eigenen Persönlichkeit". Es beginnt, seine eigenen Vorstellungen zu entwickeln und es entwickelt sich ein Bewusstsein darüber, dass es etwas anderes im Leben zu tun wünscht, manchmal etwas völlig anderes als das, was die Eltern tun. Wenn alles gut geht, erkennen die Eltern das und werden dem Kind schrittweise mehr Freiheit geben, sodass der Ablösungsprozess stattfinden kann.

Auf der körperlichen Ebene gibt es eine andere gewaltige treibende Kraft, die die Teenagerjahre so turbulent machen kann: die sexuelle Energie, die jetzt das erste Mal erwacht. In Begriffen der Traditionellen Chinesischen Medizin hat diese Energie ihren Ursprung im *Yang* der Nieren. Bei einem vitalen Kind ist diese aufsteigende Kraft ungeheuer stark, sodass die leichteste Behinderung des freien Fließens des *Qi* die Funktion der Leber, ihr freies Fließen, stark in Anspruch nehmen kann, mit entsprechenden Wutausbrüchen.

Auswirkung eines pathogenen Restfaktors

Wir haben bereits gesehen, dass eine Erkrankung, die über den Sieben-Jahres-Übergang hinaus bestehen bleibt, sich festsetzt und zu einer tiefersitzenden Erkrankung wird. Es kommt sowohl zu einem körperlichen als auch zu einem emotionalen Ungleichgewicht. Bleibt der pathogene Restfaktor nun über den Vierzehn-Jahres-Übergang hinaus bestehen, so wandert er noch tiefer. Nicht nur, dass er ein physisches und emotionales Ungleichgewicht zurücklässt, er wirkt sich auch auf die Art und Weise aus, wie das Individuum sich anderen gegenüber verhält. Die gesamte Persönlichkeit ist betroffen.

Wenn eine Erkrankung über den Sieben-Jahres-Übergang und den Vierzehn-Jahres-Übergang hinaus bestehen bleibt, handelt es sich nicht nur um eine einzelne Erkrankung sondern um drei: ein physisches Ungleichgewicht, ein emotionales Ungleichgewicht und ein Ungleichgewicht der Persönlichkeit

Um dies zu verstehen, mag es hilfreich sein, sich den Fall eines heißen pathogenen Restfaktors anzusehen, den ein Kind sich zugezogen hat, als es noch sehr klein war. Vor dem siebten Lebensjahr wird dies zu Hitzesymptomen wie Durst, Schlafstörungen und einem roten Gesicht führen.

Wenn er über den Sieben-Jahres-Übergang hinaus bestehen bleibt, wird das Kind große Anstrengungen unternehmen müssen, um die Ruhelosigkeit und Reizbarkeit zu kontrollieren und diese Anstrengung wird eine Leber-*Qi*-Stagnation verursachen. Bleibt er über den Vierzehn-Jahres-Übergang hinaus bestehen, ist es sehr wahrscheinlich, dass er die Beziehungen des Kindes zu den Menschen um es herum färbt. Eine Stagnation des Leber-*Qi* bedeutet, dass der Teenager wesentlich launischer ist, wahrscheinlich problematische Beziehungen haben wird, Probleme auf eine aggressive Art und Weise angeht und in schwierige Situationen gerät. Wenn eine Erkrankung über den Sieben-Jahres-Übergang und den Vierzehn-Jahres-Übergang hinaus bestehen bleibt, handelt es sich nicht nur um eine einzelne Erkrankung, sondern um drei: ein physisches Ungleichgewicht, ein emotionales Ungleichgewicht und ein Ungleichgewicht der Persönlichkeit.

Förderliche Veränderungen, die sich einstellen können

Wenn richtig gelenkt, dann kann der enorme Erguss an *Yang*-Energie aus den Nieren sehr förderliche Wirkungen haben. Auf der physischen Ebene gibt es zwei übliche Auswirkungen: das Ausstoßen des pathogenen Restfaktors und das Ausscheiden von Hitzegift.

Ausstoßen eines pathogenen Restfaktors

Die Pubertät ist eine wundervolle Gelegenheit, den pathogenen Restfaktor loszuwerden, der möglicherweise schon für den Großteil des Lebens des Kindes vorhanden war. Die zu dieser Zeit nach oben brandende Energie fließt durch die Leitbahnen und drückt jedes Hindernis nach außen. Vor dieser Zeit gibt es häufig nicht genügend Energie, um den dicken Schleim, der in den Leitbahnen fließt und sich z. B. als geschwollene Lymphknoten manifestiert, loszuwerden, aber diese Woge von Energie kann stark genug sein, die letzten Spuren dieses Schleims zu beseitigen. Was die Natur des Kindes betrifft, lässt sich möglicherweise feststellen, dass ein Kind, das anfällig für Schnupfen und Erkältungen und während der Pubertät sehr niedergeschlagen war, nun vitaler, positiver und offener wird. In ähnlicher Weise wird ein Kind, das aufgrund eines heißen pathogenen Restfaktors unruhig und zappelig war, selbstsicherer und ruhiger werden.

Wie sich diese Veränderungen einstellen

Diese Veränderungen können sich schrittweise über einen Zeitraum von ein oder zwei Jahren einstellen oder plötzlich auftreten und sich als Erkrankung manifestieren. So kann zum Beispiel ein heißer pathogener Restfaktor sehr schnell in Form eines Fiebers verschwinden: das Kind wird für etwa eine Woche Temperatur haben, äußerst erschöpft sein, sich nachher aber sehr viel besser fühlen. Ähnlich verhält es sich mit einem kalten pathogenen Restfaktor: das Kind kann für einige Wochen sehr viel Schleim absondern, lockere Stühle und einen starken Husten haben. Häufig erscheint die Krankheit wie eine Neuauflage des ursprünglichen pathogenen Faktors, der vor vielen Jahren eingedrungen war. So kann ein

Kind mit einem pathogenen Restfaktor durch Keuchhusten einen sehr harten Husten entwickeln, möglicherweise mit Erbrechen, bis der pathogene Restfaktor schließlich vertrieben ist.

Ausscheiden von Hitzegift

Als wir die Probleme erörtert haben, die durch die Schwangerschaft entstehen können, haben wir gesehen, dass es etwas gibt, das alle Kinder mit auf die Welt bringen: Hitzegift. Wir haben gesehen, in welcher Weise es mit stark ausgeprägten persönlichen Eigenarten und Selbstüberschätzung verbunden ist. Des Weiteren haben wir gesehen, dass die körperliche Manifestation dieses Hitzegiftes ein eitriger, roter Hautausschlag ist, ein Charakteristikum der Masern. In Kapitel 20 konnten wir die Veränderungen im Temperament eines Kindes beobachten, die mit den Masern auftreten, also wie ein eher selbstsüchtiges und ichbezogenes Kind nach einer Masernerkrankung offenherziger und uneigennütziger wird. Tatsächlich konnten wir sehen, wie viele nützliche Auswirkungen die Masern haben können, vorausgesetzt man geht mit der Erkrankung in richtiger Weise um und sie wird auskuriert und das Kind erleidet keinen Schaden.

In der Vergangenheit war es für jedes Kind üblich, die Masern zu bekommen. Heute, durch die Massenimpfungen, bekommen viele Kinder die Masern nicht, zumindest nicht vor der Pubertät. Dies bedeutet, dass sie mit diesem Hitzegift im Körper (und der korrespondierenden Ichbezogenheit) in die Pubertät eintreten. Wie schon angemerkt, ist der Übergang, der während der Pubertät stattfindet, eng an die Entwicklung des Selbst geknüpft und damit an dieses Hitzegift. Das heißt, dass die Pubertät eine ausgezeichnete Gelegenheit ist, dieses Gift auszuscheiden, das während anderer Lebensjahre zu Masern geführt hätte. Es kommt häufig vor, dass ein gesundes Kind einen den Masern ähnlichen Ausschlag entwickelt, nicht so stark und ausgeprägt wie die ursprünglichen Masern. Dieser Ausschlag kann für Monate, ja sogar für ein bis zwei Jahre bestehen bleiben. Wenn Ihnen dies in der Praxis begegnet, sollten Sie den Eltern die Bedeutung dieses Ausschlages erklären.

Behandlung des den Masern ähnlichen Ausschlages

Das Behandlungsprinzip ist es, das Nieren-*Yang* mit Punkten wie Bl 23 (*Shenshu*) zu unterstützen und die Transformation des Hitzegiftes mit Punkten wie Du 10 (*Lingtai*), Bl 18 (*Ganshu*) und Le 3 (*Taichong*) zu fördern.

Ein Hautausschlag in der Pubertät kann das Zeichen eines gesunden Körpers sein, der Hitzegift ausscheidet

Die Unterstützung des Kindes

Der Vierzehn-Jahres-Übergang ist schwierig. Zunächst einmal benötigt das Kind die Nieren-*Yang* Energie, um den pathogenen Restfaktor ausscheiden zu können und es mag einfach nicht genug Energie haben, um dies leisten zu können. Zudem kann es sein, dass, auch wenn der pathogene Restfaktor während einer Erkrankung wie Husten oder Fieber vertrieben wurde, das Abwehr-*Qi* des Kindes nicht stark genug ist, den pathogenen Faktor vollständig zu überwinden. Ebenso ist es in unserer Gesellschaft möglich, dass das Kind mit Arzneien wie Antibiotika behandelt wird, die die Krankheit unterdrücken.

Aus diesen Dingen können wir als Akupunkteure ablesen, welche Art von Unterstützung wir dem Kind bieten können, um ihm durch die Pubertät zu helfen. Ein oder zwei Jahre vor ihrem Einsetzen, könnte es notwendig sein, die Nieren-*Yang* Energie zu stärken, besonders bei den Kindern, deren Nierenenergie konstitutionell schwach ist oder die immer noch einen starken pathogenen Restfaktor aufweisen. Eine ähnliche Unterstützung kann notwendig sein, wenn sich der pathogene Restfaktor von selbst zeigt, wobei die Art und Weise dieser Unterstützung davon abhängig ist, in welcher Form sich der pathogene Restfaktor manifestiert: Schleim beseitigen, wenn es viel Schleim gibt, bei viel Hitze, die Hitze beseitigen oder eine Leber-*Qi*-Stagnation auflösen. Jedes Kind muss individuell beurteilt und entsprechend behandelt werden.

Unterstützen Sie vor der Pubertät das Nieren-Yang und das Leber-Qi mit Punkten wie Bl 23 (Shenshu) und Bl 18 (Ganshu)

Emotionale Unterstützung

Wir haben schon dargestellt, in welcher Weise ein pathogener Restfaktor, der über den Sieben-Jahres-Übergang hinaus bestehen bleibt, sich auf die emotionale Ebene auswirken und bei dem Kind zu einer einseitigen gefühlsmäßigen Entwicklung führen kann. Während der Pubertät, wenn der pathogene Restfaktor auf der körperlichen Ebene vertrieben ist, findet sich ein ähnlicher Aufruhr auf der emotionalen Ebene, wenn die „stecken gebliebenen" Emotionen beginnen, sich zu befreien. Während dieser Zeit ist es üblich, dass die Kinder ein sehr unberechenbares Verhalten an den Tag legen. Sie können halsstarrig, weinerlich, launisch und/oder reizbar sein. Wenn einem Kind mit Zuneigung und Mitgefühl durch diese Stimmungsschwankungen hindurch geholfen wird, dann wird dies einen enormen Unterschied auf das Durchlaufen dieser Übergangsphase machen. Ähnlich ist es, wenn diese Stimmungen durch Angstgefühle oder rigide Eltern unterdrückt werden; Dies kann genauso schädlich sein wie eine falsche medizinische Behandlung.

Körperliche Unterstützung

Was das Kind während dieser Zeit am Nötigsten braucht, ist Energie und es muss zudem seine eigene Energie bewahren. Dies steht für gewöhnlich in direktem Widerspruch zu seinen natürlichen Instinkten. Das Kind spürt die explosionsartig nach oben steigende Energie des Nieren-*Yang* zur selben Zeit, zu der es gegen die Eltern aufbegehren will. Dies führt zwangsläufig zu einem Konflikt zwischen dem Wunsch des Kindes lange aufzubleiben, um die Welt der Erwachsenen kennen zu lernen und der Notwendigkeit, mit der Energie hauszuhalten, um jeglichen pathogenen Restfaktor loszuwerden. Wenn es zwischen Eltern und Kind ein gutes Einvernehmen gibt, kann dies eine Gelegenheit sein, an der sowohl die Eltern als auch das Kind wachsen können. Unter anderen Umständen können Behandlung und Ratschläge an die Eltern und das Kind helfen, diesen Übergang zu erleichtern.

Gesundheitsprobleme, die während der Pubertät auftreten können

Wenn der Vierzehn-Jahres-Übergang gut vonstatten geht, kann sich die Gesundheit des Kindes zum Besseren wenden. Probleme, die das Kind vorher geplagt haben, können beseitigt werden; ein für alle Mal. Wird jedoch mit diesem Übergang nicht in richtiger Weise umgegangen – ist das Kind z. B. überanstrengt oder sind die Eltern zu streng –, dann kann sich ein vergleichsweise gesundes Kind zum Schlechteren entwickeln und mit einem Problem zurückbleiben, das möglicherweise Jahrzehnte bestehen bleibt, vielleicht sogar ein Leben lang. Diese Probleme stehen in Beziehung zu:

- Nieren-*Yang* Energie
- dem freien Fluss des Leber-*Qi*
- dem tieferen Eindringen eines pathogenen Restfaktors
- Hitzegift, das im Körper verblieben ist

Nieren-Yang Energie

Kurz gesagt, wenn das Kind im Alter von zwölf bis vierzehn überanstrengt wird, sei es körperlich oder mental, kann dies den Grundstein für eine lebenslange Schwäche des Nieren-*Yang* bilden. Wenn man fragt (aber nicht vorher), wird das Kind über ständige Müdigkeit klagen, über einen schwachen und schmerzenden Rücken und Schmerzen in den Knien. Dieses Muster kann sich für viele, viele Jahre halten.

Freier Fluss des Leber-Qi

Wenn das Kind unter emotionaler Anspannung steht und häufig lange aufbleibt, kann dies den freien Fluss des Leber-*Qi* schädigen und das Kind kann sein ganzes Leben hindurch an einer Leber-*Qi*-Stagnation leiden. In unserer Beschreibung des Sieben-Jahres-Übergangs haben wir gezeigt, wie ein heißer pathogener Restfaktor zu einer Stagnation des Leber-*Qi* führen kann. Während des Vierzehn-Jahres-Übergangs kann sich dies wesentlich schwerwiegender auswirken und zu Kopfschmerzen, Muskelversteifung und Asthma führen. Bei Frauen kann der emotionale Stress, für eine Prüfung zu lernen, zu einer schmerzhaften und unregelmäßigen Periode führen, ein Muster, das ebenfalls über viele Jahre bestehen bleiben kann.

Tieferes Eindringen eines pathogenen Restfaktors

Wird die Gelegenheit, den pathogenen Faktor zu vertreiben nicht wahrgenommen, kann er tiefer eindringen und stärkere Probleme verursachen. Dies ist das Ergebnis körperlicher, emotionaler oder mentaler Anspannung oder überanstrengter Eltern. Ist das Kind nicht besonders kräftig, wird aber dazu ermutigt, sich körperlich zu verausgaben, sowie bis spät in die Nacht hinein zu lernen, dann wird es nicht die Kraft aufbringen, einen pathogenen Restfaktor zu vertreiben. Stattdessen verbleibt dieser im Körper (s. Fallgeschichte 1 weiter unten) und wird zu einem späteren Zeitpunkt zu Störungen führen oder tatsächlich tiefer eindringen und eine Vielzahl von Problemen verursachen.

Hitzegift bleibt bestehen

Wenn das Kind nicht genügend Nieren-*Yang* Energie besitzt und Hitzegift im Körper zurückbleibt, führt dies gewöhnlich nicht geradewegs zu einer Erkrankung. Was geschieht, ist, dass das Kind wirkliche Probleme haben wird, seine eigene Individualität zu entwickeln und zu einem Ausdruck seiner Selbst zu finden. Dies rührt daher, dass das Hitzegift eng mit der Geltendmachung des eigenen Willens und einem ausgeprägten Egoismus verbunden ist. Dies bedeutet, dass das Kind eine schwierige Jugend haben wird, mit allen möglichen Arten von Beziehungsproblemen, gleichfalls etwas, das sich das Erwachsenenleben hindurch fortsetzen kann.

Fallgeschichte 1

Jonathon war ein gesundes Baby. Seine Gewichtszunahme war in Ordnung und er schlief gut. Im Alter von zwei Jahren, nach einer Keuchhustenimpfung, änderte sich das. Er bekam Schlafstörungen und wachte während der Nacht häufig auf. Während des Tages war er schwer ruhig zu halten, besaß nur eine kurze Aufmerksamkeitsspanne und es war für ihn schwierig, von der Mutter getrennt zu sein. Dieses Muster zog sich durch seine gesamte Kindheit, sodass er, als er zur Schule kam, Konzentrationsschwierigkeiten hatte und immer für seine Zappelei und Tagträumerei kritisiert wurde. Als er vierzehn Jahre alt wurde, hatte er seine Nervosität durch sehr viel körperliche Betätigung einigermaßen im Griff. Im Sommer spielte er Kricket, im Herbst Rugby und im Frühling Hockey. Alles schien in Ordnung zu sein, bis er siebzehn wurde. Zu dieser Zeit lernte er für seine Prüfungen, hatte mehrere Spiele in der Woche zu bestreiten und betrieb intensives Fitnesstraining. Die Schlafstörungen, die ihm Zeit seines Lebens Probleme bereitet hatten, wurden stärker und schließlich kam es dazu, dass er an Gewicht zu verlieren begann und gleichzeitig sehr häufig urinieren musste. Der Schularzt brauchte nicht lange, um Diabetes zu diagnostizieren.

Dies ist ein Beispiel für einen pathogenen Restfaktor vom Hitzetypus, der im Körper zurückgeblieben war. Hätte er sich während der Pubertät körperlich nicht so verausgabt, ist klar, dass er möglicherweise die Energie besessen hätte, den pathogenen Restfaktor zu vertreiben. Doch so wie es war, blieb die Hitze bestehen und in Kombination mit der Überanstrengung, die die Nierenenergie erschöpfte, führte dies zu einer das *Yin* konsumierenden Hitze und damit zu Diabetes.

Fallgeschichte 2

Rachel war immer ein heiteres Kind. Als zweites Kind der Familie hatte sie nicht die Verpflichtungen ihrer älteren Schwester und liebte es, von ihr bemuttert zu werden. Zu dieser Zeit war es allgemein üblich, dass Kinder alle Impfungen erhielten, um sie vor einer Erkrankung zu schützen. Konsequenterweise bekam Rachel niemals Masern oder Keuchhusten. Sie war ein sehr aktives Kind, tobte immer herum und hatte oft ein rotes Gesicht. Ihr Wunsch nach Bewegung fiel in der Schule auf fruchtbaren Boden, da man entdeckte, dass sie es liebte, ihre überschüssige Energie beim Turnen loszuwerden. Man hielt sie für ein Naturtalent und bald bestritt sie einen Wettbewerb nach dem anderen. Ihre Eltern waren überglücklich, einen solchen Star in der Familie zu haben und scheuten keine Anstrengung, sie zu diesen Wettbewerben zu bringen und die Kosten für Extraunterricht am Abend zu bestreiten.

Im Alter von vierzehn Jahren nahm das Unheil seinen Lauf. Während dieses Winters hatte sie einen sehr anstrengenden Wettbewerb zu bestreiten, während dessen sie sich sehr erhitzte und stark schwitzte. Gleich darauf ging sie in den Umkleideraum, der wegen einer Störung des Heizsystems sehr kalt war. Sie begann stark zu frieren und zitterte den ganzen Heimweg über. Am nächsten Tag hatte sie hohes Fieber und fieberte die gesamte nächste Woche. Auf Anraten ihres Arztes nahm sie jedoch den Schulbesuch wieder auf und aufgrund ihrer eigenen Hartnäckigkeit auch das Turntraining. Am Abend kam es zu einem leichten Fieber, das sich aber während der Nacht wieder legte. Am nächsten Morgen jedoch stellte sich heraus, dass ihre Beine sie kaum noch trugen, sodass sie auch zwei Wochen später nahezu nicht in Lage war, zu stehen. Die konventionelle Diagnose war, wie sich später herausstellte, Fibromyalgie, denn zu dieser Zeit war Fibromyalgie kaum bekannt. Konsequenterweise musste sie eine Untersuchung nach der anderen über sich ergehen lassen und jede erschöpfte sie mehr und verursachte mehr Schmerzen als vorher. Nach etwa sechs Monaten war ihr Zustand korrekt diagnostiziert, doch war sie zu diesem Zeitpunkt schon bettlägerig und hatte starke Schmerzen. Dieser Zustand hielt für die nächsten fünf Jahre an.

Dieser Fall illustriert, dass, wenn die Energie des Nieren-*Yang* unzureichend ist, nicht genügend Energie zur Verfügung steht, um das Gift ausscheiden zu können. Hätte sie sich selbst vor ihrem vierzehnten Lebensjahr nicht so angetrieben, hätte sie vermutlich ihre Nierenenergie nicht in dem Maß erschöpft, dass ihr, als sie krank wurde, keine Energie mehr zur Verfügung stand, um den pathogenen Faktor zu vertreiben und das Hitzegift auszuscheiden.

Fallgeschichte 3

Duncan war immer ein kränkliches Kind. Nach der Geburt brauchte es eine lange Zeit, bis er zu atmen begann und während der nächsten sechs Monate ging es ihm nicht sehr gut. Er war ein schlechter Esser, schlief schlecht und nahm nicht in dem Maß an Gewicht zu, wie er sollte. Daher erhielt er, als er sechs Monate alt war, das Standardalter für Impfungen, alle verfügbaren Impfungen. Mit etwa neun Monaten wurde er schwer krank und erbrach für mehrere Tage ständig. Es kam zwar zu keiner klaren Diagnose, aber es wurde eine Pankreatitis vermutet. Er blieb seine gesamte Kindheit hindurch ein kränkliches Kind und fehlte aufgrund von Erkrankungen sehr häufig in der Schule. Körperlich war er sehr dünn, mit dünnen Knochen, das Gegenteil seines jüngeren Bruders, der sehr kräftig war. Mit zehn Jahren wurde Duncan kräftiger und er schien aus vielen seiner Kindheitsprobleme herauszuwachsen. Er fehlte weniger häufig in der Schule und fühlte sich dort auch wesentlich wohler, war aber immer noch sehr dünn und ermüdete schnell. Obwohl er vor seinem vierzehnten Lebensjahr sehr viele Krankheiten gehabt hatte, waren dies meistens Krankheiten vom Kältetyp gewesen und er hatte selten Fieber bekommen. Mit vierzehn hatte er noch keine Masern oder irgendwelche Zeichen eines Hautausschlages gehabt. Mit dreizehn kam er auf eine neue Schule und schien sich sehr wohl zu fühlen. Allerdings wurde er mit vierzehn von Seiten der Schule her auf die „Überholspur" gesetzt und bekam sehr viel Hausaufgaben. Dies war eine große Last für ihn und obwohl er körperlich nicht krank zu werden schien, war er die meiste Zeit bedrückt. Es war daher nicht überraschend, dass er nach anderen Wegen suchte, sich von diesen Depressionen zu befreien. Mit fünfzehn verliebte er sich und hatte eine leidenschaftliche Romanze, die abrupt endete, was ihn noch bedrückter zurückließ und das Mädchen sehr verletzte. Mit sechzehn verliebte er sich wiederum und etwa ein halbes Jahr später endete auch diese Affäre auf dieselbe Weise.

Kurz danach kam er in Kontakt zu harten Drogen und experimentierte mit Heroin. Glücklicherweise hatte er einen guten Sinn dafür, dass Drogen ihm nicht das Glück verschafften, nach dem er suchte, aber es war haarscharf. Mit achtzehn verliebte er sich erneut und erneut kam es zu einer nur kurzen Beziehung mit demselben turbulenten Ende.

Diese Art von Muster ist sehr typisch für jemanden, der es bis dahin nicht geschafft hatte, das Hitzegift zu vertreiben. Solche Menschen neigen dazu, egozentrisch zu sein und sich hauptsächlich um die Befriedigung ihrer eigenen Wünsche zu kümmern, ohne sich viel Gedanken um das Leid zu machen, dass sie bei anderen verursachen. Es ist verlockend zu denken, dass das Leben dieses Kindes günstiger verlaufen wäre, wenn seine Energien während der Pubertät besser unterstützt worden wären.

Lebensumstände und Krankheit

In Großbritannien ist es üblich, Kindern ab einem Alter von etwa vierzehn Jahren, viel Arbeit aufzubürden. Ein kluges Kind wird darin bestärkt, sein Nationalexamen (entspricht etwa der mittleren Reife) in neun, zehn oder mehr Fächern abzulegen, von denen jedes sehr viel Lernen und zusätzliche Kurse bedeutet. Zudem wird erwartet, dass das Kind den ganzen Tag Sport treibt und das Kind selbst möchte natürlich unter die Leute, oft bis spät in die Nacht. Des Weiteren sind die Schulen scharf darauf, dass ihre Schüler in so vielen Fächern wie möglich Preise erringen, während die Eltern wollen, dass ihre Kinder schon in frühen Jahren Herausragendes leisten. Die gesamte Aufmerksamkeit ist also auf die gegenwärtigen Ergebnisse gerichtet, anstatt den Erziehungsprozess als Grundlage für ein späteres Leben zu begreifen. Dieses Ungleichgewicht in den Prioritäten kann bedeuten, dass das Kind unter immensen Druck gerät: durch physische Erschöpfung, wenn das Kind sportliche Höchstleistungen erbringt, durch mentale Überanstrengung, wenn das Kind sehr klug ist und durch Schlafmangel und einen unregelmäßigen Lebensstil, wenn es bis spät in die Nacht aufbleibt. Einige Kinder werden mit einem ‚Arbeitsplan' wie diesem fertig, während er für andere die Grundlage für ein von Erkrankungen bestimmtes Leben bildet.

Wachstumsschübe Wir haben dieses Phänomen schon erwähnt, doch lohnt es sich, es nochmals aufzugreifen. Die Wachstumsschübe werden von den Nieren kontrolliert, die den Sieben-Jahres-Zyklus regieren, aber das Organ, das das Wachstum unterstützt, ist die Milz. Der Grund dafür ist, dass es notwendig ist, Fleisch und Knochen zu bilden und dazu muss das Kind große Mengen an Nahrung zu sich nehmen. Dies wiederum erfordert eine beträchtliche Menge an Milzenergie und es ist ganz normal für Kinder/ Teenager, sich müde und matt zu fühlen, wenn dies geschieht. Wenn das Kind gesund ist, wird es riesige Mengen an Nahrung zu sich nehmen. Ist es nicht ganz gesund, dann bedeutet die Beanspruchung der Milzenergie, dass der Appetit des Kindes abnimmt und das Kind sich wirklich sehr müde fühlt. Das andere Organ, das beeinträchtigt ist, sind die Nieren. Hierbei handelt es sich nur um einen sekundären Effekt, der auftritt, wenn das Kind oder der Teenager während eines Wachstumsschubes zu viel Energie verbraucht.

Knieprobleme Es gibt ein sehr häufiges Knieproblem bei Teenagern, besonders bei Jungen, bekannt unter dem schönen Namen Osteochondritis dessecans. Sie ist mit dem Knochenwachstum verbunden und einer Entzündung am Ansatz der Sehnen, gewöhnlich an der Vorderseite des Knies und hat einige Ähnlichkeiten mit der Arthritis.

Meiner Erfahrung nach tritt diese Störung bei Kindern auf, die schlicht überanstrengt sind, physisch und mental und bei solchen, die gerade einen Wachstumsschub durchlaufen. Diese Kinder sind in der Regel sehr „ziel- und leistungsorientiert“, Mitglieder aller möglichen Sportvereine und entschlossen, unter allen Umständen zu gewinnen. Ich habe festgestellt, dass es nutzlos ist, mit ihnen über eine Verminderung ihrer sportlichen Aktivitäten zu sprechen. Allerdings ist Akupunktur sehr wirkungsvoll in der Behandlung dieser Störung.

BEHANDLUNG

Das Behandlungsprinzip besteht darin, das *Qi* in den Leitbahnen zu bewegen mit Punkten wie:

Gb 34 (*Yanglingquan*)
Ma 36 (*Zusanli*)

Und das Nieren-*Yin* mit folgenden Punkten zu tonisieren:

Ni 3 (*Taixi*)
Bl 23 (*Shenshu*)

BCG-Impfung In Großbritannien ist es üblich, die BCG-Impfung (gegen Tuberkulose) im Alter von etwa vierzehn Jahren zu geben. Das kann eine starke Auswirkung auf das Kind haben und dies zu einer sehr sensiblen Zeit im Leben. Von allen Impfungen ist dies die absurdeste. Es ist wohl bekannt, dass ein Tuberkuloseanfall keine Immunität verleiht: Wenn man einmal an Tuberkulose erkrankt war, so kann dies wieder geschehen. Dasselbe trifft auf die Immunität zu, die die BCG-Impfung angeblich verleihen soll. Dies belegen kürzlich von orthodoxen Medizinern (nicht von Aussteigern) gemachte Studien. Die Häufigkeit und Schwere der Tuberkulose ist völlig unabhängig davon, ob eine Impfung stattgefunden hat.

Unserer Meinung nach kann die BCG-Impfung die Dinge noch verschlimmern. Sie kann Kinder wesentlich emotionaler werden lassen und die Teenagerjahre schlimmer machen als sie es sonst wären. Was bei der BCG-Impfung zu geschehen scheint, ist, dass sie bei dem Kind den „TB-Miasmus" verursacht, den die Homöopathen so gern haben. Ein solcher Miasmus scheint nicht recht in die orthodoxe Traditionelle Chinesische Medizin zu passen, doch jeder, mit einem Blick für Menschen, erkennt hier die Wahrheit.

Was ist ein TB-Miasmus?

Der TB-Miasmus ist ein Zustand des Seins, ein Ungleichgewicht. Für sich genommen ist er kein Krankheitszustand und auf keinen Fall ist es ein *Yin*-Mangel Zustand, wie er mit späteren Stadien der Tuberkulose assoziiert wird. Es ist eher etwas wie ein Ungleichgewicht der Elemente, insbesondere ein Zustand, bei dem sowohl Metall als auch Wasser schwach und Holz und Feuer stark sind. Wenngleich dieses Ungleichgewicht der Elemente in etwa beschreibt, was vor sich geht, ist dies noch nicht alles. Um Ihnen eine klarere Vorstellung zu vermitteln, hier eine Liste der üblichen Zeichen und Symptome:

- Unruhe
- ist immer auf der Suche nach Anregung und Unterhaltung, aber nie befriedigt und begehrt daher nach immer mehr stimulierenderen Aktivitäten
- wird diese Anregung verweigert oder behindert, kommt es zu Zorn oder Depression
- Abneigung dagegen, eingeschränkt und behindert zu werden
- liebt die Weite; Teenager denken, dass die großen Ebenen der USA das Paradies wären (bis sie dorthin kommen)
- manisch depressiv: Euphorie wechselt mit völliger Schwermut
- charakteristischer roter Flecken auf der Wange, wie ein Geschwür. Nässt gelegentlich, ist aber meist einfach nur da und vergrößert sich leicht, wenn die Person müde und erschöpft ist und verkleinert sich, wenn die Person gesund ist

Wie man der Beschreibung entnehmen kann, handelt es sich eher um einen Zustand des Seins als um eine Krankheit. Darüber hinaus kann sich dieser Zustand leicht zu einem *Yin*-Mangel entwickeln, da diese ruhelosen Menschen dazu neigen, die Kerze an beiden Enden anzuzünden.

BEHANDLUNG

Ebenso wie es dieses Muster in der Traditionellen Chinesischen Medizin nicht zu geben scheint, scheint es auch keine Behandlung dafür zu geben. Natürlich kann die Tuberkulose behandelt werden, wenn sie sich entwickelt hat, aber ich habe in den Lehrbüchern keine Beschreibung der Behandlung des Miasmus selbst gefunden.

Meiner Erfahrung nach kann die Akupunktur den Allgemeinzustand des Patienten verbessern und nach einer gewissen Zeitspanne das Muster verändern. Allerdings ist es ein langsamer Heilungsprozess, der sowohl der Akupunktur als auch der Homöopathie hartnäckig widerstehen kann. Ich denke, dies rührt daher, dass die Ursache dieses Musters eine tief im Inneren des Patienten liegende Depression ist, die er jedoch nicht wahrnehmen will. Konsequenterweise greift er zu Unterhaltung oder Arbeit oder zu irgendetwas anderem, das ihn ablenkt. Dies ist der Grund dafür, warum die Verordnung der homöopathischen Arznei Tuberculinum zu einer sehr schweren Depression führen kann. Für sich genommen ist Tuberculinum nicht gefährlich, aber es kann nur dann helfen, wenn das Individuum tatsächlich in der Lage ist, zu sehen, was die Depression auslöst und damit umgehen kann.

Gibt es ein deutliches Ungleichgewicht des *Qi* oder irgendein anderes klares Symptom für dieses Muster, so sollte dies als Erstes behandelt werden. Gibt es keine klaren Zeichen und Symptome, dann sind oft Punkte hilfreich, die die Leber beruhigen und Lungen und Nieren tonisieren. Zu einer typischen Verschreibung könnten gehören: Bl 13 (*Feishu*), Bl 23 (*Shenshu*) und Le 3 (*Taichong*).

Fallgeschichte 4

Fräulein S. war achtzehn und voller Enthusiasmus und Leben. Sie war von Eltern erzogen worden, die sich verantwortlich für die Gesundheit ihres Kindes fühlten und wann immer möglich auf Medikamente verzichteten. Sie hatte gerade die Schule beendet und eine Ausbildung zur Krankenschwester begonnen, ein Beruf, den sie schon seit ihrer Kindheit ergreifen wollte.

Der erste Monat war wunderbar. Fort von zu Hause und mit anderen Teenagern zusammen zu sein und die Schwesternschule zu besuchen war eine Kombination, die sie aufleben ließ. Dies änderte sich jäh.

Bei Durchsicht ihrer Papiere stellte die Krankenhausverwaltung fest, dass sie nie gegen Tuberkulose geimpft worden war. Und obwohl es in den vergangenen zehn Jahren nur einen Fall von Tuberkulose in der Stadt gegeben hatte (und der war zudem in einem anderen Krankenhaus behandelt worden), gehörte es zur Routinepolitik, jeden zu impfen.

Als sie zu mir (JPS) kam, sah ich ein trauriges, weißgesichtiges Mädchen vor mir, mit einem großen Flecken auf ihrer linken Wange. Sie war schläfrig und blickte sowohl verängstigt und auch so, als ob sie gleich in Tränen ausbrechen würde. Dies war etwa vier Monate, nachdem sie ihre Ausbildung begonnen hatte. Die ersten vier bis sechs Wochen waren wundervoll und sie hatte jede Minute genossen. Dann veränderte sich alles irgendwie. Das Schwesternwohnheim, das zunächst ein herrlicher Ersatz für ihr Zuhause zu sein schien, wurde zum Gefängnis und ihr eigenes Zimmer, das sie sich mit Bildern und Schnickschnack wohnlich gemacht hatte, wurde zum Käfig. Alles was sie noch tun wollte, waren lange Spaziergänge auf dem Land.

Zu dieser Zeit war ich noch nicht sehr vertraut mit den Ideen der Homöopathie (hatte sogar einige Vorurteile gegen sie) und es brauchte ein wenig Zeit, bis ich den Grund für diese plötzliche Kehrtwendung entdeckte, aber nach einigen Stunden Studium dämmerte mir die Lösung: die Tb-Impfung. Durch Befragen stellte sich heraus, dass diese plötzliche Verhaltensveränderung etwa eine Woche nach der Impfung eingesetzt hatte, ebenso wie der große Fleck auf ihrer Wange, gegen den sie Antibiotika nahm.

Da ich mit der Ursache dieser Erkrankung nicht vertraut war, beschloss ich, sie zu einem Homöopathen zu schicken und das war ungeheuer erfolgreich. Innerhalb weniger Tage fühlte sie sich wesentlich besser und fand zu ihrem übersprudelndem Selbst zurück.

Es muss hier natürlich gesagt werden, dass dies ein extrem klarer und deutlicher Fall war. Meist ist ein Fall nicht so offensichtlich und der Beginn nicht so klar. Sicherlich ist es wahr, dass es noch einen zusätzlichen Faktor gab – Übermüdung. Mami war nicht da, um dafür zu sorgen, dass man früh genug ins Bett kommt!

Wenn Sie sich jedoch umsehen, werden Sie auf eine Menge Menschen treffen, die zwar gesund sind, aber viele Merkmale eines Tb-Miasmus aufweisen. Viele unserer Patienten können sogar an Tuberkulose leiden!

Seit dieser Zeit habe ich zahllose andere Teenager wie sie gesehen. Zunächst habe ich sie immer zu einem Homöopathen geschickt, heute behandele ich sie mit Akupunktur und verwende Homöopathie nur dann, wenn ich das Gefühl habe, nicht weiterzukommen.

Probleme, die speziell Mädchen in der Pubertät betreffen

Wir leben in einem Zeitalter, das sehr *Yang* orientiert ist. Wir haben uns dem sanften Rhythmus der Natur entfremdet und uns von den Jahreszeiten isoliert. Als Gesellschaft rühmen wir die Tugenden von Geschwindigkeit, Stärke, Bewegung und Effizienz und haben wenig Zeit für Stille und Kontemplation. Gerade Linien beherrschen das Bild. Städte, Gebäude, Skulpturen, alle ohne die geringsten Kurven. All dies betont das *Yang* auf Kosten des *Yin*. Dies hat katastrophale Auswirkungen sowohl auf Männer als auch auf Frauen, aber möglicherweise mehr auf Frauen, von denen viele das Gefühl haben, dass ihre *Yin*-Natur eine Schwäche ist, der man sich widersetzen und die man überwinden muss.

Dieses Problem kommt zum ersten Mal während der Pubertät an die Oberfläche, wenn ein Mädchen ihre Regel bekommt. Sie fühlt sich wahrscheinlich von ihrem Beginn an sehr unbehaglich, da es in vielen Kreisen die befremdliche Konvention gibt, dass niemand zu wissen hat, wann eine

Frau ihre Regel bekommt. Anstatt stolz darüber zu sein, zur Frau zu werden, findet sich das Mädchen in einer Situation wieder, auch nur die geringste Spur davon verbergen zu müssen.

Schlimmer noch, es gibt keine Nachsicht für die natürlichen Stimmungsveränderungen, die stattfinden – das verträumte, jenseitige Verhalten, das viele Frauen während ihrer Regel an den Tag legen. Dies steht in einem solchen Widerspruch zu der erfolgsorientierten Haltung, die die Norm bildet, sogar in der Schule, dass viele Mädchen (und Frauen) gegen diese Gefühle ankämpfen und dieses wertvolle Geschenk zurückweisen. Einige Frauen bezeichnen die Regel sogar als „die Tage".

Was die Sache noch weiter verschlimmert, ist die Tatsache, dass es in den Schulen üblich ist, genau in diesen Jahren die Aufgabenlast zu erhöhen und mehr Aufsätze und dergleichen zu fordern und damit ein Stressniveau zu schaffen, das viele von uns zu einer anderen Zeit des Lebens untolerierbar finden würden.

Als individuelle Praktiker können wir die Gesellschaft nicht verändern und müssen mit dem arbeiten, was wir haben. Dennoch können wir unseren Patienten enorm helfen. Für viele Mädchen ist allein die Tatsache, dass sie jemanden außerhalb der Familie haben, der akzeptiert, dass es in Ordnung ist, Frau zu sein, von großem Nutzen. Sehr oft gründet unsere Arbeit während dieser Zeit daher nicht auf irgendeiner Form von Diagnose, sondern sollte erzieherisch sein, um dem Mädchen dabei zu helfen, damit zurechtzukommen, eine Frau zu sein.

Fallgeschichte 5

Fräulein H. war vierzehn. Sie kam mit ihrer Mutter zu mir, da sie unter starken Regelschmerzen litt. Die Regel hatte vor sechs Monaten eingesetzt, war von Beginn an zwar regelmäßig, aber äußerst schmerzhaft. Sie musste einen Tag im Bett verbringen und konnte selbst am nächsten Tag nicht zur Schule gehen.

Ich stellte die üblichen Fragen, zog aber eigentlich immer nur Nieten. Ja, sie war launisch und emotional, aber zeigen Sie mir den Teenager, der das nicht ist. Lief in der Schule alles gut? Ja, keine Probleme, keine Schikanen, beliebt in der Klasse. Verdauung, Schlaf etc. alles in Ordnung. Zunge? Tadellos. Puls? Tadellos.

Ich war ratlos und wusste nicht, was ich tun sollte, erinnerte mich aber daran, was einer meiner Lehrer in China gesagt hatte: „Wenn Sie nicht wissen, was Sie bei einer schmerzhaften Regel tun sollen, behandeln Sie mit Ren 3 *(Zhongji)* und Mi 6 *(Sanyinjiao)*", was ich dann für einige Sitzungen auch vorschriftsmäßig tat.

Ergebnis: Keine Veränderung.

Allerdings muss ich sagen, dass der Rat dennoch nicht so schlecht war, denn zumindest hatte ich für den Anfang etwas, an das ich mich halten konnte. Während der Behandlung aber dämmerte es mir schrittweise, dass mit dem Mädchen eigentlich alles in Ordnung war, außer, dass sie die Vorstellung, die Regel zu haben, hasste. Alle ihre Freundinnen an der Schule nannten es „die Tage“ und sie dachte, dass es etwas Ekelhaftes und Schmutziges sei. Glücklicherweise hatte ihre Mutter eine völlig andere Einstellung und akzeptierte die Unannehmlichkeiten als Teil des Frauseins und war stolz darauf.

Ich war in der Lage, der Mutter zu erklären, worin meiner Ansicht nach das Problem bestand und gab ihr den Rat, mit ihrer Tochter über die nützlichen Aspekte der Regel und über das Frausein zu sprechen. Zudem stellte ich die Behandlung ein.

Einige Wochen später erfuhr ich von der Mutter, dass es ihr durch Gespräche gelungen war, ihrer Tochter eine schmerzfreie Periode zu verschaffen.

Übliche gynäkologische Probleme

Wenn die Regel einsetzt, können alle damit in Zusammenhang stehenden Probleme auftauchen. Besonders häufig kommt es zu schmerzhafter, unregelmäßiger und sehr starker Regelblutung. Hier kann mit Akupunktur wunderbar geholfen werden. Was jedoch die Details der Behandlung betrifft, würden sie den Rahmen dieses Buches sprengen, doch es lässt sich sagen, dass sie sich kaum von der Behandlung dieser Probleme bei Erwachsenen unterscheidet.

Drüsenfieber (Mononukleose)

Drüsenfieber wird in der orthodoxen Medizin als das Eindringen eines pathogenen Faktors betrachtet: Es gibt einen „bekannten“ Missetäter, das Epstein-Barr-Cocksackie-Virus. Die Chinesische Medizin erkennt ebenfalls, dass ein äußerer Faktor beteiligt ist, aber die Hauptkomponente ist innerlich: eine Leber-*Qi*-Stagnation.

Der Behandlungsansatz für dieses Problem, beschrieben im nächsten Kapitel, entspricht in seiner Einfachheit der Darstellung in chinesischen medizinischen Texten. Natürlich sind heute, wie in vielen Bereichen der Medizin, die Dinge komplizierter geworden. Eine Erkrankung, die einfach zu sein pflegte und für die es eine einfache Behandlung gab, hat heute aufgrund der Komplexität des Lebens neue Wendungen genommen, von denen die Störungen des Körpers durch die orthodoxe Medizin nicht die einzige ist. Im Zusammenhang dieses Kapitels hat das Drüsenfieber die Funktion der Masern: auf der physischen Ebene vertreibt es Giftstoffe aus dem Körper und markiert eine bedeutende Übergangsphase auf der Ebene des Verhaltens. Allerdings tritt das Drüsenfieber in den Teenagerjahren auf oder sogar später, während die Masern vor der Pubertät aufzutreten pflegen. Dies macht ein Verständnis des Drüsenfiebers wesentlich schwieriger, da es nun ein „gutes“ Drüsenfieber gibt, bei dem das Kind einen bedeutenden Fortschritt macht und sich konsequenterweise nach der Erkrankung besser fühlt, sowie ein „schlechtes“ Drüsenfieber, bei dem sich das Kind miserabel fühlt und dies möglicherweise noch Jahre später.

Es ist nicht leicht, eine „gute“ Attacke von einer „schlechten“ zu unterscheiden. Ein wichtiges Zeichen ist der Hautausschlag. Wenn mit dem Drüsenfieber ein Hautausschlag auftritt, was in der Vergangenheit, in der jegliches Drüsenfieber „schlecht“ war, niemals der Fall gewesen ist, dann ist dieses Drüsenfieber vermutlich „gut“ und von großem Nutzen für den Körper.

Fallgeschichte 6

Harriet war immer ein gutes Mädchen gewesen und an der Schule des Lehrers Liebling. Allerdings mehr durch harte Arbeit als durch Begabung. Ihre medizinische Vorgeschichte entsprach der vieler anderer Mitschüler: die „normalen“ Impfungen, der „normale“ Husten danach und gelegentliche Asthmaanfälle. Aus all dem wuchs sie im Alter von sieben Jahren heraus.

Ihre Eltern waren Lehrer und so setzten sie voraus, dass Harriet die Universität besuchen und ein akademisches Fach studieren würde. Als gutes Mädchen hatte sie keine Probleme diesem Kurs zu folgen und beschloss, Geschichte zu studieren. Der Entschluss basierte wahrscheinlich mehr auf der Tatsache, dass sie ihren Geschichtslehrer sehr mochte als auf einer wirklichen Liebe zu diesem Fach. Wie dem auch sei, alles lief gut, sie schaffte ordnungsgemäß ihren Abschluss und ging zur Universität. Als sie dort ankam, war das ein großer Schock für sie. Sie mochte den Ort nicht besonders und schlimmer, sie mochte weder das Fach Geschichte noch die Leute, die es unterrichteten. Nun, nach einem Semester, während dessen sie zunehmend bedrückter wurde, gab sie auf und kehrte nach Hause zurück.

Für sechs Monate lebte sie zu Hause und arbeitete in einem Bekleidungsgeschäft (sie hatte schon immer Interesse an Kleidung gehabt). Während sie dort arbeitete, hatte sie Zeit nachzudenken und kam nach und nach zu dem Schluss, dass das, was sie wirklich sein wollte, (und was sie tatsächlich auch die meiste Zeit ihres Lebens schon werden wollte) Modezeichnerin war.

Eines schicksalvollen Abends besprach sie die Sache mit ihren Eltern. Die waren, vorhersehbarer Weise, wütend und bestürzt. Niemand in der Familie hatte jemals im „Fetzengewerbe“ gearbeitet. Das einzig Angemessene für jemanden aus dieser Familie war ein akademischer Beruf! Aber sie hielt an ihrem Entschluss fest, da sie jetzt wusste, was sie wollte. Für den nächsten Tag hatte sie einen Gesprächstermin vereinbart und wurde innerhalb eines Monats an einer entsprechenden Schule aufgenommen, trotz des heftigen Widerstandes ihrer Eltern.

Dann, eine Woche, nachdem sie an der Schule aufgenommen worden war, kam das Drüsenfieber. Sie war erschöpft und fühlte sich sehr krank. Sie hatte Fieber, Kopfschmerzen und geschwollene Lymphdrüsen. Der Arzt diagnostizierte das Drüsenfieber sehr schnell, ohne jedoch eine Bemerkung zu dem Hautausschlag zu machen, der nahezu ihren ganzen Körper bedeckte. Seine Prognose war, dass das Fieber für einen guten Monat zu- und abnehmen würde und dass sie zwei bis drei Jahre brauchen würde, um sich völlig zu erholen.

Die Familie, von dieser Aussicht abgeschreckt, entschloss sich, Alternativmedizin auszuprobieren. Zu ihrer Überraschung konnten sie innerhalb einer Woche einen Termin vereinbaren, also gerade zwei Wochen nach Beginn der Erkrankung. Sofort nach der ersten Behandlung (Akupunktur) fühlte sie sich besser und auch nach der zweiten Sitzung setzte sich die Verbesserung fort. Die Akupunktur wurde durch Kräuter unterstützt und nach drei Monaten fühlte sie sich besser als lange zuvor.

Den Eltern fiel eine ziemliche Veränderung an ihr auf: Harriet war weit weniger ängstlich und wesentlich selbstsicherer. Die Kehrseite war, dass sie gleichfalls wesentlich unabhängiger und eigenwilliger wurde und oft ihren eigenen Weg ging, anstatt gehorsam den Wünschen ihrer Eltern zu folgen.

Diese Form des Übergangs ist dem bei den Masern sehr ähnlich und es ist klar, dass sie letztlich dadurch, dass sie getan hatte, was sie tun wollte und ihren eigenen Weg gegangen war, einen bedeutenden Übergang in ihrem Leben vollzogen hatte.

Das Problem der Entwicklungsbeschleunigung

Während der vergangenen siebzig Jahre gibt es eine Tendenz zu früherer körperlicher Reife hin, sodass der Sieben-Jahres-Zyklus sich beschleunigt hat. Die körperliche Reife setzt früher ein und einige Mädchen bekommen schon im Alter von acht Jahren einen Busen und ihre Periode setzt vor ihrem zehnten Geburtstag ein. Gleichermaßen setzen bei Jungen der Bartwuchs und der Stimmbruch früher ein. Allerdings scheint die emotionale Entwicklung sich nicht in gleicher Weise zu beschleunigen. Konsequenterweise trifft man auf einen Riss zwischen den physischen und emotionalen Aspekten des Kindes. Soweit es Erkrankungen betrifft, scheint jedoch die Zeit der tiefgreifenden emotionalen Veränderungen wichtig zu sein, die gewöhnlich mit dem vierzehnten Lebensjahr stattfinden, selbst wenn die körperliche Reife schon etwas früher eingesetzt hat.

ZUSAMMENFASSUNG

Der Sieben-Jahres-Übergang geht, wie wir schon gesagt haben, in der Regel problemlos vonstatten und kann kaum mit den wilden Stürmen der Pubertät verglichen werden. Im Gegensatz dazu ist der Vierzehn-Jahres-Übergang wesentlich komplexer. In diesem Kapitel haben wir nur die Oberfläche des Problems berührt und es sollte, so denke ich, in Zukunft ein medizinisch-psychologisches Spezialgebiet zur Pubertät geben.

Die Hauptidee, die wir vermitteln wollten, ist die, es der Nieren- und Leberenergie zu erlauben, sich vollständig auszudrücken, sodass das Kind sich auf die bestmögliche Art und Weise entwickeln kann. Akupunktur kann eine große Hilfe sein, diesen Übergang relativ sanft zu gestalten.

44 ❖ Pfeiffer'sches Drüsenfieber (Infektiöse Mononukleose)

Pfeiffer'sches Drüsenfieber

Infektion / Impfungen — Pathogener Restfaktor — Blockierte Leitbahnen, Knotenbildung

Unterdrückte Emotionen, besonders Zorn — Aufsteigendes Leber-*Yang* — Hitze kondensiert Schleim zu Knoten

Erschöpfung — *Yin*-Mangel — Schleim trocknet zu Knoten ein

EINLEITUNG

Das Drüsenfieber ist keine „neue" Erkrankung, aber der Umfang seines Auftretens ist neu. Wie bei Asthma und Ekzem waren vor fünfzig Jahren einige wenige Fälle bekannt, aber es war keine so häufige Erkrankung, wie dies heute der Fall ist. Es ist eine sehr entkräftende Erkrankung. Während der aktiven Phase legt es ein Kind für etwa einen Monat lahm und kann ihre Energie für bis zu zwei oder drei Jahre schwächen. Die konventionelle Medizin hat wenig zu bieten, während die Akupunktur in der aktiven Phase der Erkrankung von großer Hilfe sein kann und in der Lage ist, die Genesungszeit auf Monate zu reduzieren, anstatt dass es Jahre dauert, bis ein Kind wieder völlig gesund ist.

Das übliche Alter für Drüsenfieber sind die späten Teenagerjahre, häufig eine sehr stressige Zeit, in der z. B. viele Prüfungen abgelegt werden müssen. Als solches fällt es daher etwas aus dem Rahmen von „Kinderkrankheiten". Allerdings betrifft es besonders jene Teenager, die noch vollständig von ihren Eltern abhängig sind und in diesem Sinne noch als „Kinder" bezeichnet werden können. Doch kann das Drüsenfieber auch vor den Teenagerjahren auftreten und kürzlich gab es Fälle von drei oder vier Jahre alten Kindern, bei denen diese Erkrankung diagnostiziert wurde.

Wir werden in diesem Kapitel nur eine Einführung in das Thema geben und sie ist sicher nicht so ausführlich wie sie sein könnte. Dies liegt einerseits daran, dass wir nicht besonders gern Probleme der Adolenszenz behandeln und andererseits handelt es sich tatsächlich um ein weites Gebiet, das bis in den Bereich der Fibromyalgie reicht.

Konventioneller Ansatz

Vom Standpunkt der orthodoxen Medizin aus, ist die Ursache des Drüsenfiebers das Eindringen des Epstein-Barr-Virus der Cocksackie-Familie, und es gibt nicht viel mehr dazu zu sagen. Es gibt keine Behandlung, ausgenommen Ruhe, das Vermeiden von Alkohol und anderen Genussmitteln. Gelegentlich wird, wenn die Tonsillen geschwollen sind und Halsschmerzen bestehen, Penicillin verordnet.

TCM Ansatz

Es existiert kein genaues Gegenstück des Drüsenfiebers innerhalb der Traditionellen Chinesischen Medizin, aber etwas, das ihm sehr nahe kommt. Es handelt sich um das Muster *Luo Li*. In den medizinischen Wörterbüchern wird dieser Begriff mit Skrofulose übersetzt, also als Halslymphknotentuberkulose. Jedoch zeigt ein sorgfältiger Blick auf die Symptome und den Beginn von *Luo Li*, dass es sich dabei um eine ungenaue Übersetzung handelt. Gewiss, der Begriff schließt das biomedizinische Muster der Skrofulose ein, aber er umfasst auch noch Muster wie geschwollene Lymphdrüsen bei Kindern und ebenso das Drüsenfieber. Zu den üblichen Merkmalen gehören geschwollene Lymphdrüsen, möglicherweise Geschwüre oder ähnliche Hautausschläge und Fieber.

ÄTIOLOGIE

Es gibt drei Muster für *Luo Li* und Drüsenfieber:

- Leber-*Qi*-Stagnation
- ein pathogener Restfaktor
- *Yin*-Mangel

Das übliche Alter für das Einsetzen des Drüsenfiebers – die späten Teenagerjahre – ist ein Hinweis auf seine Hauptursache: Leber-*Qi*-Stagnation. Es heißt, dass das Unterdrücken von Emotionen eine Leber-*Qi*-Stagnation verursacht. Die Stagnation des *Qi* in den Leitbahnen, besonders in der Leber-Leitbahn, führt zu einer Stagnation der Flüssigkeiten, die sich dann zu Schleim umwandeln. Der Schleim bildet Knoten, die die Leitbahnen blockieren, was dazu führt, dass sie anschwellen und sich verhärten und es kommt zum Symptom der geschwollenen Lymphdrüsen. Zusätzlich führt die Stagnation zu Hitze, die sich als Fieber manifestiert.

Zu anderen Ursachen gehören unser alter Freund der pathogene Restfaktor und der *Yin*-Mangel. Die Ätiologie des pathogenen Restfaktors sollte Ihnen jetzt hinlänglich bekannt sein! Die Art und Weise wie ein *Yin*-Mangel zu geschwollenen Drüsen führt, ist die Folgende: Das *Yin* erschöpft sich, entweder durch lang anhaltendes Fieber, Überarbeitung oder exzessive sexuelle Aktivität. Ohne *Yin* trocknen die Körperflüssigkeiten aus, stagnieren und werden zu Schleim. Der so gebildete dicke Schleim kann nicht frei fließen und folglich werden die Leitbahnen hart und schwellen an. Jedoch sind diese beiden Muster im Teenageralter sind so häufig, wie die Stagnation des Leber-*Qi*.

Kommentar

Wie Sie sehen können, sind diese Erklärungen völlig verschieden von denen der konventionellen Medizin. Es gibt keine Erwähnung eines äußeren pathogenen Faktors. Die ganze Betonung liegt auf inneren Faktoren, im Gegensatz zur konventionellen Medizin, die ihre Aufmerksamkeit ausschließlich auf das äußere Eindringen richtet.

Ignoranz

Es erscheint uns außerordentlich, dass so viele intelligente Menschen im Bereich der Medizin in der Lage sind, die offensichtlichen Fakten des Auftretens von Erkrankungen im Allgemeinen und des Drüsenfiebers im Besondern zu ignorieren. Der Cocksackie-Virus attackiert unterschiedslos jeden Menschen, doch einzig diejenigen, die empfänglich dafür sind, erkranken. Warum wird diese äußerst wichtige Empfänglichkeit so hartnäckig ignoriert?

Emotionale Faktoren

Bis jetzt haben wir nur über das Unterdrücken von Emotionen gesprochen und es wird Zeit, dieses Thema zu erweitern. Die Teenagerjahre sind eine Zeit der Rebellion gegen Autorität und eine Zeit der Etablierung von Unabhängigkeit. Es sind die Jahre von vierzehn bis einundzwanzig, während derer sich die Individualität des Kindes entwickelt und es sich von seinen Eltern ablöst. Das Kind wird zum Erwachsenen und kommt in Berührung mit seinen eigenen Vorlieben und Abneigungen und seinen eigenen Lebenszielen. Vor diesem Alter wissen nur wenige außergewöhnliche Kinder, was sie in ihrem Leben tun wollen. Nach dem einundzwanzigsten Lebensjahr sollten sie (im Prinzip) wissen, was sie tun wollen – obwohl es wesentlich häufiger ist, dass sie wissen, was sie *nicht* wollen – und sie suchen die Freiheit des Selbstausdruckes. Während dieser Zeit sind diese Menschen besonders empfindlich gegenüber Kritik und sie sehnen sich besonders nach der Freiheit, ihre eigenen Dinge tun zu können oder zumindest „anders" zu sein. Wenn diese Freiheit eingeschränkt oder Kritik am neu gebildeten Ego wahrgenommen wird, kommt es zum Ausbruch gewaltiger Emotionen. Bei gesunden und starken Menschen finden diese Emotionen ihr Ventil in heftigen Streitereien und dem Schlagen von Türen. Bei den weniger starken jedoch verbleiben die Emotionen im Inneren und verursachen eine Stagnation des *Qi*.

Körperliche und emotionale Faktoren

In einem früheren Kapitel haben wir erklärt, dass ein pathogener Restfaktor eine körperliche Erkrankung verursachen und im späteren Alter ein emotionales Ungleichgewicht auslösen kann. Das Drüsenfieber ist dafür ein schlagendes Beispiel. Auf der körperlichen Ebene sind die Drüsen schon verstopft und es gibt schon dicken Schleim im Körper. Auf der Ebene des *Qi* ist die Person wahrscheinlich müde, da die Zirkulation des *Qi* durch die blockierten Leitbahnen behindert ist. Auf der emotionalen Ebene gibt es Frustration und Depression und ein Gefühl der Wertlosigkeit „nistet sich ein", da das Ungleichgewicht über den gesamten, so äußerst wichtigen Vierzehn-Jahres-Übergang bestehen geblieben ist. Wir erkennen also, dass ein Kind mit einem pathogenen Restfaktor schon den halben Weg zum Drüsenfieber zurückgelegt hat. Es ist nur ein wenig extra Frustration nötig, damit das Kind krank wird.

Frustrationen, denen Teenager gegenüberstehen

Es war schon zu unserer Zeit ziemlich übel, aber in vieler Hinsicht ist es heute noch schlimmer! Der Druck, bei Prüfungen zu bestehen, hat sich während der Jahre enorm verstärkt. Die Schulen scheinen an nichts anderes zu denken als an die Anzahl der Schüler, die ihr Abitur schaffen. Es gibt immer weniger Rücksicht auf das Wohlbefinden des Kindes. Nachdem das Kind seine Hausaufgaben erledigt hat, gibt es keine Energie mehr für Spaß und Unterhaltung und ganz gewiss keine Energie für Selbstausdruck und Individualität. Es ist daher kein Wunder, dass sich Frustration und Depression innerlich auftürmen.

Und auch zu Hause gibt es Druck. Es ist wesentlich häufiger, dass beide Eltern arbeiten und es ist schlicht lästig, ein krankes Kind zu Hause zu haben. Folglich werden die Kinder so schnell wie möglich wieder zur Schule geschickt, selbst wenn sie blass sind, schwarze Ringe um die Augen haben, schlaff wie die Zweige einer Weide sind und Rückenschmerzen haben.

Und dann gibt es die sexuelle Frustration. Im *Klassiker des einfachen Mädchens* heißt es, dass es mit achtzehn Jahren genügend sexuelle Energie gibt, um regelmäßig zwei- bis dreimal in der Nacht Sexualität zu haben. Während wenige Teenager dies tun, machen das die guten Jungen und Mädchen, die bis spät über ihren Büchern sitzen, gewiss nicht. Addieren Sie zu all dem, dass die Welt weniger sicher ist und die Kinder in ihrer schmalen Freizeit weniger herumstreifen können, aus Angst vergewaltigt, ausgeraubt oder einfach überfahren zu werden.

Fallgeschichte

Fräulein W. war eine feinfühlige Siebzehnjährige und die Tochter einer Schuldirektorin. Die Beziehung war so, wie Sie es erwarten würden zwischen einer geschäftigen, dominierenden Mutter und einer schüchternen, sensiblen und künstlerischen Tochter. Die Mutter stellte sicher, dass ihre Tochter jeden Abend eine Stunde „für sich" hatte, war aber äußerst unzufrieden mit der Unfähigkeit ihrer Tochter, für Fächer zu lernen, die sie langweilig fand und ebenso mit ihrer Neigung zur Tagträumerei.

Die Dinge spitzten sich zu, als ihre Tochter ein Jahr vor der Zeit mit ihren Abiturvorbereitungen begann. Vier Monate vor dem Abitur bekam sie Drüsenfieber. Das warf sie völlig um. Sie musste drei oder vier Tage in der Woche im Bett verbringen und konnte nur zwei Tage über ihren Büchern verbringen, die ihr ihre Mutter gewissenhaft aus der Schule mitbrachte.

Die Mutter kam mit ihrer Tochter zu mir (JPS) in Behandlung. Sie erhielt über einen Zeitraum von zehn Wochen zweimal wöchentlich eine Akupunkturbehandlung und dies wirkte sich sehr positiv auf ihren Energiehaushalt aus, aber ich konnte nicht behaupten, dass sie wirklich geheilt war. Eigentlich wollte sie nie Abitur machen, war aber in diesem Alter noch nicht in der Lage, sich den Plänen ihrer Mutter zu widersetzen. Ihre wirkliche Liebe galt der Malerei und Blumen, beides Dinge, die ihre Mutter für wertlos erachtete. Die arme Tochter hatte in diesem Alter einfach nicht die Kraft, ihren eigenen Weg zu gehen und konnte daher nicht vollständig geheilt werden. In diesem Fall war die Akupunktur nur palliativ.

SYMPTOME

Die Mononukleose hat zwei Stadien. Das Anfangsstadium dauert zwei bis vier Wochen und ähnelt einer Grippe. Das zweite Stadium ist der chronische Zustand und das Stadium, was wir gewöhnlich zu sehen bekommen. Dieses Stadium kann mehrere Jahre andauern.

Erstes Stadium

Der Beginn ist plötzlich wie bei einem Grippeanfall. In der Tat unterscheidet sich der Zustand in diesem Stadium in keiner Weise von der Grippe, außer dass die Drüsen geschwollen und empfindlich sind und manchmal sind sie auch spontan schmerzhaft. Am häufigsten sind die Drüsen am Hals und in der Armbeuge betroffen, aber auch Leiste und Abdomen können involviert sein. Dieses Stadium entspricht einem Angriff von Wind-Hitze und dauert meist zwei bis vier Wochen. Danach sinkt das Fieber.

Zweites Stadium

Dieses Stadium entspricht dem *Luo Li*. Das Fieber sinkt, aber die Drüsen bleiben geschwollen und druckempfindlich und der Patient bleibt über eine lange Zeit erschöpft. Selbst nach einem Jahr kann die Energie des Patienten begrenzt sein und wenn er übermüdet ist, kommen all die alten Symptome wieder zurück. Die Toleranz gegenüber bestimmten Nahrungsmitteln und Getränken (besonders Alkohol) ist stark vermindert. In schweren Fällen kann der Patient an Tuberkulose oder Krebs der Lymphdrüsen erkranken, mit den dazugehörigen Zeichen von Lungen- und Nieren-*Yin*-Mangel:

- Nachtschweiß, Nachmittagsfieber, Wangenröte
- möglicherweise Stimmverlust
- schwacher und erschöpfter Körper
- schwache Verdauung

In diesem Stadium gibt es zwei Hauptkategorien: Fülle und Mangel. In beiden Fällen ist das Kind erschöpft, aber im Fall von Fülle gibt es zumindest etwas Energie, mit der man arbeiten kann.

BEHANDLUNG

Erstes Stadium

Behandlungsprinzip: Die Hitze beseitigen und die Giftstoffe auflösen, den Schleim umwandeln und die Knoten zerstreuen

In dieser Phase ist es das Hauptziel der Behandlung, die Hitze zu beseitigen und den Wind zu vertreiben. Eine nützliche Verordnung ist:

Du 14 (*Dazhui*)
Di 11 (*Quchi*)
Di 4 (*Hegu*)

Methode: Behandeln Sie, wenn möglich, täglich oder jeden zweiten Tag und setzen Sie eine stark zerstreuende Technik ein.

Es gibt eine andere Verordnung, die praktisch in allen Akupunkturbüchern erwähnt wird und auf den Klassiker *Kompendium der Akupunktur (Zhen Jiu Da Cheng)* zurückgeht. In der ursprünglichen Verschreibung heißt es, dass an den folgenden Punkten Moxa verwendet werden soll:

Bailao (M-HN 30)
Ellenbogenspitze
Gb 21 (*Jianjing*)

In jüngeren Texten wird Moxa durch Nadelung ersetzt und die Verschreibung wird wie folgt verändert:

Bailao (M-HN 30)
SJ 10 (*Tianjing*)
Gb 21 (*Jianjing*)
SJ 17 (*Yifeng*) Nadelung: 1,5-2,5 *Cun* den Hals abwärts

Wir haben diese Verschreibung noch nie eingesetzt und können daher nicht sagen, ob sie wirkt.

Zweites Stadium

Behandlungsprinzip (nach chinesischen Texten): Die Hitze beseitigen und den Schleim umwandeln, die Verhärtungen aufweichen und die Knoten zerstreuen. Wenn es Zeichen von *Yin*-Mangel gibt, muss auch das *Yin* von Nieren und Lunge angereichert werden.

Die in den chinesischen Texten beschriebenen Muster entsprechen nicht ganz dem, was wir in England oder den Vereinigten Staaten beobachten. Das bei weitem häufigste Muster ist eine Mischung aus einem pathogenen Restfaktor und einer Leber-*Qi*-Stagnation. Unter diesen Umständen halten wir die Rücken-*Shu*-Punkte für wirksam und empfehlen folgende Kombination:

Bailao (M-HN 30)	
Bl 18 (*Ganshu*)	Reguliert das Leber-*Qi* und zerstreut Knoten
Bl 20 (*Pishu*)	Tonisiert die Milz und transformiert Schleim
Mi 6 (*Sanyinjiao*)	

Zusätzliche Punkte

Le 2 (*Xingjian*)	Beseitigt Hitze und lenkt das Leber-*Yang* abwärts
Di 11 (*Quchi*)	Beseitigt Hitze
He 3 (*Shaohai*)	Traditionell verwendet bei Drüsenstauung

Wenn Sie nur einmal in der Woche behandeln können, ist diese Kombination angemessen. Wenn Sie zweimal wöchentlich behandeln, wechseln Sie mit folgender Kombination ab, um das *Qi* zu tonisieren:

Lu 9 (*Taiyuan*)
Ma 36 (*Zusanli*)
Mi 6 (*Sanyinjiao*)

Ist der Puls eher drahtig als schlüpfrig und zeigt der Patient deutliche Zeichen von Zorn und Wut, dann wechseln Sie die obige Kombination mit der Folgenden ab:

Di 4 (*Hegu*)
Le 3 (*Taichong*)

Fülle-Muster Dieses Muster betrifft sowohl einen akuten Anfall, als auch eine chronische Entzündung oder Schwellung bei relativ gesunden Patienten. Die für das zweite Stadium aufgelisteten Hauptpunkte reichen in der Regel aus. Sind die Lymphknoten besonders schmerzhaft oder vergrößert und hart, ziehen Sie die folgenden Alternativen in Betracht:

- nadeln Sie die Lymphknoten mit einer bis vier Nadeln
- punktieren Sie die Lymphknoten mit einer glühenden Nadel
- verwenden Sie Moxa auf einer Ingwerscheibe

- Verwenden Sie *Taiyi*-Moxa: Damit der Moxarauch auf der Haut kondensieren kann, ohne dass es zu einer Überhitzung kommt, werden vier oder fünf Schichten von Watte auf den Punkt oder das Gebiet gelegt und das glimmende Ende der Moxastange auf die Watte gedrückt. Wenn Sie zu lange drücken, verbrennt die Watte oder die Moxastange geht aus. Daher werden, wenn der Patient über zu starke Hitze klagt, Moxa und Watte entfernt und, wenn die Glut wieder heiß genug ist, der Vorgang wiederholt, gewöhnlich mit neuen Watteschichten.

Mangel-Muster

Hier handelt es sich um eine chronische Entzündung mit ausgeprägterem Lungen- und Nieren-*Yin*-Mangel. Alle oben beschriebenen Behandlungsweisen können verwendet werden, aber achten Sie darauf, das *Yin* zu tonisieren. Ziehen Sie die folgenden Punkte in Erwägung:

Bl 18 *(Ganshu)*	Tonisiert das Leber-*Yin*
Bl 23 *(Shenshu)*	Tonisiert das Nieren-*Yin*
Bl 17 *(Geshu)*	Tonisiert das Blut
Bl 13 *(Feishu)*	Tonisiert das Lungen-*Yin*
Bl 43 *(Gaohuangshu)*	Tonisiert das *Yin* des gesamten Körpers

Spezialtechniken

Es gibt eine Vielzahl von Spezialtechniken zur Behandlung der Drüsenstauung. Der Leser sei verwiesen auf *Acupuncture: A Comprehensive Text*, Seite 589-590.

ERGEBNISSE

Wie Sie erwartet haben werden, sind die Ergebnisse sehr unterschiedlich. Manchmal erzielen Sie erstaunliche Ergebnisse und der Teenager fühlt sich schon nach kurzer Zeit besser, möglicherweise nach drei bis vier Behandlungen. Wesentlich häufiger ist es jedoch, dass Sie dem Kind recht schnell über die Fieberphase hinweghelfen können, es aber dann etliche Monate dauert, bis Sie dessen Energie wieder vollkommen hergestellt haben. Dies kommt daher, weil die Patienten zwei Dinge tun müssen: zunächst ihre Energie wieder herstellen, die für gewöhnlich sehr erschöpft ist und zweitens ihr Leben in Ordnung bringen – vielleicht ist es die Beziehung zu ihren Eltern, oder die viele Arbeit, die sie zu verrichten haben oder die Hoffnung auf ein Abitur mit drei Sternchen.

Ernährungsempfehlung

Achten Sie auf die Ernährung. Schleim produzierende Nahrungsmittel wie Kuhmilch und Käse sollten vermieden werden, ebenso rotes Fleisch und fettreiche Nahrung. Bei einem Mangel-Muster ist es besonders wichtig, die entsprechende Ernährung sicherzustellen.

Luo Li Muster

Der Vollständigkeit halber geben wir hier die *Luo Li* Muster aus der Perspektive eines Kräuterspezialisten an. Die Sicht der Akupunktur unterscheidet sich ein wenig davon.

Pathogener Restfaktor Dieses Muster findet sich häufig unterhalb von vierzehn Jahren. Vielmehr kann ich dazu nicht sagen!

Aufsteigendes Leber-Yang Dies ist bei Teenagern häufig. In chinesischen Büchern firmiert es als aufsteigendes Leber-*Yang*, aber dies bezieht sich auf chinesische Verhältnisse. Aus irgendeinem Grund sind Westler – zumindest Engländer – weniger *Yang*. Es ist wesentlich häufiger, auf eine Leber-*Qi*-Stagnation zu treffen. Gewiss gibt es auch hier fürchterliche Wutausbrüche, aber man findet selten ein rotes Gesicht, rote Augen, eine rote Zunge, Spaltungskopfschmerz usw.

Nieren-Yin-Mangel Dieses Muster ist bei Erwachsenen häufiger, die möglicherweise schon seit Jahren überarbeitet sind. Es kann eines der Muster der Skrofulose (Tuberkulose) oder des Lymphknotenkrebses sein. Allerdings zeigte einer der Patienten in unseren Fallgeschichten erstaunliche Zeichen von *Yin*-Mangel mit schwerer Erschöpfung, Nachmittagsfieber und Nachtschweiß. Die westliche Diagnose ihres Zustandes war Fibromyalgie, ein Zustand, der sich in chinesischen Texten nicht findet.

Die Mononukleose als Übergang

Wir haben schon bemerkt, dass Kindererkrankungen häufig Übergänge darstellen und für den Körper Gelegenheiten sind, Giftstoffe auszuscheiden, während das Kind einen emotionalen und spirituellen Fortschritt macht. Dasselbe gilt manchmal für die Mononukleose. Gewöhnlich ist die Ursache der Krankheit die, dass das Kind unter dem ungeheuren äußeren Druck zusammenbricht, doch gelegentlich entsteht sie, weil Drüsenstörungen, die seit der Kindheit bestanden haben, überwunden werden. Dies trifft besonders dann zu, wenn das Kind keine Masern hatte und der Beginn des Drüsenfiebers von einem masernartigen Hautausschlag begleitet wird. In diesem Fall hat die Erkrankung genau dieselbe Funktion wie die Masern und es ist eine verspätete Gelegenheit, das ‚Gebärmuttergift' auszuscheiden.

Fallgeschichte

Herr C. war der Sohn einer ambitionierten Mutter. Sein Vater fiel während des Zweiten Weltkrieges und seine Mutter war entschlossen, dass all der Ruhm, den sie sich für ihren verstorbenen Mann gewünscht hatte nun ihrem Sohn zuteil werden sollte. Ihr Bestreben war es, dass er ein berühmter Musiker werden sollte, besonders da er schon in jungen Jahren ein natürliches Talent für das Geigenspiel zeigte. Entsprechend engagierte sie die besten Lehrer und achtete darauf, dass er von seinem siebten Lebensjahr an täglich nach der Schule mindestens vier Stunden Geige übte. Er war von kräftiger Natur und wuchs, obwohl ein wenig blass und nervös, verglichen mit seinen Altersgenossen, die eine Menge Zeit an der frischen Luft verbrachten, nichtsdestotrotz gesund auf.

Als er achtzehn war, ging er zum Vorspielen ins Konservatorium der Hauptstadt. Zu dieser Zeit war er ein exzellenter Musiker, der viele Konzerte auswendig kannte. Doch aus irgendeinem Grund war der Prüfer gegen ihn und machte ihm keine großen Hoffnungen. Er machte die gemeine Bemerkung, dass er, weit davon entfernt ein Weltklasse-Geiger zu werden, „wohl eher am letzten Pult eines Provinzorchesters landen würde"!

Herr C. wurde wild. All die angestaute Wut darüber, dass er sein Leben der Musik wegen dermaßen eingeschränkt hatte, entlud sich. All die Frustration, zu Hause geblieben zu sein, während seine Altersgenossen draußen ihren Spaß hatten, kam zum Vorschein. Und zudem war es nahezu sicher, dass seine Mutter ihm hinter verschlossenen Türen auch noch Vorwürfe machen würde.

Die Reaktion seines Körpers darauf war verheerend. Er bekam für einige Monate niedriges Fieber mit geschwollenen Lymphdrüsen und spontanem Schwitzen zu sonderbaren Zeiten. Das Schlimmste jedoch waren zwei riesige Furunkel in der Leiste, oberhalb der geschwollenen Lymphdrüsen. Die Furunkel schwollen und schwollen, bis sie gut 5 cm Durchmesser hatten und eiterten.

Dies war ein klassischer Fall von Drüsenfieber des Leber-*Qi* Typus, mit Lymphknotenschwellung auf der Leber-Leitbahn in der Leiste.

Die Geschichte nahm ein glückliches Ende. Herr C. wechselte zur Viola und wurde ein Weltklasse-Spieler.

45 ❖ Purpura

EINLEITUNG

Die thrombozytopenische Purpura ist nicht besonders häufig. In ihrer akuten Form tritt sie bei Kindern im Alter zwischen zwei und zehn Jahren auf und in ihrer chronischen Form bei Jugendlichen. Bei 90 % der Kinder im Westen ist die Erkrankung akut und selbstbegrenzend und damit kaum eine wirkliche Gefahr für die Gesundheit. Sie ist im Allgemeinen kein Problem, außer es kommt zu der Komplikation, dass sich die Purpura zum Mund und zum Darm hin ausbreitet. Intrakraniale Blutungen sind selten und betreffen weniger als ein halbes Prozent der Fälle. In der Westlichen Medizin gibt es keine klare Ätiologie (obwohl sie häufig nach einer viralen Infektion auftritt) und wenig Behandlungsmöglichkeiten. Allerdings kann unserer begrenzten Erfahrung nach die Akupunktur helfen, eine akute Attacke zu heilen und einen chronischen Zustand aufzulösen.

In der Chinesischen Medizin werden vier gesonderte Typen unterschieden. Der erste Typ entsteht infolge eines äußeren pathogenen Faktors und steht der westlichen Vorstellung einer viralen Infektion am nächsten. Der pathogene Faktor greift besonders Magen und Darm an und folglich werden Punkte verwendet, die diese Organe beeinflussen. Der zweite Typ entsteht durch Hitze im Blut und tritt gewöhnlich während einer Fiebererkrankung auf. Sehr häufig zeigt sich dieser Typ bei einem chronischen Zustand, findet sich aber manchmal auch bei Patienten mit pathogener Resthitze, die das Ergebnis einer Fiebererkrankung oder einer Impfung ist. In diesem Fall kommt sie von Zeit zu Zeit wieder und wird durch wärmende Nahrungsmittel verstärkt. Der dritte Typ beruht auf Schwäche und Fehlernährung und ist bei Kindern im Westen äußerst selten. Wenn er auftritt, kann eine erbliche Ursache vorliegen. Der vierte Typ, der *Yin*-Mangel, wird in der Regel einer lang anhaltenden Fiebererkrankung zugeschrieben, die den Körper geschwächt hat. Dieser Typ ist im Westen noch seltener, da Fiebererkrankungen gewöhnlich sehr schnell mit Antibiotika behandelt werden.

ÄTIOLOGIE

Angriff äußeren Windes

Der Körper von Kindern ist schwach, ihre Organe sind zart, ihrem *Qi* und Blut fehlt es an Stärke und das Abwehr-*Qi* ist noch nicht voll ausgebildet. Sie sind daher anfällig gegenüber Angriffen äußerer pathogener Faktoren, die mit dem Abwehr-*Qi* kämpfen, die Leitbahnen und Kollateralen attackieren und das Blut veranlassen, die Gefäße zu verlassen und in der Haut zu verbleiben, wo sie sich als Purpura manifestieren.

Der pathogene Faktor kann ebenfalls in Magen und Darm eindringen und zu Bauchschmerzen und Blut im Stuhl führen. Bei Wind-Hitze in Kombination mit Feuchtigkeit oder bei innerlich schon vorhandener Feuchtigkeit kann die Folge feuchte Hitze mit Blut im Urin sein. Feuchte Hitze ist ein sehr ernster Zustand, der, wenn er nicht behandelt wird, über eine sehr lange Zeit bestehen bleiben kann.

Hitzegift sammelt sich im Inneren

Hitzegift kann sich innerlich sammeln und zu Feuer umwandeln, welches das Blut beeinträchtigt. Daraufhin kann es die Blutgefäße angreifen, sodass das Blut beginnt, sich ungezügelt zu bewegen, in Gewebe und Haut austritt und so eine Purpura verursacht. Das Feuer kann zu den Nasennebenhöhlen aufsteigen, das Blut mit sich ziehen und Nasenbluten verursachen. Die Akkumulation des Hitzegiftes kann ebenfalls die Magen-Leitbahn schädigen und zum Erbrechen von Blut führen. Wenn es in die Verbindungsgefäße des Magens eindringt, die zu Zähnen und Zahnfleisch ziehen, kann es zu Zahnfleischbluten kommen. Oder das Hitzegift fließt abwärts zu Dickdarm oder Nieren und Blase, sodass es zu Blut in Stuhl und Urin kommt. Die Erkrankung hat häufig einen plötzlichen Beginn und manifestiert sich noch in anderen Hitzezeichen wie einem roten Gesicht, Durst und Reizbarkeit.

Die Fortdauer der pathogenen Hitze kann auch den Herzgeist in Mitleidenschaft ziehen, was zu Ruhelosigkeit, Reizbarkeit und sogar zu Bewusstlosigkeit führen kann. Wenn sie die Ebene des Blutes erreicht, tritt das Blut aus den Gefäßen und es kommt zu einem erheblichen Blutverlust. Die Gesichtsfarbe wird dann strahlend weiß, es kommt zu profusem Schwitzen, schmerzhafter Miktion, niedrigem Blutdruck und Zucken und Kälte der Gliedmaßen, alles Merkmale eines durch einen Mangel verursachten Kollaps.

Schädigung von Organen, Qi und Blut

Dieser Typ der Purpura ist durch Magenschmerzen gekennzeichnet und tritt auf, weil die Organe, das *Qi* und das Blut geschädigt sind und das Milz-*Qi* schwach ist. Wenn die Milz schwach ist, kann sie kein Blut erzeugen und wenn das *Qi* schwach ist, kann es das Blut weder bewegen, noch in Schranken halten. Alternativ dazu kann dieses Muster auch auftreten, wenn das Nieren-*Yin* unzureichend ist. Das durch Mangel entstandene Feuer lodert aufwärts und treibt das Blut aus den Gefäßen.

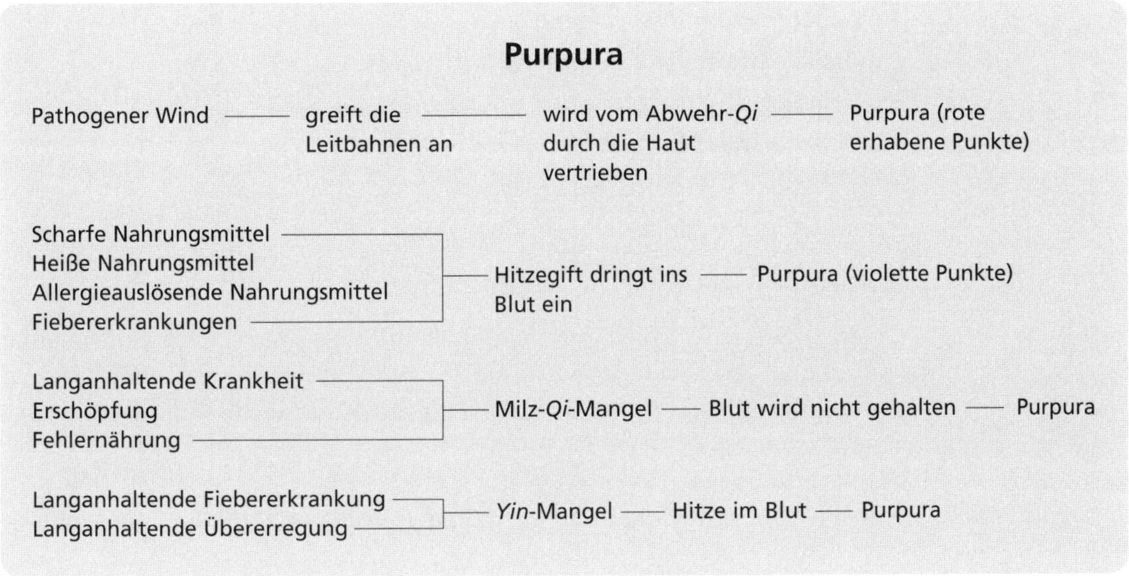

MUSTER UND SYMPTOME

Angriff äußeren Windes

- die Erkrankung beginnt sehr plötzlich
- der Hautausschlag kann den gesamten Körper und die Mundhöhle bedecken und verursacht großes Unbehagen
- Purpura besonders in der unteren Körperhälfte und an den unteren Extremitäten, aber auch an den Schultern. Bei erhabenem Hautausschlag ist die Farbe von frischem Rot, oder es handelt sich um große und kleine rote Flecken
- Fieber
- kein Bedürfnis zu essen oder zu trinken, Verdauungsstörung
- möglicherweise Übelkeit und Erbrechen
- Bauchschmerzen
- Blut im Stuhl
- Blut im Urin

Zungenkörper: rot
Zungenbelag: dick, schmierig, vielleicht mit roten „Dornen"
Puls: oberflächlich, schnell

Behandlungsprinzip: Den Wind vertreiben und die Hitze beseitigen, das Blut kühlen und die Blutung beenden

Ungestüme Bewegung von heißem Blut

- die Haut weist violette Punkte auf oder erhabene Flecken, die sehr plötzlich auftreten. In schweren Fällen können die Flecken die Größe einer Münze haben
- die Gesichtsfarbe kann hellrot oder violett sein

- möglicherweise Nasenbluten
- möglicherweise Bauchschmerzen
- möglicherweise Blut im Stuhl und Obstipation
- möglicherweise Blut im Urin
- die Farbe des Blutes ist von frischem Rot
- der Patient ist erregt und unruhig

Zungenkörper: hellrot
Zungenbelag: dick, gelb
Puls: schlüpfrig, schnell

Behandlungsprinzip: Die Hitze beseitigen, das Blut kühlen, die Blutung stoppen

Milz versagt darin, das Blut zu halten

- die Flecken sind violett und flach, in der Form von Punkten oder größere Flecken von sehr blasser Farbe
- die Gesichtsfarbe ist glanzlos und stumpf
- der Geist ist erschöpft und ohne Kraft
- Schwindel
- Palpitationen
- dumpfe Bauchschmerzen, vielleicht schlechter Appetit
- Stühle enthalten dunkles Blut
- Lippen und Zunge blass rot
- möglicherweise Zahnfleisch- oder Nasenbluten
- möglicherweise geschwollene Gelenke

Puls: dünn

Behandlungsprinzip: Das *Qi* stärken und das Blut halten

Aufloderndes Feuer durch Yin-Mangel

- intermittierende Purpura, besonders an den unteren Extremitäten
- intermittierender Schwindel, Tinnitus, Nachtschweiß, Erröten der Wangen, Hitze in Handflächen und Fußsohlen

Zunge: rot mit wenig Belag
Puls: dünn, schnell

Behandlungsprinzip: Das *Yin* anreichern und die Hitze vermindern, das Blut kühlen und die Blutung beenden

Anmerkung: Wenn die Blutungen aufhören, entweder auf natürliche Weise, oder als Ergebnis der Behandlung, kann es zu einem Blutstase-Muster kommen, mit Symptomen wie roten Petechien, Blutbläschen, Schwellungen im Abdomen und blauen Punkten auf der Zunge (s. Folgeerscheinungen weiter unten).

BEHANDLUNG

Angriff äußeren Windes

Ren 12 (*Zhongwan*)	Beseitigt den pathogenen Faktor aus Magen und Darm
Ma 25 (*Tianshu*)	Beseitigt den pathogenen Faktor aus dem Darm
Ma 36 (*Zusanli*)	Beseitigt den pathogenen Faktor aus Magen und Darm
Mi 9 (*Yinlingquan*)	Beseitigt feuchte Hitze
Mi 10 (*Xuehai*)	Beseitigt Blutstagnation und ist gut für die Haut
Mi 6 (*Sanyinjiao*)	Beseitigt pathogenen Wind aus dem Darm

Methode: Zerstreuende Methode; behandeln Sie ein- bis zweimal täglich

Prognose: Drei bis sechs Behandlungen sollten ausreichen

Ungestüme Bewegung von heißem Blut

Mi 10 (*Xuehai*)	Beide Punkte beseitigen Hitze
Mi 6 (*Sanyinjiao*)	aus dem Blut und sind gut für die Haut
Le 3 (*Taichong*)	Beseitigt Hitzegift
Bl 40 (*Weizhong*)	Bluten lassen, um die Hitze aus dem Blut zu beseitigen und die Haut zu kühlen

Methode: Zerstreuende Methode; behandeln Sie ein- bis zweimal täglich

Prognose: Abhängig von der Ursache der Hitze im Blut, drei bis zehn Behandlungen

Milz versagt darin, das Blut zu halten

Bl 17 (*Geshu*)	Treffpunkt des Blutes
Bl 20 (*Pishu*)	Stärkt die Funktion der Milz, das Blut zu halten
Mi 10 (*Xuehai*)	Reguliert das Blut und nützt der Haut
Ma 36 (*Zusanli*)	Tonisiert das *Qi*
Mi 6 (*Sanyinjiao*)	Tonisiert das *Qi*

Methode: Neutrale Methode; behandeln Sie täglich oder jeden zweiten Tag. Moxa kann ebenfalls eingesetzt werden

Prognose: Hängt weitgehend von der Ätiologie und der Stärke des Patienten ab und kann von einer bis zu sehr vielen Behandlungen reichen

Aufloderndes Feuer durch Yin-Mangel

Mi 10 (*Xuehai*)	Beide Punkte beseitigen Hitze
Le 1 (*Dadun*)	aus dem Blut
Ni 3 (*Taixi*)	Tonisiert das *Yin*
He 6 (*Yinxi*)	Tonisiert das *Yin* und reguliert das Blut

Methode: Neutrale Methode; behandeln Sie täglich oder jeden zweiten Tag

Prognose: Abhängig von der Ätiologie; reicht von einer bis zu vielen Behandlungen

Folgeerscheinung: Blutstase

Le 3 (*Taichong*)	Lösen Blutstase auf
Le 2 (*Xingjian*)	
Di 4 (*Hegu*)	
Bl 17 (*Geshu*)	

Wenn es eine lokale Stagnation oder Schmerzen gibt, sollten Punkte entlang der betroffenen Leitbahn verwendet werden.

Ergebnisse der Behandlung

Wir haben zu wenig Fälle behandelt, um hier verallgemeinern zu können. Bei denjenigen, die wir behandelt haben, schienen sich während eines akuten Anfalles die Symptome sehr schnell zu lindern.

46 ❖ Anämie

EINLEITUNG

Die Anämie gehört nicht zu den Hauptkindererkrankungen und wir haben nicht viele Fälle behandelt. Aber es kommt vor, dass Kinder an Anämie leiden und ihr Auftreten bei Säuglingen unterscheidet sich etwas von ihrem Erscheinungsbild bei Erwachsenen.

Die Funktion des Blutes

Wir denken, dass es zu Beginn hilfreich ist, eine etwas theoretische Erläuterung über die Funktion des Blutes zu geben, so wie wir sie verstehen.

Wenn Sie chinesische Lehrbücher lesen, werden Sie nur sehr wenig zur Funktion des Blutes finden und darüber, was mit einer Person geschieht, die zu wenig Blut hat und was letztlich zu Blut-Mangel führt. Worauf wir treffen, sind Redewendungen wie „Das Blut nährt und kühlt, oder „Blut-Mangel ist bei Männern schwerwiegender als bei Frauen", oder „Frauen haben mehr Blut als Männer." Aber nirgends findet sich etwas über den Mechanismus des Blutes im täglichen Leben. Dies ist für englische (und auch deutsche) Muttersprachler sehr überraschend, da wir viele Redewendungen haben, die sich auf das Blut beziehen: „heißblütig", „vollblütig", „kaltblütig", „blaublütig" usw., von denen jede zwingende Vorstellungen auslöst. Wir denken, dass es im Chinesischen wahrscheinlich ähnliche Redewendungen gibt, aber wir kennen sie nicht.

Also, da wir nicht auf das Chinesische zurückgreifen können, müssen wir uns an die englischen (und/oder deutschen) Redewendungen halten und an Beobachtung. Unserer persönlichen Meinung nach ist das Blut die Substanz, die es einer Person erlaubt, sich auf das Leben einzulassen. Es ist diejenige Substanz, die Denken zu Handeln transformiert. Es stellt die Verbindung zwischen dem Herzen und den Leitbahnen dar. In dieser Hinsicht hat das Blut eine enge Beziehung zum *Qi*, da es ohne *Qi* keine Bewegung oder Aktivität gibt. Doch ohne Blut geschieht nichts. Folglich werden Sie bei Erwachsenen mit Anämie häufig feststellen, dass die Person nichts zuwege bringt. Es handelt sich hier um ein doppeltes Erscheinungsbild: Die Person kann sich nicht konzentrieren, fühlt sich erschöpft, gerät beim Treppensteigen außer Atem und kann wegen der Anämie Dinge einfach nicht zu Ende bringen. In ähnlicher Weise kann eine Frau, wenn sie sich nicht in der Lage fühlt, irgendetwas zu tun, sich nicht konzentrieren oder etwas zu Ende führen kann (z. B. weil sie durch ihre Kinder zu sehr beansprucht wird), sehr leicht eine Anämie entwickeln. Dies ist der Grund, warum anämische Menschen manchmal eine sehr spezielle hoffnungslose Atmosphäre verbreiten.

Bei Säuglingen und Kleinkindern ist die Situation anders. In diesen jungen Jahren gibt es nicht denselben Druck, Dinge tun zu müssen, nicht dieselbe Neigung zu Frustration, wenn man Dinge nicht zu Ende führen kann, weil man andauernd unterbrochen wird. Dieser Zustand ist daher bei Säuglingen und Kleinkindern wesentlich weniger häufig und sein Erscheinungsbild etwas anders.

Ursachen der Anämie

Was also sind die Ursachen der Anämie bei Säuglingen und Kleinkindern? Warum kommt es überhaupt dazu? Wir denken, der Grund ist, das der Säugling seinen Platz im Leben nicht einnehmen will. Etwas ist geschehen, das ihnen das Gefühl gibt, dass das Leben in dieser Welt einfach zu viel ist. Es bedarf größerer Anstrengung, als sie zu leisten in der Lage sind, um mit der Welt zu interagieren.

Wenn man es auf diese Weise betrachtet, dann ist es leicht, die Beziehung zwischen *Qi*-Mangel und Blut-Mangel zu erkennen und uns springen sofort zwei wohl bekannte Muster ins Auge, die in diese Kategorie passen: Lungen- und Milz-*Qi*-Mangel und der pathogene Restfaktor. Kinder mit Lungen- und Milz-*Qi*-Mangel haben manchmal einen verzweifelten, zurückgezogenen Blick, während Kinder mit einem pathogenen Restfaktor häufig einen vagen Blick haben, so als wären sie nicht ganz anwesend. Beide Zustände sind Hauptkandidaten für eine Anämie und wir haben beide Muster in unserer klinischen Praxis kennen gelernt.

MUSTER UND SYMPTOME

Die Muster, die wir hier beschreiben, sind diejenigen, denen wir begegnet sind. Sie basieren auf der geringen Anzahl von Kindern, die mit dieser Störung in unsere Praxis kamen, und sind daher weit davon entfernt, vollständig zu sein. Wir würden uns deshalb über jegliche Information freuen, die die Anämie bei Kindern betrifft.

Wie Sie dem Appendix dieses Kapitels entnehmen können, unterscheiden sich die Muster, denen wir begegnet sind, von den chinesischen Mustern. Dies ist nicht überraschend, da Säuglinge hier mit einer ganz anderen Umwelt konfrontiert sind als im ländlichen China.

Uns sind zwei Muster begegnet:

- Milz-*Qi*-Mangel
- pathogener Restfaktor

Milz-Qi-Mangel

- blass (natürlich aufgrund der Anämie)
- schwach
- dünn
- alle Symptome eines angeborenen Milz-*Qi*-Mangels

Pathogener Restfaktor

- blass, glänzende Haut
- nicht so dünn, einige Kinder sind untersetzt
- der Gesundheitszustand wechselt dramatisch. So kann es dem Kind vielleicht etwas besser gehen und dann bekommt es ein so massives Fieber, dass es beinahe stirbt
- geschwollene Lymphdrüsen, natürlich

BEHANDLUNG

Konventionelle Behandlung

Wurde die Anämie klar diagnostiziert und andere Erkrankungen wie Knochenmarkserkrankungen, Sichelzellenanämie usw. ausgeschlossen, so besteht die konventionelle Behandlung einfach darin, Eisen zuzuführen oder, wenn das nicht hilft, in einer Bluttransfusion. Dies wirkt sich kurzzeitig positiv auf die Anämie aus. Eine zusätzliche Behandlung würde eine eisenhaltigere Nahrung einschließen.

Wir haben nicht genügend Erfahrung, um sagen zu können, ob diese Behandlung für gewöhnlich wirkungsvoll ist oder nicht. Zweifellos kann sie wirksam sein und die wenigen Fälle, die wir gesehen haben, hatten sich dieser Behandlung unterzogen, doch kam es nur zu einer vorübergehenden Reaktion. In all diesen Fällen bekam das Kind nach ein bis zwei Monaten einen Rückfall und dies war der Grund, warum sie zu uns gebracht wurden.

Akupunktur

Die Behandlung ist einfach. Eine Grundkombination wäre:

Ma 36 (*Zusanli*)
Mi 6 (*Sanyinjiao*)
He 7 (*Shenmen*)

Methode: Nadelung mit tonisierender Technik

Entsprechend der Muster

Zunächst ist die Behandlung dieselbe. Wenn das Kind kräftiger wird, müssen Sie dazu übergehen, den pathogenen Restfaktor zu vertreiben und gleichfalls darauf gefasst sein, das plötzliche starke Fieber zu behandeln, das auftreten kann, wenn der pathogene Restfaktor vollständig vertrieben wird.

Ergebnisse der Behandlung

Wir haben nur wenige Fälle gesehen und bei diesen war die Reaktion gut. Allerdings müssen wir sagen, dass diese Säuglinge mit einer Kombination aus Westlicher und Chinesischer Medizin behandelt wurden. Wir haben das Gefühl, dass eine schwere Anämie nicht so gut auf Akupunktur allein ansprechen würde. Eine Bluttransfusion kann dem Kind einen enormen Auftrieb geben, sodass die Akupunktur zu wirken beginnen kann. Ich habe diese Erfahrung mit einer erwachsenen Patientin gemacht, die an schwerer rheumatoider Arthritis litt. Sie wurde aufgrund der Erkrankung sehr anämisch, so sehr, dass es in ihrem Arm zu plötzlichem Sehnenschnappen kam. Ich habe sie sehr oft behandelt, doch ohne große Wirkung. Dann, nach etwa drei Monaten Behandlung, bekam sie eine Bluttransfusion und danach begannen die Akupunkturbehandlungen eine starke Wirkung zu zeigen.

Appendix

Der Vollständigkeit halber geben wir hier eine Liste der Muster, wie sie in einem typischen Buch zur Traditionellen Chinesischen Pädiatrie auftauchen. Für diejenigen von Ihnen, die mit Kräutern arbeiten, mag dies wichtiger sein als für Akupunkteure. Eine Differenzierung ist für Akupunkteure nicht wirklich so wichtig, da die Behandlung mehr oder weniger auf dasselbe hinausläuft. Eine Identifikation der Muster ist mehr eine Hilfe dabei, zu verstehen, was vor sich geht.

ÄTIOLOGIE

Ererbt

Das Blut wird während der Zeit, in der sich das Kind in der Gebärmutter befindet, von der Mutter genährt. Ist die Schwangerschaft schwierig, oder kommt es fast zu einem Verlust des Kindes oder ist die Mutter unterernährt oder überarbeitet, so kann dies zu einer Anämie führen.

Schwäche von Milz und Magen

Der *Innere Klassiker* merkt an, dass „der Mittlere Erwärmer *Qi* und Flüssigkeiten trennt, transformiert und verdaut und die Grundlage des Blutes bildet." Bei Kindern sind Milz und Magen von Natur aus schwach, sodass es für die unterstützende *Yang*-Energie schwer ist, zu genesen. Wird das Kind unzureichend ernährt, oder bekommt Darmparasiten, oder ist durch eine Erkrankung geschwächt (z. B. durch Erbrechen, Diarrhö, Nahrungsakkumulation oder Unterernährung), werden Milz und Magen geschädigt und die Transport- und Transformationsfunktion ist beeinträchtigt und damit ist auch die Produktion des Blutes unzureichend und dies führt zu Anämie.

Schwäche von Herz und Milz

Das Herz regiert das Blut und die Milz umschließt das Blut. Folglich wird, wenn Herz und Milz schwach sind, auch das Blut schwach sein und das *Qi* verwelken. Dies führt zu Anämie.

Leber- und Nieren-Yin-Mangel

Wenn ein pathogener Faktor über lange Zeit bestehen bleibt, blockiert er das *Yin* und schädigt die fünf *Zang*-Organe, Leber und Niere eingeschlossen. Die Leber speichert das Blut, die Nieren speichern die Essenz. Die Nieren erzeugen das Knochenmark und das Mark erzeugt die Leber. Ist also das *Yin* von Leber und Nieren schwach, bildet sich kein Knochenmark, das Blut kann nicht gespeichert werden und es kommt zu Anämie.

Milz- und Nieren-Yang-Mangel

Die Milz erzeugt und erhält den postnatalen Körper und die Nieren sind die pränatale Grundlage. Wenn sowohl das Milz-*Yang* als auch das Nieren-*Yang* schwach sind, bleibt der Körper ohne Ernährung und Wärme, ohne Unterstützung und Wachstum. Essenz und Blut werden nicht erzeugt und dadurch kommt es zu Anämie.

MUSTER UND SYMPTOME

Qi- und Blut-Mangel

Die Symptome dieses Muster sind auch für alle anderen Muster üblich:

- Lippen, Mund, Schleimhäute und Nägel sind weiß
- das Gesicht ist sehr weiß, ohne einen Hauch von Rosa
- schwacher Appetit

Zunge: Körper blass, Belag dünn und weiß
Puls: dünn

Behandlungsprinzip: Das *Qi* unterstützen und das Blut nähren

Schwäche von Milz und Magen

Symptome wie oben, plus:

- schwache Stimme
- kraftlos
- Stühle sind fettig und riechen süßlich

Zunge: Körper blass, Belag ölig

Zu anderen möglichen Symptomen gehören:

- kaltes, schmerzendes Abdomen
- Schleim, schmieriger Zungenbelag
- Obstipation
- schlechter Schlaf, Hitze der fünf Herzen, Nahrungsakkumulation

Behandlungsprinzip: Die Milz nähren, das Blut unterstützen

Schwäche von Herz und Milz

Symptome wie oben, plus:

- Palpitationen
- Kurzatmigkeit
- Schlafstörungen

Zu anderen möglichen Symptomen gehören:

- *Yang*-Mangel, Ödeme
- die Haut weist violette Petechien auf, oder violette oder rote Pickel
- Blut im Stuhl, Nasenbluten
- geschwollenes Abdomen

In extremen Fällen:

- tiefe Stimme
- Schwindel
- Bewusstlosigkeit

Zunge: Körper blass, Belag dünn und weiß
Puls: dünn, schwach

Behandlungsprinzip: Herz und Milz stärken und nähren

Leber- und Nieren-Yin-Mangel

Symptome wie oben, plus:

- Schwindel
- Tinnitus
- Hörschwierigkeiten oder sogar Taubheit
- trockene Augen, trockene Zunge
- Rücken und Knie schmerzen
- ‚räuberischer' Nachtschweiß
- konkave Nägel

Zu anderen möglichen Symptomen gehören:

- Nachmittagsfieber
- Mundgeschwüre aufgrund des nach oben flackernden Leere-Feuers
- hohes Fieber

Zunge: Körper blass oder rot und trocken
Puls: dünn, schnell, ohne Kraft

Behandlungsprinzip: Leber und Nieren unterstützen und nähren

Milz- und Nieren-Yang-Mangel

- Abneigung gegen Nahrung
- stark vergrößertes Abdomen
- Akkumulation durch Mangel
- Stühle fettig, mit Resten unverdauter Nahrung
- Abneigung gegen Kälte
- kalte Haut
- Ödeme

Andere mögliche Symptome:

- Kurzatmigkeit
- Diarrhö
- kalte Gliedmaßen

Zunge: geschwollen, blass
Puls: schmal, dünn, schwach

Behandlungsprinzip: Milz und Nieren wärmen und stärken

ANMERKUNG

• Für eine Fallgeschichte zur Anämie siehe Fall 26 in Kapitel 47

Dritter Teil

❖ Fallgeschichten

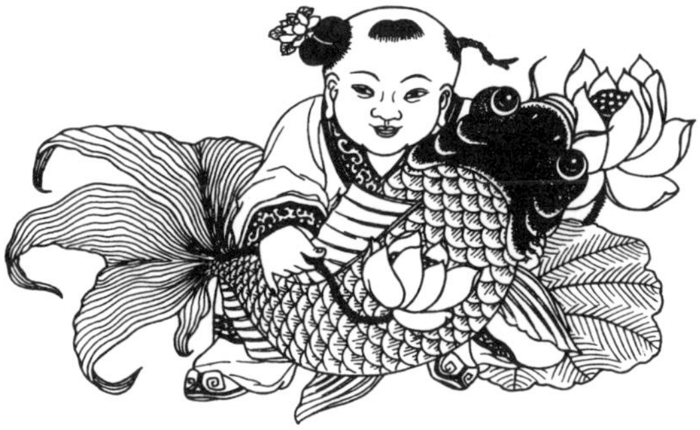

47 ❖ Fallgeschichten

EINLEITUNG

In diesem Kapitel stellen wir einige Fallgeschichten aus unserer eigenen Praxis in der Behandlung von Kindern mit Akupunktur vor. Es wurden eher repräsentative Fälle ausgewählt, als diejenigen, die am erfolgreichsten waren. Wie ersichtlich wird, konnten einige Patienten nicht vollständig geheilt werden oder haben eine ungewöhnlich lange Zeit zur Gesundung gebraucht.

Bei der Darstellung der Fälle besprechen wir zuerst die äußere Erscheinung und das Verhalten des Kindes und dann die Hauptbeschwerde, wie sie von den Eltern beschrieben wird, gefolgt von den Antworten auf unsere Fragen. Der Kürze halber haben wir unwichtige Fakten weggelassen. Aus diesem Grund sind nicht alle Falldarstellungen und Untersuchungen vollständig. Die Reihenfolge, in der die Informationen gegeben werden, spiegelt die Abfolge wider, mit der sie in unserer Praxis aufgenommen wurden. Bei vielen Babys und Kleinkindern hat man manchmal nur wenig Zeit, um das Kind zu beobachten, wenn es zum ersten Mal in den Raum kommt, danach kann es abgelenkt werden und unaufmerksam sein. Man muss folglich jede Gelegenheit ergreifen, die sich bietet, um das Kind zu beobachten.

ERKRANKUNGEN DER ATEMWEGE

Fallgeschichte 1: T. (Junge), 18 Monate

Äußere Erscheinung Robust. Kopfhaar vollständig weiß und Abdomen gebläht. Gesicht hat eine matt rote Farbe, aber er schwitzt nicht. Grünes Nasensekret.

Verhalten Eher träge und schlaff, liegt auf dem Bett. Sehr ungehalten, schreit ab und an und schiebt die Helfer weg.

Hauptbeschwerde	Grippe seit einem Tag. Ist ansonsten „gesund“.
Fragen:	
Schüttelfrost und Fieber	Hat 38° C Fieber (101° F).
Schwitzen	Kein Schwitzen.
Kopf und Körper	Kopf riecht ein bisschen säuerlich.
Thorax und Abdomen	Abdomen ist gebläht und man hört gurgelnde Geräusche. Hat einen leichten kruppartigen Husten.
Appetit und Ernährung	Schlechter Appetit. Hat gestern Morgen Müsli gegessen und es beim Mittagessen erbrochen.
Stuhl und Urin	Stühle sind grün und übelriechend, mit unverdauten Rosinen versetzt. Keine Obstipation. Die Windeln sind mehrere Male am Tag nass.
Schlaf	Wacht zwei- oder dreimal in der Nacht auf, begleitet von einem schrecklichen Schrei. Die Mutter meint, dass „seine Worte anstößig wären, wenn er reden könnte“.
Flüssigkeitsaufnahme und Durst	Nicht durstig. Nippt dann und wann an heißer Zitrone mit Honig.
Lebensumstände	Die Eltern sind vor kurzem Vegetarier geworden und sind sehr darüber bekümmert, dass ihr Kind trotz der „ausgewogenen Diät“ krank geworden ist. Die ganze Familie ernährt sich vegetarisch und isst viel Vollwertkost.
Puls	Kann nicht palpiert werden.
Zunge	Kann nicht betrachtet werden.
Lymphdrüsen	Sehr geschwollen.
Impfungen	Keine.
Diagnose	Ein eindeutiger Fall von Windbefall, der durch eine Nahrungsakkumulation verkompliziert ist. Das weiße Kopfhaar wird als Zeichen für eine zugrunde liegende Lungen-*Qi*-Schwäche gedeutet.
Behandlung	Di 4 *(Hegu)* und *Sifeng* (M-UE 9) wurden genadelt. Das Fieber wurde gesenkt, aber nicht sofort eliminiert. Es vergingen mehrere Tage, bis das Fieber endgültig verschwand, weil diese Zeit erforderlich war, um die Nahrungsstagnation aufzulösen. Die Mutter wurde angewiesen, dem Kind leichter bekömmliche Kost zu geben – ein Ratschlag, den die Mutter nicht befolgte!

Fallgeschichte 2: S. (Mädchen), 6 Jahre alt

Äußere Erscheinung Robust; gut gebaut. Gesicht eher blass, mit dunklen Ringen unter den Augen. Hustet.

Verhalten Sehr mürrisch und gereizt. Ein wenig schlaff und müde, setzt sich immer hin.

Hauptbeschwerde Husten. Hustet die ganze Nacht über. Bekommt ein Kitzeln im Hals und hustet immerzu, ohne Unterbrechung. Es kommt etwas feuchter Schleim. Hat den Husten seit zwei Tagen und möchte in zwei Tagen bei einer Theateraufführung in der Schule teilnehmen (als Christbaum). Fühlt sich nicht besonders heiß oder kalt, aber möchte nicht nach draußen gehen. Der Puls ist schnell, schlüpfrig und oberflächlich an der 1. Position der rechten Hand. Keine sichtbare Fingervene, Lymphdrüsen leicht geschwollen. Der Hals ist ein wenig gerötet. Ihr Rücken tut im thorakalen Bereich sehr weh. Ihre Mutter möchte wissen, ob sie bei dem Theaterstück mitspielen kann.

Diagnose So direkt, wie man es gerne hat! Das war ein eindeutiger Fall von Wind-Kälte, obwohl es eine Komplikation gibt, nämlich, dass sie erschöpft war und einige Zeichen von Nierenschwäche (die dunklen Ringe unter den Augen) hatte. Tatsächlich handelte es sich nicht um eine echte Nierenschwäche, sondern um Schlafmangel.

Behandlung Es wurden die druckempfindlichen Stellen auf dem Rücken geschröpft. Das Schmerzgefühl im thorakalen Areal ist eine deutliche Indikation dafür, dass das Schröpfen sehr wirksam ist. Die Mutter wollte wissen, ob die Tochter in der Lage wäre, zwei Tage später an der Aufführung teilzunehmen. Die Antwort, die ich ihr gab, war, dass es möglich wäre, sofern sie täglich behandelt würde, will heißen, drei Behandlungen bekäme. Nach der ersten Behandlung fühlte sie sich etwas besser und nach der dritten (am Morgen der Aufführung) ging es ihr ziemlich gut.

Fallgeschichte 3: M. (Junge), 4½ Jahre

Äußere Erscheinung Blasse Stirn, rote Wangen. Dickes grünes Nasensekret. Dunkelhäutig (Inder).

Verhalten Ruhelos, gereizt. Kann nicht still sitzen. Spielt mit einem Spielzeug, ist aber bald gelangweilt und sucht nach einem anderen. Die Mutter sagt, dass er nicht wie ihre anderen Kinder ist, in dem Sinne, dass er sie nicht aus den Augen lassen kann. Außerdem ist er oft eifersüchtig, wenn sie seinen älteren Geschwistern ihre Liebe zeigt.

Hauptbeschwerde Asthma. Beginnt mit einer Erkältung, die sich rasch zu einem Husten entwickelt und dann zu Asthma. Er hatte zehn solcher Hustenepisoden in den vergangenen acht Monaten. Der Husten wird für gewöhnlich mit Antibiotika behandelt, endet aber normalerweise beim Asthma. Er war in homöopathischer Behandlung, die während der Dauer der Behandlung wirkte, aber nun, als sie unterbrochen wurde, sind die Symptome zurückgekehrt. Wenn der Husten auftritt, ist er immer hart und nicht produktiv. Viel Rasseln im Hals, aber es wird kein Schleim ausgeworfen. Bald entwickelt sich ein Keuchen begleitet von Atemnot. Das Kind nimmt häufig Westliche Medizin, wenn es einen Asthmaanfall hat. Er leidet an diesem Muster, seit er ein Jahr alt ist.

Fragen:

Schüttelfrost und Fieber Oft heiß während der Anfälle; wenn er hustet, ist er sehr fiebrig und rot.

Schwitzen Schwitzt viel während der Hustenanfälle.

Kopf und Körper Hat Kopfschmerzen während des Hustens und der Asthmaanfälle.

Appetit und Ernährung Appetit und Verdauung gut. Isst alles. Die Familie isst viel Knoblauch und viel Curry. Wenn die ersten Anzeichen einer Erkältung auftauchen, gibt die Mutter ihm viel Ingwer und Cayenne, weil sie glaubt, dass das gut ist, um die Erkältungen zu vertreiben.

Stuhl und Urin Neigt zu Obstipation. Stühle riechen.

Schlaf Hustet oft die ganze Nacht, mit Attacken von keuchender Atmung, die sich manchmal zu regelrechten Asthmaattacken entwickeln. Ansonsten ist der Schlaf gut. Wacht vielleicht zweimal die Nacht auf. Die Mutter gibt ihm oft Kamillentee.

Flüssigkeitsaufnahme und Durst Trinkt viel.

Lebensumstände Lebt in einem Haus; gute, liebevolle Eltern. Ältere und jüngere Geschwister. Geht gerne in die Vorschule.

Impfungen Hat alle „normalen" Impfungen bekommen: DPT, BCG, Masern.

Puls Schnell.

Zunge Rot.

Untersuchung Lymphdrüsen am Hals geschwollen. Breite Fingervene, fast schwarz, reicht bis zum Tor des *Qi*.

Diagnose Das ist ein eindeutiger Fall von Asthma, der mit einem pathogenen Restfaktor des Hitzetyps verknüpft ist. Dieses Muster ist in der Tat aufgrund des kalten und feuchten Klimas in Großbritannien und aufgrund des großzügigen Einsatzes von Antibiotika, die eher als kalte und feuchte Arznei gelten, selten.

Es gibt eindeutige Zeichen einer verschleppten Hitze, das Klammern an der Mutter, die rote Zunge, die breite, dunkle Vene und die Drüsenschwellung. Durch dieses Ungleichgewicht wäre das Kind auf jeden Fall weiteren Attacken ausgesetzt, doch die Entwicklung hin zum Asthma wurde sicherlich durch die Mutter bestimmt, indem sie ihm so viele wärmende Nahrungsmittel bei dem Beginn einer Erkältung gab.

Behandlung Lu 5 *(Chize)* und Lu 9 *(Taiyuan)* wurden wöchentlich genadelt. Es gab eine allmähliche Besserung. Insgesamt waren 18 Behandlungen erforderlich, um das Kind zu heilen. Die ersten 10 Behandlungen fanden wöchentlich statt, dann wurden die zeitlichen Abstände größer, zunächst alle zwei Wochen, dann alle drei Wochen. Selbst gegen Ende der Behandlung war er immer noch ein unsicheres Kind, obwohl er keine Probleme mit der Brust hatte und sich schnell von Husten und Erkältungen erholte.

AKUTER ANFALL

Nach fünf Behandlungen kam das Kind mit einem akuten Anfall in unsere Praxis und wies folgende Symptome auf:

Äußere Erscheinung Rote Wangen. Dickflüssiges grüngelbes Nasensekret. Intermittierender Husten – harter Husten, der ein wenig rasselt. Es sitzt offensichtlich Schleim im Hals, aber er kann ihn nicht herausbringen.

Verhalten Klammert sich an seine Mutter und ist etwas unglücklich. Jedes Mal wenn er hustet, weint er ein bisschen und klammert sich fest an seine Muster.

Schüttelfrost und Fieber Seine Stirn fühlt sich heiß an.

Schwitzen Leichtes Schwitzen.

Puls Schnell, schlüpfrig.

Zunge Rot mit dünnem, gelbem Belag.

Drüsen Sehr geschwollen und hart.

Fingervene Dunkel, ausgeprägt, erstreckt sich bis zum Tor des *Qi*.

Diagnose Das Kind hatte eine Wind-Hitze-Attacke, die sich zu Schleim-Hitze entwickelte, wie sich aus dem Schmerz folgern ließ, den es jedes Mal spürte, wenn es hustete und aus dem schnellen, schlüpfrigen Puls.

Behandlung Es wurden Lu 10 *(Yuji)* und Lu 5 *(Chize)* genadelt, beide Punkte mit zerstreuender Methode. Ungefähr zehn Minuten später schlief das Kind ein. Als der Junge zwei Stunden später aufwachte, war er eindeutig auf dem Wege der Besserung, mit lockererem Husten und weniger Fieber und Schmerzen. Das war etwas besser als erwartet und der Mutter war im Voraus geraten worden, Westliche Medizin zu besorgen, für den Fall, dass die Behandlung nicht wirken sollte. Dies war der Wendepunkt im Behandlungsverlauf. Es wird oft festgestellt, dass eine Behandlung, die während einer akuten Attacke verabreicht wird, effektiver und tiefer in ihrer Wirkung ist, als eine Behandlung zu einer anderen Zeit. Dies wird in dem chinesischen Sprichwort dargestellt „Eine Krisenzeit ist eine Zeit der Möglichkeit.“

Es ist interessant anzumerken, dass die Zunge normal wurde, als sich seine Symptome besserten. Die Fingervene verkürzte sich und wurde schmaler. Er wurde über ein Jahr behandelt (von mir [JPS] und anderen Therapeuten), um seine Konstitution zu stärken, worauf seine Fingervene vollständig verschwand.

Fallgeschichte 4: W. (Junge), 2 Jahre und 4 Monate

Äußere Erscheinung Das Gesicht ist weiß, besonders die Stirn; die Wangen sind kirschrot. Gelbes krustig-vertrocknetes Nasensekret. Karottenfarbiges Kopfhaar.

Verhalten Unruhig, nicht in der Lage, sich einer Sache zu widmen. Gereizter Augenausdruck. Neigt dazu, sich an seine Mutter zu klammern.

Hauptbeschwerde Asthma seit 12 Monaten. Begann mit einem Ekzem im Alter von drei Monaten. Mit sechs Monaten bekam er eine schwere Brustentzündung. Danach litt er an wiederholten Infekten, jeder Infekt war schwerer als der vorhergehende, bis zum vergangenen Jahr, als die Entzündung in der Brust zum Asthma wurde. Seither greift jede Erkältung, die er bekommt, auf die Brust über und ruft einen Asthmaanfall hervor. Während des Asthmaanfalls hat er Fieber und ein rotes Gesicht, begleitet von grünem Nasensekret.

Fragen:

Schüttelfrost und Fieber Trägt nicht gerne viel Kleidung.

Schwitzen Schwitzt nachts manchmal leicht, aber es wird ihm sehr heiß.

Kopf und Körper Nasaler Ausfluss. Wohlgeformter Körper. Ist eher groß für sein Alter.

Brustkorb und Bauch War sehr dick, mit geblähtem Bauch. Ist in den letzten sechs Monaten dünner geworden.

Appetit und Ernährung Der Appetit pflegte unersättlich zu sein. Während der letzten sechs Monate hat der Appetit nachgelassen. Pflegte während der ersten 18 Monate viel zu erbrechen.

Stuhl und Urin Hatte als Baby gewöhnlich Verstopfung. Hat immer noch nur jeden zweiten Tag Stuhlgang.

Flüssigkeitsaufnahme und Durst Durstig.

Familie Bruder leidet an Erbrechen (siehe Fallgeschichte 12). Mutter hat Asthma. Lebensbedingungen sind gut.

Puls Schwach.

Impfungen Die ersten Impfungen im Alter von drei Monaten. Ein Ekzem trat unmittelbar daraufhin auf, genauso wie der nasale Ausfluss.

Lymphdrüsen Halsdrüsen geschwollen, sehr groß.

Fingervene Breit, dunkelblau.

Behandlung Während der Infektion wurden Lu 5 *(Chize)* und Lu 9 *(Taiyuan)* oder Lu 5 *(Chize)* und Lu 7 *(Lieque)* genadelt. Die Behandlung fand einmal wöchentlich über acht Wochen statt, ergänzt durch Blue Flag Kräutertabletten.

Das Asthma wurde beseitigt, Gesichtsfarbe war gut – weiße Partien waren mehr rosafarben und die roten Partien weniger rot. Kein Nasensekret. Verhalten verbessert.

Nachsorge Erkrankte zeitweilig an Erkältungen und benötigte eine Behandlung, um das Milz- und Lungen-*Qi* zu stärken, einmal monatlich für die Dauer von 6 Monaten.

Kommentar Dies ist eine sehr verbreitete Situation (etwas Mangel, etwas Übermaß), obwohl hier das Muster eindeutig eher ein Hitze- denn ein Kältemuster ist. Die roten Wangen sind ein Zeichen von Nahrungsakkumulation und weisen auf die zugrunde liegende Ursache hin. Das Kind hat unersättlichen Appetit, was zu einer Nahrungsakkumulation führte und zur Entwicklung von beträchtlicher Hitze. Durch die Blockierung des *Qi*-Mechanismus und sein recht schnelles Wachstum (er ist groß für sein Alter) war nicht genug *Qi* vorhanden, um den pathogenen Faktor zu bekämpfen. Das Ergebnis war, dass der pathogene Faktor im Körper verblieb.

Die Akupunkturbehandlung war hier sehr einfach und berücksichtigte nicht die Nahrungsakkumulation (mit Ausnahme von Lu 5 *(Chize)*, der Einfluss auf den Darm hat).

Wie auch immer, die Akupunktur wurde durch den Gebrauch von einfachen Kräutern ergänzt. Die Blue Flag Tabletten enthalten unter anderem *Iris versicolor* und *Phytolaca decandra*, die beide bei einem pathogenen Restfaktor angezeigt sind.

Fallgeschichte 5: H. (Junge), 8 Jahre

Äußere Erscheinung Dünn, lächelndes Gesicht. Grün um den Mund herum und auf der Stirn, rote Wangen. Offensichtlich verstopfte Nase.

Verhalten Sehr folgsam, überhöflich, unruhig. Kann stillsitzen, spielt aber die ganze Zeit mit den Fingern.

Hauptbeschwerde Asthma seit dem 5. Lebensjahr. Kind sagt, dass es dauernd ein Engegefühl in der Brust hat. Sehr viel Husten in der Nacht, der Schleim wird schwer herausgebracht. Nicht viel Husten tagsüber. Er kann sich körperlich nicht viel betätigen, jedoch ist er viel draußen. Viel klebriges, gelbes Nasensekret. Muss dann und wann den Brochialdilatator Ventolin nehmen.

Fragen:

Kopf und Körper Körper ist sehr dünn. Hat manchmal ein Ekzem, das sehr stark ist, aber ihm wurde durch Homöopathie erheblich geholfen.

Brustkorb und Bauch Keine Probleme, mit Ausnahme von permanenter keuchender Atmung.

Appetit und Ernährung Als er klein war, hat er viel erbrochen. Appetit ist jetzt gut, aber eher gering.

Stuhl und Urin Hatte früher chronischen Durchfall (viermal am Tag, sehr locker). Dies wurde durch Homöopathie geheilt.

Schlaf Wird häufig durch keuchende Atmung aus seinem Schlaf geweckt. Kommt schwer wieder in den Schlaf.

Flüssigkeitsaufnahme und Durst Oft durstig. Hat früher viel Milch getrunken, jetzt trinkt er Fruchtsaft. Scheint keinen großen Unterschied zu machen, was er trinkt.

Familie Wird zu Hause unterrichtet. Vater ist meist außer Haus. Hat eine dominante ältere Schwester und drei jüngere Schwestern. Mutter hat eine starke Persönlichkeit.

Lebensumstände Keuchhusten im Alter von drei Jahren. Behandelt mit Akupunktur.

Puls Beide mittlere Pulspositionen stark und drahtig-schlüpfrig, schnell.

Zunge Rot, besonders an der Spitze. Gelblicher Belag an der Wurzel.

Impfungen DPT und Polio im Alter von zwei Jahren, noch einmal gegen Polio im Alter von fünf Jahren.

Behandlung Hatte eine homöopathische Behandlung bekommen, die sein Asthma nicht beeinflusste. Hat einen Behandlungszyklus durch Akupunktur mit zusätzlicher Kräuterbehandlung bekommen, die ungefähr ein Jahr dauerte. Die Akupunktur wurde hauptsächlich an Lu 5 *(Chize)*, Lu 9 *(Taiyuan)*, Ma 36 *(Zusanli)* und Le 3 *(Taichong)* gegeben. Erbrachte nur eine leichte Verbesserung. Die Behandlung wurde dann ein Jahr lang ausgesetzt, weil die Mutter ein weiteres Kind bekam. Danach ging seine ältere Schwester zur örtlichen Schule, anstatt zu Hause unterrichtet zu werden und die Mutter hatte Zeit, die Behandlung wieder aufzunehmen. Der zweite Behandlungszyklus war sehr viel erfolgreicher und es gab Monate, wo es keine Symptome gab. Nach und nach, mit zunehmendem Alter, wurde sein Charakter stärker und das Asthma verschwand.

Kommentar Das Problem dieses Jungen begann mit einer Nahrungsakkumulation, die nie behandelt wurde. Das eröffnete den Weg zum Asthma, welches sehr schwer wurde, als man von ihm erwartete, seine Emotionen zu unterdrücken und einem im Wesentlichen weiblichen Verhaltensmuster zu entsprechen, das zu seinem wahren Naturell nicht passte.

Fallgeschichte 6: W. (Junge), 3 Jahre und 1 Monat

Äußere Erscheinung Weißes Gesicht mit roten Wangen. Sehr kräftig. Hat einen durchdringenden Blick. Kein Blau zwischen den Augen.

Verhalten Halsstarrig und ein bisschen unruhig. Befolgt nicht, was man ihm sagt, sondern fährt fort, das zu tun, was er möchte.

Hauptbeschwerde Asthma, seitdem er „von einer Katze gekratzt wurde“, im Alter von einem Jahr. Davor hatte er einige Erkältungen, aber nichts Ernstes. Muss außerhalb der Asthmaanfälle manchmal einen Vernebler benutzen und ist auch schon gelegentlich im Krankenhaus gewesen, weil seine Anfälle so schwer waren. Die Anfälle werden durch „Erkältungen“ ausgelöst und auch durch staubige Umgebung.

Fragen:

Schüttelfrost und Fieber Mag überhaupt keine Kleidung tragen.

Schwitzen Schwitzt nachts manchmal.

Appetit und Ernährung Appetit gut, aber unregelmäßig, verweigert das Essen zur Mittagszeit und ist dann zwei Stunden später hungrig. Die Gesamtmenge an Essen, die er zu sich nimmt, ist nicht übermäßig.

Schlaf Gut. Wird manchmal durch den Husten geweckt, der produktiv ist.

Lebensumstände War bis zum 1. Lebensjahr gesund. Eltern sind wohlhabend, der Vater hat ein Vermögen verdient. Als sein Sohn sechs Monate alt war, neigte sich der Vater stark dem Glücksspiel zu und musste in ein kleineres Haus umziehen, als sein Sohn ungefähr ein Jahr alt war.

Puls Kann nicht getastet werden (zu unruhig).

Zunge Ein wenig rot.

Fingervene Breit, dunkel.

Lymphdrüsen Leicht geschwollen, unter den Ohren.

Impfungen Hatte eine Booster-Impfung im Alter von einem Jahr, kurz vor dem Asthmaanfall.

Behandlung Wöchentlich wurden Lu 5 *(Chize)* und Lu 9 *(Taiyuan)* genadelt, unterstützt durch eine sanfte Kräuterbehandlung (*Hydrastis, Inula, Hyssopus, Tussilago*). Nach den ersten drei Behandlungen hatte er zwei Tage lang Durchfall, aber keine deutliche Besserung seines Asthmas. Trotzdem war seine Mutter deutlich entspannter und ruhiger und berichtete, wieviel besser sie sich fühlte.

Bei der vierten Behandlung wurden Lu 9 *(Taiyuan)* und Ma 40 *(Fenglong)* genadelt. Wieder folgte Durchfall der Behandlung. Kein Asthma, obwohl er kurz nach der Behandlung eine Erkältung bekam. Das Verhalten ist ruhiger, sehr viel sanfter und weniger halsstarrig. Immer noch ein bisschen nächtlicher Husten.

Bei der fünften und sechsten Behandlung wurden Lu 9 *(Taiyuan)* und Ma 40 *(Fenglong)* genadelt. Weiterhin Besserung. Zum Zeitpunkt der sechsten Behandlung war die Fingervene sehr verblasst. Während der Woche hatte er hohes Fieber, aber keine Keuchatmung. Sein Verhalten wurde wieder sehr ruhig, sobald das Fieber gewichen war.

Kommentar Das Hauptproblem hier war Schleim gewesen, der durch einen pathogenen Restfaktor erzeugt worden war. Das Fehlen von Blau zwischen den Augen bedeutete, dass das Kind nicht an einem Schock litt; es ist daher unwahrscheinlich, dass die Ursache seines Problems darin lag, von einer Katze gekratzt worden zu sein. Das Kind hatte eine kräftige Konstitution, aber der Weg für einen pathogenen Faktor wurde durch zwei gleichzeitig auftretende Belastungen, die Impfung und das emotionale Trauma in seiner Familie, geöffnet.

Nach den ersten Behandlungen wurde der Schleim gelöst, kam durch den Stuhl nach außen in Form eines leichten Durchfalls. Interessant war, dass es eher die Mutter als das Kind war, die sich nach den ersten Behandlungen besser fühlte. Dies geschah, weil die Mutter immer das zusätzliche *Qi* bereitgestellt hatte, das das Kind brauchte. Da das Kind nun weniger Unterstützung forderte, war auch die Mutter weniger ausgelaugt.

Fallgeschichte 7: D. (Junge), 6 Jahre

Äußere Erscheinung Mächtig für sein Alter. Sehr blasses Gesicht, fast weißes Kopfhaar. Rote Lippen, leicht blau um den Mund herum. Glänzende Augen, fröhlich.

Verhalten Ziemlich unruhig. Ein bisschen dickköpfig, neigt dazu das Gegenteil von dem zu tun, was man von ihm verlangt.

Hauptbeschwerde Asthma bronchiale seitdem er 2½ Jahre alt ist. Hat häufige Anfälle (ungefähr einmal im Monat), die mit Erkältungssymptomen im Kopfbereich (z. B. eine Fließnase) beginnen und sich zu einem Katarr weiterentwickeln. Der Katarr verlegt schnell seine Atemwege und löst einen Asthmaanfall aus. Er erbricht auch Schleim. Die Anfälle treten vor allem in den Wintermonaten auf. Der Wind kann ihn zum Husten bringen, was manchmal einen Anfall beschleunigt. Die Anfälle werden mit Antibiotika behandelt, die normalerweise nicht wirken, dann mit Steroiden. Nimmt Becotid® als vorbeugende Maßnahme. Kann nicht ohne zu husten herumrennen.

Fragen:

Kopf und Körper Hat oft Nasenbluten und ein Ekzem, das kommt und geht.

Appetit und Ernährung Appetit gut. Isst alles, außer während der Anfälle.

Stuhl und Urin Stühle sind sehr umfangreich.

Schlaf Gut, mit Ausnahme von den Anfällen.

Lebensumstände Vater ist arbeitslos, 62 Jahre alt. Sieht keinen Grund, eine neue Stellung anzunehmen und ist sehr glücklich.

Puls Langsam, kräftig und schlüpfrig.

Zunge Rot.

Drüsen Sehr große Drüsen im Nacken und unterhalb der Ohren.

Fingervene Ziemlich breit und dunkel.

Behandlung In gewisser Hinsicht ist dieser Junge typisch für chronische Patienten: es gibt einige Zeichen von Hitze (rote Lippen, rote Zunge) und einige von Kälte (blasses Gesicht); einige Zeichen von Mangel (unwohl bei Wind, erkältet sich schnell) und einige von Fülle (Schleim, kräftiger Puls, glänzende Augen). Dies bedeutet, dass, ganz gleich welche Behandlung erteilt wird, einige Symptome zwangsläufig verschlimmert werden. Wenn Tonisierung eingesetzt wird, dann wird eine Menge Schleim freigesetzt und er könnte starken Husten bekommen; wenn Zerstreuung gewählt wird, könnte er entkräftet sein und an Durchfall leiden. Wenn die Entscheidung getroffen werden muss, wie man vorgehen soll, ist es nützlich, direkt zu den ersten Therapieprinzipien zurückzugehen und zu fragen, ob er mehr an Mangel oder Fülle leidet. Benötigt er eigentlich nur wenig zusätzliche Energie, um den Schleim eliminieren zu helfen oder kann er eine zerstreuende Behandlung aushalten, ohne sich zu erschöpfen? In diesem Fall entschied ich mich für Zerstreuung, indem ich Ma 40 *(Fenglong)* zerstreuend nadelte und Lu 9 *(Taiyuan)* tonisierend. Er bekam tatsächlich Durchfall, aber er wurde durch ihn nicht geschwächt.

Nach sechs Behandlungen ging es ihm deutlich besser, er musste sehr selten seinen Inhalator benutzen und hatte nie schwere Anfälle. Trotz alledem hatte er immer noch tief sitzenden Husten und war offensichtlich nicht gesund. Die Behandlung wurde einmal in der Woche für weitere sechs Monate fortgesetzt, ohne spürbare Wirkung. Die Behandlungen wurden variiert und jedesmal, wenn ein neues Rezept gewählt wurde (sei es Akupunktur oder Kräuter), gab es eine Besserung, aber er bekam bald wieder einen Rückfall.

Der Schlüssel zum Rätsel wurde schließlich gegeben, als seine Mutter anstelle seines Vaters den Jungen zur Klinik brachte. Auf unsere Befragung hin stellte es sich heraus, dass sie einen schweren, chronischen Husten hatte. Ich bot ihr eine Behandlung an, die sie zunächst nicht annehmen wollte, weil sie dachte, dass ihr eigenes Problem nichts mit dem Problem ihres Sohnes zu tun hatte. Sie nahm schließlich die Behandlung an und in dem Maße, wie es ihr besser ging, ging es auch ihrem Sohn besser, der schließlich ganz geheilt wurde. Dies veranschaulicht wieder einmal den starken Einfluss, den Eltern (insbesondere Mütter) auf das *Qi* ihrer Kinder haben.

Fallgeschichte 8: J. (Junge), 4 Jahre

Dieser Junge hatte einen drei Wochen andauernden heftigen Husten zur Nachtzeit, der auf Antibiotika nicht angesprochen hatte und als Keuchhusten bestätigt worden war. Der Husten war paroxystisch und endete fast immer mit Erbrechen von zähem, klebrigem Schleim. Der Appetit des Jungen war, was nicht verwunderlich war, sehr gering.

Er wurde mit Akupunktur behandelt, wobei die Punkte *Sifeng* (M-UE 9) und Lu 9 *(Taiyuan)* einmal wöchentlich, für drei aufeinander folgende

Wochen, genadelt wurden. Nach der ersten Behandlung schlief er drei Tage lang gut, ohne in der Nacht zu husten und sein Appetit war wesentlich besser. Allerdings verlor sich der Behandlungseffekt nach und nach und als der zweite Behandlungstermin anberaumt war, hustete er wieder die ganze Nacht. Nach dieser Behandlung verbrachte er zwei gute Nächte, danach drei Nächte, die nicht so gut waren. Danach wurde sein gesundheitlicher Zustand stärker und er hatte von nun an keinen nächtlichen Husten mehr.

Die dritte Behandlung sollte das Ergebnis konsolidieren und es wurden Kräuter verschrieben, um seine Lunge zu stärken, die die darauffolgenden zwei Monate über genommen werden sollten. Diese Kräuter enthielten *Prunus serotina, Gentiana lutea* und *Leptandra virginica* gegen die restliche Wirkungen des Keuchhustens und *Hydrastis canadensis, Inula helenium, Hysoppus officinalis* und *Tussilago farfara.* Am besten wäre es gewesen, die Akupunkturbehandlung zwei bis dreimal pro Woche zu geben, um einen Rückfall zu vermeiden.

Kommentar Die Mutter des Jungen war von den Behandlungsergebnissen begeistert. Sie wusste, dass Keuchhusten Monate dauern konnte und den Gesundheitszustand ihres Sohnes schwächen würde. Die Wirkung der Akupunktur, das heißt Rückfälle zwischen den Behandlungen, aber trotzdem eine allmähliche Besserung, war typisch für ein starkes Kind, das bald nach dem Beginn des Keuchhustens behandelt wurde. Wenn keine Kräuter gegeben worden wären, hätte er mehr Akupunkturbehandlungen benötigt.

Es ist eher üblich, schwächere Kinder während eines späteren Krankheitsstadiums zu sehen. Die Behandlung muss mehrere Male in der Woche gegeben werden. Zudem, wenn einmal die Hauptsymptome geheilt worden sind, könnte eine Behandlung zur Konsolidierung einmal wöchentlich bis zu sechs Monaten notwendig sein.

Fallgeschichte 9: G. (Mädchen), 7 Jahre

Äußere Erscheinung Weißes Gesicht, glanzlose Augen. Sitzt auf einem Stuhl und starrt in die Ferne. Das Kind scheint eine robuste Konstitution zu haben.

Verhalten Träge. Scheint nicht zu verstehen, was gesagt wird. Bewegt sich nur mit großer Anstrengung.

Hauptbeschwerde Tonsillitis. Hatte zwei Tage lang hohes Fieber gehabt, währenddessen sie sich über Halsschmerzen beklagt hat. Das Fieber war gesunken, nachdem sie in der Nacht geschwitzt hat, jedoch hat sie immer noch große Schmerzen in den Tonsillen, die rot sind und einige gelbe Flecken aufweisen.

Fragen:

Schüttelfrost und Fieber Offensichtlich ist ihr kalt.

Schwitzen Schwitzt im Augenblick nicht.

Appetit und Ernährung Kein Appetit. Lehnt all das Essen ab, was man ihr anbietet oder starrt mit leerem Blick darauf. Wenn das Essen auf den Löffel gegeben und ihr an den Mund gehalten wird, nimmt sie keine Notiz davon.

Stuhl und Urin Hat heute zweimal uriniert. Kein Stuhlgang.

Schlaf Schläft nachts.

Flüssigkeitsaufnahme und Durst Kein Durst.

Schmerz Schwierig, den Charakter des Schmerzes zu bestimmen, denn wenn sie überhaupt spricht, dann, um sich über den Schmerz im Hals zu beklagen.

Lebensumstände Ihre Mutter war zwei Monate lang weg gewesen, um eine kranke Großmutter in Deutschland zu besuchen, während dieser Zeit war das Kind bei einer Freundin geblieben.

Puls Sehr schwach.

Zunge Blasse Zunge, weißer Belag.

Drüsen Geschwollen.

Diagnose Auf dem Papier beschrieben, scheint dieser Fall ziemlich schwerwiegend zu sein. Dennoch gab es kein alarmierendes Gefühl, wenn man die Patientin betrachtete. Das lag daran, dass ihre Haut sehr normal aussah, ihr Gewicht gut war, sie nicht schwitzte und sie auf dem Stuhl saß, ohne vollständig zu kollabieren. Alle Zeichen deuteten darauf hin, dass sie nicht an einem *Yang*-Kollaps litt.

Es ist nicht ungewöhnlich, dass der gesamte *Qi*-Mechanismus während einer Fiebererkrankung aufhört, zu arbeiten. Solange noch Energiereserven bestehen, ist dieser Zustand nicht bedrohlich. Dies ist ein Typ von Krankengeschichte, wie er in China üblich ist: sehr starke, eindeutige Symptome einer *Qi*-Schwäche mit einem pathogenen Restfaktor. Obwohl das *Qi* vorübergehend geschwächt war, war dieses Mädchen grundsätzlich robust (eine Bauerstochter, im Übrigen) und hatte große physische Kraftreserven.

Behandlung Es wurde Ma 36 *(Zusanli)* genadelt, um das *Qi* zu stärken und Di 4 *(Hegu)*, um den *Qi*-Fluss zu stärken, besonders zum Hals. Das Ergebnis war, dass der Schmerz in wenigen Minuten geringer wurde und sie begann, ein Interesse am Leben zu zeigen. Es war lediglich eine Behandlung notwendig, weil das Problem durch eine Unterbrechung des *Qi*-Mechanismus verursacht worden war; es war kein Fall von Erschöpfung des *Qi*.

Die akute Tonsillitis und ihre unmittelbaren Folgen sprechen gut auf Akupunktur an, insbesondere wenn sehr viel Energie übrig ist.

VERDAUUNGSKRANKHEITEN

Fallgeschichte 10: T. (Mädchen) 7 Monate

Äußere Erscheinung Glanzloses, weißes Gesicht mit einer Spur von ungesundem Rosa auf den Wangen. Etwas grün zwischen den Augen. Glanzlose, leblose Augen, die feucht und geschwollen sind.

Verhalten Liegt träge da, zeigt wenig Interesse.

Hauptbeschwerde Nachts unruhig. Kann nicht länger als eine Stunde schlafen. Wacht manchmal einfach auf und möchte manchmal die ganze Nacht gefüttert werden, kommt erst gegen 5 Uhr morgens zu Ruhe.

Fragen:

Schüttelfrost und Fieber Es sieht oft so aus, als ob ihr kalt wäre. Fühlt sich auch kalt und feucht an.

Schwitzen Schwitzt manchmal beim Stuhlgang.

Kopf und Körper Beine sind nachts feuchtkalt.

Brustkorb und Bauch Bauch ist ein wenig gebläht und schlaff.

Appetit und Ernährung Zieht vor, nur Muttermilch zu trinken. Trotz wiederholter Versuche, sie für andere Nahrung zu interessieren, nimmt sie bestenfalls einen Teelöffel Hirsebrei zu sich.

Stuhl und Urin Seit der Geburt verstopft. Hat nur einmal die Woche Stuhlgang und dann auch nur unter großer Anstrengung und Mühe.

Flüssigkeitsaufnahme und Durst Nicht besonders durstig.

Impfungen Polio, Tetanus und Diphterie im Alter von drei Monaten, aber keine Keuchhustenimpfung. Keine ungewöhnlichen Reaktionen.

Lebensumstände Eltern sind liebevoll, aber jetzt sehr erschöpft und besorgt.

Zunge Blass, mit leicht milchigem Belag.

Fingervene Nicht sichtbar.

Diagnose Die Diagnose lautete auf Nahrungsakkumulation vom Mangeltyp. Der Mangel stammte von der Anämie der Mutter während der Schwangerschaft (sie war eine strikte Vegetarierin). Wenn Babys keine Impfreaktion zeigen, wird das manchmal als gutes Zeichen betrachtet, aber tatsächlich ist es für gewöhnlich ein schlechtes Zeichen, weil es zeigt, dass der pathogene Faktor, der eingebracht wird, nicht bekämpft wird und deshalb fast sicher im Körper versteckt bleibt. Dieses Muster wird immer häufiger, da Kinder mit schwachem *Qi*, die in früheren Generationen normalerweise früh nach der Geburt gestorben wären, durch die moderne Medizin am Leben erhalten werden.

Behandlung Ma 36 *(Zusanli)* und *Sifeng* (M-UE 9) wurden wöchentlich genadelt. Es gab eine langsame, aber stetige Besserung. Obwohl *Sifeng* (M-UE 9) benutzt wurde, wurde große Sorgfalt darauf gelegt, dass Ma 36 *(Zusanli)* tonisiert wurde. Das bedeutet in der Praxis, dass der Therapeut beim Einbringen der Nadel jeglichen Schmerz vermeiden sollte (der durch eine Zerstreuung induziert wird). Dies mag schwierig sein, wegen der Zähigkeit der Haut und dem Zappeln des Kindes.

Nach der dritten Behandlung hatte das Kind einmal täglich Stuhlgang, obwohl er ihm viel Schmerz und Unbehagen bereitete. Sie konnte dann zwei Stunden hintereinander schlafen, wachte aber mit einem Schrei oder Weinen auf. Sie wies mehr Energie auf und war lebhafter. Ihr Gesicht war weniger geschwollen. Das Problem hatte sich so vom Mangel zu Überschuss verschoben. In diesem Augenblick wurde eine neutrale Technik gewählt, um Ma 36 *(Zusanli)* zu behandeln.

Nach der sechsten Behandlung hatte sie täglich Stuhlgang, mit weniger Beschwerden. Der Stuhl war zu Beginn der Defäkation hart, wurde dann aber weich. Sie hatte einen starken Nasenkatarr und einige Flecken auf dem Kinn und um den Mund herum, da sie die pathogenen Faktoren, die während der Impfung eingebracht worden waren, „hinauswarf“. Diese waren dort die ganze Zeit verblieben, waren aber nicht das größte Problem gewesen, als sie in unsere Praxis kam; man hätte sie sogar überhaupt nicht bemerken können. Ihre Wangen waren hellrot und ihr Appetit war viel besser. Der Schlaf war immer noch schlecht und sie wachte immer noch mit einem schrecklichen Schrei auf.

Nach der siebten Behandlung war ihr Stuhlgang regelmäßig und normal. Ich habe dann zwei Behandlungen lang He 7 *(Shenmen)* und Ma 36 *(Zusanli)* genadelt. Danach schlief sie gut.

Fallgeschichte 11: J. (Junge), 7 Monate

Äußere Erscheinung Stirn ein wenig blass. Fast das ganze Gesicht rot. Wangen besonders rot. Grün um den Mund herum.

Verhalten Schläft zum Zeitpunkt der Visite.

Hauptbeschwerde Koliken, das heißt, Schreien und Zappeln über zwei Stunden lang nach dem Essen. Scheint zu diesem Zeitpunkt Schmerzen zu haben. Der Zustand hat sich in den letzten drei Monaten verschlimmert.

Fragen:

Schüttelfrost und Fieber Scheint heiß zu sein, besonders nachts.

Schwitzen Schwitzt oft am Kopf, besonders nach dem Essen. Ist nachts oft schweißbedeckt.

Kopf und Körper Hat manchmal dickes, gelbes Ohrenschmalz in den Ohren. Vor kurzem hat er etwas Ohrenschmerzen gehabt (das heißt, er hat sich die Ohren gerieben).

Brust und Bauch Keine Infektion im Brustbereich. Manchmal nasaler Ausfluss. Abdomen ist gebläht, mit blauen Venen.

Appetit und Ernährung Beginn des Abstillens ab dem 4. Monat. Großer Appetit – isst große Portionen von allem, was die Familie isst, inklusive Getreidekost, Fleisch, Gemüse, viele Bananen, Joghurt, viel Milch.

Stuhl und Urin Stühle sind häufig locker, riechen faulig und sind grün.

Schlaf Wacht nachts alle zwei Stunden auf. Schreit nicht, wenn das Licht an ist, aber beginnt nach und nach zu jammern, wenn er keine Aufmerksamkeit geschenkt bekommt, wobei er sich selbst in große Wut steigert.

Impfungen Bisher keine.

Zunge Milchiger Belag, roter Körper.

Fingervene Breit, violett.

Lymphdrüsen Nicht geschwollen.

Diagnose Dies ist ein typischer Fall für eine Nahrungsakkumulation vom Fülletypus, hauptsächlich verursacht durch den Genuss von ungeeigneter Nahrung. Das bewirkt innere Hitze, die wiederum zu Schlafstörungen und Überessen führt. Der wichtigste Aspekt der Behandlung war es, die Mutter anzuleiten, einfache Kost zu verabreichen: nur Milch und Babyreis.

Behandlung *Sifeng* (M-UE 9) wurde einmal wöchentlich genadelt. Nach der ersten Behandlung hatte er viermal am Tag Stuhlgang, mit großen, faulig riechenden Stühlen. Während den darauffolgenden drei Nächten schlief er sehr schlecht und er war ganz und gar schlecht gelaunt. Danach begann er, sich besser zu benehmen und war zufriedener. Nach der folgenden Behandlung wiederholte sich dieses Muster, aber nicht mehr so ausgeprägt. Insgesamt waren 6 Behandlungen erforderlich, um ihn zu heilen. Die Mutter wurde angewiesen, vorsichtig zu sein mit neuen Nahrungsmitteln und die Ernährung des Kindes während eines Jahres zu beschränken. Normalerweise wird das für ein Kind nicht schwierig sein, da es mit einer milden Ernährung zufrieden sein sollte. Kinder, die es nicht sind, sind entweder gierig oder leiden an Magenhitze.

Fallgeschichte 12: W. (Junge), 6 Monate

Äußere Erscheinung Weißes und aufgedunsenes Gesicht. Untere Augenlider aufgedunsen und geschwollen. Rote Augen.

Verhalten Ziemlich teilnahmslos und träge, aber die Augen glänzen.

Hauptbeschwerde Erbrechen, seit der Geburt. Erbricht ungefähr 30 Minuten bis zu zwei Stunden nach dem Füttern. Das Erbrochene besteht aus geronnener Milch, vermischt mit „Wasser".

Erkrankungen in der Familie Der ältere Bruder hat Asthma (siehe Fallgeschichte 4) und dessen Gesundheitszustand war sehr ähnlich, als er klein war, mit Verstopfung, Erbrechen und Gurgeln in der Brust. Mit der Zeit wurde das Problem in der Brust zu Asthma. Die Mutter hatte auch Asthma, als sie klein war. Sie macht sich sehr große Sorgen darüber, dass dieses Kind auch Asthma entwickeln könnte.

Fragen:

Schwitzen Gelegentliches Schwitzen auf der Stirn nach dem Füttern.

Brust und Bauch Bauch gespannt. Brust ist verschleimt, mit gurgelnden Geräuschen beim Atmen.

Appetit und Ernährung Guter Appetit, aber nicht zu groß.

Stuhl und Urin Verstopft. Hat nur alle drei bis vier Tage Stuhlgang. Wird lethargisch, reizbar und schläfrig, wenn er zwei bis drei Tage keinen Stuhlgang gehabt hat.

Schmerz Kann vor der Defäkation Bauchschmerzen haben.

Fingervene Nicht sichtbar.

Lymphdrüsen Nicht geschwollen.

Impfungen DPT.

Diagnose Die Diagnose lautete klar auf *Qi*-Schwäche in Kombination mit Ansammlung von Feuchtigkeit. Die *Qi*-Schwäche führte zu einer Nahrungsakkumulation des Mangeltypus. Es gab einige leichte Anzeichen von Hitze (rote Augen), aber das war nicht relevant für das Hauptproblem.

Behandlung Es wurde wöchentlich mit Akupunktur behandelt, mit folgenden Ergebnissen:

1. *Sifeng* (M-UE 9) der linken Hand. Am darauffolgenden Tag hatte er mehrmals am Tag Stuhlgang mit großen Stühlen, dann fünf Tage lang gar nicht, gefolgt von täglichen kleinen Stühlen.
2. *Sifeng* (M-UE 9) der rechten Hand. Die Stühle waren mehr oder weniger regelmäßig: immer etwas täglich, aber an einigen Tagen mehr als an anderen. Erbrach nur am Nachmittag.
3. *Sifeng* (M-UE 9) der linken Hand. Stuhlgang regelmäßig. Kein Erbrechen. Schleim in der Brust war verschwunden. Gesicht nicht mehr gedunsen.
4. Einen Monat später waren die Stühle wieder unregelmäßig während der vorhergehenden Woche. *Sifeng* (M-UE 9) der rechten Hand wurde behandelt. Die Regelmäßigkeit stellt sich wieder ein. Der Mutter wurde empfohlen, ihr Kind alle sechs Wochen zur Behandlung zu bringen.

Kommentar *Sifeng* (M-UE 9) sollte generell nur bei Füllemuster eingesetzt werden. Die Reaktion auf diese Behandlung, nämlich, dass große Stühle ausgeschieden wurden, gefolgt von Verstopfung von fünf Tagen Dauer, ist typisch für das, was man erwarten sollte, wenn man eine zerstreuende Behandlung im Falle einer Nahrungsakkumulation vom Mangeltypus anwendet. Eine bessere Methode wäre gewesen, Ma 36 *(Zusanli)* mit einzubeziehen. Wenn man so vorgegangen wäre, hätte der Junge vermutlich keine fünf Tage dauernde Verstopfung gehabt. Beachten Sie, dass es unserer Standardpraxis entspricht, zwischen linker und rechter Hand abzuwechseln, wenn wir *Sifeng* (M-UE 9) nadeln.

Fallgeschichte 13: H. (Junge), 22 Monate

Äußere Erscheinung Gesicht und Lippen sind rot. Die Hautpartie um den Mund herum ist ein wenig trocken, mit beginnendem rotem Ausschlag. Sieht ungewöhnlich gesund aus, aber die Mutter schaut ermüdet aus. Ihr Gesicht ist auch rot.

Verhalten Sehr aktiv. Hat normalerweise einen eigenen Kopf, klammert sich aber jetzt an seine Mutter, sehr unruhig, bewegt sich von einer Stellung in eine andere, ohne einen bequemen Platz zu finden. Mutter sagt, dass sein Benehmen zuhause schrecklich ist: läuft herum, ist niemals ruhig, ist unfähig, sich auf etwas zu konzentrieren.

Hauptbeschwerde Erbrechen. Seit dem 1. Lebensjahr hatte das Kind wiederholte Brechepisoden, die drei bis vier Tage anhielten. Das generelle Muster besteht darin, dass er die Nacht über erbricht bis das ganze Essen herausgekommen ist; dann ist er hungrig und verlangt nach Essen, das dann fünf Minuten später wieder erbrochen wird. Tagsüber verlangt er stündlich bis alle zwei Stunden nach Essen, das dann wieder fünf Minuten nach dem Essen erbrochen wird. Manchmal kann er Flüssigkeiten bei sich behalten; an diesem Tag hatte er eine kleine Menge trockenen Toasts bei sich behalten. Am Vortag hatte er zum ersten Mal Schleim erbrochen.

Diese Episoden treten einmal im Monat auf. Der Hausarzt sagt, dass alles in Ordnung ist, aber die Mutter ist kurz vor einem Nervenzusammenbruch. Sie glaubt nicht, dass dieses Muster von Erbrechen und Schlaflosigkeit normal ist.

Fragen:

Schüttelfrost und Fieber Ihm ist nie kalt.

Schwitzen Gesicht und Stirn schwitzen stark, besonders nachts. Füße schwitzen häufig und riechen übel.

Appetit und Ernährung Hat normalerweise einen guten Appetit (außerhalb der Episoden).

Stuhl und Urin Stühle immer locker, drei bis viermal am Tag, weder wässrig noch grün. Riechen manchmal stark. Unverdaute Essensreste sind oft in den Stühlen zu finden.

Schlaf Generell gut, ausgenommen während der Episoden.

Flüssigkeitsaufnahme und Durst Immer durstig.

Lebensumstände Vorgeschichte von Problemen in der Brust während der ersten sechs Monate, aber er ist jetzt in Ordnung.

Puls Schnell.

Familie Mutter hat ein rotes Gesicht und eine kräftige Farbe auf den Wangen.

Impfungen Keuchhusten im Alter von einem Jahr.

Diagnose Dies ist ein Beispiel für blockierte Hitze im Magen und Kälte in der Milz. Bei Kindern ist es üblich, dass Milz und Magen ein wenig getrennt voneinander funktionieren, wobei einer kalt und der andere heiß ist. Das ist ein Grund, warum Kinder häufig zu viel essen.

Die Hauptquelle der Hitze ist die ‚Gebärmutterhitze', die während der Schwangerschaft von der Mutter auf das Kind übergeht. Sie war durch die Keuchhustenimpfung verstärkt worden. Im Fall von blockierter Hitze sind die Kinder oft nach der Behandlung bis zu einer Woche lang reizbarer und unruhiger, mit Schlafstörungen.

Behandlung Die Akupunktur wurde einmal wöchentlich gegeben, jedoch am besten wären zwei bis drei Behandlungen pro Woche gewesen.

1. Es wurden Pe 6 *(Neiguan)* und Ma 44 *(Neiting)* genadelt. Zwei bis drei Stunden nach der Behandlung hatte das Kind eine stark laufende Nase. Während der restlichen Zeit der Woche war sein Verhalten schrecklich, fast schlimmer als zuvor. Er schlief schlecht, wachte zwei bis dreimal pro Nacht auf. Die Stühle waren etwas geformter. War nicht so durstig.
2. Ma 44 *(Neiting)* und *Anmian* (N-HN-54) wurden genadelt. Sein Verhalten und der Schlaf waren besser, obwohl die Stühle wieder lockerer waren (sechsmal am Tag) und er war wieder durstig. Der Ausschlag um den Mund herum hatte sich verringert.
3. Ma 44 *(Neiting)* und Mi 6 *(Sanyinjiao)* wurden genadelt. Der Appetit verringerte sich deutlich nach der Behandlung, seine Stühle waren viel besser und der Schlaf und sein Verhalten waren normal. Seine Farbe hatte sich auch gebessert (war nicht mehr so rot).

4-6. Dieselbe Behandlung wie in der 3. Woche. Sein Appetit, das Füttern und der Stuhlgang wiesen einige Rückfälle auf, aber nach der 6. Behandlung waren alle Probleme beseitigt und er war weiterhin bei guter Gesundheit.

Fallgeschichte 14: J. (Mädchen), 7 Jahre

Äußere Erscheinung Weißes Gesicht, dunkle Ringe unter den Augen. Weist manchmal ein „Dreifaches Weiß der Augen“ auf (in der Makrobiotik auch bekannt als *Sanpaku*).

Verhalten Teilnahmslos, sehr schüchtern. Sehr schlaff: muss sich hinsetzen und kann nicht aufstehen.

Hauptbeschwerde Erbrechen. Wiederholte Episoden begleitet von Fieber. Mutter sagt, dass es immer auf einen Virus zurückzuführen ist. Sie hatte vier Episoden in diesem Jahr, was typisch ist. Hat immer schon Schwierigkeiten gehabt, das Essen zu verdauen und war ein Baby mit vielen Koliken. Es liegt keine akute Episode vor, aber die Mutter würde sie gerne stärken. Die Mutter selbst sieht blass aus und ist voller Groll. Sie muss in Kürze ins Krankenhaus gehen, um sich einer OP wegen eines Gebärmutterprolaps zu unterziehen.

Fragen:

Schüttelfrost und Fieber Ihr ist oft kalt. Hasst es, nach draußen zu gehen.

Schwitzen Kein Schwitzen.

Brust und Bauch Brust ist ziemlich frei. Hat manchmal Husten, wird aber nicht von Katarren geplagt.

Appetit und Ernährung Appetit ist sehr gering. Sehr wählerisch beim Essen und möchte nur Weißbrot mit Honig, Erbsen, Fischstäbchen und kaum etwas anderes essen.

Stuhl und Urin Ist nicht inkontinent, aber bekommt manchmal Durchfall mit Erbrechen. Es scheint so, als wären die Stühle immer locker, aber es ist schwer zu beurteilen, weil die Familie nicht darüber sprechen will.

Schlaf Hat Schwierigkeiten beim Einschlafen. Bekommt oft Angst durch Fernsehprogramme und obwohl sie um 21.30 Uhr ins Bett gebracht wird, steht sie immer wieder auf und bleibt bis 23.30 Uhr wach.

Flüssigkeitsaufnahme und Durst Nicht besonders durstig. Möchte nur Milch trinken und sonst nichts anderes.

Lebensumstände Verbringt die meiste Zeit drinnen und hat wenig körperliche Betätigung, obwohl es in der Nähe grüne Felder gibt. Verbringt viel Zeit beim Fernsehen. Geht nirgendwo zu Fuß hin; wird mit dem Auto zur Schule gebracht.

Puls Schwach.

Zunge Blass, mit einem ausgeprägten Riss in der Mitte.

Lymphdrüsen Nicht geschwollen.

Diagnose Die Diagnose ist eine *Yang*-Schwäche von Milz und Nieren. Im letzten Jahrhundert war dieses Muster sehr verbreitet und war der Kinderarbeit zuzuschreiben. Während der letzten 20 Jahre war es dann fast verschwunden, tritt aber jetzt wieder auf, weil die Notwendigkeit, während des Heranwachsens auf die Gesundheit der Kinder zu achten, ignoriert wird, insbesondere dafür zu sorgen, dass sie genug Schlaf und frische Luft bekommen.

Behandlung Nach langer Überlegung wurde die Entscheidung getroffen, keine Behandlung anzusetzen. Die Mutter war nur halbherzig bei ihrem Engagement für die Behandlung. Außerdem hatten wir das Gefühl, dass eine Behandlung ohne Veränderung der Lebensführung unwirksam bliebe. Auf jeden Fall war die Mutter nicht bereit, überhaupt etwas zu ändern.

Fallgeschichte 15: L. (Junge), 2½ Jahre

Äußere Erscheinung Gesicht ist weiß, ein wenig grau um die Augen und grün zwischen den Augen. Augen sind glänzend.

Verhalten Ziemlich aktiv, leicht reizbar, ungeduldig.

Hauptbeschwerde Diarrhö. Er hat sich einen „Bazillus" gefangen, der in der Familie drei Wochen zuvor die Runde gemacht hatte. Der Großteil der Familie hatte sich innerhalb von drei Tagen wieder erholt, aber seine Diarrhö hielt an, wobei es zu Tagen kam, an denen sie verschwand, dann aber wieder auftauchte. Die Stühle sind immer grün, ungeformt und riechen sauer. Manchmal enthalten die Stühle unverdaute Nahrung.

Fragen:

Schüttelfrost und Fieber Hände fühlen sich feucht und kalt an.

Schwitzen Schwitzt manchmal am Kopf, insbesondere vor einer Diarrhöepisode.

Brust und Bauch Kein Husten. Abdomen ist gebläht.

Appetit und Ernährung Trotz der Diarrhö ist der Appetit gut. Appetit war schlecht während der ersten drei Tage der Diarrhö, doch er normalisierte sich bald. Isst viele Bananen und Yoghurt und trinkt Milch direkt aus dem Kühlschrank. Bekommt Gurken und viel frisches, dunkles Brot.

Schlaf Seit der Diarrhöerkrankung sehr schlecht. Wacht mehrmals schreiend in der Nacht auf. Knirscht im Schlaf mit den Zähnen.

Impfungen DPT mit sechs Monaten, Polio mit neun Monaten. Nur leichte Reaktionen.

Lebensumstände Viel Geld vorhanden. Vater ist die meiste Zeit abwesend und die Mutter arbeitet beim Fernsehen.

Puls Kann nicht palpiert werden.

Zunge Schmieriger Zungenbelag.

Lymphdrüsen Nicht geschwollen.

Diagnose Man könnte aus der Vorgeschichte schließen, dass es sich bei dem Zustand um einen pathogenen Restfaktor handelte. Tatsächlich war das Problem aber auf Hitze im Magen zurückzuführen, die das Kind zum Überessen brachte. Dies wiederum verursachte eine Schädigung durch Nahrungsaufnahme. Die Hitze war überhaupt nicht offensichtlich (er hatte ein weißes Gesicht), aber sie ließ sich aus der Nahrungsmenge, die er zu sich nahm und der kalten Natur der Nahrung, die er mochte, ableiten. Der Schlüssel zur Diagnose war die Beschaffenheit der Stühle, die einen sauren Geruch hatten und dies konnte nur von einer Nahrungsakkumulation stammen. Dies war das Symptom, das mich dazu veranlasste, nach der Ernährung des Kindes zu fragen.

Behandlung Behandlungsziel war es, die Hitze aus dem Magen zu vertreiben. Ohne diese Maßnahme würde das Kind weiterhin zu viel essen und jegliche Behandlung wäre vergeblich. Die eingesetzten Punkte waren Ma 36 *(Zusanli)* und Ma 44 *(Neiting)*, beidseitig. Den Eltern wurde geraten, dem Jungen nur kleine Mengen von Essen zu geben und sehr kalte Nahrung zu vermeiden, z. B. keine Gurken. Nach drei Wochen mit wöchentlichen Behandlungen war sein Appetit sehr reduziert und obwohl er noch immer Diarrhö hatte, war sie sehr viel leichter. Diese allmähliche Wirkung ist für die Nahrungsakkumulation typisch. Daraufhin wurden drei zusätzliche Behandlungen gegeben, wobei Ma 36 *(Zusanli)* und Mi 6 *(Sanyinjiao)* eingesetzt wurden. Diese letzten Behandlungen waren vermutlich unnötig, um eine Heilung herbeizuführen, aber sie beschleunigten den Prozess.

Fallgeschichte 16: M. (Junge) 17 Monate

Äußere Erscheinung Blass, ein wenig grau um den Mund, wässriger nasaler Ausfluss und eine leicht entzündete Oberlippe.

Verhalten Teilnahmslos und schüchtern, klammert sich an die Mutter.

Hauptbeschwerde „Er ist einfach nicht auf der Höhe“. Hatte eine Gastroenteritis zwei Monate zuvor, die so schwer war, dass er ins Krankenhaus musste, um eine Dehydrierung zu vermeiden. Seitdem hatte er sich nicht wieder erholt und in seinem Verhalten ist er sehr anhänglich. Neigt zu gelegentlichen leichten Diarrhöepisoden, die einen Tag anhalten. Erbricht gelegentlich unverdautes Essen.

Fragen:

Schüttelfrost und Fieber Neigt dazu, kälteempfindlich zu sein.

Schwitzen Kein Schwitzen, trotzdem ist seine Haut oft feucht.

Brust und Bauch Abdomen ist manchmal gebläht.

Appetit und Ernährung Appetit ist schlecht. Er ist sehr wählerisch beim Essen und isst niemals mehr als die Hälfte dessen, was man ihm gibt.

Stuhl und Urin Stühle sind hell und enthalten immer unverdaute Nahrung. Sie sind seit der Gastroenteritis immer locker.

Schlaf Wacht manchmal auf, um zu erbrechen. Das Erbrochene ist wässrig, hat keinen besonderen Geruch und enthält unverdaute Nahrung. Hat Zeiten, in denen er alle zwei Stunden aufwacht und getröstet werden will. Diese Zeitabschnitte dauern eine Woche.

Flüssigkeitsaufnahme und Durst Nicht durstig. Die Mutter versteht nicht, woher all die Feuchtigkeit in den Stühlen und der Haut kommen kann.

Impfungen Die allgemein Üblichen im dritten und sechsten Lebensmonat. Keine Masern.

Lebensumstände Mutter und Vater sind freiberuflich tätig. Beide sind außer Haus tätig und sträuben sich dagegen, ihren Lebensstandard zu verringern.

Puls Sehr schwach.

Zunge Normal.

Fingervene Nur leicht dünner, an der linken Hand rot.

Lymphdrüsen Nicht geschwollen.

Diagnose Dies ist ein typischer Fall von Milz-*Qi*-Mangel mit Feuchtigkeit, verursacht durch eine Diarrhö. Diese Fälle dominierten in der Vergangenheit in der Pädiatrie, aber mit der verbesserten Hygiene in der Neuzeit, sind sie nicht mehr so verbreitet.

Ein Faktor, der dabei mitwirkt, dass es dem Kind nicht besser geht, ist der Mangel an Aufmerksamkeit, der ihm von seinen Eltern zuteil wird. Wenn beide Eltern einen fordernden Beruf haben, kann möglicherweise nicht genug Energie übrig sein, wenn das Kind krank wird.

Die Diarrhö kann überraschenderweise lange Zeit brauchen, ehe sie abklingt. Das ist darauf zurückzuführen, dass die Darmzotten tatsächlich zerstört worden sind und Zeit brauchen, sich zu regenerieren.

Behandlung Ma 36 *(Zusanli)* und Mi 6 *(Sanyinjiao)* wurden mit tonisierender Methode genadelt. Nadeln und indirekte Moxibustion von Ren 12 *(Zhongwan)*. Die Behandlung fand einmal in der Woche über 12 Wochen statt, mit allmählicher Besserung. Nach sechs Behandlungen begannen die Eltern zu überlegen, wie sie mehr Zeit mit ihrem Kind verbringen könnten. Eines der Wunder der Akupunktur ist, dass durch die Behandlung des Kindes die Eltern beginnen, die Dinge in einem neuen Licht zu sehen.

Fallgeschichte 17: G. (Mädchen) 5½ Jahre

Äußere Erscheinung Breites Gesicht und großer Kopf, aber ein ziemlich schlanker Körper. Augen scheinen ein wenig zu groß zu sein und der Blick ein wenig sonderbar. Die Lippen sind voll. Ansonsten macht sie einen grundsätzlich gesunden Eindruck. Farbe ziemlich gut, mit roten Wangen.

Verhalten Ziemlich schüchtern, ruhig, ohne Unternehmungsgeist.

Hauptbeschwerde Schlechter Appetit seit einem Jahr. War vorher sehr pummelig, ist aber im letzten Jahr sehr dünn geworden.

Fragen:

Kopf und Körper Wurde mit schwerem Strabismus geboren. Wurde zweimal im Alter von einem Jahr operiert, erholte sich aber schnell.

Brust und Bauch Bauchhaut ist rauh. Erkältet sich leicht, was sich schnell zu einem Husten entwickelt. Hat selten Antibiotika bekommen.

Appetit und Ernährung Appetit ist sehr gering. Isst nie den Teller leer. Sehr wählerisch beim Essen.

Stuhl und Urin Normal.

Schlaf Gut.

Flüssigkeitsaufnahme und Durst Nicht durstig.

Lebensumstände War sehr erregt über die Geburt der jüngeren Schwester vor etwa einem Jahr. Ihr Verhalten war sehr sonderbar, und sie war offensichtlich eifersüchtig. Hängt immer an der Mutter. Sie ist jetzt darüber hinweg und kommt damit zurecht, eine jüngere Schwester zu haben.

Puls Sehr kräftig an der mittleren Position beider Seiten.

Zunge Schmieriger Belag an der Wurzel.

Lymphdrüsen Nicht geschwollen.

Behandlung Die Diagnose war eine *Qi*-Blockade im mittleren Erwärmer, ein Problem, das normalerweise eher Erwachsene betrifft als Kinder. Die Ursache war Eifersucht auf ihre jüngere Schwester. Ich behandelte sie mit Akupunktur an Ma 36 *(Zusanli)*, Mi 6 *(Sanyinjiao)* und Gb 34 *(Yanglingquan)*, zusammen mit westlichen Kräutern wie *Gentiana lutea* und *Leptandra virginica*. Die Behandlung hatte nur eine vorübergehende Wirkung, weil sie nicht die Eifersucht behob. Dennoch wurde ihr mit dem Einsatz von Bachblüten geholfen (auch wenn sie nicht vollständig geheilt wurde). *Holly* (Stechpalme; gegen Rachsucht, Misstrauen und Eifersucht) schien die Sache am meisten zu verändern.

VERMISCHTE ERKRANKUNGEN

Fallgeschichte 18: P. (Mädchen) 5 Jahre und 3 Monate

Äußere Erscheinung Weißes, aufgedunsenes Gesicht. Leerer Augenausdruck, Augenlider leicht gerötet. Augen zittern und richten sich ab und an seitwärts. Sabbert. Lippen leicht rot.

Verhalten Steht die meiste Zeit über vollkommen ruhig da, mit Ausnahme von gelegentlichen Zuckungen, bei denen ihre Hände und ihr Kopf ungefähr 10 Sekunden lang zu zittern scheinen.

Hauptbeschwerde „Epilepsie“. Als sie vier Jahre alt war, hatte sie eine Reihe von Fieberanfällen mit hohem Fieber und eine Harnwegserkrankung und während eines besonders hohen Fieberschubs hatte sie einen „Anfall“, der über 40 Minuten dauerte. Seitdem hatte sie 10 größere Anfälle gehabt, aber sie ist jetzt durch die Einnahme von starken Medikamenten „unter Kontrolle“: Epilim® und Triludan®. Trotzdem zeigt sich weiterhin eine „anormale Hirnaktivität“ auf dem EEG.

Ihr momentaner Zustand ist der, dass sie sehr häufige kleinere Anfälle hat, etwa 10 bis 15 pro Tag. Ihre Mutter beschreibt dies als „Absencen“, da sie durch momentane Geistesabwesenheit charakterisiert sind, nach denen sie sich nicht erinnern kann, wo sie ist oder was innerhalb der halben Stunde vor der Geistesabwesenheit geschehen ist. Sie betrachtet die Anfälle als kontrolliert, weil sie keine größeren Krämpfe hat.

Fragen:

Schüttelfrost und Fieber Es geht ihr schlechter bei kaltem Wetter. Fühlt sich kalt und feucht an.

Appetit und Ernährung Appetit ist meistens gering, aber gelegentlich hat sie einen unersättlichen Appetit. Sie meidet kaltes Essen und energetisch kalte Nahrung.

Stuhl und Urin Gelegentlich verstopft. Leidet immer noch an einer Zystitis, aber nicht so schwer, dass Antibiotika eingesetzt werden müssen. Seltenes Bettnässen.

Schlaf Schläft nachts gut und tagsüber auch zwei Stunden.

Flüssigkeitsaufnahme und Durst Kein Durst.

Puls Auf der linken Seite schwach und weich. Rechts ist er so schwach, dass er nicht getastet werden kann.

Diagnose Ihr derzeitiger Zustand ist von chronischen Krämpfen charakterisiert, oder einem chronischen Milz-Wind. Eine der Ursachen, die diesem Muster in chinesischen Texten zugeschrieben werden, ist „zu viel kalte Arzneien gegen akute Konvulsionen zu nehmen“ und das ist genau das, was hier geschehen ist. In diesem Fall sind die Antikonvulsiva die „kalten

Arzneien“. Ein unkomplizierter Fall von chronischen Krämpfen muss nicht eine Epilepsie implizieren und kann in 10 bis 20 Behandlungen geheilt werden.

Behandlung Es wurden wöchentliche einfache Behandlungen gegeben. Die Punkte umfassten Ma 36 *(Zusanli)*, Mi 6 *(Sanyinjiao)* und Lu 9 *(Taiyuan)*, alle Punkte wurden tonisierend genadelt und Ren 12 *(Zhongwan)* erst genadelt und dann mit indirekter Moxibustion behandelt. Diese Punkte wurden bei jeder Behandlung verwendet, gelegentlich wurde Lu 9 *(Taiyuan)* weggelassen und Ren 4 *(Guanyuan)* hinzugefügt.

Während der Behandlung setzte eine allmähliche Besserung ein. Nach 12 Wochen war sie schon wesentlich munterer und hatte nur noch ein oder zwei Absencen am Tag. Dann sah sich die Mutter in der Lage, mit der Reduzierung der Medikamente zu beginnen. Zu diesem Zeitpunkt begann das Mädchen, einen kontinuierlichen nasalen Ausfluss zu haben.

Drei Wochen nach der ersten Verringerung der Medikamente bekam sie hohes Fieber und einen leichten Krampfanfall. Das war der erste Fieberschub, den sie nach der Einnahme der Medikamente bekam und tatsächlich war es ein gutes Zeichen, weil es ein Hinweis dafür war, dass der Körper dabei war, den pathogenen Faktor auszustoßen. Dennoch wurde die Mutter dadurch sehr verunsichert und es kostete einige Überredung, sie davon zu überzeugen, die Behandlung fortzusetzen.

Nach 20 Behandlungen begann das Mädchen zum ersten Mal, nachdem die Anfälle begonnen hatten, wieder zu sprechen. Die Austreibung des Katarrs war mittlerweile sehr heftig und hielt sie sogar nachts wach. Nach 30 Behandlungen hatte sie mit der Einnahme von Medikamenten aufgehört. Dreißig zusätzliche Behandlungen waren erforderlich, um eine komplette Heilung zu erreichen. Zu diesem Zeitpunkt was das EEG verbessert, sie hatte keine Anfälle mehr, ihr Puls war normal und ihr Verhalten war so normal wie das anderer Kinder.

Fallgeschichte 19: M. (Mädchen), 9½ Jahre

Äußere Erscheinung Sehr übergewichtig. Rotes Gesicht. Gelegentlich „Dreifaches Weiß der Augen“.

Verhalten Schüchtern. Bewegt sich auf eine schwere, lethargische Art.

Hauptbeschwerde Anfälle, Konvulsionen. „Petit Mal“. Zuerst wurden die Anfälle durch Fieber ausgelöst, aber zurzeit können sie auch durch Aufregung ausgelöst werden. Vor einem Anfall wird sie heftig und aufgeregt. Die Anfälle traten zum ersten Mal während einer heftigen Mandelentzündung im Alter von drei Jahren auf, als sie hohes Fieber hatte. Seitdem hat sie starke Dosen von Arzneien genommen: regelmäßig Epinutin® und Tegritol® und während eines Anfalls Valium (das verhindert, dass der Anfall außer Kontrolle gerät). Zu den Konvulsionen kommt dazu, dass sie die ganze Zeit müde ist.

Fragen:

Schüttelfrost und Fieber	Es ist ihr immer heiß. Muss dreimal am Tag ein Deodorant benutzen.
Schwitzen	Schwitzt häufig, besonders nachts. Wacht in der Nacht schweißgebadet auf und es ist ihr sehr heiß. Ihr Schlafzimmer ist am Morgen heiß aufgrund der Hitze, die sie abgegeben hat.
Kopf und Körper	Linke Körperhälfte ist schwach. Ein Gehirnschaden führt zur Einschränkung im Gebrauch der linken Hand. Kann sich nur eingeschränkt bewegen und nur sehr leichte Gegenstände hochheben.
Brust und Bauch	Abdomen ist gebläht und aufgetrieben.
Appetit und Ernährung	Appetit ist sehr gut. Mag viel Süßes und nimmt leicht an Gewicht zu.
Stuhl und Urin	Normal.
Schlaf	Gut. Eher zu tief aufgrund der Medikation.
Flüssigkeitsaufnahme und Durst	Durstig. Nimmt unentwegt viel Flüssigkeit zu sich.
Lebensumstände	Familie ist wohlhabend, sehr hilfsbereit und glücklich.
Puls	Schwach, tief. Besonders schwach an den proximalen Positionen.
Zunge	Körper ist blass-blau. Schmieriger Belag an der Wurzel.
Lymphdrüsen	Leicht geschwollen.
Fingervene	Lang und blau, reicht beidseitig bis zum Tor des *Qi*.
Impfungen	Hat die „üblichen" Impfungen bekommen, als sie sehr klein war. Einige Auffrischimpfungen im Alter von drei Jahren.
Geburt	Schwierige Geburt mit Fetal distress und Zangengeburt, was zu einem leichten Gehirnschaden geführt hat. Man nimmt an, dass die Epilepsie auf diese schwierige Geburt zurückzuführen ist.

Behandlung

Während der ersten fünf Behandlungen wurden Di 11 *(Quchi)*, Ma 40 *(Fenglong)* und Le 8 *(Ququan)* genadelt. Sämtliche Milchprodukte und das süße Essen wurden ihr entzogen. In der Folge wurde sie lebhafter, hatte mehr Energie und die Hitzezeichen verringerten sich: Das Gesicht war weniger rot, die Haut weniger heiß, sie schwitzte nicht mehr in der Nacht und die Füße rochen weniger stark.

Nach acht Behandlungen wurde sie ziemlich leicht erregbar und aggressiv. Der Puls wurde schlüpfriger, aber er war immer noch schwach an der dritten Position. Die Punkte für die folgenden Behandlungen beinhalteten die vorstehend genannten plus Di 4 *(Hegu)* und Le 3 *(Taichong)*, um den freien Fluss des Leber-*Qi* zu fördern und Bl 23 *(Shenshu)*, um die Nieren zu tonisieren. Es wurden keine anderen Punkte eingesetzt. Die

Fingervene verschwand nach 20 Behandlungen vollständig. Obwohl ihre linke Hand stärker wurde, konnte sie nie vollständig Gebrauch davon machen.

Sie kam vor kurzem zur Behandlung zurück, nachdem sie ihren ersten Anfall in zwei Jahren erlitten hatte. Das passierte kurz vor Beginn ihrer ersten Regel. Die Behandlungen konzentrierten sich auf Bl 23 *(Shenshu)*, weil ihr Rücken einsinkt, wenn sie müde wird.

Kommentar Die Kombination aus Hitze (rotes Gesicht, Schwitzen, Hitzegefühl), Schleim assoziiert mit einem pathogenen Restfaktor (Übergewicht, schwerfällige Bewegungen) und der leichte, bei der Geburt entstandene Gehirnschaden sind die drei Faktoren, die zur Epilepsie beitragen. Zu diesen drei Faktoren kam vor kurzem noch ein vierter hinzu: Furcht, denn sie bekam Anfälle, wenn sie sich erschreckte. Die Hitze war am leichtesten mit der Akupunktur zu beseitigen, nur fünf Behandlungen waren dazu erforderlich. Danach hatte sie keine Epilepsieanfälle mehr, mit Ausnahme des Zeitpunkts, als die Arzneien zum ersten Mal auch nur leicht verringert wurden, sie war fünf Tage lang müde und sehr reizbar nach der Behandlung. Um Anfälle in dieser Zeit zu vermeiden, bekam sie zwei bis drei Behandlungen in der Woche, statt wie gewöhnlich eine Behandlung. Die Medikamente wurden schrittweise und in kleinen Schritten, alle drei Wochen, reduziert, was insgesamt neun Monate dauerte. Nachdem sie überhaupt keine Medikamente mehr nahm, bekam sie während des folgenden Jahres monatliche Behandlungen zur Auffrischung.

Der glatte Verlauf dieser Behandlung ist für eine Epilepsie nicht typisch. Normalerweise gibt es Krisen und Rückfälle. Der stetige Fortschritt ist auf ihre kräftige Konstitution und die unentwegte Unterstützung seitens ihrer Familie zurückzuführen, insbesondere der ihrer Mutter, die alles tat, was in ihrer Macht stand, um dafür zu sorgen, dass die Behandlung Erfolg hatte.

Fallgeschichte 20: B. (Junge), 10 Jahre

Äußere Erscheinung Sieht gesund aus. Ein wenig blass, aber sonnengebräunt. Große, wohlgeformte Ohren. Augen gut. Stimme ein wenig näselnd. Sie hat eine merkwürdig hohle Qualität und ist zu tief, eher eine Männerstimme.

Verhalten Gut. Höflich, aber nicht übertrieben.

Hauptbeschwerde Bettnässen sein ganzes Leben lang. Hat sämtliche konventionellen Methoden ausprobiert, aber nichts hat geholfen. Das Bett ist unglaublich nass am Morgen, an fast jedem Tag. Gemäß seiner Auskunft ist das Bett sogar nasser, wenn er im Internat ist! Obwohl er uriniert, bevor er zu Bett geht, nässt er recht schnell ein, nachdem er eingeschlafen ist. Ansonsten ist er gesund und hat keine anderen Probleme, nur gelegentlich Husten oder Grippe, wenn eine Epidemie in der Schule herumgeht.

Fragen:	
Schwitzen	Nur wenn es ihm heiß ist. Schwitzt besonders nach dem 800-Meter-Lauf.
Kopf und Körper	Kein nasaler Ausfluss.
Brust und Bauch	Hat immer einen harten, trockenen Husten, der kommt und geht.
Appetit und Ernährung	Appetit ist sehr gut. Mag besonders gerne Milch und Käse. Trinkt einen halben Liter Milch zum Frühstück und tagsüber noch mehr. Mag „Spotted Dick", ein sehr lang gekochter Pudding aus Mehl, Fett und Rosinen, den es jeden Donnerstag in der Schule gibt.
Stuhl und Urin	Urin ist sehr reichlich, auch tagsüber. Kann 15 Mal Wasser lassen, jedesmal eine große Menge. Es passieren ihm auch „Missgeschicke" tagsüber, wenn er seine Hosen leicht nass macht. Stuhlgang ist normal, jeden Abend.
Schlaf	Sehr tief. Schläft wie ein Murmeltier. Ist morgens wie betäubt.
Flüssigkeitsaufnahme und Durst	Nicht besonders durstig.
Familie	Großvater litt bis zu seinem 16. Lebensjahr an Enuresis.
Lebensumstände	Wohlhabende Familie. Er geht während des Schuljahrs auf ein Internat. Als er drei Monate alt war, hatte er eine schwere Bronchitis und wäre fast gestorben. Es dauerte sehr viele Monate, bis er „vollständig genesen" war.
Puls	Stark und schlüpfrig. Beidseitig gibt es einen speziellen, betonten Lungenpuls.[1]
Zunge	Groß, blass. Schmieriger, weißer Belag.
Lymphdrüsen	Am Hals ziemlich geschwollen.
Kommentar	Ungefähr die Hälfte der Fälle von Bettnässen, die man in der Praxis sieht, sind einfach und können in ungefähr 10 Behandlungen geheilt werden. Die andere Hälfte ist kompliziert. Dies ist ein ziemlich extremer Fall der üblichen „komplizierten" Krankheitsmuster. Auf den ersten Blick erscheint er einfach: es liegt eine deutliche Nieren-Schwäche vor (häufiges Wasserlassen, Harninkontinenz, tiefe Stimme) und ein pathogener Restfaktor in der Lunge (chronischer trockener Husten, spezieller Lungen-

1 Das ist ein Puls, der von Dr. J. F. Shen beschrieben wurde, der an beiden Seiten aufgefunden werden kann, ungefähr einen halben Cun distal und medial zur ersten Pulsposition. Nach Dr. Shen bedeutet es, dass die Person entweder eine Lungentuberkulose hatte oder dass die Lunge geschädigt wurde. Häufig kann die Schädigung auf eine Erkrankung wie Pertussis, die die Lungen angreift oder chronisches Asthma zurückgeführt werden. Obwohl die Pulsqualität häufig schlüpfrig ist, ist dieser Puls „besonders", weil er an einer Stelle aufgefunden wird, wo der Puls normalerweise nicht palpiert werden kann.

puls, Vorgeschichte von schwerem Lungeninfekt). Aber die anderen Zeichen und Symptome scheinen dieser Diagnose zu widersprechen: niemand, der an einer Nieren- und Lungen-Schwäche leidet kann 800 m laufen; der Puls ist stark und schlüpfrig; seine Gemütsverfassung ist gut und ebenso sein Appetit.

Es gibt in der chinesischen Medizin eine Redensart, die besagt, dass, wenn die Symptome und der Puls nicht miteinander korrespondieren, der Zustand ernst sei. Bei einer akuten Erkrankung ist das sicherlich richtig. Zum Beispiel, wenn eine Person hohes Fieber hat, aber einen langsamen und schwachen Puls, dann geht etwas ziemlich schief. Aber meiner (JPS) Erfahrung nach hat dies im Falle einer chronischen Erkrankung eine andere Bedeutung: nämlich, dass die Ursache der Krankheit nicht auf der körperlichen Ebene liegt. Wenn das Ungleichgewicht auf ein Problem wie Überanstrengung zurückgeht, sind die Symptome einfach und passen in ein deutliches Muster. Jedoch je deutlicher die Ursache auf einer emotionalen oder einer unterbewussten Ebene liegt, desto mehr Paradoxe werden sich in den Symptomen finden.

In diesem Fall wurde eine Akupunkturbehandlung gegeben. Sie war teilweise erfolgreich, insofern sein Schlaf weniger tief wurde und die Häufigkeit der Miktion und „Missgeschicke" tagsüber abnahm; aber das Hauptproblem des nächtlichen Bettnässens veränderte sich nicht.

Nach einigen Gesprächen mit den Eltern und Nachdenken über das Kind wurde klar, dass das Problem nicht genau auf der emotionalen Ebene lag, sondern wirklich karmischen Ursprungs war. Es stand in Verbindung zu einem sehr gewalttätigen und wilden Zug in seinem Charakter, der unterdrückt werden musste.

Fallgeschichte 21: A. (Junge), 18 Monate

Äußere Erscheinung Robust aussehendes Kind. Wangen ein wenig rot. Blau zwischen und unter den Augen.

Verhalten Mehr oder weniger normal. Neigt ein bisschen dazu, an der Mutter zu hängen.

Hauptbeschwerde Schlafstörungen seit 11 Monaten. Schläft schlecht ein, leichter Schlaf, wacht oft nachts auf. Keine Besserung durch ein Nachtlicht. Schlaf war sehr gut bis zum siebten Monat.

Fragen:

Schüttelfrost und Fieber Manchmal etwas heiß nach den Mahlzeiten. Hände werden bei kaltem Wetter kalt.

Schwitzen Nur wenn es sehr heiß ist.

Brust und Bauch Bekommt gelegentlich Husten (von seiner älteren Schwester). Abdomen nicht gebläht, kein Palpationsschmerz.

Appetit und Ernährung Appetit gut. Zerealien mit Milch zum Frühstück, Fisch, Fleisch und Gemüse zum Mittagessen, Toast und Marmelade zum Tee.

Stuhl und Urin Stuhlgang normal, einmal am Tag.

Schwangerschaft und Geburt Mutter hatte Bluthochdruck während der Schwangerschaft. Geburt normal.

Lebensumstände Haus mit Garten. Mit sieben Monaten konnte er laufen. Mutter hatte eine Pforte vor der Treppe angebracht, um ihn vor dem Herunterfallen zu schützen. Dennoch kam er hindurch, fiel die Treppe herunter und brach sich ein Bein, weinte aber nicht. Seitdem leidet er an Schlafstörungen.

Impfungen Pertussis, Polio mit acht Monaten.

Zunge Etwas rot.

Puls Leicht beschleunigt, unregelmäßig in Bezug auf die Geschwindigkeit.

Lymphdrüsen Nicht geschwollen.

Diagnose Dies ist ein typischer Fall von Schlafstörungen ausgelöst durch Furcht. Alle körperlichen Zeichen sind normal, aber das Kind fürchtet sich. Die Furcht ist „innen eingesperrt" worden, weil er nicht geweint hat, als er hätte weinen sollen.

Der Punkt, der zur Behandlung ausgewählt wurde, war He 7 *(Shenmen)*, beidseitig genadelt. In diesem Fall reichte eine Behandlung aus, obgleich man normalerweise mit drei bis fünf Behandlungen gerechnet hätte. Nach der Behandlung kam es zu einer heftigen Entladung von akkumulierter Hitze, was zu einem entzündeten After und sehr schlechtem Schlaf über fünf Tage lang führte. Das ist eine charakteristische Reaktion, wenn man Furcht bei kleinen Kindern behandelt. Nach dieser Entladung hatte er keine Schlafstörungen mehr, dennoch blieb er ein Kind mit leichtem Schlaf.

Fallgeschichte 22. R. (Junge), 4½ Jahre

Äußere Erscheinung Sieht gesund aus. Wangen ein wenig rot, Gesicht leicht rot. Ein wenig grün zwischen den Augen. Nasaler Ausfluss (dick).

Verhalten Sehr wild. Läuft hin und her und wirft das Spielzeug umher. Kann überhaupt nicht still sitzen. Spricht ununterbrochen. Verhält sich so seit der Geburt.

Hauptbeschwerde Hyperaktivität und Schlafstörungen. Ist von 3 Uhr bis 23 Uhr aktiv. Oft sehr gewalttätig und destruktiv, wirft z. B. um 4 Uhr morgens Teller auf den Boden. Schläft nie mehr als vier Stunden nachts, oft nur zwei Stunden. Schläft tagsüber nicht.

Fragen:

Schüttelfrost und Fieber Ihm ist nie kalt. Kann bei eisigem Wetter dürftig bekleidet herumlaufen, ohne dass ihm kalt wird.

Schwitzen Nicht viel, schwitzt manchmal bei sehr heißem Wetter.

Kopf und Körper Normale Entwicklung.

Brust und Bauch Keine Probleme im Brustbereich. Blaue Venen auf dem Abdomen. Abdomen ist nicht gebläht.

Appetit und Ernährung Besessenes Verlangen nach Orangen: kann zehn am Tag essen, wenn man es gestattet. Trinkt Orangensaft. Trinkt auch 1,5 l Milch pro Tag. Appetit gut. Zum Frühstück, Zerealien aus der Packung mit Milch (Milch hat oft künstliche Farb- und Geschmackstoffe). Am Vormittag, eine Packung gewürzte Chips. Zum Mittagessen, Essen aus der Dose oder Tüte. Kein frisches Gemüse. Als Zwischenmahlzeit am Nachmittag, Kekse aus der Tüte mit Farb- und Geschmackstoffen und viel Milch. Zum Abendessen, Essen aus der Dose oder Tüte und Orangensaft zum Trinken.

Schwerhörigkeit und Ohrengeräusche Leichte Hörprobleme (wird angenommen), obwohl es schwierig ist, ihn zum Stillsitzen zu bewegen, um einen Test durchzuführen. Leichte Schwierigkeiten beim Sprechen.

Schwangerschaft Mutter aß während ihrer Schwangerschaft 12 Orangen am Tag.

Lebensumstände Wohnung mit drei Zimmern. Älterer Bruder geht zur Schule. Ein wenig knapp mit dem Geld.

Impfungen Die üblichen: DPT, Polio.

Puls Sitzt nicht lang genug still, um den Puls fühlen zu können.

Zunge Zeigt die Zunge nicht.

Lymphdrüsen Große Drüsen unter den Ohren; höhere Drüsenanzahl, die sich kettenförmig den Hals hinunterziehen.

Diagnose Dies ist ein ziemlich schlimmer Fall von Hyperaktivität, der auf das Orangenessen der Mutter während der Schwangerschaft und des Kindes in der Gegenwart zurückgeht.

Behandlung Zuerst musste das Kind aufhören, Orangen zu essen und Nahrungsmittel, die künstliche Farb- und Geschmackstoffe enthielten. Ohne diese Voraussetzung machte es keinen Sinn zu behandeln. Die Punkte, die angewendet wurden, waren He 7 *(Shenmen)* mit regulierender Methode und Le 2 *(Xingjian)* und Le 3 *(Taichong)*, beide mit stark zerstreuender Methode. Obwohl eine ziemlich stark zerstreuende Methode angewendet wurde, machte es ihm nicht viel aus.

Nach 10 Behandlungen war sein Verhalten wesentlich besser und er wurde ein sehr viel liebevolleres Kind. Er begann sich zu beklagen, dass er die Behandlung bekam. Dies betrachte ich normalerweise als Zeichen für einen Fortschritt. Nach 20 Behandlungen schlief er ungefähr sechs Stunden in der Nacht und man konnte ihm für gewöhnlich vertrauen, sodass er für sich bleiben konnte, ohne Sachen kaputtzumachen. Seine Eltern hörten an diesem Punkt auf, ihn zur Behandlung zu bringen, obwohl er noch immer als hyperaktiv bezeichnet werden musste und von einer weiteren Behandlung profitiert hätte.

Ohne Behandlung können sich leichte Fälle von ‚Gebärmuttergift' manchmal über einen Zeitraum von fünf bis sieben Jahren bessern, vorausgesetzt das Kind isst keine Orangen mehr!

Fallgeschichte 23: S. (Junge) 4 Jahre, 8 Monate

Äußere Erscheinung Weißes Gesicht mit roten Wangen. Rote Lippen. Groß für sein Alter.

Verhalten Ziemlich schüchtern und sensibel.

Hauptbeschwerde Rezidivierende, fast kontinuierliche Ohrinfektionen seit sechs Monaten, seit er von der Vorschule zur Grundschule gekommen war. Wiederholte Behandlung mit Antibiotika. Zehn Monate bevor er in unsere Praxis kam, wurde er wegen Schwerhörigkeit operiert, wobei die Polypen entfernt und Röhrchen in seine Ohren eingesetzt wurden. Dies geschah, weil Sprechen, Koordination und Laufen verlangsamt gewesen waren.

Fragen:

Schüttelfrost und Fieber Häufige Fiebererkrankungen mit Ohrinfektionen.

Schwitzen Schwitzt während des Fiebers.

Kopf und Körper Kein nasaler Ausfluss.

Brust und Bauch Gelegentliche diffuse Bauchschmerzen.

Appetit und Ernährung Appetit ist meist in Ordnung, aber es gibt Zeiten, die ungefähr eine Woche dauern, in denen er schlechten Appetit hat und sehr wählerisch ist. Mag kein Fleisch.

Schlaf War sehr schlecht bis zum Alter von 3½ Jahren. Es fällt ihm immer noch schwer, einzuschlafen und er wacht mehrere Male in der Nacht auf.

Schwerhörigkeit und Ohrengeräusche Hörvermögen ist immer noch schlecht. Ohren sind voll von gelbem, klebrigem Eiter.

Flüssigkeitsaufnahme und Durst Nicht besonders durstig, verlangt oft nach Zitronensaft und trinkt ihn dann nicht aus.

Impfungen Hat alle bekommen: DPT, Polio, Masern.

Lebensumstände Hilfsbereite Familie mit ausreichend Geld.

Puls Leber-Gallenblase voll und schlüpfrig. Alle anderen sind klein und tief.

Zunge Roter Körper, grauer Belag an der Wurzel.

Lymphdrüsen Sehr ausgeprägt im Nacken und in den Leisten.

Diagnose Dies ist ein typischer Fall einer Ohrinfektion, die auf einen pathogenen Restfaktor zurückgeht, der etwas Hitze zurückgelassen hat (rote Zunge, Schlafstörungen) und Schleim, der die Meridiane blockiert (unregelmäßiger Appetit, Bauchschmerzen, geschwollene Lymphdrüsen). Die Fülle des Leber-Gallenblasenpulses steht in Verbindung mit der Blockierung des Gallenblasenmeridians, während die Schwäche an den anderen Positionen durch das Ausbleiben des *Qi*-Flusses in den anderen Meridianen verursacht wird und auch durch eine angeborene Schwäche, die seinem zu schnellen Wachstum zuzuschreiben ist.

Wird nur Akupunktur eingesetzt, ist eine vollständige Heilung möglich, aber schwierig, es bedürfte 20 bis 40 Behandlungen. Ebenso Kräuter alleine sind nicht besonders effektiv, weil sie nicht so spezifisch auf die Meridiane wirken und nicht den Effekt haben, das *Qi* zum lokalen Areal zu bringen (in diesem Fall zu den Ohren). Die Kombination von Kräutern und Akupunktur ist deshalb effektiver als jede dieser Therapien für sich genommen.

Behandlung Die Akupunktur wurde wöchentlich an SJ 5 *(Waiguan)* und SJ 17 *(Yifeng)* gegeben, um das *Qi* in den Meridianen zu bewegen und an Gb 34 *(Yanglingquan)*, um den Schleim zu beseitigen. Außerdem wurden Blue Flag Kräutertabletten verschrieben. Nach sechs Behandlungen ging es dem Jungen sehr viel besser, es kam kein Eiter mehr aus den Ohren. Er hatte auch mehr Energie und war fröhlicher. Die Behandlung wurde dann für weitere fünf Sitzungen nur mehr alle zwei Wochen durchgeführt.

Fallgeschichte 24: G. (Junge), 2½ Jahre

Äußere Erscheinung Rote Wangen, verweint. Gelber Ausfluss aus dem Ohr. Haar ist zerzaust und sieht aus, als ob er geschwitzt hätte. Sehr dünn und ein wenig zu klein für sein Alter.

Verhalten Schreit zeitweilig. Sehr furchtsam, ängstlich gegenüber Menschen, Orten, Spielzeug, Kindern. Wenn er Angst bekommt, klammert er sich an die Mutter und vergräbt seinen Kopf in ihren Schoß, weint und schreit vor Angst.

Hauptbeschwerde Otitis media in beiden Ohren nahezu ununterbrochen seit fast 1½ Jahren. Hat diese Zeit über regelmäßig Antibiotika eingenommen. Wenn er sie nimmt, gehen die Entzündung und das Fieber zwar zurück, aber nach ungefähr einer Woche kehrt die Entzündung zurück. Während der letzten zwei bis drei Monate hat die Wirkung der Antibiotika nachgelassen; sie scheinen nicht mehr zu wirken.

Fragen:

Schüttelfrost und Fieber Fast permanentes Fieber, generell nicht hoch, aber am Nachmittag immer höher. Ihm ist nicht heiß.

Schwitzen Schwitzt gelegentlich. Manchmal nachts schweißgebadet.

Kopf und Körper Fast immer starke Ohrenschmerzen. Kopf sieht zu groß aus, Arme und Beine zu dünn.

Brust und Brustkorb Bauch ist dünn.

Appetit und Ernährung Isst kaum etwas, stochert nur im Essen herum.

Stuhl und Urin Keine große Harnmenge und manchmal übelriechend. Gelegentliche Diarrhö infolge der Antibiotika.

Schlaf Ist fast die ganz Nacht über wach. Schläft von 7 Uhr bis 11 Uhr am Vormittag

Schwerhörigkeit und Ohrengeräusche Wurde ziemlich schwerhörig.

Flüssigkeitsaufnahme und Durst Jammert immer nach etwas zu trinken, aber nach einem Schluck oder zwei schiebt er das Getränk weg und beginnt zu schreien.

Schmerz Ununterbrochen.

Lebensumstände Mutter ist sehr beunruhigt und weiß nicht, was sie tun soll. Sie ist kurz vor einem Zusammenbruch. Familie ist eng verbunden und abgesehen von dieser Katastrophe glücklich und zufrieden.

Puls Kann nicht getastet werden.

Zunge Will die Zunge nicht herausstrecken.

Lymphdrüsen Die Halslymphdrüsen sind enorm.

Impfungen Die „üblichen“ im Alter von drei und sechs Monaten. Die Mutter drückte sich darüber nicht klar aus.

Diagnose Dies ist ein Fall von chronischer Otitis verursacht durch einen *Yin*-Mangel und in dieser Form im Westen unüblich. Akupunktur ist nicht wirklich indiziert, weil sie nicht regulierend und beruhigend genug ist und die Panik leicht verstärken kann. Der einzige Weg, wie Akupunktur helfen kann, ist, die Mutter zu behandeln, was in diesem Fall nicht getan wurde. Dem Kind ging es schließlich besser, als die Mutter nachgab und ihr Kind zu jemandem brachte, der sich eine Woche lang um das Kind kümmerte, während derer sich die Mutter erholen konnte. Das unterbrach den Kreis zwischen Mutter und Kind, die sich gegenseitig mit Panikgefühlen und Verzweiflung ansteckten.

Fallgeschichte 25. A. (Junge), 9 Monate

Dies war ein kräftiges Kind, aber sehr katarralisch. Er bekam keine Entzündungen in der Brust, aber hatte viele kleinere Reizzustände wie Erkältungen und Windelausschlag. Mit neun Monaten bekam er eine akute Konjunktivitis mit Fieber. Die Augen waren rot und sonderten einen gelben Ausfluss ab und sie bereiteten ihm sichtlich Schmerzen, denn er rieb sie sich häufig und weinte. Sein Gesicht war leicht gerötet und seine Stirn heiß. Seine Mutter, die Krankenschwester war, hatte ihm nie Antibiotika gegeben und wollte es auch jetzt nicht tun. Deshalb wurde er zu mir gebracht.

Die Akupunkturbehandlung dauerte eine Minute, mit kurzem Einführen der Nadeln in Gb 20 *(Fengchi)* und Di 4 *(Hegu)*. Nach ein paar Minuten wurde der Junge sehr viel ruhiger und als sie zu Hause ankamen, schlief er fast. Er schwitzte während des Schlafs und wachte drei Stunden später auf, mit gesenkter Temperatur und fühlte sich sehr viel vergnügter. Seine Augen waren immer noch rot, aber er rieb sie sich nicht mehr. Am nächsten Tag waren die Rötung und der Ausfluss vollständig verschwunden.

Kommentar Dies war ein klarer Fall von Wind-Hitze, der die Augen befallen hatte. So eine rasche Reaktion ist typisch, wenn eine klare Diagnose vorliegt und das Kind einigermaßen kräftig ist. Im Kontrast dazu ist die chronische Konjunktivitis sehr viel komplexer und obwohl sie bei Kindern viel schneller geheilt werden kann als bei Erwachsenen, kann das Monate dauern.

Manchmal heißt es, dass Akupunktur langsamer wirkt als Westliche Medizin. Das ist nicht wahr, wenn man Infektionskrankheiten bei Kindern behandelt. In der Zeit, die erforderlich gewesen wäre, ein Rezept zu verschreiben und zu bekommen, war das Fieber gefallen und die Heilung auf dem Weg. Außerdem hat die Akupunktur die Wirkung, die Widerstandskraft des Kindes gegen Krankheit zu stärken.

Fallgeschichte 26: C. (Junge), 12 Monate

Äußere Erscheinung Blasses Gesicht, pausbäckig. Augen sind glänzend, Lippen ein wenig blass.

Verhalten Ziemlich ruhig für einen Jungen, aber er schaut mit großem Interesse herum.

Hauptbeschwerde Anämie. Drei Monate zuvor war die ganze Familie an einer schweren Erkältung erkrankt, mit laufender Nase und katarralischem Husten. Dieser Junge war schwerer erkrankt als die anderen Mitglieder der Familie und er wurde immer teilnahmsloser und erschöpfter. Der Doktor wurde viermal innerhalb eines Monats gerufen und hatte schließlich einen Bluttest gemacht. Das Hämoglobin war bei 4,2 g/dl, statt der normalen 10 bis 12g/dl. Er wurde ins Krankenhaus gebracht und bekam Injektionen mit Eisen und Folsäure, die sein Hämoglobin auf 10 g/dl brachten. Seitdem er aus dem Krankenhaus entlassen war, bekam er häufig Fieber und, was schlimmer war, sein Hämoglobinwert fiel schrittweise ab. Als er in unsere Praxis kam, lag er bei 7,4 g/dl.

Fragen:

Schüttelfrost und Fieber Häufige Fieberschübe. Hatte innerhalb von zwei Monaten drei Antibiotikabehandlungen. Die Antibiotika verursachten Diarrhö.

Brust und Bauch Abdomen ist leicht gebläht.

Appetit und Ernährung Die meiste Zeit über schlechter Appetit. Hatte während der ersten sechs Lebensmonate Koliken, die mit Homöopathie geheilt wurden, sowie durch Absetzen der Kuhmilch. Er ist immer noch leicht allergisch auf Kuhmilch.

Stuhl und Urin Diarrhö bei Gabe von Antibiotika. Verstopfung bei Einnahme von Eisentabletten.

Schlaf Während der Koliken war sein Schlaf schlecht, hatte sich aber jetzt gebessert. Dennoch wacht er zweimal nachts auf.

Zunge Blass, mit roter Spitze.

Fingervene Sehr schwach, dünn, rot.

Impfungen Hat die üblichen Impfungen mit sieben Monaten bekommen.

Behandlung Es wurden Ma 36 *(Zusanli)*, Mi 6 *(Sanyinjiao)* und Ren 12 *(Zhongwan)* genadelt, alle mit tonisierender Methode. Nach der ersten Behandlung besserte sich sein Appetit zusehends und nach vier Behandlungen hatte er großen Appetit. Dann begann sich sein Blutbild zu verbessern. Zwei Monate nach der vierten Behandlung bekam er noch eine Erkältung und erholte sich nicht vollständig davon, deshalb kam er zu weiteren Behandlungen. Danach war seine Gesundheit stabil und er erholte sich rasch von Infektionen. Am Ende der Behandlung lag das Hämoglobin bei 12 g/dl.

Kommentar Dieses Baby war grundsätzlich gesund, aber hatte in rascher Folge zwei Attacken erlitten: zuerst die Impfungen und dann den Befall von Wind-Kälte. Diese hatten sein *Qi* so herabgesetzt, dass der ganze *Qi*-Mechanismus aufhörte zu arbeiten, was eine Anämie verursachte.

Die Kombination von Akupunktur und konventioneller Medizin ist effektiver als die Behandlung der Anämie durch die eine oder die andere Methode. Die Fortschritte bei der Behandlung von Kindern (oder auch von Erwachsenen in Bezug auf diese Angelegenheit), die eine Eisenmangelanämie haben, sind langsam. Sie machen schnellere Fortschritte, wenn sie Eiseninjektionen oder eine Bluttransfusion bekommen.

Appendix 1 ❖ Was Akupunktur heilen kann

EINFÜHRUNG

Dieser Appendix ist so etwas wie eine Mixtur und berührt viele Erkrankungen. Es sind kurze Zusammenfassungen der meisten Krankheiten, die wir in diesem Buch besprochen haben und behandelt viele andere, die hier nicht aufgenommen wurden. Es handelt sich nicht um eine vollständige Liste, vermittelt aber eine Vorstellung davon, was in einer Vielzahl von Situationen unternommen werden kann. Er sollte auch hilfreich dabei sein, zu entscheiden, wann Sie einen Patienten überweisen sollten. Soweit es Muster betrifft, die spezifisch in diesem Buch behandelt werden, wurde auf das jeweilige Kapitel hingewiesen.

Abszesse Hitzegift

Reagiert einigermaßen gut auf Akupunktur. Wenn ein Säugling einen Abszess bekommt, ist dies ungewöhnlich, bei Teenagern ist dies jedoch häufig. Es könnte eine Weiterentwicklung von Störungen der Drüsen sein (siehe Kapitel 44). Bei älteren Kindern hilft häufig eine Verordnung mit Bl 18 (*Ganshu*), Du 12 (*Shenzhu*) und Le 3 *(Taichong)*.

Adenoiden, geschwollen Ansammlung von Schleim

Die zugrunde liegende Ursache ist eine Schleimansammlung, manchmal mit einem pathogenen Restfaktor. Die Adenoiden schwellen manchmal so sehr an, dass ein Kind zum „Mundatmer" wird, weil der Nasenraum so reduziert ist, dass er leicht vom Schleim blockiert wird. Es gibt Zeiten, wo es sinnvoll ist, die Adenoiden chirurgisch zu entfernen. Häufig kann die Größe der Adenoide durch Akupunktur genügend reduziert werden, sodass das Kind keine weiteren Probleme bekommt, aber es gibt auch Fälle, bei denen sich durch den verringerten Luftstrom innerhalb der Nasenhöhle eine Infektion nach der anderen entwickelt. Dadurch kann sich das *Qi* des Kindes sehr stark erschöpfen. Im Allgemeinen raten wir, nicht zu operieren, bevor nicht zwölf Behandlungen gegeben worden sind. Dies hilft uns sehr, den Gesundheitszustand des Kindes wieder herzustellen (siehe auch *Chirurgie* weiter unten).

AIDS Es ist nicht einfach, zuverlässige Informationen darüber zu bekommen. Ich habe bisher nur ein Kind behandelt, das HIV-positiv war (und dadurch immer kräftiger wurde); aber es besteht die übereinstimmende Meinung, dass sich HIV nicht unbedingt zu AIDS entwickeln muss, wenn ein Kind gut versorgt und gut genährt wird und eine sanft unterstützende Behandlung erhält.

Akne (Jugendliche) Aufsteigende feuchte Hitze

Theoretisch sollte dies leicht zu heilen sein, aber in der Praxis ist es nicht so einfach. Die Ursache dafür ist die Frustration des Kindes und sein unterdrückter Ärger. Wenn ein Kind zur Schule gehen muss, dies aber einfach nicht will, so kann man wahrscheinlich nicht sehr viel machen.

Allergie Pathogener Restfaktor

Wird in Kapitel 18 über Asthma beschrieben. Akupunktur soll sehr wirksam sein bei anaphylaktischem Schock durch Allergie. Zur Behandlung des *Yang*-Kollaps und zur Wiederherstellung des Bewusstseins helfen: Du 26 *(Renzhong)*, Ren 1 *(Huiyin)*, Pe 6 *(Neiguan)*.

Alopezie Schleim-Feuchtigkeit

Heutzutage nicht besonders häufig, aber Jugendliche sind eher betroffen als Kinder. Schleim sammelt sich in der Kopfhaut an. Die Ursache ist ähnlich wie beim Ekzem und wie beim Ekzem gibt es eine emotionale Komponente, sodass die Ergebnisse der Behandlung sehr unterschiedlich ausfallen können: manchmal gibt es Wunderheilungen und manchmal komplette Fehlschläge!

Analer Juckreiz Fadenwürmer

Siehe Kapitel 10 Bauchschmerzen.

Anus, wund Feuchte Hitze ergießt sich nach unten

Bei Säuglingen meist durch Nahrungsakkumulation. Bei älteren Kindern (selbst schon bei Vierjährigen) besteht meist eine emotionale Komponente.

Anämie *Qi*-Mangel, Blut-Mangel, pathogener Restfaktor

Siehe Kapitel 46. Gute Resultate mit Akupunktur.

Anorexia nervosa Dies könnte man als *Yi Bing* klassifizieren, eine Art von „Denkstörung" oder Störung der „Emotion" in der TCM. Akupunktur bringt keine guten Resultate.

Arrythmie (Herz) *Qi*-Stagnation

Häufig findet man einen schwankenden Puls ohne guten Rhythmus. Bei Kindern bedeutet dies fast immer *Qi*-Stagnation im Diaphragma oder Abdomen, oft in Kombination mit *Qi*-Mangel.

Arthritis Wind-Kälte-Feuchtigkeit

Es muss schon etwas völlig falsch laufen, wenn ein Kind Arthritis bekommt. Ich habe nur einen Fall von rheumatoider Arthritis bei einem Fünfjährigen gesehen, aber dies war ein verwaister Flüchtling aus einem Kriegsgebiet. Ich bin überzeugt, dass Akupunktur hier helfen kann.

Askariasis Siehe Kapitel 10. Akupunktur ist nicht das Mittel der Wahl, kann aber helfen, wenn ein Kind immer wieder Würmer bekommt.

Augen, Überanstrengung Verursacht häufig Kopfschmerzen. Die Augen werden bei Kindern selten alleine durch übermäßigen oder falschen Gebrauch überanstrengt und daher ist die Überanstrengung der Augen meist ein Symptom allgemeiner Überlastung. Hier kann man sehr gut helfen. Siehe Kapitel 36.

Autismus *Shen*-Störung

Siehe Kapitel 33. Insoweit Autismus eine Störung des Geistes ist, erreicht man mit Akupunktur kein direktes Resultat. In den wenigen Fällen, die ich gesehen habe, war diese geistige Störung allerdings von schwerer Stagnation von *Qi* und Hitze begleitet, die wohl beide den Geist beeinflusst haben. Akupunktur hilft auf jeden Fall bei der Heilung und ist manchmal der Schlüssel zum Problem.

Bauchschmerzen Kälte, Ansammlung oder Mangel

Siehe Kapitel 10. Gute Resultate mit Akupunktur. Weitere häufige Muster schließen Blutstase (nach Verletzung oder Operationen) und Würmer ein.

Bronchitis Schleim in der Lunge

Akupunktur heilt hier ganz wunderbar, viel schneller als Antibiotika (siehe Kapitel 16).

Candida Nässe (Hitze)

Akupunktur kann häufig helfen, obwohl in den meisten Fällen eine Umstellung der Ernährung notwendig ist.

Chirurgie Ein großer Teil unserer Arbeit besteht darin, Kinder nicht in die Hände von Chirurgen fallen zu lassen! Es gibt allerdings Situationen, in denen Chirurgie wirklich die beste Behandlung bietet. Akupunktur kann von Nutzen sein, bei der Heilung zu helfen. Man sollte vor der Operation und (falls möglich) danach behandeln. Das Behandlungsprinzip ist es, die zugrunde liegende Unausgewogenheit zu behandeln – in ähnlicher Weise, wie wenn man ein Kind für eine Impfung vorbereitet – und *Qi* zum betroffenen Bereich lenkt. Zum Beispiel könnte man bei einer bevorstehenden Operation wegen eines Loches im Herzen mit Ma 36 (*Zusanli*) *Qi* tonisieren und mit Pe 6 (*Neiguan*), Bl 15 (*Xinshu*) und Ren 17 (*Shanzhong*) das *Qi* zur Brust lenken.

Cholera Eindringen von Kälte-Feuchtigkeit

Findet man in England oder in entwickelten Ländern nur selten. Akupunktur hat allerdings einen sehr guten Ruf, dies zu heilen. In extremen Fällen werden die abdominalen Punkte Ma 25 (*Tianshu*) und Ren 4 (*Guanyuan*) Narben bildend gemoxt, Ren 12 (*Zhongwan*) kann genadelt werden (nach Aussage der Fachbücher).

Cholesterin Einige Kinder haben die erbliche Veranlagung zu hohen Cholesterinwerten. Dies mag keine sofortige Gefahr darstellen, aber wird nicht behandelt oder die Ernährung nicht umstellt, kann dies zu einem frühen Tod durch Herzinfarkt ab den 30. Lebensjahr führen. Akupunktur ist in diesem Fall weitgehend unwirksam.

Chorea Siehe Kapitel 39.

Delir Delir, das mit hohem Fieber assoziiert wird, lässt sich gut mit Akupunktur behandeln. Das Behandlungsprinzip ist: Den Geist zurückbringen und die Hitze beseitigen. Abgesehen von der klassischen Rezeptur Du 14 (*Dazhui*), Di 11 (*Quchi*) und Di 4 (*Hegu*), um die Hitze zu beseitigen, kann man auch Du 26 (*Renzhong*) verwenden.

Dermatitis Siehe Kapitel 28. Die Ergebnisse sind häufig gut, aber sind grundsätzlich schwer vorhersagbar.

Diabetes mellitus Entsteht aus der Kombination von lange bestehender innerer Hitze und Übermüdung über einen langen Zeitraum. Die fortwährende Hitze konsumiert das *Yin* der drei *Zang*-Organe, die für den Wassermetabolismus verantwortlich sind: Nieren, Lungen und Milz.

Wenn Diabetes bei Kindern auftritt und es klare Zeichen von Hitze (rotes Gesicht, rote Zunge, schneller Puls) gibt, dann sind die Ergebnisse der Akupunktur gut. Viele und häufige Behandlungen sind notwendig, aber es besteht eine sehr gute Chance, diesen Zustand lebenslang zu heilen. Wenn andererseits keine Hitzezeichen bestehen, ist die Prognose schlecht. Auch wenn ein Kind schon Insulin nimmt, ist es schwierig, diese Gewohnheit zu durchbrechen. Dieses Medikament macht in der Tat sehr süchtig.

Diarrhö Siehe Kapitel 8.

Diphtherie Sie ist heutzutage in Großbritannien nahezu unbekannt, war aber eine sehr gefährliche Kinderkrankheit. Es gibt drei Gründe, warum Diphtherie in den entwickelten Ländern nicht gefährlich ist: 1) Die Qualität der Ernährung ist so gut, dass sich die Gifte nicht im Körper aufbauen; 2) Kinder werden heutzutage dazu angehalten, zu sprechen und sich auszudrücken (im Gegensatz zu vorangegangenen Generationen, als man noch sagte: „Kinder soll man sehen, aber nicht hören"), sodass das *Qi* nicht mehr so leicht im Hals stecken bleibt; und 3) weil es heutzutage Antitoxine gibt.

Down-Syndrom Siehe Kapitel 32. Diesen Kindern kann man sehr gut helfen.

Dysenterie Siehe *Diarrhö.*

Dysmenorrhö Die Behandlung dieser gynäkologischen Störung liegt außerhalb des Rahmens dieses Buches zur Pädiatrie, aber der Übergang in der Pubertät wird in Kapitel 43 erörtert. Häufig sind die ersten Perioden schmerzhaft. Wenn sich nicht schnell ein schmerzfreies und regelmäßiges Muster entwickelt, sollte man dies behandeln, denn sonst können die Schmerzen viele Jahre lang wiederkehren. Wichtiger als alles andere ist, Stress und Überarbeitung in diesen Jahren zu vermeiden. Die Behandlung ist im Grund die gleiche wie bei Erwachsenen, allerdings mit einem wichtigen Unterschied: Die Schmerzen können durch Furcht und Angst vor der Periode selbst entstehen, aber auch aus Angst vor dem Frauwerden und davor, die Kindheit hinter sich zu lassen. Siehe auch *prämenstruelle Spannung.*

Eiter Hitzegift

Die konventionelle Medizin sieht Eiter als Nebenprodukt einer Entzündung. Die Traditionelle Chinesische Medizin sieht ihn als Manifestation von „Giftstoffen" (Toxinen). Wenn ein Kind Zeichen von Giftstoffen aufweist, z.B. rezidivierende Furunkel oder häufige Konjunktivitis, dann sollte es vermeiden, Eier, Huhn oder Erdnüsse zu essen.

Ekzem Siehe Kapitel 28.

Energie Energiemangel kann natürlich mit Akupunktur behoben werden. Ein energetischer Zusammenbruch, der immer wieder auftritt, kann seine Ursache in Nahrungsmittelallergien haben; wenn kein offensichtlicher Grund ersichtlich ist, könnte ein pathogener Restfaktor zugrunde liegen.

Entzündungen Akupunktur hilft besonders bei starken Entzündungen. In Akutzuständen wie Tonsillitis und akuter Otitis media kann der Entzündungsschmerz innerhalb von wenigen Minuten verschwinden und die Entzündung selbst innerhalb weniger Stunden verschwinden. In chronischen Fällen, etwa bei Entzündungen des Anus oder der Vorhaut legt sich die Entzündung meist innerhalb von wenigen Tagen.

Enzephalitis Die häufigste Form ist die myalgische Enzephalitis. Siehe auch *Meningitis.*

Epilepsie Siehe Kapitel 40. Akupunktur ist eine der besten Methoden, um Epilepsie zu heilen.

Erbrechen Siehe Kapitel 11. Akupunktur bringt gute Resultate.

Erbrechen, schwallartig Hitze im Blut

Die konventionelle Medizin führt dies auf eine Fehlbildung des Magens zurück, die man durch eine Operation behandelt. Akupunktur hilft hier meistens gut, es ist ein charakteristisches Zeichen des Hitze-Musters bei Erbrechen.

Examensängste Manche Kinder sind vor Nervosität fast gelähmt, wenn die Zeit der Prüfungen kommt. Sie scheinen ziemlich dünne, nervöse Kinder aus erfolgsorientierten Familien zu sein, obwohl manchmal selbst Kinder aus „ausgeglichenen" Akupunkteursfamilien die Nerven verlieren können! Ich habe nicht feststellen können, dass Akupunktur zur Behandlung dieses Zustandes besonders hilfreich ist. Die Bachblüte Mimulus hilft ebenso wie das homöopathische Mittel Gelsemium.

Fett Siehe Übergewicht

Fissur (Anal) Tritt manchmal nach zeitweiliger Obstipation auf. Der Stuhlgang wird so schmerzhaft, dass das Kind immer verstopfter wird und der Zustand sich folglich verschlimmert. Häufig besteht eine emotionale Komponente, aber gewöhnlich sind die Resultate der Akupunktur gut. Neben anderen Punkten, die den Darm bewegen, z. B. SJ 6 *(Zhigou)* und Du 1 (*Changjiang)*, ist Bl 57 (*Chengshan)* hilfreich, um *Qi* zum Anus zu lenken.

Furcht Siehe auch *Examensängste.* Furcht ist bei Kindern sehr häufig. Als Erwachsene erkennen wir häufig das Problem nicht so richtig, aber Kinder können sich durch ganz einfache Dinge erschrecken, z. B., wenn sie das Bild eines Hund sehen, der Fleisch frisst. Ich kann mich selbst daran erinnern, dass mich ein Bild auf einer Dose Tate & Lyle Golden Syrup, auf der Bienen ein Nest im toten Körper eines Löwen bauen, ziemlich verängstigte. Meist geht diese Angst vorüber, aber manchmal baut sie sich auf und wird schlimmer und schlimmer, sodass die Mutter wirklich besorgt um ihr Kind wird. In frühen Stadien sind Bachblüten ganz besonders zu empfehlen. Moxa kann auch sehr gut helfen. Ganz sanftes Moxa (indirekt) auf Ren 4 *(Guanyuan)* und Bl 23 *(Shenshu)* hilft den Eltern dabei, dass ihr Kind das Problem lösen kann.

Furunkel Siehe *Abszess.*

Fußpilz Nässe

Der Pilz kann nur überleben, wenn es Feuchtigkeit im Körper gibt. Um dies zu heilen, ist es meist notwendig, dass ein Kind völlig zuckerfrei ernährt wird, da Zucker sehr leicht Feuchtigkeit verursacht.

Gelbsucht Siehe *Hepatitis.*

Haltungsschäden Auch wenn Akupunktur nicht die Therapie der Wahl ist, wenn man an Haltungsschäden denkt, so entstehen doch heute viele Probleme aus einem wirklichen Ungleichgewicht der Leitbahnen und Organe (nicht nur durch schlechte Angewohnheiten), sodass Akupunktur häufig sehr nützlich ist. Zum Beispiel kann ein Rundrücken durch Lungenschwäche entstanden sein, Lordose durch Nierenschwäche, Kyphose durch Lungen- und Milzschwäche, Skoliose durch ein Links-Rechts-Ungleichgewicht.

Hämorrhoiden Feuchte Hitze

Es ist ungewöhnlich, dass man bei Kindern wirklich geschwollene Venen am Anus findet, aber Entzündungen und Schmerzen sind recht häufig. Siehe *Anus* und *Fissur.*

Harninkontinenz In gewisser Weise ist Bettnässen in der Nacht „normal“ und Kinder wachsen eventuell daraus heraus. Dagegen kann man Inkontinenz am Tage niemals als normal bezeichnen. Sie hat ihre Ursache stets in einer lokalen *Qi*-Schwäche und wird häufig mit Nieren-Mangel assoziiert, manchmal auch mit feuchter Hitze. Spricht gut auf Akupunktur an.

Harnrückfluss Die Urethritis hat häufig Harnreflux als Ursache. Die konventionelle Behandlung ist die Gabe von niedrig dosierten Antibiotika, die über lange Zeit verschrieben werden. Eine Behandlung, die bei einer Minderheit der Patienten verheerende Nebenwirkungen mit sich bringt. Unserer Erfahrung nach ist dieser Reflux Zeichen von Schwäche im Unteren Erwärmer und viele Kinder können durch Tonisierung der Nieren-Energie in zehn bis zwanzig Behandlungen geheilt werden. Um sich eine Vorstellung vom Erfolg der Behandlung zu machen, kann es hilfreich sein, die Energie im Rücken zu fühlen. Der einzig zuverlässige Hinweis sind konventionelle medizinische Untersuchungen.

Hemiplegie Wird unter Zerebrallähmung in Kapitel 35 beschrieben. Siehe auch *Schlaganfall.*

Hepatitis (neonatal) Nässe-Hitze-, Milz-*Qi*-Mangel

Die Hepatitis beim Neugeborenen hat zwei Varianten: den Fülletyp mit feuchter Hitze und den Mangeltyp mit Milz-*Qi*-Mangel. Beides sind „Uteruserkrankungen“. Der Fülletyp entsteht durch Feuchtigkeit bei der Mutter und der Mangeltyp meist durch Blut-Mangel der Mutter. Mit der konventionellen Behandlung ist erstens zu warten, zweitens sind die Kinder mit UV-Licht zu bestrahlen. In manchen Fällen bleibt die Hepatitis bestehen und ziemlich drastische chirurgische Eingriffe müssen eingesetzt werden. Dies ist in der Regel unnötig, wenn man die Gabe von Feuchtigkeit produzierenden Nahrungsmitteln, z. B. Kuhmilch vermeidet. Akupunktur kann in schweren Fällen gut helfen.

Hepatitis Nässe-Hitze dringt in Milz und Leber ein, auch Milz-*Qi*-Mangel.

Die Diagnose und Behandlung der Hepatitis ist bei Kindern wie bei Erwachsenen gleich. Wir haben keine direkte Erfahrung damit, aber sie soll recht gut auf Akupunktur ansprechen.

Hernien Die beiden häufigsten Hernien sind der Leistenbruch und der Nabelbruch. Beide entstehen durch abdominale Schwäche, aber sie können auch bei Säuglingen auftreten, die ansonsten recht kräftig sind. Eine der häufigsten Ursachen sind zu lang anhaltende Wutanfälle! Dies geschieht nur bei kräftigen Säuglingen. Traditionell wird der Nabelbruch durch das Auflegen einer Kupfermünze auf den Bauchnabel und anschließender Befestigung mit einer Bandage behandelt; dies kann zum Teil naturwissenschaftlich begründet werden. Kupfer hat eine kräftigende Wirkung auf die Muskeln, daher verwendet man auch Kupferarmbänder bei Rheumatismus.

Herpes simplex Feuchte Hitze

Siehe *Stomatomykose*

Herzprobleme Die meisten Probleme, die Kinder mit dem Herz haben, sind ererbte Defekte. Akupunktur kann erstaunlicherweise bei Kindern mit einem Loch im Herzen etwas helfen, wenn dieses Loch nicht zu groß ist. Indem man *Qi* zur Brust bringt, kann sich das Herz selbst heilen, häufig erstaunlich schnell. Zu den Situationen, in denen die Akupunktur nicht helfen kann, selbst nach einer Vielzahl von Behandlungen nicht, gehören ein zu großes Loch oder ein sehr zorniges Kind. Es scheint, dass es eine besondere Art von Zorn gibt, der sehr beharrlich ist (anders als der Zorn, der von der Leber verursacht wird) und das Herz verletzt. Meiner Meinung (J.S.) nach ist es unwahrscheinlich, dass das Kind lange lebt, wenn dieser Zorn bestehen bleibt, selbst wenn operiert wird. Wenn sich Eltern für eine Operation ihres Kindes entscheiden, was bei manchen Kindern auf jeden Fall indiziert ist, kann Akupunktur vor und nach der Operation bei der Genesung helfen. Siehe auch *Chirurgie*.

Heufieber Pathogener Restfaktor, aufsteigendes Leber-*Yang*

Siehe Kapitel 26. Wie bei Erwachsenen hilft die Akupunktur bei Kindern mit Heuschnupfen sehr gut. Es besteht eine deutliche emotionale Komponente und daher tritt der Zustand nach dem Alter von sieben Jahren wesentlich häufiger auf. Zudem existiert auch ein pathogener Restfaktor.

Hirnschäden Siehe *mentale Unterentwicklung* in Kapitel 30. Akupunktur kann manchmal hilfreich sein.

Histaminreaktion Siehe *Heufieber.*

Hitzschlag Akupunktur ist bekannt dafür, bei einem Hitzschlag wirksam zu sein, obwohl wir in England wenig Erfahrung damit sammeln konnten. Das Schaben (*Gua Sha)* der Innenseite von Ellbogen und Knien (häufige Lokalisation von Ekzemen) soll ebenfalls hilfreich sein.

Hüftdeformation Die ererbte Hüftverformung wird meist mit *Qi*-Mangel und einem pathogenen Restfaktor assoziiert. Leichte Fälle können alleine durch Akupunktur geheilt werden. In mittleren und schweren Fällen wird Akupunktur durch Kräuter begünstigt. Wenn die Knochenverformung sehr stark ist, können orthopädische Einlagen oder sogar Operationen notwendig werden, um die sich wiederholende Dislokation zu verhindern.

Hydrozephalus Wird schnell durch die ungewöhnliche Vergrößerung des Kopfes erkannt. Hier muss sofort gehandelt werden, um Hirnschäden zu vermeiden. Akupunktur kann mit Sicherheit helfen und der Notwendigkeit einer Operation vorbeugen, aber zahlreiche Behandlungen müssen gegeben werden (jeden Tag oder jeden zweiten Tag), um die Nieren zu stärken und den Druck im Kopf zu mildern. Man verwende Punkte wie Du 16 (*Fengfu),* Du 20 (*Baihui)* und Bl 23 (*Shenshu).*

Hypoglykämie *Yin*-Mangel mit Hitze

Dies kommt bei Kindern viel häufiger vor, als man denkt. In den ersten Jahren sind die Zuckerwerte im Blut noch nicht wirklich stabil. Mit vier oder fünf Jahren sollten sie sich jedoch stabilisieren. Zu den Faktoren, die störend auf das Zuckergleichgewicht wirken, gehören offensichtlich der Genuss von raffiniertem Zucker und weniger offensichtlich Computerspiele und pathogene Restfaktoren. Daher können Impfungen zu Diabetes führen. In manchen Familien wird Hypoglykämie vererbt. Dies scheint besonders dann der Fall zu sein, wenn alle Familienmitglieder in ihrer Art unbestimmt und geistesabwesend sind. Wenn dies ein wirkliches Problem darstellt, hilft manchmal die Bachblüte Clematis und die Stärkung des Nieren-*Qi*, z. B. mit Bl 23 *(Shenshu).*

Impetigo Feuchte Hitze

In der Chinesischen Medizin würde dies unter der Überschrift Ekzem zu finden sein (siehe Kapitel 28). Auch wenn man annimmt, dass die Ursache Bakterien sind und sie auf Antibiotika reagiert, reagiert sie nichtsdestotrotz sogar noch schneller auf Akupunktur. In den Fällen, die wir gesehen haben, war die Ursache der feuchten Hitze eine Nahrungsakkumulation.

Infektionskrankheiten Akupunktur ist in der Tat eine der schnellsten und besten Behandlungsmethoden bei allen Infektionskrankheiten von Säuglingen und Kindern. Sie ist nicht wirksam, wenn das Kind sehr schwach ist oder so viele lebensbedrohliche Infekte hatte, dass es sich selbst aufgibt. Normalerweise kann man sagen, dass Kinder niemals Antibiotika nehmen müssten.

Iritis Den Fachbüchern nach, wird Iritis dem aufsteigenden Leber-*Yang* oder Leber-*Yin*-Mangel zugeordnet. Wie vorherzusehen, bestand bei dem einzigen Fall, den wir je gesehen haben, ein *Yang*-Mangel! Das Kind schien unter gut versteckter Angst zu leiden. Wir konnten die Ursache der Angst nicht identifizieren und hatten keinen lang anhaltenden Erfolg, aber recht gute kurzfristige Resultate.

Karies Nierenschwäche

Siehe *Zähne.*

Keuchhusten Siehe Kapitel 22. Akupunktur ist die Therapie der Wahl.

Knochenschmerzen Siehe *Wachstumsschmerzen.*

Koliken Kälte

Siehe *Bauchschmerzen* und Kapitel 10.

Konjunktivitis Sehr schnelle Resultate mit Akupunktur. Siehe Kapitel 24.

Kopfschmerzen Kinder sollten eigentlich überhaupt keine Kopfschmerzen bekommen, weil die Grundursache dafür angestrengtes Nachdenken ist und sie dazu nicht gezwungen werden sollten. Allerdings entspricht es der Realität, dass in Großbritannien viele Kinder dazu gezwungen werden, zu früh zu viel geistige Arbeit zu leisten und dies führt zu Kopfschmerzen. Weitere Ursachen sind Überanstrengung der Augen und Giftstoffe im Körper, die von pathogenen Restfaktoren stammen, insbesondere von der Masernimpfung.

Krämpfe Akupunktur ist die beste Therapie für akute Krämpfe mit fast sofortigem Resultat. Siehe Kapitel 38.

Krebserkrankungen Wie beim Erwachsenen hat Akupunktur drei Indikationen: 1) die Nebenwirkungen der Chemotherapie zu reduzieren. Tägliche Behandlung könnte notwendig sein; 2) das *Qi* zu unterstützen und andere Therapien dadurch effektiver werden zu lassen; 3) Schmerzen zu reduzieren. Es scheint, dass Akupunktur in dieser Hinsicht sehr wirksam ist, obwohl sie auch den Tod beschleunigen kann.

Krupp Ein harter Husten. Während eines akuten Anfalls ist er relativ stärker als ein normaler Husten, da der Schleim sich sehr verhärtet hat und schwierig abzuhusten ist. In der Vergangenheit, bevor es Antibiotika gab, wurde es als gutes Zeichen angesehen, wenn der Husten „brach“ und weicher und produktiver wurde. Bei chronischem Husten ist Krupp Zeichen eines pathogenen Restfaktors, häufig entstanden durch Keuchhusten oder durch eine Keuchhustenimpfung.

Laktation Akupunktur kann sehr gut helfen, den Milchfluss anzuregen.

Lordose Siehe *Haltungsschäden.*

Maldescensus testis Ich (JPS) habe eine ganze Reihe von Fällen erfolgreich behandelt. Alle hatten eine Schwäche im Unteren Erwärmer. Einige zeigten eine allgemeine Schwäche. Die Hauptbehandlung richtete sich darauf, den gesamten Körper zu tonisieren, mit Punkten wie Ma 36 (*Zusanli*), Mi 6 (*Sanyinjiao*) und Ren 12 (*Zhongwan*); bei anderen, die nur eine Schwäche im Unteren Erwärmer hatten, lag die Betonung auf Punkten wie Bl 23 (*Shenshu*) und Bl 32 (*Ciliao*). In einer Anzahl von Fällen war es offensichtlich, dass die Mutter wünschte, dass der Junge mädchenhaft war und ihn in einer Art anzog und sein Haar so schnitt, wie sie es für mädchenhaft hielt. In anderen Fällen, war der Wunsch, dass der Junge ein Mädchen wäre, etwas subtiler und verkappter. Diese elterlichen Gefühle schienen die Behandlung allerdings nicht zu beeinflussen.

Masern Siehe Kapitel 20.

ME (Myalgische Enzephalomyelitis) und Fibromyalgie Fibromyalgie bei Kindern? Das kann doch gar nicht vorkommen! Nun, aber es kommt vor. Der jüngste Fall, von dem wir gehört haben, war fünf Jahre alt, auch wenn es in diesem Alter sehr ungewöhnlich ist. Viel häufiger kommt dies in der Pubertät vor. Wie bei Asthma, gibt es eine Vielzahl von Ursachen, die alle eine Rolle spielen. Vom Standpunkt der TCM aus gibt es eine Anzahl unterschiedlicher Muster und unterschiedliche Autoren haben ihre Betonung auf unterschiedliche Aspekte gelegt: Feuchtigkeit, *Yin*-Mangel, Leber-Stagnation, Depression. Eine Sache, die alle gemeinsam zu haben scheinen, ist der pathogene Restfaktor und der Schwächezustand des Körpers. Die Schwäche erlaubt dem pathogenen Faktor, tief einzudringen. Was auch immer die Ursache ist, eines ist sicher, die Energie der Kinder sollte in der Pubertät nicht überbeansprucht werden. Akupunktur (zusammen mit anderen Heilmitteln) kann auf dem Weg der Rekonvaleszenz helfen.

Mekonium Dies ist eine grüne Mischung von Galle und Schleim im Darm des Neugeborenen, die kurz nach der Geburt ausgeschieden wird. Im alten China wurde gesagt, dass ein Kind es ausscheiden sollte, bevor man ihm andere Nahrung gibt, sonst bestünde die Gefahr, dass sich ein Ekzem entwickelt. Ein Teelöffel des Dekokts der Drei Gelben (*San Huang Tang*) wurde routinemäßig bei der Geburt gegeben, um den Darm zu reinigen. Diese Praktik unterscheidet sich offensichtlich von dem modernen Brauch, ein Neugeborenes direkt an die Brust anzulegen.

Meningitis Zurzeit in England aufgrund von neueren „Ausbrüchen" sehr gefürchtet. Dies bildete die Grundlage für eine landesweite Impfkampagne gegen Haemophylus Influenza B (HIB). Eine ganz besonders üble Impfung von sehr zweifelhaftem Nutzen. Aus Sicht der TCM hat die Meningitis drei Ursachen: 1) starke äußere Hitze, also heißes Wetter; 2) innere Hitze z. B. durch Nahrungsakkumulation oder häufiger noch ein pathogener Restfaktor; und 3) Wei-*Qi*-Mangel. Daher hat ein gesundes Kind wenig zu befürchten, es sei denn, es wird von der Hitze sehr beeinträchtigt oder ist übermüdet. Ein schwaches Kind trägt ein höheres Risiko, aber natürlich ist auch das Risiko durch die Impfung höher.

Morbus Perthes Siehe *Hüftdeformation.*

Nabelhernien Siehe *Hernien.*

Nasenbluten Starke Hitze, gegenläufiges *Qi*, Lungen-Schwäche

Nasenbluten ist wirklich sehr häufig bei Kindern. Meist besteht, abgesehen von der inneren Hitze, eine angeborene Lungen-Schwäche. Eine Nieren-Schwäche könnte auch dazu führen, dass gegenläufiges *Qi* leicht aufsteigt. Bei den meisten Kindern ist schweres Nasenbluten ein Zeichen dafür, dass sie übermüdet sind.

Osteochondritis dessecans Auch als Morbus Schlatter bekannt, ein Knochenwachstum unterhalb des Knies. Tritt in der Adoleszenz auf, wenn ein Kind unter Nieren-Mangel aufgrund einer Kombination von Überanstrengung und schnellem Wachstum leidet. Spricht gut auf Akupunktur an, auch wenn wiederholte Behandlungen notwendig sind, zumindest wenn das Kind den Leistungsdruck nicht vermeiden kann (was normalerweise der Fall ist). Die Behandlung besteht darin, die Nieren zu stärken, das *Qi* in den Leitbahnen der Beine zu bewegen, besonders in den Magen- und Gallenblasen-Leitbahnen.

Paralyse (infantil) Folgeschäden der Polio (siehe Kapitel 35). Akupunktur ist die beste Therapie, um diese Erkrankung zu heilen, aber die Ergebnisse variieren von völliger Heilung bis zu unerheblicher Besserung. Um die besten Ergebnisse zu erzielen, muss die Behandlung so früh wie möglich beginnen, also innerhalb von drei Monaten. Nach zwei Jahren ist es ungewöhnlich, noch Besserungen zu erzielen.

Petit mal Siehe *Epilepsie.*

Pfeiffer'sches Drüsenfieber

Leber-*Qi*-Stagnation mit Nässe

Akupunktur kann sehr hilfreich sein, sowohl im Akutzustand als auch, um zu verhindern, dass sich der Genesungsprozess in die Länge zieht. Dies wird in Kapitel 44 erörtert.

Pharyngitis

Auch wenn sie normalerweise mit Antibiotika behandelt wird, ist hier eine Akupunkturbehandlung weitaus besser. Pharyngitis ist häufig ein Symptom allgemeiner Hitze im Körper, die nach außen zu dringen versucht.

Pilzinfektionen

Feuchtigkeit

Sowohl orale als vaginale Pilze reagieren gut auf Akupunktur. Siehe Kapitel 13.

Pleuritis

Reagiert auf Akupunktur, aber nur sehr langsam.

Pneumonie

Pathogener Faktor

Die Pneumonie spricht gut auf Akupunktur an. Wir glauben, dass die Genesung viel schneller voran geht, als beim Einsatz konventioneller Medizin. Allerdings muss man schnell und häufig behandeln. Weitere Einzelheiten finden Sie in Kapitel 17. Ich (JPS) hatte in China im Winter eine Pneumonie und die Wirkung der Akupunktur trat sofort ein: Wenn Ren 17 (*Shanzhong*) genadelt wurde, fühlte es sich an, als ob wunderbar kühles Wasser in die Brust gegossen würde, um die heftigen Schmerzen in der Brust zu lindern. Das Fieber verschwand innerhalb von zwölf Stunden und am nächsten Tag war ich schon wieder auf den Beinen.

Polio

Im Prinzip kann Polio mit Akupunktur behandelt werden. In der Praxis ist der Beginn der Polio allerdings so schnell, dass jeder Schaden, der auftreten könnte, wahrscheinlich schon geschehen ist, bevor man irgendeinen Therapeuten erreichen kann. Am besten stärkt man das Kind so, dass, wenn es sich mit dem Poliovirus infiziert, dieser nicht durch die oberflächliche Ebene tiefer eindringen kann. Siehe Kapitel 35.

Prämenstruelles Syndrom (PMS)

Es scheint etwas ungewöhnlich, in einem Fachbuch für Kinderheilkunde gynäkologische Probleme zu beschreiben, aber dies kommt in unserer Provinz immer häufiger vor. Wir haben beide schon Mädchen mit prämenstruellem Syndrom behandelt, die erst neun Jahre alt waren! Die Behandlungsprinzipien bei gynäkologischen Problemen von Kindern sind die gleichen wie bei Erwachsenen, aber die Behandlung ist viel sanfter. Dies wird in Kapitel 43 über die Wachstums- und Entwicklungsstadien etwas näher erörtert.

Psoriasis

Bei Erwachsenen ist es schwierig, selbst mit Kräutern eine völlige Heilung der Psoriasis zu erreichen. Bei Kindern scheint dies einfacher zu sein. Wir haben mehrere Kinder im Alter von sieben bis vierzehn Jahren alle mit guten Resultaten behandelt. In jedem einzelnen Fall bestand eine deutliche Angstkomponente in ihrem Leben (z. B., dass sie sich nicht mit ihrem Lehrer verstanden), die als Ergebnis der Behandlung in den Vordergrund rückte.

Purpura Siehe *Thrombozytopenische Purpura*

Pylorusstenose Siehe *Erbrechen, schwallartig*

Reisekrankheit Siehe Kapitel 11.

Rett-Syndrom Ein weiteres seltenes Muster, dem Akupunkteure ungewöhnlich häufig begegnen. Es zeichnet sich durch schwere Skoliose aus, die sich mit dem Wachstum des Kindes verschlimmert. Im Alter von ungefähr zwölf Jahren wird es so schlimm, dass ein Kind meist „Harringtonstäbe" in der Wirbelsäule benötigt, um überhaupt gerade stehen zu können. Ein weiteres Zeichen ist die langsame Entwicklung. Auch wenn ein Kind einen normalen Start hat, wird es allmählich immer kränker, sodass es im Alter von drei Jahren nicht mehr sprechen oder stehen kann. Eine Kollegin erzählte mir, das die Akupunktur sehr gute Resultate zeitigt, auch wenn man die Krankheit einem Gendefekt zuschreibt. Sie begann die Behandlung bei einem Kind von elf Jahren und statt einer Verschlechterung seines Zustandes und einer zunehmend stärker werdenden Krümmung des Rückens, wurde die Skoliose in der Tat besser, ebenso der allgemeine Gesundheitszustand und die Entwicklung des Kindes.

Ringelflechte Feuchtigkeit in der Haut

Die Hauterkrankung scheint durch einen Wurm verursacht worden zu sein, wird jedoch tatsächlich durch einen Pilz oder Schimmelpilz hervorgerufen. Die Krankheit an sich geht auf Feuchtigkeit zurück, die sich in der Hautschicht angesammelt hat. Die konventionelle Medizin betrachtet diese Erkrankung als außerordentlich ansteckend. Akupunktur bringt gute Resultate. Das Behandlungsprinzip ist es, die Feuchtigkeit unter der Haut zu beseitigen.

Röteln (Rubella) Röteln alleine führen meist zu nicht mehr als einem leichten Unbehagen und man braucht daher in diesem Fall nicht zu akupunktieren (was ebenfalls mit einem leichten Unbehagen verbunden ist). Die einzig wirkliche Gefahr besteht für das ungeborene Kind in den ersten drei Monaten der Schwangerschaft. Es ist unwahrscheinlich, dass Akupunktur auch nur den geringsten Einfluss darauf hat.

Rückenschmerzen Nieren-Mangel

In unserer Generation waren Rückenschmerzen nur ein Problem der Erwachsenen. Heute haben Kinder schon im Alter von neun oder zehn Jahren schwache und schmerzende Rücken aufgrund einer Kombination von Stress in der Schule und einem verrückten Lebensstil. Akupunktur kann hier von großem Nutzen sein, um diese Kinder zu unterstützen, wenn nicht die Möglichkeit besteht, dass sie ihr Leben ändern oder ihre Arbeitslast vermindern.

Salmonellen Die gewöhnliche Salmonellenvergiftung (in England meist durch kontaminiertes Eigelb) steht in Bezug zur Diarrhö vom Kältetyp. Akupunktur und ganz besonders Moxibustion bringen gute Resultate.

Scharlach Wir haben keine Erfahrung mit der Behandlung von Scharlach, aber es scheint wahrscheinlich, dass die Akupunktur hier anspricht. Wir würden gerne von jedem hören, der Erfahrung damit hat.

Schilddrüse (Unterfunktion) Manchmal wird eine Unterfunktion der Schilddrüse bei Säuglingen und Kleinkindern diagnostiziert und mit Thyroxin behandelt. Dies scheint uns ein großer Fehler zu sein, denn die Säuglinge sind meist nur etwas schwach und weisen Feuchtigkeit auf, sodass wenige Behandlungen den Zustand heilen könnten. Die Alternative hierzu könnte bedeuten, ein Leben lang medikamentös behandelt werden zu müssen.

Schlaganfall Der Schlaganfall ist eine Erkrankung des Alters. Allerdings habe ich einen Fall, in dem ein Kind einen Schlaganfall erlitt, auf einem Videomitschnitt gesehen! Fast unglaublich, dass dieses Kind von ungefähr zehn Jahren eine plötzliche Halbseitenlähmung aufgrund von angestauten Spannungen bekam. Der Puls war drahtig, die Zunge rot und belegt, wie man es bei einem Schlaganfallpatienten erwarten würde.

Schluckauf Rebellierendes *Qi*

Die Ursache von Schluckauf ist eine plötzliche *Qi*-Stagnation im Zwerchfell. Die traditionelle Heilmethode ist, Wasser vom gegenüberliegenden Rand eines Bechers zu trinken.[1]

Hält er über längere Zeit an, kann er durch Nadelung von Pe 6 (*Neiguan)* und Ma 40 (*Fenglong)* geheilt werden. Wenn der Schluckauf rezidivierend ist, kann die Ursache *Qi*-Stagnation im Mittleren Erwärmer sein oder ein Energiemangel des Magens

Schuppen Feuchtigkeit

Im Prinzip eine milde Form von Ekzem, das die Kopfhaut befällt. Als solches sind sie auf Feuchtigkeit zurückzuführen und können mit Akupunktur behandelt werden.

Schwitzen Die Ursache für Schwitzen ist bei Kindern und Erwachsenen gleich: Hitze oder schwerer *Qi*-Mangel. Nachtschweiß kann aufgrund von *Yin*-Mangel

1 Bei dieser Methode beugt man sich über den Becher und trinkt vom gegenüberliegenden Rand, wobei anstelle der Unterlippe die Oberlippe den Becher berührt. Dabei muss sich der Körper stark beugen und dies scheint das Zwerchfell zu entspannen.

entstehen, aber auch häufig durch feuchte Hitze durch eine Nahrungsakkumulation.

Seborrhö Meist ein Zeichen von Schleim-Feuchtigkeit.

Sinusitis Die Muster der Sinusitis bei Kindern sind dieselben wie bei chronischem Husten. Die Behandlung des zugrunde liegenden Musters ist ebenfalls dasselbe mit zusätzlichen Punkten, die das *Qi* in der Nase bewegen, z. B. Du 23 (*Shanxing*).

Skoliose Siehe *Haltungsschäden*.

Spulwürmer Siehe *Bauchschmerzen*. Am besten behandelt man sie mit Kräutern, die die Würmer lähmen. Wenn ein Kind jedoch immer wieder Würmer bekommt, bedeutet dies, dass die Nahrung nicht schnell genug den Darm passiert und ist damit Zeichen einer Nahrungsakkumulation oder von Milz-*Qi*-Mangel.

Strabismus (Schielen) Einige Formen des Strabismus sprechen gut auf Akupunktur an. Siehe Kapitel 37.

Taubheit Schleim, Nervenschädigung

Hierüber sprechen wir im Kapitel 25 über Otitis media. Die bei weitem häufigste Ursache ist Schleim, der die Hohlräume des Ohrs blockiert. Akupunktur bringt gute Resultate. Gelegentlich entsteht Taubheit aufgrund von Schädigungen der Hörnerven, entweder durch Krankheit, Impfung oder Feuchtigkeit. Im Prinzip kann man mit Akupunktur helfen, aber man benötigt viele Behandlungen (50 bis 150) und es ist schmerzhaft. Die meisten Eltern haben anstelle ihrer Kinder Angst vor den wahrscheinlichen Schmerzen und wollen sie keiner langen und schmerzhaften Behandlung aussetzen, obwohl dies die einzige Hoffnung sein kann, um ihr Hörvermögen zu retten.

Tetanus Es gibt viel Angst vor Tetanus, die aber unbegründet zu sein scheint. Dies führt zur übermäßigen Schutzmaßnahme in Form von „Tetanusimpfungen". Obwohl es klare Anhaltspunkte dafür gibt, dass wiederholte Tetanusimpfungen die Ursache neurologischer Erkrankungen wie MS sein können. Akupunktur kann sehr gut bei der Behandlung von Tetanus helfen.

Thrombozytopenische Purpura Hitze im Blut, Milz-*Qi*-Mangel

Die thrombozytopenische Purpura ist eine Bluterkrankung, mit verminderter Zahl der Thrombozyten für eine wirksame Blutgerinnung. Reagiert gut auf Akupunktur. Entsteht in der Regel durch Hitze im Blut (vielleicht durch eine Impfung) oder weniger häufig durch die Unfähigkeit der Milz, das Blut zu halten. Weitere Behandlungsdetails werden in Kapitel 45 gegeben.

Tinea Siehe *Ringelflechte.*

Tonsillitis Akupunktur bringt außerordentlich gute Resultate bei akuter Tonsillitis. Siehe Kapitel 23.

Tuberkulose Man hatte angenommen, dass Tuberkulose mit zunehmendem Wohlstand verschwinden würde, aber in England, wo sowohl die Gehaltsunterschiede als auch die relative Armut zugenommen haben, nimmt trotz Massenimpfungen die Tuberkulose zu. Zurzeit gibt es Medikamente, die sie kontrollieren, aber es scheint, dass medikamentenresistente Stämme häufiger werden. Wenn dies eintreten sollte, werden Naturheilverfahren wirklich benötigt.

Typhus Siehe Salmonellen.

Übergewicht Feuchtigkeit

Säuglinge und Kleinkinder sehen normalerweise übergewichtig aus. Wenn dieses Übergewicht im Alter von fünf oder sechs Jahren bestehen bleibt, sollte man dies allerdings ernst nehmen. Aus Sicht der TCM ist Übergewicht Ansammlung von Feuchtigkeit. Dies kann durch Feuchtigkeit produzierende Nahrungsmittel, besonders durch Süßigkeiten, Nahrungsmittel von schlechter Qualität (häufig Nahrungsmittel aus dem Supermarkt) oder einfach durch übermäßiges Essen entstehen. Das Übergewicht kann auch auf einem pathogenen Restfaktor meist feuchter Natur zurückzuführen sein, besonders wenn der ursächliche pathogene Faktor mit Antibiotika behandelt wurde. Wenn das Übergewicht nach der Übergangsphase des siebenten Lebensjahres weiterhin bestehen bleibt, ist es schwierig zu heilen. Besteht es nach dem 14. Lebensjahr immer noch, ist es ganz besonders schwer zu heilen. Akupunktur kann Abhilfe schaffen, aber Kräutermedizin und Änderungen in den Ernährungsgewohnheiten, scheinen wirksamer zu sein. Wie auch immer, die übergewichtigen Kinder, die wir behandelt haben, waren relativ unwillig, die Behandlung über einen längeren Zeitraum fortzusetzen.

Ulkus (Mund) Reagiert gut auf Akupunktur. Siehe Kapitel 13.

Urethritis Siehe Kapitel 42.

Verruca Verruca bedeutet Warze, aber dieser Ausdruck wird meist umgangssprachlich für Warzen am Fuß gebraucht. Siehe *Warzen.*

Wachstumsschmerzen Feuchtigkeit in den Leitbahnen.

Diese entstehen aufgrund von Feuchtigkeit und Schleim. Häufig werden die Schmerzen entlang der Gallenblasen-Leitbahn wahrgenommen.

Warzen Warzen können nur wachsen, wenn Feuchtigkeit im Körper besteht. Warzen an der Hand entstehen wahrscheinlich eher aufgrund von Schwäche in Milz und Lunge, während Warzen am Fuß eher durch Schwäche in Milz und Nieren entstehen. Häufig verschwinden die Warzen, wenn die Feuchtigkeit beseitigt ist. Sie sind bei Kindern wesentlich leichter zu heilen als bei Erwachsenen.

Windpocken Akupunktur kann hier helfen, ist aber nicht die Therapie der Wahl. Homöopathie ist besonders wirksam, sowohl in der Behandlung als auch zur Prophylaxe, wenn eine Epidemie ausbricht.

Würmer Siehe Kapitel 10.

Zähne Entwicklungsschwächen und spätes Zahnwachstum gründen sich meist auf einem Nieren-Mangel. Sie können auch Resultat eines pathogenen Restfaktors sein. Wenn die ersten Zähne schlecht ausgebildet sind (z. B. bröckelig oder schwarz verfärbt), kann man nicht viel daran ändern. Durch die Behandlung aber kann man sicherstellen, dass die Bildung der zweiten Zähne gut verläuft.

Zerebralparese Siehe Kapitel 35.

Zöliakie Glutenallergie ist in milder Form extrem häufig, besonders bei ganz kleinen Kindern. Akupunktur kann helfen, die Verdauung zu stärken, sodass Weizen wenigstens in kleiner Menge verdaut werden kann, dennoch sollte man, wenn dieser Punkt erreicht ist, Weizen so weit wie möglich vermeiden.

Zwergwuchs Es gibt zwei Typen: Der erste entsteht durch eine Dysfunktion der Hypophyse. Hier werden die Proportionen des Körpers zwar erhalten, aber das Kind wächst einfach nicht. Wir sind uns nicht ganz sicher, aber wir glauben, dass bei diesem Typ die Akupunktur gute Ergebnisse erzielt. Auf alle Fälle haben wir kleine Kinder sehr schnell nach der Behandlung wachsen sehen. Dies wird näher in Kapitel 29 erörtert.

Der andere Typ wird Achondroplasie genannt, bei der nur das Wachstum der Knochen betroffen ist. Mit diesem Typ haben wir wenig Erfahrung. Es scheint, dass man den Zustand als solchen nicht beeinflussen kann, aber die Muskelverkürzung, die zur Verformung der Beine führt, kann durch regelmäßige Behandlung während des Wachstums des Kindes vermieden werden. Wir würden uns freuen, von jemanden zu hören, der mit diesem Typ von Zwergwuchs Erfahrung hat.

Zystische Fibrose Kann auf Akupunktur ansprechen, aber man weiß zurzeit recht wenig darüber. Wir würden uns freuen, von jemanden zu hören, der Erfahrung in der Behandlung hat.

Appendix 2 ❖ Tabelle heißer und kalter Nahrungsmittel

Diese Tabelle listet die wärmende und kühlende Wirkung einiger der gebräuchlichsten Nahrungsmittel auf. Patienten, die unter Kälte leiden, sollten vornehmlich wärmende Nahrungsmittel zu sich nehmen, vice versa. Die wärmende und kühlende Wirkung von Nahrungsmitteln lässt sich bei einer Mahlzeit bis zu einem gewissen Grad ausgleichen. So lässt sich etwa eine Melone (kalt) mit Ingwer (heiß) kombinieren, um eine neutrale Wirkung zu erreichen. Milch (kühl) kann mit Zwiebeln (warm) aufgewärmt werden, um ein neutrales Getränk herzustellen, das der Schleimproduktion entgegenwirkt.

Die Tabelle versteht sich mithin nur als Richtlinie, da das Empfinden kulturspezifisch sehr unterschiedlich sein kann. So empfinden etwa Chinesen Lammfleisch als extrem heiß, das zu einer Fülle von Hautausschlägen führt, während für die meisten Westler Lamm eher zwischen warm und heiß angesiedelt ist.

Kalt	Äpfel	*Kühl*	Auberginen
	Bananen		gedünstete Speisen
	Birnen		Gerste
	Gurken		gepökelter (eingelegter) Hering
	Hüttenkäse		grüne Linsen
	Joghurt		Kalbsleber
	Kopfsalat		Krabben
	Kürbis		Kresse
	Melonen		Kuhmilch
	Muscheln		Lammleber
	Pampelmusen		Mungbohnen
	Sellerie		Schweinefleisch
			Spinat
			Tee (grün)
			Tofu
			Tomaten (roh)
			Weichkäse
			Weißwein
			Zitronen

Neutral

Adukibohnen
brauner Reis
Datteln
dicke Bohnen
Eier
Erbsen
Erdbeeren
Hering
Kalbfleisch
Kartoffeln
Kokosnuss
Maiskolben
Pflaumen
Pilze
Weintrauben
Weißkohl
Weizen

Heiß

Aal
braune Linsen
Cayennepfeffer
Ingwer
Knoblauch
Lamm
Mandeln
Mangold
Nelken
Pfeffer
Pfirsich
Rosenkohl
Ziegenfleisch
Zimt

Warm

Brombeeren (gekocht)
Erdnüsse
Feigen
gebratene Speisen
geräucherte Speisen
Hafer
Huhn
Kaffee
Kakao
Karotten
Kohlgewächse (Brassica)
Kürbis (Gartenkürbis)
Orangen
Pastinak
Pfefferminztee
Rettich
rote Bohnen
Rotwein
Rüben
Schokolade
Schweineleber
Sesamsamen
Tee (indisch)
Tomaten (gekocht)
Wild
Ziegenmilch
Zwiebeln

❖ Bibliographie

Das Material zur Ätiologie, Pathogenese und Differenzierung der traditionellen Muster basiert weitgehend auf den beiden Werken zur Pädiatrie des Shanghai College für Traditionelle Chinesische Medizin. Bei *Pediatrics in Traditional Chinese Medicine (Zhong Yi Er Ke Xue)* handelt es sich um ein modernes Werk, das von Experten auf diesem Gebiet aus dem gesamten chinesischen Festland verfasst wurde. Der jüngste Autor war 64 und der älteste 78 Jahre alt. Es wurde zu einer Zeit relativer Redefreiheit verfasst und kann daher als repräsentativ für die Hauptströmung des traditionellen medizinischen Gedankengutes in China gelten.

Die einzigen klassischen Werke, die wir zu Rate gezogen haben waren *Explaining the Puzzles of Pediatrics (You Ke Shi Mi)* und *Great Compendium of Acupuncture and Moxibustion (Zhen Jiu Da Cheng)*. Ersteres ist ein Handbuch zur Behandlung von Kindern, das zwar auf der Kräutermedizin basiert, dessen Ätiologie, Pathogenese und Musterdifferenzierung jedoch der hier dargestellten ähnlich ist, wenngleich nicht so vollständig und ausführlich. *Great Compendium of Acupuncture and Moxibustion* enthält einen langen Abschnitt über die Behandlung von Kindern. Liest man dieses Werk, mit all den Abschnitten, die dem Wirrwarr der symptomatischen Behandlung gewidmet sind, ist man beeindruckt von den Fortschritten, die die Akupunktur während der vergangenen 400 Jahre gemacht hat.

Das Material für die jeweilige Punktauswahl wurde den Büchern des Tianjin College für Traditionelle Chinesische Medizin, Li Wen-Rui und He Bao-Yi, den Publikationen der Akademie für Traditionelle Chinesische Medizin, Yan Hong-Chen und Cheng Shao-En, den Werken des Shanghai College für Traditionelle Chinesische Medizin und meinen (JPS) Aufzeichnungen aus dem Nanjing College für Traditionelle Chinesische Medizin entnommen.

Einiges zur Prognose stammt aus den Sammlungen von Fallgeschichten, die von Jiao Guo-Rui und Sun Xue-Quan herausgegeben wurden, jedoch basiert der größte Teil des prognostischen Materials auf unseren eigenen Erfahrungen mit englischen und amerikanischen Kindern.

Das Material zu Kapitel 1 „Die Unterschiede zwischen Kindern und Erwachsenen" stammt aus *Pediatrics in Traditional Chinese Medicine (Zhong Yi Er Ke Xue)* des Shanghai College für Traditionelle Chinesische Medizin, ergänzt durch unsere eigenen Erfahrungen. Die Fallgeschichten zu den jeweiligen Erkrankungen, basieren auf unserer eigenen praktischen Arbeit.

Academy of Traditional Chinese Medicine. *Simplified Edition of Acupuncture (Zhen Jiu Xue Jian Bian).* 针灸学简编 Beijing: People's Health Publishing Company, 1978.

Chengdu College of Traditional Chinese Medicine. *Acupuncture (Zhen Jiu Xue).* 针灸学 Chengdu: Sichuan People's Press, 1981.

Dong Hao-Kui und Li En-Fu. *Therapeutic Massage for Organs and Channels (Zang Fu Jing Luo An Mo).* 脏腑经络按摩 Shijiazhuang: Hebei People's Health Publishing Company, 1981.

Jiao Guo-Rui, Hrsg. *Abstracts of Clinical Experience with Acupuncture (Zhen Jiu Lin Chuang Jing Yan Ji Yao).* 针灸临床 经验积要 Beijing: People's Health Publishing Company, 1981.

Jin Yi-Cheng. *Pediatric Tuina (Xiao Er Tui Na).* 小儿推拿 Shanghai: Shanghai Science & Technology Press, 1980.

Li Wen-Rui und He Bao-Yi, Hrsg. *Practical Acupuncture (Shi Yong Zhen Jiu Xue).* 实用针灸学 Beijing: People's Health Publishing Company, 1982.

Li-Xue-Geng. *Flying Needle Therapy for Children (Xiao Er Fei Zhen Liao Fa).* 小儿飞针疗法 Fuzhou: Fujian Science & Technology Press, 1981.

Nanjing College of Traditional Chinese Medicine (Notes from lectures and clinics) 1981-82.

Shanghai College of Traditional Chinese Medicine Shuguang Affiliated Hospital. *Clinical Handbook of Pediatrics in Traditional Chinese Medicine (Zhong Yi Er Ke Lin Chuang Shou Ce).* 中医儿科临床手册 Shanghai: Shanghai Science & Technology Press, 1980.

Shanghai College of Traditional Chinese Medicine. *Pediatrics in Traditional Chinese Medicine (Zhong Yi Er Ke Xue).* 中医儿科学 Shanghai: Shanghai Science & Technology Press, 1979.

Shanghai College of Traditional Chinese Medicine (O'Connor, John und Bensky, Dan Übersetzer). *Acupuncture: A Comprehensive Text (Zhen Jiu Xue).* 针灸学 Chicago: Eastland Press, 1981 [Chinesische Ausgabe 1974].

Sun Xue-Quan, Hrsg. *Collection of Clinical Experiences with Acupuncture (Zhen Jiu Lin Zheng Ji Yan).* 针灸临症积验 Jinan: Shandong Technical Press, 1982.

Tianjin College of Traditional Chinese Medicine Number One Affiliated Hospital. *Practical Acupuncture (Shi Yong Zhen Jiu Xue).* 实用针灸学 Tianjin: Tianjin Science & Technology Press, 1980.

Wang Quan. *Explaining the Puzzles of Pediatrics (You Ke Shi Mi).* 幼科释秘 Beijing: People's Health Publishing Company, 1980 [Originalpublikation 1774].

Yan Hong-Chen und Cheng Shao-En, Hrsg. *Anthology of Acupuncture Prescriptions (Zhen Jiu Chu Fang Ji).* 针灸处方集 Guilin: Guilin People's Publishing Company, 1983.

Yang Ji-Zhou. *Great Compendium of Acupuncture and Moxibustion (Zhen Jiu Da Cheng).* 针灸大成 Beijing: People's Health Publishing Company, 1978 [Originalpublikation 1602].

❖ Glossar

Ansammlung oder Knoten
结 *(Jie)*

Dies ist unsere unzulängliche Lösung, das chinesische Schriftzeichen mit der wörtlichen Bedeutung Knoten zu übersetzen. Innerhalb der Chinesischen Medizin schwingt darin die Vorstellung von etwas mit, das sich ansammelt, verklumpt, gerinnt, fest wird. Manchmal bezieht es sich speziell auf das Phänomen von Darmkrämpfen.

Befreien der Oberfläche
解表 *(Jie Biao)*

Äußere Erkrankungen (diejenigen auf den oberflächlichen Ebenen des Körpers) wie Erkältungen, Hautausschläge oder leichter Husten, werden durch ‚Befreien oder Entlasten der Oberfläche' behandelt. Dies schließt nahezu immer die Aktivierung des Abwehr-*Qi* ein, um die Poren zu öffnen und ein therapeutisches Schwitzen auszulösen. Schröpfen ist häufig sehr wirksam.

Blutstase
血瘀 *(Xue Yu)*

Bezieht sich auf eine unzureichende Blutzirkulation, die mit Blutgerinnseln, Hämatomen, Krampfadern einhergeht oder auch auf Blut, das in den Leitbahnen ‚festsitzt'.

Engegefühl
闷 *(Men)*

Dieses Schriftzeichen zeigt ein zwischen einer Tür eingeklemmtes Herz, was sehr genau diese Art von Empfinden wiedergibt. Es kann von der Schwierigkeit einen tiefen Atemzug zu nehmen, über Schmerzen, bis zu einem Vernichtungsgefühl in der Brust reichen.

Gebärmuttergifte
胎毒 *(Tai Du)*

Es heißt, dass diese Gifte dadurch entstehen, dass dem Fötus während der Zeit in der Gebärmutter jegliche Ausscheidungsfunktionen fehlen. Das Verhalten der Mutter (der Verzehr ungeeigneter Lebensmittel wie Orangen oder die Einnahme von Drogen) kann die Schwere dieses Zustandes verstärken.

Gebärmutterhitze
胎热 *(Tai Re)*

Bezieht sich auf einen Zustand, der von der Mutter auf das Kind übertragen wird. Er entsteht, wenn die Schwangere zu heiße und zu scharfe Nahrungsmittel konsumiert oder wenn das Wetter während der Schwangerschaft unangenehm heiß ist oder wenn die Mutter selbst eine Disposition zu Hitze hat. Zu den üblichen Symptomen gehören Wutanfälle, Schlaflosigkeit und Erbrechen vom Hitzetyp.

Giftstoff
毒 *(Du)*
In der Vergangenheit wurde angenommen, dass Ansteckungskrankheiten durch Giftstoffe von einer Person auf eine andere übertragen wurden. Der Begriff *Bing Du* (Erkrankungsgift) bedeutet heute Viren oder Bakterien, kann jedoch innerhalb der Traditionellen Chinesischen Medizin innerlich erzeugte Giftstoffe bedeuten, die zu Symptomen wie Geschwüren oder dem Hautausschlag bei Masern führen.

Hitze der fünf Flächen
五心热 *(Wu Xin Re)*
Ein Hitzegefühl in der Brust, den Handflächen und den Fußsohlen. Traditionell ist dies ein Zeichen von *Yin*-Mangel. In der klinischen Praxis lässt sich dieses Phänomen im Westen kaum beobachten.

Magenpassage
脘 *(Wan)*
Dieses Schriftzeichen meint jene Passage, die vom Magen zum Darm führt (den Sphincter pylori eingeschlossen). Es ist eines der Schriftzeichen für den Punkt Ren 12 (*Zhongwan*).

Maßeinheit
寸 *(Cun)*
Die Maßeinheit der in der Akupunktur verwendeten Körpermessung, auch als *Cun* bekannt. Bei Säuglingen beträgt diese Maßeinheit etwa ein Viertel eines Zoll.

Nahrungsakkumulation
积滞 *(Ji Zhi)*
Tritt dann auf, wenn Nahrung sich zu langsam durch den Intestinaltrakt bewegt. Intestinale Blockaden durch Akkumulation - oder Akkumulation und Obstruktion – sind bei Säuglingen und Kindern sehr häufig. Sie korrespondiert grob mit der Störung durch Nahrungsretention (*Shi Zhi*) bei Erwachsenen und ist bei Kindern der westlichen Welt weit verbreitet. Tatsächlich sollte man wegen ihrer weiten Verbreitung bei der Behandlung von Säuglingen und Kindern routinemäßig auf ein Vorliegen dieser Störung achten (s. Kapitel 7).

Pathogener Restfaktor
邪余 *(Xie Yu)*
Wird eine Krankheit nicht oder nur unzulänglich behandelt, sodass sie nicht ihren natürlichen Verlauf nehmen kann oder wird sie nur teilweise behandelt, kann eine Spur der ursprünglichen Erkrankung zurückbleiben. Dies wird in der Chinesischen Medizin als ein Zustand betrachtet, bei dem der pathogene Faktor im Körper verweilt oder nicht vollständig vertrieben wurde (s. Kapitel 3).

Qi-Mechanismus
气机 *(Qi Ji)*
Bezieht sich auf die dynamischen, funktionalen Aspekte (besonders auf die mit Richtungsqualitäten) der inneren Organe, die für die Erzeugung von *Qi* verantwortlich sind: Magen, Milz, Darm und Lunge. Bei Kindern ist es üblich, dass bei einer Funktionsstörung auch nur eines Teiles des *Qi*-Mechanismus, der gesamte Mechanismus in Mitleidenschaft gezogen wird.

Rebellisches Qi
逆气 *(Ni Qi)*
Qi, das nach oben, anstatt nach unten steigt, wird manchmal auch als gegensätzliche Fließrichtung bezeichnet. Bezieht sich in der Regel auf Husten, bei dem das Lungen-*Qi* aufwärts steigt, anstatt sich abzusenken oder auf Erbrechen, bei dem das Magen-*Qi* auf- und nicht absteigt.

Sinnesöffnungen
心窍 *(Xin Qiao)*
Wörtlich handelt es sich hierbei um die ‚Höhlen des Herzens'. Sie befinden sich am Kopf und bilden die Sinnesöffnungen, welche der Geist beim Aufmachen und Einschlafen passieren muss.

Wenn diese Höhlen blockiert sind, kommt es zu bestimmten Bewusstseinsstörungen. In jüngster Zeit wurde der Begriff zur Bezeichnung der Hirnfunktionen übernommen. Diese Höhlen sind auch als reine Öffnungen (*Qing Qiao*) oder obere Öffnungen (*Shang Qiao*) bekannt, um sie von den trüben Öffnungen (Urethra und Anus) im unteren Bereich des Körpers zu unterscheiden.

Ursprungs-Yang 元阳 *(Yuan Yang)*
Die Essenz des Körpers, die Gehirn und Wirbelsäule füllt und der Vorläufer des Knochenmarkes ist. Sie steht in Beziehung zur konstitutionellen Stärke. Wenn das Schriftzeichen *Yuan* allein auftritt, bezieht es sich in der Regel auf das *Yuan Qi*, das Ursprungs-*Qi* (auch bekannt als Ahnen-*Qi* oder Quellen-*Qi*). Es handelt sich dabei um das konstitutionelle *Qi*, das dem Kind von seinen Eltern mitgegeben wird. Manchmal heißt es, dass es im unteren Abdomen residiert, im ‚*Dantian*'. In der klinischen Praxis jedoch bezieht es sich auf die konstitutionellen Kraftreserven.

Yang Ming-Fieber 阳明热 *(Yang Ming Re)*
Ein Fieber, das, gemäß der Erkrankungsdifferenzierung nach dem Modell der Sechs Schichten, zum *Yang Ming*-Stadium vorangeschritten ist. Es ist charakterisiert durch ein leuchtend rotes Gesicht und sehr hohes Fieber und entweder durch profuse Hitze, Schwitzen, starken Durst, hohes Fieber und einen großen, überfließenden Puls (*Yang Ming* Leitbahnstadium) oder durch Fieber, das sich am Nachmittag verschlimmert, Völle und Schmerzen im Abdomen, Ruhelosigkeit, Obstipation und einen tiefen, kraftvollen Puls (*Yang Ming* Organstadium).

❖ Punktindex

Die für die Extrapunkte gegebenen Abkürzungen folgen dem Buch „Acupuncture – A Comprehensive Text“ von John O'Connor und Dan Bensky und bedeuten:

M = Miscellaneous Point (Mischpunkt)
N = New Point (Neupunkt)
HN = Head and Neck (Kopf und Nacken)
BW = Back and Waist (Rücken und Taille)
UE = Upper Extremity (obere Extremität)

A

B

D

E

G

H

J

L

M

N

—— P

—— Q

—— R

—— S

—— T

—— W

—— Y

❖ Allgemeiner Index

B

C

D

E

F

G

H

— I

— J

K

L

M

N

O

P

Q

W

Y